《实用临床药物治疗学》丛书

主任委员　吴永佩　金有豫
总 主 译　金有豫　韩　英

国家卫生健康委医院管理研究所药事管理研究部　组织翻译

# APPLIED THERAPEUTICS
## The Clinical Use of Drugs

# 实用临床药物治疗学
# 心血管系统疾病

第 11 版


主　　编　Caroline S. Zeind　Michael G. Carvalho

分册主译　牟　燕　周聊生

分册译者　（按姓氏笔画排序）

王曦敏　李　展　李宏建　张　敏
房文通　侯绪娟　高　梅　崔学艳
韩　毅

分册负责单位　山东省千佛山医院

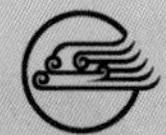

人民卫生出版社

**图书在版编目(CIP)数据**

实用临床药物治疗学. 心血管系统疾病/(美)卡罗琳·S. 扎因得 (Caroline S. Zeind) 主编; 牟燕, 周聊生主译. —北京: 人民卫生出版社, 2020

ISBN 978-7-117-29185-9

Ⅰ. ①实… Ⅱ. ①卡…②牟…③周… Ⅲ. ①心脏血管疾病-药物疗法 Ⅳ. ①R453

中国版本图书馆 CIP 数据核字(2019)第 247845 号



**图字：01-2018-6491**

实用临床药物治疗学　心血管系统疾病

**分册主译：** 牟　燕　周聊生
**出版发行：** 人民卫生出版社(中继线 010-59780011)
**地　　址：** 北京市朝阳区潘家园南里 19 号
**邮　　编：** 100021
**E - mail：** pmph @ pmph.com
**购书热线：** 010-59787592　010-59787584　010-65264830
**印　　刷：** 北京顶佳世纪印刷有限公司
**经　　销：** 新华书店
**开　　本：** 889×1194　1/16　　**印张：** 21
**字　　数：** 857 千字
**版　　次：** 2020 年 2 月第 1 版　2024 年 5 月第 1 版第 2 次印刷
**标准书号：** ISBN 978-7-117-29185-9
**定　　价：** 125.00 元
**打击盗版举报电话：010-59787491　E-mail：WQ @ pmph.com**
**质量问题联系电话：010-59787234　E-mail：zhiliang @ pmph.com**

# 《实用临床药物治疗学》（第 11 版）译委会

**主 任 委 员** 吴永佩 金有豫

**副主任委员** 颜 青

**总 主 译** 金有豫 韩 英

**副 总 主 译** 缪丽燕 吕迁洲 樊德厚 蒋学华

**分册（篇）主译**

| | |
|---|---|
| 第一篇 总论 | 蒋学华 杜晓冬 |
| 第二篇 心血管系统疾病 | 牟 燕 周聊生 |
| 第三篇 呼吸系统疾病 | 杨秀岭 蔡志刚 |
| 第四篇 消化系统疾病 | 韩 英 |
| 第五篇 肾脏疾病 | 缪丽燕 卢国元 |
| 第六篇 免疫失调 | 张雅敏 徐彦贵 |
| 第七篇 营养支持 | 吕迁洲 |
| 第八篇 皮肤疾病 | 鲁 严 孟 玲 |
| 第九篇 骨关节疾病 | 伍沪生 毛 璐 |
| 第十篇 妇女保健 | 赵 霞 张伶俐 |
| 第十一篇 内分泌系统疾病 | 梅 丹 邢小平 |
| 第十二篇 眼科疾病 | 王家伟 |
| 第十三篇 神经系统疾病 | 王长连 吴 钢 |
| 第十四篇 感染性疾病 | 夏培元 吕晓菊 杨 帆 |
| 第十五篇 精神疾病和物质滥用 | 姚贵忠 孙路路 |
| 第十六篇 肿瘤 | 杜 光 桂 玲 |
| 第十七篇 儿科疾病 | 徐 虹 李智平 |
| 第十八篇 老年疾病 | 封宇飞 胡 欣 |

# 译者的话

《实用临床药物治疗学》为 *APPLIED THERAPEUTICS*:*the Clinical Use of Drugs* 第 11 版的中译本。其第 8 版中译本曾以《临床药物治疗学》之名于 2007 年出版。

《实用临床药物治疗学》一书为临床药学的经典教材和参考书。其第 1 版由美国被誉为“药师对患者监护开拓者”(Pioneering the Pharmacists' Role in Patients Care)且 2010 年美国 Remington 荣誉奖获得者的著名药学家 Marry Anne Koda-Kimble 主编,于 1975 年作为教材面世,至今出版已 44 载,虽经多版修订,但始终未离其编写初衷:采用基于“案例”和“问题”进行教育的特点和方法,帮助学生掌握药物治疗学的基本知识;学生可从中学习到常见疾病的基本知识;培养学生解决问题的能力,以制定和实施合理的药物治疗方案;每个案例均融入各章的治疗关键概念和原则等。

为了表彰作者的贡献,其第 10 版书名首次被冠名为“*Koda-Kimble & Young's Applied Therapeutics*”,以资纪念。

本版与第 8 版相比,其参加编写和每篇负责人的著名药学院校专家分别增为 214 人和 26 人。

本书第 11 版的章节数经调整后共 18 篇 110 章。与第 8 版的 101 章相比,增改了 9 章。各章内容均有所更新,特别是具有本书特点的“案例”和“问题”的数量,分别增至约 900 例和 2 800 多题,个别案例竟多达 12 题,甚至 18 题,从病情到治疗,由繁到简,环环丝扣,最终解释得清清楚楚。原版全书正文总面数达 2 288 面,堪称与时俱进的经典巨著。

当前,我国正处于深化医疗改革的阶段,医疗、医保和医药联动的改革工作任务甚重。特别是在开展“以患者为中心”的药学监护(Pharmaceutical Care)工作方面,我国药师无论是在数量还是质量方面,都有相当大的差距,任重而道远。因此本书的翻译出版,定将为药师学习提高专业实践技能,促进药师在医改进展中的服务能力起到重要作用。

为此,简略地回顾一下药师的发展历史,可能有助于读者更深刻地体会本书的特点、意义和价值。

二次世界大战后,欧美各国家制药工业迅速发展,新药大量开发应用于临床。随着药品品种和使用的增加,药物不良反应也频繁发生,不合理用药加重,药物的不合理使用导致药源性疾病的增加,患者用药风险增大。同时,人类面临的疾病负担严峻,慢性病及其他疾病的药物应用问题也愈加复杂,医疗费用迅速增加,促进合理用药成为共同关注的问题,因而要求医院药学部门工作的转型、药师观念与职责的转变,要求药师能参与临床药物治疗管理,要求高等医药院校培养应用型临床药学专业人才,这就导致药学教育的改革。美国于 1957 年首先提出高等医药院校设置 6 年制临床药学专业 Pharm D. 培养计划,培养临床型药学专业技术人才。至今美国 135 所高等医药院校的药学教育总规模 90%以上为 Pharm D. 专业教育;规定 Pharm D. 专业学位是在医院和社会药店上岗药师的唯一资格。并在医院建立学员毕业后以提高临床用药实践能力为主的住院药师规范化培训制度。

在此背景下,美国加州旧金山大学药学院临床药学系主任、著名的药学家 Marry Anne Koda-Kimble 主编了本书的第 1 版,作为培养新型药师的教材于 1975 年问世。本书第一版前言中指出“正是药师——受过高级培训、成为药物治疗专家,掌握药物的最新知识及了解发展动态、为患者和医师提供咨询,在合理使用药物、防止药物不良反应等方面——将起到关键作用”。美国的一些药学院校在课程设置方面增加了相应的内容,使药师能够胜任

"以患者为中心"参与临床药物治疗管理的工作职责。其后40年来,药师的教育和实践任务随着医疗保健工作的发展,在"以患者为中心"的基础上,不断地向临床药学、实践规范化和系统管理方面进行改革和提高。其中比较突出的有3位美国学者Robert J. Cipolle(药师和教育学家)、Linda M. Strand(药师和教育学家)和Peter C. Morley(医学人类学家和教育学家),作为一个团队,通过调查、研究、试点、总结而提出"药学监护"(Pharmaceutical Care)的理念(philosophy)、实践和规范(practice),指南(guide)以至"药物治疗管理"(Medication Therapy Management,MTM)系统。4位专家的"革命"性变革,提高了药师在医疗保健中的地位及其重要性的认识,促进了药师专业作用的发挥。因此Robert J. Cipolle、Linda M. Strand两人和Koda-Kimble分别于1997年和2010年获得美国药师协会颁发的、代表药学专业领域最高荣誉的Remington奖章,对他们在药学专业领域所作的巨大贡献予以肯定和鼓励。

迄今,世界各国的药学教育和药师的工作重点和作用,也都先后向这方面转变。在我国也正在加速药学教育改革和医院药师职责的转变。本版第1章"药物治疗管理和治疗评估"(Medication Therapy Management and Assessment of Therapy)的内容,很适合我国药师的现状和需要。

有鉴于此,我们组织了本书的翻译,以飨读者。

本书的翻译工作由金有豫教授和吴永佩教授牵头,韩英、缪丽燕、吕迁洲、樊德厚、蒋学华等教授出任总译校审阅工作。由23家三级医院和药学院校有丰富理论和实际经验的药学、医学专家教授及部分临床药师近200人分别承担了18篇共110章的翻译、校译和审译工作,我们对各篇章译校专家所付出的辛勤劳动深表感谢。由于专业知识、翻译水平与经验的不足,难免有疏漏或不当之处,恳请专家和读者提出宝贵意见。

**译委会**

2019年10月

# 原著前言

距第1版《实用临床药物治疗学》出版已经40多年了,这期间健康卫生的蓝图发生了巨大的变革。虽然科技的巨大进步改变了个体化医疗,但我们也意识到在日益复杂的医疗保健服务系统中所面临的重大挑战。我们比以往任何时候都更需要具有批判性思维和可以运用解决问题技能来改善患者预后的卫生专业技术人员。

大约40年后,这本教科书的基本原则——以患者为中心,以案例为基础的学习方法——仍然是卫生专业教育的基石。我们的编者们列出了约900个案例来帮助读者在特定的临床环境中综合应用治疗学原则。我们也给卫生专业学生和实践者提供了简要的有关临床医师批判性的思维、解决问题的技能评估和解决治疗问题的思维方式。卫生专业的学生和实践者通过初步了解临床医师评估和解决治疗问题的思维来提升自身批判性思维和解决问题的能力。

熟悉本书过去版本的读者会注意到本书的整体设计与第10版一致,每章开头都包含了核心原则部分,提供了本章最重要的概括性信息。每个核心原则都定位于每章将被详细讨论的特定案例,关键性的参考文献和网站在每章结尾列出,每章所有的参考文献都可在网上看到。

基于过去版本中提供的基于案例学习的良好基础,第11版做了一些改变,以满足全球卫生专业教育工作者和学生不断变化的教育需求。主编们和编者们将美国医学研究所(Institute of Medicine, IOM)的5个核心能力,即以患者为中心的监护能力、跨学科团队的协作能力、基于循证证据的实践能力、质量改进技术的应用能力和信息技术的应用能力作为在书中提出案例研究和问题的主要框架。此外,2016年药学教育认证委员会(the Accreditation Council for Pharmacy Education, ACPE)认证标准,药学教育促进中心(the Center for the Advancement of Pharmacy Education, CAPE)教育成果和北美药剂师执照考试(the North American Pharmacist Licensure Examination, NAPLEX)修订版的能力声明作为编写团队和编者们设计编撰第11版的指导方针。

本版的特点在于200多位经验丰富的临床医师做出了积极的贡献,对每一章都经过修订和更新,以反映我们不断变化的药物知识以及这些知识在患者个体化治疗中的应用。儿部分内容已经过广泛的重组,引入了新的章节来扩展重要主题,其中包括总论、免疫失调、类风湿性疾病、骨关节疾病、神经系统疾病、精神疾病和物质滥用及肿瘤部分。特别值得注意的是总论部分关于药物相互作用、药物基因组学和个体化用药及职业教育与实践的新章节。此外,还重新设计了1章,重点关注重症患者的监护,现在还补充了关于儿童危重症监护的章节。

鉴于将跨专业教育(interprofessional education, IPE)纳入教学、实践和临床环境的重要性,我们添加了一系列由本书各个部分编者们的代表编写的IPE案例研究。

由于我们正在计划下一个版本,因此我们欢迎您的反馈。作者从文献、现行标准、临床经验中提取信息,从而分享合理的、深思熟虑的治疗策略。然而,每个实践者都有责任去评估书中实际临床环境中某些观点的适用性,我们支持任何在此领域的发展。我们强烈要求学生和实践者在需要使用新的和不熟悉的药物时参考适当的信息来源。

# 原著致谢

我们十分感激那些致力于完成第 11 版《实用临床药物治疗学》的所有编者。我们感谢所有编者在平衡承担教育工作者、临床医师和研究人员众多责任的同时，不懈地提供最高质量的编写工作。我们感谢 26 位分册（篇）主编的出色工作，他们在本书的组织结构和章节的个性化编写中提供了必要的关键性的反馈意见，没有他们的奉献和支持，这个版本也是不可能出版的。另外，我们特别希望感谢那些已退休的主编们——Jean M. Nappi、Timothy J. Ives、Marcia L. Buck、Judith L. Beizer 和 Myrna Y. Munar，因为他们是第 11 版的指导力量。我们衷心感谢本书之前版本的编写团队，特别感谢 Brian K. Alldredge 博士和 B. Joseph Guglielmo 博士对第 11 版的指导和支持。我们还要感谢“Facts and Comparisons”允许我们使用他们的数据来构建本书的一些表格。

来自 Wolters Kluwer、Matt Hauber、Andrea Vosburgh 和 Annette Ferran 的团队应该得到特别的认可。他们非凡的耐心、对细节的关注和指导对于这个项目的成功至关重要。我们衷心感谢 Tara Slagle（项目管理）和 Samson Premkumar（制作）协助我们完成这个版本。最重要的是，我们要感谢我们的配偶和家人对我们的爱、理解和坚定的支持。他们无私地给予我们编写本书时所需要的一个个清晨、深夜、周末和假期。

与过去的版本一致，我们继续将我们的工作奉献给激励我们的学生以及教会了我们宝贵经验的患者。我们还将第 11 版献给那些临床医师和教育工作者，他们在应用基于团队的方法提供以患者为中心的监护服务方面发挥了先锋领袖和行为榜样作用。

# 分册主编

**Michael C. Angelini, PharmD, MA, BCPP**
Associate Professor of Pharmacy Practice
School of Pharmacy–Boston
MCPHS University
Boston, Massachusetts

**Judith L. Beizer, PharmD, CGP, FASCP**
Clinical Professor
Department of Clinical Pharmacy Practice
College of Pharmacy & Allied Health Professions
St. John's University
Jamaica, New York

**Marcia L. Buck, PharmD, FCCP, FPPAG**
Professor
Department of Pediatrics
School of Medicine
Clinical Coordinator, Pediatrics
Department of Pharmacy
University of Virginia
Charlottesville, Virginia

**Michael G. Carvalho, PharmD, BCPP**
Assistant Dean of Interprofessional Education
Professor and Chair
Department of Pharmacy Practice
School of Pharmacy–Boston
MCPHS University
Boston, Massachusetts

**Judy W. Cheng, PharmD, MPH, BCPS, FCCP**
Professor of Pharmacy Practice
School of Pharmacy–Boston
MCPHS University
Boston, Massachusetts

**R. Rebecca Couris, PhD, RPh**
Professor of Nutrition Science and Pharmacy Practice
Department of Pharmacy Practice, School of Pharmacy–Boston
MCPHS University
Boston, Massachusetts

**Steven Gabardi, PharmD, BCPS, FAST, FCCP**
Abdominal Organ Transplant Clinical Specialist & Program Director
PGY-2 Organ Transplant Pharmacology Residency
Brigham and Women's Hospital
Departments of Transplant Surgery/Pharmacy/Renal Division
Assistant Professor of Medicine
Harvard Medical School
Boston, Massachusetts

**Jennifer D. Goldman, BS, PharmD, CDE, BC-ADM, FCCP**
Professor of Pharmacy Practice
School of Pharmacy–Boston
MCPHS University
Boston, Massachusetts

**Christy S. Harris, PharmD, BCPS, BCOP**
Associate Professor of Pharmacy Practice
School of Pharmacy–Boston
MCPHS University
Boston, Massachusetts

**Timothy R. Hudd, PharmD, AE-C**
Associate Professor of Pharmacy Practice
School of Pharmacy–Boston
MCPHS University
Boston, Massachusetts

**Timothy J. Ives, PharmD, MPH, FCCP, BCPS**
Professor
Eshelman School of Pharmacy
The University of North Carolina at Chapel Hill
Chapel Hill, North Carolina

**Susan Jacobson, MS, EdD, RPh**
Associate Professor of Pharmacy Practice
School of Pharmacy–Boston
MCPHS University
Boston, Massachusetts

**Maria D. Kostka-Rokosz, PharmD**
Assistant Dean of Academic Affairs
Professor of Pharmacy Practice
School of Pharmacy–Boston
MCPHS University
Boston, Massachusetts

**Trisha LaPointe, PharmD, BCPS**
Associate Professor of Pharmacy Practice
School of Pharmacy–Boston
MCPHS University
Boston, Massachusetts

**Michele Matthews, PharmD, CPE, BCACP**
Associate Professor of Pharmacy Practice
School of Pharmacy–Boston
MCPHS University
Boston, Massachusetts

**Susan L. Mayhew, PharmD, BCNSP, FASHP**
Professor and Dean
Appalachian College of Pharmacy
Oakwood, Virginia

**William W. McCloskey, BA, BS, PharmD**
Professor and Vice-Chair
Department of Pharmacy Practice
School of Pharmacy–Boston
MCPHS University
Boston, Massachusetts

**Myrna Y. Munar, PharmD**
Associate Professor
Department of Pharmacy Practice
College of Pharmacy
Oregon State University
Oregon Health and Science University
Portland, Oregon

**Jean M. Nappi, PharmD, FCCP, BCPS AQ-Cardiology**
Professor
Clinical Pharmacy and Outcome Sciences
South Carolina College of Pharmacy
Medical University of South Carolina
Charleston, South Carolina

**Kamala Nola, PharmD, MS**
Professor and Vice-Chair
Department of Pharmacy Practice
Lipscomb University College of Pharmacy
Nashville, Tennessee

**Dorothea C. Rudorf, PharmD, MS**
Professor of Pharmacy Practice
School of Pharmacy–Boston
MCPHS University
Boston, Massachusetts

**Carrie A. Sincak, PharmD, BCPS, FASHP**
Assistant Dean for Clinical Affairs and Professor
Department of Pharmacy Practice
Midwestern University Chicago College of Pharmacy
Downers Grove, Illinois

**Timothy E. Welty, PharmD, FCCP**
Professor
Department of Pharmacy Practice
University of Kansas School of Pharmacy
Lawrence, Kansas

**G. Christopher Wood, PharmD, FCCP, FCCM, BCPS**
Associate Professor of Clinical Pharmacy
University of Tennessee Health Science Center
College of Pharmacy
Memphis, Tennessee

**Kathy Zaiken, PharmD**
Professor of Pharmacy Practice
School of Pharmacy–Boston
MCPHS University
Boston, Massachusetts

**Caroline S. Zeind, PharmD**
Associate Provost for Academic and International Affairs
Chief Academic Officer
Worcester, Massachusetts and Manchester, New Hampshire Campuses
Professor of Pharmacy Practice
Academic Affairs
MCPHS University
Boston, Massachusetts

# 编者名单

**Steven R. Abel, PharmD, FASHP**
Professor of Pharmacy Practice
Associate Provost for Engagement
Purdue University
West Lafayette, Indiana

**Jessica L. Adams, PharmD, BCPS, AAHIVP**
Assistant Professor of Clinical Pharmacy
HIV and Infectious Diseases Specialist
Department of Pharmacy Practice and Pharmacy Administration
Philadelphia College of Pharmacy
University of the Sciences
Philadelphia, Pennsylvania

**Brian K. Alldredge, PharmD**
Professor and Vice Provost
University of California–San Francisco
San Francisco, California

**Mary G. Amato, PharmD, MPH, BCPS**
Professor of Pharmacy Practice
School of Pharmacy–Boston
MCPHS University
Boston, Massachusetts

**Jaime E. Anderson, PharmD, BCOP**
Oncology Clinical Pharmacy Specialist
MD Anderson Medical Center
University of Texas
Houston, Texas

**Michael C. Angelini, PharmD, MA, BCPP**
Associate Professor of Pharmacy Practice
School of Pharmacy–Boston
MCPHS University
Boston, Massachusetts

**Albert T. Bach, PharmD**
Assistant Professor of Pharmacy Practice
School of Pharmacy
Chapman University
Irvine, California

**Jennifer H. Baggs, PharmD, BCPS, BCNSP**
Clinical Assistant Professor
University of Arizona
Tucson, Arizona

**David T. Bearden, PharmD**
Clinical Professor and Chair
Department of Pharmacy Practice
Clinical Assistant Director
Department of Pharmacy Services
College of Pharmacy
Oregon State University
Oregon Health and Science University
Portland, Oregon

**Sandra Benavides, PharmD, FCCP, FPPAG**
Professor
Assistant Dean for Programmatic Assessment and Accreditation
Interim Chair
Department of Clinical and Administrative Sciences
Larkin Health Sciences Institute College of Pharmacy

**Paul M. Beringer, PharmD, FASHP, FCCP**
Associate Professor
Department of Clinical Pharmacy
University of Southern California
Los Angeles, California

**Snehal H. Bhatt, PharmD, BCPS**
Associate Professor of Pharmacy Practice
School of Pharmacy–Boston
MCPHS University
Clinical Pharmacist
Beth Israel Deaconess Medical Center
Boston, Massachusetts

**Jeff F. Binkley, PharmD, BCNSP, FASHP**
Administrative Director of Pharmacy
Maury Regional Medical Center and Affiliates
Columbia, Tennessee

**Marlo Blazer, PharmD, BCOP**
Assistant Director
Xcenda, an AmerisourceBergen Company
Columbus, Ohio

**KarenBeth H. Bohan, PharmD, BCPS**
Professor and Founding Chair
Department of Pharmacy Practice
School of Pharmacy and Pharmaceutical Sciences
Binghamton University
Binghamton, New York

**Suzanne G. Bollmeier, PharmD, BCPS, AE-C**
Professor of Pharmacy Practice
School of Pharmacy–Boston
St. Louis College of Pharmacy
St. Louis, Missouri

**Laura M. Borgelt, PharmD, BCPS**
Associate Dean of Administration and Operations
Professor
Departments of Clinical Pharmacy and Family Medicine
University of Colorado Anschutz Medical Campus
Skaggs School of Pharmacy
Aurora, Colorado

**Jolene R. Bostwick, PharmD, BCPS, BCPP**
Clinical Associate Professor
Department of Clinical, Social, and Administrative Sciences
University of Michigan College of Pharmacy
Ann Arbor, Michigan

**Nicole J. Brandt, PharmD, MBA, CGP, BCPP, FASCP**
Executive Director
Peter Lamy Center on Drug Therapy and Aging
Professor
University of Maryland School of Pharmacy
Baltimore, Maryland

**Marcia L. Buck, PharmD, FCCP, FPPAG**
Professor
Department of Pediatrics
School of Medicine
Clinical Coordinator, Pediatrics
Department of Pharmacy
University of Virginia
Charlottesville, Virginia

**Deanna Buehrle, PharmD**
Infectious Diseases Clinical Specialist
University of Pittsburgh Medical Center Presbyterian
Pittsburgh, Pennsylvania

**Sara K. Butler, PharmD, BCPS, BOCP**
Clinical Pharmacy Specialist, Medical Oncology
Barnes-Jewish Hospital
Saint Louis, Missouri

**Beth Buyea, MHS, PA-C**
Assistant Professor
Tufts University, School of Medicine
Boston, Massachusetts

**Charles F. Caley, PharmD, BCCP**
Clinical Professor
School of Pharmacy
University of Connecticut
Storrs, Connecticut

**Joseph Todd Carter, PharmD**
Assistant Professor of Pharmacy Practice
Appalachian College of Pharmacy
Oakwood, Virginia
Primary Care Centers of Eastern Kentucky
Hazard, Kentucky

**Michael G. Carvalho, PharmD, BCPP**
Assistant Dean of Interprofessional Education
Professor and Chair
Department of Pharmacy Practice
School of Pharmacy–Boston
MCPHS University
Boston, Massachusetts

**Jamie J. Cavanaugh, PharmD, CPP, BCPS**
Assistant Professor of Clinical Education, Pharmacy
Assistant Professor of Medicine
University of North Carolina at Chapel Hill
Chapel Hill, North Carolina

**Michelle L. Ceresia, PharmD, FACVP**
Associate Professor of Pharmacy Practice
School of Pharmacy–Boston
MCPHS University
Boston, Massachusetts
Adjunct Associate Professor
Department of Clinical Sciences
Cummings Veterinary School of Medicine at Tufts University
North Grafton, Massachusetts

**Laura Chadwick, PharmD**
Clinical Specialist in Pharmacogenomics
Boston Children's Hospital
Boston, Massachusetts

**Michelle L. Chan, PharmD, BCPS**
Clinical Pharmacy Specialist
Infectious Diseases
Methodist Hospital of Southern California
Arcadia, California

**Lin H. Chen, MD, FACP, FASTMH**
Associate Professor of Medicine
Harvard Medical School
Boston, Massachusetts
Director of the Travel Medicine Center
Mount Auburn Hospital
Cambridge, Massachusetts

**Steven W. Chen, PharmD, FASHP, FNAP**
Associate Professor and Chair
Titus Family Department of Clinical Pharmacy
William A. Heeres and Josephine A. Heeres Endowed Chair in Community Pharmacy
University of Southern California School of Pharmacy
Los Angeles, California

**Judy W. Cheng, PharmD, MPH, BCPS, FCCP**
Professor of Pharmacy Practice
School of Pharmacy–Boston
MCPHS University
Boston, Massachusetts

**Michael F. Chicella, PharmD, FPPAG**
Pharmacy Clinical Manager
Children's Hospital of The King's Daughters
Norfolk, Virginia

**Jennifer W. Chow, PharmD**
Director of Professional Development and Education
Pediatric Pharmacy Advocacy Group
Memphis, Tennessee

**Cary R. Chrisman, PharmD**
Assistant Professor
Department of Clinical Pharmacy
University of Tennessee College of Pharmacy
Clinical Pharmacist, Department of Pharmacy
Methodist Medical Center
Memphis and Oak Ridge, Tennessee

**Edith Claros, PhD, MSN, RN, APHN-BC**
Assistant Dean and Associate Professor
School of Nursing
MCPHS University
Worcester, Massachusetts

**John D. Cleary, PharmD, FCCP, BCPS**
Director of Pharmacy
St. Dominic-Jackson Memorial Hospital
Schools of Medicine and Pharmacy
University of Mississippi Medical Center
Jackson, Mississippi

**Michelle Condren, PharmD, BCPPS, AE-C, CDE, FPPAG**
Professor and Department Chair
University of Oklahoma College of Pharmacy
University of Oklahoma School of Community Medicine
Tulsa, Oklahoma

**Amanda H. Corbett, PharmD, BCPS, FCCP**
Clinical Associate Professor
Eshelman School of Pharmacy and School of Medicine
Global Pharmacology Coordinator
Institute for Global Health and Infectious Diseases
University of North Carolina
Chapel Hill, North Carolina

**Mackenzie L. Cottrell, PharmD, MS, BCPS, AAHIVP**
Research Assistant Professor
UNC Eshelman School of Pharmacy
University of North Carolina at Chapel Hill
Chapel Hill, North Carolina

**R. Rebecca Couris, PhD, RPh**
Professor of Nutrition Science and Pharmacy Practice
Department of Pharmacy Practice, School of Pharmacy–Boston
MCPHS University
Boston, Massachusetts

**Steven J. Crosby, MA, BSP, RPh, FASCP**
Assistant Professor of Pharmacy Practice
School of Pharmacy–Boston
MCPHS University
Boston, Massachusetts

**Jason Cross, PharmD**
Associate Professor Pharmacy Practice
School of Pharmacy–Worcester/Manchester
MCPHS University
Worcester, Massachusetts

**Sandeep Devabhakthuni, PharmD, BCPS–AQ Cardiology**
Assistant Professor of Cardiology/Critical Care
University of Maryland School of Pharmacy
Baltimore, Maryland

**Andrea S. Dickens, PharmD, BCOP**
Clinical Pharmacy Specialist
MD Anderson Cancer Center
University of Texas
Houston, Texas

**Lisa M. DiGrazia, PharmD, BCPS, BCOP**
Director, Medical Affairs
Amneal Biosciences Bridgewater, New Jersey

**Suzanne Dinsmore, BSP, PharmD, CGP**
Assistant Professor of Pharmacy Practice
School of Pharmacy–Boston
MCPHS University
Boston, Massachusetts

**Betty J. Dong, PharmD, FASHP, FAPHA, FCCP, AAHIVP**
Professor of Clinical Pharmacy and Family and Community Medicine
Department of Clinical Pharmacy
Schools of Pharmacy and Medicine
University of California, San Francisco
San Francisco, California

**Richard H. Drew, PharmD, MS, FCCP**
Professor and Vice-Chair of Research and Scholarship
Campbell University College of Pharmacy and Health Sciences
Buies Creek, North Carolina
Associate Professor of Medicine (Infectious Diseases)
Duke University School of Medicine
Durham, North Carolina

**Robert L. Dufresne, PhD, PhD, BCPS, BCPP**
INBRE Behavioral Science Coordinator and Professor
College of Pharmacy
University of Rhode Island
Kingston, Rhode Island
Psychiatric Pharmacotherapy Specialist
PGY-2 Psychiatric Pharmacy Residency Program Director
Providence VA Medical Center
Providence, Rhode Island

**Kaelen C. Dunican, PharmD**
Professor of Pharmacy Practice
School of Pharmacy–Worcester/Manchester
MCPHS University
Worcester, Massachusetts

**Brianne L. Dunn, PharmD**
Associate Dean for Outcomes Assessment & Accreditation
Clinical Associate Professor
Department of Clinical Pharmacy and Outcomes Sciences
University of South Carolina College of Pharmacy
Columbia, South Carolina

**Robert E. Dupuis, PharmD, FCCP**
Clinical Professor of Pharmacy
Eshelman School of Pharmacy
University of North Carolina at Chapel Hill
Chapel Hill, North Carolina

**Cheryl R. Durand, PharmD**
Associate Professor of Pharmacy Practice
School of Pharmacy–Worcester/Manchester
MCPHS University
Manchester, New Hampshire

**Megan J. Ehret, PharmD, MS, BCPP**
Behavior Health Clinical Pharmacy Specialist
United States Department of Defense
Fort Belvoir Community Hospital
Fort Belvoir, Virginia

**Carol Eliadi, EdD, JD, NP-BC**
Professor and Dean of Nursing
MCPHS University
School of Nursing–Worcester, Massachusetts and Manchester, New Hampshire Campuses

**Shareen Y. El-Ibiary, PharmD, FCCP, BCPS**
Professor of Pharmacy Practice
Department of Pharmacy Practice
Midwestern University College of Pharmacy–Glendale
Glendale, Arizona

**Katie Dillinger Ellis, PharmD**
Clinical Specialist
Neonatal/Infant Intensive Care
Department of Pharmacy
The Children's Hospital of Philadelphia
Philadelphia, Pennsylvania

**Justin C. Ellison, PharmD, BCPP**
Clinical Pharmacy Specialist–Mental Health
Providence Veterans Affairs Medical Center
Providence, Rhode Island

**Rachel Elsey, PharmD, BCOP**
Clinical Pharmacist
Avera Cancer Institute
South Dakota State University
Sioux Falls, South Dakota

**Gregory A. Eschenauer, PharmD, BCPS (AQ-ID)**
Clinical Assistant Professor
University of Michigan
Ann Arbor, Michigan

**John Fanikos, MBA, RPh**
Executive Director of Pharmacy
Brigham and Women's Hospital
Adjunct Associate Professor of Pharmacy Practice
MCPHS University
Department of Pharmacy Practice, School of Pharmacy–Boston
Boston, Massachusetts

**Elizabeth Farrington, PharmD, FCCP, FCCM, FPPAG, BCPS**
Pharmacist III–Pediatrics
Department of Pharmacy
New Hanover Regional Medical Center
Wilmington, North Carolina

**Erika Felix-Getzik, PharmD**
Associate Professor of Pharmacy Practice
School of Pharmacy–Boston
MCPHS University
Boston, Massachusetts

**Jonathan D. Ference, PharmD**
Assistant Dean of Assessment and Alumni Affairs
Associate Professor of Pharmacy Practice
Director of Pharmacy Care Labs
Nesbitt School of Pharmacy
Wilkes University
Wilkes-Barre, Pennsylvania

**Kimberly Ference, PharmD**
Associate Professor
Department of Pharmacy Practice
Nesbitt College of Pharmacy and Nursing
Wilkes University
Wilkes-Barre, Pennsylvania

**Victoria F. Ferraresi, PharmD, FASHP, FCSHP**
Director of Pharmacy Services
Pathways Home Health and Hospice
Sunnyvale, California

**Joseph W. Ferullo, PharmD**
Associate Professor of Pharmacy Practice
School of Pharmacy–Boston
MCPHS University
Boston, Massachusetts

**Christopher K. Finch, PharmD, BCPS, FCCM, FCCP**
Director of Pharmacy
Methodist University Hospital
Associate Professor
College of Pharmacy
University of Tennessee
Memphis, Tennessee

**Douglas N. Fish, PharmD, BCPS–AQ ID**
Professor and Chair
Department of Clinical Pharmacy
Skaggs School of Pharmacy and Pharmaceutical Science
University of Colorado
Clinical Specialist in Critical Care/Infectious Diseases
University of Colorado Hospital
Aurora, Colorado

**Jeffrey J. Fong, PharmD, BCPS**
Associate Professor of Pharmacy Practice
School of Pharmacy–Worcester/Manchester
MCPHS University
Worcester, Massachusetts

**Andrea S. Franks, PharmD, BCPS**
Associate Professor, Clinical Pharmacy and Family Medicine
College of Pharmacy and Graduate School Medicine
University of Tennessee Health Science Center
Knoxville, Tennessee

**Kristen N. Gardner, PharmD**
Clinical Pharmacy Specialist–Behavioral Health
Highline Behavioral Clinic
Kaiser Permanente Colorado
Denver, Colorado

**Virginia L. Ghafoor, PharmD**
Pharmacy Specialist–Pain Management
University of Minnesota Medical Center
Minneapolis, Minnesota

**Brooke Gildon, PharmD, BCPPS, BCPS, AE-C**
Associate Professor of Pharmacy Practice
Southwestern Oklahoma State University College of Pharmacy
Weatherford, Oklahoma

**Ashley Glode, PharmD, BCOP**
Assistant Professor
Department of Clinical Pharmacy
Skaggs School of Pharmacy and Pharmaceutical Sciences
University of Colorado Anschutz Medical Campus
Aurora, Colorado

**Jeffery A. Goad, PharmD, MPH, FAPhA, PCPhA, FCSHP**
Professor and Chair
Department of Pharmacy Practice
School of Pharmacy
Chapman University
Irvine, California

**Jennifer D. Goldman, BS, PharmD, CDE, BC-ADM, FCCP**
Professor of Pharmacy Practice
School of Pharmacy–Boston
MCPHS University
Boston, Massachusetts

**Joel Goldstein, MD**
Assistant Clinical Professor
Harvard Medical School
Division of Child/Adolescent Psychology
Cambridge Health Alliance
Cambridge, Massachusetts

**Luis S. Gonzalez, III, PharmD, BCPS**
Manager
Clinical Pharmacy Services
PGY1 Pharmacy Residency Program Director
Conemaugh Memorial Medical Center
Johnstown, Pennsylvania

**Larry Goodyer, PhD, MRPharmS, BCPS**
Professor, School of Pharmacy
De Montfort University
Leicester, United Kingdom
Medical Director
Nomad Travel Stores and Clinic
Bishop's Stortford, United Kingdom

**Mary-Kathleen Grams, PharmD, BCGP**
Assistant Professor of Pharmacy Practice
School of Pharmacy–Boston
MCPHS University
Boston, Massachusetts

**Philip Grgurich, PharmD, BCPS**
Associate Professor of Pharmacy Practice
School of Pharmacy–Boston
MCPHS University
Boston, Massachusetts

**B. Joseph Guglielmo, PharmD**
Professor and Dean
School of Pharmacy
University of California, San Francisco
San Francisco, California

**Karen M. Gunning, PharmD, BCPS, BCACP, FCCP**
Professor (Clinical) and Interim Chair of Pharmacotherapy
Adjunct Professor of Family and Preventive Medicine
PGY2 Ambulatory Care Residency Director
Clinical Pharmacist–University of Utah Family Medicine Residency/Sugarhouse Clinic
University of Utah College of Pharmacy and School of Medicine
Salt Lake City, Utah

**Mary A. Gutierrez, PharmD, BCPP**
Professor of Pharmacy Practice
Chapman University School of Pharmacy
Irvine, California

**Justinne Guyton, PharmD, BCACP**
Associate Professor of Pharmacy Practice
Site Coordinator
PGY2 Ambulatory Care Residency Program
St. Louis College of Pharmacy
St. Louis, Missouri

**Matthew Hafermann, PharmD, BCPS**
Medical ICU/Cardiology Clinical Pharmacist
Harborview Medical Center
PGY1 Pharmacy Residency Coordinator
Medicine Clinical Instructor
University of Washington School of Pharmacy
Seattle, Washington

**Jason S. Haney, PharmD, BCPS, BCCCP**
Assistant Professor
Department of Clinical Pharmacy and Outcome Sciences
South Carolina College of Pharmacy
Medical University of South Carolina
Charleston, South Carolina

**Christy S. Harris, PharmD, BCPS, BCOP**
Associate Professor of Pharmacy Practice
School of Pharmacy–Boston
MCPHS University
Boston, Massachusetts

**Mary F. Hebert, PharmD, FCCP**
Professor
Department of Pharmacy
Adjunct Professor of Obstetrics and Gynecology
University of Washington
Seattle, Washington

**Emily L. Heil, PharmD, BCPS-AQ ID**
Assistant Professor
Infectious Diseases
University of Maryland School of Pharmacy
Baltimore, Maryland

**Erika L. Hellenbart, PharmD, BCPS**
Clinical Assistant Professor
University of Illinois at Chicago College of Pharmacy
Chicago, Illinois

**David W. Henry, PharmD, MS, BCOP, FASHP**
Associate Professor and Chair
Pharmacy Practice
University of Kansas School of Pharmacy
Lawrence, Kansas

**Christopher M. Herndon, PharmD, BCPS, CPE**
Associate Professor
Department of Pharmacy Practice
School of Pharmacy
Southern University Illinois Edwardsville
Edwardsville, Illinois

**Richard N. Herrier, PharmD, FAPhA**
Clinical Professor
Department of Pharmacy Practice and Science
College of Pharmacy
University of Arizona
Tucson, Arizona

**Karl M. Hess, PharmD, CTH, FCPhA**
Vice Chair of Clinical and Administrative Sciences
Associate Professor
Certificate Coordinator for Medication Therapy Outcomes
Keck Graduate Institute Claremont, California

**Curtis D. Holt, PharmD**
Clinical Professor
Department of Surgery
University of California, Los Angeles
Los Angeles, California

**Evan R. Horton, PharmD**
Associate Professor of Pharmacy Practice
School of Pharmacy–Worcester / Manchester
MCPHS University
Worcester, Massachusetts

**Priscilla P. How, PharmD, BCPS**
Assistant Professor
Director of PharmD Program
Department of Pharmacy
Faculty of Science
National University of Singapore
Principal Clinical Pharmacist
Department of Medicine
Division of Nephrology
National University Hospital
Singapore, Republic of Singapore

**Molly E. Howard, PharmD, BCPS**
Clinical Pharmacy Specialist
Central Alabama Veterans Health Care System
Montgomery, Alabama

**Timothy R. Hudd, PharmD, AE-C**
Associate Professor of Pharmacy Practice
School of Pharmacy–Boston
MCPHS University
Boston, Massachusetts

**Bethany Ibach, PharmD, BCPPS**
Assistant Professor of Pharmacy Practice
School of Pharmacy, Pediatrics Division
Texas Tech University Health Sciences Center
Abilene, Texas

**Gail S. Itokazu, PharmD**
Clinical Associate Professor
Department of Pharmacy Practice
University of Illinois, Chicago
Clinical Pharmacist
Division of Infectious Diseases
John H. Stroger Jr. Hospital of Cook County
Chicago, Illinois

**Timothy J. Ives, PharmD, MPH, FCCP, CPP**
Professor of Pharmacy
Adjunct Professor of Medicine
Eshelman School of Pharmacy
University of North Carolina at Chapel Hill
Chapel Hill, North Carolina

**Nicole A. Kaiser, RPh, BCOP**
Oncology Clinical Pharmacy Specialist
Children's Hospital Colorado
Aurora, Colorado

**James S. Kalus, PharmD, FASHP**
Director of Pharmacy
Henry Ford Health System
Henry Ford Hospital
Detroit, Michigan

**Marina D. Kaymakcalan, PharmD**
Clinical Pharmacy Specialist
Dana Farber Cancer Institute
Boston, Massachusetts

**Michael B. Kays, PharmD, FCCP**
Associate Professor
Department of Pharmacy Practice
Purdue University College of Pharmacy
West Lafayette and Indianapolis, Indiana

**Jacob K. Kettle, PharmD, BCOP**
Oncology Clinical Pharmacy Specialist
University of Missouri Health Care
Columbia, Missouri

**Rory E. Kim, PharmD**
Assistant Professor of Clinical Pharmacy
University of Southern California School of Pharmacy
Los Angeles, California

**Lee A. Kral, PharmD, BCPS, CPE**
Clinical Pharmacy Specialist, Pain Management
Department of Pharmaceutical Care
The University of Iowa Hospitals and Clinics
Iowa City, Iowa

**Donna M. Kraus, PharmD, FAPhA, FPPAG, FCCP**
Pediatric Clinical Pharmacist / Associate Professor of Pharmacy Practice
Departments of Pharmacy Practice and Pediatrics
Colleges of Pharmacy and Medicine
University of Illinois at Chicago
Chicago, Illinois

**Susan A. Krikorian, MS, PharmD**
Professor of Pharmacy Practice
School of Pharmacy–Boston
MCPHS University
Boston, Massachusetts

**Andy Kurtzweil, PharmD, BCOP**
Pharmacy Supervisor–Adult Hematology and Oncology / BMT
University of Minnesota Health
Minneapolis, Minnesota

**Benjamin Laliberte, PharmD, BCPS**
Clinical Pharmacy Specialist, Cardiology
Massachusetts General Hospital
Boston, Massachusetts

**Jerika T. Lam, PharmD, AAHIVP**
Assistant Professor of Pharmacy Practice
School of Pharmacy
Chapman University
Irvine, California

**Trisha LaPointe, PharmD, BCPS**
Associate Professor of Pharmacy Practice
School of Pharmacy–Boston

MCPHS University
Boston, Massachusetts

**Alan H. Lau, PharmD**
Professor
Director, International Clinical Pharmacy Education
College of Pharmacy
University of Illinois at Chicago
Chicago, Illinois

**Elaine J. Law, PharmD, BCPS**
Assistant Clinical Professor of Pharmacy Practice
Thomas J. Long School of Pharmacy and Health Sciences
University of the Pacific
Stockton, California

**Kimberly Lenz, PharmD**
Clinical Pharmacy Manager
Office of Clinical Affairs
University of Massachusetts Medical School
Quincy, Massachusetts

**Russell E. Lewis, PharmD, FCCP**
Associate Professor of Medicine, Infectious Diseases
Department of Medical and Surgical Services
Infectious Diseases Unit, Policlinico S. Orsola-Malpighi
University of Bologna
Bologna, Italy

**Rachel C. Long, PharmD, BCPS**
Clinical Staff Pharmacist
Carolinas HealthCare System
Charlotte, North Carolina

**Ann M. Lynch, BSP, PharmD, AE-C**
Professor of Pharmacy Practice
School of Pharmacy–Worcester/Manchester
MCPHS University
Worcester, Massachusetts

**Matthew R. Machado, PharmD**
Associate Professor of Pharmacy Practice
School of Pharmacy–Boston
MCPHS University
Boston, Massachusetts

**Emily Mackler, PharmD, BCOP**
Clinical Pharmacist and Project Manager
Michigan Oncology Quality Consortium
University of Michigan
Ann Arbor, Michigan

**Daniel R. Malcolm, PharmD, BCPS, BCCCP**
Associate Professor and Vice-Chair
Clinical and Administrative Services
Sullivan University College of Pharmacy
Louisville, Kentucky

**Shannon F. Manzi, PharmD, NREMT, FPPAG**
Director, Clinical Pharmacogenomics Service
Manager, Emergency and ICU Pharmacy Services
Boston Children's Hospital
Boston, Massachusetts

**Joel C. Marrs, PharmD, FCCP, FASHP, FNLA, BCPS-AQ Cardiology, BCACP, CLS, ASH-CHC**
Associate Professor
Department of Clinical Pharmacy
University of Colorado Anschutz Medical Campus
Skaggs School of Pharmacy and Pharmaceutical Sciences
Clinical Pharmacy Specialist
Department of Pharmacy
Denver Health and Hospital Authority
Aurora, Colorado

**John Marshall, PharmD, BCPS, BCCCP, FCCM**
Clinical Pharmacy Coordinator–Critical Care
Beth Israel Deaconess Medical Center
Boston, Massachusetts

**Darius L. Mason, PharmD, BCPS, FACN**
Clinical Pharmacist
Methodist South Hospital
Memphis, Tennessee

**Susan L. Mayhew, PharmD, BCNSP, FASHP**
Professor and Dean
Appalachian College of Pharmacy
Oakwood, Virginia

**James W. McAuley, RPh, PhD, FAPhA**
Associate Dean for Academic Affairs and Professor
Departments of Pharmacy Practice and Neurology
The Ohio State University College of Pharmacy
Columbus, Ohio

**Sarah E. McBane, PharmD, CDE, BCPS, FCCP, FCPhA, APh**
Professor and Chair
Department of Pharmacy Practice
West Coast University
Los Angeles, California

**William W. McCloskey, BA, BS, PharmD**
Professor of Pharmacy Practice
School of Pharmacy–Boston
MCPHS University
Boston, Massachusetts

**Chephra McKee, PharmD**
Assistant Professor of Pharmacy Practice
School of Pharmacy
Pediatrics Division
Texas Tech University Health Sciences Center
Abilene, Texas

**Molly G. Minze, PharmD, BCACP**
Associate Professor of Pharmacy Practice
Ambulatory Care Division
School of Pharmacy
Texas Tech University Health Sciences Center
Abilene, Texas

**Amee D. Mistry, PharmD**
Associate Professor Pharmacy Practice
School of Pharmacy–Boston
MCPHS University
Boston, Massachusetts

**Katherine G. Moore, PharmD, BCPS, BCACP**
Executive Director of Experiential Education
Associate Professor of Pharmacy Practice
Presbyterian College School of Pharmacy
Clinton, South Carolina

**Jill A. Morgan, PharmD, BCPS, BCPPS**
Associate Professor and Chair
Department of Pharmacy Practice and Science
University of Maryland School of Pharmacy
Baltimore, Maryland

**Anna K. Morin, PharmD**
Professor of Pharmacy Practice and Dean
School of Pharmacy–Worcester/Manchester
MCPHS University
Worcester, Massachusetts

**Pamela B. Morris, MD, FACC, FAHA, FASPC, FNLA**
Director, Seinsheimer Cardiovascular Health Program
Co-Director, Women's Heart Care
Medical University of South Carolina
Charleston, South Carolina

**Oussayma Moukhachen, PharmD, BCPS**
Assistant Professor Pharmacy Practice
School of Pharmacy–Boston
MCPHS University
Boston, Massachusetts
Clinical Care Specialist
Mount Auburn Hospital
Cambridge, Massachusetts

**Kelly A. Mullican, PharmD**
Primary Care Clinical Pharmacy Specialist
Kaiser Permanente–Mid-Atlantic States
Washington, District of Columbia

**Myrna Y. Munar, PharmD**
Associate Professor of Pharmacy
College of Pharmacy
Oregon State University
Oregon Health and Science University
Portland, Oregon

**Yulia A. Murray, PharmD, BCPS**
Assistant Professor of Pharmacy Practice
School of Pharmacy–Boston
MCPHS University
Boston, Massachusetts

**Milap C. Nahata, MS, PharmD, FCCP, FAPhA, FASHP**
Director, Institute of Therapeutic Innovations and Outcomes
Professor Emeritus of Pharmacy, Pediatrics, and Internal Medicine
Colleges of Pharmacy and Medicine
The Ohio State University
Columbus, Ohio

**Richard S. Nicholas, PharmD, ND, CDE, BCPS, BCACP**
Assistant Professor of Pharmacy Practice
Appalachian College of Pharmacy
Oakwood, Virginia

**Stefanie C. Nigro, PharmD, BCACP, BC-ADM**
Assistant Professor of Pharmacy Practice
School of Pharmacy–Boston
MCPHS University
Boston, Massachusetts

**Cindy L. O'Bryant, PharmD, BCOP, FCCP, FHOPA**
Professor
Department of Clinical Pharmacy
Skaggs School of Pharmacy and Pharmaceutical Sciences
Clinical Pharmacy Specialist in Oncology
University of Colorado Cancer Center
Aurora, Colorado

**Kirsten H. Ohler, PharmD, BCPS, BCPPS**
Clinical Assistant Professor of Pharmacy Practice
College of Pharmacy
University of Illinois at Chicago
Clinical Pharmacy Specialist–Neonatal ICU
University of Illinois at Chicago Hospital and Health Sciences System
Chicago, Illinois

**Julie L. Olenak, PharmD**
Assistant Dean of Student Affairs
Associate Professor
Department of Pharmacy Practice
Nesbitt College of Pharmacy and Nursing
Wilkes University
Wilkes-Barre, Pennsylvania

**Jacqueline L. Olin, MS, PharmD, BCPS, CDE, FASHP, FCCP**
Professor of Pharmacy
School of Pharmacy
Wingate University
Wingate, North Carolina

**Neeta Bahal O'Mara, PharmD, BCPS**
Clinical Pharmacist
Dialysis Clinic, Inc.
North Brunswick, New Jersey

**Robert L. Page, II, PharmD, MSPH, FHFSA, FCCP, FASHP, FASCP, CGP, BCPS (AQ-Cards)**
Professor
Departments of Clinical Pharmacy and Physical Medicine
School of Pharmacy and Pharmaceutical Sciences
University of Colorado
Aurora, Colorado

**Louise Parent-Stevens, PharmD, BCPS**
Assistant Director of Introductory Pharmacy Practice Experiences
Clinical Assistant Professor
Department of Pharmacy Practice
University of Illinois at Chicago College of Pharmacy
Chicago, Illinois

**Dhiren K. Patel, PharmD, CDE, BC-ADM, BCACP**
Associate Professor of Pharmacy Practice
School of Pharmacy–Boston
MCPHS University
Boston, Massachusetts

**Katherine Tipton Patel, PharmD, BCOP**
Clinical Pharmacy Specialist
The University of Texas
MD Anderson Cancer Center
Houston, Texas

Jennifer T. Pham, PharmD, BCPS, BCPPS
Clinical Assistant Professor, Department of Pharmacy Practice
University of Illinois at Chicago College of Pharmacy
Clinical Pharmacy Specialist, Neonatal Clinical Pharmacist
University of Illinois Hospital and Health Sciences System
Chicago, Illinois

Jonathan D. Picker, MBChB, PhD
Assistant Professor
Harvard Medical School
Clinical Geneticist
Boston Children's Hospital
Boston, Massachusetts

Brian A. Potoski, PharmD, BCPS
Associate Professor
Departments of Pharmacy and Therapeutics
University of Pittsburgh School of Pharmacy
Associate Director, Antibiotic Management Program
University of Pittsburgh Medical Center
Presbyterian University Hospital
Pittsburgh, Pennsylvania

David J. Quan, PharmD, BCPS
Health Sciences Clinical Professor of Pharmacy
Department of Clinical Pharmacy
School of Pharmacy
University of California, San Francisco
Pharmacist Specialist–Solid Organ Transplant
University of California, San Francisco Medical Center
San Francisco, California

Erin C. Raney, PharmD, BCPS, BC-ADM
Professor of Pharmacy Practice
Midwestern University College of Pharmacy–Glendale
Glendale, Arizona

Valerie Relias, PharmD, BCOP
Clinical Pharmacy Specialist
Division of Hematology/Oncology
Tufts Medical Center
Boston, Massachusetts

Lee A. Robinson, MD
Instructor
Department of Psychiatry
Harvard Medical School
Boston, Massachusetts
Associate Training Director
Child and Adolescent Psychiatry Fellowship
Primary Care Mental Health Integrated Psychiatrist
Cambridge Health Alliance
Cambridge, Massachusetts

Charmaine Rochester-Eyeguokan, PharmD, BCPS, BCACP, CDE
Associate Professor of Pharmacy Practice and Science
University of Maryland School of Pharmacy
Baltimore, Maryland

Carol J. Rollins, PharmD, MS, RD, CNSC, BCNSP
Clinical Associate Professor
Department of Pharmacy Practice and Science
College of Pharmacy
The University of Arizona
Tucson, Arizona

Melody Ryan, PharmD, MPH, GCP, BCPS
Professor
Department of Pharmacy Practice and Science
College of Pharmacy
University of Kentucky
Lexington, Kentucky

David Schnee, PharmD, BCACP
Associate Professor of Pharmacy Practice
School of Pharmacy–Boston
MCPHS University
Boston, Massachusetts

Eric F. Schneider, BS Pharm, PharmD
Assistant Dean for Academics
Professor
School of Pharmacy
Wingate University
Wingate, North Carolina

Sheila Seed, PharmD, MPH
Professor of Pharmacy Practice
School of Pharmacy–Worcester/Manchester
MCPHS University
Worcester, Massachusetts

Timothy H. Self, PharmD
Professor of Clinical Pharmacy
College of Pharmacy
University of Tennessee Health Science Center
Memphis, Tennessee

Amy Hatfield Seung, PharmD, BCOP
Senior Director of Clinical Development
Physician Resource Management/Caret
Cary, North Carolina

Nancy L. Shapiro, PharmD, FCCP, BCPS
Operations Coordinator
University of Illinois Hospital and Health Sciences System
Clinical Associate Professor of Pharmacy Practice
Director, PGY2 Ambulatory Care Residency
College of Pharmacy
University of Illinois at Chicago
Chicago, Illinois

Iris Sheinhait, PharmD, MA, RPh
Certified Poison Information Specialist
Adjunct Assistant Professor
Regional Center for Poison Control Serving Massachusetts and Rhode Island
Boston Children's Hospital and MCPHS University
Boston, Massachusetts

Greene Shepherd, PharmD, DABAT
Clinical Professor and Vice-Chair
Division of Practice Advancement and Clinical Education
Director of Professional Education, Asheville Campus
Eshelman School of Pharmacy
University of North Carolina at Chapel Hill
Asheville, North Carolina

Devon A. Sherwood, PharmD, BCPP
Assistant Professor
Psychopharmacology
College of Pharmacy
University of New England
Portland, Maine

**Richard J. Silvia, PharmD, BCCP**
Associate Professor of Pharmacy Practice
School of Pharmacy–Boston
MCPHS University
Boston, Massachusetts

**Carrie A. Sincak, PharmD, BCPS, FASHP**
Assistant Dean for Clinical Affairs and Professor
Department of Pharmacy Practice
Midwestern University Chicago College of Pharmacy
Downers Grove, Illinois

**Harleen Singh, PharmD, BCPS-AQ Cardiology, BCACP**
Clinical Associate Professor of Pharmacy Practice
Oregon State University
Oregon Health and Science University
Portland, Oregon

**Jessica C. Song, MA, PharmD**
Clinical Pharmacy Supervisor
PGY1 Pharmacy Residency Coordinator
Department of Pharmacy Services
Santa Clara Valley Medical Center
San Jose, California

**Suellyn J. Sorensen, PharmD, BCPS, FASHP**
Director
Clinical Pharmacy Services
St. Vincent Indianapolis
Indianapolis, Indiana

**Linda M. Spooner, PharmD, BCPS (AQ-ID), FASHP**
Professor of Pharmacy Practice
School of Pharmacy–Worcester/Manchester
MCPHS University
Clinical Pharmacy Specialist in Infectious Diseases
Saint Vincent Hospital
Worcester, Massachusetts

**Karyn M. Sullivan, PharmD, MPH**
Professor of Pharmacy Practice
School of Pharmacy–Worcester/Manchester
MCPHS University
Worcester, Massachusetts

**David J. Taber, PharmD, MS, BCPS**
Associate Professor
Division of Transplant Surgery
College of Medicine
Medical University of South Carolina
Charleston, South Carolina

**Candace Tan, PharmD, BCACP**
Clinical Pharmacist
Kaiser Permanente
Los Angeles, California

**Yasar O. Tasnif, PharmD, BCPS, FAST**
Associate Professor
Cooperative Pharmacy Program
University of Texas at Austin and University of Texas, Rio Grande Valley
Clinical Pharmacist Specialist
Doctor's Hospital at Renaissance–Renaissance Transplant Institute
Edinburg, Texas

**Daniel J. G. Thirion, BPharm, MSc, PharmD, FCSHP**
Professeur Titulaire de Clinique
Faculté de Pharmacie
Université de Montréal
Pharmacien
Centre Universitaire de Santé McGill
Montréal, Québec, Canada

**Angela M. Thompson, PharmD, BCPS**
Assistant Professor
Department of Clinical Pharmacy
Skaggs School of Pharmacy and Pharmaceutical Sciences
University of Colorado
Aurora, Colorado

**Lisa A. Thompson, PharmD, BCOP**
Clinical Pharmacy Specialist in Oncology
Kaiser Permanente Colorado
Lafayette, Colorado

**Toyin Tofade, MS, PharmD, BCPS, CPCC**
Dean and Professor
Howard University College of Pharmacy
Washington, District of Columbia

**Tran H. Tran, PharmD, BCPS**
Associate Professor
Midwestern University, Chicago College of Pharmacy
Downers Grove, Illinois

**Dominick P. Trombetta, PharmD, BCPS, CGP, FASCP**
Associate Professor
Department of Pharmacy Practice
Nesbitt School of Pharmacy
Wilkes University
Wilkes-Barre, Pennsylvania

**Toby C. Trujillo, PharmD, FCCP, FAHAH, BCPS-AQ Cardiology**
Associate Professor
Department of Clinical Pharmacy
Skaggs School of Pharmacy and Pharmaceutical Sciences
University of Colorado
Aurora, Colorado

**Sheila K. Wang, PharmD, BCPS (AQ–ID)**
Associate Professor of Pharmacy Practice
Chicago College of Pharmacy
Midwestern University
Downers Grove, Illinois
Clinical Pharmacist, Infectious Disease
Program Director, Rush University Medical Center
Chicago, Illinois

**Brian Watson, PharmD, BCPS**
Pharmacist
University of Maryland Medical System
St. Joseph's Medical Center
Baltimore, Maryland

**Kristin Watson, PharmD, BCPS-AQ Cardiology**
Associate Professor, Vice-Chair of Clinical Services
University of Maryland School of Pharmacy
Baltimore, Maryland

**Lynn Weber, PharmD, BCOP**
Clinical Pharmacy Specialist, Oncology/Hematology
Pharmacy Residency Coordinator and PGY-1 Residency Director
Hennepin County Medical Center
Minneapolis, Minnesota

**Kellie Jones Weddle, PharmD, BCOP, FCCP, FHOPA**
Clinical Professor of Pharmacy Practice
College of Pharmacy
Purdue University
Indianapolis, Indiana

**C. Michael White, PharmD, FCP, FCCP**
Professor and Head
Department of Pharmacy Practice
School of Pharmacy
University of Connecticut
Storrs, Connecticut

**Natalie Whitmire, PharmD, BCPS, BCGP**
Pharmacist Specialist
University of California, San Diego Health

**Barbara S. Wiggins, PharmD, BCPS, CLS, AACC, FAHA, FCCP, FNLA**
Clinical Pharmacy Specialist–Cardiology
Medical University of South Carolina
Charleston, South Carolina

**Kristine C. Willett, PharmD, FASHP**
Associate Professor of Pharmacy Practice
School of Pharmacy–Worcester/Manchester
MCPHS University
Manchester, New Hampshire

**Bradley R. Williams, PharmD, CGP**
Professor of Clinical Pharmacy and Clinical Gerontology
School of Pharmacy
University of Southern California
Los Angeles, California

**Casey B. Williams, PharmD, BCOP, FHOPA**
Director, Center for Precision Oncology
Director, Department of Molecular and Experimental Medicine
Avera Cancer Institute
Sioux Falls, South Dakota

**Dennis M. Williams, PharmD, BCPS, AE-C**
Associate Professor and Vice-Chair for Professional Education and Practice
Division of Pharmacotherapy and Experimental Therapeutics
Eshelman School of Pharmacy
University of North Carolina at Chapel Hill
Chapel Hill, North Carolina

**Katie A. Won, PharmD, BCOP**
Clinical Pharmacist
Hennepin County Medical Center
Minneapolis, Minnesota

**Annie Wong-Beringer, PharmD, FIDSA**
Professor of Pharmacy
School of Pharmacy
University of Southern California
Los Angeles, California

**Dinesh Yogaratnam, PharmD, BCPS, BCCCP**
Assistant Professor of Pharmacy Practice
School of Pharmacy–Worcester/Manchester
MCPHS University
Worcester, Massachusetts

**Kathy Zaiken, PharmD**
Professor of Pharmacy Practice
School of Pharmacy–Boston
MCPHS University
Boston, Massachusetts

**Caroline S. Zeind, PharmD**
Associate Provost for Academic and International Affairs
Chief Academic Officer
Worcester, Massachusetts and Manchester, New Hampshire, Campuses
Professor of Pharmacy Practice
MCPHS University
Boston, Massachusetts

**Sara Zhou, PharmD**
Certified Poison Information Specialist
Adjunct Assistant Professor
Regional Center for Poison Control Serving Massachusetts and Rhode Island
Boston Children's Hospital and MCPHS University
Boston, Massachusetts

**Kristin M. Zimmerman, PharmD, CGP, BCACP**
Associate Professor
Department of Pharmacotherapy & Outcomes Science
Virginia Commonwealth University
Richmond, Virginia

# 目　　录

# 第二篇　心血管系统疾病

Jean M. Nappi and Judy W. Cheng

# 第8章 血脂异常、动脉硬化和冠心病

Barbara S. Wiggins and Pamela B. Morris

| 核心原则 | 章节案例 |
| --- | --- |
| ❶ 血清胆固醇水平增加与动脉粥样硬化风险直接相关。胆固醇,特别是脂蛋白,在动脉粥样硬化的发病机制中起关键作用。因此,低密度脂蛋白胆固醇(low-density lipoprotein cholesterol,LDL-C)是主要的干预目标。美国心脏病学会/美国心脏病协会(American College of Cardiology/American Heart Association,ACC/AHA)指南推荐干预高风险患者,包括动脉粥样硬化性心脏病(atherosclerotic cardiovascular,ASCVD)和家族性高脂血症(familial hypercholesterolemia,FH)患者。 | 案例 8-1(问题 1) |
| ❷ 每位血脂异常患者均应对继发原因或升高的 LDL-C、non-HDL-C 或甘油三酯(triglycerides,TGs)进行评估。这些因素可能与伴随药物或临床状况有关。 | 案例 8-1(问题 2 和 3)<br>表 8-5 |
| ❸ LDL-C 目标和治疗生活方式改变(therapeutic lifestyle changes,TLC)和药物治疗的起始由临床动脉粥样硬化情况和心血管风险因素数量决定。 | 案例 8-1(问题 1 和 2)<br>案例 8-3(问题 1)<br>案例 8-4(问题 1 和 2) |
| ❹ 所有的患者均应开始 TLC,但只有高危患者需同时开始药物治疗,同时应该监测药物不良反应。 | 案例 8-2(问题 2)<br>案例 8-5(问题 1) |
| ❺ 在大多数情况下,他汀类是治疗高 LDL-C 血症的主要药物,他汀类可以显著降低 LDL-C,减少动脉粥样硬化性疾病的发病率和死亡率,每日给药一次,不良反应少。有必要管理不良反应使获益最优化。 | 案例 8-2(问题 3) |
| ❻ 他汀类药物推荐用于降低 LDL-C,其不良反应少。然而,需要了解药物相互作用的知识,在保证安全性的前提下,使疗效最佳。 | 案例 8-4(问题 3) |
| ❼ 高 TGs 血症患者增加急性胰腺炎的风险。这些患者的首要目标是通过饮食、锻炼、减肥和烟酸、贝特类、ω-3 脂肪酸等降 TG 药物降低 TG 水平。 | 案例 8-5(问题 2)<br>案例 8-6(问题 1) |
| ❽ 严重血脂异常的患者、需 LDL-C 降至更低的高危患者、多重血脂异常的患者、需 non-HDL-C 达标的代谢综合征患者需要综合药物治疗。 | 案例 8-6(问题 2) |

血脂异常(血脂中的一种或多种异常)是 ASCVD(如冠心病、脑血管疾病和外周动脉疾病)的重要发病机制[1]。成功的生活方式改变和调脂药物治疗能够降低 ASCVD 事件如心梗和卒中的风险[2-4]。为预防心血管疾病风险,临床医生应该知道如何用合适的风险评估工具评估 ASCVD 的危险因素,根据患者风险水平决定调脂治疗强度,以达到和维持治疗目标[5-8]。

## 脂代谢

了解脂质和脂蛋白的代谢对理解药物治疗的目标至关重要。脂质是小分子,具有储存能量、细胞信号转导和构成细胞膜等作用。胆固醇是一种必需脂质,合成胆汁酸(吸收营养所必需的物质)及类固醇类激素(在体内产生重要的调节效应)的前体物质,也是构成细胞膜的成分。然而,过多的胆固醇会导致动脉粥样硬化和后继的动脉粥样硬化并发症。

细胞从两条途径获得胆固醇:通过细胞内合成或从循环血液中摄取。每个细胞都可以通过一系列的生化反应步骤合成胆固醇,这一过程中的许多部分需要酶的催化(图 8-1)。其中不可逆且限速的一步是羟甲基戊二酸单酰辅酶 A(b-hydroxyl-b-methylglutaryl coenzyme A,HMG-CoA)

转化为甲羟戊酸，该过程由 HMG-CoA 还原酶催化。迄今为止最有效的降脂药物（如 HMG-CoA 还原酶抑制剂或者称之为他汀）竞争性的结合该酶，降低胞内胆固醇的合成。人类胆固醇生物合成的节律为晚上合成最旺盛，中午合成最低[9]。

细胞内的胆固醇以酯类的形式储存。游离胆固醇在乙酰辅酶 A 酰基转移酶（acetyl CoA acetyl transferase，ACAT）的作用下转化为酯类。ACAT 有两种形式：ACAT1 存在于包括炎症细胞的大多数组织，而 ACAT2 存在于肠黏膜细胞和肝细胞。食物中的胆固醇在消化道中的酯化和吸收需要 ACAT2，对于酯化作用及肠道吸收食物中的胆固醇也是必需的。理论上讲，抑制 ACAT 可以减少食物中的胆固醇吸收及肝脏分泌胆固醇，甚至减少循环胆固醇的摄取和储存。目前已有一些 ACAT 抑制剂被开发出来，但临床研究显示这些药物并不能降低动脉粥样硬化，反而可能促进动脉粥样硬化[10]。这些药物不可能进一步开发为心血管预防用药了。

甘油三酯（triglycerides，TGs）是脂肪组织中重要的能量储存形式，由三个脂肪酸分子与甘油酰化而成。磷脂（phospholipids，PLs）是由脂肪酸、带负电荷的磷酸基、含氮乙醇及甘油构成。在循环中，PLs 在细胞功能和脂质吸收、存储、运输中发挥重要作用。PLs 在脂蛋白表面形成单分子层，发挥转运中性脂质的作用。PLs 含有亲水端和疏水端，通过形成磷脂双分子层转运疏水物质（胆固醇和脂肪形式的能量）。PLs 分泌到胆汁中后，帮助消化和吸收食物中的脂肪和脂溶性养分。它们使蛋白稳定于膜内，发挥酶的辅因子的功能，参与动脉壁的脂蛋白氧化的过程。

## 脂蛋白

细胞获得胆固醇的第二种方式是通过从循环系统摄取。循环系统中的胆固醇主要来自肝脏，胆固醇在肝脏中合成并且分泌入血。如上所述，由于胆固醇和其他脂类物质不溶于水，所以，胆固醇、TGs 和 PLs 先要在肝细胞和消化道肠细胞内形成复合体（脂蛋白颗粒）。这些颗粒内部含有一个由胆固醇酯和 TGs 构成的脂性内核，其外包被有一层由磷脂和非酯化的胆固醇构成的亲水性外膜（图 8-3）。外膜上还含有至少一个脂蛋白，作为与细胞表

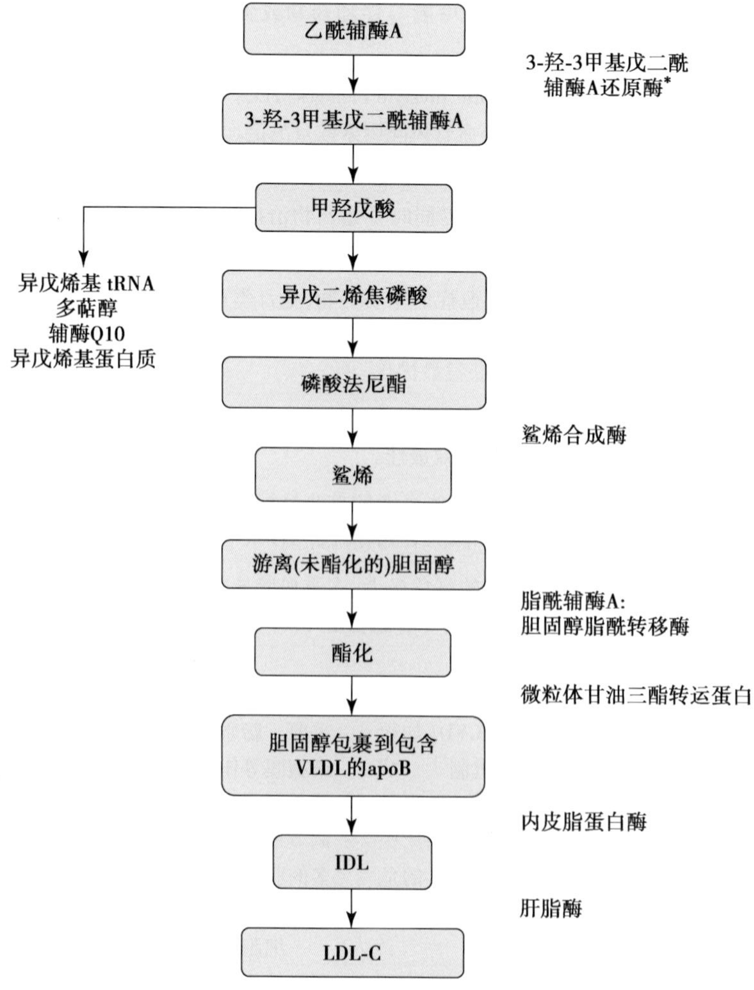


图 8-1　胆固醇生物合成途径。* 胆固醇合成过程的限速步骤。apoB，载脂蛋白 B；IDL，中密度脂蛋白；LDL-C，低密度脂蛋白胆固醇；VLDL，极低密度脂蛋白

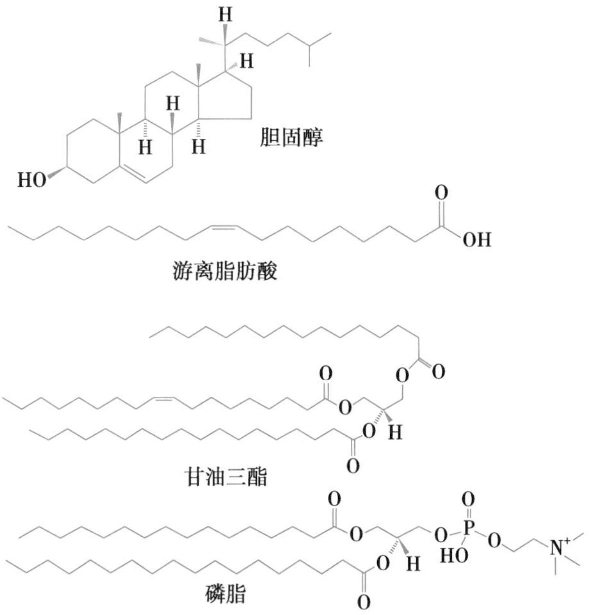

图 8-2 脂质的基本结构。最上面是胆固醇,接着是不饱和脂肪酸,中间是由油酰基、十八烷基和棕榈酰基附着于丙三醇骨架构成的甘油三酯。最下面是磷脂

面的受体产生相互作用的配体,也可作为许多酶的辅酶,增加结构的稳定性。这种内部有一个脂质核心,外部有蛋白的颗粒被命名为脂蛋白。

在禁食(10~12 小时)患者的血液中发现了三种主要的脂蛋白:极低密度脂蛋白(very low density lipoprotein,VLDL)、低密度脂蛋白(low-density lipoprotein,LDL)和高密度脂蛋白(high-density lipoprotein,HDL)[11]。这些颗粒的大小、成分及结合蛋白不同(表 8-1 和图 8-4)[12,13]。

## 极低密度脂蛋白(VLDL)

VLDL 颗粒在肝内合成(见图 8-1)。游离脂肪酸被肝细胞摄取,二酰基甘油酰基转移酶(diglycerol acyltransferase,DGAT)催化二酰甘油和辅酶 AcylCoA 形成 TG。微粒体甘油三酯转运蛋白(microsomal triglyceride transfer protein,MTP)通过转运胆固醇酯(cholesteryl esters,CE)和 TG 脂化脂蛋白 B,形成 VLDL,然后从肝细胞释放入血。抑制 MTP 可以降低 VLDL 和下游的 IDL 和 LDL 的产生。洛美他哌就是这样一种药物,目前被批准用于纯合子 FH[14]。DGAT 抑制剂可减少 TG 合成,正在进行肥胖和高甘油三酯血症的治疗研究[15]。

VLDL 占血中总胆固醇的 15%~20%,是血总 TG 中含量最高的成分。VLDL 颗粒中的胆固醇约为总 TG 浓度的 1/5,因此如果已知总 TG 浓度,则可以将其除以 5 来估算 VLDL 胆固醇(VLDL-cholesterol,VLDL-C)的水平。VLDL 颗粒体积大(限制它们浸润入动脉管壁),在动脉粥样硬化的病理生理过程中的作用有限。

## VLDL 残骸

在循环中,脂蛋白酯酶(lipoprotein lipase,LPL)水解 VLDL 微粒中的 TGs。被分解的 TGs 转化成脂肪酸储存在脂肪组织中提供能量。随着 TGs 的消除,VLDL 颗粒逐渐变小并含有相对较多的胆固醇。经过这一过程形成的颗粒包括小 VLDL 颗粒(被称为 VLDL 残骸)、中间密度脂蛋白(intermediate-density lipoproteins,IDL)和 LDL(图 8-5)。血液中约 50%的 VLDL 残骸和 IDL 颗粒,通过肝表面 LDL 或脂蛋白 apoB-100 或 apoE 从循环中消除;其余的 50%通过肝脂肪酶进一步水化被转化为 LDL 颗粒。在动脉壁上可发

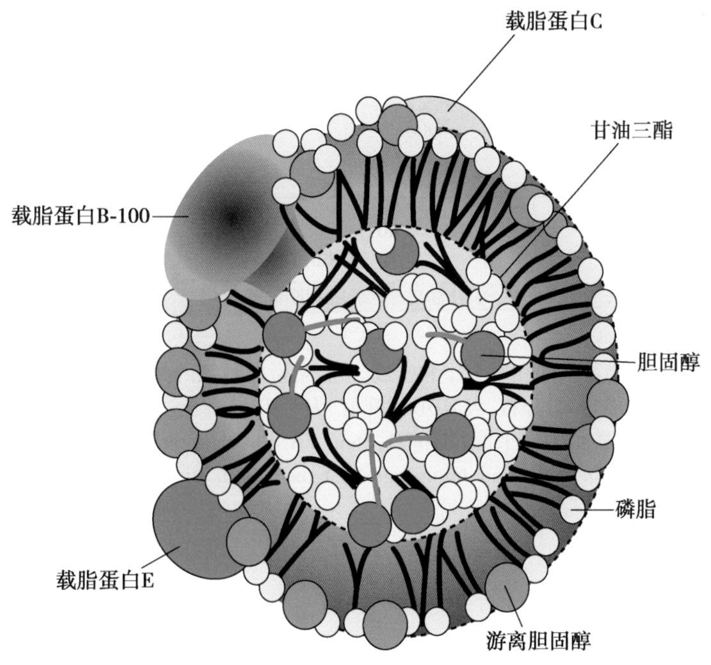


图 8-3 脂蛋白的基本结构。不同的脂蛋白胆固醇酯和甘油三酯的含量不同。此外,其表面脂蛋白的数量和类型也不同

表 8-1

血清脂蛋白分类及特点[12]

| 脂蛋白 | 起源 | 密度(g/ml) | 大小(nm) | 血浆中胆固醇浓度(mmol/L)[a] | 血浆中甘油三酯浓度(mmol/L)[b] | 主要载脂蛋白 | 其他载脂蛋白 |
|---|---|---|---|---|---|---|---|
| 乳糜微粒 | 肠 | <0.95 | 100~1 000 | 0.0 | 0 | B-48 | A-Ⅰ,C |
| VLDL | 肝 | <1.006 | 40~50 | 0.1~0.4 | 0.2~1.2 | B-100 | A-Ⅰ,C |
| IDL | VLDL | 1.006~1.019 | 25~30 | 0.1~0.3 | 0.1~0.3 | B-100 | |
| LDL | IDL | 1.006~1.063 | 20~25 | 1.5~3.5 | 0.2~0.4 | B-100 | |
| HDL | 组织 | 1.063~1.210 | 6~10 | 0.9~1.6 | 0.1~0.2 | A-Ⅰ | A-Ⅱ,A-Ⅳ |
| Lp(a) | 肝 | 1.051~1.082 | 30~50 | | | B-Ⅰ,(a) | |

[a] 换算成 mg/dl,需要乘以 38.67。

[b] 换算成 mg/dl,需要乘以 88.5。

HDL,高密度脂蛋白;IDL,中密度脂蛋白;LDL,低密度脂蛋白;Lp(a),脂蛋白 A;VLDL,极低密度脂蛋白。

来源:Genest J. Lipoprotein disorders and cardiovascular risk. *J Inherit Metab Dis.* 2002;26:267-287.

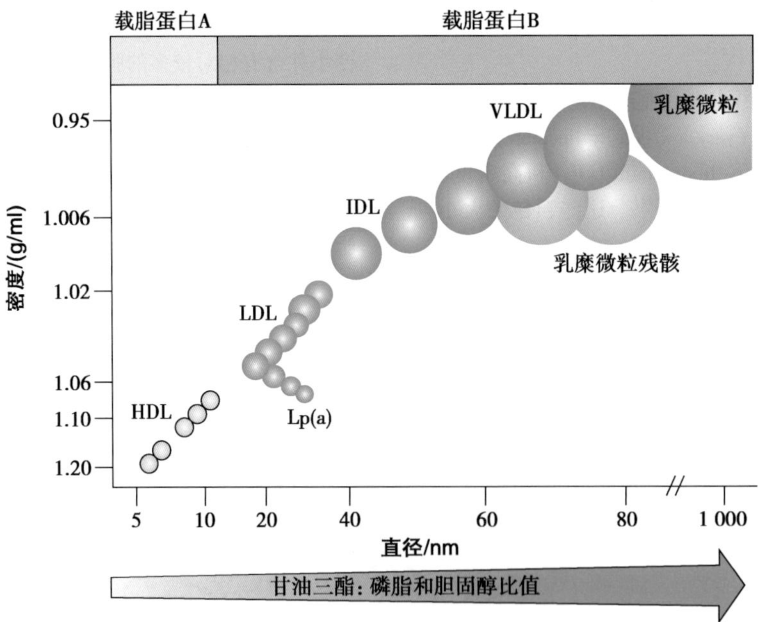


图 8-4 载脂蛋白的相对大小和密度[13]。脂蛋白颗粒的相对密度:通常,增强的小 LDL 的亚组分布、大 HDL 的降低、大 VLDL 颗粒粒径的增加与冠心病风险的增强最相关。来源:Bays H, Stein EA. Pharmacotherapy for dyslipdaemia—current therapies and future agents. Expert Opin Pharmacother. 2003;4:1901-1938.

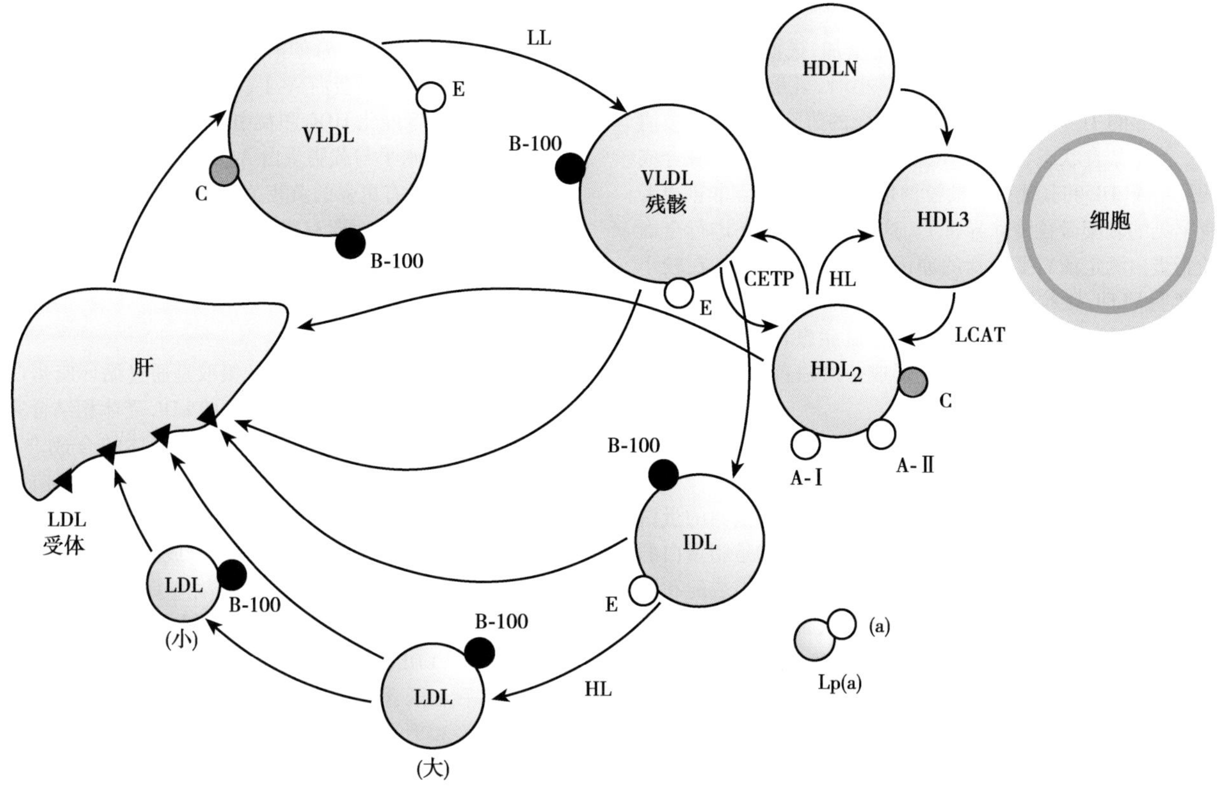


图 8-5 参与胆固醇和甘油三酯运输的脂蛋白、载脂蛋白和酶。HDL,高密度脂蛋白;IDL,中密度脂蛋白;LDL,低密度脂蛋白;VLDL,极低密度脂蛋白;HDLN,初始 B-100 高密度脂蛋白;HL,肝脂肪酶;LL,脂蛋白脂肪酶;CEPT,胆固醇酯转运蛋白;LCAT,卵磷脂-胆固醇酰基转移酶;B-100,载脂蛋白 B-100;C,载脂蛋白 C;E,载脂蛋白 E;A-Ⅰ,载脂蛋白 A-Ⅰ;A-Ⅱ,载脂蛋白 A-Ⅱ;Lp(a),脂蛋白(a);TG,甘油三酯

现 VLDL 残骸,虽然数量少于 LDL。增强 LPL 活性的药物,如贝特类,可增强 VLDL 颗粒中 TG 的水解,降低血 TG 水平。

## 低密度脂蛋白(LDL)

LDL 占血中总胆固醇的 60%~70%,对动脉粥样硬化形成的作用最大,也是降胆固醇治疗的首要目标。已形成的 LDL 约有一半由肝脏从循环中清除;另一半被外周细胞吸收或储存于包括冠状动脉、颈动脉和外周动脉的内膜,因而这些部位就会发生动脉粥样硬化。动脉粥样硬化发生的可能性与循环中的 LDL-C 的浓度及 LDL-C 升高的持续时间直接相关,因此,男性和女性高胆固醇血症患者的 ASCVD 累计风险随年龄而增加。

## 高密度脂蛋白(HDL)

HDL 颗粒把胆固醇从外周细胞(如动脉壁中富含脂质的炎症细胞)运送至肝脏,这一过程被称为胆固醇的逆向转运[16]。与 LDL-C 相反,高 HDL-C(被 HDL 携带的胆固醇)浓度是我们希望看到的,因为这表明胆固醇从血管组织中被清除了,从而无法导致动脉粥样硬化的形成。在外周组织中,三磷酸腺苷结合转运体 A1(adenosine triphosphate binding cassette transporter A-1,ABCA1)和三磷酸腺苷结合转运体 G1 促进胆固醇和磷脂自细胞外流。HDL 颗粒获得这些胆固醇后,可能发生:①通过与肝细胞表面的 HDL 受体(清道夫受体,SR-B1)间的相互作用将其直接转运至肝脏;②通过胆固醇酯转运蛋白(cholesterol ester transfer protein,CETP)与 TGs 交换,使 HDL 颗粒胆固醇减少而转化成循环 VLDL 残骸和 LDL 颗粒。如果发生第二种情况,那么胆固醇可能会被重新转运回肝脏清除或者重新被传递给外周细胞。CETP 缺陷的患者血中 HDL-C 浓度高,CHD 发生率低。抑制该蛋白的药物正在研发,但是近期研究的结果存在差异,这类药物的有效性有待探讨[17]。

## 非高密度脂蛋白胆固醇

虽然 HDL-C 的升高与 ASCVD 风险最相关,但仅评估 HDL-C 可能会低估事件的风险。非高密度脂蛋白胆固醇(non-HDL-C)指除 HDL-C 外的胆固醇,为检测所有潜在致动脉粥样硬化载脂蛋白 B-100(后继讨论)携带的胆固醇,提供了一种单一的测量方法,包括 VLDL、VLDL 残骸、IDL 和 LDL 颗粒。而且,对于餐后高甘油三酯患者,LDL-C 会测定不准,而 non-HDL-C 在非空腹状态测定依然可靠。

## 乳糜微粒

与脂蛋白在肝脏和外周细胞之间转运胆固醇(内源性系统)不同,乳糜微粒是将从饮食中吸收的或在肠内合成的 TGs 和胆固醇自肠道转运至肝脏(外源性脂转运)(见图 8-5 和表 8-1)。乳糜微粒是体积较大、富含 TG 的脂蛋白。在其途经毛细血管床转运至肝脏的过程中,在 LPL 的作用下,通过与前述的消除 VLDL 中 TG 类似的方式,乳糜微粒中的部分 TG 成分被消除了。在一些少见的个体中,由于缺乏 LPL,这种消除过程无法进行,造成血 TG 水平变得很高(如

1 000~5 000mg/dl)。

高脂饮食会使乳糜微粒的数量增加，进而使 TGs 浓度升高。然而如果患者禁食 10~12 小时，乳糜微粒通过肝 LPL 介导的 TGs 水解和乳糜微粒残骸的清除从血液中被清除。测定禁食状态下的 TG 浓度可以全面反映由肝脏合成的及由 VLDL 和其他残骸颗粒携带的 TG 水平（除非该患者有罕见的乳糜微粒清除异常）。这就是为什么在进行全面的脂蛋白测定前需要禁食的原因。富含乳糜微粒（在较小程度上 VLDL 颗粒）的血样会显得很混浊，且 TG 水平越高，血样越浑浊。如果来自高乳糜微粒血症患者的血样冷藏，乳糜微粒将会漂浮于最上层并形成一层白色的多泡层，而较小的 VLDL 则仍悬浮于其下面。

## 载脂蛋白

每一种脂蛋白的外表面都有一种称为载脂蛋白的蛋白（见图 8-5 和表 8-1）。这些蛋白有 4 种功能：①是脂蛋白的构成成分；②激活酶系统；③与细胞受体结合；④装配和分泌脂蛋白所需[15]。载脂蛋白代谢的异常，甚至在血胆固醇水平看似正常的情况下，都有可能导致酶活性和胆固醇转运的异常，并且造成动脉粥样硬化的危险性增加。因此，临床医生经常使用血载脂蛋白水平对血脂异常的患者进行评价，特别是那些有早期冠心病家族史的患者。与临床关系最密切的五个载脂蛋白是 B-100、C、E、A-Ⅰ和 A-Ⅱ。

VLDL 颗粒含有载脂蛋白 B-100、E 及 C（见图 8-5）。B 和 E 蛋白是肝细胞和外周细胞表面的 LDL 受体（也称为 B-E 受体）的配体。受体与配体的结合允许胆固醇通过颗粒的胞饮吸收和细胞摄取，从循环脂蛋白中进入细胞内。这些蛋白的缺陷使其与受体的结合能力减弱，导致脂蛋白从循环中的清除减少，并使循环中的胆固醇水平增加。

载脂蛋白 C-Ⅱ是 LPL 的一个辅因子。通过激活该酶，载脂蛋白 C-Ⅱ激活毛细血管床内脂蛋白中的 TGs 的水解。载脂蛋白 C-Ⅱ缺陷导致 TG 代谢受损及高甘油三酯血症。载脂蛋白 C-Ⅲ已经成为致动脉粥样硬化血脂异常的标志物，成为动脉粥样硬化风险升高的标记物。载脂蛋白 C-Ⅲ可下调 LPL 活性并能干扰肝脏摄取 VLDL 残余颗粒，进一步导致循环中的小 VLDL 残余颗粒增加，小 VLDL 残余颗粒能够进入血管壁，参与粥样硬化的形成。载脂蛋白 C-Ⅲ是动脉粥样硬化血脂异常（升高的 TGs，降低的 HDL-C，接近正常的 LDL-C 和升高的 LDL 颗粒浓度）的标记，其与 ASCVD 事件风险的增加有关。此外，VLDL 和 LDL 颗粒在循环系统内长时间滞留形成小的、更易致粥样硬化的 LDL 颗粒和动脉粥样硬化性的血脂异常（见后文）[18]。

每个 VLDL、IDL 和 LDL 颗粒含有一个载脂蛋白 B-100。因而，血中载脂蛋白 B-100 的浓度代表了循环中的 VLDL、VLDL 残骸、IDL 和 LDL 颗粒的总数量。脂蛋白数量的增加（如载脂蛋白 B-100 浓度增加）已被视为 ASCVD 风险的一个强的预测指标[19]。VLDL 残骸在去脂化的过程中保留载脂蛋白 B-100 和 E，而 LDL 颗粒仅含载脂蛋白 B-100（见图 8-5）。某些患者的胆固醇水平在正常范围，但其载脂蛋白 B-100 水平却很高（提示其循环中的致动脉硬化颗粒数量的增加）。这些患者发生动脉粥样硬化的危险较高。某些指南推荐在通过核磁共振法测定载脂蛋白 B-100 和 LDL-C 颗粒浓度作为治疗血脂异常的治疗靶点[7,8]。

HDL 颗粒含有载脂蛋白 A-Ⅰ、A-Ⅱ和 C。载脂蛋白 A-Ⅰ激活 LCAT，后者催化 HDL 颗粒中的游离胆固醇的酯化。载脂蛋白 A-Ⅰ的水平与载脂蛋白 A-Ⅱ水平相比，前者与冠心病的发病风险性有更强的负相关关系。仅含有载脂蛋白 A-Ⅰ的 HDL 颗粒与同时含有载脂蛋白 A-Ⅰ和 A-Ⅱ的 HDL 颗粒相比，前者与较低的冠心病发病风险性相关[20]。

## LDL 受体

外周细胞和肝细胞对胆固醇的摄取是通过循环脂蛋白上的载脂蛋白 B-100 和 E 与细胞表面的 LDL 受体相结合完成的。细胞内胆固醇浓度降低激活 LDL 受体的合成[10]。反之，LDL 受体被 PCSK9（前蛋白转化酶枯草杆菌蛋白酶 Kexin-9 型）降解，可以影响细胞表面 LDL 受体分子的数量[21]。在细胞内，受体蛋白从线粒体（合成场所）移行至细胞膜（在这里它定位于一个称之为内陷小窝的区域）。一旦处于这个位置，它就可以与含有 apoE 或 apoB-100 的脂蛋白结合，包括 VLDL、VLDL 残骸、IDL 和 LDL。由于 VLDL 残骸和 IDL 颗粒既含有 apoB-100 又含 E 蛋白，所以他们与 LDL 受体的亲和力可能比只含有 apoB-100 蛋白的 LDL 颗粒更高。进一步，可以增加 LDL 受体合成的药物（如他汀类药）可以增加 VLDL 残骸颗粒和 LDL 颗粒从循环中的清除。这说明这类药物在降低血清胆固醇水平的同时还具有降低 TG 水平的能力。在与受体蛋白结合后，脂蛋白经过胞吞被溶酶体摄取，在溶酶体内被分解为可被细胞利用的简单成分。胆固醇被转运至细胞内的胆固醇池。受体蛋白可能返回到细胞表面，在此它可以与循环中其他含有 apoE 或 B 的脂蛋白结合。

# 脂代谢异常

通过前面对脂肪合成与转运的描述我们可以想象，有成百上千的步骤可能会出现异常进而导致血脂异常。然而，仅有少数几种血脂异常比较常见及重要。本文重点描述多基因高胆固醇血症和致动脉硬化脂质异常，这两者主要是基因和生活方式相互作用的结果。随后几个少见的家族性脂质异常也在下文中描述。表 8-2 总结了最常见脂质异常的特点。

### 多基因性高胆固醇血症

多基因性高胆固醇血症是胆固醇升高导致的最常见的脂质异常。它是环境因素（如营养不良、静坐为主的生活方式）和基因因素（被称为“多基因”）共同作用的结果。这些患者饮食摄入的饱和脂肪酸能够降低 LDL 受体的活性，导致 LDL 颗粒从循环中的清除率降低。因此，多基因性高胆固醇血症患者 LDL-C 轻到中度升高（通常为 130~250mg/dl），患者无明显体征表现。约 20%的患者有早发冠心病的家族史。严格控制饱和脂肪酸和胆固醇的摄入以及降低 LDL-C 的药物（如他汀类、胆酸螯合剂、烟酸和依折麦布）能有效控制患者的血脂。

表 8-2

常见血脂异常的特点

| 异常 | 代谢异常 | 对血脂影响 | 主要血脂指标 | 诊断特点 |
|---|---|---|---|---|
| 多基因遗传性高胆固醇血症 | LDL 清除↓ | ↑LDL-C | LDL-C:130~250mg/dl | 无特异 |
| 致粥样硬化的血脂异常 | VLDL 分泌↑<br>C-Ⅲ合成↑<br>LPL 活性↓<br>VLDL 消除↓ | ↑TG<br>↑残骸 VLDL<br>↓HDL<br>↑小而密的 LDL | TG:150~500mg/dl<br>HDL-C:<40mg/dl | 常伴随中心型肥胖或糖尿病 |
| 家族性高脂血症(杂合性) | LDL 受体功能降低、apoB 缺陷、PCSK9 有功能突变 | ↑LDL-C | LDL-C:250~450mg/dl | 早发冠心病家族史,跟腱黄色瘤,角膜弓 |
| 家族性高脂血症(纯合性) | 低密度脂蛋白受体功能下降;ApoB 缺陷;PCSK9 有功能突变 | ↑LDL-C | LDL-C:>450mg/dl | 早发冠心病家族史,跟腱黄色瘤,角膜弓,携带者在 10~20 岁出现冠心病 |
| 家族性 apoB-100 异常 | LDL 及 VLDL 上的 apoB 异常 | ↑LDL-C | LDL-C:250~450mg/dl | 冠心病家族史,跟腱黄色瘤 |
| 异常 β 载脂蛋白血症(Ⅲ型高脂血症) | ApoE:E2 显性,VLDL 残骸清除↓ | ↑VLDL 残骸<br>↑IDL | LDL-C:300~600mg/dl<br>TGs:400~800mg/dl | 手掌黄色瘤,结节状疹黄色瘤 |
| 家族性混合型血脂异常 | ApoB 及 VLDL 生成↑ | ↑CH,TG,或两者同时 | LDL-C:250~350mg/dl<br>TGs:200~800mg/dl | 冠心病家族史<br>高脂血症家族史 |
| 家族性高 apoB 载脂蛋白血症 | ApoB 生成↑ | ↑ApoB | ApoB:>125mg/dl | 无特异 |
| 低 α 载脂蛋白血症 | HDL 分解↑ | ↓HDL-C | HDL-C:<40mg/dl | 无特异 |

ApoB,载脂蛋白 B;apoE,载脂蛋白 E;CH,胆固醇;IDL,中密度脂蛋白;LDL,低密度脂蛋白,LDL-C,低密度脂蛋白胆固醇;TGs,甘油三酯;VLDL,极低密度脂蛋白

## 致动脉粥样硬化性血脂异常

致动脉粥样硬化血脂异常的特征是 TG 中度升高(150~500mg/dl,提示 VLDL 残骸颗粒的增加),HDL-C 水平低(<40mg/dl),LDL-C 中度升高[22]。这些患者有小而密的胆固醇含量低的 LDL 颗粒、非 HDL-C、载脂蛋白 B-100 的增加。这些患者中常见内脏脂肪增加、高血压和胰岛素抵抗。

内脏脂肪增加的患者常伴有糖代谢受损或糖尿病,其脂肪细胞脂肪酸代谢增加并且释放入血,多余的脂肪酸使 TG 合成增加,导致肝脏合成和分泌富含 TG 的 VLDL 颗粒增加。通常这些颗粒包含干扰 LPL 活性的脂蛋白 C-Ⅲ,进一步妨碍 VLDL 颗粒中 TG 的脂解,其结果是形成富含 TG 的 VLDL 残骸颗粒[23]。在 CETP 的作用下这些颗粒中的 TG 与来自 HDL 的胆固醇酯交换,这样 VLDL 残骸颗粒变得富含胆固醇,而 HDL 颗粒丢失了胆固醇(并且获得 TG)(图 8-6)。VLDL 残骸颗粒中的 TG 也与 LDL 颗粒中的胆固醇酯交换,这样 VLDL 变得富含胆固醇而 LDL 变得富含 TG。富含胆固醇的小 VLDL 残骸颗粒是致动脉粥样硬化的。在肝脂酶的催化作用下富含 TG 的 LDL 和 HDL 颗粒发生脂溶解移走 TG,留下小的、缺乏胆固醇酯的 LDL 颗粒(被称为小而密 LDL),是高度致动脉粥样硬化的,在肾脏作用下,HDL-C 失去载脂蛋白 A-Ⅰ,使 HDL-C 数量减少。

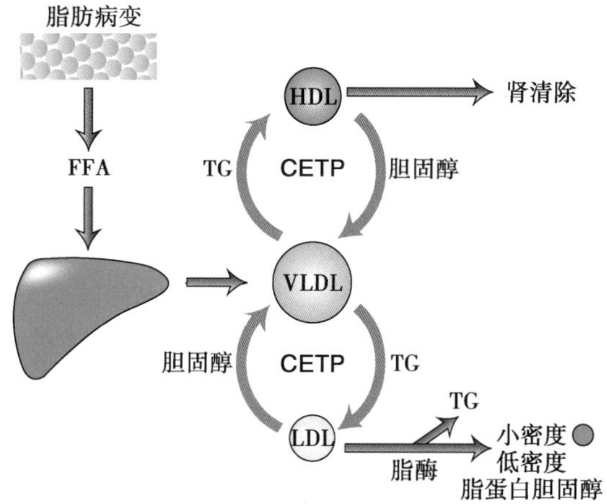


图 8-6 CETP 在动脉粥样硬化血脂代谢异常中的作用[13]。胆固醇酯转运蛋白(CETP)在某些高甘油三酯血症患者动脉粥样硬化性脂质形成中的作用。富含胆固醇的极低密度脂蛋白(VLDL)、低高密度脂蛋白胆固醇(HDL-C)及小密度低密度脂蛋白胆固醇(LDL-C)常见于代谢综合征患者和 2 型糖尿病患者。来源:Bays H, Stein EA. Pharmacotherapy for dyslipdaemia—current therapies and future agents. *Expert Opin Pharmacother*. 2003;4:1901-1938.

降低体重和增加体育活动对致动脉粥样硬化血脂异常的患者来说是有效的治疗。如果需要,能加速 VLDL 残骸和小而密 LDL 颗粒移除的药物(如他汀)和降低 TG 的药物(如烟酸或贝特类)也是有效的。

## 家族性高胆固醇血症

家族性高胆固醇血症(familial hypercholesterolemia,FH)是一种最经典的 LDL-C 清除缺陷所致的血脂异常。这种常染色体显性异常与早发冠心病密切相关[24,25]。近期研究表明,这种异常的杂合子 FH(heterozygous FH,HeFH)在美国的发生率为每 250~500 人中就可以发现 1 例[26]。纯合子 FH(Homozygous FH,HoFH)在美国的发生率为每 250 000~1 000 000 人中发现 1 例。这种异常的常见原因是基因突变导致 LDL 受体缺失。因此,杂合子较正常人只有约一半的功能性 LDL 受体,而且约 2 倍的 LDL-C 水平(LDL-C 水平通常为 250~450mg/dl)。在临床中,杂合子患者的胆固醇可能会沉积在虹膜上,形成老年环。胆固醇沉积在肌腱上,特别是跟腱和手的伸肌腱上,会导致肌腱黄色瘤。当证实存在有很高的 LDL-C 水平,极高的早发冠心病家族史,及存在肌腱黄色瘤时,就可以得出 FH 的临床诊断。未经治疗的杂合子型 FH 患者在 30 岁时约有 5%的几率发生心肌梗死,50 岁时约有 50%的几率,到 60 岁时就有约 85%的几率。未经治疗的男性杂合子患者的平均死亡年龄为 55 岁左右,而未经治疗的女性杂合子患者为 65 岁左右[25]。

纯合子 FH 的 LDL-C 水平通常>500mg/dl。这种罕见的异常会导致患者在 10~20 岁时就发生冠心病。因为这种患者没有从血液循环中清除载胆固醇脂蛋白的能力,所以患者需要依靠 LDL 血浆分离置换法(类似于肾衰患者的透析)清除致动脉粥样硬化颗粒。

## 家族性载脂蛋白 B-100 缺陷

家族性载脂蛋白 B-100 缺陷(familial defective apolipoprotein B-100,FDB)也是一种基因缺陷病,在临床上它与杂合子型 FH 无法区分。这些患者的 LDL 受体功能正常但却存在载脂蛋白 B-100 受体的缺陷,而这会导致与 LDL 受体结合的减少,LDL 颗粒从血液循环中的清除减少[27-29]。与 FH 一样,FDB 的 LDL-C 水平通常为 250~450mg/dl。据推测,杂合子型 FDB 患者中载脂蛋白 E 和一半的载脂蛋白 B 功能正常,它们产生功能将这些脂蛋白从循环中清除。临床上对 FDB 的诊断与 FH 一样,是基于极高的 LDL-C 水平、早发冠心病家族史及肌腱黄色瘤等表现得出的。确切的诊断需要应用分子筛技术来得出。

## 前蛋白转化酶枯草杆菌蛋白酶/Kexin9 型获得功能性基因突变

FH 可能由编码前蛋白转化酶枯草杆菌蛋白酶/Kexin9 型(*PCSK9*)基因的多种获得功能性突变导致[30]。这些突变的频率未知。当 PCSK9 分泌入血时,它结合于细胞表面的 LDL 受体,导致内吞,细胞内降解,LDL 受体数量减少,LDL-C 升高(大约 300mg/dl)。抑制 PCSK9 的药物能显著降低 HeFH、HoFH 和多基因性高胆固醇血症的 LDL-C 水平。

## 家族性混合型高脂血症

家族性混合型高脂血症(familial combined hyperlipidemia,FCHL)是由脂蛋白合成增加引起的血脂异常中的经典类型。虽然这种异常的确切原因并不清楚,但 FCHL 的患者似乎有含 apoB 的颗粒、VLDL 及 LDL 的过度生成[32]。许多患者存在 apoB-100 水平的升高、高胆固醇血症(LDL-C 通常为 250~350mg/dl)、高甘油三酯血症(通常为 200~800mg/dl)和低 HDL-C 水平。而这些患者的直系亲属通常也会有血脂异常和 ASCVD 家族史。FCHL 患者常会超重、患高血压和代谢异常如胰岛素抵抗、糖尿病及高尿酸血症。当一名患者存在胆固醇或 TG 水平增加,明确的早发冠心病家族史及血脂异常的家族史时,就应考虑 FCHL 这一诊断。

## 家族性异常 β 脂蛋白血症

家族性异常 β 脂蛋白血症(也被称为Ⅲ型高脂血症及残骸病)是由载脂蛋白 E 缺陷导致的 VLDL 和乳糜微粒从血液循环中清除减少[33,34]。循环中这些微粒的正常清除必须有载脂蛋白 E 的存在。载脂蛋白 E 有 E2、E3 或 E4 三种等效类型,均继承自双亲。E2 型与 LDL 受体的结合力低。因而,有载脂蛋白 E2/E2 亚型的个体,VLDL 残骸(也可能是乳糜微粒)颗粒从循环中的清除延迟,并且 IDL 向 LDL 颗粒的转化减少。然而,除非合并有其他的代谢问题,如糖尿病、甲状腺功能减退和肥胖,否则不会出现血脂异常。临床上,这类患者存在高胆固醇(由于 VLDL 残骸颗粒中的胆固醇酯增加),高 TGs(通常为 400~800mg/dl),以及 VLDL-C 与 TG 比率>0. 3。一些患者有手掌的黄色瘤(在手掌和手指的皱褶处产生橘黄色变色)及结节疹样黄色瘤(一种小的、受压部位的凸起性损害,特别是在肘部和膝部)。这些患者常有早期发生的动脉粥样硬化性疾病的个人史及家族史。另外,这些患者常有糖尿病、高血压、肥胖及高尿酸血症等。

## 家族性甘油三酯代谢异常

家族性高甘油三酯血症(damilial hypertriglyceridemia,FHTG)的发生与富含 TG 的 VLDL 颗粒和乳糜微粒增加的有关。LDL-C 一般不显著升高(<130mg/dl),而 HDL-C 降低(<40mg/dl)。FHTG 通常相对温和和无症状的,除非存在高甘油三酯血症的第二诱因(控制不佳的糖尿病、肥胖、药物等)。TG 在 200~500mg/dl,但可能大于 1 000mg/dl。患者 TG 升高明显的患者(>500mg/dl)可能会发生爆发性黄色瘤和/或急性胰腺炎。

LPL 或辅因子 apo CII 基因的罕见突变也可导致严重的高甘油三酯血症[35]。家族性 LPL 缺乏通常童年时就会出现 TG 升高到 2 000~25 000mg/dl、脂血症、胰腺炎、爆发性黄色瘤、视网膜脂血症(视网膜血管乳白色外观)。apo CII

家族性缺陷的临床表现与家族性 LPL 纯合子缺陷类似，但杂合子突变的患者可能血脂正常。家族性肝脂酶缺乏患者还伴有严重的高甘油三酯血症（>500~1 000mg/dl）、LDL-C 的适度升高、HDL-C 正常或升高。这种异常在印度人种常见。

### 低 α 脂蛋白血症

低 HDL-C（<40mg/dl，低 α 脂蛋白血症）而不伴有 TG 水平增加的情况相当少见，但增加冠心病的风险。虽然基因的影响对低 HDL-C 的形成无疑有作用，但不幸的是，对其发生的确切的分子学缺陷却所知甚少[36]。近来发现，以低 HDL-C、橙色扁桃体和肝脾肿大为特征的家族性高密度脂蛋白缺乏症（Tangier 病）的原因与 ABCA-1 转运体对来自外周细胞（如动脉壁的炎症细胞）的胆固醇反应下降有关。低 HDL-C 的遗传倾向也似乎可以被生活方式的因素加强，如肥胖、吸烟和缺乏锻炼。尽管流行病学的证据显示在 HDL-C 和冠心病之间是一种负相关的关系，但尚无临床试验证明孤立性地升高 HDL-C 的药物可以获益。已证实，对低 HDL-C 的患者降低 LDL-C 也能减少冠心病的发生。我们期待升高 HDL-C 的治疗方法的出现，并验证是否升高 HDL-C 能够减少冠心病的危险[37]。

## 脂蛋白和 ASCVD 风险

流行病学研究已经证实血胆固醇水平和 ASCVD 事件的发生率直接相关[38-40]。胆固醇水平每升高 1%，CHD 风险增加 1%~2%。此外，基因突变研究也证实了 LDL-C 与 CAD 的因果关系。HDL-C 和 CHD 的发生呈负相关。HDL-C 每降低 1%，冠心病的发病率增加 1%~2%[41]。然而，影响 HDL-C 的基因突变研究怀疑 HDL-C 是否直接影响 CAD 风险。

TGs 在动脉粥样硬化发病机理中的作用仍待研究[23]。绝大多数流行病学研究表明，单变量分析时高 TG 水平是 CHD 的独立危险因素。但当多变量分析纳入 LDL-C、低 HDL-C 时，TG 失去了独立预测性。这是由于在观察性流行病学研究中很难建立因果关系，特别是考虑到 TGs、LDL-C 和 HDL-C 的因果关系。高甘油三酯血症的患者常常 HDL-C 低（由于 CETP 的作用和 apo Ai 肾清除的增加），而低 HDL-C 是 ASCVD 风险的重要预测因素。

此外，TG 水平升高与富含 TG 的脂蛋白残骸（VLDL 残骸、乳糜微粒和 IDL）升高、LDL 颗粒浓度和小而密的 LDL 颗粒增加相关。这些微粒都是潜在致动脉粥样硬化的，比单独的 LDL-C 升高更增加 CHD 风险[42-45]。最近流行病学研究的 meta 分析发现，即使调整其他血脂风险因素后，TGs 仍可独立预测 CHD 风险[23]。某些家族性疾病如家族性异常 β 脂蛋白血症和 FCHL，TG 水平也升高，也增加 CHD 风险[33,34]。此外，高甘油三酯血症也与高凝状态相关，这也促进冠状动脉血栓形成[45]。

最近血脂代谢的 185 个常见基因检测也表明 TGs 是 CAD 的风险因素。在评估 LDL-C 和/或 HDL-C 水平对 CHD 风险影响的模型中，影响甘油三酸酯水平的基因多态性与 CAD 风险大小相关[46]。这些结果表明，富含甘油三酯的脂蛋白有原因地影响 CAD 的风险。

自相矛盾的是，很高的 TG 水平（>500mg/dl）一般不与 CHD 风险增加有关，但增加胰腺炎的风险，特别是超过 1 000mg/dl 时。通常，这些情况下 LPL 基因缺陷使富含 TGs 的颗粒（VLDL 和乳糜微粒）清除 TGs 受损。这些粒子无法成为富含胆固醇的微粒，因此通常不导致动脉粥样硬化[47]。如果血样存储在冰箱里过夜，表面会出现一层厚厚的奶油层表明乳糜微粒的存在。尽管大多数高 TGs 患者终生未出现 CHD，但会经历 ASCVD 事件。

### 动脉粥样硬化的发病机制

胆固醇在动脉粥样硬化的发病机制中处于核心地位。动脉粥样硬化血管损害可能会在人生的前十年出现，当出现高胆固醇或其他未控制的 ASCVD 风险因素时进展[48]。通常认为，动脉粥样硬化是糖尿病、剪应力、脂肪细胞释放过剩游离脂肪酸、细菌产物、神经激素异常、其他因素等导致的血管内皮损伤引起的慢性炎症过程。受损的内皮变为血栓早期状态，NO 释放减少，血管舒展功能受损，炎症细胞核血小板释放化学物质。如果此时对血脂进行调控并对危险因素进行控制，则可修复内皮功能，恢复一氧化氮释放及血管舒张反应。

含 apoB 脂蛋白[VLDL 残骸、IDL、LDL 和 Lp(a)]过剩的患者，致动脉粥样硬化微粒穿过血管内皮结合处进入内皮下空间或内膜。脂蛋白结合内皮下的分子如硫酸软骨素蛋白多糖后在内皮下层聚集和滞留（图 8-7）[48]。

由细胞摄取进入内皮下间隙不久，脂蛋白首先被氧化

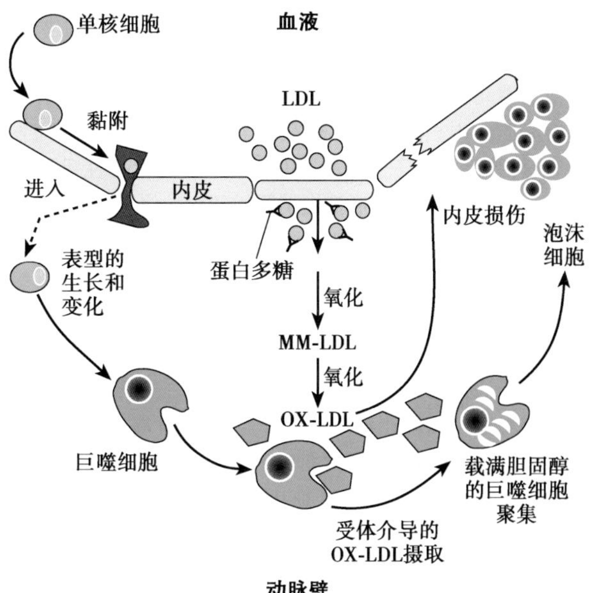


图 8-7 脂质条纹发生过程中一些步骤的示意图。LDL，低密度脂蛋白；MM-LDL，轻度氧化的低密度脂蛋白；OX-LDL，氧化的低密度脂蛋白

而发生结构修饰。修饰的脂蛋白刺激失效的内皮细胞释放细胞黏附因子(细胞内黏附分子1、血管细胞黏附分子1和E选择素)和趋化因子(单核细胞趋化因子1、巨噬细胞集落刺激因子)促进单核细胞和淋巴细胞黏附、转移到内皮间隙[49-51]。因此,动脉粥样硬化是残留的和修饰的脂蛋白触发的一个炎症过程。单核细胞一旦发生募集,就转化为有活性的巨噬细胞,后者开始摄取氧化的脂蛋白颗粒。这些修饰过的颗粒可以通过特殊的清道夫或乙酰化LDL受体被巨噬细胞很快的摄取[52]。修饰过的LDL对循环中的单核细胞是另一种趋化物,引起更多的单核细胞聚集在血管内膜。氧化的脂蛋白的聚集可以抑制定居下来的巨噬细胞的移动能力(从而阻止这些细胞从内膜中出来),巨噬细胞变为一种细胞毒性物质(它可能会破坏内皮)。当巨噬细胞不断的摄取氧化的脂蛋白后,使它们变得充满脂质并且体积增大,最终转变为充满脂质的泡沫细胞(图8-8)。单核细胞和泡沫细胞继续释放生长因子和细胞因子,以构建一个慢性炎症过程以形成更复杂的动脉粥样硬化斑块。

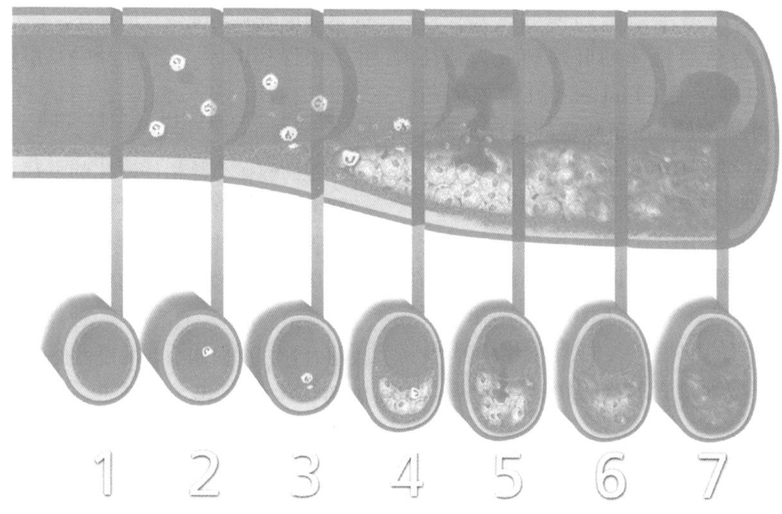


图8-8 人类冠状动脉粥样硬化斑块的起始、进展和复杂性(数字显示级数)

随着斑块的生长,平滑肌细胞从血管中层向管腔表面移行并增生[53]。胶原合成也同样增加。这导致早期动脉硬化斑块的转变:从纤维帽薄的巨大脂核的不稳定粥样斑块变为潜在更坚固的斑块(脂核小,胶原和基质多)。在易于发生粥样硬化的患者血管中可以见到粥样硬化各个阶段的表现(见图8-7)。

随着动脉粥样硬化的发展,冠状动脉发生重构以容纳富含脂质的内核。损伤最初是从管腔朝向中层的方向发展,使得管腔不至于狭窄并且保证血流通畅(正性重塑)。然而,随着损害不断发展扩大至粥样硬化的终末阶段,管腔会受累并逐渐变狭窄(负性重塑)。炎症细胞释放基质金属蛋白酶,可以分解动脉平滑肌细胞释放的胶原和纤维组织,导致纤维帽进一步变薄,粥样斑块易于破裂[54]。纤维帽肩部的平滑肌细胞的凋亡进一步损伤斑块[55]。这些过程加重斑块特别是肩部斑块的破裂和糜烂,这会使其下方的组织暴露于循环血液成分中[56]。暴露斑块中的胶原活化血小板,巨噬细胞和平滑肌细胞产生的组织因子凝聚激活了凝血瀑布样连锁反应。血小板产生黏附并有微血栓形成。形成的血块可以将血流完全阻断导致心肌梗死,而更加常见的是血流部分阻断,产生暂时性缺血导致不稳定心绞痛。血凝块也会在纤维帽下方的组织与循环血液之间形成一道屏障,这有助于愈合的过程。随后,随着粥样硬化斑块进一步生长及再次破裂,新的血栓会形成使损害得到修复。这一破裂和修复过程的反复发生会形成更加复杂的粥样硬化损害。

与此同时,斑块的发展是连续不断的,连续经历从脆弱的富含脂质的易破裂形成血栓的斑块到稳定的脂质少、富含纤维和胶原的斑块。新生的斑块只存在于内膜,而陈旧的斑块则可侵入管腔。事实上,导致心肌梗死的罪犯斑块常不在血管最狭窄的部位,而是位于狭窄部位的远端[55]。

# 临床评估和ASCVD风险控制

## 临床评估

常规血脂检查包括总胆固醇(TC)、HDL-C和TGs的测定。虽然可以直接测定LDL-C,但绝大多数实验室是计算LDL-C的值。直接测得TC、HDL-C和TGs后,应用Friedewald公式计算LDL-C的值:

$$\text{LDL-C}=\text{总胆固醇}-(\text{HDL-C}+\text{VLDL-C}) \quad (\text{公式 8-1})$$

由于VLDL中总胆固醇与TG的比值是1∶5,VLDL-C水平大约是TG水平的1/5。于是这一公式可修改为:

$$\text{LDL-C}=\text{总胆固醇}-(\text{HDL-C}+\text{TG}/5) \quad (\text{公式 8-2})$$

如果患者的TG>400mg/dl,公式算出的VLDL-C是不准确的,因此不能用此公式计算LDL-C。患者禁食10~12

小时后测血脂才能得出准确的 LDL-C,因为这为携带外源性 TG 的乳糜颗粒从血液循环中清除提供足够的时间(在患者无高乳糜微粒血症的情况下)。大多数实验室能直接测 LDL-C,但只有当患者 TG>400mg/dl 或未禁食时才应该直接测量 LDL-C。

心脏代谢失调如代谢综合征、胰岛素抵抗、糖耐量受损、糖尿病、高甘油三酯血症和慢性肾病综合征(CKD),计算或直接测得的 LDL-C 不能完全评估脂质相关的心血管风险。心脏代谢失调通常与上述的致动脉粥样硬化的血脂失调有关,此时 LDL-C 接近正常或轻度上调、HDL-C 降低、TGs 升高、致动脉粥样硬化的小而密的 LDL-C 过剩。当 LDL-C 接近正常或轻度上调、LDL 颗粒浓度(LDL-P)上升,这种测定是不准确的。

有一系列先进的手段可以测定脂质或脂蛋白以确定 LDL 和 HDL 颗粒的浓度和/或粒径分布,包括梯度凝胶电泳、立式自动分离、磁共振光谱和离子迁移率分析。Framingham Offspring 研究和多民族动脉粥样硬化研究表明,LDL-P 升高较 LDL-C 升高,CVD 事件风险更高,而患者 LDL-P 降低比 LDL-C 降低,CVD 事件风险更低[57,58]。因此 CVD 事件风险与 LDL-P 水平关系更密切。ApoB 是另一个衡量动脉粥样硬化的脂蛋白,包括 VLDL 残骸、LDL 微粒,与 CVD 风险密切相关[59]。

Non-HDL-C 能简单的计算和评估动脉粥样硬化血脂异常导致的 CVD 额外风险[7]。这是测定所有潜在致动脉粥样硬化颗粒(包括 VLDL、VLDL 残骸、IDL 和 LDL 颗粒)内胆固醇的一个方法,当 LDL-C 值不可靠或 VLDL-C 过剩和 LDL 颗粒浓度过剩时,可以为医生提供有关 CVD 风险的信息。Non-HDL-C 由以下公式计算:

Non-HDL-C=总胆固醇-HDL-C  (公式 8-3)

如前所述,空腹状态或非空腹状态时均可计算 Non-HDL-C,因为 VLDL-C 不需要估算。

有很多脂质相关 ASCVD 风险的管理指南,其推荐的治疗靶点和目标,包括 LDL-C、non-HDL-C、LDL-P 和 apoB 有所不同。最近的一篇综述总结了美国和国际专业协会的主要指南有关脂质/脂蛋白的起始治疗和治疗目标[8]。

## 改善血脂异常以降低 ASCVD 风险的指南

2013 年,ACC 和 AHA 更新了血脂管理以降低 ASCVD 风险的指南[5]。以前的指南侧重于将空腹血脂作为脂相关风险的初始评估。ASCVD 风险类型不同,降脂目标不同。在 2013 年,专家认为目前的临床研究数据不支持既往的方法,且无足够的数据支持特定的降脂目标或治疗目标。因此,专家组没有为 ASCVD 的一级或二级预防推荐或指定特定的目标(LDL-C 或 non-HDL-C),而是确定了最能从他汀类药物治疗 ASCVD 获益的四类人群:

1. 临床诊断为 ASCVD。
2. 既往 LDL-C≥190mg/dl 的患者。
3. 患有糖尿病且 LDL-C 在 70~189mg/dl 的 40~75 岁患者。
4. 40~75 岁但没有 ASCVD 或糖尿病的患者,LDL-C 70~189mg/dl,10 年 ASCVD 风险大于 7.5%。

每个风险组指南都推荐他汀治疗:中或高强度(表 8-3)。低强度治疗仅推荐于既往出现不良反应或具有发生不良反应高风险的患者。以往的指南推荐,但目前指南不推荐剂量滴定以达到特定的 LDL-C、non-HDL-C 或 apoB 水平(图 8-9)。开始他汀治疗 4~12 周后推荐测定血脂,以评估生活方式改变或药物治疗的依从性以及治疗的反应。然后推荐每 3~12 个月常规检测血脂。

**表 8-3**

不同他汀的强度[5]

| | |
|---|---|
| 高强度(可降低 LDL-C≥50%) | 阿托伐他汀(40mg)* ~80mg<br>瑞舒伐他汀 20(40)mg |
| 中强度(可降低 LDL-C 30%~50%) | 阿托伐他汀 10(20)mg<br>瑞舒伐他汀(5)10mg<br>辛伐他汀 20~40mg<br>普伐他汀 40(80)mg<br>洛伐他汀 40mg<br>氟伐他汀 XL 80mg<br>氟伐他汀 40mg bid<br>匹伐他汀 2~4mg |
| 低强度(降低 LDL-C<30%) | 辛伐他汀 10mg<br>普伐他汀 10~20mg<br>洛伐他汀 20mg<br>氟伐他汀 20~40mg<br>匹伐他汀 1mg |

括号中列出的剂量没有在随机对照试验中进行评估。

* 证据来自一项随机对照试验,随机对照试验中评估了他汀类药物的剂量(粗体)

ASCVD 一级预防推荐的风险评估工具是根据 2013 年 ACC/AHA 指南心血管风险评估的 Pooled Cohort Equations 制定的新 CVD 风险计算器[6]。公式基于大型、多样化、以社区为基础的能代表美国白人和非裔美国人的队列研究。计算器提供了种族和性别特异性的 10 年首次 ASCVD 事件(非致死性 MI、CHD 死亡、致死和非致死性卒中)风险评估,可用于 40~79 岁的非西班牙裔非裔美国人和美国白人。对 20~59 岁无短期风险的患者,也评估其终生或 30 年风险。公式中的变量有:年龄、性别、种族、总胆固醇、HDL-C、收缩压、高血压的治疗、吸烟和糖尿病。为进一步完善风险评估,需考虑其他因素,如 ASCVD 家族史、hs-CRP、LDL-C≥160mg/dl、冠状动脉钙评分和踝肱指数。全国脂质协会以病人为中心的建议是:第 2 部分为 ACC/AHA Pooled Cohort Equation 外的非西班牙裔白人和其他民族推荐风险评估[60]。10 年期风险≥7.5%的患者应该参与他汀类药物治疗降低 ASCVD 风险获益、潜在药物不良反应、潜在药物相互作用和患者选择意愿的患者-医生讨论,以决定他汀治疗是否合适(图 8-10)。

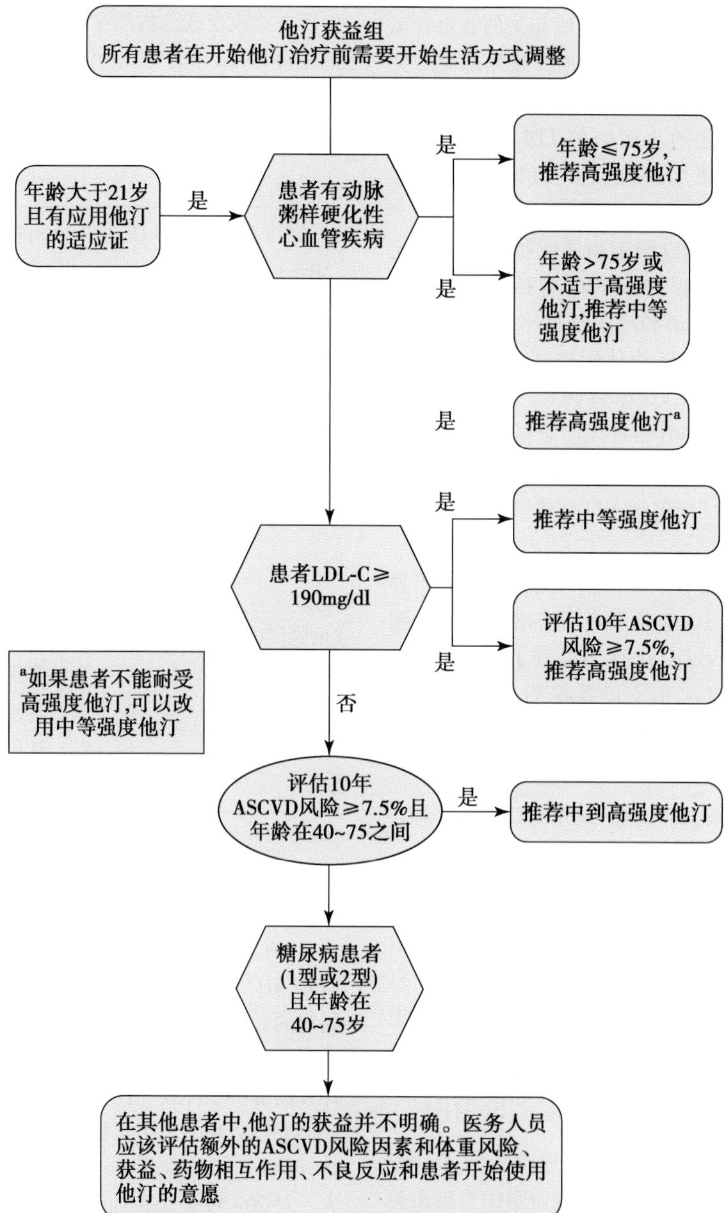


图 8-9 基于他汀类药物获益的他汀类药物治疗强度建议。(来源:Stone NJ et al. 2013 ACC/AHA guideline on the treatment of blood cholesterol to reduce atheroscleroticcardiovascular risk in adults:A report of the American College of Cardiology/American Heart AssociationTask Force on Practice Guidelines. *J Am-Coll Cardiol*. 2014;63:2889-2934. doi:10. 1016/j. jacc. 2013. 11. 002. )

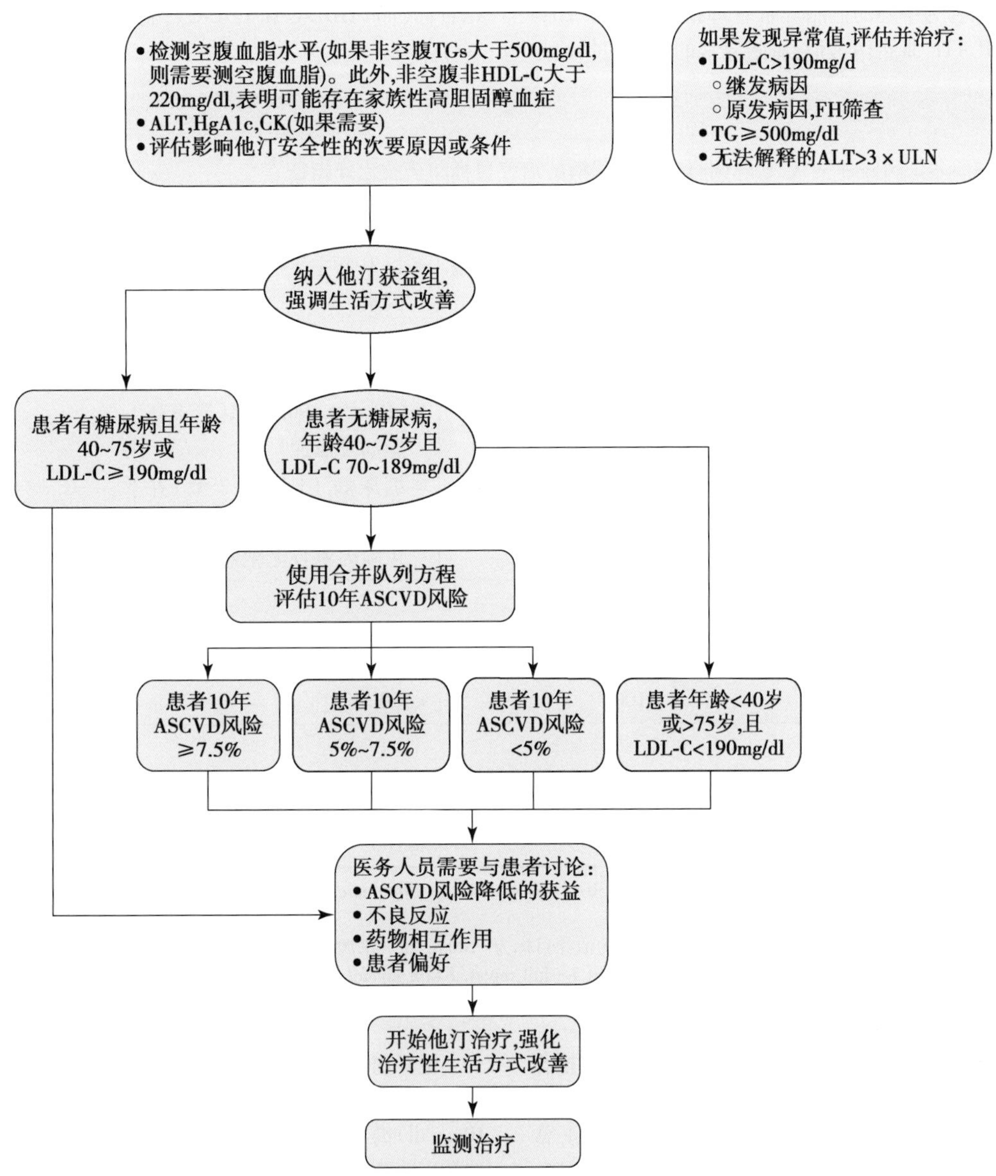


图 8-10 无临床 ASCVD 患者开始他汀治疗的推荐。(来源:Stone NJ et al. 2013 ACC/AHA guideline on the treatment of blood cholesterol to reduce atherosclerotic cardiovascular risk in adults:A report of the American College of Cardiology/American Heart Association Task Force on Practice Guidelines. *J Am Coll Cardiol.* 2014;63:2889-2934. doi:10.1016/j.jacc.2013.11.002.)

## 案例 8-1

**问题 1:** B. C. 是一名 46 岁的围绝经期妇女,最近刚搬到该地,在进行妇科评估。年度常规检查时,她查了血脂。她未常规服用药物,但服用膳食补充剂和维生素,包括磷虾油、复合维生素、复合维生素 B 和维生素 D。她无吸烟史、高血压或糖尿病史。她很多年前就知道"坏"胆固醇 LDL 升高,同时"好"胆固醇 HDL 也升高,所以没有进行干预。她喜欢慢跑和旋转训练课程,但随着年龄的增长,运动时更易疲乏和痛苦。她遵循地中海式饮食,每日喝一杯红酒。

她父亲目前 72 岁,因高脂血症接受他汀治疗,但她并不确定父亲的血脂异常的严重程度,没有心血管疾病病史。她母亲 71 岁,患有糖尿病,去年因为心绞痛和应激试验异常行冠脉支架植入术,术后开始行他汀治疗。她哥哥超重,有高血压和临界糖尿病,接受他汀和非诺贝特治疗。

体格检查发现:血压正常(128/76mmHg),颈动脉充盈,波动正常,无杂音,左侧胸骨边缘可听到 2/6 级逐渐增强或减弱的杂音,腹部未闻及杂音,外周波动 2+,没有肌腱黄色瘤、角膜弓或黄斑瘤。禁食 12 小时后的血脂检查结果如下:

总胆固醇:290mg/dl

HDL-C:56mg/dl

计算的 LDL-C:218mg/dl

TGs:132mg/dl

怎样分析 B. C. 的血脂检查结果?

NLA 以患者为中心的血脂异常管理指南发表于 2014 年。与 NCEP ATP Ⅲ指南类似，血脂异常的推荐包括治疗靶目标（non-HDL-C 和 LDL-C），滴定以达到治疗目标（表 8-4）。

表 8-4

NLA 推荐的 ASCVD 风险评估、致动脉粥样硬化胆固醇的治疗目标和药物治疗指征[7]

| 风险 | 低 | 中 | 高 | 很高 |
|---|---|---|---|---|
| 标准 | ■ 0～1 个主要 ASCVD 风险因素<br>■ 考虑其他已知风险因素 | ■ 主要 ASCVD 风险因素<br>■ 考虑其他风险因素<br>■ 考虑定量风险评分 | ■ ≥3 个主要 ASCVD 风险因素<br>■ 3B 或 4 期慢性肾脏病[a]<br>■ 定量风险评分达到高危值<br>■ LDL-C≥190mg/dl（严重高胆固醇血症）<br>■ 糖尿病[b]（1 型或 2 型）并且有 0～1 个主要 ASCVD 风险因素且无靶器官损害 | ■ ASCVD 糖尿病[b]（1 型或 2 型）+2 个主要 ASCVD 风险因素或靶器官损害 |
| **治疗目标** | | | | |
| Non-HDL-C（mg/dl） | <130 | <130 | <130 | <100 |
| LDL-C（mg/dl） | <100 | <100 | <100 | <70 |
| **考虑药物治疗** | | | | |
| Non-HDL-C（mg/dl） | ≥190 | ≥160 | ≥130 | ≥130 |
| LDL-C（mg/dl） | ≥160 | ≥130 | ≥100 | ≥70 |

[a]3B 或 4 期慢性肾脏病＝估算的肾小球滤过率分别为 30～44ml/min 和 15～29ml/min。这些患者不应该用风险评估计算器评估，因为风险会被低估。

[b]糖尿病合并 1 个主要 ASCVD 风险因素，non-HDL-C 的治疗目标为<100mg/dl。来源：Jacobson TA et al. National lipid association recommendations for patient-centered management of dyslipidemia：part 1—full report. *J Clin Lipidol.* 2015；9：129-169.

ASCVD，动脉粥样硬化性心血管疾病；LDL-C，低密度脂蛋白胆固醇；non-HDL-C，非高密度脂蛋白胆固醇

患者的 LDL-C 很高，根据 ACC/AHA 指南和 NLA 推荐对高胆固醇血症的推荐均应开始他汀治疗。她的 HDL-C 水平是女性 HDL-C 的平均水平，而且她的 TG 正常（<150mg/dl）。一些医务人员和患者误认为基于 TC/HDL-C<3.5，HDL-C 正常或升高可以对高胆固醇血症起保护作用，不需要开始他汀治疗。然而，目前的和既往的指南均推荐：不管 HDL-C 水平如何，LDL-C 显著升高时要开始他汀治疗。

LDL-C 非常高的时候，开始治疗前需要考虑很多问题。患者的生活方式，如饮食、运动，可能在 B. C. 新诊断血脂异常时发挥重要作用。然而，她的生活方式其实很符合最佳心血管健康的建议，不太可能是血脂升高的原因。仔细检查她高胆固醇血症和 ASCVD 的家族史，发现可能是 HeFH 或 HoFH。B. C. 的父亲血脂异常，但严重程度不确定，目前接受他汀治疗，但没有 ASCVD 病史。

她母亲 65 岁时发现 ASCVD 及长期的糖尿病。支架植入术后开始他汀药物治疗，不可能是 FH。她的哥哥有混合型血脂异常，超重和糖尿病控制不佳可能加剧血脂异常。因此，根据家族史，不可能是 FH。体检发现有肌腱黄色瘤，FH 患者常常但不总是存在 45 岁前的角膜弓和黄斑瘤。B. C. 没有这些症状。该患者存在心脏收缩期杂音，提示可能主动脉瓣膜病，是 HoFH 患者的一个常见问题。

绝经前女性的 TC 通常比同龄的男人低。绝经前女性的血脂不易促动脉粥样硬化，较同龄的男性 HDL-C（平均 10mg/dl）高、LDL-C 和 non-HDL-C 水平低。由于围绝经期的激素改变，LDL-C 水平升高，且常高于同龄的男性。绝经后妇女 TG 升高、HDL-C 降低、小而密的 LDL 颗粒增加的概率也更高。这是既往无血脂异常而新诊断血脂异常的围绝经期妇女中常见，B. C. 就是其中之一。

**案例 8-1，问题 2：B. C. 的血脂异常有其他诱因吗？**

每一个高胆固醇血症患者都应该筛查 LDL-C、non-HDL-C 或 TG 升高的次要原因。可引起血脂异常的因素（继发原因）包括糖尿病、慢性肾病和肾病综合征、梗阻性肝病、甲状腺功能减退、神经性厌食、多囊卵巢综合征、妊娠和其他（表 8-5）[5]。妊娠期间总胆固醇、LDL-C、HDL-C 和 TG 的平均值升高，足月的时候达到峰值。非复杂或正常妊娠的任何时候，总胆固醇或 TG 都不会超过 250mg/dl。一些药物也可能引起血脂异常或加重血脂异常，如外源性雌激素和孕激素，因此降脂治疗前有必要仔细检查病人的用药情况。B. C. 目前处于围绝经期，并未服用可加重血脂异常的药物或外源性的激素替代治疗或口服避孕药。

表 8-5
引起血脂异常的因素[5]

| 原因 | 升高 LDL-C | 升高 TG |
|---|---|---|
| 药物 | 糖皮质激素、胺碘酮、利尿剂、环孢素 | 内分泌治疗、糖皮质激素、胆汁酸螯合剂、蛋白酶抑制剂、视黄酸、合成代谢类固醇、他莫西芬、西罗莫司、非典型抗精神病药物(主要是奥氮平和氯氮平)、雷洛昔芬、β受体阻滞剂、噻嗪类利尿剂 |
| 饮食 | 厌食症、反式脂肪或饱和脂肪、体重增加 | 非常低脂饮食、体重增加、高碳水化合物摄入量(精制)和过量饮酒 |
| 疾病状态 | 肾病综合征、胆汁淤积 | 肾病综合征、慢性肾衰竭、脂肪代谢障碍 |
| 代谢异常 | 肥胖、妊娠、甲状腺功能低下 | 甲状腺功能低下、未控制的糖尿病、妊娠和肥胖 |

案例 8-1,问题 3:B.C. 的实验室检查结果如下:

血糖:92mg/dl

ALT:24U/L

AST:18U/L

肌酐:0.9mg/dl

TSH:57IU/dl

实验室检查表明 B.C. 的疲劳和肌肉酸痛可能是由于甲状腺功能减退,这也加剧了她先前的血脂异常。她进行甲状腺替代治疗甲状腺功能正常后,实验室检查结果如下:

TSH:1.254IU/ml

TC:215mg/dl

HDL-C:59mg/dl

计算的 LDL-C:132mg/dl

TG:118mg/dl

下一步如何评估 B.C. 的 ASCVD 风险?

B.C. 没有其他 ASCVD 风险因素或风险相当于中度的血脂异常。根据 ACC/AHA 综合队列方程或 CV 风险计算器,她的 10 年期 ASCVD 事件风险为 0.9%。根据 ACC/AHA 和 NLA 脂质管理建议,该患者目前没有他汀类药物治疗的指征。

美国糖尿病协会(ADA)2015 年版的糖尿病监护标准推荐根据糖尿病患者的风险评分(高度或中度)开始并强化他汀治疗[61]。然而,ADA 指出,糖尿病显著增加 ASCVD 风险,ACC/AHA CV 风险评估在糖尿病中的应用有限。建议<40 岁、40~75 年、>75 岁存在 ASCVD 风险因素或明显 ASCVD 的患者开始中等或高强度他汀类药物治疗(表 8-6)。

改善全球肾脏病预后组织(KDIGO)专家组 2013 年发表的慢性肾脏疾病(CKD)血脂管理的临床实践指南指出,非透析的 CKD 患者 LDL-C 和 ASCVD 事件的相关性弱于一般人群[62]。

表 8-6
糖尿病患者他汀治疗的 ADA 推荐

| 年龄 | <40 岁 | 40~75 岁 | >75 岁 |
|---|---|---|---|
| 风险因素 | 无 CHD 风险因素[a]<br>明显的 CHD[b] | 无 CHD 风险因素[a]<br>明显的 CHD[b] | 无 CHD 风险因素[a]<br>明显的 CHD[b] |
| 他汀的推荐剂量 | ■ 无风险因素不需他汀治疗<br>■ 有 CHD 风险因素需中到高强度他汀治疗<br>■ 明显的 CHD 需强化治疗 | ■ 无风险因素适度治疗<br>■ 有风险因素强化治疗<br>■ 明显的 CHD 需强化治疗 | ■ 无风险因素适度治疗<br>■ 有 CHD 风险因素需中到高强度他汀治疗<br>■ 明显的 CHD 需强化治疗 |
| 血脂监测的推荐 | 每年或需要时 | 需要时或坚持监测 | 需要时或坚持监测 |

他汀治疗同时进行生活方式改变。

[a]CHD 风险因素包括高血压、吸烟、LDL-C≥100mg/dl、超重和肥胖。

[b]明显的 CHD 指既往心血管事件或急性冠脉综合征。

CHD,冠心病

摘自:Cromwell et al. LDL particle number and risk of future cardiovascular disease in the Framingham Offspring Study—implications for LDL management. J Clin Lipidol. 2007;1:583-592.

这可能与脂蛋白代谢异常有关,表现为 LDL-C 降低,LDL-P 升高,小而密 LDL 升高,HDL-C 降低和 TG 升高。因此,根据 KDIGO 指南,LDL-C 可能不是晚期非透析的 CKD 患者冠心病风险的有效标记,也不是有效的药物治疗指征。

反之,应根据患者年龄和 CKD 阶段或估计肾小球滤过率(eGFR)评估的冠状动脉事件的绝对风险,指导治疗方案。各阶段的 CKD 或 eGFR 均推荐特定的个体化的他汀类药物剂量,但不推荐剂量滴定

透析的 CKD 成年患者并不推荐他汀类药物治疗或他汀类药物和依折麦布联合治疗,因为没有证据表明 V 期 CKD 患者的 ASCVD 风险降低。然而,在开始透析前已经接受治疗的患者可以继续治疗(表 8-7)。

## 案例 8-2

问题 1: S. W. 是一名 51 岁的非裔美国男性,他患有多囊肾病导致的 CKD。他没有吸烟史或糖尿病,但有高血压。他乐于景观维护,但并没有坚持有氧运动。他遵循 DASH(Dietary Approaches to Stop Hypertension,饮食方式缓解高血压)心脏健康饮食,BMI 正常。他已经接受肾脏病的咨询,结果如下:

eGFR:42ml/min
TC:187mg/dl
HDL:39mg/dl
计算的 LDL-C:102mg/dl
TG:230mg/dl
HgbA1c:6.8%
BP:126/68mmHg

如何评价 S. W. 的 ASCVD 风险和血脂结果?

**表 8-7**
**慢性肾病患者血脂管理的 KDIGO 临床实践指南**

| 慢性肾病严重程度 | 治疗推荐 |
|---|---|
| ≥50 岁且 eGFR<60ml/(min·1.73m²)未透析或无肾移植病史 | 他汀或他汀/依折麦布联合 |
| ≥50 岁的 CKD 患者且 eGFR>60ml/(min·1.73m²) | 他汀 |
| 18~49 岁 CKD 患者未透析或无肾移植病史,有一项或多项以下情况:<br>■ 糖尿病<br>■ 既往卒中病史<br>■ 已知 CHD<br>■ 评估的 10 年 CHD 或非致死性心梗风险>10% | 他汀 |
| 透析的 CKD 患者 | 无他汀治疗指征 |

CHD,冠心病;CKD,慢性肾脏病;eGFR,计算的肾小球滤过率

来源:Kidney Disease:Improving Global Outcomes(KDIGO)Lipid Work Group. KDIGO Clinical Practice Guideline for lipid management in chronic kidney disease. *Kidney Int Suppl*. 2013;3:259-305.

S. W. 的 CKD 为 3b 期,eGFR 为 30~44ml/(min·1.72m²)。根据 NLA 以病人为中心的血脂异常推荐,CKD 3b~4 期的患者,具有 ASCVD 高风险,应考虑药物治疗。非透析的 CKD 患者推荐他汀联合或不联合依折麦布,治疗目标为:non-HDL-C<130mg/dl 和/或 LDL-C<100mg/dl。

2013 年的 ACC/AHA 血胆固醇指南并没有把 CKD 作为 ASCVD 风险因素,对非透析的患者他汀或依折麦布的治疗并没有具体推荐。ASCVD 风险评估通过 CV 风险计算器联合标准风险因素计算,根据计算结果进行药物治疗。对维持腹膜透析或血液透析的患者,ACC/AHA 专家认为开始或延续他汀类药物治疗的证据不足。

案例 8-2,问题 2: 该患者此时需要治疗吗?

2013 KDIGO 慢性肾病脂质管理临床实践指南对 CKD 患者的脂质管理和治疗提供了建议(非透析、透析、肾移植受者和儿童)。KDIGO 专家表示,非透析慢性肾病患者 LDL-C 与 ASCVD 事件的相关性较一般人群弱。可能与 CKD 患者致动脉粥样硬化血脂异常的特点有关。因此,LDL-C 不作为治疗的指征。KDIGO 指南推荐:不管血脂基线值如何,根据患者年龄和 CKD 阶段或 eGFR 计算的冠状动脉事件的绝对风险进行降脂治疗。对于年龄≥50 岁且 eGFR<60ml/(min·1.73m²)的患者推荐他汀或他汀/依折麦布治疗。对于年龄≥50 岁且 eGFR>60ml/(min·1.73m²)的患者仅推荐他汀治疗。在 18~49 岁、未透析或肾移植的 CKD 患者,存在以下情况之一时推荐他汀治疗:已知的 CHD(MI 或冠脉血运重建)、糖尿病、既往缺血性卒中、Framingham Risk Score 评分表评估的 10 年冠脉死亡或非致死 MI 发病率>10%。成年肾移植受者推荐他汀类药物治疗。因此,根据 KDIGO 指南,S. W. 可以接受他汀或他汀类/依折麦布治疗。

# 药物治疗

## 3-羟基-3-甲基戊二酰辅酶 A 还原酶抑制剂(他汀)

### 作用机制

他汀竞争性抑制 HMG-CoA 还原酶,在胆固醇合成早期,限速步骤是该酶将 HMG-CoA 转化为甲羟戊酸(图 8-1 和图 8-11)。抑制 HMG-CoA 还原酶导致甲羟戊酸合成减少,进而导致胆固醇合成减少和随后的 LDL 受体补偿性增加。LDL 受体密度增加导致肝摄取 LDL-C 增加,VLDL 轻度增加,显著降低血 LDL-C 水平。除了降低 LDL-C,他汀还降低 apoB、甘油三酯和总胆固醇浓度[63-67]。

### 疗效

ASCVD 患者降脂治疗目前被认为是标准治疗[5]。自 1990 年代中期开始,更强的他汀类药物的临床试验结果已被报道。其中,CHD 患者二级预防的临床研究有 5 个:Scandinavian Simvastatin Survival Study(4S), Cardiovascular and Recurrent Events(CARE), the Long-Term Intervention

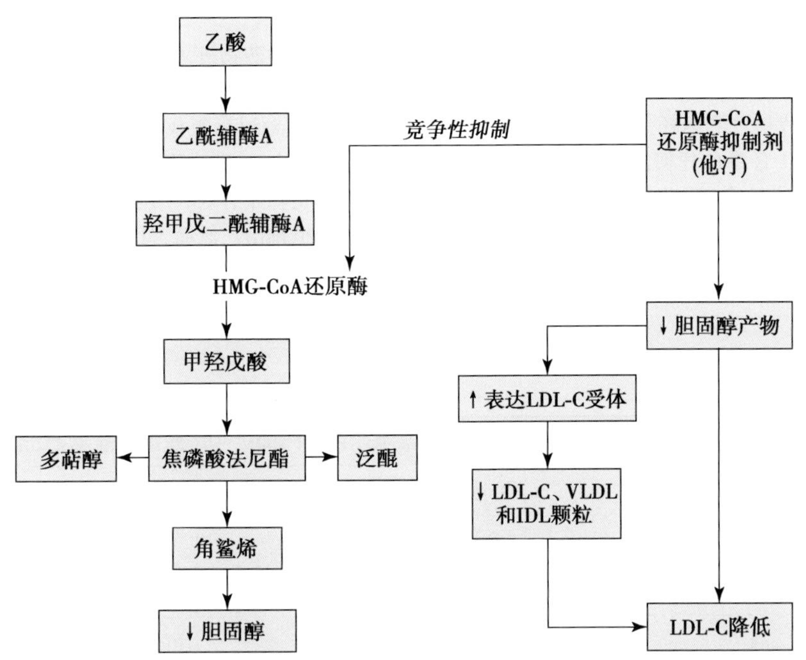


图 8-11 HMG-CoA 还原酶催化的反应。HMG-CoA，3-羟基-3-甲基戊二酰辅酶A；IDL，中密度脂蛋白；LDL-C，低密度脂蛋白胆固醇；VLDL，极低密度脂蛋白

with Pravastatin in Ischemic Disease Study(LIPID), Treating to New Targets(TNT), and Incremental Decrease in End Points through Aggressive Lipid Lowering(IDEAL)[68-72]。

在4S、CARE和LIPID研究中，5年随访中CHD死亡和非致死性MI的发生率，在安慰剂对照组为13%~22%，在他汀治疗组为10%~14%[68-70]。其中4S和LIPID两项研究中，总死亡率显著降低。而且，他汀治疗组需要血运重建的患者更少，卒中发生率降低31%[73]。

TNT和IDEAL试验表明，稳定性CHD患者接受高强度他汀治疗，较中轻度他汀治疗，有额外心血管获益。这些试验中患者随机分为高剂量阿托伐他汀80mg对阿托伐他汀10mg或辛伐他汀20mg，随访5年。在这两项研究中，LDL-C降得更低（低于100mg/dl）可降低CHD[71,72]。最近的一项随机试验的meta分析表明，强化降脂可进一步降低心脏病发生、血管再生和缺血性卒中。强化降脂可进一步降低LDL-C 38.6mg/dl和主要血管事件相对减少38%（$P<0.0001$）[73]。

HPS研究（The Heart Protection Study）[74]延续了以前二级预防研究（4S[68]、CARE[69]和LIPID[70]）的结果。HPS研究纳入20 536例有CHD病史或脑血管疾病（卒中或短暂性脑缺血发作）病史患者，外周血管疾病或糖尿病患者没有明确的降脂治疗的指征，因为基线胆固醇水平较低（平均LDL-C 131mg/dl）[74]。所有年龄组，包括75~85岁年龄组患者，不管LDL-C基线水平如何，包括那些初始水平低于100mg/dl的患者，CHD事件均降低。

急性冠状动脉综合征（ACS）患者的试验也证明了CHD风险的减少。MIRACL研究（The Myocardial Ischemia Reduction with Aggressive Cholesterol Lowering study）随机住院不稳定性心绞痛或非Q波MI患者接受他汀治疗或安慰剂4个月。他汀治疗使需紧急住院的缺血症状降低24%，非致命的卒中降低60%[75,76]。

最近的PROVE-IT研究（the Pravastatin or Atorvastatin Evaluation and Infection Therapy-Thrombolysis in Myocardial Infarction）被认为是具有里程碑意义的，证实ACS10天内，高强度他汀类药物治疗（阿托伐他汀80mg）较中强度他汀类药物治疗（普伐他汀40mg）较显著降低心血管事件[77]。治疗2年后，阿托伐他汀80mg和普伐他汀40mg组的平均LDL-C分别为62和95mg/dl。高强度他汀治疗较中强度他汀治疗，复合心血管终点（其他诱因死亡、MI、需再入院的不稳定心绞痛、血管再生和卒中）显著降低16%[77]。心肌梗死国家注册（the National Registry of Myocardial Infarction）[4]的数据表明，及早开始他汀治疗（急性MI 24小时内）显著降低早期并发症和住院死亡率[78]。此外，ACS患者停用他汀增加这些风险[79,80]。

## 药动学/药效学

目前可用的他汀类药物有阿托伐他汀、氟伐他汀、洛伐他汀、匹他伐他汀、普伐他汀、洛伐他汀和辛伐他汀。这些药物具有不同的药动学特性，可能影响它们的有效性和安全性。

三种他汀类药物来源于真菌（辛伐他汀、普伐他汀和洛伐他汀）[81-83]，其他他汀（阿托伐他汀、瑞舒伐他汀、匹伐他汀和氟伐他汀）是合成的[84-87]。洛伐他汀和辛伐他汀是前药，必须转化为其活性形式才能发挥药理作用。瑞舒伐他汀和阿托伐他汀的半衰期分别为19小时和14小时，与其他药物相比，这两种药物对HMG-CoA酶的抑制时间更长，降LDL-C作用更强[84,86]。在最大剂量下（瑞舒伐他汀40mg/d和阿托伐他汀80mg/d），这两种他汀平均降低LDL-

C 60%。

半衰期长可以在1日中的任何时间给药，而辛伐他汀、洛伐他汀、普伐他汀和氟伐他汀必须在睡前给药[81-83,85]。虽然匹伐他汀比瑞舒伐他汀和阿托伐他汀半衰期稍短(12小时)，但它也可以在1日中的任何时间服用[84,86]。因为胆固醇在晚上生物合成最高，因此短效他汀必须在睡前服用，已发挥对HMG-CoA还原酶和LDL-C的最大效果。然而，洛伐他汀和普伐他汀的长效制剂，不必要求一定在晚上服用[81-88]。

他汀类药物进入体循环的量相对较小。生物利用度从洛伐他汀和辛伐他汀的不足5%到匹伐他汀(口服溶液)的51%。普伐他汀、氟伐他汀和瑞舒伐他汀是亲水性药物，可能组织分布少，肌肉毒性小。然而，这方面更多的是理论上的而不是临床有效。所有他汀类药物主要由肝脏清除，大量由胆道排出。然而，肾功能显著不全的患者需要调整一些他汀类药物的剂量[81-88](表8-8)。

表8-8

肾功能不全患者他汀的剂量[81-88]

| 他汀 | 肌酐清除率30~50ml/min | 肌酐清除率15~29ml/min | 肌酐清除率<15ml/min或血液透析 |
|---|---|---|---|
| 阿托伐他汀 | 可达80mg | 可达80mg | 可达80mg |
| 氟伐他汀 | 可达80mg | 可达40mg | 可达40mg |
| 洛伐他汀 | 可达80mg | 可达40mg | 可达40mg |
| 匹伐他汀 | 可达2mg | 可达2mg | 可达2mg |
| 普伐他汀 | 可达40mg | 可达40mg | 可达40mg |
| 辛伐他汀 | 可达80mg | 可达20mg | 可达20mg |
| 瑞舒伐他汀 | 可达40mg | 可达10mg | 无数据 |

## 不良反应

他汀类药物的耐受性较好。最常见的不良反应包括肌肉疼痛和虚弱(肌痛)、头痛、胃肠道症状，包括消化不良、肠胃胀气、便秘、腹痛和皮疹[81-91]。这些症状通常是轻微的，通常停药后消失。不太常见的副作用包括肌病、肝转氨酶升高和糖尿病。认知功能障碍可能与他汀类药物治疗有关，但并未证实与他汀类药物治疗有因果关系。

他汀类药物相关的肌肉相关不良反应根据症状和有无肌酸激酶(CK)升高分为3种不同类型：肌痛、肌病和横纹肌溶解症。其中，肌痛是最常见的肌肉症状，发病率约32%[92]。肌痛被定义为肌肉疼痛或虚弱，不伴CK升高。这种不良反应是患者停用他汀的最常见原因[92]。

肌病的定义是存在肌痛包括疼痛或虚弱，伴CK超过正常上限(ULN)的10倍以上。肌病发生率约0.1%~1%，是剂量依赖性。如果发生了肌病，需要仔细排除常见的原因(如创伤，体力活动增加)。横纹肌溶解症是指CK高至10倍ULN以上，血清肌酐升高且症状需要治疗[93]。横纹肌溶解是最不常见的肌肉相关不良反应，但可导致急性肾衰竭、心脏骤停或由于严重的电解质异常导致心律失常，危及生命。大多数横纹肌溶解症发生于高剂量他汀治疗、肾功能或肝功能受损患者、老年人或联合与他汀类药物有相互作用的药物。最常受影响的部位是较大肌肉的腹部。要注意与关节炎导致的关节疼痛区分。

他汀当中，辛伐他汀每日80mg横纹肌溶解的发生率最高。因此美国食品药品管理局(FDA)和ACC/AHA胆固醇指南不再推荐该剂量[5,81]。管理他汀类药物相关的肌肉不良反应是一个挑战。对无症状的患者，没有必要常规监测CK水平。当出现不明原因的肌肉疼痛、虚弱或疼痛的症状时应评估CK和其他潜在病因。当他汀浓度高、或存在潜在危险因素(如年龄>80岁、严重的CKD、甲状腺功能减退、创伤、相互作用药物或流感样症状)时，更容易发生肌病。如果病人出现肌病的体征和症状，应停止他汀类药物治疗直到CK水平恢复正常。如果诊断为横纹肌溶解，应立即停止他汀类药物治疗，并明确病因。如果是继发于药物相互作用或其他可识别和纠正的潜在病因，则可考虑重新应用他汀类药物。有时，肌痛的症状对患者来说是令人烦恼或无法忍受的，即使CK水平正常或没有高于10倍ULN。在这种情况下，应该停止他汀类药物。一旦症状消退，可以原剂量或减量开始他汀类药物治疗或换用其他他汀。由肌病引起的他汀类药物耐受不良的患者，可以每隔1日甚至每周服用1次他汀类药物[94]。然而，并没有心血管试验验证这些替代方案。

他汀类药物可引起1%~1.5%的患者转氨酶酶水平升高至3倍以上，且呈剂量依赖性。70%的患者即使继续使用他汀类药物治疗，转氨酶水平仍会自动恢复正常[93]。如果停用他汀类药物，转氨酶也将恢复正常。转氨酶正常后，可以重新开始同种或不同的他汀治疗。如果患者可以耐受，可以继续使用；如果再次出现转氨酶升高，需要进一步评估其他潜在原因。建议在开始他汀类药物治疗前检测肝功能。NLA Statin Safety Task Force建议，如果他汀类药物治疗期间，ALT或AST为1~3倍的ULN，没必要停止他汀类药物[93]。如果他汀类药物治疗期间ALT或AST超过3倍ULN，监测患者并重复测定转氨酶。没有必要停用他汀类药物。如果患者的转氨酶水平继续上升,或者有肝损的进一步证据(如肝大、黄疸、直接胆红素升高、相关症状),应停用他汀类药物。他汀类药物相关肝功能衰竭的发生率估计为每百万人每年 1 例[95]。有证据表明,患有慢性肝病、非酒精性脂肪肝或非酒精性脂肪性肝炎的患者可以安全地接受他汀类药物治疗[96]。

2012 年,美国食品药品管理局要求更新他汀类药物的说明书,增加他汀类药物有发生可逆认知损害包括记忆丧失的潜在风险。一些病例报告表明,他汀类药物可能导致认知障碍或记忆丧失[97]。然而,随机对照试验的数据没有显示出相关性,一些数据甚至表明对阿尔茨海默病的进展有益的作用[74,98,99]。因此,如果患者出现认知缺陷,应该首先进行评估有无其他潜在的原因。如果怀疑是他汀类药物,可以考虑停药 3 个月,并监测病情有无改善[93]。如果病情改善,可以推测是他汀类药物导致的。然而,基于他汀类药物的已知获益,要停用他汀类药物必须权衡利弊。应该考虑应用不同的他汀类药物或不同的剂量,并监测是否复发。此外,由于认知功能的改善是主观的,所以应该在中断他汀前进行一个客观测试,如 Mini Mental State Exam(MMSE)测试,在停药后再进行一次测试,以评估任何变化。

## 案例 8-3

问题 1:M.T. 是一名 56 岁的白人女性,她有 10 年的 2 型糖尿病和高血压病史。目前的用药包括二甲双胍、赖诺普利和氯噻酮。目前她每日吸大约半包烟,但正在考虑戒烟。目前 BMI 33.8kg/m$^2$,由于之前的膝伤和肌腱套撕裂,她运动困难。

她有早期 ASCVD、糖尿病、高脂血症和肥胖症家族史。她父亲在 51 岁时接受了冠状动脉旁路搭桥术。她母亲在 62 岁时患了轻度中风,但无明显的后遗症。她有 4 个兄弟姐妹,其中 2 个已患冠心病。体检时,她的血压是 148/88,双侧颈动脉可闻及血管杂音,心脏检查无明显异常,腹部可闻血管杂音,两侧外周动脉搏动减弱。无腱黄瘤、角膜弓或黄斑瘤。检验结果如下:

总胆固醇:273mg/dl
HDL-C:43mg/dl
LDL-C:158mg/dl
TGs:360mg/dl
HgbA1c:8.2%
M.T. 该如何开始血脂管理?

所有血脂异常综合征或外周动脉疾病、糖尿病的指南建议将生活方式改变作为治疗的基础。M.T. 的 BMI 表明她属于肥胖,且她的糖尿病和高血压控制不佳。营养咨询和体重管理对改善这些 ASCVD 重要危险因素至关重要。戒烟咨询,转诊到戒烟门诊,以及可能的药物治疗和/或尼古丁替代疗法对这个有明确早期 ASCVD 家族史的高危病人来说至关重要。考虑到患者持续的膝关节和肩部疼痛,她可能不能进行大量的有氧运动,除非她减肥成功。根据 ACC/AHA、NLA 和 ADA 血脂异常管理的建议,M.T. 作为高危糖尿病患者可以开始他汀类药物治疗。ACC/AHA CV 风险计算器显示她的 10 年 ASCVD 风险为 27.2%,根据 ACC/AHA 治疗算法她需要高强度他汀类药物治疗。NLA 认为,糖尿病合并两个及以上其他主要 ASCVD 危险因素的患者是非常高危的,推荐的降脂治疗目标为非 HDL-C<100mg/dl 和 LDL-C<70mg/dl。ADA 建议所有年龄在 40~75 岁之间患有 1 型或 2 型糖尿病的患者接受他汀类药物治疗。由 ACC/AHA CV 风险计算器计算的 10 年 ASCVD 风险决定他汀类药物治疗的强度。10 年风险≥7.5%的患者需要接受高强度他汀类药物治疗。因此,3 个指南均推荐 M.T. 接受高强度他汀类药物治疗。

案例 8-3,问题 2:M.T. 开始服用阿托伐他汀 40mg,但 3 个月后就诊时抱怨出现关节和肌肉的症状,并指出她的膝盖和肩膀更疼。你如何评估是否为他汀类药物相关的肌肉症状?

他汀类药物相关的肌肉症状对临床医生来说是一个巨大的挑战,尽管他汀类药物不耐受的发生率可能很低。需要一种系统的方法确诊可能的他汀类药物不耐受,尤其是在像 M.T. 这样非常高风险的患者。ACC/AHA 指南和 NLA 建议提供类似的病人评估和管理策略,这些建议纳入 ACC 他汀类药物不耐受 app(the ACC Statin Intolerance app)用于移动设备以及基于 web 的版本。

对于临床医生来说,在开始他汀类药物治疗前,有必要仔细检查肌肉骨骼病史和系统检查并记录病人的主诉。如 M.T. 所述,患者在血脂管理前诉说的基线肌肉和关节症状的严重程度和频率。开始他汀类药物治疗后,患者的肌肉症状应与基线评估时的肌肉症状进行比较,以确定是新的或仅仅是先前已有症状的偶发性加重。

他汀类药物相关的肌痛通常是对称的,被描述为疼痛、僵硬、压痛、虚弱或大的近端肌群抽筋。刺痛、麻木、剧烈或刺痛、抽搐、夜间抽筋、关节/关节炎或单侧症状与他汀类药物有关的可能性较小。临床医生应考虑可能增加他汀类药物相关肌肉症状风险的因素,如剧烈运动或用力、脱水、药物滥用、虚弱、低 BMI、女性、多发或严重共病、肾功能不全、肝功能障碍或药物相互作用。其他可能引起肌肉症状的主要原因也应加以评估,如甲状腺功能减退、维生素 D 缺乏、创伤、以前或新的原发性肌肉疾病、风湿性疾病、代谢紊乱(肾上腺功能不全、甲状旁腺功能减退、库欣综合征)或外周动脉疾病。

案例 8-3,问题 3:该患者的后继他汀治疗,你有什么推荐?

ACC/AHA 和 NLA 建议患者出现治疗相关肌肉症状时暂时停用他汀类药物。他汀类药物相关的主诉通常会在几天到两周内缓解,虽然有罕见的病例报告他汀类药物停止治疗后肌病仍会持续。当症状消失且患者无症状时,再次使用相同剂量或低剂量的他汀类药物,以确定症状是否与他汀类药物有关。如果再次出现肌肉不适,可以认为症状与他汀有关,应停止使用他汀。大多数评估和管理他汀类药物不耐受的算法建议至少试用2~3种他汀类药物,如果患者再次出现肌肉相关症状,则暂停并再试用。

目前可用的7种他汀类药物在代谢、半衰期和亲脂性方面存在差异,一些医生建议,他汀类药物不耐受的患者可以选择与初始药物的特征不同的第二(或第三)种他汀类药物。但没有证据表明这种策略有效。有一些小型试验评估了泛素或辅酶Q10对他汀类药物相关肌肉症状的作用,但结果并不一致。

如果患者通过系统性挑战/再挑战方法试用2~3种他汀类药物失败,指南建议考虑非他汀类药物治疗,如依折麦布、BASs或PCKS9抑制剂[100]。

## 糖尿病

已证实他汀类药物增加2型糖尿病风险。一项纳入19 140名患者、13项试验的综述显示,服用他汀类药物的患者与服用安慰剂的患者相比,患糖尿病的相对风险增加了9%。这相当于治疗4年内大约每255名患者就有1例新发糖尿病[101]。一项纳入5项试验的比较高剂量他汀类药物和较低剂量他汀类药物治疗的荟萃分析显示,在2~5年的随访中,高剂量他汀组患者糖尿病的相对风险增加了12%。据此,他汀类药物增加患糖尿病的风险,虽然风险很小。

然而,基于他汀类药物明确的临床疗效,其获益显然超过了患糖尿病的风险,因此,不应因为这种副作用而避免应用他汀。

总的来说,他汀类药物不良反应的发生率各异,其中肌痛最常见。在选择他汀类药物和他汀类药物剂量时,必须考虑他汀类药物的各种药代动力学特征、患者的合并疾病及合并药物,以降低风险。

## 在治疗中的地位

他汀类药物是预防ASCVD事件的一线治疗药物,已证实可显著降低发病率和死亡率[68-72,103,104]。他汀类药物治疗应在治疗生活方式改变之前或同时开始[5]。

他汀类药物的初始剂量是由特定的标准决定,然后将其放入4个他汀类药物受益组中的任何一个。这个标准是基于年龄、是否存在ASCVD、是否存在糖尿病、LDL-C水平以及基于Pooled Cohort公式估算的风险[5]。以下患者推荐高强度他汀治疗:<75岁患有ASCVD的患者,大于21岁LDL-C>190mg/dl的患者,年龄在40~75岁之间的糖尿病患者(1型或2型),估计10年ASCVD风险>7.5%的患者。以下患者推荐中强度他汀治疗:>75岁的患者不符合高强度治疗的患者,LDL-C>190mg/dl不符合高强度治疗的患者,年龄40~75岁的1型或2型糖尿病患者,40~75岁的10年ASCVD风险>7.5%的患者。

如果有需要,这些人群可以开始接受高强度治疗。不同他汀类药物的剂量强度如表8-3所示[5]。需注意,在LDL-C>190mg/dl的患者中,如果需要,可以联用非他汀类药物,以进一步降低LDL-C。

有两种人群他汀类药物治疗获益的证据有限。这些患者包括ASCVD和心衰患者(纽约心脏协会Ⅱ-Ⅳ级)和慢性血液透析患者。目前尚未推荐在这些患者中启动他汀类药物治疗[5]。

除了降低LDL-C,他汀类药物还具有“多效”效应,这些效应在ASCVD患者中发挥作用,与降低LDL-C无关。这些作用包括改善内皮功能、稳定斑块、抗血栓、抗炎、抗氧化、增加一氧化氮生物利用度和延缓斑块进展[105]。

虽然已经证实对CHD患者有益,但在初级预防方面的益处还不太明确。在无CHD的患者中,他汀类药物并没有被证明可以降低死亡率。已证实可降低5-10年心血管事件风险,尽管幅度很小。因此,对于40~75岁无ASCVD、估计ASCVD风险≥7.5%的患者,是否进行他汀类药物治疗仍存在争议。

## 药物相互作用

药物相互作用会导致他汀类药物或其活性代谢物的血药浓度升高,增加肌炎的风险。

通过细胞色素P-450(CYP)3A4酶系统代谢的他汀类药物(如洛伐他汀、辛伐他汀、阿托伐他汀)易发生药物相互作用。氟伐他汀主要是CYP2C9同工酶的底物,2C8和3A4的部分底物,因此易与直接抑制CYP2C9的药物发生相互作用,或作为该系统的竞争性抑制剂(底物)。

普伐他汀、匹伐他汀和瑞舒伐他汀非主要经CYP酶代谢[85-87]。瑞舒伐他汀很少(约10%)经CYP2C9和CYP2C19同工酶代谢。匹伐他汀少量被CYP2C9代谢,很少被CYP2C8代谢。其血浆主要代谢物是经UGTA3和UGT2B7葡萄糖苷化形成的内酯形式。

普伐他汀在肠道中异构化成为一种相对不活跃的代谢物。已证实胃代谢的变化与普伐他汀降LDL-C的作用有关[106]。因此,瑞舒伐他汀和普伐他汀抑制CYP而发生药物相互作用的风险最低。通过抑制CYP3A4酶系统与他汀类药物发生相互作用的最常见的药物有:唑类抗真菌药物(伊曲康唑、酮康唑和咪康唑)、某些钙通道阻滞剂(地尔硫䓬和维拉帕米)、大环内酯类抗生素(克拉霉素和红霉素)、蛋白酶抑制剂(如利托那韦)、葡萄柚汁(>1L)、环孢素和抗抑郁药物(奈法唑酮)。CYP3A4系统的底物包括某些苯二氮䓬类药物(阿普唑仑、咪达唑仑、三唑仑)、钙通道阻滞剂(尤其是地尔硫䓬)、卡马西平、西沙必利、环孢素、雌二醇、非洛地平、氯雷他定、奎尼丁和特非那定。

当这些底物与辛伐他汀或洛伐他汀(阿托伐他汀在较小程度上)一起使用时,由于竞争性抑制CYP3A4酶,他汀类药物的血药浓度可能增加,这可能增加肌炎的风险。另外,同时使用他汀类药物和吉非贝齐来治疗高甘油三酯的患者时,也要格外小心。吉非贝齐会干扰他汀类药物的葡萄糖醛酸化,从而影响其肾脏清除。这可导致他汀水平很小至3~4倍的增加,取决于具体的品种[107-116]。由于这种相互作用,非诺贝特成为与他汀类药物联合使用的纤维酸衍生物的首选。如果临床需要,吉非贝齐也可以跟某些他汀联用[86,109-114,117,118]。他汀类药物的相互作用列于表8-9。

表 8-9
他汀类药物的相互作用[81-88,118]

| | 禁忌合用的药物 | 限制剂量的药物 | 联用时他汀的最大剂量 |
|---|---|---|---|
| 阿托伐他汀 | 替普那韦加利托那韦<br>特拉匹韦 | 波普瑞韦<br>克拉霉素<br>伊曲康唑<br>奈非那韦<br>环孢霉素/他克莫司/依维莫司/西罗莫司 | 每日不超过 40mg<br>每日不超过 20mg<br>每日不超过 20mg<br>每日不超过 40mg<br>每日不超过 10mg |
| 氟伐他汀 | | 氟康唑<br>伊曲康唑<br>环孢素 | 每日不超过 20mg<br>每日不超过 20mg<br>每日不超过 40mg |
| 洛伐他汀 | 波普瑞韦<br>克拉霉素<br>环孢霉素<br>红霉素<br>吉非贝齐<br>酮康唑<br>Nifazodone<br>HIV 蛋白酶抑制剂<br>伊曲康唑<br>泊沙康唑<br>特拉匹韦<br>泰利霉素<br>伏立康唑 | 胺碘酮<br>达那唑<br>地尔硫䓬<br>维拉帕米<br>决奈达隆<br>洛米他普 | 每日不超过 40mg<br>每日不超过 20mg<br>每日不超过 20mg<br>每日不超过 20mg<br>每日不超过 10mg<br>每日不超过 20mg |
| 匹伐他汀 | | 利福平 | 每日不超过 2mg |
| 普伐他汀 | | 克拉霉素<br>环孢霉素/他克莫司/依维莫司/西罗莫司 | 每日不超过 40mg<br>每日不超过 20mg |
| 瑞舒伐他汀 | | 环孢霉素/他克莫司/依维莫司/西罗莫司<br>吉非贝齐<br>洛匹那韦/利托那韦<br>阿扎那韦/利托那韦 | 每日不超过 5mg<br>每日不超过 10mg<br>每日不超过 10mg<br>每日不超过 10mg |
| 辛伐他汀 | 波普瑞韦<br>克拉霉素<br>环孢霉素<br>红霉素<br>吉非贝齐<br>伊曲康唑<br>酮康唑<br>HIV 蛋白酶抑制剂<br>伊曲康唑<br>泊沙康唑<br>特拉匹韦<br>泰利霉素<br>伏立康唑 | 胺碘酮<br>氨氯地平<br>地尔硫䓬<br>维拉帕米<br>决奈达隆<br>洛美他哌<br>雷诺嗪 | 每日不超过 20mg<br>每日不超过 20mg<br>每日不超过 10mg<br>每日不超过 10mg<br>每日不超过 10mg<br>每日不超过 20mg<br>每日不超过 20mg |

## 案例 8-4

问题 1：J. G. 是一名 63 岁的白人女性，7 个月前因血脂异常开始生活方式调整，目前正在门诊随访。她有痛风史、慢性非缺血性心力衰竭（LVEF 26%）病史、糖尿病（饮食控制）病史以及吸烟史（20 包/年，5 年前戒烟）。她的目前用药包括：赖诺普利、速尿、琥珀酸美托洛尔 25mg，每日 1 次。她的生命体征包括：血压 124/80mmHg，心率 75 次/min。她的实验室结果如下：HDL-C 64mg/dl，LDL-C 101mg/dl，TG 98mg/dl，TC 185mg/dl。

她的 10 年 ASCVD 风险是多少？

影响 J. G. 风险的因素包括她的年龄、性别、总胆固醇、HDL 胆固醇和糖尿病。她没有高血压，吸烟也不算是一个危险因素，因为她现在不吸烟。因此，她的 10 年 ASCVD 风险是 7.1%。

案例 8-4，问题 2：基于她的风险，J. G. 如何进行下一步治疗？

J. G. 的他汀类药物受益组是 10 年风险<7.5%的糖尿病患者。指南建议她开始中等强度的他汀类药物治疗。因此，任何他汀类药物的剂量，只要能使 LDL-C 降低 30%至 50%，都是合适的。尽管她患有糖尿病，但她并不适合高强度他汀类药物。因此，给予辛伐他汀每日 40mg。

案例 8-4，问题 3：4 个月后，J. G. 因房颤入院，开始服用胺碘酮和阿哌沙班 5mg，每日 2 次。此时 J. G. 的药物治疗方案应做什么调整？

她的治疗方案中加入胺碘酮后需要将辛伐他汀的剂量减少到每日 20mg。这个剂量仍然属于中等强度，是可以接受的。另一种选择是换用不同的他汀类，这种他汀不能被 CYP3A4 代谢，或代谢程度不如辛伐他汀。可以选择：普伐他汀每日 40~80mg，氟伐他汀每日 40~80mg，阿托伐他汀每日 10~80mg，匹伐他汀每日 2~4mg，洛伐他汀每日 40mg，瑞舒伐他汀每日 5~40mg。

### 临床经验

大约 50%的患者在治疗 6 个月内停用他汀，只有三分之一的患者能坚持到 1 年以后。因此，有必要尽量减少不良反应，并识别是否他汀引起的。在接受他汀类药物治疗的患者中，他汀类药物不耐受的发生率约为 5%~10%。然而，根据新的 AHA/ACC 胆固醇指南，在美国有 1 300 万个患者需要接受他汀类药物治疗，而且他汀类药物不耐受的总体患病率可能会上升。诊断他汀类药物不耐受是一个挑战，因为没有通用的标准存在。NLA 对他汀类药物不耐受的定义有几种，但临床最常用的一种是不能耐受至少两种他汀类药物。

这两种他汀类药物应该是一种是以最低起始剂量服用的，另一种是以任何剂量服用的。除了需要两种他汀类药物外，患者还需要有异常的症状或实验室异常值，这些值与他汀类药物治疗暂时相关，在他汀类药物停药后恢复，再次应用他汀后出现。ACC 还开发了一款名为“ACC 他汀类药物不耐受 app（ACC Statin Intolerance App）”的应用程序，旨在帮助医生诊断他汀类药物不耐受。该应用程序为临床医生提供了一个系统策略来评估症状、管理建议，以及有关他汀类药物特征和药物相互作用的信息。该应用程序的网址是 http://tools. acc. org/StatinIntolerance, via Itunes at https://itunes. apple. com/us/app/statin-intolerance/id985805274? mt=8 or via Google Play at https://play. google. com/store/apps/details? id=org. acc. StatinIntolerance&hl=en.

他汀类药物治疗期间不再建议常规监测肝功能。然而，患者应该注意可能表明潜在肝脏疾病的症状，如流感样症状、疲劳、倦怠、厌食症、体重减轻、右上腹疼痛、眼睛发黄或黄疸。所有患者在开始服用他汀类药物之前都应该测定空腹血脂。ACC/AHA 指南关于他汀类药物的治疗监测建议在开始他汀类药物治疗后 4~12 周内进行随访，以评估患者对治疗的依从性和反应，然后按照临床症状每 3~12 个月进行一次随访[5]。辅酶 Q10 是一种异戊二烯，在细胞电子传递和能量合成中发挥着独特的作用。它对肌肉的正常功能至关重要。已证实他汀类药物可以降低血液中辅酶 Q10 的含量，但肌肉组织的浓度不会受到影响。补充辅酶 Q10 对他汀类药物引起的肌病只是传言。然而，服用 CQ10 的风险相对较小，在仅仅肌痛而无更严重的肌肉相关疾病的患者可能会考虑服用 CQ10。

## 胆固醇吸收抑制剂（依折麦布）

### 作用机制

从食物中吸收的胆固醇经肠肝循环，在肠道被重吸收。一旦从肠腔进入肠上皮细胞，胆固醇与 TG 以及载脂蛋白 B48 结合形成乳糜颗粒，乳糜颗粒携带脂质经淋巴系统到达肝细胞。接下来，TG 和胆固醇被转载到 VLDL 颗粒中并且分泌入血液循环（图 8-12）。

在小肠，Niemann-Pick C1L1（NPC1L1）转运体负责将食物和胆汁中的胆固醇吸收入小肠。依折麦布通过结合和抑

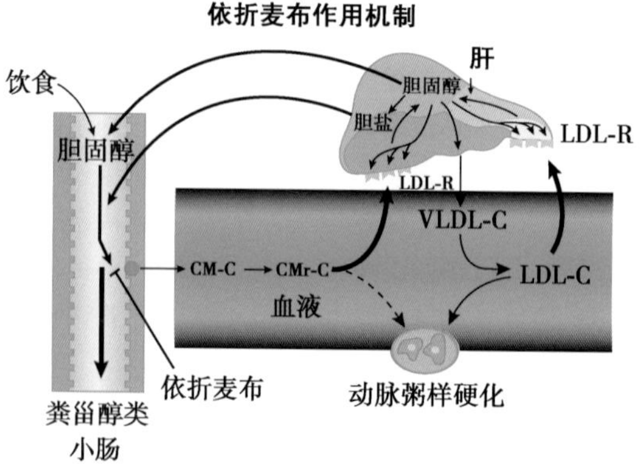


图 8-12 胆固醇吸收抑制剂的作用机制。CM-C，乳糜微粒胆固醇；CMr-C，乳糜微粒残骸胆固醇；LDL-C，低密度脂蛋白胆固醇；LDL-R，真低密度脂蛋白；VLDL-C，极低密度脂蛋白胆固醇

制这些转运体,干扰胆固醇和植物甾醇从肠腔吸收入肠腔上皮细胞。通过干扰胆固醇的吸收,可以使乳糜颗粒携带的胆固醇从肠道入肝减少 50%。这引起肝细胞合成胆固醇的能力上调,这样胆固醇被从胆汁运回肠道以补充吸收所需的胆固醇。这也引起肝细胞 LDL-C 受体的上调并且增加 VLDL 和 LDL 颗粒从循环中清除。抑制肠道胆固醇吸收的净效应是肠道分泌胆固醇大约增加 70%,肝胆固醇浓度减少 50%,肝胆固醇合成增加 90%,LDL-C 受体上调使 LDL-C 从血循环中被吸收增加 20%[119,120]。

依折麦布也抑制谷固醇和其他植物固醇从肠道吸收,导致血中植物固醇水平降低 40%。虽然高植物固醇血症很少出现,但高植物固醇血症的患者 CHD 风险高。依折麦布是有效治疗这种少见病的药物之一。

## 疗效

ENHANCE 研究(Ezetimibe and Simvastatin in Hypercholesterolemia Enhances Atherosclerosis Regression Trial)是一项随机、双盲、安慰剂对照试验,比较辛伐他汀 80mg+依折麦布 10mg 与单用辛伐他汀 80mg 每日 1 次,在 720 名杂合子 FH 患者的疗效[121]。主要结果是观察治疗 24 个月后平均颈动脉内膜中层厚度(CIMT)的变化。因为研究时间短和患者人数少,该研究并没有设计比较两组间血管事件的发生率。两组间基线 LDL-C 水平(319mg/dl vs 318mg/dl)和 CIMT(0.69mm vs 0.70mm)无差异。辛伐他汀联合依折麦布组(-55.6%)较辛伐他汀联合安慰剂组(-39.1%)LDL-C 变化更显著($P<0.01$)。治疗 24 个月后,两组 CIMT 均未降低,两组间 CIMT 变化无差异($P=0.29$)。为什么辛伐他汀联合依折麦布组 LDL-C 降低显著而 CIMT 变化无差异?在入组前,两组患者中有大约 80%的患者在接受他汀治疗,较之前发表的他汀能够降低杂合子 FH 患者 CIMT 值的临床研究相比[122,123],这些患者 CIMT 值更低或接近正常。因此,ENHANCE 研究的患者已积极降胆固醇治疗多年,血管壁脂质已耗尽,进一步的强化治疗已不能使脂质已耗尽的颈动脉血管进一步改变。与之相反,Avellone 等[124]的研究表明,不管 FH 患者既往是否存在 MI,辛伐他汀联合依折麦布能显著降低 CIMT。这些患者的基线 LDL-C 水平与 ENHANCE 研究的差不多(301mg/dl),但基线 CIMT 值较 ENHANCE 研究更大(无 MI 病史者 1.82mm,有 MI 病史者 1.98mm),这个 CIMT 值与未积极治疗的 FM 患者一致。

1873 名轻到中度无症状的主动脉瓣狭窄、没有任何早期心血管疾病、糖尿病或其他任何降胆固醇治疗适应证病史的患者,分为依折麦布联合辛伐他汀组和安慰剂组。

依折麦布联合辛伐他汀组缺血性心血管事件明显低于安慰剂组(15.7% vs 20.1%),需要冠状动脉旁路移植术的患者减少($P=0.02$)[125]。

IMProved Reduction of Outcomes: Vytorin Efficacy International Trial(IMPROVE IT)研究证实了依折麦布加入他汀治疗后的增量效应[126]。这是一项多中心、随机、双盲试验,涉及 18 144 名患者,旨在确定与单纯使用辛伐他汀治疗急性冠脉综合征高危患者相比,使用依折麦布-辛伐他汀联合治疗的临床疗效和安全性。这是首次评估在他汀类药物(辛伐他汀 40mg/d)基础上添加非他汀类药物(依折麦贝 10mg/d+辛伐他汀 40mg/d)的临床疗效的大型试验。主要终点是心血管死亡、非致命 MI、不稳定性心绞痛再入院、入组≥30 天后的冠状血运重建或中风。中位随访 57 个月,与单纯使用辛伐他汀的患者相比,在辛伐他汀 40mg 中添加依折麦布可以减少主要终点事件 6.4%($P=0.016$)。7 年的绝对风险降低是 2.0%。主要终点的降低主要是 MI 和缺血性卒中风险的显著降低。总体而言,心血管死亡、非致命 MI 或非致命中风的风险降低了 10%。然而,两组患者的全因死亡率没有差异。研究期间,辛伐他汀-依折麦布组的 LDL-C 平均为 53.7mg/dl,而辛伐他汀单药组为 69.5mg/dl($P<0.001$)。本研究的结果支持 LDL-C“越低越好”[126]。

## 药代动力学/药效学

依折麦布是一种前药,能快速与活性酚葡醛酸苷结合(依折麦布-葡醛酸苷)[120]。该药物主要通过与葡萄糖醛酸结合在小肠内代谢,随后在肾脏和胆道排泄。消除半衰期约为 22 小时。吸收不受食物的影响,依折麦布可以在 1 日中的任何时候服用,与饮食无关。对于肾损害或轻度肝功能不全的患者,不需要调整剂量。

## 不良反应

依折麦布的耐受性较好,副作用较小。最常见的不良反应包括腹泻、关节痛、咳嗽、疲劳、腹痛和背痛。而且依折麦布组的发生率并不比安慰剂组高。血清转氨酶升高也有报道。单独使用时,依折麦布组(0.5%)较安慰剂(0.3%)不增加转氨酶持续升高(≥3 倍的 ULN)的比例。但是与他汀联用时,联用组(1.3%)或单用他汀组比较(0.4%),转氨酶持续升高的比例显著增加。这些升高是暂时的,停药后很快恢复正常。虽然发生率很低,但是单用依折麦布组有肌病和肌溶解的病例报道。

## 在治疗中的地位

依折麦贝可单独使用或与他汀或非诺贝特联合饮食治疗血脂异常,特别是降低 LDL-C。依折麦布可使 LDL-C 降低 18%~22%,但对 TG 或 HDL-C 影响不大[127]。与他汀类药物联用,有协同效应,可使 LDL-C 下降 10%~20%。事实上,依折麦布联合低剂量他汀与单用最大剂量他汀,净 LDL-C 的降低相似[128]。当依折麦布联合最大剂量的他汀类时,会进一步降低 LDL-C,这对 LDL-C 水平很高的患者非常重要,需要大幅降低 LDL-C 水平才能达到治疗目标。

## 药物的相互作用

已评估了依折麦布联用其他几种药物。当与他汀或非诺贝特联合使用时,两种药物在代谢改变和增加生物利用度方面的影响都很小,不需要额外的干预[120]。上市后数据表明,在华法林中添加依折麦布后,国际标准化比率(INR)升高。这种相互作用的确切机制尚不完全清楚,两种药物都不需要进行剂量调整。然而,当使用华法林的患者开始使用依折麦布时,可能需要对 INR 值进行更密切的监测。环孢素联合依折麦布会增加两种药物的暴露。

当联合使用时,应根据临床需要密切监测和调整环孢素的血药浓度。另外,依折麦布与环孢素联用时的推荐初始剂量为每日 5mg。当考来烯胺或考来替泊与依折麦布联用时，依折麦布的曲线下面积减少 80%。因此，当需要联合给药时，应在考来烯胺或考来替泊给药前 2 小时或给药后 4 小时给予依折麦布[120]。依折麦布的吸收不受考来维仑的影响，优选这种联用。

### 临床经验

在他汀基础上添加依折麦布会比增加他汀类药物的剂量更能降低 LDL-C。任何他汀类药物剂量加倍只能使 LDL-C 再减少 6%。在他汀类基础上增加依折麦布可使 LDL-C 再降 18%。然而，在考虑添加非他汀类药物治疗之前，推荐使用最大耐受量的他汀类药物治疗。

由于存在肝血清转氨酶升高的风险，需要在他汀基础上加入依折麦布前和 6 周联合治疗后测定这些实验室值。

对于患有活动性肝病或无法解释的血清转氨酶持续升高的患者，应避免使用依折麦布单药治疗或他汀类药物联合治疗。

## 烟酸

根据目前已有的无效和潜在风险的证据，目前还没有明确的证据推荐烟酸制剂的常规使用，因此在本次讨论中没有考虑烟酸。

### 案例 8-5

问题 1：RP 是一名 62 岁男性，有 CHD（2 年前搭桥）、糖尿病、终末期肾病（ESRD）病史，周一、周三、周五进行血液透析。他服用赖诺普利每日 10mg、阿托伐他汀每日 40mg、阿司匹林 81mg、琥珀酸美托洛尔每日 50mg，以及胰岛素、醋酸钙 667mg，每日 3 次。他的血压是 136/82mmHg，HgA1c 11.6%，Wt 132kg，Ht 5′10；空腹血脂：TC 250mg/dl，HDL-C 30mg/dl，TG 450mg/dl。

最适合 RP 和他的血脂异常的治疗方法是什么？

根据内分泌学和 AHA 指南，RP 的 TGs 确实高了，但尚无药物治疗在的指征。RP 最合适的干预是生活方式改变。控制糖尿病和减肥可有效地降低他的 TGs，效果不弱于药物治疗。

案例 8-5，问题 2：如果 RP 的高甘油三酯血症需要药物治疗，哪种药物最合适？

所有的纤维酸衍生物都要经过肾脏清除，这些药物中没有一种被批准用于血液透析患者，因此并不适用于 RP。Omega-3 脂肪酸可能是最好的选择，可以与他已经服用的阿托伐他汀联合使用。

## 纤维酸衍生物（贝特类）

### 作用机制

贝特类能激活过氧化物酶体增殖物激活受体（peroxisome proliferator-acivated receptor，PPAR-α），这可以解释其影响血脂的主要机制[129]。PPAR-α 位于细胞核，是一种配体依赖性的调节基因表达的转录因子。PPAR-α 的激活可抑制载脂蛋白 CⅢ的合成基因和激活 LDL 受体的合成基因。因此，TG 从 VLDL 颗粒中脂解增加，这些颗粒通过肝 LDL-C 受体的清除增加。PPAR-α 的激活也增加脂肪酸的氧化，使肝合成 TG 减少，反过来减少 VLDL 颗粒中 TG 的含量[130]。PPAR-α 的激活也可增加载脂蛋白 A-1 的合成，载脂蛋白 A-1 是合成新生 HDL 的关键，因此增加胆固醇的逆转运。研究表明，贝特类可激活巨噬细胞的 ABCA1 转运子，ABCA1 转运子负责胆固醇从细胞内到细胞表面的转运，在细胞表面胆固醇被新生的 HDL 摄取并带走[129]（图 8-13）。

### 疗效

一级预防的 3 项研究的结果对贝特类药物的安全性提出了质疑。在世界卫生组织的研究中氯贝丁酯使非致死性心梗减少了 25%，但却使总死亡率增加[131,132]。因此，该药

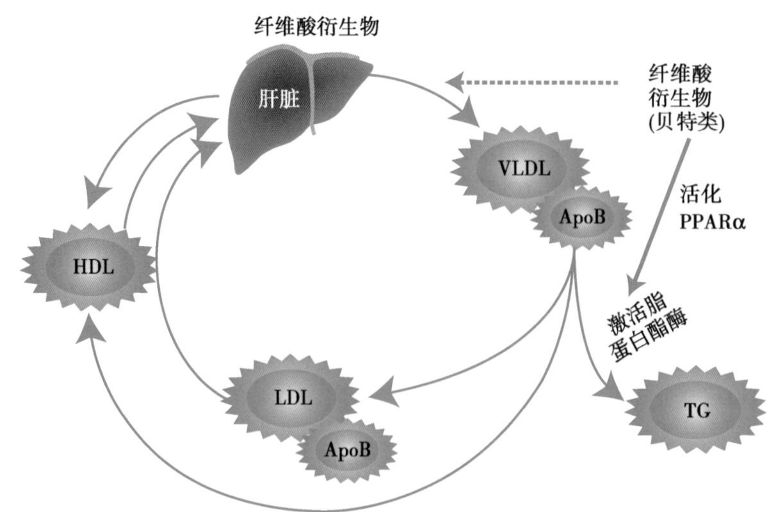


图 8-13 纤维酸衍生物的作用机制。ApoB，载脂蛋白 B；HDL，高密度脂蛋白；LDL，低密度脂蛋白；PPARa，过氧化物酶体增殖物激活受体 a；TG，甘油三酯

在美国的使用明显减少。部分死亡与胆石症有关。在Helsinki心脏研究中吉非贝齐使致死性及非致死性心梗减少了37%,但是却使非冠心病的死亡率轻度升高,因而总死亡率没有降低[131]。Helsinki研究后的随访发现,非吉非贝齐组患者的非冠心病死亡率仍在降低。在VA-HIT试验(the Veterans Affairs High Density Lipoprotein Intervention Trial)中,吉非贝齐组患者冠心病导致的死亡减少了22%($P<0.006$),复合终点事件(冠脉血运重建死亡、心绞痛住院、非致死性MI和卒中)降低24%($P<0.001$)。但总死亡率却没有降低。

在FIELD研究(the Fenofibrate Intervention and Event Lowering in Diabetes Study)中,与安慰剂组相比,非诺贝特并没有显著降低CHD死亡和非致死性MI。此外,非诺贝特组胰腺炎和肺栓塞发生率增加[135]。DAIS研究(the Diabetes Atherosclerosis Intervention Study Trial)中入选418名糖尿病并且造影发现至少一个斑块的患者,分为贝特组和安慰剂组[136]。该研究不是主要观察临床终点事件,但贝特类一些事件(包括死亡)减少。因此,贝特类的临床试验证据没有他汀类充分。目前研究支持吉非贝齐用于CHD的一级及二级预防,但是尚缺乏非诺贝特降低CHD相关事件的证据。因此,这些数据支持贝特类作为高甘油三酯血症外的患者的二线药物。最近,非诺贝特联合辛伐他汀治疗糖尿病患者冠心病事件的增量效益被报道。只有TGs最高(≥204mg/dl)和HDL-C最低(≤34mg/dl)的患者应用非诺贝特联合他汀获益。总的来说,复合心血管终点事件减少8%,与男性相比,非诺贝特对女性似乎是有害的[137]。

## 药动学/药效学

非诺贝特和非诺贝酸胃肠道吸收较好[138-145]。非诺贝特主要是结合代谢,给药后6~8小时内达峰值。血浆蛋白结合率高,消除半衰期为20小时。主要以代谢物形式通过尿液排泄。

另一方面,吉非贝齐给药后吸收完全,在1~2小时内达血浆峰值[146]。在饭前30分钟服药,吸收的速度和范围最佳,因为食物可以使曲线下面积减少14%~44%。血浆蛋白结合率高,消除半衰期为1.5小时。它通过氧化环甲基进行广泛的肝脏代谢,形成羧基和羟甲基代谢产物。吉非贝齐通过肾脏排泄,70%左右以葡萄糖苷结合物的形式通过肾脏清除。

肾功能不全患者中纤维酸衍生物的剂量见表8-10。

**表8-10**

肾功能不全患者中纤维酸衍生物的剂量

| 药物 | 常规剂量 | 肌酐清除率30~59ml/min | 肌酐清除率31~80ml/min | 肌酐清除率30mL/min或血液透析 |
|---|---|---|---|---|
| 吉非贝齐 | 600mg,每日2次 | | 无特殊建议 | 不推荐 |
| 非诺贝特(Fenoglide) | 每日40~120mg | | 从最低剂量开始,每日40mg | 禁忌 |
| 非诺贝特(Tricor) | 每日48~145mg | 从最低剂量48mg开始 | | 禁忌 |
| 非诺贝特(Fibricor) | 每日35~105mg | | 从最低剂量35mg开始 | 禁忌 |
| 非诺贝特(Liopfen)[a] | 每日50~150mg | | 从最低剂量开始,每日50mg | 禁忌 |
| 非诺贝特(Antara) | 每日43~130mg | | 从最低剂量开始,每日43mg | 禁忌 |
| 非诺贝特(Lofibra片) | 每日54~160mg | | 从最低剂量54mg开始 | 禁忌 |
| 非诺贝特(微粒化Lofibra) | 每日67~200mg | | 从最低剂量67mg开始 | 禁忌 |
| 非诺贝特(Triglide) | 每日160mg | | 避免使用 | 禁忌 |
| 非诺贝特(Trilipix) | 每日45~135mg | 从最低剂量45mg开始 | | 禁忌 |

[a] CrCl 30~89ml/min

## 不良反应

吉非贝齐、非诺贝酸和非诺贝特耐受性良好。纤维酸衍生物最常见的副作用包括恶心、呕吐、消化不良、腹泻、腹痛、肠胃胀气和便秘。吉非贝齐可引起1/3的患者出现轻度的胃肠道症状(恶心、消化不良、腹痛)。非诺贝特引起2%~4%的患者出现皮疹。贝特类可能引起肌肉不良反应,包括肌炎和横纹肌溶解[138-143]。引起肌肉毒性的主要是吉非贝齐,特别是当吉非贝齐与他汀类药物合用时。最近的研究发现,和吉非贝齐合用时,大多数他汀的血药浓度时间曲线下面积增加2~4倍。未发现非诺贝特有此影响。他汀和吉非贝齐相互作用的机制是吉非贝齐干扰他汀的葡萄糖醛酸化,从而减少他汀从循环中清除[147]。

纤维酸衍生物也可导致肝功能异常,包括胆红素和碱性磷酸酶[138-146]。这些异常无需担心,通常停药后恢复。已证实非诺贝特可导致血清肌酐可逆升高[138-145]。虽然吉非贝齐也有此不良反应,但发病率较低。虽然肌酐升高,但GFR并没有出现相应的下降,机制也尚未明确。吉非贝齐也能促进胆汁分泌胆固醇,从而提高胆汁的成岩性,导致胆结石。据推,所有的贝特类都有该不良反应。

### 在治疗中的地位

吉非贝齐、非诺贝酸和非诺贝特均可降低高甘油三酯血症患者的TG水平[138-146]。NLA建议对那些TG水平>1 000mg/dl,并有发生胰腺炎风险的患者,可以选择纤维酸衍生物[7]。AHA/ACC将高甘油三酯血症定义为TG>500mg/dl,并没有正式推荐纤维酸衍生物。同样的,对患有家族性异常β脂蛋白血症的患者,贝特类都是很有效的,并且是可以考虑选择的药物。贝特类在混合型高脂血症的治疗中也有一席之地。对这一点的支持主要来自于HHS研究和VA-HIT研究的结果:吉非贝齐联合饮食治疗,使CHD死亡率和非致死性MI发生率降低[133,134]。该获益来源于TG水平的降低(因此富含TG的VLDL残骸及小而密的LDL降低)及HDL-C水平的升高。代谢综合征合并糖尿病或脂质三联征的患者获益最大。

### 药物相互作用

纤维酸衍生物的药物相互作用众所周知,其中一些药物相互作用可以通过仔细的监测来管理。最具有临床意义的相互作用发生于他汀类药物、华法林、瑞格列奈、胆甾胺和考来替泊。他汀类药物和吉非贝齐联用会增加他汀类药物在全身的浓度,增加患肌病和横纹肌溶解的风险。如前所述,研究表明,纤维酸衍生物与非诺贝特发生显著药物相互作用的风险较低,发生肌病和横纹肌溶解的风险较低。应避免与洛伐他汀、普伐他汀和辛伐他汀联用。

与吉非贝齐联用时,瑞舒伐他汀的最大剂量为每日10mg。虽然吉非贝齐确实与阿托伐他汀和匹伐他汀相互作用,但他汀浓度增加较小,如果临床需要,也可以联用。然而,没有研究表明在他汀基础上加入贝特类会降低CHD风险。与依折麦布联用可增加胆固醇排泄到胆汁中,增加胆石症的风险[120,146]。这似乎与非诺贝特和依折麦布的联用无关。

#### 案例 8-6

问题1:J.S.是一名46岁男性,有高血压和糖尿病病史。他的主诉是腹痛,从两天前开始一直扩散到他的背部中部。他还有些呕吐。他所有的生命体征都在正常范围内。在体格检查中,他的腹部有压痛,在上腹部更严重。相关的实验室检查包括:HgA1c 13.6%;血脂:总胆固醇467mg/dl,HDL-C 30mg/dl,TG 1 872mg/dl,LDL-C无法计算,淀粉酶325U/L,脂肪酶3 265U/L。

急性胰腺炎后,对J.S.最合适的治疗是什么?

这是一个易患胰腺炎和ASCVD的患者。基于最新指南的新风险计算器,他的10年风险约为18.6%,并有应用他汀类药物的指征。此外,内分泌学指南定义≥1 000mg/dl为严重甘油三酯血症,AHA指南定义≥500mg/dl为非常高,应该开始药物治疗。J.S.应该开始应用他汀类和纤维酸衍生物,或者两种其他药物来降低TGs,如omega-3脂肪酸加纤维酸衍生物来降低TGs,然后再考虑添加他汀类药物。

案例8-6,问题2:纤维酸衍生物与他汀类药物联合使用时需要考虑哪些因素?

他汀-纤维酸衍生物联用的不良反应风险取决于药物动力学的相互作用,从而改变他汀类药物的代谢和清除。他汀类药物和纤维酸衍生物的最显著的药物相互作用之一是他汀类药物与吉非贝齐的相互作用。吉非贝齐抑制葡萄糖醛酸化,这是除氟伐他汀外的其他他汀类药物主要的排泄途径。这种相互作用可导致这些他汀类药物浓度增加,毒性增加。相比之下,非诺贝特的影响似乎很小,被认为是一种更安全的选择。应避免吉非贝齐与辛伐他汀、普伐他汀或洛伐他汀联用。如果不可以使用非诺贝特,则可考虑吉非贝齐与阿托伐他汀、匹伐他汀和瑞舒伐他汀联用[118]。然而,应使用更低剂量的他汀类药物以尽量减少不良反应。瑞舒伐他汀说明书建议,瑞舒伐他汀与吉非贝齐一起使用时,每日剂量限制在10mg以内。

### 临床经验

非诺贝特有许多不同的剂型,剂量从130mg到200mg不等。所有产品每日1次。治疗高甘油三酯血症时,初始剂量从最低有效剂量开始,通过4~8周的滴定,逐渐加量至最大剂量。

开始治疗前要测定血清肌酐。在肾功能不全的患者中,首选吉非贝齐。血清肌酐不明原因升高,考虑停用纤维酸衍生物或降低剂量。

首选非诺贝特与他汀类药物联用。

高危患者在他汀基础上加入贝特之前测定基线CK值。

贝特类单独或联合他汀治疗的患者应监测肌痛和疼痛的症状。如果出现这些症状,应测定CK值。CK水平≥10倍上限值合并肌肉症状可以诊断肌炎。如果存在其他可能的原因,如增加的体育锻炼或最近的创伤或跌倒,出现肌炎提示停止贝特类药物治疗。

## ω-3脂肪酸

### 作用机制

ω-3脂肪酸、DHA和二十碳五烯酸(EPA)降低TGs的确切机制尚不明确。目前鱼油有三种形式:乙酯化的EPA和DHA、只含乙酯化的EPA,羧酸化的EPA和DHA[148-150]。乙酯化制剂可能通过抑制酰基CoA、1,2-二酰基甘油酰基转移酶和增加过氧化物酶体B的氧化起作用。然而,DHA

和 EPA 可以抑制其他脂肪酸的酯化，而甘油三酯的降低可能是由于肝脏 TG 合成减少[148]。二十碳五烯酸乙酯的活性代谢产物降低了肝脏 VLDL-TG 的合成和/或分泌，增加了循环 VLDL 颗粒中 TG 的清除[149]。羧酸化制剂的潜在作用机制包括抑制乙酰 COA、1,2-二酰基甘油酰基转移酶，增加肝脏线粒体和过氧化物酶体氧化，减少肝脏脂肪生成，增加血浆脂蛋白脂肪酶活性。这个品种可以减少肝中 TGs 的合成[149]。

## 疗效

1 周多次服用富含 ω-3 脂肪酸（如鱼类）的食物与心脏病风险降低有关，因此它被推荐作为低脂饮食的一部分。对于新发 MI[151] 的患者和服用他汀[152] 的患者，补充鱼油，可以降低 CHD 的发生。但是，最近几个临床研究证实，在标准治疗（他汀、ACEI、β 受体阻滞剂、抗血小板药）基础上加用 ω-3 脂肪酸，并没有获益[153]。商业化的鱼油产品的成分差异很大。GISSI 实验证实 ω-3 脂肪酸可以降低冠心病风险，该 ω-3 脂肪酸含有 850mg 的 EPA（二十碳五烯酸）和 DHA（二十二碳六烯酸）。最近正在进行的两项研究，REDUCE-IT 研究（the Reduction of Cardiovascular Events with EPA-Intervention Trial）和 STRENGTH 研究（Outcome Study to Assess Statin Residual Risk Reduction with Epanova in Hypertriglyceridemia），评估已经应用他汀的 CHD 患者（REDUCE-IT）或 CHD 高风险患者（STRENGTH）的心血管结局。这些试验的结果将有助于确定这些药物在这些人群中的作用[154,155]。

### 药动学/药效学

这些药物的药动学或药效学数据有限。乙酯化 EPA 和 DHA 复方制剂（LovazaR，OmtrygR）口服后吸收良好。羧酸化 EPA 和 DHA 制剂（EpanovaR）在小肠直接吸收，随后主要通过胸导管淋巴系统进入体循环[150]。连续给药时，血浆中 EPA 和 DHA2 周内达稳态浓度。羧酸化的 ω-3 脂肪酸不受食物影响。它们主要在肝脏中被氧化，不经肾脏排除。

乙基化 EPA（VasepaR）口服后，再脱酯，活性代谢产物 EPA 在小肠吸收，主要通过胸导管淋巴系统进入体循环[149]。大约 5 小时 EPA 达血浆峰浓度。目前还没有食物对其吸收的影响的研究。但建议在用餐时或饭后服用。乙酯化的 EPA 主要通过肝脏 β 氧化代谢。这种氧化作用将 EPA 的长碳链分解成乙酰辅酶 A，然后通过 Krebs 循环转化为能量。乙酯化的 EPA 不通过肾消除。

### 不良反应

Lovaza 最常见的不良反应是流泪、消化不良和味觉紊乱。除了流泪外，Epanova 还会引起腹泻、恶心和腹痛。Vasepa 最常见的不良反应是关节痛。

### 在治疗中的地位

鱼油中主要含有多不饱和（ω-3）脂肪酸、二十碳五烯酸（EPA）和二十二碳六烯酸（DHA），可以显著降低 TG 水平（30%～60%），但对胆固醇的作用不确定。不降低 LDL-C。

高甘油三酯血症治疗中，目前所有鱼油产品都可作为饮食治疗的辅助药物。Lovaza 建议剂量为 4g/d，单次或分次服用。Vasepa 的剂量为 2g，每日 2 次。Epanova 为每日 2～4g。

### 药物相互作用

没有鱼油与其他药物明显相互作用的报道。然而，一些研究表明 ω-3 脂肪酸可延长出血时间。然而，尚无临床试验来确定这种相互作用的程度。因此，鱼油与其他抗凝药物一起服用时，应该更仔细地评估是否有出血的迹象。

### 临床经验

ω-3 脂肪酸胶囊应整粒吞下，切勿打碎、压碎、溶解或咀嚼。饭前服用鱼油可降低鱼腥味。EPA 对 LDL-C 有负面影响。

EPA 和 DHA 均可降低甘油三酯，EPA/DHA 联用较 EPA 单用更能有效降甘油三酯。DHA 制剂可能升高 LDL-C，可能与升高 apoC-Ⅲ有关。

## 胆酸结合树脂

### 作用机制

胆汁酸分泌到肠道，负责乳化食物中的脂肪和脂质颗粒。大部分胆汁酸通过肠肝循环重新吸收并返回肝脏。胆酸结合树脂（bile acid resins，BAS）是一种阳离子交换剂，可以在肠道内与胆酸结合，促进它们从粪便排出[156-159]。通过阻断胆汁酸的肠肝循环，促进肝脏将肝细胞内的胆固醇转化为胆汁酸。肝细胞内的胆固醇浓度下降促使 LDL 受体合成上调。最后，由于结合到肝表面新合成的 LDL 受体上，循环 LDL-C 水平降低（图 8-14）。

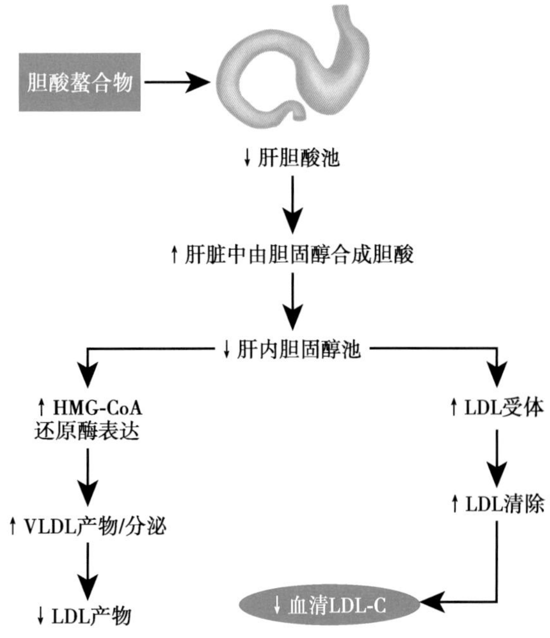


图 8-14 胆酸螯合物的作用机制。HMG-CoA，3 羟基-3 甲基戊二酰辅酶 A；LDL，低密度脂蛋白；LDL-C，低密度脂蛋白胆固醇；VLDL，极低密度脂蛋白

### 疗效

LRC-CCPT 试验(Lipid Research Clinics Coronary Primary Prevention Trial)证实胆酸螯合物能够降低 CHD 事件风险[160]。这是一项随机、多中心的试验,评估 3 806 名原发性高胆固醇血症患者降低胆固醇对降低冠心病风险的作用。结合饮食,患者被随机分配到消胆胺 24g/d 组或安慰剂组。平均随访 7.4 年。与安慰剂组相比,消胆胺组主要终点 CAD 死亡和非致死性 MI 降低了 19%($P<0.05$)。本研究也支持 LDL-C"越低越好"假设[160,161]。这些药可使 LDL-C 降低 12%~27%,总胆固醇降低 8%~27%,HDL-C 增加 3%-10%。所有 BAS 可升高 TG 水平提高 3%~10%甚至更多,特别是对于 TG 水平较高的患者。

### 药动学/药效学

考来维仑是一种不可吸收的聚合物,与胆汁酸的结合比其他可用的碱性阴离子交换树脂更强、更特异[159]。考来替泊和考来烯胺是不可吸收的亲水性碱性阴离子交换树脂。所有这些药都不溶于水[157,158]。

### 不良反应

这些药物最常见的不良反应是便秘。其他不良反应包括腹胀、上腹不适、恶心、呕吐、脂肪泻和胀气[157-160]。考来维仑胃肠道症状的发生率最低。

### 在治疗中的地位

BAS 是饮食和锻炼降低 LDL-C 的辅助手段。可以单独使用或与他汀类药物联合使用。BAS 可用于高胆固醇血症,在多年的应用中表现出很强的安全性,能有效地降低 LDL-C。BAS 不能在胃肠(GI)道吸收,因而没有全身毒性。它们可以用粉剂或片剂的形式给药。

由于老的 BAS 多发生胃肠道副作用而且外观是不好看的颗粒状粉剂,患者对它的耐受性差。因此,目前是考来维仑是首选。考来维仑单药治疗,或与他汀类药物联合使用,以降低男孩和来月经后女孩(10~17 岁)的 LDL-C 水平。饮食疗法后,如果 LDL-C 残骸≥190mg/dl 或 LDL-C 残骸≥160mg/dl 合并早期 ASCVD 家族史或大于 2 个 CVD 风险因素,可以启动 BAS 治疗。考来维仑也被美国 FDA 批准用于 2 型糖尿病的血糖控制[159]。

### 药物相互作用

高剂量 BAS 可降低脂溶性维生素和叶酸的吸收,这在其他营养均衡的健康患者问题不大。消胆胺和考来替泊可以减少或延迟同服药物的吸收[157-159]。BAS 前 1 小时或后 4 小时服用其他药物可以最小化这种影响。

树脂还可以减少华法林、左甲状腺素、噻嗪类利尿剂、β-阻滞剂以及其他阴离子药物的吸收。已证实考来维仑可以降低格列美脲、格列吡嗪、格列本脲、左甲状腺素、环孢素、奥美沙坦和含雌二醇和去甲苯胺酮的口服避孕药的水平。为了避免这些相互作用,这些药物应在服用考来维仑前 4 小时服用。也证实考来维仑可以提高二甲双胍的水平,因此需要监测临床反应。上市后研究也显示与苯妥英钠有相互作用。与其他药物的相互作用一样,苯妥英钠应在服用考来维仑前 4 小时服用。

### 临床经验

完全胆道梗阻患者应避免使用 BAS。

TGs>500mg/dl 或有高甘油三酯相关胰腺炎病史的患者禁用 BAS。口服的考来维仑应与 118~236ml 的水、果汁或软饮料混合服用。TG<300mg/dl 才应该开始服用这些药物。

## 微粒体甘油三酯蛋白抑制剂(洛美他哌)

### 作用机制

洛美他哌是第一种新型抗高脂血症药物,可以改善 HoFH 患者的脂蛋白。微粒体甘油三酯蛋白(MTP)位于内质网腔内。抑制 MTP 产物可阻止含 apoB 的脂蛋白在肠细胞和肝细胞中的聚集。进而抑制乳糜微粒和 VLDL 的产生和分泌,以及 LDL-C 的产生[162]。

### 疗效

洛美他哌的批准是由于一项关键的Ⅲ期研究。这是一项纳入 29 名 HoFH 患者的跨国的、单臂、开放标签的、为期 78 周的试验[163]。6 周的洗脱期后,患者开始服用洛美他哌,每日 5mg,根据耐受性和肝酶水平,逐渐滴定至 10、20、40mg,最高可达 60mg[163]。患者还遵循低脂饮食(不足 20%的热量来源于脂肪),并服用膳食补充剂以取代脂溶性营养素。

26 周后评估初始疗效,然后患者继续用药 52 周以评估长期安全性。主要终点是 26 周时 LDL-C 的变化。结果表明,在现有的降脂治疗中加入洛美他哌后,第 26 周的 LDL-C 较基线平均降低 40%[163]。

### 药动学/药效学

洛美他哌主要经肝代谢。代谢途径包括氧化-N-脱烷基化、葡萄糖醛酸结合、氧化和哌啶环打开。CYP3A4 同工酶催化洛美他哌代谢为主要代谢产物。洛美他哌血浆蛋白结合率高(99.8%),平均终末消除半衰期为 39.7 小时。约 59.5%和 33.4%的剂量分别通过尿液和粪便排出[162]。

### 在治疗中的地位

洛美他哌被批准作为低脂饮食和其他降脂疗法(包括 LDL 分离术)的补充,以减少 HoFH 患者的 LDL-C、TC、apoB 和非 HDL-C。由于对肝损伤的关注,通过 REMS 评估(Risk Evaluation and Mitigation Strategies)后才能用该药。考虑到不良反应的风险、对心血管发病率和死亡率的未知影响,以及在非 HoFH 人群中的数据缺乏,洛美他哌应仅限于治疗 HoFH 患者。

### 不良反应

洛美他哌主要不良反应包括胃肠道症状、转氨酶升高和肝脂肪变性。最常见的胃肠道症状是腹泻，79%的患者出现腹泻，其次是恶心（65%）、消化不良（38%）和呕吐（34%）。其他胃肠道症状还包括腹痛、不适、便秘和肠胃胀气。为尽可能降低不良反应的发生，患者应该坚持低脂饮食（不足20%的热量来源于脂肪）。34%的患者发生肝转氨酶升高，AST或ALT升高的程度为3~5倍上限值。在临床试验中没有患者因为转氨酶升高而停止治疗。

### 药物相互作用

禁止洛美他哌与CYP3A4强抑制剂（波普瑞韦、克拉霉素、考尼伐坦、英替伐韦、伊曲康唑，酮康唑/利托那韦、米拉地尔、奈法唑酮、奈非那韦、泊沙康唑、利托那韦、沙奎那韦、特拉匹韦、伏立康唑和泰利霉素）、CYP3A4中等抑制剂（阿瑞吡坦、红霉素、氟康唑、福沙那韦、伊马替尼、维拉帕米、克唑替尼、阿扎那韦、地尔硫䓬、达鲁那韦/利托那韦）、及葡萄柚汁联用。CYP3A4强抑制剂与洛美他哌联用可导致洛美他哌暴露增加约27倍。CYP3A4中度抑制剂与洛美他哌的联用尚未充分评估，但可能提高洛美他哌的水平。即使CYP3A4弱抑制剂也能使洛美他哌暴露增加约两倍。当洛美他哌与华法林联用时，INR增加22%。洛美他哌与辛伐他汀联用可使辛伐他汀暴露加倍。当与他汀类药物联用时，他汀类药物用量应减少50%，辛伐他汀的剂量应限制在每日20mg。如果患者之前至少一年每日应用80mg的辛伐他汀且耐受良好，则可使用辛伐他汀每日40mg。虽然洛美他哌和洛伐他汀之间的具体药物相互作用尚未研究，但是考虑到这两种药物的代谢酶和转运蛋白是相似的，应该考虑降低洛伐他汀的剂量。洛美他哌也是p-糖蛋白（P-gp）的抑制剂。洛米他胺与P-gp底物（阿利吉仑、非索非那定、拓扑替康、西格列汀、沙格列汀、伊马替尼、马拉韦罗、地高辛、达比加群酯、安倍生坦、秋水仙碱、依维莫司、拉帕替尼、尼洛替尼、泊沙康唑、西罗莫司、他林洛尔、托伐普坦）联用可导致这些药物的吸收增加，需考虑减量。虽然没有研究，但建议在洛美他哌与BAS服用至少间隔4小时。这是为了避免对洛美他哌的吸收产生潜在的干扰[160]。

### 临床经验

洛美他哌的初始剂量是每日5mg，晚餐后至少2小时，用一杯水送服。服用洛美他哌期间，患者应坚持低脂饮食，即脂肪摄入低于20%的总饮食摄入。患者还应服用含有维生素E（400IU）、亚油酸（200mg）、亚麻酸（210mg）、EPA（110mg）和DHA（80mg）的补充剂（由药房与洛米他胺一起提供）。

2周后洛美他哌的剂量可以增加到10mg每日1次，然后继续滴定：6周时剂量增加到20mg，每日1次，10周时增加到40mg，每日1次，14周时增加到最大剂量60mg。

ESRD血液透析或轻度肝损害的患者最大剂量为每日40mg。

活动性肝病（不明原因的血清转氨酶持续升高）、中度至重度肝损害、妊娠，以及使用上述CYP3A4中度或重度抑制剂时，禁止使用洛米他胺。

联用华法林和洛美他哌的患者，应密切监测其INR，并根据需要调整华法林剂量。

治疗前、每次剂量增加前、或在每月（以前两者为准）测定ALT、AST和总胆红素。

治疗一年后，应至少每3个月监测ALT、AST和总胆红素，并在增加剂量之前进行监测。如果肝功能在3~5倍ULN，一周后复测肝功能。如果明确了肝功能升高，需降低剂量并进行额外的肝相关检查。每周重复检查肝功能，如果4周内肝功能升高至大于5倍上限值和未降至小于3倍上限值，需停药。

## ApoB反义寡核苷酸

### 作用机制

Mipomersen是针对apoB-100的人类信使核糖核酸（mRNA）的反义寡核苷酸。Mipomersen与apoB-100的mRNA编码区互补，通过Watson和Crick（鸟嘌呤-胞嘧啶和腺嘌呤-胸腺嘧啶）碱基配对。该药与同源mRNA杂交，导致RNase H介导的同源mRNA降解，从而抑制apoB-100蛋白的翻译。这导致apoB合成减少，而apoB是包括LDL-C在内的所有动脉粥样硬化脂质的结构核心[164-166]。

### 疗效

两项Ⅲ期研究评估了mipomersen。第一个是随机、双盲、安慰剂对照的多中心研究，纳入58名FH患者。纳入的患者为LDL-C≥140mg/dl或CAD合并LDL-C≥92mg/dl，需最强降脂治疗。患者每周皮下注射200mg mipomersen或安慰剂，联用26周[167]。结果显示mipomersen组LDL-C降低36%，安慰剂组降低13%（$P<0.001$）。此外，apoB和脂蛋白（a）也显著降低（$P<0.001$）。分别21%和13%的患者ALT和AST升高。13%的患者出现肝脂肪变性。第二项Ⅲ期研究也是一个随机、双盲、多中心研究，评估158例基线LDL-C≥100mg/dl或高危CAD、需最强降脂治疗的患者[168]。与之前的研究一样，mipomersen 200mg每周皮下注射1次，持续26周。结果显示mipomersen组LDL-C降低36.9%，而安慰剂组降低4.5%（$P<0.001$）。ApoB降低38%，脂蛋白（a）降低24%（$P<0.001$）。另外，在Mipomersen组约一半的患者LDL-C水平<70mg/dl。ALT升高与其他研究类似，约10%的患者ALT高于3倍上限值。

### 药动学/药效学

Mipomersen皮下注射给药，生物利用度为54%~78%。3~4小时内达血浆峰浓度。每周给药，大约6个月内达到稳态。血浆蛋白结合率高（≥90%），消除半衰期为1~2个月。Mipomersen在组织中通过核糖核酸内切酶代谢，形成较短的寡核苷酸，然后作为底物通过核酸外切酶进行进一步的代谢。Mipomersen并不是CYP450酶系统的底物。通过组织的新陈代谢和尿液消除[164]。

### 不良反应

Mipomersen最常见的、发生率≥10%的不良反应包括注射部位反应、流感样症状、恶心、头痛和肝转氨酶升高，特别是 ALT。84%的患者发生注射部位反应，表现为疼痛、压痛、红斑、瘙痒、局部肿胀。30%的患者出现流感样症状，通常在注射后 2 天内出现。这些症状包括发热、肌痛、寒颤、关节痛、疲劳和不适。大约 12%的患者发生肝转氨酶升高，9%的患者 ALT 升高≥3 倍上限值。肝脂肪变性也有报道。

### 在治疗中的地位

Mipomersen 是低脂饮食和其他降脂治疗的辅助治疗，可以减少 HoFH 患者的 LDL-C、ApoB、TC 和非 HDL[164]。考虑到肝毒性，只有通过 REMS 评估的患者才能用 mipomersen。Mipomersen 只进行了与辛伐他汀和依折麦布联用的研究，故不推荐与其他非他汀类降脂药物以及 LDL-C 分离术（清血法）联用。Mipomersen 对心血管发病率和死亡率的影响尚不清楚。此外，对于非继发于 HoFH 的高胆固醇血症患者，mipomersen 的安全性和有效性尚未得到证实。大约用药 6 个月后，可以看到最大程度的 LDL-C 下降。

### 药物相互作用

由于 mipomersen 独特的代谢，没有已知的临床显著的药物相互作用。然而，与其他有肝毒性的药物（如异维甲酸、胺碘酮、对乙酰氨基酚（>4g/d 且≥3 天/周）、甲氨蝶呤、四环素和他莫昔芬）联用时，应谨慎。如果联用，需更频繁地监测与肝脏有关的检查。

### 临床经验

每日饮酒不应超过 1 杯，否则会增加肝脏脂肪，并引起或加重肝损伤的风险。

Mipomersen 的推荐剂量是 200mg，每周皮下注射一次。

如果错过了一次剂量，应该在至少下一个周期前 3 天注射。

Mipomersen 应保存在冰箱中，但注射前应从冰箱中取出，并在室温存放至少 30 分钟。

注射部位包括腹部、大腿或上臂外侧。

Mipomersen 不应注射到任何有皮损的部位，如晒伤、皮疹、皮肤感染、炎症或牛皮癣活跃的部位，或有纹身或疤痕的部位。

治疗前，应检查包括 ALT、AST、总胆红素和碱性磷酸酶在内的肝功能。

中度或重度肝损害或活动性肝病患者禁用 mipomersen。

治疗的第一年，每月检查一次肝功能至少包括 ALT 和 AST。

治疗 1 年后，至少每 3 个月进行一次肝脏检查。

如果出现持续的或临床显著的升高，需停药。

如果转氨酶升高并伴随着肝损伤的临床症状，胆红素升高大于 2 倍上限值，或活跃的肝脏疾病，应该停药。

在第一年至少每 3 个月监测一次血脂。

## 9 型枯草溶菌蛋白素转化酶（PCSK9）

### 作用机制

9 型枯草溶菌蛋白素转化酶（PCSK9）是蛋白转化酶家族的成员，该家族由 9 个成员组成。PCSK9 在调节肝细胞表面 LDL 受体数量以及血浆中 LDL-C 数量方面起着关键作用。PCSK9 不可逆转地与肝细胞上的 LDL 受体结合，内化进入肝细胞。这可以防止 LDL 受体被重回细胞表面，LDL-R/PCSK9 复合物与 LDL-C 一起降解。PCSK9 单克隆抗体或 PCSK9 抑制剂，中和 PCSK9，阻止 PCSK9 介导的 LDL 受体降解，使更多的 LDL 受体返回细胞表面。LDL 受体数量的增加会增加 LDL-C 的清除，从而降低 LDL-C 水平（图 8-15）。

### 疗效

这些药物已经在 HeFH 和 HoFH 患者和已接受了最大耐受剂量的他汀而 LDL-C 需要进一步降低的 ASCVD 患者中进行了评估。

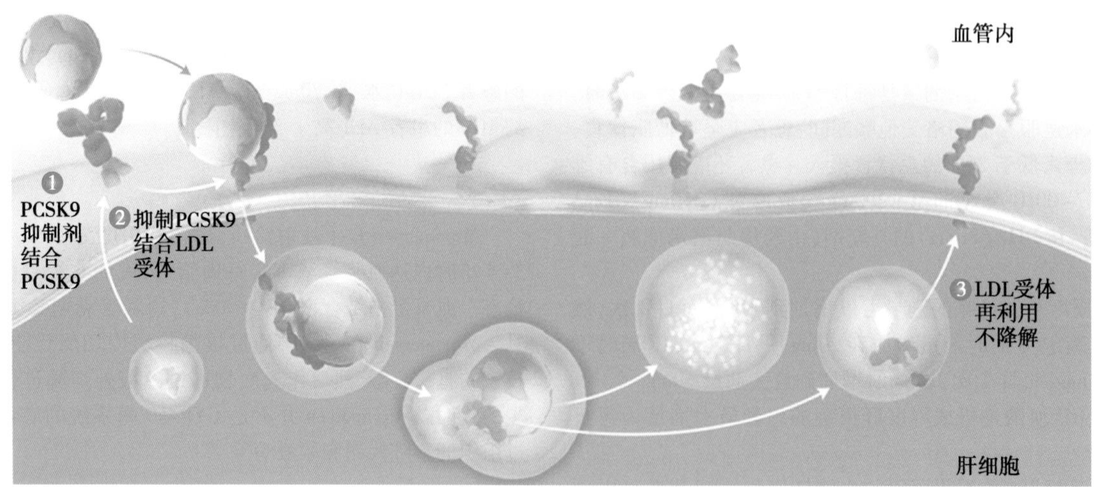


图 8-15 PCSK9 抑制剂的作用机制。1，肝细胞内 PCSK9 抑制剂结合 PCSK9；2，结合 PCSK9 受体后，PCSK9 抑制剂抑制 PCSK9 介导的 LDL 受体降解；3，降解减少，更多的 LDL 受体再循环到细胞表面，导致 LDL-C 水平降低。经 Amgen 同意引用

LAPLACE-2 研究(LDL-C Assessment with PCSK9 Monoclonal Antibody Inhibition Combined with Statin Therapy)是一个为期 12 周的试验,评估 evolocumab 在 2067 名原发性高胆固醇血症和混合性血脂异常患者的安全性和有效性[171]。该研究包括 296 名确诊 ASCVD 的患者。患者随机分配到特定的、开放标签的剂量方案:3 种不同的他汀剂量方案(阿托伐他汀每日 80mg,瑞舒伐他汀每日 40mg,或辛伐他汀每日 40mg)联合固定剂量的 evolocumab(evolocumab 140mg,每两周 1 次或 evolocumab 240mg,每月 1 次,或安慰剂)。主要终点是 12 周时 LDL-C 较基线水平的变化,次要终点是 LDL-C 水平低于 70mg/ml 的患者百分数。结果表明,在已经接受中度或高强度他汀类药物治疗和诊断 ASCVD 的患者中,evolocumab 与安慰剂相比,LDL-C 水平,每两周一次剂量组降低 71%,每月一次剂量组降低 63%($P<0.0001$)。此外,90% 应用 evolocumab 的患者 LDL-C < 70mg/dl。DESCARTES 研究(the Durable Effect of PCSK9 Antibody Compared with Placebo Study)是一项随机、双盲、安慰剂对照的 52 周试验,比较了 evolocumab 与安慰剂在背景降脂治疗的 901 名患者中的效果[172]。背景降脂治疗包括阿托伐他汀每日 80mg 联合或不联合依折麦布 10mg。在整个研究人群中,139 人患有 ASCVD。Evolocumab 420mg 每月 1 次 SQ。结果表明,在接受 evolocumab 的 ASCVD 患者中,LDL-C 平均降低为 54%($P<0.0001$)。COMBO 研究评估了 alirocumab[173]。这是一项多中心、双盲、安慰剂对照的试验,随机将已应用最大耐受剂量的他汀联合或不联合额外的降脂治疗且需要 LDL-C 进一步降低的患者分配到 alirocumab 或安慰剂组。Alirocumab 的剂量为每 2 周 75mg。12 周时如果仍需进一步降低 LDL-C,alirocumab 的剂量增加到每 2 周 150mg,并持续 12 周。24 周时,alirocumab 组 LDL-C 平均降低 44%,安慰剂组降低 2%($P<0.0001$)。研究人群中有相当一部分(84%)患有 ASCVD。12 周时,alirocumab 组 LDL-C 平均降低 45%,安慰剂组为 1%。ODYSSEY LONG TERM 研究纳入了 2 341 例高危 CHD 患者[174]。除了最大耐受剂量的他汀联合或不联合额外的降脂治疗外,患者随机分配到 alirocumab 150mg 每两周 1 次或安慰剂组。ASCVD 患者占 69%。24 周时,与安慰剂相比,alirocumab 减少 LDL-C 58%($P<0.0001$)。这种 LDL-C 的减少持续了 78 周的治疗期。

FOURIER 研究(Further Cardiovascular Outcomes Research with PCSK9 Inhibition in Subjects with Elevated Risk)是第一个发表的证明加入 PCSK9 抑制剂可降低心血管预后的试验[175]。这是一项随机、双盲、安慰剂对照试验,包括 27 564 名年龄在 40~85 岁之间的 ASCVD 患者。纳入的 ASCVD 患者存在 MI、非出血性卒中或有症状的外周动脉疾病(PAD)。研究对象至少有一个主要 ASCVD 风险因素或两个次要风险因素。次要危险因素包括:非 MI 相关的冠状血管再生病史、多于 2 支主要血管狭窄≥40%的 CAD、男性 HDL-C<40mg/dl 和女性 HDL-C<50mg/dl,高敏 C 反应蛋白(hs-CRP)> 2mg/L, LDL-C ≥ 130mg/dl 或 non-HDL-C ≥ 160mg/dl,或代谢综合征。患者≥4 周稳定剂量的阿托伐他汀(每日 20、40 或 80mg)联合或不联合依折麦布治疗后禁食 LDL-C>70mg/dl 或 non-HDL-C 水平≥100mg/dl,或禁食 TG≤400mg/dl。基线时的中位数 LDL-C 为 92mg/dl。患者随机接受 evolocumab 皮下注射,每 2 周 140mg(或每月 420 毫克)或安慰剂对照。治疗的中位时间为 2.2 年。结果表明,evolocumab 治疗显著降低了主要终点的风险(心血管死亡、MI、卒中、不稳定心绞痛住院或冠脉重建的综合)[危险比:0.85;95%置信区间(CI):0.79~0.92,$P<0.001$],关键次要终点(心血管死亡、心肌梗死或卒中)(危险比:0.80;95% CI:0.73~0.88;$P<0.001$)。

随着时间的推移,心血管死亡、MI 或中风风险的降低从随访第一年的 16%增加到一年后的 25%。在降低 LDL-C 方面,48 周时 LDL-C 平均降低 59%(平均 56mg/dl)。大约 87%的患者 LDL-C 值小于 70mg/dl。67%患者 LDL-C 水平 <40mg/dl,42%患者 LDL-C 水平<25mg/dl。与安慰剂相比,evolocumab 组注射部位反应率略高(2.1% vs 1.6%)。

Alirocumab 和 evolocumab 均在 HeFH 患者进行了评估[176-178]。在这些研究中,所有患者都服用了最大耐受剂量的他汀类药物。在评估 alirocumab 的联合研究中,患者的平均基线 LDL-C 为 141mg/dl。患者服用 alirocumab 75mg,每两周 1 次或安慰剂治疗 12 周。在治疗结束时,alirocumab 组 LDL-C 平均降低 48%。与 alirocumab 的其他研究一样,如果需要进一步降低 LDL-C,患者需要额外接受 12 周的治疗,剂量增加至每 2 周 150mg。再治疗 12 周后,LDL-C 平均水平较基线下降 54%($P<0.0001$)。近一半(42%)的研究人群接受了更高的剂量。RUTHERFORD-2 试验评估了 evolocumab[178]。患者随机分为两组,evolocumab 140mg 每两周 1 次,evolocumab 420mg 每月 1 次或安慰剂。76%高强度他汀类药物治疗的患者平均基线 LDL-C 为 156mg/dl。经过 12 周的治疗,evolocumab 每两周给药和每月 1 次给药基线 LDL-C 分别降低了 61%和 62%($P<0.0001$)。

TESLA-Part B 研究(the Trial Evaluating PCSK9 Antibody in Subjects with LDL Receptor Abnormalities)在 HoFH 患者评估了 evolocumab[179]。这是纳入 49 名患者的多中心、双盲、随机、安慰剂对照的 12 周试验。患者每月服用 420mg evolocumab 或安慰剂。基线时平均 LDL-C 为 349mg/dl。所有患者都在服用阿托伐他汀或洛舒伐他汀,92%的患者也在服用依折麦布。Evolocumab 治疗 12 周后,LDL-C 较基线平均降低 31%($P<0.0001$)。

## 药动学/药效学

Alirocumab 和 evolocumab 均为人类单克隆 IGg2 抗体,因此必须皮下注射给药。Evolocumab 给药后约 4 小时达到对 PCSK9 的最大抑制,alirocumab 给药后约 4~8 小时达到对 PCSK9 的最大抑制。Evolocumab 和 alirocumab 给药后 3~4 天和 3~7 天分别达最大血药浓度。两种药物的分布容积都很小;因此,这些药物有可能分布在细胞外。Alirocumab 通过降解为小肽和氨基酸来消除,而 evolocumab 则根据其浓度进行清除。在低浓度时,它主要通过可饱和结合 PCSK9 进行清除,而在高浓度时,它通过非饱和蛋白水解途径被清除。Alirocumab 的半衰期为 17~20 天,evolocumab 的半衰期为 11~17 天。

## 不良反应

在52周的研究中，evolocumab最常见的不良反应是鼻咽炎、上呼吸道感染、流感、背痛和注射部位反应。然而，与安慰剂相比，发生率的差异相对较小。最常见的注射部位反应是红斑、疼痛和瘀伤。导致停药最常见的副作用是肌痛，这种情况evolocumab组发生率0.3%，安慰剂组发生率0%。

汇集研究中报道的不良反应类型与此相似。Evolocumab组过敏反应发生率为5.1%，安慰剂组为4.6%。不到0.2%的患者发生了神经认知事件。超敏反应，如皮疹和荨麻疹，发生率分别为1%和0.4%，有病例因此停药。Alirocumab的不良反应包括鼻咽炎、注射部位反应、流感和尿路感染。导致停药的主要不良反应有过敏反应（安慰剂组为0.6% vs 0.2%）和肝酶升高（安慰剂组为0.3% vs <0.1%）。注射部位反应与evolocumab相似。Alirocumab组神经认知事件的发生率为0.8%，而安慰剂组为0.7%。Alirocumab也有超敏反应。Alirocumab可导致需要住院治疗的超敏血管炎以及超敏反应，而evolocumab未导致。使用alirocumab治疗的患者中，有1.2%检测到中和抗体，而使用evolocumab的患者中没有发现这种情况。然而，目前尚不清楚产生中和抗体的长期后果。

## 治疗中的地位

Alirocumab和evolocumab都被认为是HeFH或ASCVD患者饮食和最大耐受剂量他汀类药物治疗后仍需进一步降低LDL-C的辅助药物。这些药物应该是需要进一步降低LDL-C的患者在他汀类药物治疗基础上的额外治疗或他汀类药物不耐受的患者的额外治疗[100]。

需要进一步降低LDL-C的HoFH患者，evolocumab还可以与包括LDL清除法在内的其他降脂治疗联合使用。Alirocumab的剂量为每2周75mg，如果需要进一步降低LDL-C，可在4~8周内加量至每2周150mg。HeFH和原发性高胆固醇血症合并临床ASCVD的患者，evolocumab的剂量为每2周140mg或每月420mg。HoFH患者的剂量为420mg，每月1次。Alirocumab只在大于18岁的患者中进行了研究，而evolocumab可用于13~17岁的青少年人群。对于轻度到中度肾功能不全的患者，这两种药物都不需要调整剂量。CrCl<30ml/min的患者没有数据。由于这些蛋白质不通过肾脏排泄，它们可能用于低CrCl患者，包括那些血液透析的患者。然而，PCSK9抑制剂还没有在这些患者群体中进行研究。此外，由于它们是大分子，不太可能通过血液透析去除。肝损害患者无需调整剂量。

## 临床经验

Evolocumab使用前在室温下放置至少30分钟，alirocumab注射液需要放置30~40分钟。

不要用任何其他方法加热evolocumab，除非是室温（例如，双手之间滚动）。

如果你错过了一次剂量的evolocumab，并且距下一次剂量的时间超过7天，那么就给药。如果少于7天，请放弃该次给药，并按计划下次正常给药。

Evolocumab和alirocumab可以注射到大腿、腹部或上臂。

Evolocumab可以保存在室温，但30天后就会过期。

Alirocumab不应未冷藏超过24小时。

**（房文通 译，牟燕 校，周聊生 审）**

## 参考文献


1. Berliner JA et al. Atherosclerosis: basic mechanisms. Oxidation, inflammation, and genetics. *Circulation*. 1995;91:2488–2496.
2. Cholesterol Treatment Trialists' Collaborators. The effects of lowering LDL cholesterol with statin therapy in people at low risk of vascular disease: meta-analysis of individual data from 27 randomised trials. *Lancet*. 2012;380:581–590.
3. Buchwald H et al. Effective lipid modification by partial ileal bypass reduced long-term coronary heart disease mortality and morbidity: five-year posttrial follow-up report from the POSCH. *Arch Intern Med*. 1998;158:1253–1261.
4. Eckel RH et al. 2013 AHA/ACC Guideline on lifestyle management to reduce cardiovascular risk. *Circulation*. 2013. doi:10.1161/01.cir.0000437740.48606.d1
5. Stone NJ et al. 2013 ACC/AHA guideline on the treatment of blood cholesterol to reduce atherosclerotic cardiovascular risk in adults: A report of the American College of Cardiology/American Heart Association Task Force on Practice Guidelines. *J Am Coll Cardiol*. 2014;63:2889–2934. doi:10.1016/j.jacc.2013.11.002
6. Goff DC Jr et al. 2013 ACC/AHA guideline on the assessment of cardiovascular risk: a report of the American College of Cardiology/American Heart Association Task Force on Practice Guidelines. *Circulation*. 2013. doi:10.1161/01.cir.0000437741.48606.98
7. Jacobson TA et al. National lipid association recommendations for patient-centered management of dyslipidemia: Part 1—Full Report. *J Clin Lipidol*. 2015;9:129–169.
8. Morris PB et al. Review of clinical practice guidelines for the management of LDL-related risk. *J Am Coll Cardiol*. 2014;64:196–206.
9. Jurevics H et al. Diurnal and dietary-induced changes in cholesterol synthesis correlate with levels of mRNA for HMG-CoA reductase. *J Lipid Res*. 2000;41:1048–1054.
10. Nissen SE et al. Effect of ACAT inhibition on the progression of coronary atherosclerosis. [published correction appears in *N Engl J Med*. 2006;355:638]. *N Engl J Med*. 2006;354:1253–1263.
11. Schaefer EJ et al. Lipoprotein apoprotein metabolism. *J Lipid Res*.1978;19:667.
12. Genest J. Lipoprotein disorders and cardiovascular risk. *J Inherit Metab Dis*. 2003;26(2):267–287.
13. Bays H, Stein EA. Pharmacotherapy for dyslipdaemia-current therapies and future agents. *Expert Opin Pharmacother*. 2003;4(11):1901–1938.
14. Das G, Rees A. Microsomal triglyceride transfer protein inhibition: a novel treatment for lowering plasma cholesterol. *Curr Opin Lipidol*. 2014;25:471–473.
15. Naik R et al. Therapeutic strategies for metabolic diseases: Small-molecule diacylglycerol acyltransferase (DGAT) inhibitors. *ChemMedChem*. 2014;9:2410–2424. doi:10.1002/cmdc.201402069
16. Kwiterovich PO Jr. The metabolic pathways of high-density lipoprotein, low-density lipoprotein, and triglycerides: a current review. *Am J Cardiol*. 2000;86(12A):5L–10L.
17. Kingwell BA et al. HDL-targeted therapies: progress, failures and future. *Nat Rev Drug Discov*. 2014;13:445–464. doi:10.1038/nrd4279
18. Hodis HN, Mack WJ. Triglyceride-rich lipoproteins and the progression of coronary artery disease. *Curr Opin Lipidol*. 1995;6:209.
19. Davidson MH et al. Clinical utility of inflammatory markers and advanced lipoprotein testing: advice from an expert panel of lipid specialists. *J Clin Lipidol*. 2011;5:338–367.
20. Schmitz G et al. The role of HDL in reverse cholesterol transport and its disturbances in Tangier disease and HDL deficiency with xanthomas. *Eur Heart J*. 1990;11(Suppl E):197–211.
21. McKenney JM. Understanding PCSK9 and anti-PCSK9 therapies. *J Clin Lipidol*. 2014;9:170–186.
22. Brunzell JD et al. Lipoprotein management in patients with cardiometabolic risk: consensus conference report from the American Diabetes Association and the American College of Cardiology Foundation. *J Am Coll Cardiol*. 2008;51:1512–1524. doi:10.1016/j.jacc.2008.02.034
23. Nordestgaard BG, Varbo A. Triglycerides and cardiovascular disease risk. *Lancet*. 2014;384:626–635.
24. Brown MS, Goldstein JL. A receptor-mediated pathway for cholesterol homeostasis. *Science*. 1986;232:34.

25. Mabuchi H et al. Development of coronary heart disease in familial hypercholesterolemia. *Circulation*. 1989;79:225.
26. Hopkins PN et al. Familial Hypercholesterolemias: prevalence, genetics, diagnosis and screening recommendations from the National Lipid Association Expert Panel on Familial Hypercholesterolemia. *J Clin Lipidol*. 2011;5:S9–S17.
27. Soria LF et al. Association between a specific apolipoprotein B mutation and familial defective apolipoprotein B-100. *Proc Natl Acad SciUSA*. 1989;86:587.
28. Vega GL, Grundy SM. In vivo evidence for reduced binding of low-density lipoproteins to receptors as a cause of primary moderate hypercholesterolemia. *J Clin Invest*. 1986;78:1410–1414.
29. Whitfield AJ et al. Lipid disorders and mutations in the APOB gene. *Clin Chem*. 2004;50:1725–1732.
30. Lambert G. Unravelling the functional significance of PCSK9. *Curr Opin Lipidol*. 2007;18:304.
31. Giugliano RP, Sabatine MS. Are PCSK9 inhibitors the next breakthrough in the cardiovascular field? *J Am Coll Cardiol*. 2015;65:2638–2651. doi:10.1016/j.jacc.2015.05.001
32. van Greevenbroek MM et al. Familial combined hyperlipidemia: from molecular insights to tailored therapy. *Curr Opin Lipidol*. 2014;25:176–182.
33. Hopkins PN et al. Hyperlipoproteinemia Type 3: the forgotten phenotype. *Curr Atheroscler Rep*. 2014;16:440. doi:10.1007/s11883-014-0440-2
34. Brewer HB Jr et al. NIH conference. Type III hyperlipoproteinemia: diagnosis, molecular defects, pathology, and treatment. *Ann Intern Med*. 1983;98:623.
35. Hegele RA et al. The polygenic nature of hypertriglyceridaemia: implications for definition, diagnosis, and management. *Lancet Diabetes Endocrinol*. 2014;2;655–666.
36. Rader DJ, deGoma EM. Approach to the patient with extremely low HDL-cholesterol. *J Clin Endocrinol Metab*. 2012;97:3399–3407. doi:10.1210/jc.2012-2185
37. Rader DJ, Hovingh GK. HDL and cardiovascular disease. *Lancet*. 2014;384:618–625.
38. Neaton JD et al. Serum cholesterol level and mortality findings for men screened in the Multiple Risk Factor Intervention Trial. Multiple Risk Factor Intervention Trial Research Group. *Arch Intern Med*. 1992;152:1490.
39. Jacobs D et al. Report of the Conference on Low Blood Cholesterol: mortality associations. *Circulation*. 1992;86:1046.
40. Castelli WP. Epidemiology of coronary heart disease: the Framingham study. *Am J Med*. 1984;76:4.
41. Gordon DJ et al. High-density lipoprotein cholesterol and cardiovascular disease: four prospective American studies. *Circulation*. 1989;79:8–15.
42. Reardon MF et al. Lipoprotein predictors of the severity of coronary artery disease in men and women. *Circulation*. 1985;71:881–888.
43. Steiner G et al. The association of increased levels of intermediate-density lipoproteins with smoking and with coronary heart disease. *Circulation*. 1987;75:124–130.
44. Grundy SM. Small LDL, atherogenic dyslipidemia, and the metabolic syndrome. *Circulation*. 1997;95:1.
45. Grundy SM. Hypertriglyceridemia, atherogenic dyslipidemia, and the metabolic syndrome. *Am J Cardiol*. 1998;81(4A):18B–25B.
46. Do R et al. Common variants associated with plasma triglycerides and risk for coronary artery disease. *Nat Genet*. 2013;45:1345–1352. doi:10.1038/ng.2795
47. Scherer J et al. Issues in hypertriglyceridemic pancreatitis: an update. *J Clin Gastroenterol*. 2014;48:195–203.
48. Tabas I et al. Subendothelial lipoprotein retention as the initiating process in atherosclerosis: update and therapeutic implications. *Circulation*. 2007;116:1832–1844.
49. Steinberg D et al. Beyond cholesterol: modifications of low-density lipoprotein that increases its atherogenicity. *N Engl J Med*. 1989;320:915–924.
50. Davies MJ et al. Atherosclerosis: inhibition or regression as therapeutic possibilities. *Br Heart J*. 1991;65:302–310.
51. Faggiotto A et al. Studies of hypercholesterolemia in the nonhuman primate. I. Changes that lead to fatty streak formation. *Arteriosclerosis*. 1984;4:323–340.
52. Witztum JL, Steinberg D. Role of oxidized low-density lipoprotein in atherogenesis. *J Clin Invest*. 1991;88:1785–1792.
53. Ross R, Agius L. The process of atherogenesis: cellular and molecular interaction: from experimental animal models to humans. *Diabetologia*. 1992;35(Suppl 2):S34.
54. Ross R. Atherosclerosis: an inflammatory disease. *N Engl J Med*. 1999;340:115–126.
55. Libby P. Molecular bases of the acute coronary syndromes. *Circulation*. 1995;91:2844–2850.
56. Fuster V et al. The pathogenesis of coronary artery disease and acute coronary syndromes (1). *N Engl J Med*. 1992;326:242.
57. Otvos JD et al. Clinical implications of discordance between low-density lipoprotein cholesterol and particle number. *J Clin Lipidol*. 2011;5:105–113.
58. Cromwell WC et al. LDL particle number and risk of future cardiovascular disease in the Framingham Offspring Study—Implications for LDL management. *J Clin Lipidol*. 2007;1:583–592.
59. de Nijs T et al. ApoB versus non-HDL-cholesterol: diagnosis and cardiovascular risk management. *Crit Rev Clin Lab Sci*. 2013;50:163–171. doi:10.3109/10408363.2013.847897
60. Jacobson TA et al. National lipid association patient-centered recommendations for management of dyslipidemia: Part 2. *J Clin Lipidol*. 2015;9(Suppl 6):S1–S122. doi:10.1016/j.jacl.2015.09.002
61. American Diabetes Association. 2015 standards of diabetes care. *Diabetes Care*. 2015;38(Suppl 1):S49–S57. doi:10.2337/dc15-S011
62. Kidney Disease: Improving Global Outcomes (KDIGO) Lipid Work Group. KDIGO Clinical Practice Guideline for Lipid Management in Chronic Kidney Disease. *Kidney Int*. 2013;3:259–305.
63. Chong PH. An overview of lipid management with HMG-CoA reductase inhibitors. *Consult Pharm*. 1998;4:399–420.
64. Grundy SM, Vega GL. Influence of mevinolin on metabolism of low density lipoproteins in primary moderate hypercholesterolemia. *J Lipid Res*. 1985;26:1464–1475.
65. Aguilar-Salinas CA et al. Metabolic modes of action of the statins in the hyperlipoproteinemias. *Atherosclerosis*. 1998;141:203–207.
66. Colosimo RJ, Nunn-Thompson C. HMG-CoA reductase inhibitors. *P&T*. 1993;65:21–31.
67. McEvoy GK et al, eds. HMG-CoA reductase inhibitors: general statement. In: *AHFS Drug Information 2001*. Bethesda, MD: American Society of Health-System Pharmacists, 2001:1705–1717.
68. Randomised trial of cholesterol lowering in 4444 patients with coronary heart disease: the Scandinavian Simvastatin Survival Study (4S). *Lancet*. 1994;344(8934):1383–1389.
69. Sacks FM et al. The effect of pravastatin on coronary events after myocardial infarction in patients with average cholesterol levels. Cholesterol and Recurrent Events Trial investigators. *N Engl J Med*. 1996;335(14):1001–1009.
70. Prevention of cardiovascular events and death with pravastatin in patients with coronary heart disease and a broad range of initial cholesterol levels. The Long-Term Intervention with Pravastatin in Ischaemic Disease (LIPID) Study Group. *N Engl J Med*. 1998;339(19):1349–1357.
71. LaRosa JC et al. Intensive lipid lowering with atorvastatin in patients with stable coronary disease. *N Engl J Med*. 2005;352(14):1425–1435.
72. Pedersen TR et al. High-dose atorvastatin vs usual-dose simvastatin for secondary prevention after myocardial infarction: the IDEAL study: a randomized controlled trial. *JAMA*. 2005;294(19):2437–2445.
73. Cholesterol Treatment Trialists' (CTT) Collaboration et al. Efficacy and safety of more intensive lowering of LDL cholesterol: a meta-analysis of data from 170,000 participants in 26 randomised trials. *Lancet*. 2010;376:1670.
74. Heart Protection Study Collaborative Group. MRC/BHF Heart Protection Study of cholesterol lowering with simvastatin in 20,536 high-risk individuals: a randomised placebo-controlled trial. *Lancet*. 2002;360:7–22.
75. Schwartz GG et al. Effects of atorvastatin on early recurrent ischemic events in acute coronary syndromes. The MIRACL study: a randomized controlled trial. *JAMA*. 2001;285:1711–1718.
76. Pitt B et al. Aggressive lipid-lowering therapy compared with angioplasty in stable coronary artery disease. Atorvastatin versus Revascularization Treatment Investigators. *N Engl J Med*. 1999;341:70–76.
77. Cannon CP et al. Intensive versus moderate lipid lowering with statins after acute coronary syndromes. *N Engl J Med*. 2004;350(15):1495–1504.
78. Bavry AA et al. Benefit of early statin therapy during acute coronary syndromes: a meta-analysis [0–9]. In the Society for Cardiovascular Angiography and Interventions (SCAI) 29th Annual Scientific Sessions, May 10–13, 2006, Chicago, IL.
79. Heeschen C et al. Withdrawal of statins increases event rates in patients with acute coronary syndromes. *Circulation*. 2002;105:1446–1452.
80. Spencer FA et al. Early withdrawal of statin therapy in patients with non-ST-segment elevation myocardial infarction: national registry of myocardial infarction. *Arch Intern Med*. 2004;164:2162–2168.
81. Simvastatin (Zocor) prescribing information. Merck & Co., INC, Whitehouse Station, NJ. October 2012.
82. Pravastatin (Pravachol) prescribing information. Bristol-Myers Squibb, Princeton, NJ. October, 2012.
83. Lovastatin (Mevacor) prescribing information. Merck & Co., INC, Whitehouse Station, NJ. October 2012.
84. Atorvastatin (Lipitor) prescribing information. Pfizer, New York, NY. October, 2012.
85. Fluvastatin sodium (Lescol, Lescol XL) prescribing information. Novartis Pharmaceuticals Corporation, East Hanover, NJ. February, 2012.

86. Rosuvastatin (Crestor) prescribing information. AstraZeneca Pharmaceuticals, Wilmington, DE. October, 2012.
87. Pitavastatin (Livalo) prescribing information. Kowa Pharmaceuticals, Montgomery, AL. October, 2012.
88. Lovastatin extended-release tablets (Altoprev) prescribing information. Watson Laboratories, Fort Lauderdale, FL.
89. Hunninghake DB et al. Efficacy and safety of pravastatin in patients with primary hypercholesterolemia. II: once-daily versus twice-daily dosing. *Atherosclerosis.* 1990;85(2–3):219–227.
90. Hunninghake DB et al. Efficacy and safety of pravastatin in patients with primary hypercholesterolemia. I: a dose-response study. *Atherosclerosis.* 1990;85:81–89.
91. Dujovne CA et al. Expanded Clinical Evaluation of Lovastatin (EXCEL) study results. IV: additional perspectives on the tolerability of lovastatin. *Am J Med.* 1991;91(1B):25S–30S.
92. The Statin USAGE Survey – Understanding Statin use in American and Gaps in Education. http://www.statinusage.com/Pages/key-findings-and-implications.aspx. Accessed July 20, 2017.
93. McKenney JM et al. Final conclusions and recommendations of the National Lipid Association statin safety assessment task force. *Am J Cardiol.* 2006;97:S89–S94.
94. Backes JM et al. Effects of once weekly rosuvastatin among patients with a prior statin intolerance. *Am J Cardiol.* 2007;100:554–555.
95. Law MR, Rudnicka AR. Statin safety: a systematic review. *Am J Cardiol.* 2006;97(8A):52C.
96. Athyros VG et al. Safety and efficacy of long-term statin treatment for cardiovascular events in patients with coronary heart disease and abnormal liver tests in the Greek Atorvastatin and Coronary Heart Disease Evaluation (GREACE) Study: a post-hoc analysis. *Lancet.* 2010;376:1916–1922.
97. Wagstaff LR et al. Statin-associated memory loss: analysis of 60 case reports review of the literature. *Pharmacotherapy.* 2003;23:871–880.
98. Shepherd J et al. Pravastatin in elderly individuals at risk of vascular disease (PROSPER): a randomized controlled trial. *Lancet.* 2002;360:1623–1630.
99. Brass LM et al. An assessment of statin safety by neurologists. *Am J Cardiol.* 2006;97(suppl):6C–26C.
100. Lloyd-Jones DM et al. 2017 focused update of the 2016 ACC Expert Consensus Decision pathway on the role of non-statin therapies for LDL-cholesterol lowering in the Management of atherosclerotic cardiovascular disease risk. A report of the American College of Cardiology Task Force on expert consensus decision pathways. *J Am Coll Cardiol.* 2017.
101. Sattar N et al. Statins and risk of incident diabetes: a collaborative meta-analysis of randomised statin trials. *Lancet.* 2010;375:735–742.
102. Preiss D et al. Risk of incident diabetes with intensive-dose compared with moderate-dose statin therapy: a meta-analysis. *JAMA.* 2011;305:2556–2564.
103. Shepherd J et al. Prevention of coronary heart disease with pravastatin in men with hypercholesterolemia. West of Scotland Coronary Prevention Study Group. *N Engl J Med.* 1995;333(20):1301–1307.
104. Downs JR et al. Primary prevention of acute coronary events with lovastatin in men and women with average cholesterol levels: results of AFCAPS/TexCAPS. Air Force/Texas Coronary Atherosclerosis Prevention Study. *JAMA.* 1998;279(20):1615–1622.
105. Davignon J. The cardioprotective effects of statins. *Curr Atheroscler Rep.* 2004;6:27–35.
106. Ito MK. Effects of extensive and poor gastrointestinal metabolism on the pharmacodynamics of pravastatin. *J Clin Pharmacol.* 1998;38:331–336.
107. Backman JT et al. Plasma concentrations of active simvastatin acid are increased by gemfibrozil. *Clin Pharmacol Ther.* 2000;68:122–129.
108. Kyrklund C et al. Plasma concentrations of active lovastatin acid are markedly increased by gemfibrozil but not by bezafibrate. *Clin Pharmacol Ther.* 2001;69:340–345.
109. Whitfield LR et al. Effect of gemfibrozil and fenofibrate on the pharmacokinetics of atorvastatin. *J Clin Pharmacol.* 2011;51:378–388.
110. Backman JT et al. Rifampin markedly decreased and gemfibrozil increased the plasma concentrations of atorvastatin and its metabolites. *Clin Pharmacol Ther.* 2005;78:154–167.
111. Kyrklund C et al. Gemfibrozil increases plasma pravastatin concentrations and reduces pravastatin renal clearance. *Clin Pharmacol Ther.* 2003;73:538–544.
112. Schneck DW et al. The effect of gemfibrozil on the pharmacokinetics of rosuvastatin. *Clin Pharmacol Ther.* 2004;75:455–463.
113. Bergman E et al. Effect of a single gemfibrozil dose on the pharmacokinetics of rosuvastatin in bile and plasma in healthy volunteers. *J Clin Pharmacol.* 2010;50:1039–1049.
114. Mathew P et al. An open-label study on the pharmacokinetics (PK) of pitavastatin (NK-104) when administered concomitantly with fenofibrate or gemfibrozil in healthy volunteers. *Clin Pharmacol Ther.* 2004;75:P33.
115. Noe J et al. Substrate-dependent drug-drug interactions between gemfibrozil, fluvastatin and other organic anion-transporting peptide (OATP) substrates on OATP1B1, OATP2B1, and OATP1B3. *Drug Metab Dispos.* 2007;35:1308–1314.
116. Spence JD et al. Pharmacokinetics of the combination of fluvastatin and gemfibrozil. *Am J Cardiol.* 1995;76:80A–83A.
117. Wiggins BS et al. Gemfibrozil in Combination with statins-is it really contraindicated? *Curr Atheroscler Rep.* 2016;18(4):18.
118. Wiggins BS et al. Recommendations for management of clinically significant drug-drug interactions with statins and select agents used in patients with cardiovascular disease: a scientific statement from the American Heart Association. *Circulation.* 2016;134(21):e468–e495.
119. Sudhop T et al. Inhibition of intestinal cholesterol absorption by ezetimibe in humans. *Circulation.* 2002;106:1943.
120. Ezetimibe (Zetia) prescribing information. Merck & Co. INC., Whitehouse Station, NJ. June, 2012.
121. Kastelein JJP et al. Simvastatin with or without ezetimibe in familial hypercholesterolemia. *N Engl J Med.* 2008;358:1431–1443.
122. Smilde TJ et al. Effect of aggressive versus conventional lipid lowering on atherosclerosis progression in familial hypercholesterolaemia (ASAP): a prospective, randomised, double-blind trial. *Lancet.* 2001;357:577.
123. de Sauvage Nolting PR et al. Regression of carotid and femoral artery intima-media thickness in familial hyper-cholesterolemia. *Arch Intern Med.* 2003;163:1837.
124. Avellone G et al. Efficacy and safety of long-term ezetimibe/simvastatin treatment in patients with familial hyper-cholesterolemia. *Int Angiol.* 2010;29:514–524.
125. Rossebø AB et al. Intensive lipid lowering with simvastatin and ezetimibe in aortic stenosis. *N Engl J Med.* 2008;359:1343–1356.
126. Cannon CP et al. Ezetimibe added to statin therapy after acute coronary syndromes. *N Engl J Med.* 2015;372:2387–2397.
127. Bays HE et al; Ezetimibe Study Group. Effectiveness and tolerability of ezetimibe in patients with primary hyper-cholesterolemia: pooled analysis of two phase II studies. *Clin Ther.* 2001;23:1209–1230.
128. Davidson MH et al. Ezetimibe coadministered with simvastatin in patients with primary hypercholesterolemia. *J Am Coll Cardiol.* 2002;40:2125–2134.
129. Berger J, Moller DE. The mechanisms of action of PPARs. *Annu Rev Med.* 2002;53:409–435.
130. Grundy SM, Vega GL. Fibric acids: effects on lipids and lipoprotein metabolism. *Am J Med.* 1987;83(5B):9–20.
131. W.H.O. cooperative trial on primary prevention of ischaemic heart disease using clofibrate to lower serum cholesterol: mortality follow-up. Report of the Committee of Principal Investigators. *Lancet.* 1980;2:379–385.
132. A co-operative trial in the primary prevention of ischaemic heart disease using clofibrate. Report from the Committee of Principal Investigators. *Br Heart J.* 1978;40:1069–1118.
133. Frick MH et al. Helsinki Heart Study: primary-prevention trial with gemfibrozil in middle-aged men with dyslipidemia. Safety of treatment, changes in risk factors, and incidence of coronary heart disease. *N Engl J Med.* 1987;317:1237–1245.
134. Rubins HB et al. Gemfibrozil for the secondary prevention of coronary heart disease in men with low levels of high-density lipoprotein cholesterol. Veterans Affairs High-Density Lipoprotein Cholesterol Intervention Trial Study Group. *N Engl J Med.* 1999;341:410–418.
135. Keech A et al. Effects of long-term fenofibrate therapy on cardiovascular events in 9795 people with type 2 diabetes mellitus (the FIELD study): randomised controlled trial. [published corrections appear in *Lancet.* 2006;368:1415]. *Lancet.* 2005;366:1849–1861.
136. Effect of fenofibrate on progression of coronary-artery disease in type 2 diabetes: the Diabetes Atherosclerosis Intervention Study, a randomised study. *Lancet.* 2001;357:905–910.
137. The ACCORD Study Group et al. Effects of combination lipid therapy in type 2 diabetes mellitus [published correction appears in *N Engl J Med.* 2010;362:1748]. *N Engl J Med.* 2010;362:1563.
138. Fenofibrate (TriCor) prescribing information. Abbott Laboratories, North Chicago, IL. September, 2011.
139. Fenofibrate (Lipofen) prescribing information. Kowa Pharmaceuticals, Montgomery, AL. October, 2011.
140. Fenofibrate (Antara) prescribing information. Lupin Pharma, Baltimore, MA. August, 2012.
141. Fenofibrate (Fenoglide) prescribing information. Shore Therapeutics, Inc., Stamford, CT. October 2010.
142. Fenofibrate (Lofibra) prescribing information. Gate Pharmaceuticals, Sellersville, PA. January 2010.
143. Fenofibrate (Triglide) prescribing information. Shionogi Pharma, Inc., France. January 2012.

144. Fenofi bric Acid (Trilipix) prescribing information. Abbvie Inc., North Chicago, IL. 2015.
145. Fenofi bric acid (Fibricor) prescribing information. AR Scientific, Inc., Philadelphia, PA. 2014.
146. Gemfi brozil (Lopid) prescribing information. Parke-Davis, New York, NY. September 2012.
147. Prueksaritanont T et al. Mechanistic studies on metabolic interactions between gemfi brozil and statins. *J Pharmacol Exp Ther.* 2002;301:1042–1051.
148. Omega-3-acid ethyl esters 90 (Lovaza) prescribing information. GlaxoSmith-Kline, Triangle Park, NC. August 2012.
149. Icosapent ethyl (Vascepa) prescribing information. Catalent Pharma Solutions, LLC., St. Petersburg, FL. September 2012.
150. Omega-3-carboxylic acids (Epanova) prescribing information. AstraZeneca Pharmaceuticals, Wilmington, DE. 2014.
151. Dietary supplementation with omega-3 polyunsaturated fatty acids and vitamin E after myocardial infarction: results of the GISSI-Prevenzione trial. Gruppo Italiano per lo Studio della Sopravvivenza nell'Infarto miocardico. [published corrections appear in *Lancet.* 2007;369:106]. *Lancet.* 1999;354:447–455.
152. Yokoyama M et al. Effects of eicosapentaenoic acid on major coronary events in hypercholesterolaemic patients (JELIS): a randomised open-label, blinded endpoint analysis. [published correction appears in *Lancet.* 2007;370:220]. *Lancet.* 2007;369:1090–1098.
153. Rauch B et al. OMEGA, a randomized, placebo-controlled trial to test the effect of highly purified omega-3 fatty acids on top of modern guideline-adjusted therapy after myocardial infarction. *Circulation.* 2010;122:2152–2159.
154. Clinicaltrials.gov. A Study of AMR101 to evaluate its ability to reduce cardiovascular events in high risk patients with hypertriglyceridemia and on statin. The primary objective is to evaluate the effect of 4 g/Day AMR101 for preventing the occurrence of a first major cardiovascular event (REDUCE-IT). http://clinicaltrials.gov/ct2/show/NCT01492361. Accessed July 20, 2015.
155. Clinicaltrials.gov. Outcomes Study to Assess STatin Residual Risk Reduction With EpaNova in HiGh CV Risk PatienTs With Hypertriglyceridemia (STRENGTH). http://clinicaltrials.gov/ct2/show/NCT02104817?term=epanova&rank=5. Accessed July 20, 2015.
156. Einarsson K et al. Bile acid sequestrants: mechanisms of action on bile acid and cholesterol metabolism. *Eur J Clin Pharmacol.* 1991;40(Suppl 1): S53–S58.
157. Cholestyramine (Questran) prescribing information. Bristol-Myers Squibb, Princeton, NJ. 1997.
158. Colestipol (Colestid) prescribing information. Pharmacia & Upjohn, New York, NY. June 2006.
159. Colesevelam hydrochloride (Welchol) prescribing information. Daiichi Sankyo, Parsippany, NJ. June 2012.
160. The Lipid Research Clinics Coronary Primary Prevention Trial results I. Reduction in incidence of coronary heart disease. *JAMA.* 1984;25(3):351–364.
161. The Lipid Research Clinics Coronary Primary Prevention Trial results. II The relationship of reduction in incidence of coronary heart disease to cholesterol lowering. *JAMA.* 1984;251:365–374.
162. Lomitapide (Juxtapid) prescribing information. Aegerion Pharmaceuticals, Cambridge, MA. December, 2012.
163. Cuchel M et al. Efficacy and safety of a microsomal triglyceride transfer protein inhibitor in patients with homozygous familial hypercholesterolemia: a single-arm, open-label, phase 3 study. *Lancet.* 2013;5;381(9860):40–46.
164. Mipomersen (Kynamro) prescribing information. Genzyme Corporation, Cambridge, MA. 2013.
165. Crooke ST. *Antisense Drug Technology. Principles, Strategies, and Applications.* 2nd ed. Boca Raton, FL: CRC Press; 2008.
166. Dias N, Stein CA. Antisense oligonucleotides: basic concepts and mechanisms. *Mol Cancer Ther.* 2002;1:347–355.
167. McGowan MP et al. Randomized, placebo-controlled trial of mipomersen in patients with severe hypercholesterolemia receiving maximally tolerated lipid-lowering therapy. *PloS One.* 2012;7(11):e49006.
168. Thomas GS et al. Mipomersen, an apolipoprotein B synthesis inhibitor, reduces atherogenic lipoproteins in patients with severe hypercholesterolemia at high cardiovascular risk: a randomized, double-blind, placebo-controlled trial. *J Am Coll Cardiol.* 2013;62(23):2178–2184.
169. Evolocumab (Repatha) prescribing information. Amgen Pharmaceuticals, Thousand Oaks, CA. August 2015.
170. Alirocumab (Praluent) prescribing information. Regeneron Pharmaceuticals, Bridgewater, NJ. July 2015.
171. Robinson JG et al. Effect of Evolocumab or Ezetimibe added to moderate-or high-intensity statin therapy on LDL-C lowering in patients with hypercholesterolemia. The LAPLACE-2 Randomized Clinical Trial. *JAMA.* 2014;311(18):1870–1882.
172. Blom DJ et al. A 52-weeks placebo-controlled trial of evolocumab in hyperlipidemia. *N Engl J Med.* 2014:370(19):1809–1819.
173. Colhoun HM et al. Efficacy and safety of alirocumab, a fully human PCSK9 monoclonal antibody, in high cardiovascular risk patients with poorly controlled hypercholesterolemia on maximally tolerated doses of statins: rationale and design of the ODYSSEY COMBO I and II trials. 2014;14:121–131.
174. Robinson J et al. Efficacy and safety of alirocumab in reducing lipids and cardiovascular events. *N Engl J Med.* 2015;372:1489–1499.
175. Sabatine MS et al. Evolocumab and clinical outcomes in patients with cardiovascular disease. *N Engl J Med.* 2017;376(18):1713–1722.
176. Kereiakes DJ et al. Efficacy and safety of the proprotein convertase subtilisin/kexin type 9 inhibitor alirocumab among high cardiovascular risk patients on maximally tolerated statin therapy. The ODYSSEY COMBO 1 study. *Am Heart J.* 2015;169(6):906–915.
177. Kastelein JP et al. ODYSSEY FH1 and FH II: 78 week results with alirocumab treatment in 735 patients with heterozygous familial hypercholesterolaemia. *Euro Heart J.* 2015;36(43):2996–3003.
178. Raal FJ et al; for the RUTHERFORD-2 Investigators. PCKS9 inhibition with evolocumab (AMG 145) in heterozygous familial hypercholesterolaemia (RUTHERFORD-2): a randomized, double-blind, placebo-controlled trial. *Lancet.* 2015;385:331–340.
179. Raal FJ et al; for the TESLA Investigators. Inhibition of PCSK9 with evolocumab in homozygous familial hypercholesterolaemia (TESLA Part B): a randomized double-blind, placebo-controlled trial. *Lancet.* 2015;385:341–350.

# 9 第 9 章　原发性高血压

Judy W. Cheng

## 核心原则

| | 核心原则 | 章节案例 |
|---|---|---|
| 1 | 高血压应根据两次或更多次正确测量的坐位血压的平均值,患者应就诊两次或两次以上才能诊断。 | 案例 9-1(问题 1 和 2)<br>表 9-1,表 9-4,图 9-1 |
| 2 | 大多数患者血压(blood pressure,BP)控制目标应<140/90mmHg[包括年龄<70 岁的糖尿病或慢性肾脏病(CKD)患者]。老年患者(年龄>60 岁)血压目标<150/90mmHg(见核心原则 7)。 | 案例 9-1(问题 6~8)<br>图 9-2 |
| 3 | 调整生活方式是预防高血压的基础,也是需要药物治疗的高血压患者的一线主要治疗内容。 | 案例 9-1(问题 11、12 和 13)<br>表 9-5 |
| 4 | 有证据表明一线治疗药物血管紧张素转换酶抑制剂(ACEI)、血管紧张素受体阻滞剂(ARB)、钙离子阻滞剂(CCB)、噻嗪类利尿剂治疗可以预防心血管事件(CV)。 | 案例 9-1(问题 9、14 和 15)<br>案例 9-3(问题 2)<br>案例 9-4(问题 1~9)<br>案例 9-6(问题 1-3 和 6-10)<br>图 9-2,表 9-8,表 9-9,表 9-11,表 9-12,表 9-13 |
| 5 | 黑人包括糖尿病患者,有证据支持选择噻嗪类利尿剂和 CCB 治疗。 | 案例 9-1(问题 16 和 17)<br>案例 9-5(问题 1)<br>案例 9-6(问题 4) |
| 6 | 推荐的高血压和合并症的药物治疗方案是基于降低心血管事件(CV)证据的。 | 案例 9-1(问题 10)<br>案例 9-3(问题 2 和 4)<br>案例 9-7(问题 2)<br>表 9-7 |
| 7 | 高血压治疗原则适用于老年患者在内的所有高血压患者。但是,老年患者血压目标稍高(<150/90mmHg),而合并 CKD 和年龄<70 岁血压目标<140/90mmHg。 | 案例 9-2(问题 1 和 2) |
| 8 | 所有的 CKD(18 岁≤年龄<70 岁)患者,不管种族或是否合并糖尿病,有证据推荐初始(或添加)降压治疗包括 ACEI 或 ARB 可以改善肾脏预后。 | 案例 9-3(问题 1 和 3)<br>案例 9-6(问题 5) |
| 9 | 如果单药降压治疗 1 个月后,血压仍不达标,增加药物剂量或增加第二个药物(如 ACEI,ARB,CCB 或噻嗪类利尿剂)。如果两药联合治疗,血压仍不达标,滴定增加第三个药物。如果应用一线降压药物,血压仍不达标,由于禁忌证或需要增加第三个药物,可增加其他类别的降压药物。可转诊至高血压专家就诊。 | 案例 9-4(问题 10)<br>案例 9-5(问题 1)<br>案例 9-8(问题 1~3)<br>案例 9-9(问题 1~4)<br>案例 9-10(问题 1~3)<br>案例 9-11(问题 1~4)<br>案例 9-12(问题 1~4)<br>表 9-2,表 9-3,表 9-10,表 9-14,表 9-15 |

## 概述

据调查，大约8 000万美国人患有高血压[1]。据估计，近33%的美国成年人患有高血压。可见，高血压是最常见的慢性疾病。大约77%高血压患者使用降压药物，但只有54%的患者血压达标（收缩压<140mmHg，舒张压<90mmHg）。高血压也是心血管（cardiovascular，CV）发病和死亡最重要因素之一，是由于对心脏、大脑、肾脏和眼睛血管的靶器官损害所致。这些并发症可以提示存在动脉粥样硬化疾病或其他心血管疾病。原发性高血压具体病因尚不清楚，但是改变生活方式和长期药物治疗是终身必须的。

### 血压

收缩期，左心室收缩导致动脉内压力迅速升高，最高压称为收缩压（systolic BP，SBP）。舒张期，心室舒张，血压下降，最低压称为舒张压（diastolic BP，DBP）。当记录时，分子表示收缩压，分母表示舒张压（如120/76mmHg）。正常情况下，血压有昼夜节律，夜间最低，清晨迅速升高，峰值在早晨和午后。

平均动脉压（mean arterial pressure，MAP）有时用于代表血压，尤其是高血压急症时。MAP同时反映SBP和DBP，为1/3收缩压和2/3舒张压之和。MAP的计算公式如下（公式9-1）：

$$MAP=(SBP\times 1/3)+(DBP\times 2/3) \quad \text{（公式 9-1）}$$

高血压定义为收缩压升高和/或舒张压升高。该分类根据两次或更多次正确测量的坐位血压的平均值，患者应就诊2次或2次以上。自1976年以来，the National Heart Lung and Blood Institute收集高血压相关的研究来制定高血压指南[the Joint National Commission（JNC）]。2013年底，JNC8颁布[2]，与之前的颁布相比，不再提及BP的定义和分期，但提及了药物治疗阈值，将在这里讨论。

#### 血压调节的病理生理

许多神经和体液因素可影响血压[3]，包括交感神经系统（控制α和β受体）、肾素血管紧张素醛固酮系统（RAAS）（调节机体和肾脏血流）、肾功能和肾血流（影响血流和电解质平衡）、体液因素（肾皮质激素、血管加压素、甲状腺激素和胰岛素）和血管内皮（调节一氧化氮[NO]释放，缓激肽，前列环素，内皮素）。了解其机制对药物治疗高血压非常重要。正常情况下，血压有代偿机制，随心脏需求改变。心输出量（CO）增加代偿性减少外周血管阻力（TPR），同样地，外周血管阻力的增加可使心输出量减少。心输出量和外周血管阻力的这种关系维持了MAP（公式9-2）：

$$MAP=CO\times TPR \quad \text{（公式 9-2）}$$

当代偿机制失效时，相反的血压变化会出现。起初，血流量的增加可升高血压及增加心输出量，最终，长期的高血压，外周阻力增加，心输出量恢复正常。

肾脏尤其是RAAS在血压调节中起到重要作用。低血压、肾低灌注、循环衰竭、低钠血症及交感神经激活均可刺激肾球旁细胞分泌肾素。肾素作用于血管紧张素形成血管紧张素Ⅰ，血管紧张素Ⅰ在转化酶（ACE）作用下形成血管紧张素Ⅱ（图14-2和图14-6，参见第14章），血管紧张素Ⅱ是有力的血管收缩剂，可直接收缩动脉平滑肌。血管紧张素Ⅱ还可刺激肾上腺产生醛固酮，增加水钠潴留及钾的排泄。许多因素可影响肾素释放，尤其是那些影响肾灌注的因素。总之，高血压可反馈性的抑制肾素的释放。

约有20%原发性高血压患者肾素活性（PRA）低于正常，15%患者肾素活性高于正常。高肾素活性者（如青年、白种人），理论上对RAAS影响药物[如血管转化酶抑制剂和血管紧张素受体阻滞剂（ARBs）]反应灵敏；低肾素活性患者，对利尿剂反应较好。然而通过测量PRA来指导临床药物选择价值有限，结果也不优于降压药物甄选。

动脉血压也受交感神经影响，交感神经可收缩和舒张血管平滑肌，刺激中枢神经系统（CNS）的α受体，降低交感兴奋，可降低血压。刺激外周$\alpha_1$受体，血管收缩。α受体受负反馈调节，当肾上腺素释放入突触间隙，刺激突触前的$\alpha_2$受体，肾上腺素分泌即受到抑制，这种负反馈调节维持了收缩和舒张的平衡。刺激心肌层的突触后$\beta_1$受体，可使心率增快和心肌收缩力增加。刺激血管突出后$\beta_2$受体，可使血管舒张。

钠和血压有间接关系。认为高血压患者对钠敏感性高（可能受遗传和环境影响），饮食中钠摄入高的患者，高血压患病率高于低摄入组。虽然过量摄入钠导致高血压的机制尚不清楚，但是认为与肾脏排钠功能受损的利钠激素（不是与心衰有关的A和B型利钠肽）有关。这种利钠激素亦可能导致细胞内钠和钙升高，从而增加血管张力和高血压。钠排泄受损的后果可能有一个潜在的进化基础。在“狩猎”社会，饮食特点是低钠高钾饮食。随着现代食品加工的出现和生存期延长，可能使现代人类适应高钠饮食。

流行病学和临床试验表明钙和血压负相关。关于两者的关系，一种可能的机制是细胞内外钙平衡的变化，细胞内钙浓度升高使外周血管阻力增加，导致血压升高。

低钾饮食可增加外周血管阻力。理论上，利尿治疗后低钾，能减少利尿剂的降压效果，目前还未深入研究。因为低钾可增加心血管事件的风险，如猝死，故血钾应维持在正常范围内。

胰岛素抵抗和高胰岛素血症也和高血压有关。Kaplan[3]指出胰岛素抵抗常与糖尿病、血脂紊乱、高血压和肥胖（也称为代谢综合征）共存[4]。胰岛素抵抗在高血压进展中的确切作用仍在推测，但是比较明确的是这些因素均为心血管疾病危险因素。

血管内皮是一个有活力的系统，在这一系统中，血管张力受许多物质调节，如前所述血管紧张素Ⅱ作用于血管内皮，使其收缩，除此以外还有许多其他物质调节血管张力。一氧化氮（NO）曾被称为内皮源性舒张因子，是一种舒张血管内皮的化学物质。NO由血管内皮产生，具有强有力的血管舒张作用，NO已被明确证实是血压的重要调节因素。假设高血压患者可能有释放NO的缺陷，血管舒张不足，从而形成高血压和/或高血压的并发症。

总之，影响血压的因素正在逐渐明确。但高血压的真正原因仍未知，针对具体病因的治疗仍不可能，大部分治疗是经验性的。降压治疗的临床资料表明可减少靶器官的损害，将在本章后面讲述。

## 心血管危险因素和血压

流行病学调查发现心血管疾病危险因素和血压水平直接相关。血压从115/75mmHg开始，每增加20/10mmHg心血管危险增加两倍[4]。临床上，50岁以上老年人收缩期高血压比舒张期高血压更可靠的预示心血管危险，因此收缩期血压对患者的评价和治疗更重要。年青的高血压患者，可能仅有舒张压升高。

## 血压的测量

### 听诊

血压测量的标准化可减少读数的误差，为减少误差，美国心脏病协会(American Heart Association，AHA)推出测量方法(表9-1)[5]，可以用于大多数患者[6]。

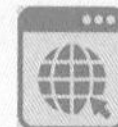

University of Colorado School of Pharmacy 提供的血压测量方法见网址：http://www.youtube.com/watch?v=Blqei6_s6J0&list=UUPLXxewjAvE-BrO9DuLERbbQ.

正确的血压测量要求听诊器置于肱动脉上，听Korotkoff音的第5个音，每个声音都有不同的特征，见图9-1[6]。Korotkoff音的示例见Thinklabs Medical Sound Library(http://www.thinklabsmedical.com/stethoscope_community/Sound_Library)under Blood Pressure Blood PresSounds 1 and Blood Pressurel.com/stethoscope_co

**表9-1**

AHA推荐的成人血压听诊测量方法[5]

1. **患者**：被测量者至少安静休息5分钟，裸露右上臂，肘部置于与心脏同一水平，测量前30分钟未进食和吸烟
2. **袖带**：为保证测量准确，须使用适当大小的袖带，袖带内的气囊应至少环臂80%，长度至少环臂40%，气囊压于肱动脉上，绑紧袖带
3. **测定装置**：使用水银柱血压计、校准的机械式血压计和符合国际标准的电子血压计测压
4. **触诊法**：收缩压应用触诊法估计。袖带以10mmHg速度迅速膨胀，同时触诊患者的桡动脉搏动。桡动脉消失时的血压是收缩压。然后快速放气
5. **听诊**：听诊器的头最好使用钟形。将听诊器放于肱动脉上，测量时快速充气，气囊内压力应达到桡动脉搏动消失并再升高20~30mmHg，以恒定速率2mmHg/s放气，在放气过程中仔细听取Korotkoff音，观察Korotkoff音第1时相与第5时相水银柱凸面的垂直高度。听到第2次或更多声音中的第1音(第1时相)时的水银柱高度为收缩压，而声音消失前的水银柱高度为舒张压(第5时相)，之后再听10~20mmHg，无其他搏动完全放气
6. **记录**：正确的记录血压。用数字[a]记录血压(收缩压/舒张压)，同时记录患者体位(座位，站位或卧位)，左右手，袖带尺寸，时间和日期
7. **复测**：在同侧上肢测量2次，取平均值，第2次重复前放松袖带1~2分钟，如果差大于5mmHg，可增加测量次数，首诊时若血压高应测量双上肢血压。复诊时需要测量血压高侧手臂

[a] 避免终位数优选(如末尾数为0或5，指将血压读数四舍五入)

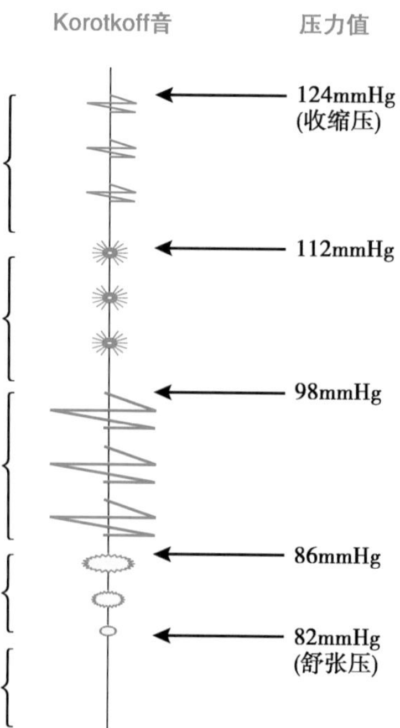
时相
Korotkoff音
压力值
第1时相：第一声听到的微弱的清晰地跳动的声音为血压水平。之后，随着袖带紧缩，声音的强度增加
第2时相：在袖带紧缩期，会听到柔和的嗖嗖声，这个声音比第一相的声音更长，更柔
第3时相：这个期的声音大，清脆，强度增加
第4时相：此时的声音分界不清，变得压抑、柔和
第5时相：听到的最后一声为血压值，之后的所有声音消失
124mmHg
(收缩压)
112mmHg
98mmHg
86mmHg
82mmHg
(舒张压)

图9-1 间接测量血压时，Korotkoff音分期

### 院外血压监测

家庭血压监测能够更好地了解药物疗效,帮助有些高血压患者改善依从性和达标率[7,8]。家庭用血压计需要经过英国高血压学会或医疗仪器的发展协会校正。血压计要定期校正,尤其在办公室和家里测定数据不一致时。高血压患者家庭测定平均血压>135/85mmHg时即考虑高血压[7]。腕式或手指式血压测量仪是不准确的,不推荐常规使用。

动态血压监测(ambulatory blood pressure monitoring, ABPM)为每15~30分钟测量血压一次,用一个便携式的、非侵入性的设备一般监护24小时[5]。常常用于鉴别"白大衣"性高血压,有助于诊断明显的药物抵抗、接受降压治疗过程中的低血压、阵发高血压和自主神经功能障碍。ABPM值同自我监测血压值一样常常低于诊室测量值。为了比较,大多数患者诊室测量正常血压上限为140/90mmHg, ABPM正常上限为130/80mmHg(日平均血压为135/85mmHg,夜间睡眠平均血压120/75mmHg),自我监测血压正常上限为135/85mmHg。因此,正常和不正常血压间的限值比诊室测量血压低。

有研究表明,与诊室血压监测相比,ABPM能够更好的预测接受药物治疗的高血压患者的预后,其原因是夜间血压监测更能准确反映总体平均压力负荷[9]。但是,在临床上,ABPM不推荐常规用于高血压治疗监测,原因很多,包括实用性、花费和多次检测对患者生活的打扰[5]。

诊室外血压监测应广泛用于所有治疗过程中的高血压患者,但不能作为血压诊断标准,临床中主要使用的仍是诊室高血压,诊室测量血压降低可以减少心血管发病率和死亡率,因此诊室血压仍是指导高血压治疗的金标准。

自动血压监测的可靠性和准确性,不管是诊室内或诊室外测量均有很大差异。临床上,在诊断高血压时,一定要用经过验证的设备。自动血压监测设备是否通过验证,可查阅官方网站(http://www.dableducational.org)。杂货店或药店售卖的自动血压监测仪器的可靠性是有疑问的。使用公众使用的血压监测仪器是不可靠的,但是可以作为随访的筛查工具。

## 高血压类型

### 原发性高血压

大多数高血压患者血压缓慢升高,但无明显可确定的原因(原发性高血压)。

### 继发性高血压

继发性高血压是指由特定可确定的原因引起的高血压(表9-2)。只有5%~10%的高血压患者为继发性,但往往需经过体检和实验室检查(表9-3)[3,10,11]。有些继发性原因是可逆的,血压是正常的(如主动脉缩窄),而其他原因常是叠加的,导致血压恶性升高(如阻塞性睡眠呼吸暂停综合征)。区别这些原因是很重要的,因为治疗不仅仅是使血压正常,最好能通过治疗停用降压药物。如果患者为难治性高血压(需要3种降压药物或更多降压药物治疗)或者血压骤然升高或者出现急进性及恶性高血压,则应仔细检查原因。

### "白大衣"高血压

"白大衣"高血压指在诊所中所测量的血压高,而在其他地方监测血压正常。"白大衣"高血压患者需要改变生活方式,如果不进行药物治疗的患者院外需严密监测血压。

**表9-2**

继发性高血压病因[10]

| |
|---|
| 酒精过量 |
| 慢性肾脏疾病 |
| 慢性类固醇治疗和库欣综合征 |
| 肾血管疾病 |
| 主动脉缩窄 |
| 药源性<br>■ 安非他明(苯丙胺,右旋苯丙胺,右哌甲酯,哌醋甲酯,苯甲曲嗪,芬特明)<br>■ 抗抑郁药(盐酸安非他酮,去甲文拉法辛,文拉法辛)<br>■ 突然停止抗高血压药物(仅β受体阻滞剂和中枢$\alpha_2$受体激动剂)<br>■ 合成类固醇(例如,睾酮)<br>■ 钙调神经磷酸酶抑制剂(环孢素和他克莫司)<br>■ 可卡因或其他违禁药物<br>■ 糖皮质激素(可的松,地塞米松,氟氢可的松,氢化可的松,甲基强的松龙,泼尼松龙,泼尼松,氟羟泼尼松龙)<br>■ 麻黄生物碱<br>■ 红细胞生成刺激药物(达依泊汀α和促红素)<br>■ 麦角生物碱(麦角新碱和麦角新碱)<br>■ 口服避孕药含有雌激素(炔雌醇)<br>■ 甘草(包括一些咀嚼烟草)<br>■ 单胺氧化酶抑制剂(异卡波肼,苯乙肼,反苯环丙胺硫酸盐)与含酪胺食品或药物的相互作用<br>■ 非甾体抗炎药(所有类型)<br>■ 口服减充血药(例如,伪麻黄碱)<br>■ 去氧肾上腺素(眼部给药)<br>■ 血管内皮生长因子抑制剂(贝伐单抗)<br>■ 血管内皮生长因子受体酪氨酸激酶抑制剂(索拉非尼和舒尼替尼) |
| 嗜铬细胞瘤 |
| 原发性醛固酮增多症 |
| 肾血管性疾病 |
| 睡眠呼吸暂停 |
| 甲状腺或甲状旁腺疾病 |

表 9-3
继发性高血压的临床表现

| 病因 | 病史 | 体检 | 实验室检查 |
| --- | --- | --- | --- |
| 睡眠困难 | 白天疲乏困倦，不能集中注意力 | 颈围大，超重或肥胖 | 睡眠试验经常觉醒或阵发缺氧 |
| 肾血管疾病 | 30 岁前及 55 岁后中度和严重高血压；迅速进展性 HBP | 腹部血管杂音；眼底出血 | 肾素活性抑制或激活；IVP（快速序列）；数字减影血管造影 |
| 肾实质疾病 | 排尿困难，多尿，夜尿；尿路感染；肾结石；多囊或其他类型的肾脏疾病的家族史 | 水肿 | 蛋白尿、血尿、菌尿 |
| 主动脉缩窄 | 间歇性跛行 | 股动脉较颈动脉搏动减弱或消失；下肢血压小于上肢血压 | — |
| 嗜铬细胞瘤 | 阵发性头痛，心悸，出汗，头晕，面色苍白 | 紧张，发抖，心动过速，体位性低血压 | 可乐定加压试验[a]；尿肾上腺素和香草基杏仁酸增高 |
| 原发性醛固酮增多症 | 乏力，多尿，多饮；阵发性麻痹 | 体位性低血压 | 低血钾 |
| 库欣综合征 | 月经紊乱 | 体位性低血压，满月脸，水牛背，躯干肥胖，多毛症，紫色皮纹 | 血糖增加；受地塞米松抑制后的皮质醇升高 |

[a] 使用 0.3mg 可乐定，3 小时内血浆儿茶酚胺水平下降少于 50%。
IVP，静脉肾盂造影

### 高血压危象

高血压危象指血压明显升高，一般高于 180/110mmHg。高血压危象可分为高血压急症（伴急性或急进性靶器官损害）和亚急症（不伴靶器官损害）。高血压急症需住院和进行迅速静脉降压治疗。高血压亚急症，通常不需住院，应进行 24 小时缓慢降血压治疗（不迅速降至目标值）（参见第 16 章）。

## 高血压治疗

高血压治疗包括生活方式调整和药物治疗。在美国，JNC-8 是高血压管理的金标准[2]。指南总体治疗原则是改变生活方式的基础上进行药物治疗控制高血压。在选择药物治疗时需要考虑患者存在的高血压并发症或强适应证。本章后面将讨论这些问题。

### 治疗目标

高血压治疗最终目标是降低高血压所致的发病率和死亡率（也叫心血管事件）。高血压并发症包括动脉粥样硬化性血管疾病和其他类型的心血管疾病（表 9-4）。

#### 降压目标

高血压综合治疗的重要一步是血压达标。根据 JNC-8 指南，高血压患者（18 岁<年龄<60 岁）血压目标低于 140/90mmHg（图 9-2）[2]。

之前的 JNC 建议，糖尿病或 CKD 患者的血压目标更低，而 JNC-8 建议这些患者的血压目标仍为 140/90mmHg。

近期研究表明血压目标比 140/90mmHg 更低并不能改善临床预后，JNC-8 基于这些研究改变了建议。有 3 个质量

表 9-4
高血压并发症和主要危险因素

**高血压并发症**
- 动脉粥样硬化性血管病
  - 冠状动脉疾病（有时称为冠心病）
    - 心肌梗死
    - 急性冠状动脉综合征
    - 慢性稳定型心绞痛
  - 颈动脉疾病
    - 缺血性脑卒中
    - 短暂性脑缺血发作
  - 外周动脉疾病
  - 腹主动脉瘤
- 其他形式的心血管疾病
  - 左心功能不全（收缩性心脏衰竭）
  - 慢性肾脏病
  - 视网膜病变

**主要心血管危险因素**
- 高龄（男性>55 岁，女性>65 岁）
- 吸烟
- 糖尿病
- 血脂异常
- 早发动脉粥样硬化性血管疾病家族史（男性<55 岁，女性<65 岁）
- 高血压
- 肾病[微量白蛋白尿或肾小球滤过率<60ml/(min·1.73m$^2$)]
- 肥胖（BMI≥30kg/m$^2$）
- 缺乏体育锻炼

BMI，体重指数

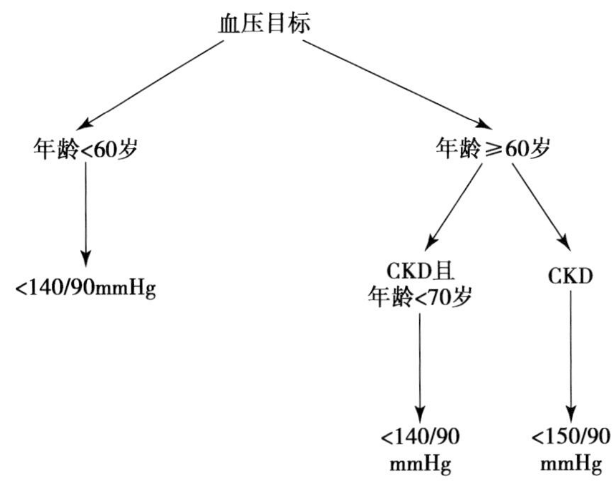


图 9-2 JNC-8 建议血压目标值。CKD,慢性肾脏病

中等的研究(Systolic Hypertension in the Elderly Program, Syst-Eur, and UKPDS)[13-15],高血压合并糖尿病的患者,SBP低于 150mmHg 能够改善 CV 和缺血性脑血管病预后,降低死亡率。但是,高血压合并糖尿病患者,尚无随机对照研究比较血压目标值<140mmHg 和稍高血压目标(如<150mmHg)改善预后的差别。在缺乏证据的情况下,专家组建议高血压合并糖尿病的患者血压目标同其他 60 岁以下高血压患者,方便操作。

ACCORD(Action to Control Cardiovascular Risk in Diabetes)试验支持高血压合并糖尿病患者 SBP 低于 140mmHg。在该试验中[16],收缩压目标值低于 120mmHg 组与低于 140mmHg 组,4.7 年后 2 型糖尿病患者主要终点心血管事件无显著差异,而次要终点除中风发生率,收缩压 120mmHg 组低于 140mmHg 组外,其余无差别。因此,两组致死性和非致死性卒中绝对差异仅为 0.21%。

JNC-8 推荐糖尿病和高血压患者血压目标值(<90mmHg)同其他高血压人群一样。目前没有证据支持更低的血压目标。

JNC-8 推荐,年龄小于 70 岁且 eGFR 或 GFR 低于 $60ml/(min \cdot 1.73m^2)$ CKD 患者,白蛋白定量高于 30mg/g 所有的 CKD 患者的血压目标值均<140/90mmHg。该推荐与之前的 JNC 推荐类似。

专家组认为,对于年龄小于 70 岁的 CKD 患者,血压目标值更低(<130/80mmHg)与血压目标值<140/90mmHg 相比,降压治疗在降低死亡率或 CV 或缺血性脑血管病预后方面,目前缺乏足够证据。有质量中等的研究表明[17-19],血压目标值更低(<130/80mmHg)与血压目标值<140/90mmHg 相比,在降低肾脏病进展方面没有益处。

需要强调的是这个血压目标值只适用于年龄小于 70 岁的 CKD 患者。基于目前的证据,对于年龄小于 70 岁的 CKD 患者和年龄大于 70 岁且 GFR 低于 $60ml/(min \cdot 1.73m^2)$ CKD 患者,JNC-8 无法推荐相同的血压目标。尚未证实 GFR 是否适用于年龄大于 70 岁的患者。对于年龄大于 70 岁的 CKD 患者缺乏大型的临床试验。

更积极的血压目标(如<130/80mmHg 或<120/80mmHg)与标准血压目标 140/90mmHg 相比,是否能更好降低心血管事件风险仍存在争议。在新的临床数据和新的共识指南发表之前,JNC-8 的血压目标更加合理,也可以参照 AHA 推荐的按照治疗要求不同的目标值。SPRINT 试验(Systolic Blood Pressure Intervention Trial)是一项随机的、多中心的临床试验,共纳入 7 500 例高血压患者,观察至少合并一个心血管危险因素(有糖尿病或中风病史患者除外),比较更积极的降压治疗(SBP<120mmHg)与标准血压目标治疗(SBP<140mmHg)之间的差异。该实验将在 2018 年或更晚完成,届时可以为血压目标值提供新的依据。

老年患者(≥80 岁)的血压目标值亦存在争议。这些人群中,唯一明确的前瞻性数据来自于高龄患者高血压试验(HYVET),目标值小于 150/80mmHg[20]。虽然将标准的目标应用到老年患者是合理的,但是临床医生并不认同,需要仔细考虑患者的个体差异。需要注意的是,老年人的血压目标值是基于专家共识的。老年患者的血压目标值需要根据降压药物的耐受情况(如体位性低血压)等个体条件而定。

## 生活方式调整

生活方式的调整是预防和治疗高血压的基础。AHA 指南建议生活方式调整包括饮食和锻炼[21,22],建议详见(表 9-5)。通过生活方式的调整,可使人们预防高血压,同时是高血压前期及高血压患者的一线治疗,无论高血压患者血压是否达标[2]。生活方式的调整可降低血压,进而减少心血管风险。

表 9-5
预防和治疗高血压的生活方式调整

| 生活方式调整 | 建议 |
|---|---|
| 减轻体重 | 如果超重或肥胖,减肥至 $BMI<25kg/m^2$;如果不超重或肥胖,BMI 保持在 $18.5 \sim 24.9kg/m^2$ |
| DASH 饮食 | 多吃果蔬(8~10 份/d),富含低脂肪食物(2~3 份/d),降低脂肪和胆固醇摄入 |
| 限钠 | 尽量减少钠盐摄入<65mmol/d(相当于 1.5g/d 钠或 3.8g/d 氯化钠) |
| 增加钾摄入 | 增加钾盐摄入 120mmol/d(相当于 4.7g/d),相当于 DASH 饮食中的含钾量 |
| 适量饮酒 | 饮酒的患者,每日限制酒量男性不超过 2 杯,女性和低体重患者不超过 1 杯[a]。不饮酒的患者不建议饮酒 |
| 运动 | 适量的中等强度的体育锻炼;每周至少 5 天,每次 30 分钟持续或间断的锻炼,最好每天锻炼。 |

[a] 1 杯为 12 盎司啤酒、5 盎司葡萄酒(12%酒精)和 1.5 盎司蒸馏酒(1 盎司≈30ml)。

BMI,体重指数;DASH,Dietary Approaches to Stop Hypertension

### 减轻体重

超重患者减重 5%~10%可显著降低心血管风险。对于大多数患者体重减少 10kg,收缩压降低 5~20mmHg。减重效果类似降压药物单药治疗效果[2]。

### DASH 饮食

DASH(Dietary Approaches to Stop Hypertension)饮食指富含水果、蔬菜、低热量,减少饱和脂肪和总脂肪含量的饮食[23]。"通过 DASH 饮食降低血压指南"患者教育可查询相关网站 http://www.nhlbi.nih.gov/health/public/heart/hbp/dash/index.htm。这种饮食可以降低血压(大多数患者 SBP 降低 8~14mmHg),类似一种降压药的疗效。低脂饮食可以降低体重,还可减少胆固醇含量(脂肪比碳水化合物或蛋白质贡献更多的热量),从而降低 CVD 风险。

### 限钠

美国人平均每日钠摄入>6g。应鼓励高血压前期或高血压患者限制钠盐摄入,目前建议每日摄入量不超过 1.5g。但是高血压患者对限制钠的摄入的效果也有差异。临床试验表明,高血压患者限钠可使血压平均降低 5/2.7mmHg[23]。钠摄入过多会导致难治性高血压或对降压药物反应差。难治性高血压患者每日钠盐摄入低于 1.5g 可使 SBP 降低多于 20mmHg[24]。所有人群中,糖尿病患者、黑人和老年人对限制钠摄入反应最好,但所有高血压患者应该限制钠盐摄入。所有高血压患者应该避免在食物中加盐或食用加工过的食物,避免食用盐浓度高的食物和含盐的非处方药。

### 增加钾摄入

虽然大多数患者不需要饮食调整,但增加膳食钾的摄入量将降低血压。根据 DASH 饮食建议每日钾摄入量为 4.7g。膳食补充应是增加钾的主要策略。实施额外补钾应避免高钾血症。此外,高血压患者服用保钾利尿剂、醛固酮拮抗剂、血管紧张素转换酶抑制剂(ACEI)或 ARB 可能引起高钾血症。高钾血症也可能发生在高血压和 CKD 补钾治疗患者。

### 适量饮酒

限制饮酒的原因是复杂的。而数据表明,小剂量的酒精(例如,晚餐饮一杯红葡萄酒)可降低心血管风险;过量的酒精摄入可以升高血压,降低降压药物的有效性,并增加中风的风险。与不饮酒者相比,每日饮 3~4 杯酒的患者 SBP 升高 3~4mmHg,DBP 升高 1~2mmHg,喝酒更多的患者血压升高的会更多。适度饮酒(男性每日喝两杯以下,女性一杯以下)或减轻体重可使 SBP 降低约 2~4mmHg。建议患者每日饮酒量相当于 1.5 盎司(45ml)80 度的威士忌,5 盎司(150ml)葡萄酒,或 12 盎司(360ml)啤酒。

### 运动

大多数经常运动的人可使 SBP 降低 4~9mmHg[2]。有规律的运动有助于减轻体重、提高身体素质,从而减少高血压的发病。大多数患者能够安全的进行有氧运动,但是一些合并较严重心血管疾病(如心绞痛或心肌梗死)的患者,在增加运动前必须争得医生的同意。每周不少于 5 次至少 30 分钟身体锻炼可使大多数患者受益。适于高血压患者的有氧运动包括:散步、慢跑、骑车、游泳、越野滑雪。

## 药物治疗

大量的临床试验表明,降压药物治疗降低高血压并发症(如心血管疾病的发病率和死亡率)的风险。JNC-8 建议基于循证医学、根据患者的病史和心血管疾病风险选择药物治疗。

JNC-8 推荐,对于非黑人的高血压患者包括糖尿病患者,ACEI、ARB、CCB、噻嗪类利尿剂作为一线治疗方案。对于黑人的高血压患者包括糖尿病患者,噻嗪类利尿剂或 CCB 作为一线治疗方案。年龄≥18 岁的 CKD 的患者,不管种族或是否合并糖尿病,ACEI 或 ARB 作为初始(或添加)治疗可改善肾脏预后。2003 JNC-7 则推荐大多数一级预防患者一线治疗,β 受体阻滞剂在降低心血管事件方面不如 ACEI、ARB、CCB 或噻嗪类利尿剂[25]。因此,JNC-8 不再推荐 β 受体阻滞剂作为一线治疗药物。此外,新的证据也表明,在降低心血管事件方面,ACEI、ARB、CCB 或噻嗪类利尿剂无差异,因此,一种药物不适宜可选择另外的一线药物[26]。与之前的 JNC 指南不同,JNC-8 不再讨论特殊情况药物选择(糖尿病和 CKD 除外)。临床可以参考特定合并症(如心力衰竭和冠心病)的治疗指南来制定治疗策略。

### 一线药物

#### 血管紧张素转换酶抑制剂(ACEI)

ACEIs 直接作用于血管紧张素转化酶,抑制了血管紧张素Ⅰ转化为血管紧张素Ⅱ,进一步减轻了血管收缩,减少了醛固醇的释放,最终降低了血压。由于有其他途径形成血管紧张素Ⅱ,ACEIs 不能完全抑制血管紧张素Ⅱ的生成。ACEIs 间接抑制醛固酮的释放,因此,有可能发生高钾血症,需要监测血钾浓度。对于 CKD 或容量不足的患者,GFR 更依赖血管紧张素Ⅱ,因此,更容易发生高钾血症或导致肾功能进一步损害。

ACEIs 的另一个作用是积累缓激肽,缓激肽可通过一氧化氮的释放使血管舒张,但是缓激肽可引起一部分患者干咳,这是最常见的、无害的不良反应。ACEIs 治疗可导致血管性水肿,这是一种罕见的,但是严重的过敏反应,其典型的表现为舌头、嘴唇、嘴肿胀,也可累及眼和上呼吸道。

发生血管性水肿的患者,需要停用 ACEI。ACEI 的代谢产物对改善胰岛素抵抗和降低2型糖尿病风险可能有积极作用[27]。

**血管紧张素Ⅱ受体阻滞剂(ARB)**

血管紧张素Ⅱ受体阻滞剂通过直接阻滞血管紧张素Ⅱ-1型受体来调整肾素-血管紧张素-醛固酮系统(RAAS),防止血管紧张素Ⅱ介导的血管收缩和醛固酮的释放。总之,ARBs是耐受性最好的一线药物[28]。血管紧张素Ⅱ受体阻滞剂不影响缓激肽,因此,不会导致干咳。由于醛固酮被阻滞,血钾监测对避免高血钾很重要。与ACEIs类似,CKD或容量不足患者更易发生高钾血症或肾功能进一步损害。ARBs的代谢产物对改善胰岛素抵抗和降低2型糖尿病风险可能有积极作用[27]。

**钙通道阻滞剂(CCB)**

钙通道阻滞剂是一类复杂的降压药。钙通道阻滞剂可减少钙离子进入平滑肌,使冠状动脉和外周血管舒张,减轻心肌收缩力(除外氨氯地平和非洛地平),降低血压。二氢吡啶类钙通道阻滞剂使血管扩张,可引起反射性心动过速。非二氢吡啶类(维拉帕米和地尔硫䓬)可以阻滞房室结传导,降低心率,降低心肌收缩,但仍然有扩张血管的作用。钙通道阻滞剂的副作用与个体有关,包括:脸红,外周浮肿,心动过速,心动过缓或心脏传导阻滞,以及便秘。

**噻嗪类利尿药**

利尿剂特别是噻嗪类(如氯噻酮)利尿剂,有广泛的具有里程碑意义的高血压临床试验。在开始阶段,利尿剂能够利尿,减少血浆容量和心输出量。当长期使用时,利尿作用通常降低,心输出量恢复到接近原来水平。长期的降压用是由于它减少了外周血管抵抗(PVR)。

噻嗪类利尿剂可能会导致剂量相关的电解质及代谢紊乱(如低钾血症,高尿酸血症,高血糖,高胆固醇血症),这些在高剂量氢氯噻嗪(HCTZ 100~200mg/d)使用时容易出现,较低剂量(HCTZ 12.5~25mg/d)时电解质及代谢紊乱大幅减少[26]。噻嗪类利尿药可与保钾利尿剂合用(例如,氨苯蝶啶与阿米洛利)以减少低钾血症发生。葡萄糖和胆固醇变化在低剂量治疗时多是较少的、短暂的。

## 二线药物

JNC-8推荐降压治疗起始或添加治疗首选一线治疗药物,除非存在禁忌证[2]。这种情况,可以选择二线治疗药物。

**β受体阻滞剂**

β受体阻滞剂对心血管系统有多种直接作用。β受体阻滞剂可减少心脏收缩力和心输出量,减慢心律,减轻活动后的交感反射,减少中枢性肾上腺素物质的释放,抑制外周去甲肾上腺素释放,减少肾素的释放。所有这些药代学反应使血压下降。β受体阻滞剂的生物学副作用包括血脂改变和血糖增加,同利尿剂相似,β受体阻滞剂的这些副作用一般是轻微的或暂时的。JNC-7指南推荐β受体阻滞剂可作为大多数患者的一线治疗药物。2003 JNC-7之后的研究进一步确定了β受体阻滞剂的地位[25]。除非患者有使用β受体阻滞剂的其他适应证(例如CAD或左心功能不全),高血压合并CV的患者,β受体阻滞剂不作为一线预防降压药物。

**醛固酮阻滞剂**

氨体舒通和依普利酮是两种醛固酮受体拮抗剂,也被称为保钾利尿剂,醛固酮受体的阻滞抑制了钠水的潴留和血管收缩。高钾血症与剂量相关,常见于慢性肾病或同时服用RAAS受体阻断剂(ACEI、ARB或肾素抑制剂)患者。男性乳房发育症是螺内酯的副作用,通常发生在高剂量时,而依普利酮无此副作用。

## 其他药物

还有其他抗高血压药物的种类,其中许多都是老药,主要是用于一线和二线药物治疗不佳时。

袢利尿剂(如呋塞米、托拉塞米)可用于部分高血压病患者[37]。适当的剂量可与噻嗪类利尿剂降压效果相当。因为袢利尿剂作用短暂,抗利钠效应显著,因此一般用于心力衰竭或严重CKD患者,他们通常伴有水肿,因此需要袢利尿剂代替噻嗪类利尿剂来利尿、减轻容量负荷。与噻嗪类利尿剂相比,袢利尿剂更易引起电解质紊乱(如低血钾)。

阿利吉仑(aliskiren)是2007批准的唯一直接肾素抑制剂。与ACEI或ARB一样为RAAS受体阻断剂。它被批准用于治疗高血压,并已与一种ACEI、ARB或噻嗪类利尿药联合治疗进行研究。它是最新的抗高血压药物,因此它的确切作用将随临床数据产生。

α阻滞剂(例如,多沙唑嗪、哌唑嗪、盐酸特拉唑嗪)抑制外周$\alpha_1$受体,抑制平滑肌儿茶酚胺的吸收,使血管舒张。虽然可以有效降压,但是与一线或二线药物相比,副作用更多。最常见的副作用是体位性低血压,尤其是首剂服药时。

直接血管扩张剂(例如,肼苯哒嗪、米诺地尔)舒张动脉血管。用于特殊情况(如严重CKD)或难治性高血压。这类药物由于经常发生液体潴留和心动过速,使用受限,需配合利尿剂和降低心率药物(如β受体阻滞剂、地尔硫䓬和维拉帕米)。

中枢$\alpha_2$激动剂(如可乐定、甲基多巴)作用于脑部的血管中枢,刺激抑制性神经元,减少中枢的交感冲动,最终减少外周血管阻力和心输出量,降低血压。这些药物可导致抗胆碱能副作用(如镇静、晕厥、口干、疲乏)和性功能紊乱。虽然,这些药物用于高血压,但是他们所致的液体潴留的副作用可使降压作用减弱。因此,许多药物需要和利尿剂联合使用。

肾上腺素能阻滞剂(例如,利血平、胍那决尔和胍乙啶)不经常用来治疗高血压。利血平通过耗竭储存的儿茶酚胺颗粒降低血压。利血平大剂量应用副作用较多,小剂量(0.05~0.1mg/d)作为复合制剂一部分,有较好的耐受性。同时利血平具有液体潴留作用,一般须合并使用利尿剂。胍那决尔和胍乙啶具有明显的神经副作用,应该避免使用。

# 临床评价

## 患者介绍

### 案例 9-1

问题 1：D. C. 是一名 44 岁的黑人男性，他刚刚开始关注自己的高血压。上个月员工体检，诊断为高血压。既往有变应性鼻炎病史。去年体检血压 144/84 和 146/86mmHg。父亲有高血压，54 岁时死于心肌梗死。母亲有高血压、糖尿病，68 岁死于中风。D. C. 吸烟，每日一包，他认为自己没有高血压，血压高是因为工作压力大。D. C. 未进行任何规律身体锻炼和饮食控制，虽然他知道自己需要减肥。

体格检查：身高 175cm，体重 108kg[体重指数(BMI) 35. 2kg/m$^2$]。坐位血压：148/88mmHg（左上肢），146/86mmHg(右上肢)。心率 80 次/min，律齐。6 个月前，因过敏性鼻炎就诊时血压为 152/88mmHg(左上肢)，150/84mmHg(右上肢)。眼底检查：中度动脉狭窄，动静脉交叉，无出血及渗出，其他体检未发现异常。

D. C. 急查实验室检查结果如下：

血尿素氮(BUN)：24mg/dl
血浆肌酐：1. 0mg/dl
血糖：105mg/dl
血钾：4. 4mmol/L
尿酸：6. 5mg/dl
总胆固醇：196mg/dl
低密度脂蛋白(LDL-C)：141mg/dl
高密度脂蛋白(HDL-C)：32mg/dl
甘油三酯：170mg/dl

心电图示左心室肥大(LVH)。如何正确评价 D. C. 血压情况？

D. C. 患高血压。他于两天不同地方测量两次坐位血压均升高，符合诊断高血压的标准。

案例 9-1，问题 2：怎么正确评估 D. C. 患高血压？

D. C. 被诊断为原发性高血压，具体病因尚不清楚。但是一些因素（例如，高血压家族史，肥胖）可能增加其患高血压的概率。人种和性别也影响高血压患病率，在所有人种中，黑人比白人和西班牙人高血压患病率高。同其他心血管疾病相同，黑人发病早，而且靶器官损害较严重。

## 患者及风险评估

必须评估 D. C. 是否存在高血压并发症及其他主要心血管危险因素（见表 9-4）。此外，高血压继发性因素（见表 9-2），根据病史和临床检查结果逐一鉴别。应该评估并存疾病（如糖尿病）和生活方式，以指导治疗。

## 高血压并发症

案例 9-1，问题 3：D. C. 患有什么高血压并发症？

关于高血压相关并发症，一个完整的身体检查评估包括：眼底检查；颈、腹和股动脉血管杂音听诊；甲状腺的触诊；心肺检查；腹部触诊肾脏是否增大、有无肿块和主动脉异常搏动检查；下肢是否有水肿和神经功能评估。常规实验室检查包括：ECG；尿常规；空腹血糖；血常规；血钾，肌酐和血钙；空腹血脂。可选的检查有微量白蛋白尿或尿白蛋白/肌酐比值，如果怀疑有继发性因素，应进行一些特殊检查。

D. C. 尚无高血压并发症。然而，根据体检结果，他已经有高血压并发症早期迹象，心电图示左心室肥厚，为心脏损害的早期标志，如果不及时治疗，高血压控制不好的话，可能会发展成高血压并发症。虽然超声心动图是确定 LVH 的金标准，只有当 LVH 进展到左室功能障碍（如周围水肿、呼吸苦难）时，才需要做超声心动图。他的眼底检查可发现中度动脉狭窄和动静脉交叉，这是糖尿病视网膜病变和动脉粥样硬化的早期迹象。他的血肌酐是正常的，排除 CKD。但是，要确认他没有早期肾疾病，需要做微量白蛋白尿检查。

案例 9-1，问题 4：D. C. 有其他什么高血压并发症危险因素？

高血压对许多器官系统产生不利影响，包括心脏，脑，肾脏，外周循环和眼睛，详见表 9-4。因高血压导致的器官系统损害叫高血压并发症、靶器官损害或心血管疾病。心血管疾病和冠心病经常被混淆。心血管疾病是广义的，包括各种形式的高血压并发症。冠心病是心血管疾病的一种，指与冠脉动脉血管有关的疾病包括缺血性心脏病和心肌梗死。应通过病史、完整的体检和实验值检查，来评价患者有无靶器官损害和其他心血管危险因素。

高血压可直接通过增加动脉硬化，或间接通过压力负荷增加影响心脏，高血压可增加 CVD 及缺血性事件发生的风险，如心绞痛及心肌梗死。降压治疗可减少这些冠状动脉事件。高血压还可形成左心室肥厚(LVH)。这是一种心肌细胞的改变，而不是血管改变。但是动脉改变和心肌肥厚常同时存在。LVH 是心脏对高血压所致压力负荷增加所作的复杂反应。LVH 是冠心病、左心室功能障碍和心律失常的强有力的、独立的危险因素。发现 LVH 不意味着心力衰竭，但是是左心室功能障碍的一个危险因素，应该考虑是高血压并发症。左心功能不全导致收缩能力下降（收缩功能不全）可能是由于缺血，过度肥厚，或压力负荷所致。

高血压是最常见的一过性脑缺血(TIA)、缺血性脑卒中、脑梗死，及脑出血的原因之一。中风残留的功能障碍是高血压并发症最严重的形式之一。临床试验表明，降压治疗可显著减少卒中新发和再发的风险。突然的长时间的收缩压高还可引起高血压脑病，被称为高血压急症。

肾小球滤过滤(GFR)可评估肾功能情况，随年龄增长而下降，高血压患者下降更快。高血压与肾小球内压增高所致的肾硬化相关。目前，关于缺血性肾损害导致机体高血压，或者高血压提高肾小球内压损害肾功能还不清楚。无论是什么机制，CKD 无论轻重均容易进展为肾衰竭(CKD 5 期)，需要透析治疗。虽然许多研究表明，控制血压进展是最有效地减缓肾功能损害的方法[29]，但是也不能完全有效的减慢所有患者肾功能损害的进程。

慢性肾脏疾病依据 GFR 分级[30]，CKD 3 期(中度)定义为 GFR 30~59ml/(min·1.73m$^2$)，CKD 4 期(重度)GFR 为 15~29ml/(min·1.73m$^2$)，CKD 5 期(肾衰竭)GFR 低于 15ml/(min·1.73m$^2$)或需要透析治疗。高血压患者出现 CKD 3 期或更严重肾脏损害，应视为合并靶器官损害，此时 GFR<60ml/(min·1.73m$^2$)，近似于男性血肌酐>1.5mg/dl，女性血肌酐>1.3mg/dl。白蛋白尿的出现也被认为是 CKD 的特征，其表现为 24 小时尿白蛋白>300mg 或单次尿白蛋白/肌酐>200mg/g。高血压合并 CKD 时，血压应更进一步达到目标值，从而减少肾衰的发生。肾功能评估在第 2 章和第 28 章慢中讨论。(注：肾脏病和蛋白尿的定义在其他章节也会使用)

外周动脉疾病是一种血管粥样硬化性疾病，是高血压的靶器官损害之一，也是心血管疾病的危险因素[3]。危险因素的调整、血压的控制和抗血小板治疗可以延缓其发展。外周动脉疾病的并发症包括感染和坏死，一些病例需要血管重建或截肢。

高血压导致视网膜病变，可发展为失明。视网膜病变有 Keith、Wagener 和 Barker 眼底分级。1 级是眼底动脉狭窄，表示动脉收缩；2 级是动静脉交叉，表示动脉粥样硬化；长期未控制的高血压或者进展性高血压，眼底还可有絮状渗出和片状出血，为 3 级眼底；在严重的情况下(例如高血压急症)可出现视乳头水肿，是 4 级眼底。

### 主要危险因素

**案例 9-1，问题 5：** D.C. 有哪些主要危险因素？

高血压是九大心血管危险因素之一(见表 9-4)。有些虽然不是高血压危险因素但增加高血压并发症发生风险。D.C. 有多种心血管危险因素：吸烟、血脂异常、其父亲有早发冠心病家族史、高血压、肥胖和缺乏体育锻炼。

D.C. 没有高血压并发症，是一个一级预防的高血压患者。他有多个 CV 主要危险因素，因此控制血压对于降低高血压相关疾病的风险至关重要。D.C. 年龄小于 60 岁，是一个需要一级预防的高血压患者，JNC-8 建议给予标准治疗方案，BP 目标值低于 140/90mmHg。

D.C. 的大多数危险因素是可以控制的。他是一名吸烟者，这大大增加了他的心血管风险，并可能降低降压治疗的疗效。戒烟可能不会降低他的血压，但会降低他的整体心血管疾病的风险(见第 91 章)。根据 BMI，他是肥胖患者，可能与缺乏体力活动和饮食习惯有关。改善饮食和增加锻炼有助于改变生活方式。他的血脂异常(尤其是高 LDL-C)增加心血管疾病风险，降脂治疗可进一步降低心血管疾病风险(见第 8 章)[31]。

高龄被认为是心血管疾病主要的危险因素之一。虽然老年冠心病不是早发，但是年龄增加高血压并发症风险。绝经前妇女心血管疾病的风险较低。然而，绝经后女性心血管疾病风险显著增加，类似于男性。因此，年龄危险因素男女相差 10 年(男>55 岁，女>65 岁)。D.C. 50 岁，没有年龄危险因素。

**案例 9-1，问题 6：** D.C. 的血压目标是多少？

降压治疗目标就是降低高血压并发症。控制血压是最可行的临床观察重点，因此作为实现治疗目标的的一个指标。根据 JNC-8，D.C. 的血压目标值为 140/90mmHg。

## 治疗原则

### 治疗目标

**案例 9-1，问题 7：** D.C. 的治疗目标是什么？

高血压治疗的首要目标是通过控制血压达标来降低高血压并发症。实现血压目标可选择减少心血管疾病风险的降压药物治疗，辅以适当的生活方式调整(见表 9-5)。

### 健康认识和患者教育

**案例 9-1，问题 8：** 对 D.C. 应进行哪些高血压患者教育？

患者教育需要确保 D.C. 正确认识他的疾病及其并发症(表 9-6)。完整的患者教育应该包括疾病的了解、疾病的治疗、患者依从性和并发症信息。许多方法都可以使用，但是，任何方法都需要患者和医疗人员的良好交流。多学科组成的高血压管理团队(如医生、护士、医师助理、药师)是很好的高血压管理模式。患者教育最常见的形式是面对面的教育，但是最有效的教育仍是间接交流(如电话)。

因为不是所有患者均可使用同一个方法，因此每个患者的健康教育原则也不同。例如一些患者阅读了文字资料后即可理解血压控制的重要性，而其他一些患者可能只有在进行了自身的血压监测后才能理解。这种在患者和医生之间的教育过程应持续在整个治疗过程中。当然，不是治疗中的所有方面都需要讨论，仔细选择患者需要的文字和口头上的信息，使患者不因得知过多的信息而受到惊吓。国家心脏，肺和血液研究所患者教育资料可查阅相关网站 http://www.nhlbi.nih.gov/health/public/heart/index.htm#hbp。临床医生查阅提供给患者的所有资料非常重要，包括确定信息来源，评估易读性，发现遗漏信息，识别易混或带来焦虑的信息(如药物副作用)。

一些患者，如 D.C. 一样，认为血压升高由于紧张所致。有一定比例的患者，焦虑后出现血压升高，如白大衣高血压。但是，大多数原发性高血压患者无论紧张与否，血压均升高。应告知 D.C. 他所患疾病的病因及他的血压升高与紧张或头痛没有相关性。更重要的是，他应该知道血压升高不常常有症状出现,但是可造成长期后果,他需要进行长期治疗。否则,他仍然会只在自己觉得血压升高或有压力时服用降压药。

**表 9-6**

高血压患者教育

**患者教育**

- 评估患者对高血压的理解和接受情况
- 了解患者的顾虑并给予解释
- 测量血压时,教患者读数和记录
- 确保患者了解其目标血压值
- 提出广泛问题,为达到目标给予不断地鼓励
- 告知患者治疗建议,包括生活方式调整,若需要提供书面材料
- 为实现治疗,提供具体建议,提醒患者关注
- 强调:
  - 长期治疗对控制血压是必要的
  - 血压控制并不意味着治愈
  - 血压升高时通常不会有症状

**个体化教育**

- 包括患者的治疗方案
- 简化治疗方案,最好每日 1 次给药
- 将治疗融入日常生活
- 制定药物治疗和生活方式调整的短期目标
- 鼓励患者讨论饮食和体育锻炼,药物不良反应和自我关注
- 鼓励自我监测血压
- 治疗尽可能经济
- 坚持探讨遇到每个问题
- 鼓励坚持减肥

有些患者认为减少压力即可降压,而无需服药和调整生活方式。但是,减少压力在研究中并没有被证实有效[32]。和患者探讨疾病,来判断他们的健康认识和看法,帮助他们了解病因和控制血压的升高是非常重要的。

还有一个荒诞的说法是,治疗高血压可导致疲劳、嗜睡和性功能障碍。这些误解会影响治疗的依从性。实际上,临床研究表明,结果是相反的。临床试验已经重复性报道,积极药物治疗的患者的生活质量比安慰剂组高[33-36]。资料显示,27%的高血压男性患有阳痿[5],虽然许多高血压合并阳痿的患者认为,阳痿是药物的副作用,实际上阳痿很可能由于阴茎动脉改变(可能是动脉粥样硬化),也可能是由于血压下降本身所致[37]。

## 治疗效果

案例 9-1,问题 9:如何使用降压药降低 D. C. 高血压并发症风险?

毫无疑问,高血压治疗可降低高血压病患者的心血管病和心血管事件的发生率。许多安慰剂对照试验已经证实。1967 年,一个大规模试验(Veterans Administration,VA)研究,入选标准是男性,舒张压在 115~129mmHg,这一试验由于效果明显,没有继续进行的意义,提前结束[38]。研究结果表明降压治疗可明显减少脑出血、MI、心力衰竭、眼底病变和肾功能不全。其他研究是在较轻的高血压患者进行的降压治疗评价,研究结果示降压治疗可减少心血管事件(卒中、缺血性心脏病、左心功能不全),甚至降低心血管死亡率[29,31,39,40]。研究结果受益非常明显,因此长期的安慰剂对照研究评价致残率和死亡率是不道德的。即使血压降低较小,心血管也可明显受益。根据前瞻性观察性研究,DBP 降低 5mmHg,可使冠心病减少 21%,脑卒中减少 35%[41,42]。

大多数降压药物通过多种机制降低 LVH,理论上,LVH 是可逆转的,但是尚未经证实。

案例 9-1,问题 10:控制血压能使 D. C. 高血压并发症早期迹象改善或逆转吗?

血压降低可逆转 D. C. 的视网膜病变。研究表明,血压升高时糖尿病视网膜病变的风险明显增加,降低血压可以减缓视网膜病变进展。虽然 D. C. 空腹血糖升高,但是他没有糖尿病。不管怎样,降低血压对减缓视网膜病变有益。

# 高血压管理

## 生活方式调整

案例 9-1,问题 11:D. C. 开始单独降压药物治疗或生活方式调整是否足够?

毫无争议,生活方式调整可以帮助 D. C. 实现血压达标。D. C. 有多个主要的心血管危险因素和高血压并发症的早期迹象。生活方式调整有助于高血压的治疗,但是前瞻性的临床试验尚未证实生活方式调整可预防高血压患者发生心血管疾病,同降压药物治疗类似。因此,药物治疗不应延误,尤其对于有心血管危险因素的患者。

### 降压的生活方法

案例 9-1,问题 12:哪些生活方式调整可降低 D. C. 的血压?

D. C. 可通过调整饮食和体育锻炼减轻体重,限制钠盐摄入降低血压。应详细了解患者情况(饮食中总热量、钠、脂肪和胆固醇,社会史以了解饮酒量和吸烟史),根据这些情况,制定生活方式调整建议。

根据目前证据,建议 D. C. 采取 DASH 饮食[23]。

D. C. 的 BMI 超过 $30kg/m^2$,为肥胖患者。体重降低 5%~10%(5~11kg)即可有益健康。除了饮食外,增加有氧运动也可减轻体重。

### 其他降低心血管危险因素的方法

案例 9-1,问题 13:除了治疗血压,哪些方法可降低 D. C. 的心血管危险因素?

#### 戒烟

吸烟是高血压患者患心血管病的独立危险因素，并且已经被证明可增加心血管疾病发病率和总死亡率，戒烟可减少 CVD 发生率[43]。虽然吸烟并不能引起血压的升高，但是戒烟有益健康，因此，强烈建议戒烟。通过反复教育高血压吸烟者吸烟的危害和间接指导方式可以帮助戒烟（见第 91 章）。

#### 小剂量阿司匹林

美国预防服务工作组（the US Preventive Services Task Force，USPSTF）推荐 45～79 岁某些男性 MI 和 55～79 岁某些女性缺血性卒中患者，服用小剂量阿司匹林（每日 81mg）作为一级预防[44]。该建议取决于男性冠心病患者和缺血性卒中女性患者的年龄和风险积分（如 Framingham 风险评分）。根据 D. C. 的年龄，他尚不需要服用阿司匹林。

#### 控制其他并发症

除了治疗高血压和降低血压外，控制其他可增加心血管风险的并发症，应当作为降低 CV 风险策略的一部分。血脂异常、糖尿病、肥胖和其他增加 CVD 风险的因素均应治疗和控制。D. C. 有血脂异常，需要给予他汀类药物降脂治疗。没有临床动脉粥样硬化性心血管疾病［ASCVD］或糖尿病，年龄 40～75 岁、LDL-C 70～189mg/dL 患者，估计 10 年 ASCVD 风险为 7.5%或更高，D. C 的风险为 9.6%，如果控制好的话，他的心血管疾病危险将会降低（见第 8 章）。

## 一级预防药物

### 循证医学建议

**案例 9-1，问题 14：** 选择 D. C. 的最初降压治疗方法需要注意的原则是什么？

由于有多种选择，降压药物的选择是困难的。所有的降压药物均可有效地降低血压。根据不同剂量，降压药的疗效是相似的[45]。血压下降只是药物治疗的初级终点，并不能完全的反映出疗效，减少高血压相关的并发症才是降压治疗的最终目标。

**案例 9-1，问题 15：** D. C. 一线治疗药物选择哪个适宜？

2013 年，JNC-8 指南给出的循证医学治疗建议来自于 50 多年的临床试验积累[2]。D. C. 是一个黑人高血压患者，没有 CKD，根据 JNC-8 的建议，可以选择噻嗪类利尿剂或 CCB 为一线治疗药物。这些建议是基于这些药物能减少发病率和死亡率[46]。

具有里程碑意义的安慰剂对照试验［SHEP（Systolic Hypertension in the Elderly Program）[39]，STOP-Hypertension（Swedish Trial of Old Patients with Hypertension）[31]和 Medical Research Council[29]］证实降压治疗可显著降低心血管事件（如中风、心肌梗死）和死亡率。这些实验均以噻嗪类利尿剂作为基础治疗，因此，噻嗪类利尿剂为大多数患者典型的降压药。随后，一些临床试验证明新的药物（ACEI、ARB 和 CCB）也可以减少心血管事件[12,40,47-67]。这些研究大多数设立安慰剂对照（因为长期使用安慰剂是不符合伦理的），而使用一种有效地降压药物（通常为噻嗪类利尿剂或 β 阻滞剂或两者合并应用）作为对照。在这些研究中，新的降压药物与噻嗪类利尿剂有相似的效果。其中一个研究 ALLHAT（Antihypertensive and Lipid-Lowering Treatmentto Prevent Heart Attack Trial）[48]，33 357 位高血压患者随机双盲分为噻嗪类利尿剂（氯噻酮）、CCB（氨氯地平）或 ACEI（赖诺普利）为基础治疗组，经过平均 4.9 年的随访，主要终点致死性 CHD 或非致死性 MI 三组间无差别。

**案例 9-1，问题 16：** 选择单药还是两药联合作为 D. C. 的初始治疗方案？

D. C. 选择单药治疗即可。根据 JNC-8 单药治疗可选择 CCB 或噻嗪类利尿剂，可能会将他的血压降至 140/90mmHg 以下。如果非黑人患者，还可以选择 ACEI 或 ARB。

### 特殊人群

#### 黑人

**案例 9-1，问题 17：** D. C. 是一名美国黑人，是否会影响治疗？

单独使用噻嗪类利尿剂或 CCB 可有效降低黑人的血压。这可能是因为黑人高血压患者伴有低肾素和高血容量。相反，单独使用 β 受体阻滞剂、ACEI 或 ARB，黑人降压效果均不如白人。当降压药联合应用时，尤其应用噻嗪类利尿剂后，这种人种差异就不存在了。这些信息有助于单药治疗的患者选择降压药物，但对于有合并症的黑人患者来说意义不大，仍需要根据合并症按照循证医学证据选择药物。

D. C. 没有高血压并发症，初始治疗可选择 CCB 或噻嗪类利尿剂。单独使用噻嗪类利尿剂或 CCB 均可有效降低他的血压，也可选择这两类药物联合治疗。

#### 老年人

**案例 9-2**

**问题 1：** B. D. 83 岁老年女性，身高 162.6cm，体重 55kg。有高血压，骨质疏松和甲状腺功能减退病史。目前服用左甲状腺素 100μg，每日 1 次，阿仑磷酸钠 70mg，每周 1 次，维生素 D 800IU，每日 1 次和碳酸钙 600mg，每日 2 次。诊断为高血压 2 年，进行生活方式调整（限钠和每周锻炼 3 次）。目前血压 160/78mmHg（重复测量为 160/80mmHg）。所有实验室检查均正常。由于年龄大，对降压药物反应差。B. D. 的高血压治疗与年轻患者有什么不同？

超过 65 岁的老年高血压患者,血压控制率最低[1]。同黑人类似,像 B. D. 这样的老年患者单独使用噻嗪类利尿剂和 CCB 降压效果好,而 ACEI,ARB 和 β 受体阻滞剂效果不好。但是,这些药物降压效果的差异有无显著临床差异尚不清楚,因此 JNC-8 推荐首选治疗均可选择。

**单纯收缩期高血压**

单纯收缩期高血压(isolated systolic hypertension,ISH)指收缩压升高和舒张压正常,收缩压≥140mmHg 而舒张压<90mmHg[2],B. D. 属于单纯收缩期高血压。单纯收缩期高血压是老年人高血压最常见的类型,是引起心血管疾病的显著危险因素。曾经认为 ISH 患者需要较高的 SBP 以满足心脑的灌注,治疗 ISH 可致使 DBP 过低,不利于器官灌注。证据表明药物治疗可减少心血管事件风险[31,39,54]。因此,B. D. 除了进行生活方式调整外,需要药物治疗。

案例 9-2,问题 2: 像 B. D. 这样的老年高血压患者,什么数据支持药物治疗?

ISH 患者包括老年人的降压治疗均遵循一般降压治疗原则,只有两个不同。第一就是血压目标不同。JNC-8 建议年龄≥60 岁的患者血压目标值<150/90mmHg[2]。年龄<70 岁合并 CKD 的患者血压目标值<140/90mmHg。第二就是初始治疗时从低剂量开始,因为老年患者体位性低血压发生率增加。体位性低血压指站立 3 分钟内血压急剧降低,SBP 降低超过 20mmHg(或 DBP 降低超过 10mmHg),常伴有头晕和昏厥,是一种血压快速降低的风险。老年人(尤其是 ISH)、糖尿病、自主神经功能障碍、血容量不足和服用特殊药物(如利尿剂、硝酸盐、α 受体阻滞剂、精神药物和磷酸二酯酶抑制剂)的患者更容易发生体位性低血压。降压药应缓慢增加剂量,以尽量减少低血压的风险。另外,老年患者(年龄≥80 岁)初始治疗尽量不要联用两种药物,以免增加体位性低血压的风险。

历来具有里程碑意义的临床试验均未纳入高龄患者(如≥80 岁)。但是,HYVET 安慰剂随机对照临床试验,纳入高龄患者(≥80 岁),评价 ACEI 或 ACEI 联合噻嗪类利尿剂的降压疗效[20]。由于一个治疗组死亡率显著降低,该试验 1.8 年后即终止。HYVET 证明,老年高血压患者,降压治疗仍可获益。因此,B. D. 开始治疗可给予小剂量噻嗪类利尿剂或 CCB。对于有尿失禁的老年患者,利尿治疗会有问题,可以选择 CCB 作为一线治疗更加合理。考虑她的年龄较大,开始单药治疗可降低体位性低血压的风险。

## 其他注意事项

### 案例 9-3

问题 1: 你在建立高血压联合药物治疗管理方案(collaborative drug therapy management,CDTM)中,建议一级预防患者选择多种降压药物(ACEI、ARB、CCB 和噻嗪类利尿剂)。但是,你想增加选择单独一类降压药物的指导,为一级预防患者选择一种一线治疗药物时,需要考虑哪些其他因素?

选择药物治疗时不能仅强调循证医学证据,有强适应证的患者,应该首选那些最佳的降压药物,没有强适应证的患者,应考虑并存的疾病、药物价格、血电解质和药物不耐受史(表 9-7)。一级预防患者当有多个一线药物可供选择时,在选择初始治疗药物或选择附加治疗进一步降低血压时,这些均是有用的。本章稍后将会讨论。

表 9-7

降压药物选择的其他影响因素[a]

| 降压药 | 潜在的有利因素 | 潜在的不利因素[b] | 禁用 |
|---|---|---|---|
| ACEI | 低的血钾,血糖升高,微量白蛋白尿(有或无糖尿病) | 高的血钾或高钾血症 | 妊娠,双侧肾动脉狭窄,血管性水肿史 |
| ARB | 低的血钾,血糖升高,微量白蛋白尿(有或无糖尿病) | 高的血钾或高钾血症 | 妊娠,双侧肾动脉狭窄 |
| CCB:二氢吡啶类 | 雷诺氏现象,老年患者单纯收缩期高血压,环孢霉素诱导的高血压 | 外周水肿,左心室功能不全(除氨氯地平和非洛地平),心动过速 | |
| CCB:非二氢吡啶类 | 雷诺现象,偏头痛,阵发性室上性心动过速心律失常,心动过速 | 外周水肿,心率降低 | 二度或三度房室传导阻滞,左心功能不全 |
| 噻嗪类利尿剂 | 骨质疏松症或骨质疏松症高风险,高钾 | 痛风,低钠血症,血糖升高(单药治疗),低钾或低钠 | |

[a] 这些因素不能代替有强适应证的患者的药物选择。
[b] 可使用,但需要严密监测。
高的指在正常范围高限,但不高于正常范围。
低的指在正常范围下限,但不低于正常范围。
ACEI,血管紧张素转换酶抑制剂;ARB,血管紧张素 Ⅱ 受体阻滞剂;CCB,钙通道阻滞剂高血压及相关并发症的治疗费用对患者和医疗系统都是客观的[68]。费用包括诊断所需的实验室检查,诊疗费用和医疗保健费用,与之相比,药费比较少。不管怎样,疗效不能由费用而定。普通品牌疗效与著名品牌相似,所有一线和二线降压药物均有普通品牌药物。服用频率也会影响治疗,每日服用1次依从性好;所有药品均含有赋形剂,不论药物本身是长效的还是做成长效制剂。

## 有合并症的高血压治疗

案例9-3,问题2: 在CDTM方案中,什么时候首选ACEI或ARB治疗?

与之前的JNC不同,JNC-8没有具体讨论有其他合并症(糖尿病和CKD除外)的药物治疗。当高血压患者有其他合并症或高血压并发症时,这些疾病或并发症可能影响降压药物选择,因为有些药物可以显著降低特定合并症CV的发病率和死亡率。

### 糖尿病

肾病和CVD是糖尿病的远期并发症,发生风险高。JNC-8推荐非黑人糖尿病患者可以选择这四类降压药物(ACEI,ARB,CCB,噻嗪类利尿剂),黑人糖尿病患者使用噻嗪类利尿剂和CCB[2]。头对头研究表明,ACEI在减少心血管事件上优于二氢吡啶类CCB[57,58]。大型临床研究的亚组分析ACEI和ARB可减少心血管事件的发生。因此,伴有糖尿病的患者首选ACEI或ARB。

案例9-3,问题3: 在CDTM方案中,怎么诊断及早发现CKD和给予适宜治疗?

### 慢性肾病

慢性肾病最初表现为微量白蛋白尿(24小时尿白蛋白30~299mg),几年之后可进展为严重的肾衰竭[30]。同时患有糖尿病和高血压的肾损害进展较快。JNC-8推荐高血压合并CKD的患者,一线治疗可选择ACEI或ARB,可以减缓1型糖尿病[69]、2型糖尿病[61,62]和无糖尿病患者[65,70]的肾损害进展。近来,研究证明ARB也可降低糖尿病患者发生微量白蛋白尿的风险[71]。

ACEI或ARB降压治疗可长期获益,强有力的证据支持CKD患者首选这两类药物[72,73]。除ACEI或ARB外,ACCOMPLISH(Avoiding Cardiovascular Events through Combination Therapy in Patients Living with Systolic Hypertension)试验表明,CCB在延缓CKD进展方面优于噻嗪类利尿剂,可作为联合治疗药物[74]。

案例9-3,问题4: 在CDTM方案中,β-受体阻滞剂不再是一级预防的一线药物,那么什么时候选择β受体阻滞剂作为一线治疗是最适宜的?

### 慢性和急性冠状动脉疾病

ACC/AHA指南推荐慢性CAD患者选择β受体阻滞剂,随后可联合ACEI治疗[75]。β受体阻滞剂(无内在拟交感活性)通过降低心脏的肾上腺素能负担,从而降低心肌梗死或心脏猝死风险,延缓冠状动脉粥样硬化进展。ACEI治疗可改善心肌重构,改善心功能,降低心血管事件的风险。ACEI不耐受的患者,可选择ARB,目前有限的证据表明,ARB对CKD患者心血管事件的长期影响与ACEI相当[76,77]。如果血压不达标,在ACEI(或ARB)和β受体阻滞剂基础上可加用噻嗪类利尿剂。然而,如果慢性稳定性心绞痛患者有缺血性症状需要治疗时,可加用二氢吡啶类CCB。若有β受体阻滞剂不耐受或禁忌证,可选择非二氢吡啶类CCB代替β受体阻滞。ACC/AHA指南推荐急性冠脉综合征包括不稳定心绞痛、非ST段抬高心肌梗死和ST段抬高心肌梗死患者可首选β受体阻滞剂[78,79]。

### 左心功能不全

左心功能不全标准三联药物治疗包括ACEI,β-受体阻滞剂和醛固酮拮抗剂,若需要利尿治疗可加袢利尿剂[79]。众多具有里程碑意义的临床试验表明ACEI、β-受体阻滞剂和醛固酮拮抗剂可降低发病率和死亡率,而利尿剂主要用于缓解水肿症状[79]。

根据循证医学证据,只有美托洛尔、卡维地洛与比索洛尔对左心功能不全有效。没有证据表明其他β受体阻滞剂(例如,阿替洛尔)可降低左心功能不全患者心血管事件。患者在血容量和血流动力学稳定情况下才可给予β受体阻滞剂(见第14章)。左心功能不全患者,β受体阻滞剂开始给予非常低的剂量,然后经过几个星期,缓慢加量至推荐剂量。ARB可作为ACEI的替代治疗[79]。

当患者同时使用ACEI(或ARB)和醛固酮拮抗剂时,要严密监测血钾。另外,黑人患者可以联合使用肼苯哒嗪与硝酸异山梨酯[80],可以改善这类患者的CV预后。

## 治疗监测

可从4方面评价降压治疗:①对降压的反应;②生活方式调整和药物治疗依从性;③疾病进展;④药物相关毒性。

当初始治疗或调整用药后,大多数患者应观察1~4周,一般血压会在用药后1~2周下降,4周后平稳。但患者出现高血压危象时,降压疗效需在数小时至数天内评价(见第16章)。

每次评估,需要测血压两次,时间间隔超过1分钟,取两次的平均值来评估。如果怀疑脱水或体位性低血压,需要测量立卧位血压以鉴别体位性改变。常规监测,只测定坐位血压即可。如果有条件,最好自我监测血压。一般情况下,即使没有"白大衣"高血压的患者自我监测血压较诊所量的血压略低(5mmHg)。例如,患者血压目标值低于140/90mmHg,自我监测血压应低于135/85mmHg[7]。

应询问所有患者是否坚持药物治疗和生活方式的调整。尤其对于使用治疗方案复杂的患者,这类患者常出现药物不耐受,或者经济上或保险不能承担之后的药物治疗。评价靶器官损害和副作用很重要,出现新的靶器官损害需要进行药物调整，药物治疗应基于强适应证的需要和新的血压标准。药物出现副作用也应调整用药。

## 临床情景

### 利尿剂

**案例 9-4**

问题 1：B. A. 是一名 58 岁老年白人女性，患者已经绝经，不吸烟，不饮酒，在诊断高血压之后，她改变了饮食习惯，并开始锻炼身体，过去 18 个月，体重下降了 10kg，目前体重 75kg，身高 165cm。目前血压为 150/94mmHg（复测 150/92mmHg），并且这一血压水平已有 1 年，她第一次诊断高血压时，血压为 158/96mmHg，医生对它进行了实验室和心电图检查，进行了常规体检，未发现 LVH 和眼底病变，尿液分析尿蛋白阴性，除轻度高血脂外，其他实验室检查均正常。B. A. 无健康保险，不能负担她的医药费用。目前服用含维生素 D 的钙片，医生打算给她氢氯噻嗪（HCTZ）每日 25mg，B. A. 选择 HCTZ 是否合适？

B. A. 为血压控制不佳的一级预防患者，根据 JNC-8，她的血压目标低于 140/90mmHg[2]。B. A. 初始治选择单药治疗即可，可选择的初始治疗包括 ACEI、ARB、CCB 或噻嗪类利尿剂。若 B. A. 可以负担的起，这几种药物均可选择，噻嗪类利尿剂可能有益于她的骨质疏松（表 9-7），是比较适宜的选择。许多种利尿剂可以降压（表 9-8）[26]，主要在于作用持续时间、利尿剂强度、电解质异常之间的区别。

表 9-8
利尿剂

| 分类 | 药物 | 常用剂量范围（mg/d） | 给药频次 |
|---|---|---|---|
| 噻嗪类 | 氯噻酮 | 12.5～25 | 1 |
| | 氢氯噻嗪 | 12.5～25 | 1 |
| | 吲达帕胺 | 1.25～5 | 1 |
| | 美托拉宗 | 2.5～10 | 1 |
| 袢利尿剂 | 布美他尼 | 0.5～4 | 2 |
| | 呋塞米 | 20～80 | 2 |
| | 托拉塞米 | 2.5～10 | 1 |
| 保钾利尿剂 | 阿米洛利 | 5～10 | 1～2 |
| | 氨苯蝶啶 | 50～100 | 1～2 |
| 复合制剂 | 氨苯蝶啶/HCTZ | 37.5/25～75/50 | 1 |
| | 螺内酯/HCTZ | 25/25～50/50 | 1 |
| | 阿米洛利/HCTZ | 5～10/50～100 | 1 |
| 醛固酮受体拮抗剂 | 依普利酮 | 50～100 | 1～2 |
| | 螺内酯 | 12.5～50 | 1～2 |

### 噻嗪类

大多数高血压患者可选择噻嗪类利尿剂，同袢利尿剂类似，开始均有利尿作用，大约 4～6 周后，利尿作用消失，但随之替代的是周围血管阻力（peripheral vascular resistance，PVR）的降低，这是持续降压有效的原因。

案例 9-4，问题 2：B. A. 使用噻嗪类利尿剂初始剂量是多少？

#### 氢氯噻嗪和氯噻酮

几项主要的临床试验研究 HCTZ 和氯噻酮，但只有氯噻酮为基础的治疗方案在低剂量时对患者有益[29,31,39,48,54,81,82]。这两个药物均便宜，每日 1 次，但 HCTZ 在美国使用普遍，在固定剂量复方制剂中常用。HCTZ 或氯噻酮初始剂量为 12.5mg，每日 1 次。维持剂量 25mg，每日 1 次，可有效降低血压，不良反应低（如低钾血症、高尿酸），可通过常规监测发现[33,45,46]。

对于 HCTZ 和氯噻酮疗效仍存在争议。大多数人包括 AHA 认为这两个药物疗效相当[10]。评价疗效需要同等剂量下，对于降压治疗，不能直接比较 CV 事件，只能通过间接比较，若两药的降压效果相当，则降低 CV 事件相当，但是这种假设尚未得到证实。氯噻酮与 HCTZ 相比疗效更强，半衰期更长（50～60 小时 vs 9～10 小时）[83]。根据 24 小时 ABPM 监测，氯噻酮 25mg/d 与 HCTZ 50mg/d 疗效相当，但是 HCTZ 这个剂量增加副作用未被广泛接受。因此，可以认为相同剂量，氯噻酮疗效较 HCTZ 强，在 12.5～25mg 剂量范围内，氯噻酮与 HCTZ 一样，不容易出现低钾血症[84]。诊所 BP 高估了 HCTZ 的降压疗效，通过 24 小时血压监测，50mg HCTZ 与其他常用降压药物（ACEI，ARB，CCB，甚至 β 受体阻滞剂）疗效相当[85]。最近，Multiple Risk Factor Intervention Trial 表明，氯噻酮较 HCTZ 更能有效降低 CV 事件[86]。虽然，氯噻酮证据更足，但目前临床上仍选择 HCTZ 作为利尿剂治疗高血压。

### 袢利尿剂

袢利尿剂提供较强的利尿作用，较小地降低 PVR，但是没有噻嗪类利尿剂的动脉舒张作用。这类药物有明显的利钠作用，可弥补降压作用。因此，噻嗪类利尿剂与袢利尿剂相比，可有效降低大多数患者的血压。高血压患者，合并严重 CKD 如肌酐清除率<30ml/（min·1.73m$^2$）］或者心力衰竭和严重水肿时，才会使用袢利尿剂。呋噻米是最常用的袢利尿剂，呋噻米持续时间短，降压治疗时每日需要用 2～3 次，而托拉塞米每日 1 次即可。

### 保钾利尿剂

患者使用噻嗪类利尿剂出现低钾血症时可应用保钾利尿剂（例如，氨苯蝶啶与阿米洛利）。低剂量噻嗪类利尿剂，不到 25% 患者发生低钾血症，大多数不严重。与噻嗪类利尿剂合用时，氨苯蝶啶与阿米洛利降压作用很小。许多固定剂量的复方制剂包含 HCTZ 和氨苯蝶啶或阿米洛利。所有患者开始就使用这种复方制剂是不合理的,除非患者血钾在正常范围低限上。

像 B. A. 这样的一级预防患者,噻嗪类利尿剂为一线治疗方案,且她没有禁忌证(表 9-9)。虽然 B. A. 有高血脂,但噻嗪类利尿剂在低剂量时对血脂影响没有临床意义[87,88]。HCTZ 合适的初始剂量为每日 12.5~25mg。B. A. 没有体位性低血压的风险,因此初始剂量为每日 25mg 是安全的,且比 12.5mg 更有效降低血压,因为大多数降压药物在标准起始剂量仅使 SBP 降低 10mmHg,DBP 降低 5mmHg[89]。

表 9-9

降压药物的副作用和禁忌证

| | 副作用 | | | 禁忌证 |
|---|---|---|---|---|
| | 可避免 | 可能有害 | 常需要终止治疗 | |
| 噻嗪类利尿剂 | 多尿(治疗开始),肌肉痉挛,高尿酸血症(不伴痛风) | 低钾血症[a],低钠血症,高血糖,低血容量,胰腺炎,光敏性,高胆固醇血症,高甘油三酯血症,高尿酸血症(无痛风),直立低血压(老年人更频繁) | 高钙血症,氮质血症,皮疹(与某些磺胺类有交叉反应),紫癜,骨髓抑制,锂治疗对患者的锂毒性,低钠血症 | 无尿,肾功能衰竭 |
| 袢利尿剂 | 多尿,肌肉痉挛,高尿酸血症(比噻嗪类少见) | 低钾血症,高血糖,低血容量,胰腺炎,高脂血症,高甘油三酯血症,大剂量静脉注射给药致听力损失,体位性低血压(老年人多见) | 低钠血症,低钙血症,氮质血症,皮疹(与某些磺胺类有交叉反应),光敏性,锂治疗患者的锂中毒 | 无尿 |
| ACEI | 头晕,干咳 | 体位性低血压(老年人联合利尿剂者多见),血肌酐升高,血钾升高 | 血管性水肿,严重的高钾血症,血清肌酐增加>35% | 双侧肾动脉狭窄,容量不足,低钠血症,妊娠,血管性水肿史 |
| ARB | 头晕 | 体位性低血压(老年人联合利尿剂者多见),血肌酐升高,血钾升高 | 严重的高钾血症,血清肌酐增加>35% | 双侧肾动脉狭窄,容量不足,低钠血症,妊娠 |
| 二氢吡啶类 CCB | 头晕,头痛,脸红 | 周围性水肿,心动过速 | 明显的周围性水肿 | 左心功能不全(氨氯地平和非洛地平除外) |
| 非二氢吡啶类 CCB | 头晕,头痛,便秘 | 心动过缓 | 房室传导阻滞,左心功能不全,与某些药物的相互作用 | 左心功能不全,或Ⅱ到Ⅲ度房室传导阻滞,病窦综合征 |
| β受体阻滞剂 | 心动过缓,无力,运动不耐受 | 掩盖糖尿病患者低血糖的症状,高血糖,加重外周动脉疾病,勃起功能障碍,增加甘油三酯,降低 HDL-C | 左室功能不全(美托洛尔,比索洛尔除外),哮喘或慢性阻塞性肺病患者支气管痉挛(多见于非选择性) | 重度哮喘,Ⅱ到Ⅲ度房室传导阻滞,急性左心室功能障碍加重,具有内在拟交感活性药物加重冠状动脉疾病 |
| 醛固酮受体拮抗剂 | 月经紊乱(螺内酯)或男性乳房发育(螺内酯) | 血钾升高 | 高钾血症,低钠血症 | 肾衰竭,肾功能损害(依普利酮:肌酐清除率<50ml/min,或 2 型糖尿病合并蛋白尿,女性肌酐>1.8,男性>2),高钾血症,低钠血症 |

[a] 不推荐常规补钾或给予保钾利尿剂,除非患者出现低钾血症,服用地高辛或血钾在正常范围低限。

ACEI,血管紧张素转换酶抑制剂;ARB,血管紧张素Ⅱ受体阻滞剂;CCB,钙通道阻滞剂;COPD,慢性阻塞性肺疾病;CrCl,内生肌酐清除率;HDL-C,高密度脂蛋白胆固醇;IV,静脉注射

## 患者教育

案例 9-4，问题 3：给 B. A. 开了 HCTZ 25mg，每日 1 次，如何告知她的利尿剂治疗？

应告知 B. A. 许多注意事项（表 9-6），一些患者忽略了降压治疗前生活方式的调整，因此应鼓励她坚持生活方式调整。利尿剂不仅降低血压，也降低 CV 事件风险。利尿剂用于降压，应该每日早晨在同一时间服药以减少夜尿及提供持续的疗效。她应该了解许多患者在服药开始阶段，会有多尿现象，但是会随时间而消失。漏服药时应该立即补服一次，但是注意一天中不要成倍使用。同时也要知道，使用利尿剂有可能出现低钾，需要定期监测血钾。她应该注意电解质紊乱的症状和表现（如腿抽筋、肌肉无力），出现症状后立即告知医生。一些患者应被告知多服用含钾高的食物以减少电解质的不足。当然这些只适用于噻嗪类和袢利尿剂，而非保钾利尿剂。

B. A. 的血压目标<140/90mmHg，经改变生活方式和服用 HCTZ 后，血压仍不达标（平均血压 141/83mmHg），但是未出现高血压并发症，她可以继续目前治疗，但可增加其他的干预措施。

案例 9-4，问题 4：B. A. 每日服用 HCTZ 25mg 4 周后，没有任何不适，也没有漏服药物，她坚持锻炼，采取 DASH 饮食，血压为 142/86mmHg（复测 140/84mmHg），实验室检查结果如下：血钾 3. 8mmol/L，尿酸 7. 3mg/dl，空腹血糖 99mg/dl。其他指标无异常。上个月，血钾 4. 0mmol/L，尿酸 6. 8mg/dl，空腹血糖 95mg/dl。通过上述资料，如何评价治疗的有效性和毒性？

## 钾丢失

与高剂量相比（HCTZ>25mg/d），低剂量噻嗪类利尿剂（如 HCTZ 12. 5~25mg/d）很少发生不良反应。并且，低剂量噻嗪类利尿剂与其他一线药物不良反应和耐受性相似，不比安慰剂高[33,35,36]。然而，仍要评估服用噻嗪类利尿剂的患者出现电解质和代谢的变化的体征和症状，如低钾血症、低钠血症、高血糖，或高尿酸血症。B. A. 出现了轻微的血钾和尿素的改变，这是噻嗪类利尿剂引起的典型表现。应该询问 B. A. 是否有肌肉痉挛或无力，这些是血钾减少引起的。

案例 9-4，问题 5：B. A. 的血钾减少是否需要治疗？怎么治疗？

人体钾大多数在细胞内（~98%），噻嗪类利尿剂可导致钾流失，可使血钾在正常范围下限，低剂量出现低钾血症不常见。HCTZ 剂量为 12. 5、25 和 50mg 可分别降低血钾 0. 21、0. 34 和 0. 5mmol/L[33,87,88]。大多数利尿剂所致的低血钾是温和的，血钾在治疗第 1 个月达到最低点，然后保持稳定。B. A. 应当限制饮食中钠盐摄入，减少钾的流失[90]。

### 低钾血症

案例 9-4，问题 6：利尿剂导致的低钾血症什么时候需要治疗？

B. A. 的血钾在正常范围内，不需要补钾治疗。利尿剂相关的低钾血症，无论是否有症状（例如，肌肉痉挛），血清钾浓度低于正常应治疗。开始治疗或增加剂量前及 2~4 后需要复查血钾。

富含钾的食物（例如干果、香蕉、土豆、鳄梨）可以改善一些患者的低钾，但是不能用于严重低钾血症治疗。例如，一个中等大小的香蕉只含有 11. 5mmol 钾。利尿剂所致的低钾血症所需的补钾量变化很大，氯化钾 20~40mmol/d 可使血钾从 10 升高超过 100mmol/d。补钾治疗可选择氯化钾、碳酸氢盐、葡萄糖酸盐、乙酸盐和柠檬酸盐。保钾利尿剂与补钾药物不同，不能有效纠正其他原因所致低钾血症，更适合治疗利尿剂所致低钾血症。低镁血症常伴有利尿剂所致的低钾血症，因此，治疗低血钾之前需要治疗低镁血症。

### 其他代谢异常

案例 9-4，问题 7：B. A. 的尿酸增高需要怎么治疗？

噻嗪类利尿剂导致尿酸增高具有剂量依赖性。袢利尿剂也可导致尿酸增高，但是较轻。增加近端肾小管的重吸收，降低肾小管分泌，或增加尿酸的重吸收，有助于治疗利尿剂导致的高尿酸血症。噻嗪类导致的高尿酸血症通常很轻（≤0. 5mg/dl），对于无痛风病史的患者没有临床意义[89]。痛风病史不是利尿剂的禁忌证，但是血尿酸增高可能需要降低剂量或者停用，尤其对于没有预防高尿酸治疗（如别嘌醇、非布司他）的患者。急性痛风性关节炎患者应停用利尿剂，至少要暂时停用。将来是否给予利尿剂治疗，取决于是否长期抗高尿酸血症治疗和利尿治疗利弊。B. A. 的血尿酸升高，由于她没有痛风症状，所以不需要调整药物或降低 HCTZ 剂量。

需要注意的是，参数变化如尿酸可为剂量调整提供信息。若利尿剂的剂量不能降低血压，其失败原因往往是不确定的，可能是容量不足或剂量不足。例如，尿酸没有升高，提示给药剂量可能不够，可以考虑增加剂量。B. A. 的尿酸增高证实剂量已足，如果需要继续降低血压，加用一种不同类的降压药物更好。

案例 9-4，问题 8：氢氯噻嗪如何改变 B. A. 的血脂？

利尿剂可导致轻微的高胆固醇血症和高甘油三酯血症。饮食控制脂肪可以减少利尿剂所致的高血脂反应，即使调整饮食，使用噻嗪类利尿剂也会使血脂增高。与其他生物学紊乱不同，利尿剂所致的血脂紊乱与剂量无关，血脂紊乱较轻。许多试验持续 1 年以上，指出长期使用利尿剂，不会持续存在血脂紊乱[87,88]。而即使这一现象存在，低剂量的利尿剂对血脂的影响也不明显。出现血质紊乱不必停用利尿剂。

案例 9-4,问题 9: B. A. 还需要检测什么其他代谢异常结果?

利尿剂导致的严重的、常见的副作用是低钠血症。血钠的改变常较小,大多数人没有症状。老年人使用利尿剂容易出现严重的低钠血症(<120mmol/L),临床很少发生,但是需要停用利尿剂。同时需要注意其他引起低钠血症的药物(如选择性 5-羟色胺再摄取抑制剂、精神病治疗药物),患者避免摄入过多的水。

低镁血症也是利尿剂常见的不良反应。噻嗪类和袢利尿剂均会增加肾排泄镁,具有剂量依赖性。严重的镁缺乏可以出现肌肉无力、肌肉颤动、精神异常、心律失常,应该补充镁或给予保钾利尿剂。低血镁常常同低血钾并存。

噻嗪类利尿剂可以减少尿钙的排泄,因而可以减少钙相关的肾结石的形成。血钙排泄减少一半不会使血钙升高,也不会使患者出现高钙血症。但是可以降低像 B. A. 这样患者(如绝经后)的骨质疏松风险,对骨质疏松患者有益。与噻嗪类利尿剂相反,袢利尿剂增加钙的肾清除率。

## 血压控制不良的原因

案例 9-4,问题 10: 血压控制不良的常见原因是什么?

B. A. 已经服用 HCTZ 4 周了,已达到最佳降压疗效,但是血压仍未控制。对治疗有反应,但是血压控制不良,在药物调整之前需要考虑可能的原因(表 9-10)。详细了解既往用药史,血压测量情况,尤其是服药依从性,找出原因。服用 HCTZ 后,她的血压下降,肾功能正常,没有水肿,因此无容量超负荷。没有血压升高继发因素。因此,B. A. 需要联用其他药物,大多数患者为使血压达标需要服用两种或更多种药物。

**表 9-10**

降压抵抗原因

| 药物相关 | 健康状况或生活方式相关 | 其他 |
|---|---|---|
| 依从性差 | 容量超负荷 | 血压测量不当 |
| 剂量不足 | 钠摄入过多 | 难治性高血压 |
| 联合治疗不适宜 | 慢性肾脏病致体液潴留 | 白大衣高血压 |
| 利尿治疗不适宜 | 药物引起(见表 9-2) | 假性高血压 |
| 药物引起(见表 9-2) | 肥胖 | |
| 临床治疗不够(如临床惯性) | 过量摄入酒精 | |

## 调整治疗

JNC-8 建议,当患者服用初始降压药物治疗后,血压仍不达标的患者,可以增加降压药物剂量(若患者服用降压药物剂量未达最大剂量)或增加第二个降压药物,小剂量开始。第二个降压药物可以选择患者未服用的 ACEI、ARB、CCB 或噻嗪类利尿剂。B. A. 服用 HCTZ 的剂量是适宜的,为了避免电解质和代谢紊乱,不能增加到最大推荐剂量 50mg/d(高剂量)。她用 HCTZ 后,血钾降至 3. 8mmol/L,如果增大剂量可能出现低钾血症(<3. 5mmol/L),需要纠正。高尿酸血症也会加重。因此,将 HCTZ 增加至 50mg/d 是不可取的[85]。停用 HCTZ,可以换用一种其他类别的药物,但是不必停用 HCTZ,因为她能耐受,且对治疗有反应,HCTZ 与其他药物疗效相当,且对她的骨质疏松有益。

### 两药联合

治疗高血压,两药联合是可行的。为使血压达标,大多数患者需要服用多种药物。

为使 B. A. 的血压达标,需要联合第二个药物。她是一级预防患者,可以首选考虑联合一种 ACEI、ARB 或 CCB。选择两种作用机制不同的药物联合有助于降低血压。

B. A. 联合一种 ACEI 或 ARB,通过减少液体潴留而产生额外的降压效果。利尿剂开始降压是由于减少容量,之后降压是由于减少外周血管阻力。但是这些效果会刺激肾素-血管紧张素-醛固酮系统,通过代偿性机制减少液体丢失,使血压保持稳定。ACEI 或 ARB 阻断肾素-血管紧张素-醛固酮系统,因此这种联合是有益的。ACCOMPLISH 为随机双盲试验,11 506 位高血压患者随机分为 ACEI 联合噻嗪类利尿剂或 ACEI 联合 CCB 组[74]。随访 3 年后,ACEI 联合 CCB 组 CV 事件风险显著降低。B. A. 换用 ACEI 联合 CCB 降低 CV 事件较 HCTZ 联合 ACEI 疗效好,这是可接受的方案。但是考虑她对 HCTZ 的反应,加用 ACEI 是合理的。

### 固定剂量联合治疗

目前,几个固定剂量的组合包括 2 种或 3 种药物。

复方制剂不是简单的药物组合,可减少患者服用药片数量,患者依从性好[91]。改善依从性有助于血压达标。

大多数固定剂量的复方制剂包括 1 种噻嗪类利尿剂。其他固定剂量的复方制剂包含 1 种 CCB 与 1 种 ACEI 或 ARB。这些复方制剂,同噻嗪类联合 ACEI 或 ARB 一样,可以非常有效的降低血压,且更经济。控制高血压的简化治疗干预研究表明,与普通治疗方案相比,起始治疗给予固定剂量的复方制剂,血压更容易达标[92],进一步支持起始治疗可选择固定剂量组合的复方制剂。

B. A. 可以选择固定剂量的复方制剂。如果选择 ACEI 和 HCTZ 联合，可以选择多种复方制剂。所有包含 ACEI 和 HCTZ 的制剂均有适宜的剂量。如果选择 ACEI 和 CCB 联合，制剂较少，有 ACEI 和二氢吡啶类 CCB 或非二氢吡啶类 CCB 复方制剂。对于 B. A.，需要考虑经济性，有多种 ACEI 和噻嗪类利尿剂复方制剂，而 ACEI 和 CCB 复方制剂只有一种。目前也有 ARB 复方制剂，也可选择 ARB 和噻嗪类利尿剂的复方制剂。

## 减量治疗

### 案例 9-5

问题 1：T. J. 是一名 58 岁男性，高血压病史 10 年，服用赖诺普利/氢氯噻嗪 20/25mg，每日 1 次和氨氯地平 10mg，每日 1 次，2 年多，血压控制很好。诊所血压为 128/74mmHg 和 130/72mmHg。他无重要既往史和高血压相关并发症，但是他吸烟。T. J. 有高血脂，服用辛伐他汀 40mg，每日 1 次，高血脂已经控制。服用药物后无头晕等不适。现在其药物能否减量，能否停止某种药物治疗？

目前发现，确实有一些长期的高血压患者停用药物治疗后，其血压可以在数周至数月内维持正常。这就是减量治疗。但是，大多数患者不能减量治疗。患者的血压控制至少 1 年，低心血管病风险，可以进行减量治疗。对于有其他 CV 主要危险因素或有高血压并发症患者，不宜进行减量治疗。减量治疗在血压控制的情况下逐渐减少剂量、药物品种或两者均减。避免突然或过快减量，以免出现血压控制不佳或反弹（β 受体或 $\alpha_2$ 激动剂撤药时常见）。

对于那些体重减轻或转变饮食方案的患者，减量治疗大多会成功。任何减量治疗的尝试必须通过随后有计划的减量评估才可以成功，因为血压可能在停药后数月至数年上升，尤其是当其生活方式调整不能长期坚持时。在高血压管理中，坚持生活方式调整（减轻重量，限制钠盐和酒精），近 70% 的应用噻嗪类利尿剂为基础治疗的患者，1 年后可以停用噻嗪类利尿剂[93]。

对于 T. J. 这一病例来讲，使用剂量递减的方法是不合适的。虽然他没有高血压相关并发症，但是他有多个 CV 主要的危险因素。

## 血管紧张素转化酶抑制剂

### 案例 9-6

问题 1：A. R. 是一名 49 岁黑人女性，有 2 型糖尿病。2 周前发现血压升高（155/90mmHg），开始服用赖诺普利 10mg，每日 1 次。从那以后她每周测量血压，她严格遵守美国糖尿病饮食，血压平均水平为 145/85mmHg。今日血压为 144/84mmHg（复测 142/88mmHg），心率为 78 次/min。不吸烟，BMI 29kg/m$^2$。除了尿蛋白/肌酐比为 80mg/g（2 周前为 90mg/g）外，其余实验室检查包括肾功能检查均正常。赖诺普利治疗 2 周是否可以评价降压疗效？

有多种 ACEI 制剂，大多数每日服药 1 次即可（表 9-11），若使用等效剂量，大多数 ACEI 是可以互换的。

表 9-11
血管紧张素转换酶抑制剂（ACEI）

| 药物 | 起始剂量（mg/d）[a] | 维持剂量（mg/d） | 给药频次 |
|---|---|---|---|
| 贝那普利 | 10 | 20~40 | 1~2 次 |
| 卡托普利 | 25 | 50~100 | 2~3 次 |
| 依那普利 | 5 | 10~40 | 1~2 次 |
| 福辛普利 | 10 | 20~40 | 1 次 |
| 赖诺普利 | 10 | 20~40 | 1 次 |
| 莫西普利 | 7.5 | 7.5~30 | 1~2 次 |
| 培哚普利 | 4 | 4~16 | 1 次 |
| 喹那普利 | 10 | 20~80 | 1~2 次 |
| 雷米普利 | 2.5 | 2.5~20 | 1~2 次 |
| 群多普利 | 1 | 2~4 | 1 次 |

[a] 如果患者容量不足、有心力衰竭或老年人（≥75 岁），首剂应减半

ACEI 达到稳态时间与其他降压药物类似，可能需要几周。因此，治疗或剂量改变后 2~4 周评估疗效合适。A. R. 服用赖诺普利 2 周，可评估她目前的血压是否达标。过去几周和今天的血压值均高于目标值 140/80mmHg。

案例 9-6，问题 2：A. R. 服用赖诺普利为什么需要监测血钾和肌酐？

ACEI 可以增加血钾，主要因为抑制了醛固酮的释放，血钾增加常比较轻微（一般 0.1~0.2mmol/L），一般不会出现高钾血症。严重肾功能不全的患者［GFR<60ml/（min · 1.73m$^2$）］或与其他升钾药物联用时更易于出现高钾血症。

ACEI 减少了肾出球小动脉收缩，可导致血肌酐小幅升高，GFR 轻微降低。常见的错误做法是血肌酐升高即停用 ACEI，血肌酐升高 30% 是安全的，可接受的，这些患者可继续服用 ACEI，因为治疗 2 月内血肌酐稳定，长期应用可保护肾脏[94]。血肌酐升高超过 30% 的患者需要暂停 ACEI 治疗，因为这可能提示有其他情况，可能有基础肾脏病（如双侧肾动脉狭窄）或其他影响肾脏血流的情况（如血容量不足、同时服用非甾体类消炎药物、心脏衰竭）。A. R. 开始 ACEI 治疗 2~4 周内，除了监测血压外，需要监测血钾和血肌酐。

案例 9-6，问题 3：将 A. R. 的赖诺普利剂量增加为每日 20mg，会增加低血压的风险吗？

老年人,血容量不足的患者,心力衰竭的患者服用ACEI可能会出现首剂效应,表现为体位性低血压,头晕或晕厥,这可能是RAAS系统活性增加所致。这些患者服用ACEI时初始剂量减半(表9-11),然后缓慢增加至标准剂量。

联合使用利尿剂一些患者可能出现首剂低血压。首次使用ACEI时,指南推荐存在血流动力学不稳定情况(如血容量不足、低钠血症、心力衰竭),老年患者剂量可减半,减少利尿剂剂量或者暂停利尿剂,以防血压急速大幅下降。A. R. 没有这些情况,可安全的增加赖诺普利的剂量。

案例9-6,问题4:像A. R. 这样的黑人患者,ACEI是否有效?

ACEI单药治疗的降压效果,白人较黑人或老年患者好。JNC-8推荐,黑人高血压患者一级预防治疗不建议选择ACEI或ARB作为一线治疗,合并CKD的患者除外[2]。老年人和黑人可能有低肾素性高血压,可部分解释这些差异。然而,很多患者初始治疗仍然选择ACEI单药治疗,联合治疗,尤其是与噻嗪类利尿剂联合可降低这种种族和年龄差异。

黑人患者单药初始治疗最好不选择ACEI,除非合并CKD。初始治疗可选择噻嗪类利尿剂或CCB。该患者可以改用其他降压药物(噻嗪类利尿剂和CCB),可能有助于血压控制。需要注意,与白人相比,黑人使用ACEI发生血管性水肿和干咳的风险增加2~4倍[95]。但黑人患者仍可选择ACEI,除非患者有血管性水肿史。

案例9-6,问题5:A. R. 有微量白蛋白尿,赖诺普利可以保护肾功能,然而赖诺普利有导致急性肾功能不全的风险吗?

ACEI对于肾动脉疾病相关性高血压患者有效。然而对于双侧肾动脉狭窄,孕妇或容量不足患者禁用(表9-9)。双侧肾动脉狭窄或血容量不足患者,用高浓度的血管紧张素维持肾血流,当开始用ACEI时会导致急性肾衰。因为并不知道患者是否有肾动脉狭窄,所以ACEI应从小剂量开始用起,用药开始后2~4周密切监测血肌酐。轻度血肌酐升高≤30%(血肌酐<3.0mg/dl),无需调整治疗方案[94],如果肌酐升高很多,需要停药。肌酐在33.0mg/dl以下,通过ACEI对肾血管的扩张作用保护肾脏,但需要严格监测。A. R. 使用赖诺普利4周后测量肌酐正常,未出现肾脏副作用。

案例9-6,问题6:育龄期妇女使用ACEI有哪些风险?

ACEI在妊娠2~3个月有致畸作用[96],因此妊娠禁用。即使育龄妇女也不推荐使用,如果使用,应告知患者该药有可能影响胎儿,使胎儿出现致命性低血压、少尿、肾衰和畸形。服药期间建议避孕。

## 血管紧张素Ⅱ受体阻滞剂

案例9-6,问题7:A. R. 服用赖诺普利剂量增加为20mg/d,8周后增加为40mg/d,她在诊所就诊时血压为136/78mmHg(复测134/76mmHg)。血钾和血肌酐无改变。但是,她自述过去几个月持续性干咳。无上呼吸道感染或左心功能不全症状。怎么调整A. R. 的治疗?

最常见的ACEI副作用是咳嗽,约15%的患者会出现[97],患者常述在气管后有一种痒的感觉,常发生在夜间。应区分这种咳嗽与心力衰竭所致的咳嗽的不同,心力衰竭所致的咳嗽常有爆裂音和啰音(听诊时),是有痰的咳,是肺水肿的表现。ACEI所致的咳嗽在停药后可消失。药物用于治疗ACEI所致咳嗽无明显效果。对不能耐受ACEI的患者,最佳的治疗方法是改用其他降压药。

案例9-6,问题8:ARB与ACEI有什么区别?

对于A. R.,考虑她有糖尿病和微量白蛋白尿,换用ARB可能消除干咳,也是可接受的一线治疗选择[98]。对于该患者,一线治疗药物可选择CCB或噻嗪类利尿剂,由于她的血压没达标(低于130/80mmHg),可联合一种药物,可选择CCB或噻嗪类利尿剂。ARB是一级预防患者的一线治疗药物,表9-12有8种ARB类药物,许多药物以两种药物固定剂量的复方制剂的形式可供使用,此外还有两种市售产品是含有三个药物的固定剂量的复方制剂。

表9-12
血管紧张素Ⅱ受体阻滞剂

| 药物 | 初始剂量(mg/d)[a] | 维持剂量(mg/d) | 给药频率(次) |
|---|---|---|---|
| 阿齐沙坦 | 80 | 80 | 1 |
| 坎地沙坦 | 16 | 8~32 | 1~2 |
| 依普沙坦 | 600 | 600~800 | 1~2 |
| 厄贝沙坦 | 150 | 75~300 | 1 |
| 洛沙坦钾 | 50 | 25~100 | 1~2 |
| 奥美沙坦 | 20 | 20~40 | 1 |
| 替米沙坦 | 40 | 20~80 | 1 |
| 缬沙坦 | 80~160 | 80~320 | 1 |

[a] 如果患者容量不足、服用利尿剂或老年人(≥75岁),首剂应减半

## ACEI和ARB药理作用区别

与ACEI阻滞了血管紧张素Ⅰ转化为血管紧张素Ⅱ不同,血管紧张素Ⅱ受体阻滞剂是与血管平滑肌、肾上腺和其他组织的血管紧张素Ⅱ受体结合,导致血管紧张素Ⅱ与其

受体结合的途径被阻断，阻滞血管紧张素Ⅱ介导的血管收缩和阻滞醛固酮释放，从而降低血压。由于血管紧张素Ⅱ不影响缓激肽，不会出现干咳。

大量研究聚焦在血管紧张素Ⅱ 1和2型受体之间药理学上的不同。刺激1型受体导致血管收缩，钠水潴留，血管重建，其他有害效应可能包括肌细胞和平滑肌肥厚，成纤维细胞增殖，在心肌中产生细胞毒性作用，刺激过氧化物形成，改变基因表达，可能增加纤溶酶原活性抑制剂的浓度。2型受体刺激时有抗增殖作用，导致细胞变异，组织修复。

案例9-6，问题9：什么情况下初始治疗选择ARB比ACEI更合适？

理论上，理想的降压药应仅阻滞1型受体而不阻滞2型受体。ARB主要阻断1型受体，ACEI最终通过减少血管紧张素Ⅱ的产生而阻滞1型和2型受体，因此ARB在降低高血压相关并发症方面可能优于ACEI。这种推断是纯理论的，没有临床试验资料支持。ONTARGET是一个前瞻性的、双盲、随机对照临床试验，比较ARB为基础治疗，ACEI为基础治疗和ACEI联合ARB治疗之间的区别[99]。随访56个月后，三组心血管事件发生率无显著差别。因此，治疗高血压，ARB与ACEI疗效相当。

案例9-6，问题10：若A. R. 服用赖诺普利后出现血管性水肿，换用ARB适宜吗？

有ACEI致血管性水肿病史的患者，不妨碍选择ARB治疗。尚未具体确定ACEI和ARB出现交叉性血管性水肿。坎地沙坦用于心力衰竭试验，评估替代治疗降低发生率和死亡率情况，纳入2 028例ACEI不耐受患者，将患者随机双盲的分为安慰机组和坎地沙坦组，39例ACEI致血管性水肿患者中只有1例再次出现血管性水肿而停用ARB[99]。替米沙坦用于不能耐受ACEI的心血管疾病患者，纳入5 926例ACEI不耐受患者，将其随机双盲分为ARB或安慰剂组，随访56个月，75例ACEI致血管性水肿患者中，没有人再发生血管性水肿[100]。因此，ACEI和ARB之间可能有交叉性血管性水肿，但是几率很低。对于有ACEI致血管性水肿患者，再有ACEI强适应证时可替换为ARB。ACC/AHA指南推荐有ACEI致血管性水肿患者可选择ARB[79]。

## 钙通道阻滞剂

CCB可有效降低血压，在老年人和黑人中降压效果通常强于其他降压药物（β受体阻滞剂、ACEI和ARB）。利尿剂联合CCB也有降压协同作用，但是不如ARB联合CCB效果好。CCB不改变血脂、血糖、尿酸或电解质。

虽然所有CCB都可以抑制细胞外钙离子的活动，但其主要分为两种类型：二氢吡啶类和非二氢吡啶类（地尔硫䓬和维拉帕米），两者的药理学作用不同。

### 二氢吡啶类CCB

二氢吡啶类CCB主要作用是舒张外周和冠状动脉，不阻滞房室结，不用于治疗心律失常。有力的血管扩张效果可使心率反射性增快。除了氨氯地平和非洛地平外，二氢吡啶类钙阻滞剂降低心肌收缩力，通常不用于治疗合并左心功能不全的患者。二氢吡啶类CCB副作用与有力的血管扩张有关，包括反射性心率增快、头痛和外周水肿。

CCB尤其是二氢吡啶类CCB可致外周水肿，这种不良反应是CCB直接扩张外周动脉导致的，具有剂量依赖性。CCB扩张血管，毛细血管通透性增加，从而增加了周围水肿的风险。处理该副作用方法为降低二氢吡啶类CCB的剂量或者增加阻断RAAS减少血管紧张素Ⅱ的作用，通过扩张动脉和静脉，使外周血管压力平衡。加用ACEI或ARB可以进一步降低血压。CCB导致的外周水肿，应用利尿剂是无效的，不推荐使用。

### 非二氢吡啶类CCB

非二氢吡啶类，地尔硫䓬和维拉帕米，相对于二氢吡啶类而言，它们有中度舒张外周动脉的作用，但它们直接减慢房室传导，有负性肌力和负性频率作用。非二氢吡啶类CCB阻滞房室结，减慢心率，可用于室上性心动过速与某些心律失常（如房颤），由于血管扩张效果可使心率反射性增快，大多数患者只轻微的降低心率。大剂量使用时，可出现1~3度传导阻滞。有2和3度房室传导阻滞的患者避免使用地尔硫䓬和维拉帕米，可使用二氢吡啶类CCB。左心功能不全患者避免使用地尔硫䓬和维拉帕米，因为其可显著降低心肌收缩力，若需要CCB治疗（如心绞痛或高血压）可选择氨氯地平或非洛地平。左心功能不全的患者可安全使用这两个CCB药物，但是不能降低左心功能不全相关的死亡率。地尔硫䓬可能比维拉帕米有较低的便秘发生率。维拉帕米也是预防偏头痛的有效药物，如果患者偏头痛也可以使用。雷诺病的患者使用二氢吡啶类CCB可因外周血管扩张作用，症状缓解。CCB对环孢素导致的高血压有效，但因维拉帕米和地尔硫䓬增加环孢素浓度，应谨慎使用。

### 其他因素

#### 制剂

有几种CCB制剂用于治疗高血压，见表9-13。避免使用速释制剂（见第16章）。

#### 缓释制剂

**案例9-7**

问题1：C. F. 是一名60岁男性，有高血压，哮喘和2型糖尿病。每日服用HCTZ 25mg和雷米普利20mg治疗高血压多年。目前血压148/74mmHg（复测144/72mmHg），心率90次/min。医生打算加用一种CCB类药物来控制血压。维拉帕米控释制剂，延长释放剂（extended-release）和持续释放剂（sustained-release）之间有什么区别？可以互换吗？

表 9-13

钙离子通道阻滞剂[a]

| 药物 | 常用剂量(mg/d) | 给药频次 |
|---|---|---|
| **非二氢吡啶类**[b] | | |
| 地尔硫䓬缓释制剂 sustained | 120~480 | 1 |
| 地尔硫䓬缓释制剂 extended | 120~540 | 1 |
| 维拉帕米缓释制剂 sustained | 180~480 | 1~2 |
| 维拉帕米控释制剂[c] | 180~480 | 每晚 |
| 维拉帕米慢性口服吸收系统[c] | 100~400 | 每晚 |
| **二氢吡啶类** | | |
| 氨氯地平 | 2.5~10 | 1 |
| 非洛地平缓释片 extended | 2.5~10 | 1 |
| 依拉地平控释片 | 5~20 | 1 |
| 尼卡地平缓释片 sustained | 60~120 | 2 |
| 硝苯地平缓释片[d]sustained | 30~90 | 1 |
| 尼索地平缓释片 extended | 17~34 | 1 |

[a] 高血压避免使用硝苯地平,维拉帕米和地尔硫䓬速释制剂。

[b] 有多种长效制剂,由于释放特性不同,不可等剂量互换。

[c] 慢性口服释药剂在睡前服用,延迟药物释放一段时间,在早晨开始缓慢的释放药物,晚上不再释放药物;因为使用不同的释药系统,是不可以互换的。

[d] 只有缓释片被批准用于高血压。应避免使用速释制剂

除了氨氯地平外,所有的 CCB 的半衰期均是短的。可以使用短效 CCB 制剂,但必须每日多次使用以使其能 24 小时发挥作用。当使用 CCB 治疗高血压时,首选长效制剂。有多种长效制剂方式。长效制剂之间血清药物浓度不同,但是总体降压疗效相似。尽管如此,FDA 认为大部分的产品包括同样的药物,其有效性和特性不同。这些药物直接可以互相替代。每日服用 1 次或 2 次的不同长效制剂可以交换(如延长释放剂、持续释放剂、控释制剂),但是不能等剂量对换。替换治疗若没有调整好,可能会导致血压下降。替换治疗 2 周内要监测血压和心率。

案例 9-7,问题 2:是否有证据表明糖尿病患者使用 CCB 可以改善预后?

### CCB 和糖尿病

已经证实,伴有糖尿病的高血压患者使用 CCB 类药物可降低心血管事件风险[98],虽然证据不像 ACEI 那样强有力。伴有糖尿病的高血压患者服用福辛普利或氨氯地平,评价心血管事件和血压控制情况,ACEI 比 CCB 对心血管更有保护作用[56,57]。

非二氢吡啶类 CCB(尤其是地尔硫䓬)可以延缓 CKD 进展,尽管证据不如 ACEI 或 ARB 权威,其可能的机制是舒张入球和出球小动脉,降低肾小球内压。二氢吡啶类 CCB 能否延缓肾脏病进展尚不清楚。大多数观点认为 ACEI 和 ARB 对肾脏保护作用优于 CCB。

## 难治性高血压

### 案例 9-8

问题 1:R. R. 是一名 52 岁男性,高血压 10 年。无高血压并发症或靶器官损害。无糖尿病,不吸烟。每日服用 HCTZ 25mg、氨氯地平 10mg、缬沙坦 320mg 和卡维地洛 12.5mg,每日 2 次,持续 1 年。他曾因为药物不能耐受改变治疗药物包括:雷米普利出现血管水肿,多沙唑嗪出现头晕,可乐定出现咽干。血压一直不达标(低于 140/90mmHg)。没有高血压继发性因素。今日血压为 150/90mmHg(复测 152/92mmHg),心率 60 次/min,血钾 4.2mmol/L,血肌酐 1.0mg/dl。身高 183cm,体重 85kg。R. R. 是难治性高血压患者吗?怎么治疗?

R. R. 患有难治性高血压。JNC-8 建议,若初始治疗血压不达标,可增加初始药物剂量或增加另一个一线药物(如噻嗪类利尿剂,CCB,ACEI 或 ARB)。若两药均达最大可耐受剂量后,血压仍不达标,可滴定增加第三个降压药物。但是 ACEI 和 ARB 不能联用[2]。如果应用 3 个一线药物血压仍不达标或者存在禁忌证,可选择其他降压药物。应用上述降压治疗血压仍不达标或者需要排除继发性高血压的患者,建议转诊治疗。R. R. 可选择的治疗是有限的,氨氯地平和缬沙坦均达最大剂量。卡维地洛剂量可增加为 25mg,每日 2 次,但是他的心率为 60 次/min,增加剂量可能会出现心动过缓,因此,增加剂量不可取。可将 HCTZ 加量为每日 50mg,因为根据 24 小时 ABPM,25mg 较 12.5~25mg 更能降低血压[85],但可增加电解质和代谢紊乱的副作用。

案例 9-8,问题 2:R. R. 每日用赖诺普利 5mg 或螺内酯 25mg,安全吗?

对于难治性高血压,有 3 个方案可考虑:(a)适当增加利尿剂剂量;(b)选择一种有效的药物联合;(c)选择合适的替代治疗方案[13]。若缬沙坦已达最大剂量,不建议加用 ACEI。ACEI 和 ARB 联用不能获益,因此,一级预防患者不建议选择 ACEI 和 ARB 联合降压治疗。在 ONTARGET(ONgoing Telmisartan Alone and in Combination With Ramipril Global Endpoint Trial),与单用相比,ACEI 与 ARB 联合治疗只额外降低了一点血压,且没有降低心血管事件风险。而且联合治疗不良事件风险增加(例如,肾功能衰竭,低血压)。

基于证据,ACEI 与 ARB 联合可降低左心功能不全患者因心衰再入院率[101,102]。但是,与 ACEI 单药治疗相比,ACEI 与 ARB 联合整体临床效益很小,左心功能不全患者使用标准剂量利尿剂,ACEI 和 β 阻滞剂,若需要联合其他

药物可选择醛固酮拮抗剂[79]。CKD 有大量蛋白尿(300mg/d 或 500mg/d)患者可选择 ACEI 与 ARB 联合,似乎较单药治疗更能延缓蛋白尿的进展[73]。

大多数难治性高血压患者有高血容量,常规临床检查可能不易发现。但是用无创性的生物阻抗技术通过连续的血流动力学监测可以发现血容量高,可以加强利尿治疗,这种高容量的情况利尿治疗较其他降压药物效果更好[103]。加强利尿治疗包括更换利尿药物,更换为不同类的利尿药物,增加剂量或联用一种不同类的利尿药物。R. R. 若不将 HCTZ 剂量增加为每日 50mg,可将 HCTZ 更换为长效的氯噻酮,可增强降压效果。对于 CKD4 或 5 期[GFR<30ml/(min·1.73m$^2$)]的患者或水肿需要利尿治疗的患者,也可将 HCTZ 更换为袢利尿剂(如呋塞米或托拉塞米),R. R. 无 CKD,因此该方案不适合。另一个方案联合一种醛固酮阻滞剂。难治性高血压患者经常需要用一些非一线或二线治疗药物(表 9-14)。但是这些药不能单独使用,因为不能减少高血压相关并发症,最好和其他降压药物合用。在之前的安慰剂对照试验中,有些药物(如利血平、肼苯哒嗪)作为利尿剂和 β 受体阻滞剂的联合治疗药物。R. R. 已经对多种可降低高血压并发症的降压药物反应差或不耐受,为使他的血压低于 140/90mmHg,可加用之前未用过的氯噻酮。

**表 9-14**
其他降压药物

| 药物/作用机制 | 常用剂量(mg/d) | 给药频率(次/d) |
|---|---|---|
| 醛固酮受体拮抗剂(见表 14-9) | | |
| **$\alpha_1$ 受体阻滞剂** | | |
| 多沙唑嗪 | 1~8 | 1 |
| 派唑嗪 | 2~20 | 2~3 |
| 特拉唑嗪 | 1~20 | 1~2 |
| **肾素直接抑制剂** | | |
| 阿利吉仑 | 150~300 | 1 |
| **中枢 $\alpha_2$ 受体激动剂** | | |
| 可乐定 | 0.1~0.8 | 2 |
| 可乐定 | 0.17~0.52 | 1 |
| 可乐定贴 | 0.1~0.3 | 每周 1 次 |
| 甲基多巴 | 250~1 000 | 2 |
| **血管扩张剂** | | |
| 盐酸肼曲嗪 | 25~100 | 2~3 |
| 米诺地尔 | 2.5~80 | 1~2 |
| **交感神经节阻滞剂** | | |
| 利血平 | 0.05~0.25 | 1 |

## 可选择的降压药物

### 醛固酮阻滞剂

螺内酯和依普利酮是难治性高血压患者常用的醛固酮受体拮抗剂,因此,R. R. 可以加用该类药物[8,104]。很多难治性高血压患者 RAAS 活性高,可导致醛固酮增加,高达 20%的难治性高血压患者有醛固酮增多症[8]。因此,难治性高血压患者加用醛固酮受体拮抗剂可有效降低血压。

R. R. 的血钾正常,加用螺内酯后血钾可能会升高,因此用药 2~4 周内要监测血钾以防出现高钾血症。依普利酮较螺内酯对醛固酮受体选择性高,但有研究表明,螺内酯治疗醛固酮升高疗效更好[105]。与螺内酯相比,依普利酮导致男性乳房发育不良反应较少,但是高钾血症不良反应较多。有高钾血症风险的患者禁用依普利酮,如 2 型糖尿病有微量白蛋白尿,肌酐清除率<50ml/min,或血肌酐升高(女性>1.8mg/dl,男性>2.0mg/dl)。

案例 9-8,问题 3:生活方式调整对 R. R. 有多少益处?

除了用药依从性差,生活因素(肥胖,钠摄入过量,酗酒)均是难治性高血压的明显影响因素[8]。需要强调生活方式调整的重要性,尤其对于难治性高血压患者。如之前所述,生活方式调整包括饮食调整和体育锻炼,R. R. 每日钠盐摄入需要低于 1.5g,可以将难治性高血压患者 SBP 降低超过 20mmHg[23]。

### α 受体阻滞剂

**案例 9-9**

问题 1:J. L. 是一名 64 岁男性,有高血压,血压 158/84mmHg(复测 156/86mmHg)。目前每日服用 HCTZ 25mg,厄贝沙坦 300mg 和硝苯地平延长释放剂 60mg。J. L. 尽自己最大努力进行生活方式调整,但仍不能完全依从调整方案。过去几个月,频发夜尿,排尿困难,尿流变细,诊断为良性前列腺增生(benign prostatic hyperplasia,BPH)。医生打算将一种降压药物换为 α 受体阻滞剂。与其他降压药物相比,α 受体阻滞剂降低心血管事件方面疗效如何?

α 受体阻滞剂不是高血压的一线治疗药物。ALLHAT 试验[48]包括 α 受体阻滞剂(多沙唑嗪)实验组,随访 3.3 年后,多沙唑嗪组合并心血管事件和心力衰竭较氯噻酮组高[106]。因此,氯噻酮治疗高血压降低高血压相关并发症方面较多沙唑嗪有效。该实验无安慰剂对照试验,因此,认为多沙唑嗪有害也是不正确的。对于 J. L.,不着急将 HCTZ,厄贝沙坦或硝苯地平换为 α 受体阻滞剂,再联合一种 α 受体阻滞剂比较适宜,α 受体阻滞剂对他的 BPH 有益(表 9-7)。

案例 9-9,问题 2:α 受体阻滞剂怎么改善 J. L. 的 BPH?

前列腺周围的平滑肌受$\alpha_1$受体支配，α受体阻滞剂通过阻断该受体，通过减少尿道口张力和减轻膀胱出口梗阻来改善BPH的症状。特拉唑嗪和多沙唑嗪都被批准用于治疗良性前列腺增生症。哌唑嗪因给药频繁未批准用于BPH。BPH症状改善具有剂量依赖性，往往需要高剂量才能改善症状，这会增加副作用的风险，如体位性低血压。对于J.L.，一种α受体阻滞剂可降低血压，同时改善排尿症状[107]。

案例9-9，问题3：J.L.愿意接受多沙唑嗪改善BPH症状，而不愿意手术治疗。开始如何给药？

对于J.L.，多沙唑嗪最好从小剂量开始，根据血压和耐受情况，逐渐增加剂量。如果血压下降，可以将其他的降压药物减量。多沙唑嗪初始剂量每日不超过1mg，最好在睡前服用，这样可减少体位性低血压发生，α受体阻滞剂最常见的不良反应，常发生于首剂时，但有些患者不会出现。此外，如果难治性高血压患者选择α受体阻滞剂联合治疗，晚上服用α受体阻滞剂降低血压疗效最好[107]。

案例9-9，问题4：应该如何告知J.L.多沙唑嗪的副作用？

如果α受体阻滞剂剂量适宜，耐受性很好。服用多沙唑嗪可能出现不良反应，如嗜睡、头痛、虚弱、心悸、反射性心动过速、恶心等，这些均可克服。初次晚上服用，避免出现体位性低血压。患者从卧位或坐位站立时要缓慢。

## 其他类药物

### 阿利吉仑

**案例9-10**

问题1：R.P.是一名68岁男性，高血压，1年前曾发生缺血性卒中。2个月前，每日服用地尔硫䓬缓释剂240mg的情况下，血压164/94mmHg（复测162/98mmHg），心率62次/min。后来，改为贝那普利/HCTZ 10/12.5mg/d。今日血压142/82mmHg（复测144/82mmHg）。血肌酐1.9mg/dl，其余实验室检查均正常。医生考虑是否可以在使用ACEI的基础上加用阿立吉仑。

### 肾素直接抑制剂

阿利吉仑是肾素直接抑制剂，阻断RAAS第一步，降低PRA和血压。

案例9-10，问题2：阿利吉仑与ACEI或ARB有什么区别？

这与ACEI减少血管紧张素Ⅱ和ARB阻断血管紧张素Ⅱ受体不同，但是降压疗效类似。阿利吉仑半衰期为24小时，与大多数ACEI和ARB一样，可以每日服用1次。

与ACEI和ARB相比，阿利吉仑副作用方面有相同和不同之处。由于阻断RAAS可致畸胎，孕妇禁用，可使血肌酐和血钾升高。这些与ACEI和ARB相同，均是阻滞血管紧张素Ⅱ减少血管收缩，减少了肾出球小动脉收缩和阻断醛固酮。服用阿利吉仑期间，需要监测血肌酐和血钾，尤其是与ACEI、ARB、保钾利尿剂或醛固酮阻滞剂联用时。有服用阿利吉仑出现血管性水肿的报道。

案例9-10，问题3：阿利吉仑治疗R.P.的高血压时处于什么地位？

阿利吉仑在高血压治疗中的地位尚不清楚，但是证明可用于单药治疗或联合治疗。阿利吉仑单用降压疗效与ACEI、ARB或CCB（尤其是氨氯地平）相似。与HCTZ、ACEI、ARB和CCB联用可协助降压。但是与极量ACEI联用疗效未知。目前由于阿利吉仑长期使用降低心血管事件尚不清楚，因此阿利吉仑仍是可选择的一个降压药物。

### α/β阻滞剂和奈必洛尔

拉贝洛尔和卡维地洛（表9-15）是非选择性β受体阻滞剂兼有$\alpha_1$受体阻滞剂的作用。因此，它们的特性与联合使用非选择性β受体阻滞剂和$\alpha_1$受体拮抗剂相似。

这类药物因α受体阻滞作用可扩张血管。而奈比洛尔是唯一一个通过阻滞β受体产生扩张血管作用，因此，该药不需要阻滞α受体即可扩张血管。拉贝洛尔和卡维地洛注意事项和禁忌证与非选择性α受体阻滞剂相同，因为他们均可阻滞$\beta_1$和$\beta_2$受体（见表9-9）。

卡维地洛被证实可用于高血压和左心功能不全，可降低左心功能不全患者的发病率和死亡率[108,109]。用于治疗高血压，拉贝洛尔和卡维地洛与其他β受体阻滞剂相比，除了单个药物可阻滞α受体和β受体双重机制外，无明确的优势。伴有2型糖尿病的患者，卡维地洛对血糖没有明显影响，美托洛尔轻微升高血糖[110]。

### 中枢$\alpha_2$受体阻滞剂

$\alpha_2$受体阻滞剂（表9-14）通过阻断中枢$\alpha_2$受体活性从而降低血压。他能够兴奋中枢神经系统的$\alpha_2$受体，抑制（负反馈）心、肾的交感神经输出，舒张外周血管。尽管单独使用$\alpha_2$受体激动剂是有效的，但是由于其潜在的副作用，降低心血管事件疗效尚不清楚，因此，仍不能作为一线治疗药物。

#### 可乐定

**案例9-11**

问题1：T.M.是一名43岁男性卡车司机，高血压病史5年，无高血压并发症。继发原因已被排除。目前每日服用氯沙坦/HCTZ 100/25mg和地尔硫䓬缓释片240mg。曾服用多种降压药物，由于出现副作用而停用（卡托普利和雷诺普利，引起干咳；阿替洛尔和卡维地洛，出现乏力；硝苯地平和氨氯地平，引起水肿；特拉唑啉，出现体位性低血压）。他坚持服用药物和调整生活方式，但是尚未戒烟。过去3个月，平均诊所血压为150/95mmHg。加用可乐定0.1mg，每日2次。T.M.服用可乐定过程中可能出现什么问题？

表 9-15
治疗高血压的常见β受体阻滞剂

| 药物 | 常用剂量范围(mg/d) | 给药频次 | 半衰期(h) | β1 受体选择性 | 脂溶性 |
|---|---|---|---|---|---|
| 阿替洛尔 | 25~100 | 1~2 次/d | 6~7 | ++ | 低 |
| 比索洛尔 | 5~20 | 1 次/d | 9~12 | +++ | 高 |
| 卡维地洛 | 12.5~50 | 2 次/d | 6~10 | 0 | 高 |
| 卡维地洛 | 10~80 | 1 次/d | 6~10 | 0 | 高 |
| 拉贝洛尔 | 200~800 | 2 次/d | 6~8 | 0 | 中 |
| 酒石酸美托洛尔 | 100~400 | 2 次/d | 3~7 | + | 中~高 |
| 琥珀酸美托洛尔 | 25~400 | 1 次/d | 3~7 | + | 中~高 |
| 奈比洛尔 | 5~10 | 1 次/d | 12~19 | +++ | 高 |
| 普萘洛尔 | 40~180 | 1 次/d(长效和缓释制剂)或 2 次/d | 3~5 | 0 | 高 |

$\alpha_2$ 受体激动剂和利尿剂联合使用最有效,因为其可产生尿潴留。与有不同降压机制的药物合用,且这些药物不作用中枢肾上腺受体联合是理想选择。可乐定突然停药可引起血压反弹。T. M. 由于工作不规律或长时间驾驶,可能会漏服药物,出现血压反弹的风险。

案例 9-11,问题 2:T. M. 如何开始可乐定治疗?

可乐定的使用应从低剂量开始,逐渐增加剂量,最终达到一个目标剂量,就是能有效控制血压且有最小的副作用的剂量。普通片起始剂量为 0.1mg,每日 2 次,每 2~4 周增加 0.1 或 0.2mg/d,直到血压达标或出现不良反应。可乐定也有缓释片和贴剂。可乐定贴剂,可透过皮肤控释药物,持续作用超过 7 天。贴剂起效会延迟 2~3 天,因此,当口服可乐定换为贴剂时可能出现血压反弹,为防止血压反弹,换为贴剂的第一天仍要口服可乐定。可乐定常见的副作用为抗胆碱能副作用,如镇静和口干,尤其常见于老年人。

案例 9-11,问题 3:几个月后,T. M. 服用可乐定 0.2mg,每日 2 次,血压 148/84mmHg。但是,出现了白天嗜睡和口干不良反应,其他 $\alpha_2$ 受体激动剂可以用吗?

### 甲基多巴

甲基多巴已在孕妇中广泛评估是安全的。因此,甲基多巴可作为妊娠期高血压首选的一线药物[111]。除此之外,甲基多巴在临床上很少应用。通常甲基多巴的起始剂量为 250mg,每日 2 次至 2 000mg/d。甲基多巴的副作用与可乐定相似,包括镇静、嗜睡、体位性低血压、眩晕、口干,头疼和血压反弹。若长期服用,上述副作用可减弱。其他副作用还包括:溶血性贫血和肝损害,两者并不常见,但一旦出现则必须立即停药。

### 其他

胍法辛和胍那苄副作用很大。副作用包括口干、镇静、眩晕、体位性低血压、失眠、便秘和阳痿。胍法辛半衰期长,较其他 $\alpha_2$ 受体激动剂血压反弹少。其他 $\alpha_2$ 受体激动剂(如甲基多巴、胍法辛和胍那苄)不良反应与可乐定几乎是相同的。因此,患者不能耐受一种 $\alpha_2$ 受体激动剂也不能耐受其他的 $\alpha_2$ 受体激动剂。T. M. 可选择其他不同类别的降压药物,如醛固酮阻滞剂、阿利吉仑、利血平或动脉血管扩张剂。

## 利血平

案例 9-11,问题 4:T. M. 选择利血平合理吗?

利血平是目前使用的最老的降压药,其与利尿剂合用,降压效果更好。重要的是利血平价格便宜,可以每日服用 1 次。在早期的几个关键性治疗试验中,均已证实了利血平可降低高血压的发病率和死亡率。SHEP 把利血平作为二线药使用,与氯噻酮联合治疗那些不能耐受阿替洛尔的患者[88]。

低剂量(0.05~0.1mg/d)的降压效果亦很明显,重要的是,与大剂量相比可降低副作用发生率。利血平可导致鼻塞,有报道胃肠外给药或非常大剂量时出现胃肠道溃疡。T. M. 可服用小剂量利血平,他同时服用的噻嗪类利尿剂可以与利血平联用。T. M. 所有可选择的方案中,除了阿利吉仑,利血平最适宜。

许多临床医师避免使用利血平是因为它最常见的副作用是抑郁症。20 世纪 50 年代,多项试验报告,利血平的剂量超过了其治疗高血压的剂量(0.5~1.0mg/d),而且许多患者并没有达到抑郁症的标准,她们只不过是过度镇静。

当剂量被限制在<0.25mg/d,抑郁症的发生率明显低于其他降压药。

## 血管扩张剂

### 肼曲嗪

案例 9-12

问题 1: C.M. 是一名 56 岁女性,有高血压和严重 CKD,GFR 为 14ml/(min·1.73m$^2$)。降压方案包括每日服用托拉塞米 40mg,氨氯地平/奥美沙坦 10/40mg,琥珀酸美托洛尔 200mg。4 周前血压 148/92mmHg 和 146/90mmHg 时服用肼曲嗪 25mg,每日 3 次。她的依从性很好,目前血压为 146/88mmHg,心率为 82 次/min,双肺呼吸音清,双下肢 1 度凹陷性水肿。电解质正常。C.M. 为什么选择肼曲嗪?

肼屈嗪可以直接引起动脉平滑肌的舒张。除非患者患有严重 CKD,很少使用动脉扩张剂,肾病患者血压较难控制,经常需要 4~5 种药物。严重慢性肾病刺激肾素释放,加重液体潴留。有力的血管扩张剂和利尿剂合用,可以很好的降低血压。肼屈嗪有力的舒血管作用刺激了交感神经系统,导致了反射性心动过速,增加血清中肾素活性及引起水潴留。单独使用该药时,降压效果和血管扩张会很快消失。为保持有力的降压效果,可以加用 β 受体阻滞剂,通过减慢心率来对抗肼屈嗪引起的反射性心动过速,也可加用利尿剂来减轻液体潴留。

案例 9-12,问题 2: 18 个月后,C.M. 服用肼曲嗪 50mg,每日 3 次,血压达标。她现在最大的不舒服是左右手关节疼,发热。抗结核抗体阳性,白细胞计数 3 500/μl,血沉 45mm/h,诊断为药物性狼疮,怎么处理?

C.M. 的症状符合药物性狼疮(DIL),导致 DIL 最常见的药物是肼曲嗪,肌肉骨骼疼痛也是最常见的症状,但全身症状和皮疹也可出现。肼曲嗪剂量低至 100mg/d 即可导致 DIL,剂量超过 200mg/d 时,DIL 风险增加。

应停用肼曲嗪,症状在几天或几周内会消退。

### 米诺地尔

案例 9-12,问题 3: C.M. 可以选择什么药物替代肼曲嗪?

C.M. 对肼曲嗪降压有反应,因此,其他血管扩张药物也可能有效。米诺地尔与肼屈嗪相似,也是有力的血管扩张剂,引起反射性心动过速、增加心输出量、增加血浆肾素活性和液体潴留作用。故米诺地尔需与 β 受体阻滞剂和利尿剂联合使用。对于类似 C.M. 难治性高血压和严重慢性肾功能不全的患者,可以选用米诺地尔。

案例 9-12,问题 4: 接受米诺地尔治疗后应该知道哪些?

口服米诺地尔会产生多毛症,大约有 80%~100% 的人会出现。治疗开始的数周内出现毛发增多,这和内分泌失调无关。毛发增多部位常发生与两鬓、眉间、脸颊、耳翼,继续用药可能延伸至后背、四肢及头皮。然而,一些患者尤其是女性,不能容忍多毛症,需要终止治疗。米诺地尔获批局部应用治疗男性脱发,但局部应用没有降低血压的效果。

米诺地尔能引起机体液体潴留,出现水肿、体重增加。若用药期间利尿不充分,可以诱发心力衰竭或使原有的心力衰竭症状加重,肼曲嗪也可引起。米诺地尔引起的反射性心动过速也可以诱发有缺血性心脏病危险的患者出现心绞痛,增加缺血性心脏病的风险。

(崔学艳 译,牟燕 校,周聊生 审)

## 参考文献

1. Patient Protection and Affordable Care Act (PPACA). Pub L No. 111-148, 124 Stat 119, to be codified as amended at scattered sections of 42 USC. Enacted March 23, 2010.American Heart Association/American Stroke Association: Heart Disease and Stroke Statistics 2015 – At-a-Glance. http://www.heart.org/idc/groups/ahamah-public/@wcm/@sop/@smd/documents/downloadable/ucm_470704.pdf. Accessed June 29, 2015
2. James PA et al. 2014 Evidence-based guidelines for the management of high blood pressure in adults. *JAMA*. 2014;311(5):507–520.
3. Kaplan NM. *Kaplan's Clinical Hypertension*. 11th ed. Philadelphia, PA: Wolters Kluwer; 2014.
4. Grundy SM et al. Diagnosis and management of the metabolic syndrome: an American Heart Association/National Heart, Lung, and Blood Institute Scientific Statement [published corrections appear in *Circulation*. 2005;112:e297; *Circulation*. 2005;112:e298]. *Circulation*. 2005;112:2735.
5. Agarwal R et al. Role of home blood pressure monitoring in overcoming therapeutic inertia and improving hypertension control: a systematic review and meta-analysis. *Hypertension*. 2011;57:29.
6. Staessen JA et al. Predicting cardiovascular risk using conventional vs ambulatory blood pressure in older patients with systolic hypertension. Systolic Hypertension in Europe Trial Investigators. *JAMA*. 1999;282:539.
7. Saseen JJ. Hypertension. In: Tisdale JE, Miller DA, eds. *Drug-Induced Diseases: Prevention, Detection, and Management*. 2nd ed. Bethesda, MD: American Society of Health-Systems Pharmacists; 2010:516.
8. Calhoun DA et al. Resistant hypertension: diagnosis, evaluation, and treatment: a scientific statement from the American Heart Association Professional Education Committee of the Council for High Blood Pressure Research. *Circulation*. 2008;117:e510.
9. Verdecchia P et al. Short- and long-term incidence of stroke in white-coat hypertension. *Hypertension*. 2005;45:203.
10. Rosendorff C et al. Treatment of hypertension in the prevention and management of ischemic heart disease: a scientific statement from the American Heart Association Council for High Blood Pressure Research and the Councils on Clinical Cardiology and Epidemiology and Prevention [published correction appears in *Circulation*. 2007;116:e121]. *Circulation*. 2007;115:2761.
11. Mancia G et al. 2007 Guidelines for the Management of Arterial Hypertension: The Task Force for the Management of Arterial Hypertension of the European Society of Hypertension (ESH) and of the European Society of Cardiology (ESC) [published correction appears in *J Hypertens*. 2007;25:1749]. *J Hypertens*. 2007;25:1105.
12. Hansson L et al. Effects of intensive blood-pressure lowering and low-dose aspirin in patients with hypertension: principal results of the Hypertension Optimal Treatment (HOT) randomised trial. HOT Study Group. *Lancet*. 1998;351:1755.
13. Curb JD et al; Systolic Hypertension in the Elderly Program Cooperative Research Group. Effect of diuretic-based antihypertensive treatment on cardiovascular disease risk in older diabetic patients with isolated systolic hypertension. *JAMA*. 1996;276(23):1886–1892.
14. Tuomilehto J et al; Systolic Hypertension in Europe Trial Investigators. Effects of calcium-channel blockade in older patients with diabetes and systolic hypertension. *N Engl J Med*. 1999;340(9):677–684.
15. UK Prospective Diabetes Study Group. Tight blood pressure control and risk of macrovascular and microvascular complications in type 2 diabetes:

UKPDS 38. *BMJ*. 1998;317(7160):703–713.
16. ACCORD Study Group et al. Effects of intensive blood-pressure control in type 2 diabetes mellitus. *N Engl J Med*. 2010;362:1575.
17. Ruggenenti P et al; REIN-2 Study Group. Blood-pressure control for renoprotection in patients with non-diabetic chronic renal disease (REIN-2): multicentre, randomised controlled trial. *Lancet*. 2005;365(9463):939–946.
18. Wright JT Jr et al; African American Study of Kidney Disease and Hypertension Study Group. Effect of blood pressure lowering and antihypertensive drug class on progression of hypertensive kidney disease: results from the AASK trial. *JAMA*. 2002;288(19):2421–2431.
19. Klahr S et al; Modification of Diet in Renal Disease Study Group. The effects of dietary protein restriction and blood-pressure control on the progression of chronic renal disease. *N Engl J Med*. 1994;330(13):877–884.
20. Beckett NS et al. Treatment of hypertension in patients 80 years of age or older. *N Engl J Med*. 2008;358:1887.
21. American Heart Association Nutrition Committee et al. Diet and lifestyle recommendations revision 2006: a scientific statement from the American Heart Association Nutrition Committee [published corrections appear in *Circulation*. 2006;114:e27; Circulation. 2006;114:e629]. *Circulation*. 2006;114:82.
22. Appel LJ et al. Dietary approaches to prevent and treat hypertension: a scientific statement from the American Heart Association. *Hypertension*. 2006;47:296.
23. Appel LJ et al. A clinical trial of the effects of dietary patterns on blood pressure. DASH Collaborative Research Group. *N Engl J Med*. 1997;336:1117.
24. Pimenta E et al. Effects of dietary sodium reduction on blood pressure in subjects with resistant hypertension: results from a randomized trial. *Hypertension*. 2009;54:475.
25. Wright JM et al. First-line drugs for hypertension. *Cochrane Database Syst Rev*. 2009(3):CD001841.
26. Ernst ME, Moser M. Use of diuretics in patients with hypertension [published correction appears in *N Engl J Med*. 2010;363:1877]. *N Engl J Med*. 2009;361:2153.
27. Elliott WJ, Meyer PM. Incident diabetes in clinical trials of antihypertensive drugs: a network meta-analysis. *Lancet*. 2007;369:201.
28. Kronish IM et al. Meta-analysis: impact of drug class on adherence to antihypertensives. *Circulation*. 2011;123:1611.
29. MRC Working Party. Medical Research Council trial of treatment of hypertension in older adults: principal results. MRC Working Party. *BMJ*. 1992;304:405.
30. Kidney Disease Outcomes Quality Initiative (K/DOQI). K/DOQI clinical practice guidelines on hypertension and antihypertensive agents in chronic kidney disease. *Am J Kidney Dis*. 2004;43(5 Suppl 1):S1.
31. Dahlöf B et al. Morbidity and mortality in the Swedish Trial in Old Patients with Hypertension (STOP-Hypertension). *Lancet*. 1991;338:1281.
32. Whelton PK et al. The effects of nonpharmacologic interventions on blood pressure of persons with high normal levels. Results of the Trials of Hypertension Prevention, Phase I [published correction appears in *JAMA*. 1992;267:2330]. *JAMA*. 1992;267:1213.
33. Materson BJ et al. Single-drug therapy for hypertension in men. A comparison of six antihypertensive agents with placebo. The Department of Veterans Affairs Cooperative Study Group on Antihypertensive Agents [published correction appears in *N Engl J Med*. 1994;330:1689]. *N Engl J Med*. 1993;328:914.
34. Grimm RH Jr et al. Long-term effects on sexual function of five antihypertensive drugs and nutritional hygienic treatment in hypertensive men and women. Treatment of Mild Hypertension Study (TOMHS). *Hypertension*. 1997;29(1 Pt 1):8.
35. Grimm RH Jr et al. Relationships of quality-of-life measures to long-term lifestyle and drug treatment in the Treatment of Mild Hypertension Study. *Arch Intern Med*. 1997;157:638.
36. Grimm RH Jr et al. Long-term effects on plasma lipids of diet and drugs to treat hypertension. Treatment of Mild Hypertension Study (TOMHS) Research Group. *JAMA*. 1996;275:1549.
37. Jensen J et al. The prevalence and etiology of impotence in 101 male hypertensive outpatients. *Am J Hypertens*. 1999;12:271.
38. [No authors listed]. Effects of treatment on morbidity in hypertension. Results in patients with diastolic blood pressures averaging 115 through 129 mm Hg. *JAMA*. 1967;202:1028.
39. SHEP Cooperative Research Group. Prevention of stroke by antihypertensive drug treatment in older persons with isolated systolic hypertension. Final results of the Systolic Hypertension in the Elderly Program (SHEP). SHEP Cooperative Research Group. *JAMA*. 1991;265:3255.
40. Staessen JA et al. Randomised double-blind comparison of placebo and active treatment for older patients with isolated systolic hypertension. The Systolic Hypertension in Europe (Syst-Eur) Trial Investigators. *Lancet*. 1997;350:757.
41. Collins R et al. Blood pressure, stroke, and coronary heart disease. Part 2, Short-term reductions in blood pressure: overview of randomised drug trials in their epidemiological context. *Lancet*. 1990;335:827.
42. MacMahon S et al. Blood pressure, stroke, and coronary heart disease. Part 1, Prolonged differences in blood pressure: prospective observational studies corrected for the regression dilution bias. *Lancet*. 1990;335:765.
43. The Tobacco Use and Dependence Clinical Practice Guideline Panel, Staff, and Consortium Representatives. A clinical practice guideline for treating tobacco use and dependence: a US Public Health Service report. The Tobacco Use and Dependence Clinical Practice Guideline Panel, Staff, and Consortium Representatives. *JAMA*. 2000;283:3244.
44. US Preventive Services Task Force. Aspirin for the prevention of cardiovascular disease: U.S. Preventive Services Task Force recommendation statement. *Ann Intern Med*. 2009;150:396.
45. Neaton JD et al. Treatment of Mild Hypertension Study. Final results. Treatment of Mild Hypertension Study Research Group. *JAMA*. 1993;270:713.
46. Psaty BM et al. Health outcomes associated with various antihypertensive therapies used as first-line agents: a network meta-analysis. *JAMA*. 2003;289:2534.
47. Black HR et al. Principal results of the Controlled Onset Verapamil Investigation of Cardiovascular End Points (CONVINCE) trial. *JAMA*. 2003;289:2073.
48. Dahlof B et al. Cardiovascular morbidity and mortality in the Losartan Intervention For Endpoint reduction in hypertension study (LIFE): a randomised trial against atenolol. *Lancet*. 2002;359:995.
49. ALLHAT Officers and Coordinators for the ALLHAT Collaborative Research Group. Major outcomes in high-risk hypertensive patients randomized to angiotensin-converting enzyme inhibitor or calcium channel blocker vs diuretic: The Antihypertensive and Lipid-Lowering Treatment to Prevent Heart Attack Trial (ALLHAT) [published corrections appear in *JAMA*. 2004;291:2196; *JAMA*. 2003;289:178]. *JAMA*. 2002;288:2981.
50. PROGRESS Collaborative Group. Randomised trial of a perindopril-based blood-pressure-lowering regimen among 6,105 individuals with previous stroke or transient ischaemic attack [published corrections appear in *Lancet*. 2001;358:1556; *Lancet*. 2002;359:2120]. *Lancet*. 2001;358:1033.
51. Hansson L et al. Randomised trial of effects of calcium antagonists compared with diuretics and beta-blockers on cardiovascular morbidity and mortality in hypertension: the Nordic Diltiazem (NORDIL) study. *Lancet*. 2000;356:359.
52. Hansson L et al. Randomised trial of old and new antihypertensive drugs in elderly patients: cardiovascular mortality and morbidity—the Swedish Trial in Old Patients with Hypertension-2 study. *Lancet*. 1999;354:1751.
53. Hansson L et al. Effect of angiotensin-converting-enzyme inhibition compared with conventional therapy on cardiovascular morbidity and mortality in hypertension: the Captopril Prevention Project (CAPPP) randomised trial. *Lancet*. 1999;353:611.
54. Wang JG et al. Chinese trial on isolated systolic hypertension in the elderly. Systolic Hypertension in China (Syst-China) Collaborative Group. *Arch Intern Med*. 2000;160:211.
55. Wing LM et al. A comparison of outcomes with angiotensin-converting-enzyme inhibitors and diuretics for hypertension in the elderly. *N Engl J Med*. 2003;348:583.
56. Heart Outcomes Prevention Evaluation Study Investigators. Effects of ramipril on cardiovascular and microvascular outcomes in people with diabetes mellitus: results of the HOPE study and MICRO-HOPE substudy. Heart Outcomes Prevention Evaluation Study Investigators [published correction appears in *Lancet*. 2000;356:860]. *Lancet*. 2000;355:253.
57. Estacio RO et al. The effect of nisoldipine as compared with enalapril on cardiovascular outcomes in patients with non-insulin-dependent diabetes and hypertension. *N Engl J Med*. 1998;338:645.
58. Tatti P et al. Outcome results of the Fosinopril Versus Amlodipine Cardiovascular Events Randomized Trial (FACET) in patients with hypertension and NIDDM. *Diabetes Care*. 1998;21:597.
59. UK Prospective Diabetes Study Group. Efficacy of atenolol and captopril in reducing risk of macrovascular and microvascular complications in type 2 diabetes: UKPDS 39. UK Prospective Diabetes Study Group. *BMJ*. 1998;317:713.
60. Brenner BM et al. Effects of losartan on renal and cardiovascular outcomes in patients with type 2 diabetes and nephropathy. *N Engl J Med*. 2001;345:861.
61. Lewis EJ et al. Renoprotective effect of the angiotensin-receptor antagonist irbesartan in patients with nephropathy due to type 2 diabetes. *N Engl J Med*. 2001;345:851.
62. Parving HH et al. The effect of irbesartan on the development of diabetic nephropathy in patients with type 2 diabetes. *N Engl J Med*. 2001;345:870.
63. Dickstein K et al. Effects of losartan and captopril on mortality and morbidity in high-risk patients after acute myocardial infarction: the OPTIMAAL randomised trial. Optimal Trial in Myocardial Infarction with Angiotensin II Antagonist Losartan. *Lancet*. 2002;360:752.
64. Wright JT Jr et al. Effect of blood pressure lowering and antihypertensive drug class on progression of hypertensive kidney disease: results from the AASK trial [published correction appears in *JAMA*. 2006;295:2726]. *JAMA*.

2002;288:2421.

65. Dahlof B et al. Prevention of cardiovascular events with an antihypertensive regimen of amlodipine adding perindopril as required versus atenolol adding bendroflumethiazide as required, in the Anglo-Scandinavian Cardiac Outcomes Trial-Blood Pressure Lowering Arm (ASCOT-BPLA): a multicentre randomised controlled trial. *Lancet*. 2005;366:895.
66. Julius S et al. Outcomes in hypertensive patients at high cardiovascular risk treated with regimens based on valsartan or amlodipine: the VALUE randomised trial. *Lancet*. 2004; 363:2022.
67. Schrader J et al. Morbidity and mortality after stroke, eprosartan compared with nitrendipine for secondary prevention: principal results of a prospective randomized controlled study (MOSES). *Stroke*. 2005;36:1218.
68. Cutler DM et al. The value of antihypertensive drugs: a perspective on medical innovation. *Health Aff (Millwood)*. 2007;26:97.
69. Lewis EJ et al. The effect of angiotensin-converting-enzyme inhibition on diabetic nephropathy. The Collaborative Study Group [published correction appears in *N Engl J Med*. 1993;330:152]. *N Engl J Med*. 1993;329:1456.
70. The GISEN Group (Gruppo Italiano di Studi Epidemiologici in Nefrologia). Randomised placebo-controlled trial of effect of ramipril on decline in glomerular filtration rate and risk of terminal renal failure in proteinuric, non-diabetic nephropathy. *Lancet*. 1997;349:1857.
71. Haller H et al. Olmesartan for the delay or prevention of microalbuminuria in type 2 diabetes. *N Engl J Med*. 2011;364:907.
72. Casas JP et al. Effect of inhibitors of the renin-angiotensin system and other antihypertensive drugs on renal outcomes: systematic review and meta-analysis. *Lancet*. 2005;366:2026.
73. Kunz R et al. Meta-analysis: effect of monotherapy and combination therapy with inhibitors of the renin angiotensin system on proteinuria in renal disease. *Ann Intern Med*. 2008;148:30.
74. Bakris GL et al. Renal outcomes with different fixed-dose combination therapies in patients with hypertension at high risk for cardiovascular events (ACCOMPLISH): a prespecified secondary analysis of a randomised controlled trial. *Lancet*. 2010;375:1173.
75. Fihn SD et al. 2014 ACC/AHA/AATS/PCNA/SCAAI/STS Focused update of the guideline for the diagnosis and management of patients with stable ischemic heart disease. *Circulation*. 2014;130:1749–1767.
76. Baker WL et al. Systematic review: comparative effectiveness of angiotensin-converting enzyme inhibitors or angiotensin II-receptor blockers for ischemic heart disease. *Ann Intern Med*. 2009;151:861.
77. Amsterdam EA et al. 2014 AHA/ACC Guidelines for the management of patients with non-ST elevation acute coronary syndromes: executive summary. *Circulation*. 2014;130:2354–2394.
78. O'Gara PT et al. 2013 ACCF/AHA Guideline for the management of ST-elevation myocardial infarction: executive summary. *Circulation*. 2013;127:529–555.
79. Yancy CW et al. 2013 ACCF/AHA Guideline for the management of heart failure: executive summary. *Circulation*. 2013;128:1810–1852.
80. Taylor AL et al. Combination of isosorbide dinitrate and hydralazine in blacks with heart failure [published correction appears in *N Engl J Med*. 2005;352:1276]. *N Engl J Med*. 2004;351:2049.
81. Materson BJ et al. Response to a second single antihypertensive agent used as monotherapy for hypertension after failure of the initial drug. Department of Veterans Affairs Cooperative Study Group on Antihypertensive Agents. *Arch Intern Med*. 1995;155:1757.
82. Psaty BM et al. Meta-analysis of health outcomes of chlorthalidone-based vs nonchlorthalidone-based low-dose diuretic therapies. *JAMA*. 2004;292:43.
83. Ernst ME et al. Comparative antihypertensive effects of hydrochlorothiazide and chlorthalidone on ambulatory and office blood pressure. *Hypertension*. 2006;47:352.
84. Ernst ME et al. Meta-analysis of dose-response characteristics of hydrochlorothiazide and chlorthalidone: effects on systolic blood pressure and potassium. *Am J Hypertens*. 2010;23:440.
85. Messerli FH et al. Antihypertensive efficacy of hydrochlorothiazide as evaluated by ambulatory blood pressure monitoring: a meta-analysis of randomized trials. *J Am Coll Cardiol*. 2011;57:590.
86. Dorsch MP et al. Chlorthalidone reduces cardiovascular events compared with hydrochlorothiazide: a retrospective cohort analysis. *Hypertension*. 2011;57:689.
87. Lakshman MR et al. Diuretics and beta-blockers do not have adverse effects at 1 year on plasma lipid and lipoprotein profiles in men with hypertension. Department of Veterans Affairs Cooperative Study Group on Antihypertensive Agents. *Arch Intern Med*. 1999;159:551.
88. Savage PJ et al. Influence of long-term, low-dose, diuretic-based, antihypertensive therapy on glucose, lipid, uric acid, and potassium levels in older men and women with isolated systolic hypertension: The Systolic Hypertension in the Elderly Program. SHEP Cooperative Research Group. *Arch Intern Med*. 1998;158:741.
89. Law MR et al. Value of low dose combination treatment 3 with blood pressure lowering drugs: analysis of 354 randomised trials. *BMJ*. 2003;326:1427.
90. Ram CV et al. Moderate sodium restriction and various diuretics in the treatment of hypertension. *Arch Intern Med*. 1981;141:1015.
91. Gupta AK et al. Compliance, safety, and effectiveness of fixed-dose combinations of antihypertensive agents: a metaanalysis. *Hypertension*. 2010;55:399.
92. Brown MJ et al. Aliskiren and the calcium channel blocker amlodipine combination as an initial treatment strategy for hypertension control (ACCELERATE): a randomised, parallel-group trial. *Lancet*. 2011;377:312.
93. Stamler R et al. Nutritional therapy for high blood pressure. Final report of a four-year randomized controlled trial—the Hypertension Control Program. *JAMA*. 1987;257:1484.
94. Bakris GL, Weir MR. Angiotensin-converting enzyme inhibitor-associated elevations in serum creatinine: is this a cause for concern? *Arch Intern Med*. 2000;160:685.
95. Flack JM et al. Management of high blood pressure in Blacks: an update of the International Society on Hypertension in Blacks consensus statement. *Hypertension*. 2010;56:780.
96. Cooper WO et al. Major congenital malformations after first-trimester exposure to ACE inhibitors. *N Engl J Med*. 2006;354:2443.
97. Luque CA, Vazquez Ortiz M. Treatment of ACE inhibitor-induced cough. *Pharmacotherapy*. 1999;19:804.
98. Bakris GL et al. ASH position paper: treatment of hypertension in patients with diabetes—an update. J *Clin Hypertens (Greenwich)*. 2008;10:707.
99. ONTARGET Investigators et al. Telmisartan, ramipril, or both in patients at high risk for vascular events. *N Engl J Med*. 2008;358:1547.
100. Telmisartan Randomised AssessmeNt Study in ACE iNtolerant subjects with cardiovascular Disease (TRANSCEND) Investigators et al. Effects of the angiotensin-receptor blocker telmisartan on cardiovascular events in high-risk patients intolerant to angiotensin-converting enzyme inhibitors: a randomised controlled trial [published correction appears in *Lancet*. 2008;372:1384]. *Lancet*. 2008;372:1174.
101. McMurray JJ et al. Effects of candesartan in patients with chronic heart failure and reduced left-ventricular systolic function taking angiotensin-converting-enzyme inhibitors: the CHARM-Added trial. *Lancet*. 2003;362:767.
102. Pfeffer MA et al. Valsartan, captopril, or both in myocardial infarction complicated by heart failure, left ventricular dysfunction, or both [published correction appears in *N Engl J Med*. 2004;350:203]. *N Engl J Med*. 2003;349:1893.
103. Taler SJ et al. Resistant hypertension: comparing hemodynamic management to specialist care. *Hypertension*. 2002;39:982.
104. Calhoun DA, White WB. Effectiveness of the selective aldosterone blocker, eplerenone, in patients with resistant hypertension. *J Am Soc Hypertens*. 2008;2:462.
105. Parthasarathy HK et al. A double-blind, randomized study comparing the antihypertensive effect of eplerenone and spironolactone in patients with hypertension and evidence of primary aldosteronism. *J Hypertens*. 2011;29:980.
106. ALLHAT Collaborative Research Group. Major cardiovascular events in hypertensive patients randomized to doxazosin vs chlorthalidone: the antihypertensive and lipid-lowering treatment to prevent heart attack trial (ALLHAT). ALLHAT Collaborative Research Group [published correction appears in *JAMA*. 2002;288:2976]. *JAMA*. 2000;283:1967.
107. Hermida RC et al. Chronotherapy improves blood pressure control and reverts the nondipper pattern in patients with resistant hypertension. *Hypertension*. 2008;51:69.
108. Dargie HJ. Effect of carvedilol on outcome after myocardial infarction in patients with left-ventricular dysfunction: the CAPRICORN randomised trial. *Lancet*. 2001;357:1385.
109. Packer M et al. Effect of carvedilol on survival in severe chronic heart failure. *N Engl J Med*. 2001;344:1651.
110. Bakris GL et al. Metabolic effects of carvedilol vs metoprolol in patients with type 2 diabetes mellitus and hypertension: a randomized controlled trial. *JAMA*. 2004;292:2227.
111. National High Blood Pressure Education Program Working Group on High Blood Pressure in Pregnancy. Report of the National High Blood Pressure Education Program Working Group on High Blood Pressure in Pregnancy. *Am J Obstet Gynecol*. 2000;183:S1.

# 第10章　外周血管疾病

Snehal H. Bhatt and Mary G. Amato

## 核心原则

| | 章节案例 |
|---|---|
| 1 周围动脉疾病(peripheral arterial disease,PAD)是一类下肢周围动脉狭窄或闭塞的疾病,常源于动脉粥样硬化。间歇性跛行,是一类有时会引起疼痛的并发症,与PAD有关,患者表现为因肢体运动而诱发的下肢局部疼痛、痉挛、肌肉紧束或无力感。 | 案例10-1(问题1) |
| 2 根据患者的危险因素,PAD治疗应当包括治疗性生活方式改变和药物干预。主要的治疗措施包括:戒烟,煅炼,对血脂紊乱、高血压、糖尿病进行管理,抗血小板治疗,应用维拉帕米。 | 案例10-1(问题2~11) |
| **雷诺现象** | |
| 1 雷诺现象(Raynaud's phenomenon,RP)是一种因寒冷和情绪波动而引起的血管过度痉挛的反应,很可能是通过促发刺激因素引起的交感神经兴奋而介导的。RP分为原发性和继发性两类。其中,继发原因包括结缔组织病和占位性神经病变。 | 案例10-2(问题1) |
| 2 根据患者的临床症状和基础疾病,RP治疗应当包括治疗性生活方式改变和药物干预。一线治疗方法包括避免寒冷刺激和避免使用血管收缩药物,使用钙通道阻滞剂治疗。其他可供选择的治疗包括肾素-血管紧张素-醛固酮抑制剂、局部使用硝酸甘油、他汀类药物、外周α受体阻滞剂、静脉前列腺素类药物、内皮素阻滞剂、磷酸二酯酶阻滞剂。 | 案例10-2(问题2~4) |
| **夜间下肢肌肉痉挛** | |
| 1 夜间下肢肌肉痉挛是一种休息时发生的特发性、不随意的肌肉收缩。受累肌肉可见一硬结,且经常在入睡后最初几个小时发生。 | 案例10-3(问题1) |
| 2 夜间下肢肌肉痉挛最首要的治疗目的是预防发作。治疗推荐包括拉伸训练、改变睡姿、治疗可能的病因(例如电解质紊乱)。 | 案例10-3(问题2~5) |

## 周围动脉疾病

周围动脉疾病(peripheral arterial disease,PAD)是一种由于下肢周围动脉狭窄或闭塞导致的常见的且有时会引起疼痛的并发症,常源于动脉粥样硬化斑块。与冠状动脉疾病引起胸痛相似,PAD的疼痛称作可类比为下肢的"绞痛"。间歇性跛行与冠状动脉疾病在危险因素和病理学方面具有明确的相关性。

间歇性跛行表现为肢体运动诱发的下肢局部疼痛、痉挛、肌肉紧束或无力感,休息时缓解。此外,脚趾或足部的麻木或持续疼痛,提示组织缺血,可引起溃疡。间歇性跛行的疼痛可严重限制患者的活动,严重时导致组织坏死或需对患肢行截肢术。许多患有PAD的患者没有症状或下肢症状不典型,如下肢无力,行走困难或此类非特异的主诉。但间歇性跛行的症状进行性加重,患者可能直到病情严重时才就诊。

### 流行病学

男性和女性患有周围动脉疾病都很常见,发生率约12%[1],但男性出现间歇性跛行的比例更高,约为女性的2倍[2]。间歇性跛行的发病率随年龄增长明显增加(表10-1)。大多数患有PAD的患者没有症状,但未来发展为间歇性跛行的风险明显升高。尽管间歇性跛行的症状发生率只有2%,但11.7%的患者可发现下肢的大动脉粥样硬化[3]。间歇性跛行症状发生率与PAD发生率不一致,可能是由于50%~90%的间歇性跛行患者从未向医生提及自己的症状。患者将间歇性跛行归咎于高龄所致的正常行走困难，误认为不需要治疗[4]。1项横向的、基于人群的电话调查评估了50岁以上的成年人对PAD相关公众知识的知晓率，包括PAD的定义、疾病发生的危险因素、相关症状和疾病状态、截肢风险。不幸的是，只有25%的人群了解PAD[5]。

表10-1

不同年龄组间歇性跛行年发生率[3]

| 年龄组(岁) | 年发生率(%) |
|---|---|
| 40~49 | 2.0 |
| 50~59 | 4.2 |
| 60~69 | 6.8 |
| 70 | 9.2 |

闭塞性周围动脉疾病的危险因素与冠心病的危险因素相似。多年糖尿病史是最显著的危险因子，30%的糖尿病患者合并PAD[6]。糖化血红蛋白每升高1%，PAD发病风险升高28%[7]。其他与PAD相关的动脉粥样硬化危险因素包括吸烟、高血压、血脂异常[8]。与冠心病相比，高甘油三酯血症是患PAD更重要的危险因素，这可以部分解释为何糖尿病患者PAD患病率更高[9]。

与其他的危险因素相比，吸烟与间隙性跛行疼痛的发生更具有相关性，且发生风险随吸烟史时间延长和每日吸烟量增加而明显增加[10]。在合并其他危险因素如高血压或糖尿病时，吸烟可进一步增加间歇性跛行发生率。与非吸烟者相比，吸烟者患PAD的风险升高7倍[11]。

流行病学研究对间歇性跛行患者进行了4~9年的随访，发现75%的患者的症状未进展，而25%的患者在随访期间疼痛缺血发作加重。伴随PAD加重，可出现缺血的组织改变、溃疡、坏疽。虽然少见但约5%的跛行患者需进行患肢切除术[12]。如合并两个独立危险因素，如糖尿病和吸烟，可显著促进间歇性跛行的进展，并增加严重患者肢体并发症的发生风险(表10-2)。最后，发生严重疾病患者的病灶位置与预后有关，例如与远端病变相比，近端病变预后更差；但是这些发现需要更多的研究证实[14]。

表10-2

间歇性跛行患者终点事件的发生率[12,13]

| 患者组 | 突发肢体缺血事件(%) | 截肢术(%) |
|---|---|---|
| 所有患者 | 23 | 7 |
| 糖尿病 | 31 | 11 |
| 吸烟 | 35 | 21 |

一项对间歇性跛行患者所进行的相对较短的2年随访研究中，3.6%的患者死亡；22%的患者发生非致命性的心血管事件(定义为心脏、脑血管和周围血管事件)。此外，26%的患者在同一时间段里行走能力下降[15]。但需要重点强调的是，应认识到在这一类患者中很可能会发生严重的短期急性事件[13,15]。

## 病理生理学

间歇性跛行和与之相关的疼痛和活动障碍是闭塞性PAD的主要并发症。闭塞性PAD最主要的原因是由于周围血管的动脉粥样硬化斑块进展而致动脉硬化闭塞症。因血脂异常、糖尿病、高血压和吸烟引起内皮细胞激活使斑块进展，而斑块又导致血管平滑肌增殖和继发的血管结构破

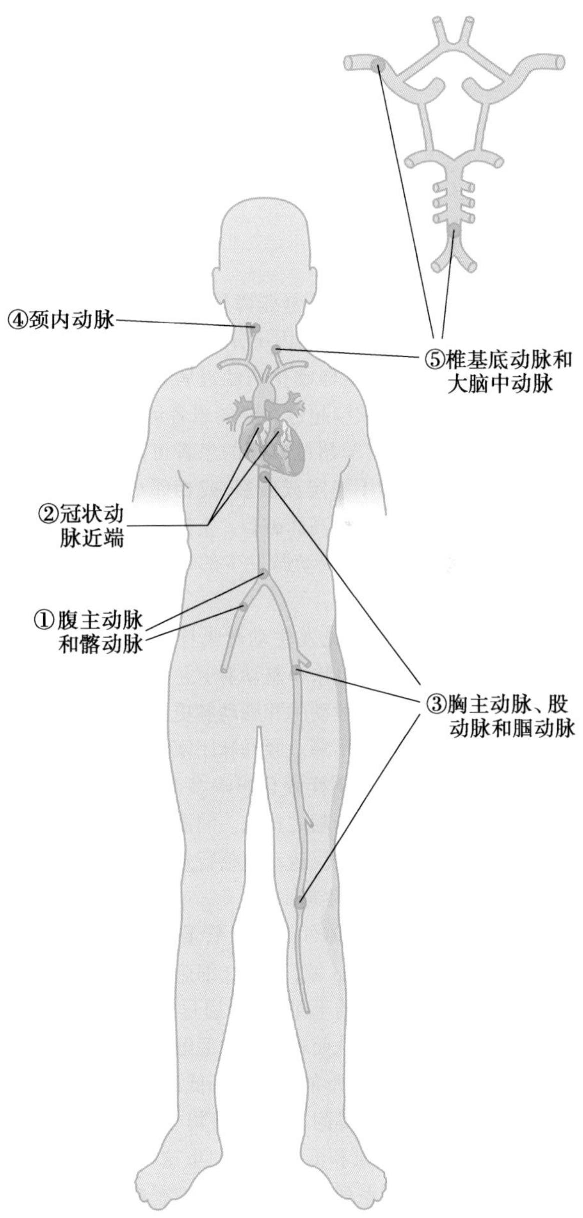


图10-1　常见的动脉粥样硬化位点(以发生频率为序)。来源：Rubin E, Farber JL. Pathology. 3rd ed. Philadelphia, PA：Lippincott-Raven；1999：508.

正常红细胞通过毛细血管

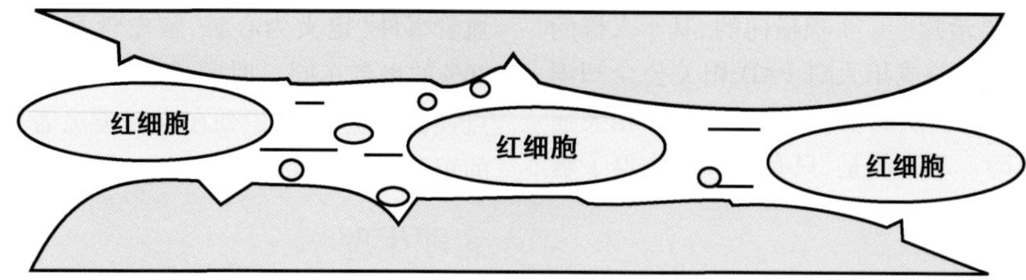


不易变形的僵硬的红细胞通过正常血管

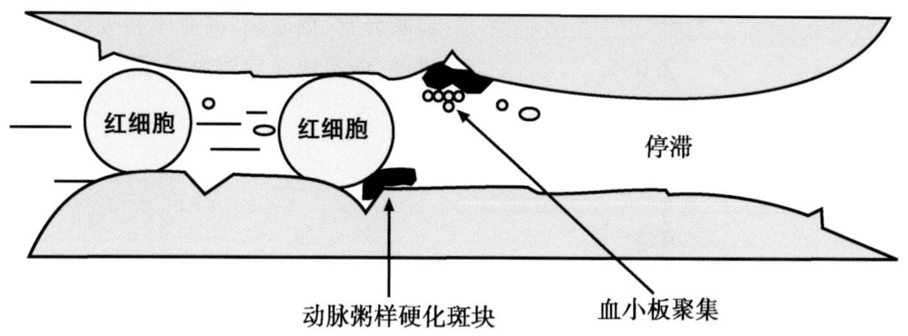


图 10-2 间歇性跛行时红细胞缺乏弹性

坏。血管内皮损坏引起血管舒张障碍，这是由于一氧化氮分泌减少，内皮素等血管收缩因子分泌增加，两者均阻碍了肢端血流。此外，动脉粥样硬化病灶进展本身可物理性的限制血流。对于病灶狭窄超过 50%的患者运动可能会引起间隙性跛行发作，而狭窄超过 80%的患者可能休息时也会疼痛。病灶本身可能不稳定或破裂，或相邻小血管可能因附近的斑块致血流压力升高而破裂。上述任一情况均可导致急性血管闭塞，这与冠状动脉发生的不稳定心绞痛或急性心肌梗死相似[16]。

图 10-1 显示了最常见发生动脉粥样硬化的部位。在中央血管的斑块（如主动脉和髂动脉）主要与臀部疼痛和勃起障碍有关。局限于股动脉和腘动脉更远端的病变会特异性地引起大腿和小腿疼痛。胫动脉闭塞会引起足部的跛行疼痛。当严重的动脉粥样硬化影响多个动脉血管床时，间歇性跛行的症状的范围随之扩散。间歇性跛行的出现提示外周肌肉动脉血运不足。运动包括行走可增加肌肉的代谢需求，诱发间歇性跛行疼痛。

红细胞的可塑性是体外毛细血管灌注的一个重要因素[17,18]。在无血流受损区域，正常红细胞（red blood cells，RBCs）能变形通过细小的毛细血管，通过红细胞自身排成一列，降低血液黏滞率，从而顺利通过毛细血管。许多间歇性跛行的患者，红细胞变形能力明显降低，导致血液黏度增加。毛细血管内白细胞黏附、血小板聚集、补体和凝血因子激活导致慢性组织缺血和低氧供又加重这一损伤[16]。血管应对低氧状态的一系列反应更进一步抑制血流和组织供氧，因此是有害的（图 10-2）。

## 临床表现

### 案例 10-1

问题 1：R. L. 是一名 60 岁、110kg 的男性，既往有 2 型糖尿病史、慢性稳定性心绞痛史、血脂异常及吸烟史。主诉今日围绕街区行走时右大腿上部疼痛，过去 12 个月以来疼痛逐渐严重，但近日开始难以忍受。当步行停止几分钟后疼痛缓解。R. L. 吸烟量为每日两包烟。

他最近主要的实验室指标如下：

总胆固醇：290mg/dl（国际标准单位，7.49mmol/L）

空腹甘油三酯：350mg/dl（国际标准单位，3.95mmol/L）

低密度脂蛋白（LDL）：188mg/dl（国际标准单位，4.86mmol/L）

高密度脂蛋白（HDL）：32mg/dl（国际标准单位，0.83mmol/L）

血肌酐（SCr）：0.8mg/dl（国际标准单位，61mmol/L）

尿素氮（BUN）：18mg/dl（国际标准单位，6.4mmol/L）

糖化血红蛋白（Hgb）$A_{1c}$：10.5%（国际标准单位，91.3mmol/mol）

空腹血糖：190mg/dl（国际标准单位，10.5mmol/L）

血压（BP）：170/95mmHg

心率（HR）：89 次/min

胫后动脉搏动未触及，做了多普勒超声，测定踝肱指数是 0.7（正常>0.90）。

R. L. 的药物治疗包括硝酸异山梨酯每日 60mg，阿司匹林每日 1 次，每次 81mg，雷米普利每日 5mg。他的胰岛素剂量不断增加至中性精蛋白锌胰岛素早 40 单位，晚 35 单位。R. L. 的哪些临床表现和危险因素符合间歇性跛行诊断？

R. L. 的病史具有典型的血管闭塞和间歇性跛行的危险因素，包括高脂血症、糖尿病、高血压和吸烟。根据其糖化血红蛋白、空腹血糖升高的水平，表明其糖尿病未充分控制，且患者体型肥胖。同时患有这些疾病被认为是代谢综合征。已证实这些因素以及吸烟与胰岛素抵抗及进行性动脉粥样硬化相关(图 10-3)[19,20]。心绞痛表明冠心病存在，所以患者同时患有周围血管闭塞也不足为奇了。

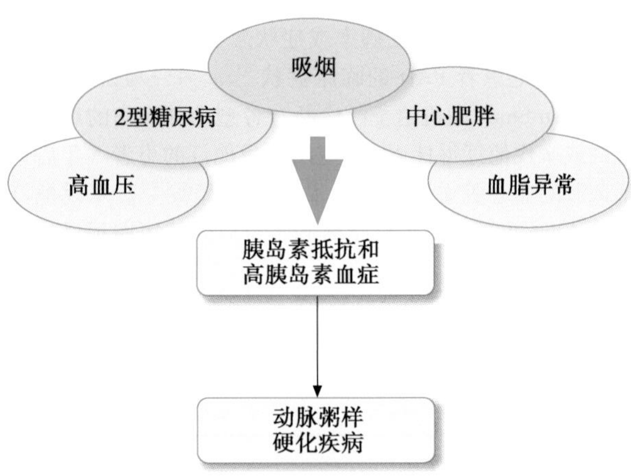


图 10-3 代谢综合征引起动脉粥样硬化

R. L. 描述的间歇性跛行的特征性疼痛表现与受累肌群的运动有关，且休息数分钟和再灌注后缓解。另一种常见的动脉粥样硬化病变广泛的症状包括足冰冷及休息和睡眠时足部持续疼痛。由于足部本身血流受限、灌注压不足，足部血液向腿部回流不足，引起足部淤血(足部红或紫色)。其他外周动脉粥样硬化的表现包括足部表面毛发掉落、足部趾甲增厚、下肢远端和足部汗液分泌缺乏，这些症状均因循环不佳产生[16]。

R. L. 的客观检查检验指标也与间歇性跛行一致。脊髓多普勒超声有助于排除由于椎管狭窄和神经源性及肌肉骨骼源性引起的假性跛行下肢疼痛。超声也有助于测量肢体末端血压。踝/肱指数 0.7 意味着踝部的收缩压仅为手臂供血分支动脉收缩压的 70%。这是由于间歇性跛行患者下肢血流因动脉粥样硬化受阻，踝部灌注压与臂部相比降低(表 10-3)。踝/肱指数越低，肢端供血越差，症状越严重。踝/肱指数低于 0.9 可诊断为 PAD。R. L. 胫后动脉搏动消失的症状，在周围血管闭塞病中也很常见。

**表 10-3**

踝/肱指数评价动脉闭塞严重程度[21]

| 严重程度 | 踝/肱指数[a] |
|---|---|
| 正常 | >0.9 |
| 轻度 | 0.7~0.89 |
| 中度 | 0.5~0.89 |
| 重度 | <0.5 |

[a] 踝/肱指数指踝部收缩压除以手臂收缩压

## 治疗

### 治疗目标和非药物治疗

**案例 10-1，问题 2：R. L. 的治疗目标是什么？预防跛行疼痛和防止疾病进展应首先采取何种措施？**

对 R. L. 的特殊治疗目标包括预防跛行疼痛加重，减轻患者现在的病痛，防止基础疾病的进展，减少心血管事件的发生风险。如达到此目标，则可尽最大可能使 R. L 避免出现运动障碍、坏疽和卒中、心肌梗死等心血管事件的发生。在对 R. L 解释这些治疗目标时应强调他的多种疾病互相关联，针对其任一疾病的治疗可使其他并发疾病获益。首先应当进行饮食调整，运动和减肥，严格控制使血压、血脂、糖化血红蛋白、餐前和餐后血糖水平达标。美国心脏病学会(American College of Cardiology，ACC)和美国心脏协会(American Heart Association，AHA)发布了相关指南，详细评估用于治疗间歇性跛行和周围动脉疾病的非药物治疗和药物治疗措施[8]。表 10-4 总结了相关推荐。对 R. L. 来说，他能做到的最重要的两件事概括为五个字："戒烟和步行"[23]。

**表 10-4**

周围动脉疾病患者的治疗措施及预后[8,22]

| 治疗措施 | 是否缓解下肢症状？ | 是否预防全身并发症？ |
|---|---|---|
| 戒烟 | 是 | 是 |
| 运动 | 是 | 否 |
| 西洛他唑 | 是 | 否 |
| 他汀类药物 | 是 | 是 |
| 血管紧张素转化酶抑制剂 | 是 | 是 |
| 血压控制 | 否 | 是 |
| 抗血小板治疗[a] | 否 | 是 |

[a] 阿司匹林或氯吡格雷

#### 戒烟

对于间歇性跛行的患者应着重强调戒烟的重要性，这是预防患者静息性疼痛、肢体长时间缺血、需要截肢，病情进展的最重要的可变因素，并总体上减少心血管事件。多项研究表明戒烟可提高原本吸烟的间歇性跛行患者的生存率，降低其截肢率[24,25]。能够戒烟的患者与未戒烟患者相比，跑步及步行距离增加、症状的加重延缓、血管重建手术的并发症减少[8,24,26-28]。这也是最迅速的减轻 R. L. 跛行疼痛的措施。如果 R. L. 能够戒烟，心肌梗死和死亡风险也会分别降低 3 倍和 5 倍。表 10-5 总结了吸烟和戒烟后的患心血管并发症的风险。

**表 10-5**

间歇性跛行患者终点事件的发生率[12,24]

| 终点事件 | 随访期限（年） | 患者分组 | |
|---|---|---|---|
| | | 仍吸烟者（%） | 既往吸烟者[a]（%） |
| 静息疼痛 | 7 | 16 | 0 |
| 心肌梗死 | 10 | 53 | 11 |
| 截肢 | 5 | 11 | 0 |
| 死亡 | 10 | 54 | 18 |

[a] 诊断为间歇性跛行后戒烟

已有许多药物和策略能够帮助像 R. L. 这样的患者戒烟（见第 91 章）。无论如何，尼古丁能通过促进儿茶酚胺释放和收缩血管而损伤血管，但是也可能在内皮损伤和动脉粥样硬化中发挥作用[29]。

### 运动

PAD 的患者应进行个体化的运动治疗方案，并监督计划的执行，这也可改善如 R. L. 一样的患者其他的危险因素。间歇性跛行相关疼痛会导致运动障碍，缺乏运动会导致肢体功能下降，间歇性跛行患者的日常生活也渐渐需要依赖他人。进行运动锻炼是最有效的保持和增进活动能力的方法，这比现今最有效的药物治疗效果更佳[30]。理想的运动计划应包括每周 3 次、最少 30~45 分钟的步行锻炼，最少持续 12 周[8]。R. L. 应当尽可能快步行走直到疼痛加重，待休息后疼痛缓解，再继续步行[21]。起初，R. L. 可能在每次运动锻炼时会经历数次疼痛，但随着运动治疗的效果开始显现，疼痛次数会逐渐减少。研究证实这种运动锻炼方式可使间歇性跛行患者无痛行走距离增加 2 倍以上[31]。另外下肢负重训练可改善生活质量、延长跑步及运动距离、提高爬楼梯的能力[32]。与血管重建和支架相比，合适的运动锻炼可达到更好的效果，可以达到手术后同等的步行距离，且无任何手术相关的严重并发症和致死率[8]。考虑所有的预后结果，运动锻炼要远优于手术[31]。

间歇性跛行的患者经规律运动锻炼后，血液黏滞性增加、红细胞变形能力受损、血小板聚集增加及红细胞增多（高红细胞比容）等血液流变学异常会恢复正常[33]。运动可减少对药物治疗的需要。表 10-6 列出了间歇性跛行患者可从运动获益的可能机制。

### 血脂异常管理

**案例 10-1，问题 3：** R. L. 是否需进行调脂治疗？

因为间歇性跛行是动脉粥样硬化的结果，防止 R. L. 动脉粥样硬化疾病进展非常重要（见第 8 章）。首先应对饮食和运动进行建议，应按照 2013 ACC/AHA 减少心血管风险的生活方式管理指南的推荐意见[34]，这些意见也在降低血胆固醇减少成人动脉粥样硬化心脏病风险方面得到了ACC/AHA 相关指南的支持。治疗性生活方式改变与调脂药物一起成为实现防治动脉粥样硬化疾病进展这一目标的基石[35]。大量资料表明，积极的饮食管理和对血脂异常的药物控制，特别是降低低密度脂蛋白胆固醇（LDL-C）可使冠状动脉和颈动脉的动脉粥样硬化病变减轻[36-38]。相反，关于成功的调脂治疗可减轻或稳定 PAD 患者外周病变或临床事件的前瞻性数据较少。但对一项冠心病患者进行调脂治疗的大型研究进行回顾性分析证实，应用辛伐他汀显著降低间歇性跛行的发病率或症状恶化率，表明调脂治疗可预防高危患者 PAD 的临床症状[39]。另一项研究 Heart Protection Study 随机给予已诊断有各型动脉疾病的患者安慰剂或辛伐他汀每日 40mg，应用辛伐他汀的患者 5 年后包括截肢的非心脏血管重建手术率减少 15%[40]。辛伐他汀每日 40mg 也可改善步行距离和步行时间等短期预后结果（6 个月至 1 年）[41,42]。

**表 10-6**

运动治疗改善间歇性跛行症状的主要机制[30]

| |
|---|
| 血液黏度减少 |
| 肌肉代谢改变 |
| 　肌肉代谢改善 |
| 　氧摄取改善 |
| 内皮功能和微循环改善 |
| 缺血和炎症发生减少 |
| 动脉粥样硬化危险因素改善通过： |
| 　减轻体重 |
| 　血糖控制 |
| 　增加高密度脂蛋白 |
| 　减少甘油三酯 |
| 　减少血栓形成的可能性 |

一项 meta 分析汇总了几个随机研究，包括 10 049 名患者，血管造影证实 PAD 患者进行各种调脂治疗可减轻跛行的严重程度，延缓疾病的进展[43]。死亡率减少未达到统计学差异。有限的资料提示高 Lp（a）脂蛋白血症可能对 PAD 的进展起重要作用[44]。

有四类人群使用他汀具有最大获益，这些患者都被归类于患有动脉粥样硬化心血管疾病（atherosclerotic cardiovascular disease，ASCVD），PAD 患者是其中之一［译者注：由美国脂质协会发布于 2014 年的 *National Lipid Association recommendations for patient-centered management of dyslipidemia* 将踝/肱指数<0.9 的外周动脉疾病、短暂脑缺血、缺血性卒中、冠状动脉粥样硬化、肾血管动脉粥样硬化、继发于动脉粥样硬化的主动脉瘤及狭窄>50%的颈动脉斑块定义为动脉粥样硬化心血管疾病（Atherosclerotic cardiovascular disease，ASCVD）。所有 ASCVD 的患者及糖尿病合并 2 个以上 ASCVD 风险或靶器官损害的患者均应行积极的降 LDL 胆固醇。详见该指南］。因为 R. L. 小于 75 岁，他需要进行高强度他汀治疗，即他汀药物的剂量预期可降低

50%LDL 胆固醇(见第 8 章)。关于其他调脂药物的疗效数据较少,最近的研究显示 omega-3 脂肪酸、烟酸、纤维酸衍生物不能减少像 R. L. 这类心血管风险增加的患者的心血管事件[8,45-48]。

### 高血压管理

案例 10-1,问题 4:R. L. 使用雷米普利,但血压仍升高至 170/95mmHg。因为其合并心绞痛,心率 89 次/min,正考虑使用 β 受体阻滞剂。R. L. 是否还适合其他的抗高血压药物?

对 R. L. 来说高血压很可能促进了其动脉粥样硬化和 PAD 的疾病进展过程。高血压(见第 9 章,原发性高血压)与血管壁内皮细胞合成血管舒张物质如前列环素、缓激肽、一氧化氮受损有关。高血压也可增加缩血管物质如血管紧张素Ⅱ的浓度。血管张力的增加,尤其在存在狭窄病变时,可改变局部的血流动力学。虽然现在还未肯定血压降至正常范围是否对间歇性跛行有益,但是如 R. L. 一样未控制的高血压已确定会引起血管并发症如心肌梗死和卒中。因为 R. L. 具有多种此类并发症的危险因素,应提醒其加强血压的管理。

外周 β 受体阻断可能会导致无法对抗 α 受体介导的血管收缩,因此间歇性跛行常被认为是 β 受体阻滞剂的禁忌证,但缺乏 β 受体阻滞剂加重间歇性跛行的证据。对照研究还未得出结论,而一项安慰剂对照试验和具有对照组的研究进行的 meta 分析认为 β 受体阻滞剂不会加重跛行[49,50]。

血管紧张素转化酶(ACE)抑制剂是 PAD 患者的一线药物。有资料证实,与其他抗高血压药物相比,这类药物对此类患者有益。与安慰剂相比,培哚普利和雷米普利均可增加 PAD 患者的行走距离[51,52]。HOPE(Heart Outcomes Prevention Evaluation)研究纳入了超过 9 000 名血管疾病或糖尿病的患者,比较雷米普利和安慰剂的疗效。令人振奋的是,其中入选的超过 4 000 位 PAD 患者亚群与总体患者群相似,应用雷米普利与安慰剂相比死亡率、心肌梗死和卒中发生率均下降[51,52]。ONTARGET 研究比较了血管疾病或未合并心力衰竭的高危糖尿病患者应用替米沙坦、雷米普利或两者联用的累计心血管事件死亡终点、心肌梗死、卒中或因心力衰竭的住院率[53]。结果证实替米沙坦与雷米普利在主要终点和降压效果上具有等效性;但雷米普利和替米沙坦联用不良反应增加但获益未增加[54]。根据这些资料,ARBs 可能是 ACEI 的合适的替代药品,但是不推荐两者联合治疗。

R. L. 的血压目标为<140/90mmHg[55-57]。他使用的依那普利的剂量可以增加,或可以合并小剂量利尿剂如氢氯噻嗪或氯噻酮[55,56],但是考虑到其慢性稳定性心绞痛史,合并钙通道阻滞剂或 β 受体阻滞剂对其可能更有益。ACCOMPLISH 研究比较了合并心血管事件高危风险的高血压患者使用贝那普利联合氨氯地平与贝那普利联合氢氯噻嗪的效果,在同等的血压控制情况下,前者可减少高危的高血压患者心血管事件的发生[58]。而 β 受体阻滞剂是冠心病患者的经典用药,证明此类药物对 PDA 预后的资料相对较少[59]。

### 糖尿病管理

案例 10-1,问题 5:改善 R. L. 的糖尿病的管理是否能延缓其 PAD 的进展?他的糖尿病治疗应如何调整?

2 型糖尿病患者(见第 53 章)通过积极的血糖管理可最大程度上减少大血管和微血管并发症[7,60,61]。胰岛素、磺脲类或二甲双胍对延缓糖尿病微血管病变进展有益,如视网膜病和肾病。与胰岛素或磺脲类相比,二甲双胍尤其可以降低肥胖 2 型糖尿病患者大血管并发症如卒中或心肌梗死的发生率[60]。

R. L. 的糖尿病是远期缺血事件发生的重要危险因素(表 10-7)。与非糖尿病患者相比,其具有 2 倍的死亡风险和 7 倍的截肢风险。因尚未证实积极的血糖管理对间歇性跛行有额外的获益,但谨慎起见对合并 2 型糖尿病的间歇性跛行患者还是应严格控制血糖。加用二甲双胍可改善 R. L. 的血糖控制且降低其血管并发症的风险。除了现有的治疗外,R. L. 应当再通过饮食控制、运动锻炼和二甲双胍治疗,使其糖化血红蛋白降至 7%以下,空腹血糖降至 80~130mg/dl,餐后 2 小时血糖<180mg/dl[62,63]。

表 10-7
合并糖尿病对间歇性跛行患者 5 年随访结果的影响[11]

| | 糖尿病患者(%) | 无糖尿病患者(%) |
|---|---|---|
| 死亡 | 49 | 23 |
| 截肢术 | 21 | 3 |
| 恶化 | 35 | 19 |

R. L. 也应采取正确的护理方式预防足部间歇性跛行溃疡。应当尽量保持足部温暖、干燥、滋润,穿合适的鞋并每日检查足部[8]。若腿足有创伤应当立即就医。这些措施可以减少糖尿病患者截肢的发生率。

## 药物治疗

### 抗血小板治疗

案例 10-1,问题 6:R. L. 使用阿司匹林是否有助于预防间歇性跛行的远期并发症?其他抗血小板药物与阿司匹林相比是否疗效更好?

阿司匹林是一种抗血小板药物,可考虑应用于 PAD 患者,但具体尚无定论。证明阿司匹林对间歇性跛行症状疗效的研究很有限。例如,尚未有研究表明阿司匹林可以改善间歇性跛行患者行走距离和跛行疼痛。更多的资料与阿司匹林对心血管发病率和死亡率的作用有关。虽然阿司匹林对缩小斑块无直接作用，但它可预防和阻碍血小板在粥样硬化斑块附近形成血栓[64]。作为有效的抗血栓药物，阿司匹林的剂量范围为每日 50～1 500mg。已证实每日 75～100mg 最小剂量的阿司匹林可减少心血管事件，更高剂量对活动性血栓过程，如急性缺血性卒中[66]和急性心肌梗死[67]有效。每日 75mg 剂量证实对高血压患者和稳定性心绞痛患者有益[68]。没有证据表明小剂量与每日 900～1 500mg 的高剂量相比疗效更好或更差[70]。

阿司匹林推荐用于任何一类血管疾病（包括卒中、心肌梗死、PAD 和缺血性心脏病）的患者。每日 75～162mg，可降低高危患者（包括 PAD 患者）15% 血管事件死亡率和 20% 所有严重的心血管事件（心肌梗死、卒中或血管相关死亡）发生率[62,65,69]。血管造影证实阿司匹林对 PAD 的患者可延缓已有病变的进展。在用于男性患者心血管疾病的一级预防时，阿司匹林减少因 PAD 而需进行的动脉血管重建手术[71]。一项 meta 分析汇总了 5 269 名 PAD 患者，阿司匹林可以明显降低非致死性卒中的发生，也可降低心血管事件的发生率但无统计学差异[72]。但是，一项最近的大型随机的对照研究，在 3 350 名 50～75 岁的无心血管病临床表现但踝/肱指数≤0.95 的患者中，阿司匹林对致死性或非致死性冠状动脉事件、卒中或血管重建[阿司匹林组 13.7 次事件/（1 000 人・年）vs 安慰剂组 13.3 次事件/（1 000 人・年）；HR，1.03；95% 置信区间，0.84～1.27]等主要终点事件与安慰剂组无显著差异[73]。

因为阿司匹林所有剂量均对此类患者减少血管事件有相似的疗效，剂量的选择主要根据副作用。虽然直接比较不同剂量的研究很少，但不良反应与剂量有关。阿司匹林每日 30mg 与每日 300mg 相比轻微出血事件较少[74]，每日 300mg 与每日 1 200mg 相比胃肠道不良反应较少[75]。因此 R.L. 应当服用阿司匹林最低有效剂量：每日 75～100mg。需要注意的是在开始阿司匹林治疗之前应控制 R.L. 高血压，以减少阿司匹林轻微增加的脑出血发病率[76]。

噻氯匹啶是一种噻吩并吡啶衍生物，可阻断血小板上的二磷酸腺苷受体，减少血小板和纤维蛋白原的结合[77]。多项研究证实其对 PAD 患者终点事件例如行走距离、心血管事件死亡和血管重建手术的需求的有效性[78,79]。腹泻是常见的不良反应，但血液毒性（中性粒细胞减少，罕见的血栓性血小板减少性紫癜）限制其临床使用[80,81]。

因为氯吡格雷的安全性更好，已经开治广泛代替噻氯匹啶。氯吡格雷对 PAD 的疗效还不清楚，但在患有冠状动脉粥样硬化疾病的患者中，已与阿司匹林进行了比较。与阿司匹林相比，氯吡格雷每日 75mg 的剂量可显著的降低此类患者 25% 的心血管事件终点[82]。事实上，其疗效对于合并 PAD 的患者亚群更为显著，因此提示氯吡格雷可能更适合用于合并 PAD 的患者。目前仍未有氯吡格雷对步行距离和跛行疼痛疗效的报道，但是上述结果也未在进一步研究中得到证实。

在 15 000 例血管事件高危患者（超过 20% 具有 PAD 史，约 10% 具有间歇性跛行史）中比较阿司匹林联合氯吡格雷与单用阿司匹林[83,84]。这一大型研究证实，阿司匹林联合氯吡格雷的双联抗血小板治疗不能减少心血管终点事件[80]。因此，虽然氯吡格雷具有和阿司匹林相似的指南推荐，但临床上氯吡格雷常用于无法耐受阿司匹林，主要是严重过敏的患者的替代用药。本药不应与阿司匹林联合使用，其在血管事件的获益未超过其出血风险的增加和药品成本的增加[84,85]。

在 13 885 名确诊 PAD 并有症状但无冠心病史的患者中，替格瑞洛与氯吡格雷进行了比较。两组在包括死亡、心肌梗死和卒中的主要复合终点方面无差异[86]。基于这些资料，现阶段替格瑞洛不推荐用于减少 PAD 患者的心血管事件风险。这些资料也提出了一个新问题，同时合并冠心病的 PAD 患者和只患有 PAD 的患者是否具有不同的心血管风险。

**西洛他唑**

案例 10-1，问题 7：哪些药物可以增加间歇性跛行患者的行走能力？

西洛他唑（cilostazol）是美国食品药品管理局（FDA）批准的少数几种专门用于治疗间歇性跛行的药物之一。许多研究证实服用固定剂量的西洛他唑每日 2 次，1 次 100mg 可以增加 50% 的行走距离[87-90]，停药后与服药时相比行走功能减退[91]。本药通过抑制磷酸二酯酶Ⅲ发挥抗血小板和血管舒张作用[92]。离体研究提示西洛他唑的特殊之处，是可在血液和血管壁接触面发挥药理学作用，这可能是其对 PAD 患者特别有效的原因。包括评估生活质量等的研究表明，西洛他唑可以改善此类患者的整体的生活质量[87,93]。此外，长期使用西洛他唑可轻微改善踝/肱指数[94]。2 项小样本研究证实，西洛他唑可以减少表浅病变血管内治疗后的再狭窄[95,96]。

虽然西洛他唑有其优势，但其临床使用也有很多缺点。由于磷酸二酯酶抑制剂可增加心律失常的发生，从而增加心力衰竭患者的死亡率，因此心力衰竭是西洛他唑的禁忌证[97]。其他常见的副作用包括头痛（约三分之一的患者发生）、便溏或腹泻[88,98]。西洛他唑是细胞色素 P-450 3A4 的底物，因此，许多该酶的抑制剂能增加西洛他唑的血药浓度。

西洛他唑是治疗间歇性跛行一项重大进步，它是第一个从步行和活动能力检测可以证实对间歇性跛行引起的运动障碍有持续确切疗效的药物。虽然本药对其他重要的终点事件，如截肢和血管重建手术或心血管事件的效果研究有限[99]，但 R.L. 应当加用 100mg 每日 2 次西洛他唑以改善间歇性跛行的临床症状。

**血液流变学药物**

案例 10-1，问题 8：像 R.L. 一样的患者使用己酮可可碱是否有效？这类药物如何使间歇性跛行患者获益？

己酮可可碱（pentoxifylline）是黄嘌呤衍生物，是由 FDA 批准的用于间歇性跛行的另一类药物。确切的作用机制不清，但其通过减少纤维蛋白原，改善红细胞和白细胞的变形能力，发挥抗血小板作用来减少血液黏滞性[100]。虽然从理论上和体外试验结果看，己酮可可碱具有独特的作用和优点，但资料显示其临床疗效具有争议。总体上说，本药对行走距离的作用各个研究之间差异很大，其对行走距离的轻微增加是否具有临床意义尚不清楚。（例如，无痛行走的距离与安慰剂相比增加了 30m）[101]。考虑其药品成本和胃肠道不良反应，有些专家认为本药临床意义仍不明确，可能获益不足以支持使用此药[102]。

己酮可可碱在间歇性跛行的治疗中仍受到限制。它可能适用于无法行运动治疗或步行距离明显受限的患者，而后者步行距离的轻微增加都可显著改善患者的活动能力[103]。其也可能适用于那些经戒烟和运动治疗未取得满意疗效的患者，及具有西洛他唑禁忌、不耐受西洛他唑或使用西洛他唑治疗失败的患者。试用 2 个月己酮可可碱就足以决定该患者是否能从中获益[21]。R. L. 的临床症状并不十分严重，且他还未进行戒烟、运动和西洛他唑治疗。因此，应当在实施了这些继往已证明有效的治疗措施后，以及需进一步增加步行距离时，再考虑应用己酮可可碱。

### 血管扩张剂

案例 10-1，问题 9：R. L. 已应用硝酸异山梨酯治疗心绞痛。由于血管收缩可加重间歇性跛行，是否应加用血管扩张剂同时治疗他的高血压和间歇性跛行？

对于 R. L. 来说，使用血管扩张剂从药理学理论上似乎可以预防跛行疼痛。血管扩张剂，包括硝酸异山梨酯，直接或间接松弛血管壁，在一定的心排量下可增加皮肤和肌肉的血供。但合并动脉闭塞疾病时，血管壁僵硬，血管不再能够扩张。因此相对病变血管来说，健康血管得到更大的扩张，最需要灌注的病变区域血流被分流（再分布）减少，动脉粥样硬化病变区域血压和灌注压却进一步下降，导致疼痛加重。如果这一过程引起缺血，这被称为“窃血现象”。因此，虽然硝酸酯对 R. L. 这样的患者并不是禁忌，但这类药物并不像药理机制显示的那样有益。

大量的血管扩张剂（如前列腺素 $E_1$、前列环素、异舒普林、罂粟碱、乙基罂粟碱、环扁桃酯、烟酸衍化剂、利舍平、胍乙啶、甲基多巴、妥拉唑啉、硝苯地平）曾被用于治疗间歇性跛行。尽管早期认为这些药物可能有效[104,105]，但没有一种药物具有持续的、稳定的改善运动功能的疗效。有限的资料提示左卡尼汀每日 2 次，每次 1g，可能对步行距离和初始跛行距离有效[106]。血管紧张素转化酶抑制剂比较例外，因为此类药物的有益作用很可能不依赖于其扩血管活性。一项小样本对照研究证明一种钙通道阻滞剂维拉帕米与安慰剂相比，可以改善间歇性跛行患者的行走距离[107]。在推荐使用维拉帕米之前尚需进一步研究。

戒烟、运动锻炼、西洛他唑可以很大程度上改善 R. L. 的间歇性跛行症状。维拉帕米是一个中强度的细胞色素 P450 3A4 酶的抑制剂，预期会增加西洛他唑的浓度。这一相互作用的强度和对药效及出血事件的影响尚不清楚。因西洛他唑对 J. S 的治疗非常必要，而维拉帕米对间歇性跛行疗效并不十分明确，患者已使用很多降压和治疗心绞痛药物，在这一阶段谨慎起见应避免使用维拉帕米。如果需要使用其他的降压和治疗心绞痛药物，应先选择 β 受体阻滞剂和氨氯地平。

### 其他的抗栓替代药物

案例 10-1，问题 10：如果认为 R. L. 具有心血管事件的高风险从而服用阿司匹林，还可选择哪些其他的抗栓治疗药物？

对于 PAD 患者来说，关于抗栓治疗的资料较为有限，最近一种新型药物因减少心血管事件的潜在获益被批准上市。沃拉帕沙是一种血小板蛋白酶活化受体（PAR）-1 拮抗剂，可以减少凝血酶介导的血小板聚集，并且最近刚获 FDA 批准用于减少 PAD 患者血栓性心血管事件。批准的适应证是基于一项最近的入选了 26 449 名稳定性动脉粥样硬化血管疾病患者研究，这些患者均已接受双联抗血小板治疗，其中 14% 患有 PAD[108]。结果显示使用沃拉帕沙可以减少包括心血管死亡、心肌梗死、卒中在内的复合主要终点事件，虽然只有心肌梗死发生率的降低具有统计学差异。需要注意的是，沃拉帕沙组的主要出血事件增加明显，因此加用沃拉帕沙的净获益现阶段还不清楚。

现在正在进行的研究包括 P2Y12 受体拮抗剂替格瑞洛和直接 Xa 因子拮抗剂口服抗凝药利伐沙班和依度沙班将会清楚地阐明 PAD 患者使用药效和靶点更强的此类药物的风险和获益[109,110]。对 R. L. 现在的临床情况来说，应根据患者的心血管事件的个体情况选择抗血小板治疗，例如 R. L. 发生心梗与发生缺血性卒中相比（见第 12 章和第 13 章），患者的治疗方案是不同的。

案例 10-1，问题 11：3 年过去了，R. L. 戒烟 6 个月，他的间歇性跛行的症状已经相当稳定了，但是最近脚趾出现久不愈合的溃疡。如果非药物治疗和药物治疗都不见效 R. L. 该如何选择？

对持续性和复杂疾病可能最终还需要外科手术治疗。在不同的医疗机构截肢和术后并发症的预防成功率差别很大，手术只有在出现严重缺血的下肢病变才应当考虑，并应在成功率较高的医院施行[111]。股动脉和髂动脉可应用动脉搭桥手术和经皮腔内血管成形术，这两种手术与心脏血管重建术相似。局部病变患者行血管成形术较好，尤其是髂动脉和表浅的股动脉的病变，且患者确实因活动受限丧失生活能力时应当考虑[112]。可以选择有或无支架植入的血管成形术、经皮腔内斑块旋切术和使用周围动脉的药物洗脱支架[8]。当弥漫性病变无法施行局部血管重建术时，应考虑侵入程度更高的重建动脉手术（搭桥），但这种高技术要求的治疗方法利弊尚不清楚[113]。

如果出现急性的持续的缺血疾病可能需要行急诊外科手术，这常是由动脉粥样硬化进展相关的血栓导致，但其他的原因如心源性栓子也不能排除[98]。手术血栓切除术或使用组织-纤溶酶原激活物或尿激酶的局部溶栓治疗[114]，在缓解下肢的急性缺血疾病方面，具有同等的疗效[115,116]。手术治疗后，建议患者终生使用抗血小板治疗以减少未来事件的发生风险。

## 雷诺现象

雷诺现象（Raynaud's phenomenon，RP），是一类临床综合征，由肢端血管在寒冷、情绪或物理刺激下应激发生短暂的痉挛和缺血所致[117-122]。发病时的表现包括肢端颜色从一开始变白（表明有血管收缩），然后变为蓝色（是缺氧的表现），最终血液再灌后，手指恢复红色[118]。这种疾病通常只局限于手部和手指的皮肤，不太常发生在脚趾，但也可发生在鼻子、脸颊和耳廓[119]。在发作间隙，指端可能表现为冰冷和潮湿或正常。在大多数情况下，这种现象引起的缺血不会引起严重的后果，但是严重病例会发生皮肤萎缩、指甲生长异常，组织垫消耗或溃疡[119]。虽然间歇性跛行和雷诺现象都是周围动脉循环的疾病，但间隙性跛行主要由于动脉粥样硬化致血管阻塞，而雷诺现象由血管痉挛所致。

### 诊断

从病因学上来讲，雷诺现象可分为原发性和继发性两类。前者强调特发性起病，而继发性雷诺现象具有雷诺现象的体征和症状，并存在与之相关的基础疾病或因素，常见于结缔组织疾病，如硬皮病（系统硬化）、混合结缔组织病、风湿性关节炎或系统性红斑狼疮。原发性雷诺现象更常见（占 89%患者），更常在年轻患者中发生（<30 岁），大多数症状不那么严重，红细胞沉降速度正常，抗核抗体阴性且无相关基础疾病的体征。而继发性雷诺现象的患者更可能合并严重疾病且存在疼痛的症状，如果不进行治疗，可引起肢端溃疡或坏疽[119]。诊断主要通过主观的、持续存在的临床体征和症状，即是在寒冷刺激、精神压力或物理刺激（如震动）下出现冷手、冷足或两者皆有，且无法正常恢复[121,122]。正常人遇到寒冷刺激后会引起手部出现斑点状的发绀表现，一旦寒冷刺激消除就可以恢复。而雷诺现象的患者相同的冷刺激会引起指动脉关闭，从而指端明显发白、发绀，即使去除刺激，症状也持续存在[121]。

### 流行病学

总体上，雷诺现象在不同种族间发病率约为 3%～5%[120]；但是按照地域划分人群，某些人群发病率可更高[120]。女性比男性更常见，尤其是非西班牙裔的白种人，本病有家族聚集现象。青少年发病提示可能为原发性雷诺现象，而 30 岁以上患者更可能是由于继发原因[120]。继发雷诺现象常由于结缔组织疾病，但是某些其他因素也可能引起类似的症状。例如使用振动机器相关的职业（例如钻头、磨床和电锯）引起的神经损害[120]、聚乙烯或手部创伤[122-124]。有 15%原发性雷诺现象的诊断可能在此后十年之内发现是由于结缔组织疾病引起的[125]。

雷诺现象也可能与药物相关，包括 β 受体阻滞剂、麦角碱、细胞毒药物、干扰素及所有会引起血管收缩的药物[126-128]。虽然谨慎起见可以停用 β 受体阻滞剂，但雷诺现象的患者使用选择性或非选择性的 β 受体阻滞剂，除了皮肤温度和血流外没有其他的能识别的作用[129]。与结缔组织病无关的雷诺现象一般病程比较短暂，不会影响日常活动[129]。吸烟对雷诺现象的影响说法不一。虽然有证据表明戒烟后发作时的严重程度降低，但总得来说，吸烟对雷诺现象的患病率、症状的发生率影响非常轻微[130,131]。

### 病理生理学

雷诺现象的病理生理学非常复杂，尚不明确，与刺激引起的过度、异常长程持续的收缩有关。循环细胞释放的介质包括血管内皮素、激素和神经递质，这些介质的平衡可影响对血管壁反应性的控制[18,129]。原发性雷诺现象患者在受到冷刺激时血管痉挛与 $\alpha_2$ 肾上腺素能受体所介导的手指动脉收缩增加有关[118,122,132]。这种对寒冷刺激的过度反应机制尚不清楚；可能的机制包括外周 $\alpha_2$ 肾上腺素能受体引起血管频繁收缩，包括：①大量 $\alpha_2$ 肾上腺素能受体表达增加；②$\alpha_2$ 肾上腺素能受体对温度的敏感性增加；③$\alpha_2$ 肾上腺素能受体细胞内传导途径活性增加[129]。

在雷诺现象中已知的血管异常包括血管舒张因子一氧化氮（NO）的缺乏，由内皮产生的血管收缩因子内皮素-1 的增加，以及肾素血管紧张素系统活性增加，由血管紧张素诱导的血管收缩[122]。

继发性雷诺现象中，结缔组织病的器质性病变引起动脉损害，导致 $\alpha_2$ 肾上腺素能受体异常和内皮损伤，从而刺激血管收缩的发生[118,122]。5-羟色胺受体也可能与雷诺现象有关。5-羟色胺激动剂减少手指血流，而相反，阻滞剂可增加手指血流[133]。

### 临床表现

**案例 10-2**

问题 1：L. G. 是一名 39 岁的男性，左手疼痛 4 日。他强调左手的 3 个手指尤其是指尖"冰冷且有些发蓝"。手部的其他部位已经恢复正常但指尖仍保持发绀和麻木。使用对乙酰氨基酚和热水浸泡无效。他是一名建筑工人，经常在工作中使用双手。他曾有胃食管反流史，无过敏史，吸烟史 19 年，每日 1.5 包烟。体格检查示前臂和手感觉神经正常。中指远端明显呈蓝色，没有其他体征和症状。当 L. G. 的患肢对侧放入冷水中，手指显现许多白色的斑点，同时浸入冷水后他感到这只手有麻痒感。诊断他患有雷诺现象。那么 L. G. 患的是原发性的还是继发性的雷诺现象？

L. G. 的症状表现比较倾向某种潜在基础疾病引发的继发性雷诺现象。他具有雷诺现象的特征症状，血管痉挛、交替发白发绀。冷水实验证实冷刺激可以引发血管痉挛发作符合这一诊断。他在工作中很可能使用振动的机器，也可能引起手部创伤，他的年龄也提示继发性雷诺现象可能更大。因为继发性雷诺现象与结缔组织疾病的相关性，应做抗核抗体、红细胞沉降率等实验室检查。

## 治疗

### 非药物治疗

案例10-2,问题2：L. G. 可采取什么保守措施以预防和减轻雷诺现象血管痉挛引起的疼痛？

保守的治疗措施对大部分原发或继发的雷诺现象患者都有效。最重要的治疗是避免寒冷刺激[119]。应当告知L. G. 拿冷饮时应使用棒球手套和隔热包装纸以保护他的双手和手指,也应当避免身体的其他部分受到寒冷刺激。他同时应当尽力减少情绪刺激和振动设备的职业暴露。他应当避免使用血管收缩的药物,尤其是拟交感药物、可乐定、5-羟色胺激动剂和麦角碱类[119,120]。虽然吸烟可能不会影响发作的频率,但戒烟可能减轻发作时的严重程度并有益全身健康,因此应当鼓励其戒烟[130]。

L. G. 的雷诺现象为新发且相对较轻。对于其他症状和临床表现较重的患者,尤其是合并基础性结缔组织病的患者,应当立即积极治疗手指出现的溃疡,并仔细注意手指是否存在感染。如有必要,应当启用抗生素治疗[119,134,135]。

### 钙通道阻滞剂

案例10-2,问题3：医嘱给予L. G. 硝苯地平缓释片每日30mg。为什么钙通道阻滞剂适用于此类病例？

如果原发或继发雷诺现象干扰患者的工作或日常生活或手指病变加重,应当给予药物治疗。大多数推荐治疗雷诺现象的方法效果不一,且具有明显的副作用[136,137]。药物治疗应在非药物治疗的基础上加用。

钙通道阻滞剂抑制钙离子进入细胞内,抑制平滑肌的收缩,尤其是冷刺激引起的血管反应。硝苯地平具有舒张外周血管的作用,在此方面研究最多,可用于保守治疗无效的雷诺现象患者。对于原发雷诺现象患者,每周普遍发作10次以上。一项荟萃研究发现,硝苯地平治疗可以使发作次数降至每周2.5~5次,严重程度减轻33%。继发性雷诺现象的患者硝苯地平治疗后发作减轻程度相似,也可减少发作次数。因为继发患者每周发作次数基本超过每周20次,相对获益不如原发性雷诺现象患者明显,大约平均每周发作次数可减少25%[138]。每日3次,每次10~30mg的硝苯地平速效制剂有效[137,138],但如患者能耐受更高剂量,可能效果更好[137]。大多数医师给予患者硝苯地平缓释制剂以方便用药并且减少眩晕、头痛、脸红和外周水肿等不良反应,高达50%的患者可发生这些不良反应[119,122,137],这种给药方法也得到许多临床研究的支持[139,140]。

虽然不像硝苯地平有详细的研究,但是其他血管选择性钙通道阻滞剂(CCB),如氨氯地平、非洛地平、依拉地平和尼索地平,可降低缺血性疾病发生的频率和严重性[141-144]。患者如果使用硝苯地平无效,使用其他CCB也很可能无效。患者不能耐受硝苯地平的副作用(如外周水肿、头痛)时,换用其他CCB可能有益。

应告知L. G. 硝苯地平可能的潜在不良反应,特别是低血压相关的眩晕,如出现应复诊监测2周。硝苯地平缓释制剂每日30mg是合适的起始剂量。应当告知其记录每日的发作次数及发作详细情况,如持续时间和促发因素。除了上述提及的常见不良反应之外,L. G. 应当认识到硝苯地平会引起下食道括约肌张力减小,因此其胃食管反流的症状可能加重。这一不良反应应在随访时单独进行评估。

### 其他治疗药物

案例10-2,问题4：如果L. G. 无法耐受钙通道阻滞剂,应当尝试其他哪种药物？

除钙通道阻滞剂外,没有其他证明有效的治疗雷诺现象的方法。但许多药物基于有限的资料,曾用于此类疾病,例如$\alpha_1$肾上腺素受体阻滞剂,哌唑嗪(prazosin),每日3次,每次1mg,在2个小样本研究中对2/3的患者有一定的疗效[145,146]。哌唑嗪的副作用在最大剂量比较明显,包括眩晕、水肿、虚弱和体位性低血压。一个小样本的研究采用血流作为客观的评价标准,认为长效的$\alpha_1$肾上腺素受体阻滞剂特拉唑嗪可以改善症状[147]。没有足够的证据表明这类药物可以常规推荐用于治疗雷诺现象。临床还局部使用硝酸酯治疗多年,最近还开发了新的剂型,但资料显示有限的疗效。

其他几个治疗方法正在积极研究中,未来可能用于雷诺现象的治疗。这包括:静脉注射前列环素、伊洛前列素和前列地尔,它们可以增强一氧化氮介导的血管舒张[148];内皮素阻滞剂,如波生坦[149];促进血管舒张的口服磷酸二酯酶抑制剂[150-152]。虽然需要进一步研究,但一项磷酸二酯酶抑制剂治疗继发性雷诺现象的荟萃研究显示这类药物对降低发作频率和持续时间有一定的疗效[152]。也有使用A型肉毒素进行治疗的研究[153]。因为不良反应、成本高昂、给药困难,这些药物只在合并指端溃疡或其他全身性并发症的与结缔组织病有关的严重继发性雷诺现象患者中进行研究。如果药效被证实,可能会揭示这种疾病的发病机制,且可对更多的雷诺现象患者进行适当的治疗。

他汀类药物可能可以用于系统性红斑狼疮(systemic sclerosis)的继发性手指溃疡。84位按照美国风湿病学会系统性红斑狼疮诊断标准诊断的系统性硬化病患者合并雷诺现象但未进行血管扩张治疗,使用阿托伐他汀每日40mg与安慰剂相比,内皮功能在多方面得到改善。这项研究发现阿托伐他汀组与安慰剂组相比,新发和总的手指溃疡患者数明显减少[154]。

肾素-血管紧张素系统相关药物作为血管扩张剂在几个小样本试验中进行了研究。但血管紧张素转化酶抑制剂和血管紧张素受体抑制剂是否对雷诺现象有效,结果并不一致[155-158]。卡托普利每日3次,每次25mg和氯沙坦每日12.5~25mg小有获益,但依那普利每日1次,每次20mg,未发现具有疗效[155]。氟西汀,一种选择性5羟色胺再吸收抑制剂,在1项研究中可以减轻雷诺现象的症状[159]。猜测其机制可能是通过耗竭血小板的5羟色胺,使血小板在激活和聚集时不能释放缩血管物质5羟色胺。

其他的替代治疗，如银杏叶和L-精氨酸，在小样本研究中也有效，但是仍需大样本的研究证实其效果才能进行推荐[160-162]。

所有雷诺现象的患者应当咨询如何避免寒冷刺激和其他的保护方法。当保守治疗无效时应启动CCB，如果耐受可使用硝苯地平，并逐渐增加至达到症状缓解且患者可耐受的最大剂量。尚未有合适的联合用药方案的研究，但是其他药物如$\alpha_1$肾上腺素受体阻滞剂可以在症状缓解不满意且患者可耐受副作用时联合CCB使用。

## 夜间下肢肌肉痉挛

夜间下肢肌肉痉挛(nocturnal muscle cramps)是一种休息时发生的特发性、不随意的肌肉收缩、受累肌肉可见一硬结的疾病。中老年人常出现这种令人苦恼和疼痛的肌肉痉挛。病因未明，有两种假说试图从神经损害方面解释其病理生理学。一种认为是与γ氨基丁酸的中枢神经系统损害有关[163]，另一种认为与拉伸肌肉的外周神经反应损害有关[164]。虽然夜间痉挛的发病率不清，有资料表明其发生非常普遍。在1项退伍军人(95%男性，平均年龄60岁)的调查中，56%主诉存在下肢痉挛，12%几乎每日痉挛[165]；这些退伍军人中36%尝试用某种药物治疗他们的症状。1项对一般人群的调查显示夜间肌肉痉挛在超过50岁的人群中的发病率约为37%，在大于80岁的人群中增加至54%。男性患者和女性患者的发病率均等[166]。夜间肌肉痉挛与下肢动脉粥样硬化、冠心病、外周神经损害有关[166,167]。

### 临床表现

**案例10-3**

问题1：H. C. 是一名62岁的女性，主诉昨晚10点钟左小腿痉挛。整晚痉挛多次，晨起后缓解。这种夜间的痉挛多次发生，非常疼痛，引起她的小腿肌肉产生硬结，但疼痛与行走无关。她否认有创伤、发热、寒颤及其他病史，未服用其他药物。体格检查无明显异常，她的体检情况、生化检查和甲状腺功能检查正常，主要体征稳定。H. C. 在一所小学上班，每日步行上下楼梯。她的主治医生认为她患有夜间下肢痉挛。H. C. 夜间下肢痉挛的特征与其他的疼痛综合征有什么不同?

良性的夜间下肢痉挛经常发生在开始入睡几个小时；通常不对称，疼痛位置不固定，但通常位于小腿肌肉和足部小型肌群。这些痉挛与运动、电解质和实验室检查异常、药物使用无关，虽然需要治疗的夜间下肢痉挛很可能在刚开始进行长效β受体阻滞剂、噻嗪类和排钾利尿剂的第一年发生[168]。

应当区别真正的夜间肌肉痉挛、其他原因导致的肌肉痉挛如药物引起的痉挛，以便正确的诊断和治疗(表10-8)。休息时发作是它的特征也是诊断所依据的首要症状。应当评估患者是否存在低钠、甲亢和甲减、手足抽搐、下位运动神经元疾病的临床体征。标准电解质和甲状腺功能等检查有助于除外这些情况。

**表10-8**

其他肌肉痉挛的原因[169-171]

| 药物引起的痉挛 | 生化原因 | 其他 |
|---|---|---|
| 酒精 | 脱水 | 挛缩 |
| 抗精神病药物(肌张力障碍) | 血液透析 | 糖尿病 |
| β激动剂(如沙丁胺醇、特布他林、羟甲叔丁肾上腺素) | 低钙血症 | 低位运动神经元疾病 |
| 西咪替丁 | 低钾血症 | 外周血管疾病 |
| 氯贝丁酯 | 低镁血症 | 手足抽搐 |
| 利尿剂 | 低钠血症 | 甲状腺疾病 |
| 锂盐 | 尿毒症 | |
| 麻醉止痛剂 | | |
| 烟酸 | | |
| 硝苯地平 | | |
| 青霉胺 | | |
| 他汀 | | |
| 甾体激素 | | |

### 治疗

#### 治疗目标和非药物治疗

案例10-3，问题2：H. C. 的治疗目的是什么？有哪些非药物治疗推荐?

首要的治疗目标是预防不适的状态。考虑到药物治疗的证据有限及潜在的不良反应，更推荐首先进行非药物治疗。通常建议下肢痉挛患者拉抻受累肌肉，或在白天和入睡前进行足部背屈练习[170]。应提醒患者俯卧睡觉时，注意脚悬在床边不要跖屈。一旦痉挛出现，治疗目标是尽可能快速缓解痉挛。紧急治疗的方法包括背屈(抓住脚趾，同时向痉挛的反方向向上拉伸)。这能通过多种方式完成，包括用手拉伸、行走或站在距离0.6m的地方斜靠墙壁，保持脚平放在地板上[172]。

#### 药物治疗

案例10-3，问题3：H. C. 坚持进行推荐的拉伸练习，也避免睡眠时跖屈的姿势。她3个月后再来复诊，述发作的频率略有降低，但不明显。症状严重干扰了她的睡眠情况，每周只能睡2~3次，也严重影响了她的教师工作表现。她记得姨妈曾服用一种药片来治疗下肢痉挛。有哪种药物可以帮助缓解她的症状?

很多药物都曾被用来辅助治疗夜间下肢肌肉痉挛，但证据不仅有限，还十分有限且不确定。维生素 $B_{12}$、维生素 E、苯海拉明、加巴喷丁、地尔硫䓬和维拉帕米大多通过单一的小型临床实验或案例系列获得的有限的有效性资料。历史上，奎宁（quinine）曾最常用来治疗夜间下肢痉挛。但 FDA 明确说明因为治疗风险高而获益低，奎宁不应当用于夜间下肢痉挛[173]。

自20世纪40年代开始用奎宁治疗夜间下肢肌肉痉挛，当时4名下肢痉挛的患者使用奎宁症状明显好转[174]。虽然临床使用此药，但是是否获益存在明显争议。本药只有少量的小样本的对照研究，结论不一。1998年发表的1项 meta 分析包含已经发表和未发表的资料认为奎宁对下肢痉挛有效[175]。总共659名患者使用每日200~325mg 奎宁，痉挛程度减轻，4周期间痉挛发作次数从17.1降至13.5，因此奎宁的有效性得到证实。值得注意的是，最近的1项研究发现随机选取患者停用奎宁，并不增加患者夜间下肢痉挛的频率（例如，不会使症状加重）[176]。

### 应用奎宁的注意事项

**案例10-3，问题4：** 在开始奎宁治疗之前 H. C. 和她的医生应知道奎宁的不良反应有哪些？奎宁治疗的持续时间是多久？

奎宁可能发生剂量依赖性的不良反应，称为金鸡纳中毒，是一种包括恶心、呕吐、视力模糊、耳鸣、耳聋的综合征[169]。会有高达3%的患者发生单一的不良反应耳鸣[177]。过量后，会出现中枢神经系统的临床症状，如头痛、混乱、精神错乱。有报道会出现自限性的皮疹，停药后会缓解[169]。不可预知的、致命的血小板减少症是 FDA 决定将这种药物撤出非处方药的原因。有千分之一的患者服用奎宁会出现血小板减少症[173]。老年人对奎宁清除减少应监护其使用[178]，多种药物也会减少奎宁清除，如西咪替丁、维拉帕米、胺腆酮、碱化剂[179]。这些均会增加奎宁剂量依赖性不良反应的风险，当出现中枢神经系统的临床表现时尤其应注意。奎宁可使地高辛、巴比妥和卡马西平体内达到中毒剂量[180]，葡萄糖-6-磷酸酶缺陷患者禁用本药。

应告知 H. C. 奎宁应与食物同服以减少胃肠道刺激。如果2周内未见疗效，考虑到潜在严重的不良反应，应当停用[181]。应告知 H. C. 每日记录痉挛的发生频率和可能的不良反应以便客观评估治疗的有效性。

### 其他治疗

**案例10-3，问题5：** 对 H. C. 是否还有其他的治疗方法？

如果存在电解质缺乏或与开始利尿治疗相关的新发痉挛，可以补充电解质（如钠、钾、钙、镁）。可以尝试预防性应用其他药物，但仅有个别案例报道。曾经验性地应用苯海拉明、维生素 $B_2$、卡马西平、美索巴莫和苯妥英，但没有证据支持这些药物可用于夜间下肢痉挛。曾推荐使用维生素 E，但1项对照研究显示给予每日800U 维生素 E 无效[180]。维拉帕米在1项非盲试验中对8名奎宁无效的痉挛患者有效，睡前使用120mg 维拉帕米，经6日治疗后缓解[180]。另一个相似的小样本研究使用地尔硫䓬疗效相似[181]。一个小样本研究发现复合维生素 B 对夜间下肢痉挛有效，但未提供痉挛减少的量化指标[182]。2项小样本的交叉研究提示长期服用镁剂对治疗夜间下肢痉挛无效[183,184]。

虽然夜间下肢痉挛是一种相对良性的疾病，但这一疾病确实使患者感到不适。在药物治疗之前应最大程度的进行非药物治疗。如果需要进行药物治疗，可以尝试使用奎宁，但其确实会产生不良反应，尤其对老年患者。应谨慎的选择治疗的患者，进行患者教育并密切观察不良反应，以最大程度减少奎宁不良反应的发生和进展。

**（韩毅 译，牟燕 校，周聊生 审）**

## 参考文献


1. Criqui MH et al. The prevalence of peripheral arterial disease in a defined population. *Circulation*. 1985;71:510.
2. Kannel WB, McGee DL. Update on some epidemiologic features of intermittent claudication: the Framingham Study. *J Am Geriatr Soc*. 1985;33:13.
3. Caspary L. Epidemiology of vascular disease. *Dis Manage Health Outcomes*. 1997;2(Suppl 1):9.
4. Boccalon H. Intermittent claudication in older patients. Practical treatment guidelines. *Drugs Aging*. 1999;14:247.
5. Hirsch A et al. Gaps in public knowledge of peripheral arterial disease: the first national PAD public awareness survey. *Circulation*. 2007;116;2086.
6. Kannel WB, McGee DL. Diabetes and cardiovascular disease: the Framingham study. *JAMA*. 1979;241:2035.
7. UK Prospective Diabetes Study (UKPDS) Group. Intensive blood-glucose control with sulfonylureas or insulin compared with conventional treatment and risk of complications in patients with type 2 diabetes (UKPDS 33). [published correction appears in Lancet. 1999;354:602]. *Lancet*. 1998;352:837.
8. Gerhard-Herman MD et al. 2016 AHA/ACC guideline on the management of patients with lower extremity peripheral artery disease: executive summary: a report of the American College of Cardiology/American Heart Association Task Force on Clinical Practice Guidelines. *J Am Coll Cardiol*. 2017; 69:e71–e126.
9. MacGregor AS et al. Role of systolic blood pressure and plasma triglycerides in diabetic peripheral arterial disease. The Edinburgh Artery Study. *Diabetes Care*. 1999;22:453.
10. Willigendael EM et al. Influence of smoking on incidence and prevalence of peripheral arterial disease. *J Vasc Surg*. 2004;40:1158.
11. Price JF et al. Relationship between smoking and cardiovascular risk factors in the development of peripheral arterial disease and coronary artery disease: Edinburgh Artery Study. *Eur Heart J*. 1999;20:344.
12. McDaniel CD, Cronenwett JL. Basic data related to the natural history of intermittent claudication. *Ann Vasc Surg*. 1989;3:273.
13. Hertzer NR. The natural history of peripheral vascular disease: implications for its management. *Circulation*. 1991;83(2 Suppl):I–12.
14. Aboyans V et al. The general prognosis of patients with peripheral arterial disease differs according to the disease localization. *J Am Coll Cardiol*. 2010;55:898.
15. Brevetti G et al. Intermittent claudication and risk of cardiovascular events. *Angiology*. 1998;49:843.
16. Rockson SG, Cooke JP. Peripheral arterial insufficiency: mechanisms, natural history, and therapeutic options. *Adv Intern Med*. 1998;43:253.
17. Weed RI. The importance of erythrocyte deformability. *Am J Med*. 1970;49:147.
18. Braasch D. Red cell deformability and capillary blood flow. *Physiol Rev*. 1971;51:679.
19. Kaplan NM. The deadly quartet. Upper body obesity, glucose intolerance, hypertriglyceridemia, and hypertension. *Arch Intern Med*. 1989;149:1514.
20. Sowers JR. Insulin resistance, hyperinsulinemia, dyslipidemia, hypertension, and accelerated atherosclerosis. *J Clin Pharmacol*. 1992;32:529.
21. Gray BH, Sullivan TM. Vascular claudication: how to individualize treatment. *Cleve Clin J Med*. 1997;64:492.
22. Hankey GJ et al. Medical treatment of peripheral arterial disease. *JAMA*. 2006;295:547.
23. Housley E. Treating claudication with five words. *Br Med J (Clin Res Ed)*. 1988;296:1483.

24. Jonason T, Bergstrom R. Cessation of smoking in patients with intermittent claudication: effects on the risk of peripheral vascular complications, myocardial infarction, and mortality. *Acta Med Scand*. 1987;221:253.
25. Faulkner KW et al. The effect of cessation of smoking on the accumulative survival rates of patients with symptomatic peripheral vascular disease. *Med J Aust*. 1983;1:217.
26. Wiseman S et al. Influence of smoking and plasma factors on patency of femoropopliteal vein grafts. *BMJ*. 1989;299:643.
27. Quick CR, Cotton LT. Measured effect of stopping smoking on intermittent claudication. *Br J Surg*. 1982;69(Suppl):S24.
28. Hughson WG et al. Intermittent claudication: factors determining outcome. *Br Med J*. 1978;1:1377.
29. Powell JT. Vascular damage from smoking: disease mechanisms at the arterial wall. *Vasc Med*. 1998;3:21.
30. Stewart KJ et al. Exercise training for claudication. *N Engl J Med*. 2002;347:1941.
31. Watson L et al. Exercise for intermittent claudication. *Cochrane Database Syst Rev*. 2008;(4):CD000990.
32. McDermott M et al. Treadmill exercise and resistance training in patients with peripheral arterial disease with and without intermittent claudication: a randomized controlled trial. *JAMA*. 2009;301:165.
33. Ernst EE, Matrai A. Intermittent claudication, exercise, and blood rheology. *Circulation*. 1987;76:1110.
34. Eckel R et al. 2013 ACC/AHA guideline on lifestyle management to reduce cardiovascular risk: a report of the American College of Cardiology/American Heart Association task force on practice guidelines. *Circulation*. 2014;129:S76–S99.
35. Stone NJ et al. 2013 ACC/AHA guideline on the treatment of blood cholesterol to reduce atherosclerotic cardiovascular risk in adults: a report of the American College of Cardiology/American Heart Association Task Force on Practice Guidelines. *Circulation*. 2014;129:S1–S45.
36. Brown G et al. Regression of coronary artery disease as a result of intensive lipid-lowering therapy in men with high levels of apolipoprotein B. *N Engl J Med*. 1990;323:1289.
37. Blankenhorn DH et al. Beneficial effects of combined colestipol-niacin therapy on coronary atherosclerosis and coronary venous bypass grafts [published correction appears in JAMA. 1988;259:2698]. *JAMA*. 1987;257:3233.
38. Blankenhorn DH et al. Coronary angiographic changes with lovastatin therapy. The Monitored Atherosclerosis Regression Study (MARS). *Ann Intern Med*. 1993;119:969.
39. Pedersen TR et al. Effect of simvastatin on ischemic signs and symptoms in the Scandinavian simvastatin survival study (4S). *Am J Cardiol*. 1998;81:333.
40. Heart Protection Study Collaborative Group. MRC/BHF Heart Protection Study of cholesterol lowering in 20,536 high-risk individuals: a randomised placebo-controlled trial. *Lancet*. 2002;360:7.
41. Mondillo S et al. Effects of simvastatin on walking performance and symptoms of intermittent claudication in hyper-cholesterolemic patients with peripheral vascular disease. *Am J Med*. 2003;114:359.
42. Aronow WS et al. Effect of simvastatin versus placebo on treadmill exercise time until the onset of intermittent claudication in older patients with peripheral arterial disease at six months and at one year after treatment. *Am J Cardiol*. 2003;92:711.
43. Aung PP et al. Lipid-lowering for peripheral arterial disease of the lower limb. *Cochrane Database Syst Rev*. 2007;(4):CD000123.
44. Hiatt W. Medical treatment of peripheral arterial disease and claudication. *N Engl J Med*. 2001;334:1608.
45. The ACCORD study group. Effects of combination lipid therapy in Type 2 diabetes mellitus. *N Engl J Med*. 2010;362:1563–1574.
46. The AIM-HIGH investigators. Niacin in patients with low HDL cholesterol levels receiving intensive statin therapy. *N Engl J Med*. 2011;365:2255–2267.
47. The HPS2-THRIVE collaborative group. Effects of extended-release niacin with laropiprant in high-risk patients. *N Engl J Med*. 2014;371:203–212.
48. The ORIGIN trial investigators. N-3 fatty acids and cardiovascular outcomes in patients with dysglycemia. *N Engl J Med*. 2012;367:309–318.
49. Radack K, Deck C. β-adrenergic blocker therapy does not worsen intermittent claudication in subjects with peripheral arterial disease. A meta-analysis of randomized controlled trials. *Arch Intern Med*. 1991;151:1769.
50. Paravastu SC et al. β blockers for peripheral arterial disease. *Cochrane Database Syst Rev*. 2008;(4):CD0005508.
51. Lane DA, Lip GY. Treatment of hypertension in peripheral arterial disease. *Cochrane Database Syst Rev*. 2009;(4):CD003075.
52. Ahimastos AA et al. Brief communication: ramipril markedly improves walking ability in patients with peripheral arterial disease: a randomized trial. *Ann Intern Med*. 2006;144:660.
53. Yusuf S et al. Effects of an angiotensin-converting-enzyme inhibitor, ramipril, on cardiovascular events in high-risk patients. The Heart Outcomes Prevention Evaluation Study Investigators [published corrections appear in N Engl J Med. 2000;342:1376; N Engl J Med. 2000;342:748]. *N Engl J Med*. 2000;342:145.
54. ONTARGET Investigators et al. Telmisartan, ramipril, or both in patients at high risk for vascular events. *N Engl J Med*. 2008;358:1547.
55. James PA et al. 2014 evidence-based guideline for the management of high blood pressure in adults Report from the panel members appointed to the eighth joint national committee (JNC 8). *JAMA*. 2014;311:507–520.
56. Weber MA et al. Clinical practice guidelines for the management of hypertension in the community. A statement by the American Society of Hypertension and the International Society of Hypertension. *J Hypertens*. 2014;32:3–15.
57. American Diabetes Association. Standards of medical care in diabetes—2015: summary of revisions. *Diabetes Care*. 2015;38:S4.
58. Jamerson K et al. Benazepril plus amlodipine or hydrochlorothiazide for hypertension in high-risk patients. *N Engl J Med*. 2008;359:2417.
59. Banglore S et al. β-blocker use and clinical outcomes in stable outpatients with and without coronary artery disease. *JAMA*. 2012;308:1340–1349.
60. UK Prospective Diabetes Study (UKPDS) Group. Effect of intensiveblood-glucose control with met form in on complications in overweight patients with type 2 diabetes (UKPDS 34). [published correction appears in Lancet. 1998;352:1558]. *Lancet*. 1998;352:854.
61. Gaede P et al. Multifactorial intervention and cardiovascular disease in patients with type 2 diabetes. *N Engl J Med*. 2003;348:383.
62. American Diabetes Association. Standards of medical care in diabetes—2016. *Diabetes Care*. 2016;39(Suppl 1):S1–S112.
63. Nathan DM et al. Medical management of hyperglycemia in type 2 diabetes: a consensus algorithm for the initiation and adjustment of therapy: a consensus statement of the American Diabetes Association and the European Association for the Study of Diabetes. *Diabetes Care*. 2009;32:193.
64. Patrono C et al. Platelet-active drugs: the relationships among dose, effectiveness, and side effects. *Chest*. 1998;114(5 Suppl):470S.
65. Alonso-Coello P et al. Antithrombotic therapy in peripheral artery disease: Antithrombotic therapy and prevention of thrombosis, 9th ed: American College of Chest Physicians evidence-based clinical practice guidelines. *Chest*. 2012;141;e669S–e690S.
66. CAST (Chinese Acute Stroke Trial) Collaborative Group. CAST: randomised placebo-controlled trial of early aspirin use in 20,000 patients with acute ischaemic stroke. *Lancet*. 1997;349:1641.
67. ISIS-2 (Second International Study of Infant Survival) Collaborative Group. Randomised trial of intravenous streptokinase, oral aspirin, both, or neither among 17,187 cases of suspected acute myocardial infarction: ISIS-2. *Lancet*. 1988;2:349.
68. Hansson L et al. Effects of intensive blood-pressure lowering and low-dose aspirin in patients with hypertension: principal results of the Hypertension Optimal Treatment (HOT) randomised trial. HOT Study Group. *Lancet*. 1998;351:1755.
69. Juul-Moller S et al. Double-blind trial of aspirin in primary prevention of myocardial infarction in patients with stable chronic angina pectoris. The Swedish Angina Pectoris Aspirin Trial (SAPAT) Group. *Lancet*. 1992; 340:1421.
70. Antithrombotic Trialists' Collaboration. Collaborative meta-analysis of randomised trials of antiplatelet therapy for prevention of death, myocardial infarction, and stroke in high risk patients [published correction appears in BMJ. 2002;324:141]. *BMJ*. 2002;324:71.
71. Goldhaber SZ et al. Low-dose aspirin and subsequent peripheral arterial surgery in the Physicians' Health Study. *Lancet*. 1992;340:143.
72. Berger JS et al. Aspirin for the prevention of cardiovascular events in patients with peripheral artery disease: a meta-analysis of randomized trials. *JAMA*. 2009;301:1909.
73. Fowkes FG et al. Aspirin for prevention of cardiovascular events in a general population screened for a low ankle brachial index: a randomized controlled trial. *JAMA*. 2010;303:841.
74. The Dutch TIA Trial Study Group. A comparison of two doses of aspirin (30 mg versus 283 mg a day) in patients after a transient ischemic attack or minor ischemic stroke.. *N Engl J Med*. 1991;325:1261.
75. Farrell B et al. The United Kingdom transient ischaemic attack (UK-TIA) aspirin trial: final results. *J Neurol Neurosurg Psychiatry*. 1991;54:1044.
76. Meade TW, Brennan PJ. Determination of who may derive most benefit from aspirin in primary prevention: subgroup results from a randomised controlled trial. *BMJ*. 2000;321:13.
77. Sharis P et al. The antiplatelet effects of ticlopidine and clopidogrel. *Ann Intern Med*. 1998;129:394.
78. Arcan JC, Panak E. Ticlopidine in the treatment of peripheral occlusive

arterial disease. *Semin Thromb Hemost*. 1989;15:167.
79. Balsano F et al. Ticlopidine in the treatment of intermittent claudication: a 21 month double-blind trial. *J Lab Clin Med*. 1989;114:84.
80. Love BB et al. Adverse haematological effects of ticlopidine. Prevention, recognition and management. *Drug Saf*. 1998;19:89.
81. Chen DK et al. Thrombotic thrombocytopenic purpura associated with ticlopidine use: a report of 3 cases and review of the literature. *Arch Intern Med*. 1999;159:311.
82. CAPRIE Steering Committee. A randomised, blinded, trial of clopidogrel versus aspirin in patients at risk of ischaemic events (CAPRIE). *Lancet*. 1996;348:1329.
83. Bhatt DL et al. A global view of atherothrombosis: baseline characteristics in the Clopidogrel for High Atherothrombotic Risk and Ischemic Stabilization, Management and Avoidance (CHARISMA) trial [published correction appears in Am Heart J. 2006;151:247]. *Am Heart J*. 2005;150:401.
84. Bhatt DL et al. Clopidogrel and aspirin versus aspirin alone for the prevention of atherothrombotic events. *N Engl J Med*. 2006;354:1706.
85. Squizzato A et al. Clopidogrel plus aspirin versus aspirin alone for preventing cardiovascular disease. *Cochrane Database Syst Rev*. 2011;(1):CD005158.
86. Hiatt WR et al. Ticagrelor versus clopidogrel in symptomatic peripheral artery disease. *N Engl J Med*. 2017; 376:32–40.
87. Beebe HG et al. A new pharmacological treatment for intermittent claudication: results of a randomized, multicenter trial. *Arch Intern Med*. 1999;159:2041.
88. Money SR et al. Effect of cilostazol on walking distances in patients with intermittent claudication caused by peripheral vascular disease. *J Vasc Surg*. 1998;27:267.
89. Dawson DL et al. Cilostazol has beneficial effects in treatment of intermittent claudication: results from a multicenter, randomized, prospective, double-blind trial. *Circulation*. 1998;98:678.
90. Robless P et al. Cilostazol for peripheral arterial disease. *Cochrane Database Syst Rev*. 2008;(1):CD003748.
91. Dawson DL et al. The effect of withdrawal of drugs treating intermittent claudication. *Am J Surg*. 1999;178:141.
92. Jacoby D, Mohler ER 3rd. Drug treatment of intermittent claudication. *Drugs*. 2004;64:1657.
93. Regensteiner JG et al. Effect of cilostazol on treadmill walking, community-based walking ability, and health-related quality of life in patients with intermittent claudication due to peripheral arterial disease: meta-analysis of six randomized controlled trials. *J Am Geriatr Soc*. 2002;50:1939.
94. Mohler ER 3rd et al. Effects of cilostazol on resting ankle pressures and exercise-induced ischemia in patients with intermittent claudication. *Vasc Med*. 2001;6:151.
95. Soga Y et al. Efficacy of cilostazol after endovascular therapy for femoropopliteal artery disease in patients with intermittent claudication. *J Am Coll Cardiol*. 2009;53:48.
96. Iida O et al. Cilostazol reduces restenosis after endovascular therapy in patients with femoropopliteal lesions. *J Vasc Surg*. 2008;48:144.
97. Cruickshank JM. Phosphodiesterase III inhibitors: long-term risks and short-term benefits. *Cardiovasc Drugs Ther*. 1993;7:655.
98. Thompson PD et al. Meta-analysis of results from eight randomized, placebo-controlled trials on the effect of cilostazol on patients with intermittent claudication. *Am J Cardiol*. 2002;90:1314.
99. Hiatt WR et al. Long-term safety of cilostazol in patients with peripheral arterial disease: the CASTLE study (Cilostazol: A Study in Long-term Effects). *J Vasc Surg*. 2008;47:330.
100. Samlaska CP, Winfield EA. Pentoxifylline. *J Am Acad Dermatol*. 1994;30:603.
101. Frampton JE, Brogden RN. Pentoxifylline (oxpentifylline). A review of its therapeutic efficacy in the management of peripheral vascular and cerebrovascular disorders. *Drugs Aging*. 1995;7:480.
102. Ward A Clissold SP. Pentoxifylline: a review of its pharmacokinetic and pharmacodynamic properties, and its therapeutic efficacy. *Drugs*. 1987; 34:50.
103. Jackson MR, Clagett GP. Antithrombotic therapy in peripheral arterial occlusive disease. *Chest*. 1998;114(5 Suppl):666S.
104. Cameron HA et al. Drug treatment of intermittent claudication: a critical analysis of the methods and findings of published clinical trials, 1965–1985. *Br J Clin Pharmacol*. 1988;26:569.
105. Reiter M et al. Prostanoids for intermittent claudication. *Cochrane Database Syst Rev*. 2004;(1):CD000986.
106. Abramowicz M ed. L-Carnitine. *Med Lett Drugs Ther*. 2004;46:95.
107. Bagger JP et al. Effect of verapamil in intermittent claudication. A randomized, double-blind, placebo controlled, cross-over study after individual dose-response assessment. *Circulation*. 1997;95:411.
108. Morrow DA et al. Vorapaxar in the secondary prevention of atherothrombotic events. *N Engl J Med*. 2012;366:1404–1413.
109. Bayer. Rivaroxaban for the Prevention of Major Cardiovascular Events in Coronary or Peripheral Artery Disease (COMPASS)–NCT01776424. Available at www.clinicaltrials.gov. Accessed August 25, 2015.
110. Daiichi Sankyo Inc. Edoxaban in peripheral artery disease (PAD). NCT01802775. Available at www.clinicaltrials.gov. Accessed August 25, 2015.
111. Coffman JD. Intermittent claudication—be conservative. *N Engl J Med*. 1991;325:577.
112. Pentecost MJ et al. Guidelines for peripheral percutaneous transluminal angioplasty of the abdominal aorta and lower extremity vessels. A statement for health professionals from a special writing group of the Councils on Cardiovascular Radiology, Arteriosclerosis, Cardio-Thoracic and Vascular Surgery, Clinical Cardiology, and Epidemiology and Prevention, the American Heart Association. *Circulation*. 1994;89:511.
113. Tunis SR et al. The use of angioplasty, bypass surgery and amputation in the management of peripheral vascular disease. *N Engl J Med*. 1991;325:556.
114. Working Party on Thrombolysis in the Management of Limb Ischemia. Thrombolysis in the management of lower limb peripheral arterial occlusion—a consensus document. *Am J Cardiol*. 1998;81:207.
115. Nilsson L et al. Surgical treatment versus thrombolysis in acute arterial occlusion: a randomised controlled study. *Eur J Vasc Surg*. 1992;6:189.
116. Ouriel K et al. A comparison of thrombolytic therapy with operative revascularization in the initial treatment of acute peripheral arterial ischemia. *J Vasc Surg*. 1994;19:1021.
117. Raynaud M. On local asphyxia and symmetrical gangrene of the extremities. In: Barlow T, trans. *Selected Monographs, 121*. London: The Sydenham Society; 1888:1.
118. Herrick AL. Pathogenesis of Raynaud's phenomenon. *Rheumatology (Oxford)*. 2005;44:587.
119. Goundry B et al. Diagnosis and management of Raynaud's phenomenon. *BMJ*. 2012;344:e289.
120. Prete M et al. Raynaud's phenomenon: From molecular pathogenesis to therapy. Autoimmun Rev. 2014;13:655–667.
121. Gasser P et al. Evaluation of reflex cold provocation by laser Doppler flowmetry in clinically healthy subjects with a history of cold hands. *Angiology*. 1992;43:389.
122. Stoyneva Z et al. Current pathophysiological views on vibration-induced Raynaud's phenomenon. *Cardiovasc Res*. 2003;57:615.
123. Belch J. Raynaud's phenomenon. *Cardiovasc Res*. 1997;33:25.
124. Wigley FM. Clinical practice. Raynaud's phenomenon. *N Engl J Med*. 2002;347:1001.
125. Ziegler S et al. Long-term outcome of primary Raynaud's phenomenon and its conversion to connective tissue disease: a 12-year retrospective patient analysis. *Scand J Rheumatol*. 2003;32:343.
126. Schapira D et al. Interferon-induced Raynaud's syndrome. *Semin Arthritis Rheum*. 2002;32:157.
127. Franssen C et al. The influence of different β-blocking drugs on the peripheral circulation in Raynaud's phenomenon and in hypertension. *J Clin Pharmacol*. 1992;32:652.
128. Bakst R et al. Raynaud's phenomenon: pathogenesis and management. *J Am Acad Dermatol*. 2008;59:633–653.
129. Suter LG et al. The incidence and natural history of Raynaud's phenomenon in the community. *Arthritis Rheum*. 2005;52:1259.
130. Suter LG et al. Smoking, alcohol consumption, and Raynaud's phenomenon in middle age. *Am J Med*. 2007;120:264–271.
131. Palesch YY et al. Association between cigarette and alcohol consumption and Raynaud's phenomenon. *J Clin Epidemiol*. 1999;52:321.
132. Freedman RR et al. Blockade of vasospastic attacks by α 2-adrenergic but not α 1-adrenergic antagonists in idiopathic Raynaud's disease. *Circulation*. 1995;92:1448.
133. Coffman JD, Cohen RA. Serotonergic vasoconstriction in human fingers during reflex sympathetic response to cooling. *Am J Physiol*. 1988;254:H889.
134. Landry GJ. Current medical and surgical management of Raynaud's syndrome. *J Vasc Surg*. 2013;57:1710–1716.
135. Huisstede BM et al. Effectiveness of interventions for secondary Raynaud's phenomenon: a systematic review. *Arch Phys Med Rehabil*. 2011;92:1166–1180.
136. Stewart M, Morling JR. Oral vasodilators for primary Raynaud's phenomenon. *Cochrane Database Syst Rev*. 2012;(7):CD006687.
137. Thompson AE, Pope JE. Calcium channel blockers for primary Raynaud's phenomenon: a meta-analysis. *Rheumatology (Oxford)*. 2005;44:145.
138. Thompson AE et al. Calcium-channel blockers for Raynaud's phenomenon in systemic sclerosis. *Arthritis Rheum*. 2001;44:1841.
139. Finch MB et al. A double-blind cross-over study of nifedipine retard in patients with Raynaud's phenomenon. *Clin Rheumatol*. 1988;7:359.

140. Raynaud's Treatment Study Investigators. Comparison of sustained-release nifedipine and temperature biofeedback for treatment of primary Raynaud phenomenon. Results from a randomized clinical trial with 1-year follow-up. *Arch Intern Med*. 2000;160:1101.
141. Leppert J et al. The effect of isradipine, a new calcium-channel antagonist, in patients with primary Raynaud's phenomenon: a single-blind dose-response study. *Cardiovasc Drugs Ther*. 1989;3:397.
142. La Civita L et al. Amlodipine in the treatment of Raynaud's phenomenon. *Br J Rheumatol*. 1993;32:524.
143. Schmidt JF et al. The clinical effect of felodipine and nifedipine in Raynaud's phenomenon. *Eur J Clin Pharmacol*. 1989;37:191.
144. Kallenberg CG et al. Once daily felodipine in patients with primary Raynaud's phenomenon. *Eur J Clin Pharmacol*. 1991;40:313.
145. Wollersheim H et al. Double-blind, placebo controlled study of prazosin in Raynaud's phenomenon. *Clin Pharmacol Ther*. 1986;40:219.
146. Wollersheim H, Thien T. Dose-response study of prazosin in Raynaud's phenomenon: clinical effectiveness versus side effects. *J Clin Pharmacol*. 1988;28:1089.
147. Paterna S et al. Raynaud's phenomenon: effects of terazosin [in Italian]. *Minerva Cardioangiol*. 1997;45:215.
148. Marasini B et al. Comparison between iloprost and alprostadil in the treatment of Raynaud's phenomenon. *Scand J Rheumatol*. 2004;33:253.
149. Humbert M, Cabane J. Successful treatment of systemic sclerosis digital ulcers and pulmonary arterial hypertension with endothelin receptor antagonist bosentan. *Rheumatology (Oxford)*. 2003;42:191.
150. Fries RF et al. Sildenafil in the treatment of Raynaud's phenomenon resistant to vasodilator therapy. *Circulation*. 2005;112:2980.
151. Caglayan E et al. Phosphodiesterase type 5 inhibition is a novel therapeutic option in Raynaud disease. *Arch Intern Med*. 2006;166:231.
152. Roustit M et al. Phosphodiesterase-5 inhibitors for the treatment of secondary Raynaud's phenomenon: systematic review and meta-analysis of randomized trials. *Ann Rheum Dis*. 2013;72:1696–1699.
153. Smith L et al. Botulinum toxin-A for the treatment of Raynaud's Syndrome. *Arch Dermatol*. 2012;148:426–428.
154. Abou-Raya A et al. Statins: potentially useful in therapy of systemic sclerosis-related Raynaud's phenomenon and digital ulcers. *J Rheumatol*. 2008;35:1801.
155. Challenor VF. Angiotensin converting enzyme inhibitors in Raynaud's phenomenon. *Drugs*. 1994;48:864.
156. Dziadzio M et al. Losartan therapy for Raynaud's phenomenon and scleroderma: clinical and biochemical findings in a fifteen-week, randomized, parallel group, controlled trial. *Arthritis Rheum*. 1999;42:2646.
157. Wood HM, Ernst ME. Renin-angiotensin system mediators and Raynaud's phenomenon. *Ann Pharmacother*. 2006;40:1998.
158. Gliddon AE et al. Prevention of vascular damage in scleroderma and autoimmune Raynaud's phenomenon: a multicenter, randomized, double-blind, placebo-controlled trial of the angiotensin-converting enzyme inhibitor quinapril. *Arthritis Rheum*. 2007;56:3837.
159. Coleiro B et al. Treatment of Raynaud's phenomenon with the selective serotonin reuptake inhibitor fluoxetine. *Rheumatology (Oxford)*. 2001;40:1038.
160. Rembold CM, Ayers CR. Oral L-arginine can reverse digital necrosis in Raynaud's phenomenon. *Mol Cell Biochem*. 2003;244:139.
161. Muir AH et al. The use of ginkgo biloba in Raynaud's disease: a double-blind placebo-controlled trial. *Vasc Med*. 2002;7:265.
162. Malenfant D et al. The efficacy of complementary and alternative medicine in the treatment of Raynaud's phenomenon: a literature review and meta-analysis. *Rheumatology (Oxford)*. 2009;48:791.
163. Obi T et al. Muscle cramp as the result of impaired GABA function—an electrophysiological and pharmacological observation. *Muscle Nerve*. 1993;16:1228.
164. Bertolasi L et al. The influence of muscular lengthening on cramps. *Ann Neurol*. 1993;33:176.
165. Oboler SK et al. Leg symptoms in outpatient veterans. *West J Med*. 1991;155:256.
166. Naylor JR, Young JB. A general population survey of rest cramps. *Age Ageing*. 1994;23:418.
167. Haskell SG, Fiebach NH. Clinical epidemiology of nocturnal leg cramps in male veterans. *Am J Med Sci*. 1997;313:210.
168. Garrison SR et al. Nocturnal leg cramps and prescription use that precedes them: a sequence symmetry analysis. *Arch Intern Med*. 2012;172:120–126.
169. Leclerc KM, Landry FJ. Benign nocturnal leg cramps. Current controversies over use of quinine. *Postgrad Med*. 1996;99:177.
170. Butler JV et al. Nocturnal leg cramps in older people. *Postgrad Med J*. 2002;78:596.
171. Brasi JR. Should people with nocturnal leg cramps drink tonic water and bitter lemon? *Psychol Rep*. 1999;84:355.
172. Hawke F, Burns J. New evidence for stretching for preventing nocturnal cramps. *Arch Intern Med*. 2012;172:1770–1771.
173. US Department of Health and Human Services. Drug products for the treatment and/or prevention of nocturnal leg muscle cramps for over-the-counter human use. *Fed Regis*. 1994;59:43234.
174. Moss HK, Hermann LG. Use of quinine for relief of "night cramps" in the extremities. *JAMA*. 1940;115:1358.
175. Man-So-Hing M et al. Quinine for nocturnal leg cramps: a meta-analysis including unpublished data. *J Gen Intern Med*. 1998;13:600.
176. Coppin RJ et al. Managing nocturnal leg cramps: calfstretching exercises and cessation of quinine treatment. *Br J Gen Pract*. 2005;55:186.
177. US Department of Health and Human Services, US Food & Drug Administration. FDA Warns of Risks with Unapproved Use of Malaria Drug Qualaquin. http://www.fda.gov/NewsEvents/Newsroom/PressAnnouncements/ucm218383.htm. Updated July 8, 2010. Accessed August 1, 2010.
178. Krishna S, White NJ. Pharmacokinetics of quinine, chloroquine, and amodiaquine: clinical implications. *Clin Pharmacokinet*. 1996;30:263.
179. Connolly PS et al. Treatment of nocturnal leg cramps: a crossover trial of quinine versus vitamin E. *Arch Intern Med*. 1992;152:1877.
180. Baltodano N et al. Verapamil versus quinine in recumbent nocturnal leg cramps in the elderly. *Arch Intern Med*. 1988;148:1969.
181. Voon WC, Sheu SH. Diltiazem for nocturnal leg cramps. *Age Ageing*. 2001;30:91.
182. Chan P et al. Randomized, double-blind, placebo-controlled study of the safety and efficacy of vitamin B complex in the treatment of nocturnal leg cramps in elderly patients with hypertension. *J Clin Pharmacol*. 1998;38:1151.
183. Frusso R et al. Magnesium for the treatment of nocturnal leg cramps: a crossover randomized trial. *J Fam Pract*. 1999;48:868.
184. Roffe C et al. Randomised, cross-over, placebo controlled trial of magnesium citrate in the treatment of chronic persistent leg cramps. *Med Sci Monit*. 2002;8:CR326.

# 第 11 章　血栓栓塞性疾病

Nancy L. Shaprio and Erika L. Hellenbart

## 核心原则

| | 核心原则 | 章节案例 |
|---|---|---|
| 1 | 多种附加风险因素可引起静脉血栓栓塞症(venous thromboembolism, VTE),包括深静脉血栓和肺栓塞,诊断应基于临床症状和客观标准。 | 案例 11-1(问题 1~3)<br>案例 11-5(问题 1) |
| 2 | VTE 治疗包括使用胃肠外抗凝剂(低分子肝素类或磺达肝癸钠)桥接至华法林口服抗凝治疗达到治疗范围的国际标准比值(international normalized ratio, INR)、使用胃肠外抗凝剂作为桥接过渡到达比加群或依度沙班,或利伐沙班或阿哌沙班单药治疗。 | 案例 11-1(问题 4~6 和 9)<br>案例 11-5(问题 2 和 3) |
| 3 | 普通肝素需要监测活化部分凝血活酶时间(aPTT);调整剂量使 aPTT 在治疗范围内,同时监测血小板减少、出血等不良反应的发生。 | 案例 11-1(问题 7、8 和 10~12)<br>案例 11-2(问题 1) |
| 4 | 家庭情况适宜的深静脉血栓和低危肺栓塞患者,与住院治疗相比更建议门诊治疗 VTE。 | 案例 11-3(问题 1 和 2) |
| 5 | VTE 高危的住院患者应采用预防性抗凝治疗。 | 案例 11-4(问题 1) |
| 6 | 华法林应监测 INR 并调整剂量。对所有抗凝药物来说,监测包括出血等不良反应发生也很重要。 | 案例 11-5(问题 4~6)<br>案例 11-6(问题 5 和 6)<br>案例 11-7(问题 1) |
| 7 | 多种因素可影响华法林治疗,应对服用华法林的患者进行充分且持续的用药教育,以保证抗凝治疗的安全性和有效性。 | 案例 11-6(问题 1~4)<br>案例 11-8 (问题 1)<br>案例 11-13(问题 1)<br>案例 11-14(问题 1) |
| 8 | 华法林和直接口服抗凝药物(direct oral anticoagulants, DOACs)用于预防非瓣膜房颤患者的卒中。华法林是唯一可以长期口服用以预防人工心脏瓣膜置换术患者卒中的药物。 | 案例 11-9(问题 1~3)<br>案例 11-10(问题 1)<br>案例 11-11(问题 1) |
| 9 | 对需行侵入性操作的患者,药师对其抗凝治疗的管理可以起非常重要的作用。 | 案例 11-12(问题 1) |
| 10 | 虽然直接口服抗凝药物并不需要监测有效性,但有必要监测肾功能和全血细胞数来保证剂量的正确性,从而最大程度上降低抗凝相关出血并发症的风险。 | 案例 11-3(问题 1)<br>案例 11-5(问题 2 和 6) |

## 一般原则

血栓栓塞(thrombosis)是一个纤维蛋白血凝块形成的过程,血小板和一系列凝血蛋白(血栓因子)引起血凝块的形成。血凝块断裂后的一小部分形成栓子,随血流到达血管系统的其他位置。当栓子困于小血管中时,导致血管闭塞、周围组织的缺血或梗死,从而引起损伤。正常情况下血凝块的形成可以维持受损血管的完整性,但是病理性血栓可在很多临床情况下出现。异常的血栓事件包括静脉血栓栓塞疾病如深静脉血栓(DVT)和其主要并发症肺栓塞(PE)、卒中和其他心源性栓子栓塞的系统损害。抗凝药物治疗旨在预防高危患者病理性血栓形成、预防已有血栓的患者血凝块增大和/或栓塞。本章重点在于动脉和静脉血栓栓塞症及胃肠外抗凝药物（肝素、低分子肝素、Ⅹa 因子抑制剂、直接凝血酶抑制剂）和口服抗凝药物（维生素拮抗剂、包括口服直接凝血酶抑制和口服Ⅹa 因子抑制剂在内的直接口服抗凝药物）。在第 8 章、第 13 章和第 61 章中，对溶栓药物和抗血小板治疗进行了更深入的讨论。

## 血栓栓塞症的病因学

在 Virchow 三元模型中描述了影响病理性血栓形成的 3 个主要因素（图 11-1）[1]。血流异常引起静脉淤血导致 DVT，如果发生栓塞可能进展为 PE。心内淤血也会导致心脏房室内血凝块形成，心脏内的血栓栓子会引起脑卒中或其他系统损害。例如继发于脉管系统损伤或创伤的血管壁异常，是血栓形成的第二来源。如果在脉管系统中存在外来的异物，包括人工心脏瓣膜和中央静脉导管，也会引起血栓生成，并且很可能会致血管损伤，这意味着存在接触血液的血管表面异常。最后，血液-血凝成分的有效性和完整性的异常改变或体内抗凝成分的天然突变导致高凝状态，这也是血栓栓塞症的一个重要的危险因素[2]。

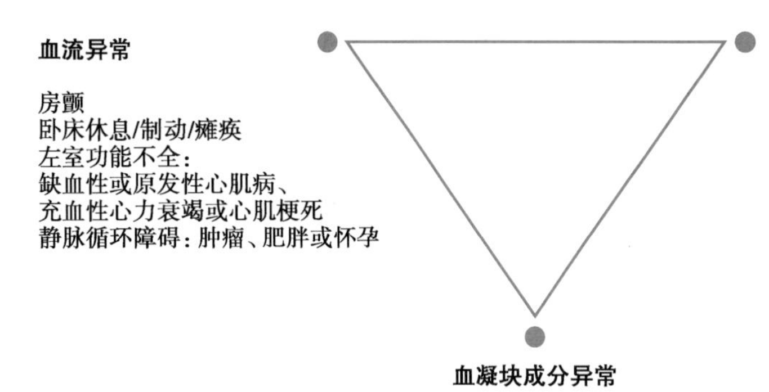


图 11-1　血栓栓塞症的风险因素。DVT，深静脉血栓；PE，肺栓塞

## 血凝块的形成

在正常情况下，排列在血管壁上的完整的内皮细胞可以对抗血小板，且分泌大量的抑制因子从而抑制血凝块的形成。内皮损伤导致循环中的血液暴露于内皮下的物质，导致纤维蛋白血凝块的形成[2]。

### 血小板附着、活化和聚集

内皮损伤导致内皮下的胶原和磷脂暴露于血液，引起血小板附着在表面。血管性血友病因子（Von Willebrand factor）作为血小板附着的结合配体，通过糖蛋白Ⅰ（GPI）受体结合于血小板表面。激活附着的血小板，并释放大量的化合物，包括二磷酸腺苷和血栓素 A2，它们促进血小板聚集。纤维蛋白原作为血小板聚集的结合配体，通过 GPⅡb/Ⅲa 受体结合于血小板表面[2]。

### 凝血瀑布

从相对不稳定的血小板栓子（如聚集的血小板）转化为稳定的纤维蛋白血凝块是其他促凝和抗凝因子不平衡的结果。内皮损伤除促进血小板反应外，通过释放促凝血酶原激酶（组织因子）激活凝血瀑布（图 11-2）。组织因子使Ⅶ因子转化为Ⅶa，后者介导了Ⅹ因子的激活。在血管损伤过程中，内皮下成分暴露于Ⅶ因子激活凝血瀑布内源性途径。内源性凝血途径通过Ⅺ因子开始的一系列事件介导Ⅹ因子激活。这些途径的差别主要是一种体外现象；在体内这两种途径同时激活。

一旦激活，外源性和内源性途径通过Ⅹ因子激活凝血瀑布的共同途径。激活的Ⅴ因子和激活的Ⅷ因子独立加速这一过程。最后一步包括使Ⅱ因子（凝血酶原）转化为Ⅱa 因子（凝血酶），最终形成稳定的纤维蛋白血凝块。

凝血因子抑制物的天然突变，在损伤位点局部纤维蛋白形成和保持循环中血液的流动性中起作用。表 11-1 列出这些凝血抑制因子和它们的主要作用。此外纤维蛋白溶解系统与纤维蛋白血凝块的降解有关。凝血抑制因子和纤维蛋白溶解系统的作用是抑制过度凝血。因此血凝块的形成是一个动态过程，并涉及多种能够激活、抑制和溶解纤维蛋白血凝块的因子。

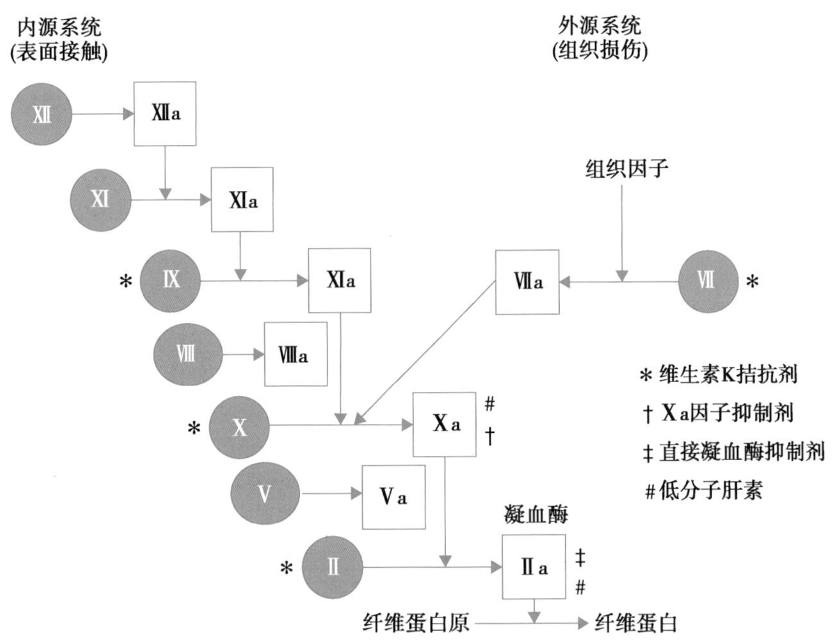


图 11-2 简明凝血瀑布及相应的抗凝靶点

**表 11-1**

凝血机制抑制因子

| 抑制因子 | 靶点 |
|---|---|
| 抗凝血酶 | 抑制Ⅱa、Ⅸa 和Xa 因子 |
| S 蛋白 | 激活 C 蛋白的辅因子 |
| C 蛋白 | 使Va 和Ⅷa 的因子失活 |
| 组织因子途径抑制因子 | 抑制Ⅶa 因子的活性 |
| 纤维蛋白溶酶原 | 通过组织纤维蛋白溶酶原激活物转化为纤维蛋白溶酶 |
| 纤维蛋白溶酶 | 溶解纤维蛋白为纤维蛋白降解产物 |

## 血栓的病理学

有时按照血栓的位置和组成对血栓的病理学进行分类。动脉血栓虽然也含有纤维蛋白，偶尔含白细胞，但主要由血小板组成。动脉血栓常发生在血流快速的部位(如动脉)且以首先出现自发的或机械性动脉粥样硬化斑块破裂，继以血小板聚集为特征(见第 8 章和第 13 章)。静脉血栓主要位于静脉循环，几乎全部由纤维蛋白和红细胞构成。静脉血栓血小板头部小且主要因静脉淤血或手术、创伤后血管损伤形成。激活的凝血因子可以被正常血流稀释，但在淤血区域稀释被抑制。

血栓类型影响抗凝药物的选择。肝素、低分子肝素、间接和直接Xa 因子抑制剂、直接凝血酶抑制剂和华法林可用来治疗和预防动脉和静脉血栓。单用影响血小板功能的药物(如阿司匹林、氯吡格雷)或联合抗凝药物，用来预防动脉血栓。纤维蛋白溶解药物用来快速溶解形成的血栓，常见于心肌梗死时的溶栓治疗。

# 抗栓药物的药理学

## 肝素

肝素(heparin)是一类起效迅速的胃肠外给药抗凝药物。标准肝素(普通肝素，unfractionated heparin，UFH)来源于牛肺或猪小肠绒毛，是不同分子量的葡萄糖氨基葡聚糖的不均匀混合物(表 11-2)。肝素通过结合天然存在于循环中的抗凝剂抗凝血酶(AT)来发挥作用，抗凝血酶是一种丝氨酸蛋白酶也被称为肝素的辅因子。肝素结合于 AT，加速 AT 的抗凝作用。肝素-AT 复合物附着于Ⅱa(凝血酶)和Xa 因子，并使其不可逆的失活，同时激活Ⅸ、Ⅺ和Ⅻ因子[3]。在 UFH 中约有 1/3 的分子与 AT 结合，使肝素表现出抗凝的作用。剩余的 2/3 肝素分子与血浆蛋白和内皮细胞结合。除抗凝活性外，肝素抑制血小板功能并增加血管通透性，这些特点与肝素的出血作用有关。

当出现急性 DVT 或 PE 时，凝血瀑布激活，使凝血酶和纤维蛋白异常大量增加。此时必须直接灭活凝血酶，这一过程可能需要相对大剂量的肝素。但是当凝血瀑布处于正常平衡中时，可能需要更小剂量的肝素络合Xa 因子间接失活凝血酶。因为凝血瀑布的放大效应，失活相对少量的Xa 因子能间接抑制大量凝血酶的生成。这一现象是手术后或长时间卧床、制动时预防使用小剂量肝素的理论基础。

肝素可以采用持续输注的方式静脉给药(IV)，或皮下注射(SC)，虽然皮下注射给药会明显降低其生物利用度。肌内注射肝素(与抗凝患者肌内给予其他药物一样)应当避免，因为可能会引起血肿。

表 11-2
比较普通肝素、低分子肝素和磺达肝癸钠

| 特点 | UFH | LMWH | 磺达肝癸钠 |
|---|---|---|---|
| 分子量范围[a] | 3 000~3 0000 | 1 000~10 000 | 1 728 |
| 平均分子量[a] | 12 000~15 000 | 4 000~5 000 | 1 728 |
| 抗Xa/抗Ⅱa 活性 | 1:1 | 2:1~4:1 | >100:1 |
| 需要 aPTT 监测 | 是 | 否 | 否 |
| 通过血小板因子 4 失活 | 是 | 否 | 否 |
| 能够失活血小板连接因子Xa | 否 | 是 | 是 |
| 抑制血小板功能 | ++++ | ++ | 否 |
| 增加血管通透性 | 是 | 否 | 否 |
| 蛋白结合 | ++++ | + | 否 |
| 上皮细胞结合 | +++ | + | 否 |
| 剂量依赖的清除 | 是 | 否 | 否 |
| 主要的消除途径 | 可饱和的结合过程<br>肾脏 | 肾脏 | 肾脏 |
| 消除半衰期 | 30~150 分钟 | 2~6 小时 | 17 小时 |

[a] 按照道尔顿计算。
LMWH,低分子肝素;UFH,普通肝素。
来源:Garcia DA et al. Parenteral anticoagulants:antithrombotic therapy and prevention of thrombosis,9th ed:American College of Chest Physicians evidence-based clinical practice guidelines. *Chest.* 2012;141:e24S-e43S.

在静脉注射给药后,肝素立即表现出抗凝的作用,在血栓栓塞的活跃期,高浓度的凝血因子必须使用高浓度的肝素使之中和。剂量需要增加可能也与血栓表面持续形成凝血酶有关。一旦血凝块内皮化(使血凝块固定和血管内皮覆盖其上)开始,并且凝血因子的浓度降低,通常需要减少剂量。在不同患者中需要的剂量有很大的差异,因此必须进行常规化的治疗监测,保证肝素合适的抗凝强度。用于监测肝素化治疗的主要实验室指标是活化部分凝血活酶时间(aPTT)(见监测抗凝治疗的实验室检查部分)。

肝素的血浆半衰期从 30~150 分钟不等,但是如果剂量增加,半衰期延长。肝素通过广泛结合于血浆蛋白和内皮细胞清除,这一可饱和的过程可以解释其非线性动力学和不同患者剂量需要的差异性。穿过网状内皮系统时清除另一部分肝素,最终由肾脏消除。

## 低分子肝素

通过使用化学物质或酶解技术,普通肝素可以根据分子量分解成片段[3]。已经分离出多种低分子肝素(low molecular weight heparins,LMWH)分子,并作为抗凝药物上市。在美国已上市的 LMWH 产品为达肝素(dalteparin)、依诺肝素(enoxaparin),亭扎肝素(tinzaparin)在美国之外的市场有售(表 11-3)。这些产品在很多临床情况中已替代 UFH 的使用。这些化合物大体上从分子量、抗栓和药代动力学特征、不良反应和监测需求几方面与普通肝素不同(见表 11-2)。

表 11-3
低分子肝素产品

| 通用名 | 商品名 | 平均分子量(范围)[a] | 抗Xa/抗Ⅱa 活性 |
|---|---|---|---|
| 达肝素 | 法安明 | 5 000(2 000~9 000) | 2.0:1 |
| 依诺肝素 | 依诺肝素 | 4 500(3 000~8 000) | 2.7:1 |
| 亭扎肝素[b] | Innohep | 4 500(3 000~6 000) | 1.9:1 |

[a] 按照道尔顿计算。
[b] 在美国无供应

如果为了失活Xa 因子,仅肝素-AT 复合物中的 AT 部分需要结合至Xa 因子。链长、片段分子量大的普通肝素和链短、片段分子量小的低分子肝素均能失活Xa 因子。但是失活Ⅱa 因子(凝血酶),需要肝素-AT 复合物中的肝素和 AT 两部分结合于Ⅱa 因子。这一结合需要肝素分子至少有 18 个糖单位长,在 LMWH 中达到这一长度的分子更少。因此,LMWH 的抗Xa 活性明显强于其抗Ⅱa 活性,抗凝效果不会延长 aPTT,意味着这些药物大多数情况下不需要实验室检查监测以保证治疗效果。

与 UFH 相比,LMWH 的其他优点可以用其与血浆蛋白和内皮细胞的结合牢固性降低解释。这些药物皮下给药表现出更好的生物利用度,可预测的剂量反应,较 UFH 药物代谢动力学效应更长。总的来说,这些药物可按固定剂量每 12~24 小时皮下给药 1 次。LMWH 产品已经被研究用来预防和治疗血栓栓塞疾病。它们之间主要在分子量分布、制备方法和抗Ⅹa与抗Ⅱa活性的比值以及药物代谢动力学和药效学特征方面存在差异(见表11-2)。

## Ⅹa因子抑制剂

磺达肝癸钠(fondaparinux)是一种选择性直接Ⅹa因子抑制剂,适应证为预防骨外科和腹部外科手术相关的静脉栓塞,及治疗深静脉血栓和肺栓塞[3,4]。它是一个含有5个糖链残基的合成衍生物,UFH和LMWH结合AT失活Ⅹa因子的部分均存在这一结构,而对Ⅱa因子没有直接作用。这一药物具有更长的消除半衰期,可按固定剂量每日皮下注射1次,并且不需要常规的抗凝监测(见表11-2)。

直接Ⅹa因子抑制剂包括阿哌沙班(apixaban)、依度沙班(edoxaban)和利伐沙班(rivaroxaban)这样的口服药物,这些药物现在已经被美国食品药品监督管理局(FDA)批准用于非瓣膜房颤卒中的预防和静脉血栓栓塞症(VTE)的预防,另有其他适应证的研究。贝曲沙班(betrixaban)刚经过FDA同意用于成人急症住院患者的VTE预防。这类药物迅速起效,半衰期较短,按照固定剂量给药,且不需常规监测和剂量调整,在长期治疗中与华法林相比有明显的优势(表11-4)。每种药物依赖肾脏清除的程度不同,但是对于肾功能不全的患者都需要进行剂量调整。但是低体重或高龄患者使用阿哌沙班也需要减低剂量(表11-5)。这些药物均为P-糖蛋白(P-gp)的底物;因此联用P-gp的诱导剂和抑制剂可能会相应的降低或升高其血药浓度。此外,利伐沙班和阿哌沙班均为细胞色素P450酶3A4(CYP3A4)的底物,因此在联用某些CYP3A4抑制剂或诱导剂(表11-5和表11-6)时需要时进行剂量调整。

**表 11-4**

比较直接口服抗凝药物的药动学和药效学特征

| 药物名称 | 达比加群 | 利伐沙班 | 阿哌沙班 | 依度沙班 | 贝曲沙班 |
|---|---|---|---|---|---|
| 机制 | 直接凝血酶抑制剂 | 直接Ⅹa因子抑制剂 | 直接Ⅹa因子抑制剂 | 直接Ⅹa因子抑制剂 | 直接Ⅹa因子抑制剂 |
| 生物利用度(%) | 6 | 60~80 | 66 | 62 | 34 |
| 达峰时间(小时) | 2~3 | 2~4 | 1~3 | 1~2 | 3~4 |
| 药物原型肾脏清除比例(%) | 80 | 33 | 25 | 50 | 11 |
| 半衰期(小时) | 14~17 | 5~9<br>11~13(老年人) | 8~15 | 10~15 | 19~27 |
| 能够透析清除 | 是 | 否 | 否 | 否 | 未知 |
| CYP酶底物 | 否 | CYP3A4<br>CYP2J2 | CYP3A4 | 极少部分 | 极少部分 |
| P-gp底物 | 是 | 是 | 是 | 是 | 是 |

**表 11-5**

直接口服凝血酶抑制药物用于房颤和深静脉血栓的批准剂量

| | 房颤[a] | 深静脉血栓 |
|---|---|---|
| 达比加群 | CrCl>30ml/min:150mg,每日2次<br>CrCl 30~50ml/min:联用决奈达隆或酮康唑:减至75mg bid<br>CrCl 15~30ml/min:75mg,每日2次或联用P-gp抑制剂时避免使用<br>CrCl<15ml/min或透析:无法提供剂量建议 | CrCl>30ml/min:LMWH或UFH 5~10日后,达比加群150mg,每日2次<br>CrCl<50ml/min且联用P-gp抑制剂:避免联用<br>CrCl≤30ml/min或透析:无法提供剂量建议<br>预防VTE复发的延长治疗(CrCl>30ml/min):150mg,每日2次 |
| 利伐沙班 | 与晚餐同服<br>CrCl>50ml/min:每日1次,一次20mg<br>CrCl 15~50ml/min:每日1次,一次15mg<br>CrCl<15ml/min:避免使用 | CrCl≥30ml/min:每日2次,一次15mg,用药21日后,每日1次,一次20mg<br>CrCl<30ml/min:避免使用<br>预防VTE复发的延长治疗:每日1次,一次20mg |

表 11-5
直接口服凝血酶抑制药物用于房颤和深静脉血栓的批准剂量(续)

| | 房颤[a] | 深静脉血栓 |
|---|---|---|
| 阿哌沙班 | 大多数患者:每日 2 次,一次 5mg<br>符合下列条件的患者:每日 2 次,一次 2.5mg<br>SCr≥1.5mg/dl<br>年龄≥80 岁<br>体重≤60kg | 每日 2 次,一次 10mg 7 日,然后每日 2 次,一次 5mg<br>对于肾功能不全患者无剂量调整建议[b]<br>预防 VTE 复发的延长治疗:每日 2 次,一次 2.5mg<br>CYP3A4 和 P 糖蛋白抑制剂或强效双重抑制剂:如果使用 5mg 或 10mg 减量 50%<br>■ 如果已经使用每日 2 次,一次 2.5mg:避免使用<br>双重 P 糖蛋白和强效 CYP3A4 诱导剂:避免联用 |
| 依度沙班 | CrCl >95ml/min:不使用<br>CrCl 50~95ml/min:每日 1 次,一次 60mg<br>CrCl 15~50ml/min:每日 1 次,一次 30mg<br>CrCl <15ml/min:不推荐 使用 | CrCl>50ml/min:LMWH 或 UFH 5~10 日后,每日 1 次,一次 60mg<br>CrCl 15~50ml/min:每日 1 次,一次 30mg<br>CrCl<15ml/min:不推荐使用预防 VTE 复发的延长治疗(CrCl>30ml/min):150mg,每日 2 次<br>体重 ≤ 60kg 或联用 P-gp 抑制剂:每日 1 次,一次 30mg |

[a] 直接口服凝血酶抑制药物仅对非瓣膜性房颤有适应证。
[b] CrCl<25ml/min 的患者未纳入阿哌沙班的临床实验。
来源:*Pradaxa* (*dabigatran*) [*package insert*]. Ridgefield, CT: Boehringer Ingelheim Pharmaceuticals, Inc.; 2017; *Xarelto* (*rivaroxaban*) [*package insert*]. Titusville, NJ: Janssen Pharmaceuticals, Inc; 2017; *Eliquis* (*apixaban*) [*package insert*]. Princeton, NJ: Bristol-Myers Squibb Company; 2017; *Savaysa* (*edoxaban*) [*package insert*]. Parsippany, NJ: Daiichi Sankyo; 2017.

表 11-6
直接口服凝血酶抑制药物的药物相互作用

| 药物 | 推荐 |
|---|---|
| 达比加群 | P-gp 抑制剂:CrCl 30~50ml/min 且联用酮康唑或决奈达隆推荐减低剂量<br>CrCl 15~30ml/min:避免联用 |
| | P-gp 诱导剂:避免联用利福平 |
| 利伐沙班 | P-gp 抑制剂和强 CYP3A4 抑制剂:避免联用(如酮康唑、伊曲康唑、利托那韦、茚地那韦、考尼伐坦) |
| | P-gp 诱导剂和强 CYP3A4 抑制剂:避免联用(如卡马西平、苯妥英、利福平、茚地那韦、圣约翰草) |
| 阿哌沙班 | P-gp 抑制剂和强 CYP3A4 抑制剂:推荐减低剂或已使用 2.5mg 时避免联用 |
| | P-gp 诱导剂和强 CYP3A4 抑制剂:避免联用(如卡马西平、苯妥英、利福平、茚地那韦、圣约翰草) |
| 依度沙班 | P-gp 抑制剂(如维拉帕米、奎尼丁、阿奇霉素、克拉霉素、红霉素、伊曲康唑或酮康唑)<br>房颤:不推荐减低剂量<br>深静脉血栓:推荐减低剂量 |
| | P-gp 诱导剂:避免联用利福平 |
| 贝曲沙班 | P-gp 抑制剂(如胺碘酮、阿奇霉素、维拉帕米、克拉霉素、酮康唑)<br>预防用药:推荐减低剂量 |
| | P-gp 诱导剂:尚未有警示信息 |

来源:*Pradaxa* (*dabigatran*) [*package insert*]. Ridgefield, CT: Boehringer Ingelheim Pharmaceuticals, Inc., 2017; *Xarelto* (*rivaroxaban*) [*package insert*]. Titusville, NJ: Janssen Pharmaceuticals, Inc., 2017; *Eliquis* (*apixaban*) [*package insert*]. Princeton, NJ: Bristol-Myers Squibb Company, 2017; *Savaysa* (*edoxaban*) [*package insert*]. Parsippany, NJ: Daiichi Sankyo, 2017; *BEVYXXA* (*betrixaban*) [*package insert*]. South San Francisco, California: Portola Pharmaceuticals, Inc., 2017.

## 直接凝血酶抑制剂

阿加曲班(argatroban)、来匹卢定(lepirudin)(译者注:重组水蛭素)和比伐芦定(bivalirudin)是直接凝血酶抑制剂的注射剂,可用于肝素诱导的血小板减少患者作为替代抗凝药物。但是来匹卢定在包括美国的大多数国家已不常使用[5](表11-7)。直接凝血酶抑制剂结合于凝血酶分子的特异位点,抑制其活性,而不通过如抗凝血酶的辅因子的作用。这些药物可以持续输注给药,但需要aPTT监测以进行合适的剂量调整。比伐芦定也可用于急性冠脉综合征的患者,包括那些进行经皮冠脉介入术的患者(见第13章)。

**表11-7**

**注射用直接凝血酶抑制剂的药理学和临床特征**

| | 比伐芦定 | 阿加曲班 |
|---|---|---|
| 给药途径 | IV | IV |
| FDA批准适应证 | 行PTCA的不稳定心绞痛患者;临时使用GPI的PCI患者;行PCI患者患有HIT/HITTS或具有风险 | 治疗HIT患者血栓栓塞症;行PCI具有HIT风险的患者 |
| 凝血酶结合 | 在催化位点和外部位点-1部分可逆结合 | 在催化位点可逆结合 |
| 健康受试者的半衰期 | 25min | 40~50min |
| 监测 | aPTT/ACT<br>SCr/CrCl | aPTT/ACT<br>肝功能 |
| 清除 | 酶催化(80%)<br>肾(20%) | 肝 |
| 抗体产生 | 可能与抗水蛭素抗体有交叉反应 | 无 |
| 对INR的作用 | 轻度升高 | 升高 |
| HIT患者的初始剂量 | 无推注剂量<br>静脉滴注:0.15mg/(kg·h) | 静脉滴注:2μg/(kg·min)[a]<br>对于危重患者:考虑更慢的输注速度0.2~1μg/(kg·min) |
| PCI患者的初始剂量 | 静脉推注:0.75mg/kg<br>静脉滴注:1.75mg/(kg·h) | 静脉推注:350μg/kg<br>静脉滴注:25μg/(kg·min) |

[a] 在某些情况下,更低的初始滴注速度小于1.5μg/(kg·min)可能更合适。

ACT,激活凝血时间;aPTT,活化部分凝血活酶时间;CrCl,肌酐清除率;GPI,糖蛋白Ⅱb/Ⅲa受体抑制剂;HD,血液透析;HIT,肝素诱导的血小板减少症;HITTS,肝素诱导的血小板减少症和血栓综合征;IV,静脉注射;PCI,经皮冠状动脉介入术;PTCA,经皮冠状动脉腔内成形术;SC,皮下注射;SCr,血清肌酐

达比加群(dabigatran)是一种口服的直接凝血酶抑制剂,已批准用于房颤患者的卒中预防、静脉血栓栓塞的治疗和延长治疗[6]。与直接Ⅹa因子抑制剂相似,达比加群以固定的剂量给药,而不需常规的抗凝监测或剂量调整[6]。对于肾功能正常的患者达比加群起效迅速且消除半衰期较短,因此不像开始或中断华法林治疗一样需要低分子肝素进行桥接治疗(见表11-4)。因为口服生物利用度低,达比加群以达比加群酯的前药形式给药,在胶囊中装有以酒石酸包被达比加群的微球,使局部为酸性环境,通过水解迅速转化为活性化合物,然后经肾消除。当本药没有以原包装进行供应或储存时,胶囊暴露于潮湿环境中会导致达比加群脂经水解降解。达比加群如果在原包装或有干燥剂的密封包装中储存和售卖,保存时间为4个月,另有罩板包装用于单位剂量给药。达比加群的消除高度依赖于肾功能,所以对于肾功能不全的患者需要调整剂量(表11-5)。达比加群是P糖蛋白(P-gp)的底物,因此P-gp的诱导剂和抑制剂分别可以降低和增加其血清浓度。但是因为达比加群不经细胞色素P-450(CYP)酶代谢,不会受CYP介导的药物相互作用影响(见表11-6)。总的来说,口服直接凝血酶抑制剂和口服直接Ⅹa因子抑制剂统称为直接口服抗凝药物(direct oral anticoagulants,DOACs),直接口服抗凝药物的出现不仅代表患者治疗有了新的选择,并且意味着药师参与药物选择、患者教育和长期治疗管理的新机会。

## 华法林

华法林(warfarin)是一种口服抗凝药物,作为维生素K拮抗剂(VKA)起效较慢。在凝血Ⅱ、Ⅶ、Ⅸ、Ⅹ因子前体转化(羧基化)为未激活的凝血因子的过程中,以及天然存在的抗凝剂C蛋白和S蛋白的合成过程中,维生素K均是必需的。在因子转化过程中,维生素K氧化为无活性的维生素K环氧物(图11-3)。在未抗凝的患者中,维生素K环氧物与维生素K保持可逆的平衡,但是当患者服用维生素K

拮抗剂后，这一平衡被打破。维生素 K 环氧化物还原酶（VKOR）可以使维生素 K 环氧化物转化为维生素 K，华法林通过抑制该酶干扰维生素 K 在肝脏的循环[6]。维生素 K 环氧化物的累积使体内有效的维生素 K 浓度下降，使凝血因子的合成减少。凝血因子Ⅱ、Ⅶ、Ⅸ、Ⅹ的浓度按照与它们的消除半衰期相当的速率逐渐减低（表 11-8）。因此，华法林抗凝效果起效较慢，在开始华法林治疗或剂量调整后的约 5~7 日达到稳定的抗凝效果。C 蛋白和其辅因子 S 蛋白也是维生素 K 依赖性的，华法林使这些蛋白按照他们的消除半衰期的速度耗尽。

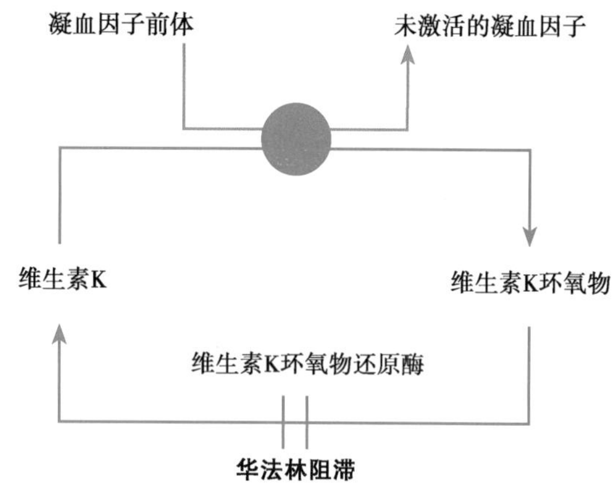


图 11-3 华法林作用机制

表 11-8
维生素 K 依赖的凝血因子的消除半衰期

| 凝血因子 | 半衰期（小时） |
| --- | --- |
| Ⅱ | 42~72 |
| Ⅶ | 4~6 |
| Ⅸ | 21~30 |
| Ⅹ | 27~48 |
| C 蛋白 | 9 |
| S 蛋白 | 60 |

华法林在胃肠道（gastrointestinal，GI）经被动扩散，可迅速和完全地吸收，生物利用度接近 100%。华法林的吸收峰出现在 60~120 分钟。大约 99%结合于血清蛋白。华法林的分布容积约为体重的 12.5%。分布容积小是因为其广泛与白蛋白结合。检测华法林治疗的主要实验室检查是凝血时间（PT）。虽然对个体患者增加华法林的剂量可以增加血清浓度（游离和总浓度）和 PT，但在所有治疗患者人群中，PT 和华法林剂量、华法林的总浓度或游离华法林的浓度之间不存在相关性。

华法林一般是以外消旋混合物的形式口服给药，包含相等含量的对映体 R(+)-华法林和 S(-)-华法林。S(-)异构体抗凝强度是 R(+)异构体的 2.7~3.8 倍，具有更长的消除半衰期，主要经 CYP2C9 代谢。与之相对的，R(+)-华法林主要经 CYP1A2 和 CYP3A4 代谢。许多药物通过立体选择性地抑制 R(+)-异构体或 S(-)异构体的代谢，从而与华法林产生相互作用（见药物相互作用章节）。

CYP2C9 的基因表达影响华法林的代谢速度，因此影响达到某一特别治疗水平所需的剂量[7]。VKORC1 的基因表达的多态性（基因上的 C1 亚基编码 VKOR）也会影响服用华法林患者的所需的剂量。将 CYP2C9 基因型和 VKORC1 单体型与临床和人口统计学信息合并，现在已开发和研究出用以预测个体患者华法林的剂量要求的剂量算法，在互联网上可获得实践范例（www.warfarindosing.org.）。

## 监测抗凝治疗的实验室检查

在开始抗凝治疗之前，必须评估基线的凝血状态。医师应当获得基线的血小板数目和血红蛋白（Hgb）和/或血细胞压积（Hct），以及通过 PT 和 aPTT 评估基线的外源性和内源性凝血途径的完整性，这些实验室检查分别用来监测华法林和肝素。直接口服抗凝药物并不需要常规实验室检查监测其疗效；但是因为根据肾功能的不同它们的剂量不同，因此这些药物需要基线的 CrCl。

### 凝血酶原时间/国际化标准时间比值

当凝血因子Ⅱ、Ⅴ、Ⅶ、Ⅹ缺乏，以及纤维蛋白原低水平和肝素高水平时，引起凝血酶原时间（PT）延长。它反映出凝血瀑布外源性和共同途径的变化，但是不包括内源性系统[8]。在用离心方法去除血小板的血浆样本中加入钙和组织促凝血酶原激酶来测量 PT。使用光散射技术测量光密度，仪器自动检测血凝块形成的时间。大多数试剂的正常 PT 的均值约为 12 秒，这是通过大量的未进行抗凝个体的 PT 数据平均值获得的。

进行 PT 监测的促凝血酶原激酶可以通过很多方法从多种组织来源中提取，并已制备为商品化试剂。但不幸的是，促凝血酶原激酶在制造商之间或同一制造商的不同试剂品牌间没有标准化，导致抗凝患者的 PT 数据之间明显存在差异。为了标准化 PT 结果，世界卫生组织创制了一种系统可以使所有商品化可获得的促凝血酶原激酶与国际参考的促凝血酶原激酶进行比较并命名为国际敏感指数（international sensitivity index，ISI）。这一数值用来使 PT 值数学转化为国际化标准比值（international normalized ratio，INR），即通过将实验室用于检验的促凝血酶原激酶的 ISI 作为 PT 比值的指数而得出结果：

$$INR = (\text{患者的 PT 值}/\text{正常 PT 均值})^{ISI} \quad \text{（公式 11-1）}$$

国际参考凝血酶原的 ISI 是 1.0。

INR 是国际承认的监测华法林治疗的标准[9]。现在对口服抗凝药临床公认的适应证，治疗强度的推荐总结见表 11-9。常规强度的治疗定义为 INR 目标值可达到 2.5（范围 2.0~3.0）的华法林的剂量，这对大多数需要预防和/或治疗血栓栓塞疾病的临床情况均适用。在机械瓣置换术和某些血栓栓塞疾病再发的临床情况下使用高强度治疗，定义为 INR 目标值可达到 3.0（范围 2.5~3.5）的华法林的剂量。

**表 11-9**

抗凝治疗的最佳治疗范围和疗程

| 适应证 | 目标 INR(范围) | 最短疗程 |
|---|---|---|
| 预防 VTE(DVT,PE) | 2~3 | 1~4 周,取决于患者的情况和风险 |
| 治疗与暂时危险因素相关的 | 2~3 | 3 个月 |
| 首次原发性 VTE | 2~3 | 3 个月<br>**考虑延长治疗**:如果首次发生的 VTE 是 PE 或肢端 DVT 且不合并出血风险因子 |
| 再次发生原发性 VTE | 2~3 | 长期 |
| VTE 合并恶性肿瘤 | 2~3 | 终生或至恶性肿瘤得到解决[a] |
| 在髋关节或膝关节骨科手术后、髋骨折术后,预防 VTE | 2~3 | 手术后 35 日 |
| 房颤(持续性或阵发性)/房扑<br>$CHADS_2$评分≥1 | 2~3 | 长期 |
| 急性心肌梗死:高危(大面积前壁心梗,重症心衰,ECHO 见心腔内血栓,房颤,VTE 史) | 2~3 | 3 个月 |
| UA/NSTEMI 后(植入或未植入支架):合并房颤需要双联抗血小板治疗联合华法林治疗 | 2~2.5 | 视情况而定 |
| 主动脉瓣处的双叶机械瓣或倾斜式碟瓣,窦性心律 | 2~3 | 长期 |
| 二尖瓣处的双叶机械瓣或倾斜式碟瓣 | 2.5~3.5 | 长期 |
| 球笼瓣或球笼式碟瓣 | 2.5~3.5 | 长期 |
| 机械主动脉瓣具有其他风险因子(房颤,VTE 史,左心室功能不全,高凝状态)[b] | 2.5~3.5 | 长期 |
| 主动脉瓣处生物瓣膜[c] | N/A | 阿司匹林 81mg 每日单用 |
| 二尖瓣处生物瓣膜 | 2~3 | 3~6 个月,继以每日 1 次,一次阿司匹林 81mg |
| 生物瓣膜具有其他风险因子(房颤,VTE 史,左心室功能不全,高凝状态) | 2~3 | 长期 |

引自:Warfarin Use in Adults:Clinical Care Guideline,University of Illinois Hospital and Health Sciences System.

[a]对 VTE 合并恶性肿瘤的患者更推荐使用低分子肝素。

[b] AHA/ACC 推荐更高的 INR 目标值. ACCP 推荐 INR 2ACC 推荐使用低分子肝素。ults:Clinic[c] AHA/ACC 也推荐华法林(目标 INR 2~3),疗程 3~6 个月。

VTE,静脉血栓;DVT,深静脉血栓;PE,肺栓塞;$CHADS_2$,充血性心衰、高血压、年龄≥75 岁、糖尿病、卒中史或缺暂脑缺血发作史;MI,心肌梗死;ECHO,超声心动图;AF,房颤;EF,射血分数。

来源:Nishimura RA et al. 2017 AHA/ACC focused update of the 2014 AHA/ACC guideline for the management of patients with valvular heart disease. *Circulation*. 2017;70(2):252-289.

## 活化部分凝血活酶时间

活化部分凝血活酶时间(activated partial thromboplastin time,aPTT)反映内源性凝血瀑布的改变,用来监测肝素和直接凝血酶抑制剂的治疗[8,9]。这一检查通过加入表面激活试剂(瓷土或微粒化的硅土),一种部分凝血活酶试剂(磷脂;血小板替代物)和钙至血浆样本中。不同的试剂平均正常值有差异,但是一般在 24~36 秒之间。

如同 PT 一样,不同的商品化的部分凝血活酶试剂,所得到的 aPTT 检测结果存在很大的差异。但是没有发展出一个像 INR 的系统方法来标准化 aPTT 结果。过去按照 aPTT 延长至平均正常值的 1.5~2.5 倍进行肝素化,认为这可以阻止血栓增加和增大,但是现在不再如此推荐,因为这并不适于所有的试剂和检测系统。代替的方法是,应当按照每个试剂批号和血凝计校正 aPTT,并且迅速确定试剂特异性的检测范围,使之与通过Ⅹa 因子的抑制(抗Ⅹa 活性)确定治疗水平的肝素浓度 0.3~0.7U/ml 相对应[6,14]。

医院自有的和独立的临床实验室提供的 aPTT 监测应当及时报告试剂特异的以秒计算的治疗区间,当购入和临床使用新的试剂时,应对其进行调整。

### 抗Xa因子活性

虽然LMWH不需要进行抗凝监测来保证合适的抗凝效果以调整剂量，但某些临床情况可能需要评估LMWHs的抗Xa因子活性[3]。因为这些药物经肾消除，肾衰的患者可能会蓄积LMWH，导致出血并发症的风险增加。在下次给药之前（给药间期末尾）应当通过检测抗Xa因子活性，评估是否有抗凝作用的蓄积。LMWH应当按照总体重给药，但是临床试验入选的肥胖患者数量十分有限。因此，可能对体重超过150kg的患者监测抗Xa因子活性是合适的。抗Xa因子活性也能对使用LMWH抗凝后，预期外继发出血的患者、使用LMWH治疗或预防血栓的怀孕患者进行评估。

抗Xa因子活性采用显色实验来检测，但其价格高昂，应用有限。如果肥胖或怀孕患者需要应用峰值活性来评估给药剂量，他们应当在达到稳态后再进行检测，一般在3~4剂LMWH后。抗Xa因子活性应当在皮下注射LMWH后约4小时进行检测，根据经验，治疗性抗凝如每12小时给药，剂量应调整并保持在大约0.5~1.0U/ml，如每24小时给药，峰值活性可轻微升高至1.5U/ml[3,9]。但是抗Xa因子峰值活性与治疗效果的相关性很差，因此不推荐进行监测。期望抗Xa因子谷值在给药间期末尾达到0.4U/ml以下。与其他的凝血检测一样，可以预想监测结果变动较大，需要根据仪器和方法来确定治疗区间。

## 深静脉血栓

### 临床表现

#### 体征和症状

**案例11-1**

问题1：J.T.是一名60岁的超重（92kg，约180cm高）的男性，1周前因割草机割伤左踝，3日前因左踝部急性蜂窝组织炎入院治疗。开始给予抗生素静滴并因伤口处疼痛限制行动卧床休息，经骨外科评估后疑诊骨髓炎并行手术治疗。在住院的第3日，虽然伤口逐渐愈合后，他发现左侧小腿和左膝周围水肿伴疼痛。否认有气短、咳嗽和胸痛。重要病史包括冠状动脉心脏病、糖尿病和高胆固醇血症。现用药包括赖诺普利每日10mg口服（PO），单硝酸异山梨酯每日120mg口服，阿替洛尔每日50mg口服，阿司匹林每日81mg口服，二甲双胍每次1 000mg，每日两次口服和阿托伐他汀每晚80mg口服。首次实验室检查数据包括：

Hct：36.5%

PT：10.8秒（INR，1.0）

aPTT：23.6秒

血小板计数：255 000/μl

J.T.哪些体征和症状与DVT一致？

患有深静脉血栓（deep venous thrombosis，DVT）的患者一般存在单侧腿部水肿，常伴有发热和局部压痛或疼痛[10]。有时可在受累区域触及由于静脉闭塞所致质软的带状物。J.T.表现出突发水肿伴疼痛的症状，但无带状物。受累肢体发生变色，也可能出现包括动脉痉挛引起的苍白、静脉闭塞引起的发绀、或血管周围炎症引起发红的症状。因为Homans阳性体征（脚部背屈时膝盖后或小腿后疼痛）只存在于30%的DVT患者，无论是否存在都很难帮助诊断。许多患者（>50%）可能没有症状，但是即使是无症状患者也很可能存在长期的并发症如反复DVT或血栓后综合征。因为DVT的症状无特异性，诊断必须根据客观检查来确定[10,11]。

#### 风险因素

案例11-1，问题2：J.T.与DVT相关的风险因素有哪些？

DVT的诊断不仅基于已有的体征和症状，而且也基于存在的风险因素（见图11-1）。J.T.具有肥胖和制动（如长期卧床休息）2项重要的血栓栓塞的危险因素，还患有1项急症。发生DVT的患者常存在多于1个的风险因素，这些风险因素致血栓栓塞的作用是累加的[12]。

#### 诊断

案例11-1，问题3：怎样最终诊断J.T.患有DVT？

在评估DVT的体征和症状并考虑患者血栓形成的风险因素后，应当最终进行确诊。诊断策略应当包括对临床概率判断（临床怀疑）进行评估、D-二聚体检查（一种对纤维蛋白降解产物的检测，表明血凝块形成；见第2章）和非侵入性影像学检查[16,18]。

虽然作为单独的诊断工具有其不足之处，临床评估可以增加无创检查诊断的准确率。临床预测规则，如Wells标准考虑体征、症状和风险因素，将患者分为低、中或高概率患DVT的3类（表11-10）[13]。D-二聚体检测也用来结合临床评估或临床预测规则以帮助在临床低度可疑的患者排除DVT，因此降低了在这些患者中进行影像学检查的需要[14]。临床高度可疑的患者，有进行诊断性影像学检查的适应证，若影像学检查结果为阴性，D-二聚体检测有助于排除诊断。

最常见的无创检查是双显性扫描检查，这种检查结合了B型超声和多普勒彩色血流超声来显现静脉和血栓，同时检查血流模式。其他可选的无创检查包括$^{125}$I-纤维蛋白原腿部扫描（注射放射性标记的纤维蛋白原，然后扫描，如探查到放射性积聚的部位表示有血栓）、阻力体积描记法（使用充气的袖带来探查腿部与血栓有关的血液流量的改变）和单独的多普勒超声（使用声音传感器探查血栓引起的静脉血流改变）。每种可选的检查的敏感性、特异性和经济性不同。静脉造影术（采用注射造影剂的方法对受累血管进行放射性造影），是侵入性的诊断检查，对于DVT诊断的敏感性和特异性最佳，但会使患者具有造影剂相关的风险，在很多医院中不能施行。

表 11-10
评估深静脉血栓概率判断的临床模型[a]

| 临床特点 | 评分 |
|---|---|
| 癌症活跃期(癌症治疗前6个月之内或现在进行姑息治疗) | 1 |
| 瘫痪、轻瘫、或最近下肢石膏制动 | 1 |
| 最近卧床超过3日,或在前12周内进行需要全身或局部麻醉的大型手术 | 1 |
| 沿深静脉系统分布有局部压痛 | 1 |
| 整个单下肢水肿 | 1 |
| 小腿水肿至少大于无症状侧肢3cm(测量胫骨粗隆下10cm) | 1 |
| 凹陷性水肿仅限于受累下肢 | 1 |
| 浅静脉侧支循环(非静脉曲张) | 1 |
| 有深静脉血栓史 | 1 |
| 存在鉴别诊断,且诊断成立的可能性至少与深静脉血栓相似 | -2 |

[a] 深静脉血栓的临床概率:低,<0;中,1~2;高>3。
在双腿均有症状的患者中,使用症状更明显的下肢。
来源:Wells PS et al. Does this patient have deep vein thrombosis? *JAMA*. 2006;295(2):199t al.

# 治疗

## 基本信息

案例 11-1,问题 4:在给予 J.T. 抗凝药物之前需要得到哪些额外的基本资料?

除了检测血小板、Hgb/Hct、PT 和 aPTT 等全部凝血指标外,应当评估和记录患者的基线肾功能,因为许多抗凝剂是经肾消除的。基线数据用来与监测抗凝治疗的疗效和不良反应的相关参数进行比较。

## 初始治疗

案例 11-1,问题 5:双显性扫描检查探知形成于 J.T. 右小腿部的血栓进展至右大腿。他没有 PE 的体征。对 J.T. 来说什么治疗合适,应采取什么初始治疗?

有立即采用优化的抗凝治疗的适应证,以尽可能抑制血栓进展及其血管的并发症,并且预防 PE。治疗选择包括静脉注射 UFH 治疗,首剂使用负荷剂量继以持续静脉输注、剂量调整的皮下注射 UFH、皮下注射 LMWH 或皮下注射磺达肝癸钠[15]。使用不需初始胃肠外抗凝的口服利伐沙班或阿哌沙班治疗,是可以选择的替代方案。LMWH 或 UFH 可以继续做为单药治疗或转换为用 VKA、达比加群或伊度沙班治疗。因为 J.T. 正在住院并且需要进一步的外科手术操作,选择静脉注射 UFH 作为其 DVT 的初始治疗。

## 肝素

### 负荷剂量

案例 11-1,问题 6:住院医师为 J.T. 开具医嘱:静脉推注肝素 5 000U,继以 1 000U/h 持续静脉滴注。这一肝素给药方案是否合适?

使用肝素的负荷剂量有很多原因。基于药物代谢动力学的原则,负荷剂量能更快的达到治疗血清浓度,因此从药效学和治疗反应方面能够迅速阻止血栓进展。其次,在血栓活动期间,对抗凝治疗存在相对的抵抗。因此,一般来说需使用更高的初始剂量以达到治疗效果。

在过去使用肝素初始治疗的标准剂量(如 5 000U 负荷剂量;1 000U/h 维持剂量),但这一给药方案可能达到治疗作用的抗凝强度明显较慢。体重是预测肝素剂量最可靠的因素。对于非极端体重的患者(如小于 165kg),推荐使用实际体重(ABW)来计算 UFH 首剂剂量[16]。体重超过 165kg 的患者,使用 ABW 存在争议,有些专家推荐使用校正给药体重的办法[16,17]。可以选择两种不同的"给药体重",计算公式为:

理想体重(IBW)+0.3×(ABW-IBW)　　(公式 11-2)

或

IBW+0.4×(ABW-IBW)　　(公式 11-3)

与标准给药剂量相比,基于体重的给药方法[80U/kg 负荷剂量;18U/(kg·h)初始静脉滴注速率]增加了 6 小时和 24 小时治疗范围的 aPTT 达标率,并降低了 VTE 再发的风险[18-20]。

通常推荐肝素首剂负荷剂量 60~100U/kg 继以 13~25U/(kg·h)的滴注速率给药[21]。根据患者症状的严重程度和他或她对产生不良反应可能性选择或低或高的剂量。对于 92kg 的患者,推荐的中位治疗负荷剂量为 7 400U(92kg×80U/kg),继以 1 700U/h 持续静脉滴注[92kg×18U/(kg·h)]。为给药方便,负荷剂量一般四舍五入至最接近的 500U,而维持滴注速度至最接近的 100U。

### 剂量调整

案例 11-1,问题 7:主治医生更改了 J.T. 的医嘱。根据下文的数据,解释实验室检查结果的变化。(在这个医疗机构,aPTT 数值在 60~100 秒时与抗Ⅹa 因子检测确定的 0.3~0.7U/ml 肝素血浆浓度一致。)

| 时间 | aPTT(秒) | 肝素剂量医嘱 |
|---|---|---|
| 8:00 | 31(基线) | 静脉推注 7 400U,然后 1 700U/h 静脉滴注 |
| 9:00 | 130 | 停止滴注 30min,然后 1 500U/h |
| 15:00 | 40 | 再次静脉推注 2 400U,然后 1 700U/h |
| 21:00 | 85 | 继续 1 700U/h;再次每日早晨检查 aPTT |

虽然在初始维持静脉滴注 1 小时后检测 aPTT(早晨 9 点)显示 aPTT 过度延长(130 秒),这一数值最可能是因为检测的时机不合适。在静脉推注后过快抽血检测 aPTT(如在维持静脉滴注达到血清稳态浓度之前),可以预想 aPTT 数值非常高,但是与出血风险无关,并不能反映此患者的抗凝水平。为了保证准确性,医师应当在静脉推注剂量或静脉输注速度改变 6 小时后检测 aPTT。因为肝素的剂量依赖的药物代谢动力学特征,有些患者即使在 6 小时检测仍过度延长。

因为在不合适时机检测到的过度延长的 aPTT 数值,J. T. 的肝素剂量在早晨 9 点减量。在下午 3 点再次检测 aPTT 仅有 40 秒。因为距剂量降至 1 500U/h 的剂量调整时间已有 6 小时,复测 aPTT40 秒时应为稳态时的凝血功能状态。因为 aPTT 在下午 3 点时仍未达有效治疗浓度(40 秒),再次给予静脉推注小剂量肝素(2 400U*),并增加静脉滴注维持剂量至 1 700U/h 是合理的处理措施。接下来的 aPTT 数据说明已达至治疗的抗凝强度。

已经有推荐的给药剂量图或操作规程,用来基于 aPTT 检测结果调整肝素剂量[3,16]。依据剂量图给药与经验给药方法相比,能减少达到治疗范围的时间[22]。在 24 小时之内达到治疗 aPTT 范围已有研究证明可减少在院和 30 日内的死亡率[23]。初始给药依据患者的体重,此后剂量调整可以按体重计算或也可简单地按每小时给予固定的国际单位。适用于 aPTT 范围在 60~100 秒的试剂(也是 L. R 的肝素剂量调整用试剂)的肝素给药剂量表见表 11-11。

**表 11-11**

肝素给药剂量图例

1. 建议负荷剂量
   - 治疗 DVT/PE:80U/kg(四舍五入至最接近的 500 单位)
   - 预防、包括心血管适应证:70U/kg(四舍五入至最接近的 500 单位)
2. 建议初始静脉滴注剂量
   - 治疗 DVT/PE:18U/(kg · h)(四舍五入至最接近的 100 单位)
   - 预防,包括心血管适应证:15U/(kg · h)(四舍五入至最接近的 100 单位)
3. 第一次 aPTT 检测:初始治疗 6 小时后
4. 剂量调整:按此表格(四舍五入至最接近的 100U)

| aPTT[a](秒) | 静脉推注肝素 | 停止静脉滴注时间 | 静脉滴注速率调整 | 下一次 aPTT 检测 |
|---|---|---|---|---|
| <50 | 4 000U | 0 | 增加 200U/h | 6h 后 |
| 50~59 | 2 000U | 0 | 增加 100U/h | 6h 后 |
| 60~100 | 0 | 0 | 无 | 每日早晨 |
| 101~110 | 0 | 0 | 减少 100U/h | 6h 后 |
| 111~120 | 0 | 0 | 减少 200U/h | 6h 后 |
| 121~150 | 0 | 30min | 减少 200U/h | 6h 后 |
| 151~199 | 0 | 60min | 减少 200U/h | 6h 后 |
| >200 | 0 | PRN | 停止直到 aPTT<100 | 每小时直到 aPTT<100 |

[a] 基于 aPTT 数值在 60~100 秒时与抗Ⅹa 因子检测确定的 0.3~0.7U/ml 肝素血浆浓度一致。
aPTT,活化部分凝血活酶时间;DVT,深静脉血栓;PE,肺栓塞;PRN,必要时

患者对肝素静脉滴注速率改变的反应并不一定总是线性的,在一些情况下,肝素剂量调整需要反复尝试。经过几日的治疗,患者的临床情况改善,血栓出现内皮化,肝素的剂量需求可能下降。

### 治疗监测

**案例 11-1,问题 8:** J. T. 的肝素治疗应怎样监测?

一旦得到基本的凝血参数并给予患者负荷剂量的肝素,应当常规监测 aPTT 以指导接下来的剂量调整。如前所述,aPTT 检测不应早于给予负荷剂量或滴注速度调整之后 6 小时。当剂量稳定后,应每日检测 aPTT(见表 11-11)。

还应监测肝素治疗与潜在不良反应和可能治疗失败有关的其他参数。Hgb 和/或 Hct、血小板计数应当每 1~2 日复查 1 次。体检应检查 J. T. 的出血体征、血栓进展和 PE 体征和症状。如果 aPTT 报告结果异常或在预期之外,医师应当考虑的因素包括可能的溶液配制错误的影响(见第 2 章)、静脉输液泵损坏、中断输液和在评估 J. T. 肝素治疗时出现给药或计算错误[24]。

### 治疗疗程

**案例 11-1,问题 9:** J. T. 应当进行多长时间的肝素治疗?

血栓附着在血管壁,然后内皮化通常需要 7~10 日。但是抗凝治疗通常需要持续 3 个月以预防血栓复发。长期抗凝更适用华法林,因其能够口服给药,且通常于肝素治疗

* 译者注:原文为 2 000U

同日开始给药[15]。多年以来,长期抗凝治疗更推荐使用华法林,因为其能口服,一般会与肝素同时开始使用。华法林的清除半衰期和凝血因子Ⅱ和Ⅹ的清除半衰期均很长,因此在很长一段时间里需要同时应用华法林和肝素。因此如果开始使用华法林,肝素应当最少应用5日,直至INR>2.0持续24小时。如果INR提前超过治疗目标范围(如INR>3.0),而患者接受肝素治疗未达到5日,停用胃肠外治疗也是可以的[15]。

### 不良反应

案例11-1,问题10:在肝素治疗的第2日,J.T.全血计数显示血小板从基线255 000/μl降至180 000/μl。对其血小板减少有无合理的解释,应如何处理?

### 血小板减少

肝素引起的血小板减少有2种不同的类型[5]。肝素相关的血小板减少症(heparin-associated thrombocytopenia, HAT)由于肝素对血小板功能的直接作用发生,引起一过性的血小板封存和聚集,表现为血小板数目的减少,但是通常仍在100 000/μl以上。这种可逆性的血小板减少出现于肝素治疗的最初几日。患者没有症状,即使仍使用肝素治疗,血小板也恢复正常。J.T.血小板数量减少情况比较轻,很可能是HAT。应当每日监测他的血小板数目,并应继续进行肝素治疗。

若与基线相比,血小板数目减少超过50%,提示可能出现肝素诱导的血小板减少症(heparin-induced thrombocytopenia,HIT),这是一种更为严重的免疫介导的反应,一般在开始肝素治疗后的5~10日延迟出现。与之对应,如患者之前曾使用肝素,"速发"HIT可以很快出现(在UFH开始使用24小时内)。此外,未曾使用过UFH的患者,在肝素停用数日后,也会出现血小板减少,也有这种迟发HIT的报道[5]。

应用肝素引起免疫球蛋白G(immunoglobulin G,IgG)形成,此抗体与形成于血小板表面的血小板蛋白多分子复合体即血小板因子4(platelet facter 4,PF4)以及肝素特异结合[5]。抗PF4/肝素复合体的抗体与HIT的易致血栓形成的性质有关,因为其可通过交联血小板Fcc受体Ⅱa(CD32a)引起血小板激活[25],并且释放促凝的,血小板源的微粒,从而导致凝血因子和动静脉血栓的大量生成。确诊免疫诱导的HIT,需要基于临床发现,并通过实验室检查证实血小板激活的抗PF4/肝素抗体的存在[5,26]。4-T评分是一项最常用的概率判断检查,基于血小板数目减少的程度和时间、是否存在血栓和是否存在其他血小板减少的可能性,来评估HIT的可能性(表11-12)[5,27]。

表11-12
4T评分:肝素诱导性血小板减少症的概率判断

| 种类 | 2分 | 1分 | 0分 |
|---|---|---|---|
| 1. 血小板减少症 | 血小板计数下降>50%和血小板最低超≥20×10⁹/L | 血小板计数下降30%~50%和血小板最低10~19×10⁹/L | 血小板计数下降<30%和血小板最低10×10⁹/L |
| 2. 血小板计数下降时机 | 明确发生在给药后5~10日内,或再次给药≤1日(在30日内曾有肝素暴露)的血小板减少 | 应该发生在给药5~10日内,但不明确(如缺少血小板计数)或发生在给药10日后或再次给药≤1日(在30~100日前曾有肝素暴露)的血小板减少 | 最近没有肝素给药史,在给药<4日发生的血小板减少 |
| 3. 血栓或其他后遗症 | 在肝素注射位点(已经证实的)新发血栓或皮肤坏死或静脉推注肝素后急性系统性反应 | 进行性或复发的血栓或非坏死(红斑)性的皮肤病变或怀疑有血栓(但未证实) | 无 |
| 4. 其他血小板减少的原因 | 无明显的 | 可能 | 存在明确的 |

总分数:<3=HIT低概率;4~5=HIT中概率;>6=HIT高概率。

来源:Lo GK et al. Evaluation of pretest clinical score (4 T's) for the diagnosis of heparin-induced thrombocytopenia in two clinical settings. *J Thromb Haemost*. 2006;4:759.

使用5日UFH,HIT的整个发生率不足3%,但是持续使用肝素14日后,累积发生率可高达6%。HIT虽然发生率低但可以威胁生命,报道的致死率达5%~10%。静脉血栓是最常见的继发于HIT的并发症,发生率是动脉血栓(肢动脉血栓,血栓栓塞性卒中、急性心肌梗死)的2.4~1倍[28]。已报道肢体坏疽发生率为5%~10%,并有导致截肢的风险[29]。

在出现HIT的患者中,应当立即停止肝素治疗,开始使用另一种替代抗凝药物[5,30]。虽然低分子肝素产品HIT风险与UFH相比较小(1%),但因为其与肝素有高度的免疫交叉反应,仍禁用于 HIT 患者[5],HIT 的患者未来特别是在诊断后的前 3 个月应当避免使用肝素。用于替代治疗的阿加曲班因半衰期短应静脉输注给药,应根据 aPTT 检测缓慢加量。与同类产品来匹卢定相比,许多医师认为阿加曲班更好,因为其与来匹卢定比半衰期更短,成本更低。但认为两药在 HIT 的初始治疗方面是等效的。比伐芦定的半衰期短、免疫源性低、对 INR 和酶代谢影响小,因此也是一种治疗 HIT 的有前途的替代选择。应当根据患者有关的因素(如出现肾功能不全和肝功能不全、药物可及性、成本和医疗机构的偏好)选择最适合的药品[5](见表 11-7)。

案例 11-1,问题 11:在肝素治疗的第 3 日,J. T. 的 Hct 从基线 36.5%降至 28%,患者排尿后在便池发现血迹。采用怎样的措施评估处理这个事件?

### 出血

出血是与肝素相关的最常见的不良反应。总结 8 项肝素相关的出血研究发现致死性的、主要的和全部(主要的和次要的)出血事件分别为 0.4%、6%和 16%[32]。相当于平均每日致死性出血发生率为 0.05%,主要出血事件为 0.8%,主要或次要出血事件为 2%;在治疗持续期间累积风险增加。最常见的肝素相关的出血部位是软组织、消化道和泌尿道、鼻腔和口咽部。在相关研究中,由于采用不同的标准定义主要和次要出血事件,造成报道的发生频率有所差异。

除了治疗时间长度外,许多因素会影响肝素化出血的风险,包括平均年龄、合并症的严重程度(心脏病、肾功能不全、肝功能不全、脑血管病、恶性肿瘤和严重贫血)和联用的抗栓治疗[31]。皮下注射预防剂量的 UFH 相关的出血并发症发生率较低,但当静脉输注给药时较高(2%~4%)。软组织出血常见于最近手术或创伤部位。之前没有确诊的异常包括恶性肿瘤和感染患者,可能会发生肝素治疗相关的消化道或泌尿道出血。

肝素化的强度是否影响出血风险存在争议,虽然过去认为 aPTT 升高是出血并发症的风险因素,许多研究并不能在超过治疗范围的 aPTT 检测数值和出血作用间建立充分的相关性[3]。除此之外,患者即使凝血检查结果在治疗范围内也可发生出血事件。这种矛盾的研究结果可以通过其他出血危险因素的影响和肝素对血小板功能和血管通透性的作用部分解释。

虽然 J. T. 的抗凝强度仍在可接受的范围内,但是出现了血尿的症状。应当询问并检查他是还有鼻腔出血(鼻衄)、瘀青出现增加(瘀斑)、大便鲜血(便血)、黑便或宿便(黑粪症)、咳出血液(咯血)。体位性低血压代表存在血液丢失,应测量坐位和立位的血压和脉搏情况来确定有无体位性低血压。对泌尿道的详细检查可能会发现以前未知的病变也可以解释出血的症状。虽然他同时合用小剂量阿司匹林,能增加出血并发症的风险,但因其冠状动脉心脏病和心肌梗死史,不应停用阿司匹林治疗。

案例 11-1,问题 12:还应考虑 J. T. 会有哪些肝素的不良反应?

### 骨质疏松

骨质疏松的发生与使用高于每日 20 000U 的肝素达 6 个月或更长时间有关[32]。已提出多种机制,但是这种罕见的不良反应病理生理学基础尚不清楚。发生不良反应的患者可能存在骨痛和/或放射影像提示骨折,当患者例如孕妇、绝经后妇女和老年患者接受长期的高剂量的肝素治疗时,应考虑骨质疏松的可能性。

### 超敏反应

其他肝素少见的不良反应包括全身皮肤反应,也可进展为坏死,脱发和超敏发应,引起低血压、恶心和气短。在 2007 年,肝素引起的超敏发应增加被归因于在肝素生产过程中硫酸软骨素的过度硫酸化[33]。

### 逆转肝素的作用

#### 案例 11-2

问题:K. G. 是一名在住院期间发生 DVT 的 72 岁老年女性,在肝素治疗的第 4 日,因为静脉输液泵故障,她在 1 小时内应用了 25 000U 肝素,停止静脉输注,在 30 分钟内,她大汗、低血压。直肠检查见鲜血,腹膜后可见较大肿物。怎样逆转过量的肝素作用?

K. G. 具有明确的胃肠道出血的体征,这一部位的出血可能会引起致死。应当立即停用肝素,治疗应当包括维持足够的体液并用含有凝血因子的全血、新鲜冰冻血浆或凝血因子进行置换。如果没有出血,肝素过量临床表现仅有 aPTT 延长的,这时很可能已经停用了肝素,这就允许可在几个小时内清除肝素的抗凝作用。

鱼精蛋白(protamine)通过形成无活性的鱼精蛋白肝素复合物来中和肝素的作用。鱼精蛋白起效迅速,作用可持续 2 小时[3]。鱼精蛋白磺酸盐可以配成 1%的溶液,按照每 100U 肝素给予 1mg 鱼精蛋白的剂量,缓慢的注射给药 3~5 分钟。推荐的鱼精蛋白最大单剂量是 50mg,但持续出血时应重复给药。鱼精蛋白治疗有效与否可以通过 aPTT 是否恢复至基线水平来评价。鱼精蛋白相关的不良反应包括:快速给药后出现的全身性低血压;以水肿、支气管痉挛、心血管崩溃为特征的过敏反应;灾难性的肺血管收缩[34](见第 32 章)。

### DVT 门诊患者的治疗

#### 案例 11-3

问题 1:N. C. 是一名 32 岁的女性,因右膝后右腿疼痛 2 日至急诊室就医。她否认近期创伤史,但她的医疗记录显示其最近开使服用避孕药物。她没有其他重要的病史,无凝血异常的家族史。DVT 多普勒超声检查结果为阳性,有立即进行抗凝治疗的适应证。对于这名患者,除了住院静脉注射 UFH 外,还可以替代使用什么治疗?

在过去，住院患者急性 DVT 的初始治疗选择给予 UFH。但是，低分子肝素（LMWH）和磺达肝癸钠是替代肝素的更方便、更实用的治疗方法[15]。这些药物，皮下注射给药，且不需要常规监测凝血指标，允许患者在家治疗。此外，系统评价资料显示 LMWH 治疗急性 VTE，死亡事件、主要出血事件和 VTE 复发均较 UFH 明显减少[35]。因为这些优点，门诊单纯 DVT 患者桥接至华法林治疗更常应用 LMWH。家庭治疗更安全有效，并改善 DVT 治疗患者所有的身体和社会的功能[36]。LMWH 的药物成本远高于静脉注射 UFH 的花费，但是患者在家治疗的总医疗保健花费显著低于入院治疗[37,38]。因为在 DVT 治疗方面与 LMWH 一样有效和安全，磺达肝癸钠也能作为替代治疗方案[39]。此外，根据体重皮下给予 UFH（初始治疗剂量为 333U/kg 继以 250U/kg 每 12 小时）而不进行常规 aPTT 检测治疗，至患者华法林达治疗目标也是一种治疗急性 VTE 的替代方案[40]。药房或患者使用的 UFH 浓度为 20 000U/ml，小瓶的 UFH 可以根据体重计算剂量抽取。虽然常规进行 aPTT 监测并不必要，在最初 2 周需要监测血小板数目以评估 HIT 发生的可能性。

N.C. 和家属愿意在家使用 LMWH 治疗，并且能够进行皮下注射的操作，且必须能够经常复诊进行随访，特别在华法林开始治疗的几周内。此外医保目录能够覆盖使用的药物，或其能够自己支付费用。家庭治疗 DVT 的禁忌证包括既往存在需要住院治疗的临床情况，PE 的临床症状和/或血流动力学不稳定、最近或活动性出血。

N.C. 具有家庭治疗 DVT 的适合条件。她也很适合使用 DOAC，此方案不需要自己操作注射药物。现在有两种 DOAC，利伐沙班和阿哌沙班，在美国被批准用于单药治疗 DVT，并且不需要初始胃肠外抗凝治疗。与华法林相比使用 DOAC 的优点包括不需要对药效进行常规检测，药物相互作用更少，与华法林相比更低的主要出血事件发生率。现在，只有达比加群具有 FDA 批准的逆转剂 idarucizumab，其他的几种逆转剂尚在临床试验的阶段。缺少逆转剂使很多医疗人员和患者对这些药物的使用心存疑虑。在选择一种 DOAC 时，了解患者的肾功能情况很重要，因为这些药物需要根据当前的肾功能情况调整剂量。抗凝药物具有潜在的出血风险，因此需要检测基线的 CBC（血细胞计数），了解基线的血红蛋白水平是很重要的以防治疗时出血。在这一案例中，N.C. 在急诊室被给予了 LMWH 注射，并选择了利伐沙班单药治疗 3 个月，开始每日 2 次，一次 15mg，与餐同服服用 21 日，其余疗程继以每日 1 次，一次 20mg，与餐同服。因为她最新的诊断，应当建议 N.C 在其初级医疗服务机构进行随访，并向患者强调从每日两次过渡至每日 1 次给药方案的重要性。在 N.C. 的监护中，也可通过抗凝门诊进行随访，并且保证她能获得药物不受医保的阻碍、DOAC 剂量的正确性、DVT 的症状在好转、患者对药物的耐受性、能适当的过渡至正确的剂量[41]。风险更高的患者，例如健康知识较差或合并多种医疗问题的患者，如果电话不能获得这些信息，面对面的门诊访视可能有益。在传统监测之外，中心化的抗凝服务迅速发展，通过前瞻性的随访纳入了使用 DOAC 的患者，以保证更好的治疗预后。在有些情况下，有必要去进行 DOAC 是否在体内的检测，例如急性脑卒中的患者需要进行急诊手术，或大出血的病例[42]。现在尚没有处理这些情况的最佳方案的共识，因为这些检测相关性最好的也并不能稳定获得。在这些不能稳定获得的检测中，aPTT 或凝血酶时间最常用于检测达比加群是否存在体内，而凝血酶原时间或校正抗Ⅹa 因子活性最常用于检测Ⅹa 因子抑制剂。

**案例 11-3，问题 2：** 第二日早晨，在抗凝门诊对 N.C. 的随访电话发现 N.C. 昨晚在其药房不能购得利伐沙班，因为在没有使用华法林治疗失败的首次医疗记录前，其医疗保险不能支付任何一种 DOAC 的费用。对 N.C 来说有没有另外的替代治疗方案？

在 DOAC 之前，在家自己注射 LMWH 桥接至华法林的治疗是标准的治疗方案。表 11-13 列出了 N.C 可以使用的治疗选择和剂量。在这个案例中，她的保险公司在 LMWH 中优先选择普遍容易购得的依诺肝素。依诺肝素治疗 DVT 的一般剂量为按总体重计算 1mg/kg 每 12 小时皮下注射，取整至最接近的 10mg 增量。也可选择每日 1 次的剂量 1.5mg/kg 皮下注射，但是这种方案在肿瘤和肥胖患者中，不如每日 2 次的剂量更好[43]。N.C 的病史适合使用每日 1 次剂量的依诺肝素，这种方案给药更为方便。65kg 体重，1.5mg/kg 的剂量应给予 97.5mg，这一剂量应取整至最接近的 10mg 增量。N.C. 因此应接受每日 1 次，一次 100mg 的皮下注射。同时开始华法林治疗以加快向口服治疗的转换。

**表 11-13**

治疗静脉血栓栓塞的低分子肝素和磺达肝癸钠剂量

| 达肝素 | 依诺肝素 | 亭扎肝素 | 磺达肝癸钠 |
|---|---|---|---|
| 100U/kg/12h SC 或 200U/kg/24h SC | 1mg/kg/12h SC 或 1.5mg/kg/24h SC | 175U/kg/24h SC | 体重<50kg:5mg/24h SC<br>体重 50~100kg:7.5mg/24h SC<br>体重>100kg:10mg/24h SC |

SC，皮下注射

因为LMWH经肾消除，具有明显肾脏损害的患者需要减量以预防药物蓄积并减少出血并发症的风险[44]。各种LMWH制剂的药物蓄积的程度均不同，因此应基于药物品种制定剂量调整方案的专门指南(表11-14)[45]。有些专家建议为防止LMWH蓄积，监测肾损害患者抗Xa因子活性。磺达肝癸钠也是经肾排泄，肌酐清除率<30ml/min禁用。

表11-14

低分子肝素在肾脏损害患者中的剂量(CrCl<30ml/min)[a]

| LMWH | 达肝素 | 依诺肝素 | 亭扎肝素 |
|---|---|---|---|
| 药品说明书推荐 | 慎用 | 预防：30mg/d SC<br>治疗：1mg/(kg·d)SC | 慎用 |
| 建议剂量基于药物特异的药物代谢动力学研究结果 | CrCl<30ml/min[a]：预防使用在1周内不需调整剂量<br>使用超过1周需要监测抗Xa因子活性，如果蓄积作用出现，调整剂量<br>CrCl30~50ml/min：不需调整剂量 | CrCl<30ml/min[a]：考虑减量40%~50%并随即监测抗Xa因子活性<br>CrCl 30~50ml/min：长期使用时(超过10~14日)考虑减量15%~20%并随即监测抗Xa因子活性 | CrCl<30ml/min[a]：考虑减量20%并随即监测抗Xa因子活性 CrCl 30~50ml/min：不需调整剂量 |

[a] CrCl<20ml/min的患者相关资料十分有限，建议使用普通肝素

## 静脉血栓的预防

### 案例11-4

问题1：M.G.是一名63岁的肥胖女性，为治疗憩室炎，将要择期行腹部手术。她重要的病史包括高血压，现在每日服用依那普利10mg控制(血压130/80mmHg)，另外还患有痛风。哪些治疗干预措施能减少M.G.患DVT或PE的风险？

外科手术是DVT形成的重要风险因素。但是所有住院患者，包括手术和非手术/药物治疗患者，应当基于风险因素对VTE发生风险进行分层[12,48-50]。风险分层用来选择最合适的治疗干预以预防DVT，并能减少致死性PE的发生风险。这些干预措施包括机械的和药物的治疗策略。

### 非药物治疗措施

机械干预包括使用弹力袜、抬高腿部、腿部运动和及早术后活动，旨在预防静脉淤血并且增加静脉回流。小腿和大腿使用充气袖套进行间歇充气加压(intermittent pneumatic compression，IPC)是另外一种预防DVT的替代治疗方案[12]。因为机械预防效果较药物预防差，最常用于出血高危的患者或VTE风险极高患者药物治疗外的辅助治疗。

### 药物治疗措施

对于静脉淤血的急症或术后患者来说，固定的、低剂量的普通肝素(LDUFH)，根据适应证每8~12小时皮下注射5 000U，对急症或某些外科手术后静脉淤血的患者，是一种既经济又有效的药物预防VTE的方法。因为LDUFH失活Xa因子而对Ⅱa因子无直接作用，不会延长aPTT，因此，aPTT监测并不是必要的。这一剂量方案极少出现出血的并发症。

固定剂量皮下注射LMWH和磺达肝癸钠是预防DVT的替代治疗方案。虽然依诺肝素已被研究用于大量的适应证，但依诺肝素每12小时皮下注射30mg或每日皮下注射40mg，达肝素每日皮下注射2 500~5 000U，磺达肝癸钠每日皮下注射2.5mg均是有效的治疗方案。FDA已批准DOAC，利伐沙班、阿哌沙班、达比加群用于骨科手术患者的DVT预防。贝曲沙班160mg单剂量继以每日1次，一次80mg，被批准用于成人急症住院患者的VTE预防。根据危险分层，预防VTE的最新推荐见表11-15[12,48,49]。

表11-15

静脉血栓栓塞症的预防[12,48]

| 普外科手术[a] | |
|---|---|
| VTE非常低危 | 尽快并经常步行 |
| VTE低危 | IPC或不进行预防 |
| VTE中危患者且MB非高危 | LMWH或LDUFH优于不进行预防。IPC优于不进行预防 |
| VTE中危患者且MB高危 | IPC优于不进行预防 |

表 11-15
静脉血栓栓塞症的预防[12,48]（续）

| | |
|---|---|
| VTE 高危患者且 MB 非高危 | LMWH 或 LDUFH 优于不进行预防。可以加用 IPC 或弹力袜 |
| 行癌症手术的 VTE 高危患者，除非 MB 高危 | LMWH 长期预防（4 周）优于短期疗程 |
| VTE 高危患者且 MB 高危 | IPC 优于不进行预防至出血风险消除，然后开始药物预防 |
| VTE 高危患者但不能使用 LMWH 或 LDUFH 且 MB 非高危 | IPC 优于不进行预防 |
| 普通外科和腹腔-盆腔手术患者 | 首选 VTE 预防应当使用 IVC 滤器<br>不应进行加压静脉超声周期监测 |
| **骨科手术** | |
| 髂关节或膝关节置换术 | 使用如下任一种至少 10～14 日：LMWH（更推荐）、磺达肝癸钠、阿哌沙班、利伐沙班、LDUFH、华法林（INR 2～3）或阿司匹林。 |
| 髋关节骨折手术 | 使用如下任一种至少 10～14 日：LMWH、磺达肝癸钠、LDUFH、华法林（INR 2～3）或阿司匹林。与华法林或阿司匹林相比更推荐 LMWH |
| 大型骨科手术 | 在住院期间同时联用抗凝和 IPC 预防。建议延长预防时间至 35 日 |
| 心脏手术 | 非复杂病程：IPC 优于不进行预防<br>长期住院：在 IPC 基础上加用 LDUFH 或 LMWH |
| **胸外科手术** | |
| VTE 中危患者且 MB 非高危 | LMWH 或 LDUFH |
| VTE 高危患者且 MB 非高危 | LMWH 或 LDUFH±IPC |
| MB 高危患者 | IPC 至出血风险消除，然后药物预防 |
| 创伤[b] | LMWH 或 LDUFH<br>如果 VTE 高危加用 IPC，在无法使用 LMWH 或 LDUFH 时，使用 IPC |
| **急症内科住院患者** | |
| 血栓风险增加 | LMWH、LDUFH bid、LDUFH tid、磺达肝癸钠或贝曲沙班 |
| 血栓低危 | 不进行药物或机械预防 |
| 出血或高 MB 风险 | 非抗凝药物的血栓预防 |
| 血栓风险增加且或高 MB 风险 | GCS、IPC。当出血风险降低时，开始药物血栓预防代替机械预防 |

[a] 包括胃肠、泌尿、妇科、减肥、血管、整形和重建手术。

[b] 包括创伤性脑损伤、急性脊髓损伤和创伤性脊髓损伤。

Bid，每日 2 次；tid，每日 3 次；GCS，循序减压弹力袜；INR，国际化标准比值；IPC，间歇充气加压；LDUFH，低剂量普通肝素（5 000U 皮下注射每 8～12 小时）；LMWH，低分子肝素（依诺肝素 40mg 每日皮下注射或 30mg 每 12 小时皮下注射；达肝素 2 500～5 000U 每日皮下注射）；磺达肝癸钠（2.5mg 每日皮下注射）；VTE，静脉血栓栓塞症；MB，大出血；AC，抗凝

M.G. 是 DVT 和 PE 的高危人群，不仅因普外科手术，还因为其年龄（大于 40 岁）及其他风险因素（肥胖、可能手术后制动）。DVT 的预防选择包括肝素每 8 小时皮下注射 5 000U，或一种低分子肝素（依诺肝素每日皮下注射 40mg，或达肝素首剂给予 2 500U，继以每日皮下注射 5 000U）。首剂应于术前数小时给药，术后应持续给药直至其可以充分活动。如果考虑出血风险，IPC 可以作为治疗替代。VTE 预防一般持续至出院，但是可能对于某些高危患者需要长达 30 日。高危患者包括癌症、骨外科、减肥手术或有 VTE 史的患者。

# 肺栓塞

## 临床表现

### 案例 11-5

问题 1：A. W. 是一名 52 岁，70kg 的女性。她最近刚乘坐了 12 小时的汽车，且中途只停下来伸展了两次。昨日她注意到右小腿部出现水肿伴疼痛和发热。水肿逐渐加重，累及整个右下肢至腹股沟，促使其就医。在急诊室，她也注意到最近发生右侧胸膜性胸痛不伴 SOB 或咯血。她的病史包括 4 年前胃溃疡，使用质子泵抑制剂治疗，未再复发。体检发现右下肢肿大，整个下肢轻至中度压痛。胸腔检查示呼吸困难、对等的呼吸音，无哮鸣音和爆裂音。重要的体征包括血压 160/90mmHg，心率 100 次/min，呼吸频率 28 次/min，规整。实验室检查结果如下：

Hct：26. 7%

SCr：1. 1mg/dl

动脉血气（室内空气）$PO_2$：72mmHg（正常 75～100）

$PCO_2$：30mmHg（正常，35～45）

pH：7. 48（正常，7. 35～7. 45）

胸部 CT 检查提示肺栓塞位于肺右主动脉远端延伸至右肺下叶。心电图（ECG）示窦性心动过速。右下肢多普勒超声支持左股静脉闭塞性血栓，凝血检查结果如下：

PT：11. 2 秒（INR，1. 0）

aPTT：28 秒

血小板计数：248 000/μl

A. W. 有哪些主观和客观临床证据与 PE 一致？

### 体征和临床症状

因为其症状的非特异性，很难进行肺栓塞（pulmonary embolism，PE）的临床诊断[51,52]。最常观察到的症状包括：呼吸困难、咳嗽、胸骨下和胸膜性胸痛、呼吸困难、咯血、发热和单侧腿痛。例如低血压、心动过速、B 型利钠肽（BNP）和 NT-pro-BNP（N-末端前脑钠肽）的表达、肌钙蛋白（I 或 T）、低氧、心电图提示右室张力的改变的体征和症状十分重要，因为这些可能提示更严重的血栓栓塞，增加 30 日死亡率[53]。有 80%或更多的患者 DVT 进展至 PE。同时出现这些症状和体症为诊断急性 PE 提供了进一步证据。

### 定义

可以从不同方式去定义 PE 的严重性。有的根据患者住院或 30 日死亡风险，而其他的文献会使用广泛性或非广泛性 PE 去定义 PE[51,52]。如果存在栓塞，但不合并血流动力学、右室功能或心脏标志物的改变被归为低危栓塞。这类患者也可归为低至中度肺栓塞。高危 PE 定义为存在休克（表明组织低灌注，和低氧、肢端湿冷、意识改变）或低血压，特别定义为收缩压<90mmHg 或收缩压下降≥40mmHg 超过 15min 并与新发的心律失常、低血容量或败血症无关。这类患者也可归为广泛性肺栓塞患者[54]。如果心脏超声证实患者右室功能不全或心脏标志物阳性（BNP>90pg/ml 或 NT-pro BNP>500pg/ml，肌钙蛋白 I>0. 4ng/ml，肌钙蛋白 T>0. 1ng/ml）但血流动力学稳定，这类患者被归为次广泛性肺栓塞患者。

### 诊断

因为 PE 的临床体征和症状很难与其他许多的临床情况相区别，有必要进行进一步评估[51,52]。PE 患者常存在胸片、ECG 和动脉血气（肺泡-动脉氧梯度）异常，但是与临床体征和症状一样，它们在一定程度上是非特异性的。肺部影像学检查对于诊断和最终排除 PE 是必要的。虽然临床可用于胸部影像学检查的方法很多，计算机断层成像（CT）肺血管造影和通气/灌注肺扫描（V/Q 扫描）是最常用来诊断 PE 的检查，也可以选择对肺动脉成像最精细的多排 CT（MDCT）。V/Q 扫描，可以在肺扫描同时协同评估灌注情况或肺血流的区域分布和通气；这些需要同时注射和吸入放射标记物。检查结果被描述为高、中，或低 PE 可能性。当通气情况（气流）在某一区域显示正常但灌注异常（血流），存在 V/Q 不匹配，很可能存在 PE。如果发现两者均存在缺陷（某一区域存在通气异常和灌注异常），表明存在其他疾病，更可能为如慢性阻塞性气道疾病。

对于 DVT，临床评估可改善无创检查如 CT、MRI 或 V/Q 扫描的准确性。有效评估工具能用来将患者 PE 概率分级[55-58]（表 11-16）。在 PE 低临床概率的患者中，可以考虑测量高敏感的 D-二聚体检测，并且如果阴性可以排除 PE，不需要行进一步的影像学检查[59]。在 PE 中度至高度临床概率的患者中，应进行诊断性影像检查。

**表 11-16**

**完整和简化肺栓塞严重评分（PESI）分级系统**

| 参数 | 完整分级版（分） | 简化分级版（分） |
|---|---|---|
| 年龄 | 分值=年龄 | 1（如果年龄>80 岁） |
| 男性 | 10 | – |
| 癌症 | 30 | 1 |
| 慢性心力衰竭 | 10 | 1[a] |
| 慢性肺部疾病 | 10 | 1[a] |
| 心率>110 次/min | 20 | 1 |
| 动脉血压<100mmHg | 30 | 1 |
| 呼吸频率>30 次/min | 20 | – |
| 体温<36℃ | 20 | – |
| 精神状态改变 | 60 | – |
| 动脉氧分压<90% | 20 | 1 |

**表 11-16**
完整和简化肺栓塞严重评分(PESI)分级系统(续)

| 参数 | 完整分级版(分) | 简化分级版(分) |
|---|---|---|
| 30 日死亡风险 | | |
| 非常低 0%~1.6% | Ⅰ级:<65 分 | 0 分:1% |
| 低 1.7%~3.5% | Ⅱ级:66~85 分 | |
| 中 3.2%~7.1% | Ⅲ级:86~105 分 | |
| 高 4%~11.4% | Ⅳ级:106~125 分 | ≥1 分:10.9% |
| 非常高 10%~24.5% | Ⅴ级:>125 分 | |

[a] 慢性心衰和/或慢性肺部疾病只能得 1 分。同时患有这些疾病只能得 1 分。

来源:Aujesky D et al. Derivation and validation of a prognostic model for pulmonary embolism. *Am J Respir Crit Care Med*. 2005;172:1041-1046;Jimenez D et al. Simplification of the pulmonary embolism severity index for prognostication in patients with acute symptomatic pulmonary embolism. *Arch Intern Med*. 2010;170:1383-1389.

## 治疗

案例 11-5,问题 2:对 A. W. 来说应首先采取什么抗凝策略?

当怀疑 PE 的诊断时,在等待更多决定性诊断操作的同时应当立即开始抗凝。许多药物可用于 PE 的紧急治疗。采用首剂负荷继以持续静脉输注的静脉注射 UFH 治疗在很多年都 是主流的治疗方法。皮下注射给予 UFH 可以作为替代疗法。但是如果担心皮下注射吸收的充分性或在考虑进行溶栓治疗的患者中,与皮下给药相比更推荐使用静脉注射 UFH 的初始治疗[15]。LMWH 在 PE 的管理中并不亚于 UFH,因为更易使用、大出血发生率更低、可用于门诊患者治疗或及早出院的优点,与 UFH 相比更推荐用于稳定的 PE 患者[60,61]。已证明磺达肝癸钠在 PE 复发方面并不亚于静脉注射 UFH,且主要出血事件发生率相似[62]。最近,在初始和长期 VTE 管理中对所有的 FDA 批准的 DOAC 进行评估,其中包括 PE 患者的初始管理使用达比加群、利伐沙班、阿哌沙班和依度沙班。所有 DOAC 在 VTE 复发方面均不亚于 LMWH/VKA[63-67]。对利伐沙班和阿哌沙班的单药治疗进行了研究,而达比加群和依度沙班的患者在初始治疗阶段服用 DOAC 前使用至少 5 日的胃肠外治疗。如果 A. W. 一直因为症状严重选用 UFH 治疗,应开始给予负荷剂量 5 600U(80U/kg×70kg)继以持续静脉输注 1 300U/h [18U/(kg·h)×70kg],应当使用 aPTT 监测,以调整剂量使之保持在治疗范围之内(见表 11-11)。

当患者过渡到华法林治疗时,使用皮下注射 LMWH 每 12 小时一次,一次 70mg(1mg/kg 每 12 小时×70kg)或皮下注射磺达肝癸钠每日 1 次,一次 7.5mg 是治疗 PE 的替代 UFH 治疗方案(见表 11-13)。A. W. 应当接受固定剂量的依诺肝素 70mg 皮下注射每 12 小时或达肝素 15 000U 皮下注射每 24 小时(200U/kg,四舍五入调整至最接近的注射器的容量刻度)。使用例如 LMWH、磺达肝癸钠和 DOAC 这样的初始治疗为急性 PE 的门诊患者和住院患者及早出院提供了条件。低危患者且家庭治疗条件允许,更推荐及早出院[15]。

溶栓治疗比单纯抗凝治疗更迅速地逆转右心室功能不全且重建肺灌注。一般只用于死亡风险高危且出血风险低危的患者[5]。经皮导管引导下的治疗可使溶栓药物局部转运至肺栓塞的部位,是另一种移除肺栓子的侵入性方法。对不能进行全身抗栓治疗的患者,与手术取栓相比,这是一种侵入性较低的方案。对于中至高风险 PE 的患者,很可能需要行全身溶栓治疗,对于这类患者,新出现的导管引导的溶栓治疗也是一个很有前途的治疗选择[53]。

## 华法林

### 从注射抗凝治疗过渡

案例 11-5,问题 3:如果 A. W. 未使用 DOAC,而开始使用华法林,什么时候应当给予华法林,怎样完成从注射抗凝治疗过渡到口服华法林治疗?

与 DVT 的治疗一样,应用肝素、LMWH 或磺达肝癸钠治疗 PE 应当持续至少 5 日,直至华法林治疗达到治疗目标至少 24 小时。华法林应当在住院首日开始服用,持续服用 3 个月,如果有适应证疗程可以更长。但是如预期长期住院、最近或预期行手术或其他侵入性操作,或身体状况存在无法控制的出血的潜在可能,在这些情况下可以延迟使用华法林[15]。

有很多原因需要联合使用肝素/LMWH/磺达肝癸钠和华法林治疗[6]。华法林的活性产生不仅依赖于其内在的药物代谢动力学特征(半衰期>36 小时),也与循环中凝血因子的消除速率有关。虽然华法林抑制维生素 K 依赖的凝血因子产生,之前已经合成的凝血因子必须按照与其半衰期一致的消除速率消除(见表 11-8)。在凝血因子产生被抑制后,它们需要 4 个半衰期才能达到新的稳态,所以华法林的作用可能延迟几日。INR 首次增加只表明Ⅶ因子活性降低,但是华法林的全部抗凝效果需要Ⅱ和Ⅹ因子的充分抑制,但它们的消除半衰期明显更长。肝素或低分子肝素联合华法林治疗这样的联合用药产生快速的抗凝效果。通过使用肝素/LMWH/磺达肝癸钠保持充分的抗凝效果,直至华法林达到治疗强度。

除抑制维生素 K 依赖的凝血因子合成之外,华法林抑制个体先天存在的抗凝蛋白 C 和其辅因子 S 的合成。在先天蛋白 C 或蛋白 S 缺陷的患者中,华法林初始治疗可以抑制这些蛋白浓度水平,从而引起血液高凝并可能引起血栓进展,除非同时使用肝素治疗充分抗凝。为了预防这些合并症,肝素/LMWH/磺达肝癸钠应当联合华法林治疗。

已发现肝素治疗可以延长 INR[58],且华法林能够延长 aPTT 数秒[59]。因此在合用华法林和肝素期间,评估抗凝强度应考虑检查结果的相互干扰。

## 华法林初始治疗

案例 11-5,问题 4:为了尽快让 A. W. 出院,医嘱每晚口服华法林 10mg 的初始剂量,服用 3 日。这样的负荷剂量是否合理?有无更有效的初始治疗的方法?

华法林的初始剂量很复杂,因为个体需要的剂量差异很大。每个患者达到治疗目标的 INR,每日所需剂量可能低至 0. 5mg 也可能高达 20mg 或更高[70]。有两种主要的华法林起始治疗的方法[71]。虽然华法林剂量在患者间差异明显,但大多数患者保持 INR 在 2. 0~3. 0,平均每日需要华法林 4~5mg,基于此,产生了平均每日剂量法。当使用平均每日剂量进行华法林起始治疗时,患者通常每日开始服用 4~5mg*,必要时调整剂量直至达到治疗目标。但是患者可能对华法林的作用过于敏感(表 11-17),需要使用更低剂量的华法林。这类患者应开始每日服用 1~3mg,之后如有必要进行剂量调整。已产生许多使用 4~5mg 的起始剂量的剂量计算公式,来帮助在给予几剂华法林后确定剂量[72-74]。另一种由 American College of Chest Physicians (ACCP)推荐的广泛使用的剂量计算公式,在最初的 2 日使用 10mg 的初始剂量,第 3 日检测 INR 以指导第 3 日和第 4 日的剂量,第 5 日检测 INR 以指导接下来 3 日的剂量[21,75](见图 11-4)。虽然这种剂量计算公式比 5mg 初始剂量能更快的帮助 INR 达到治疗目标,这些发现可能不适于所有患者人群,因为计算公式评估的患者是相对健康、年轻的门诊患者[76]。10mg 初始剂量可能导致抗凝过度且增大高龄和多病重症患者的出血风险[77]。对可活动患者更常使用平均每日剂量;在这种情况时,华法林起始治疗的最初 3~5 日内应当首次评估 INR(表 11-18)。对于住院患者,更常在起始治疗期间每日检测 INR。

**表 11-17**

**增加华法林敏感性的因素**

| | |
|---|---|
| 年龄>75 岁 | 发热 |
| 临床充血性心力衰竭 | 肝脏疾病 |
| 临床甲状腺机能亢进 | 低蛋白血症 |
| 经口进食减少 | 已知的 CYP2C9 突变 |
| 腹泻 | 恶性肿瘤 |
| 药物相互作用 | 营养不良 |
| 基线 INR 升高 | 术后状态 |
| 终末期肾脏病 | |

INR,国际标准化比值

| 第3日INR | 日/剂量(mg) 3 | 4 |
|---|---|---|
| <1.3 | 15 | 15 |
| 1.3~1.4 | 10 | 10 |
| 1.5~1.6 | 10 | 5 |
| 1.7~1.9 | 5 | 5 |
| 2.0~2.2 | 2.5 | 2.5 |
| 2.3~3.0 | 0 | 2.5 |
| >3.0 | 0 | 0 |

| 第5日INR | 日/剂量(mg) 5 | 6 | 7 |
|---|---|---|---|
| <2.0 | 15 | 15 | 15 |
| 2.0~3.0 | 7.5 | 5 | 7.5 |
| 3.1~3.5 | 0 | 5 | 5 |
| >3.5 | 0 | 0 | 2.5 |
| <2.0 | 7.5 | 7.5 | 7.5 |
| 2.0~3.0 | 5 | 5 | 5 |
| 3.1~3.5 | 2.5 | 2.5 | 2.5 |
| >3.5 | 0 | 2.5 | 2.5 |
| <2.0 | 15 | 5 | 5 |
| 2.0~3.0 | 2.5 | 5 | 2.5 |
| 3.1~3.5 | 0 | 2.5 | 0 |
| >3.5 | 0 | 0 | 2.5 |
| <2.0 | 2.5 | 2.5 | 2.5 |
| 2.0~3.0 | 2.5 | 0 | 2.5 |
| 3.1~4.0 | 0 | 2.5 | 0 |
| >4.0 | 0 | 0 | 2.5 |

图 11-4 基于开始第 1 和 2 日给予 10mg 华法林的起始剂量计算法。来源:Kovacs MJ et al. Prospective assessment of a nomogram for the initiation of oralanticoagulant therapy for outpatient treatment of venousthromboembolism. *Pathophysiol Haemost Thromb*. 2002;32:131.

**表 11-18**

**门诊初始使用华法林的平均日剂量方案**

| | 不敏感患者 | 敏感患者[a] |
|---|---|---|
| 初始剂量 | 每日 1 次,一次 5mg | 每日 1 次,一次 2. 5mg |
| 首次 INR | 3 日 | 3 日 |
| <1. 5 | 每日 1 次,一次 7. 5~10mg | 每日 1 次,一次 5~7. 5mg |
| 1. 5~1. 9 | 每日 1 次,一次 5mg | 每日 1 次,一次 2. 5mg |
| 2. 3~3. 0 | 每日 1 次,一次 2. 5mg | 每日 1 次,一次 1. 25mg |
| 3. 1~4. 0 | 每日 1 次,一次 1. 25mg | 每日 1 次,一次 0. 5mg |
| >4. 0 | 停药 | 停药 |
| 下次 INR | 2~3 日 | 2~3 日 |
| 之后的剂量和监测 | 继续减少剂量及频繁监测直至达到治疗范围的低限 | |

引自:Warfarin Use in Adults:Clinical Care Guideline,University of Illinois Hospital and Health Sciences System.

[a]见表 11-17 增加华法林敏感性的因素

* 译者注:该平均每日剂量法基于美国人群的体重和遗传特点制定,亚裔人群体重偏小,且 VKORC1-G1639A 多为对华法林敏感的 AA 型,根据中华医学会心电生理和起搏分会、中国医师协会心律学专业委员会心房颤动防治专家工作委员会发布的《心房颤动:目前的认识和治疗建议(2015)》,中国人群始用剂量为 2~3mg 较为合适

华法林起始采用灵活剂量是另一种起始治疗的方案，这一方案目的是决定最终需要的维持剂量，通过计算 INR 的增加速度并根据每日 INR 评估决定每日剂量。表 11-19 列出了一种广泛使用的起始采用灵活剂量的列线表[78,79]。使用这一列线表，华法林可以采用 10mg 或 5mg 的起始剂量开始给药，根据 INR 的增加速度调整每日剂量[68,69]。起始剂量灵活的给药方案并不需要缩短达到目标 INR 的时间，如果按某些操作规程要求以 10mg 的剂量起始治疗，会增加某些患者过度抗凝的风险。尽管如此这些方法提供了一种更个体化的起始治疗方法。

**表 11-19**

华法林初始剂量弹性给药方案，包括 10mg 和 5mg 初始剂量选择

| 日 | INR | 10mg 起始剂量（mg） | 5mg 起始剂量（mg） |
|---|---|---|---|
| 1 | | 10 | 5 |
| 2 | <1.5 | 7.5~10 | 5 |
| | 1.5~1.9 | 2.5 | 2.5 |
| | 2.0~2.5 | 1.0~2.5 | 1.0~2.5 |
| | >2.5 | 0 | 0 |
| 3 | <1.5 | 5~10 | 5~10 |
| | 1.5~1.9 | 2.5~5 | 2.5~5 |
| | 2.0~2.5 | 0~2.5 | 0~2.5 |
| | 2.5~3.0 | 0~2.5 | 0~2.5 |
| | >3.0 | 0 | 0 |
| 4 | <1.5 | 10 | 10 |
| | 1.5~1.9 | 5~7.5 | 5~7.5 |
| | 2.0~3.0 | 0~5 | 0~5 |
| | >3.0 | 0 | 0 |
| 5 | <1.5 | 10 | 10 |
| | 1.5~1.9 | 7.5~10 | 7.5~10 |
| | 2.0~3.0 | 0~5 | 0~5 |
| | >3.0 | 0 | 0 |
| 6 | <1.5 | 7.5~12.5 | 7.5~12.5 |
| | 1.5~1.9 | 5~10 | 5~10 |
| | 2.0~3.0 | 0~7.5 | 0~7.5 |
| | >3.0 | 0 | 0 |

INR，国际化标准比值。

来源：Crowther MA et al. Warfarin: less may be better. *Ann Intern Med*. 1997;127:332.

A.W. 基线 INR 为 1.0，使用表 11-19 起始剂量灵活的操作规程，应在住院首日下午，服用 10mg 的首剂华法林，接着每日检测 INR 将能指导剂量调整至 INR 治疗目标。应当停止每晚口服华法林 10mg 连续服用 3 剂的医嘱，改为以每日 INR 监测结果确定华法林的剂量。

### 治疗强度和疗程

案例 11-5，问题 5：A.W. 的目标 INR 是多少，应当给予抗凝多长时间？

DVT 或 PE 患者，常规强度定义为华法林延长 PT 至 INR 2.0~3.0。在这一推荐的治疗范围内，华法林抗栓作用最大而过度抗凝引起出血并发症潜在可能最小[6]。静脉血栓一旦形成，会附着在血管壁，因此分解血栓的第一步是一层内皮细胞覆盖在血凝块以阻止更多的血小板在血管损伤位点聚集。这一内皮化过程一般需要 7~10 日完成。初始抗凝治疗用来抑制血栓扩大而产生充分的内皮化。持续抗凝预防进一步血栓形成。

根据静脉血栓栓塞事件的复发可能性和每个患者出血的风险决定华法林治疗的合适疗程（见表 11-19）。无诱因（原发）的 DVT 或 PE 患者，应当治疗至少 3 个月，因为他们 5 年内复发事件的可能性高达 30%，所以应当考虑终生治疗[15]。与暂时或可逆危险因素相关的（有诱因的 VTE）DVT 或 PE 患者常治疗 3 个月，如 A.W. 病例，因为其复发风险较低（5 年约 10%）。癌症相关的血栓治疗，因为 LMHW 治疗的临床预后优于华法林，所以一线治疗方案包括 LMWH 长期方案；但是这需要考虑个体患者出血风险，患者的偏好，耐受性和药品花费[80-86]。现在尚不推荐 DOAC 在癌症患者中使用；但是现有的资料支持这类药物相对于其他治疗选择的安全性[87]。

### 不良反应

案例 11-5，问题 6：对于 A.W. 来说，应考虑哪些华法林治疗的不良反应，且怎样监测？

### 出血

出血是华法林最常见的不良反应。总结实验性和观察性起始队列研究，华法林治疗患者死亡、主要或全部（主要或次要）出血事件的年发生率分别为 0.6%、3% 和 9.6%[32]。但是，已报道的出血发生率波动大，很可能是因为临床研究间患者特征、治疗方案和出血定义和评估存在差异有关。

华法林相关出血最常见于鼻、口咽和软组织，其次常见于胃肠道和泌尿道。关节出血（在关节腔出血）和腹膜后与眼内出血在华法林出血并发症中不常见[6]。抗凝药物相关胃肠道和泌尿道出血，很多是由于之前已经存在的病变引起。应用抗凝药物，女性月经期出血可能会增加或延长。如果存在基础的病理条件（卵巢囊

肿、子宫肌瘤或息肉),引起异常阴道出血,这个症状可能有临床意义。

DOAC类药物,利伐沙班和阿哌沙班在VTE治疗的临床试验中,显示与华法林相比明显更低的主要出血事件发生率,而依度沙班和达比加群的主要出血发生率相似。一项最近的系统评价证实大多数治疗方案与LMWH/VKA联合方案相比在有效性和安全性方面均无统计学显著差异[88]。但UFH/VKA联合治疗与更高的复发VTE发生率有关,而利伐沙班和阿哌沙班被证明主要出血事件发生率更低。

虽然不太常见,颅内出血引起出血性脑卒中,是华法林治疗最常见的致死性出血原因。统计抗凝剂颅内出血的发生率范围在0.3%~2%,高达60%是致命的[6]。DOAC在房颤患者卒中预防的有效性与华法林相似,但颅内出血发生率和全因死亡率更低。但是所有种类的DOAC除阿哌沙班外,都会增加25%胃肠道出血的风险[89]。

许多因素影响华法林相关出血并发症的风险。出血发生率与接下来数月相比治疗开始最初3个月更高[90]。与肝素不同,华法林的抗凝强度直接影响出血风险,包括颅内出血[91]。其他患者特异的影响变量包括:胃肠道出血病史,严重的共存疾病(包括恶性肿瘤),联用阿司匹林、氯吡格雷或非甾体抗炎药(NSAIDs)治疗[6]。

可以使用多种出血风险评估工具,包括HAS-BLED(高血压、肝肾功异常、卒中、出血、INR波动、高龄和嗜酒)和ATRIA(房颤的抗凝和风险因素),可用来识别高危出血患者;但是怎样运用这些出血风险评分工具最好仍存在很多问题[92-94]。这些出血风险评分工具中没有一个能够在VTE抗凝治疗初始3个月非常有效的预测主要或致死性出血事件,并且没有一个能够在VTE抗凝治疗初始90日较好的预测高龄患者的主要出血事件[95-97]。

可以通过患者和护理人员仔细观察出血的症状和体征来最大可能减少A. W的出血并发症的发生,保持INR在治疗范围内,避免应用可能引起出血风险升高或延长INR的药物,并且常规在门诊随访时进行INR监测和临床评估。

### 皮肤坏死

华法林诱导的皮肤坏死是一种口服抗凝剂少见但严重的不良反应,在华法林治疗的患者中占0.01%~0.1%[98]。患者在华法林起始治疗的3~6日内出现乳房、臀部、大腿或阴茎疼痛性皮肤变色。病变进展至明显的坏死伴变黑和结痂。皮肤坏死是皮下脂肪中出现广泛性微血管血栓的结果,与高凝状态包括C蛋白和S蛋白缺陷有关。在这些患者中,华法林应用早期在消耗掉维生素K依赖的凝血因子之前,C蛋白快速清除,引起抗凝和促凝的不平衡,导致早期血凝过快和血栓。在开始使用华法林期间充分使用UFH、LMWH或磺达肝癸钠可以预防产生早期血凝过快。

皮肤出现坏死的患者应当停用华法林治疗。但如果有治疗或预防血栓栓塞症的必要,后续使用华法林治疗并不是禁忌。在C蛋白和S蛋白缺陷和皮肤坏死史的患者中,在给予UFH、LMWH或磺达肝癸钠的情况下,可以再开始低剂量的华法林治疗。在INR达到治疗目标范围后需要这些药物治疗继续维持72小时。这种情况下也有通过补充新鲜冷冻血浆补充C蛋白的适应证。

### 紫趾综合征

紫趾综合征是罕有报道的不良反应,一般发生于华法林治疗开始后3~8周,与抗凝治疗的强度无关[99]。患者以脚趾呈现疼痛性变色为首发表现,按压时变白且抬高时褪色。这种综合征的病理生理学被认为与粥样硬化斑块的胆固醇微栓塞导致动脉闭塞有关。因为胆固醇微栓塞与肾衰竭和死亡有关,因此发生紫趾综合征的患者应当停用华法林。

### 患者教育

**案例 11-6**

问题 1:E. N. 是一名42岁的男性,刚刚诊断为原发性DVT。作为门诊患者,每日皮下注射给予依诺肝素1.5mg/kg,并使用平均日剂量起始给药方案开始口服华法林每日1次,一次5mg。其首诊医师希望他接受医学中心由药师负责的抗凝门诊的随访。正规的抗凝管理服务有何益处?

口服抗凝治疗成功的关键是恰当的门诊患者管理。与常规医学服务相比,抗凝门诊进行华法林治疗管理可以明显降低出血和血栓栓塞并发症的发生,并减少华法林相关的住院率和急诊送医率,且对于医疗机构,在保证预后的基础上节省成本[100]。药师负责的抗凝门诊对抗凝治疗管理的很多方面有益,包括改进剂量调整、持续患者教育、及早发现不良反应且及时干预并避免或尽量避免并发症的发生[101]。E. N. 转入药师负责的抗凝门诊很可能改善其医疗整体满意度并改善其临床预后。

便携式INR自测仪的实用性也使家庭INR值监测变为可能。患者自我监测INR与抗凝门诊负责的高质量抗凝治疗的预后相当[6]。患者可能更喜欢这种监测方式,应与患者的医疗服务提供者或抗凝管理服务方一起设计有组织的患者教育和随访计划。

案例 11-6,问题 2:在她首次前往抗凝门诊时,E. N. 将会接受关于华法林治疗的各项知识教育。其抗凝管理者应提供哪些信息来保证华法林治疗的有效性和安全性?

成功的华法林治疗需要具有相关知识患者的积极参与[6]。多种因素影响华法林的抗凝效果,华法林抗凝效果的波动可能增加出血并发症和复发血栓栓塞症两方面的风险。药师和其他的医疗服务工作者能通过提供使用该药物的患者合适的用药教育,来改善用药依从性和华法林治疗的有效性和安全性。

表 11-20 列明了口服抗凝药物患者教育的要点。这些信息可通过文字的教材、视频说明、一对一的或小组讨论或综合这些方法来传达。可从华法林生产商、非商业来源获得许多实用的口服抗凝药物的教育工具。

**表 11-20**

口服抗凝药物患者教育的要点

| |
|---|
| 认识通用名和商品名 |
| 治疗目的 |
| 预期治疗疗程 |
| 剂量和服药方法 |
| 从视觉上认识药物和药片 |
| 如忘记服用 1 次剂量,如何处理 |
| 认识出血的体征和症状 |
| 认识血栓栓塞的体征和症状 |
| 出血和血栓栓塞发生时如何处理 |
| 潜在的有相互作用的处方、非处方药品和天然/草药产品 |
| 限制饮酒 |
| 避免怀孕 |
| 通知其他医疗机构患者正服用口服抗凝药物的重要性;如计划对患者行侵入性操作需要通知抗凝提供者 |
| 何时、何地、对谁进行随访 |
| 只针对达比加群:整粒吞服,原瓶包装,注意胃肠道反应 |
| 只针对利伐沙班:与餐同服(晚餐) |
| 只针对华法林:监测 INR 的重要性及预期的频次和剂量需求的疾病的体征和症状,平稳摄入维生素 K |

INR,国际化标准比值

E. N. 应当在个别教学或有组织的广泛接受关于华法林治疗的教育。应提供治疗记录本、医用手环,或其他能够说明患者正在使用华法林治疗的方法。负责华法林门诊治疗的医疗工作者需要在每次随访时,对患者不断强调医学信息中的最重要的部分。

### 影响华法林剂量的因素

案例 11-6,问题 3:在 6 日的依诺肝素治疗并给予 6 次口服华法林每日 4mg 后,E. N. 的 INR 为 2.4。停用达肝素,且告知 E. N. 继续服用现在的华法林剂量。他计划在 1 周后再次返回抗凝门诊进行再评价。此时,他的 INR 为 1.7。哪些因素与抗凝强度的改变有关?

应当经常询问患者是否理解处方开具的剂量和他们对处方的依从性。问题可能包括"你正在服用的剂量是多少?""你每日何时服药?"和"你上周忘记服药几次"。如果没有证据显示患者记错了现在要服用的剂量或用药依从性差,应考虑一些其他的已知与个体患者华法林初始治疗和维持治疗剂量需要波动有关的因素。饮食中维生素 K 摄入的改变,基础疾病状态和临床条件、饮酒、基因和并用药物可以显著的改变治疗强度,导致需要调整剂量才能使 INR 保持在治疗范围内。在一项纳入了 1 015 名患者的华法林治疗的给药剂量队列研究中,体表面积、年龄 、目标 INR、胺碘酮使用、是否吸烟、种族、是否正患有血栓、VKORC11639/3673 G/A 多态性、CYP2C9( * )3 和 CYP2C9( * )2 是华法林治疗剂量的所有的独立预测因素[102]。

### 饮食中维生素 K 摄入

人类维生素 K 摄入有 2 个主要来源,肠道菌群生物合成维生素 $K_2$(甲基萘醌类)和饮食摄入维生素 $K_2$(植物甲萘醌)。美国推荐每日维生素 K 摄入在 70~140μg,且西方饮食中每日一般提供维生素 K 约 300~500μg[103]。维生素 K 在有些食物中含量很高,如绿叶蔬菜(芦笋、西兰花、球芽甘蓝、卷心菜、花椰菜、鹰嘴豆、芥蓝叶、莴苣、羽衣甘蓝、生菜、荷兰芹、菠菜和萝卜叶)、豆浆、某些油类、某些营养添加剂和复合维生素产品。绿茶和咀嚼烟草是其他重要的维生素 K 来源。

维生素 K 摄入的波动与服用华法林的患者 INR 波动有关[104,105],此外获得性华法林抵抗,定义为达 INR 治疗目标范围的华法林剂量需要过大,其与富含维生素 K 的饮食有关[106]。已报道有大量的病例,患者之前规律服用华法林,在饮食中维生素 K 来源减少后,INR 升高并伴或不伴出血。相反,添加维生素 K 来源的食物后有报道患者会发生 INR 降低并伴或不伴血栓栓塞并发病。

这些资料说明服用华法林的患者饮食改变的潜在临床意义。为了使这种潜在作用最小化,应当建议 E. N. 饮食保持稳定的维生素 K 摄入[107]。她的饮食习惯会部分影响最终的华法林维持剂量。但是不必要限制饮食中维生素 K 的摄入,除非出现明显的华法林抗凝效果抵抗。E. N. 应当认识含有大量维生素 K 的食物和添加剂,且应当告知其保持食谱稳定,避免突然摄入大量富含维生素 K 的食物。合适的评估和随访对饮食改变引起的 INR 变化导致的出血或血栓栓塞的预防非常重要。

### 基础疾病状态和临床情况

多种疾病存在或恶化可能影响抗凝状态[71](表 11-21)。腹泻引起肠道菌群改变能减少维生素 K 的吸收,使 INR 值升高。高热增加凝血因子的分解代谢且能增加 INR。因为可引起华法林代谢减少,所以心力衰竭、肝淤血和肝脏疾病也能引起 INR 显著升高。终末期肾病与 CYP2C9 代谢减少有关,导致华法林剂量需要降低。

表 11-21
与华法林有相互作用的疾病状态和临床情况

| 临床情况 | 对华法林治疗的影响 |
| --- | --- |
| 高龄 | 通过维生素 K 储备减少和/或维生素 K 依赖的凝血因子血浆浓度降低来增加华法林的敏感性 |
| 怀孕 | 致畸;避免妊娠期暴露 |
| 哺乳 | 不经乳汁排泄,哺乳期妇女可在产后使用 |
| 酗酒 | ■ 急性摄入:抑制华法林代谢,伴 INR 急性升高 |
| | ■ 长期摄入:促进华法林代谢,剂量需求增加 |
| 肝脏疾病 | ■ 可能通过减少凝血因子的产生而引起凝血障碍,伴基线 INR 升高 |
| | ■ 可能减少华法林的清除 |
| 肾脏疾病 | CYP2C9 活性降低,华法林剂量需求降低 |
| 心力衰竭 | 肝淤血致华法林代谢减少 |
| 营养状态 | 食谱中维生素 K 摄入改变(有意的或因疾病的影响结果、手术等)改变对华法林的反应 |
| 胃管喂食 | 减少华法林的敏感性,可能由吸收改变或营养补充物中维生素 K 含量改变引起 |
| 吸烟和使用烟草 | ■ 吸烟:可能诱导 CYP1A2,增加华法林剂量需求<br>■ 嚼服烟草:可能含有维生素 K,增加华法林剂量需求 |
| 发热 | 增加凝血因子的分解代谢,引起 INR 值急性增加 |
| 腹泻 | 肠道菌群分泌的维生素 K 减少,引起 INR 急性增加 |
| 急性感染/炎症 | 增加华法林的敏感性 |

INR,国际化标准比值

甲状腺功能对华法林治疗剂量的影响存在争议[108]。有证据表明左甲状腺素初始加速凝血因子的代谢,增加华法林的抗凝作用;但是华法林-左甲状腺素的相互作用影响 INR 的证据彼此矛盾[109,110]。最近一项回顾性研究发现在左甲状腺素开始治疗前后华法林的剂量的 INR 比值并未有明显差异,说明不存在有临床意义的相互作用,额外的监测可能并不需要[111]。已有报道,急性生理或心理压力可引起 INR 升高。有报道称增加运动可增加华法林剂量需求。吸烟可以诱导 CYP1A2,对某些患者这可能增加华法林代谢,使剂量需求增加[112]。因为其富含维生素 K,咀嚼无烟烟草能降低 INR 值[113]。

对服用华法林的患者的详细教育应包括使其仔细观察基础疾病和临床情况的体征和症状改变,因为这些改变可能影响华法林的剂量需求。当可能影响 INR 和华法林剂量需求的变化出现时,应当告知他们无论何时都应联系负责其抗凝管理项目的医疗人员。

**酒精摄入**

已认为长期酒精摄入可诱导代谢华法林的肝药酶系统。因此,对于酗酒患者,有时华法林剂量需求会升高。相反,急性大量酒精摄入通过竞争代谢酶可以减慢华法林代谢,导致 INR 升高和出血并发症风险增加[6,107]。虽然有些报道认为少量酒精摄入与 INR 升高有关[114],但总的来说,认为适量的饮用酒精饮料不会引起代谢或用 INR 定量的华法林治疗效果的变化。应当教育服用华法林的患者限制酒精摄入,每日不超过 1~2 瓶酒精性饮料[107]。应当建议长期饮酒者限制饮酒并保持规律饮酒,以避免 INR 波动。不需要禁止 E. N. 饮用酒精饮料,可以少量饮用,但应建议其避免突然摄入大量酒精。

相反,酒精性肝病(如肝硬化)能改变多种凝血机制并减少肝脏来源的凝血因子产生。维生素 K 依赖的凝血因子产生和清除减少,在这些患者中常引起 PT 和 INR 延长。因此,对于肝损伤的患者,应预期华法林反应会增强。肝功能的恶化也是出血并发症的预测因素之一,而终末期肝病的患者出血风险增加。对这些患者进行华法林治疗之前,必须权衡基础肝脏疾病和华法林治疗相关的出血风险和预防血栓栓塞性事件的获益。如果华法林有适应证,最好的方法是谨慎使用起始剂量并缓慢加量的方法,初始治疗采用较低的剂量,缓慢加量至目标剂量。如果有适应证,应当小幅度加量,同时应认识到对于严重肝功能不全的患者,完全发挥剂量调整的作用会延迟。对于使用华法林的肝功能不全患者,即使患者在 INR 目标治疗范围,也有必要监测出血的并发症。

### 遗传因素

细胞色素 P450(CYP)2C9 基因型[12,89]和维生素 K 环氧还原酶复合物 1(VKORC1)基因型已证明与有效抗凝所需的华法林剂量相关。结合基因型与临床信息的剂量计算方法能够预测华法林的稳定剂量[115]。但是结合 CYP2C9 基因型 和 VKORC1 单体型和患者特征以预测患者华法林的维持剂量在不同的随机前瞻性的临床研究中结果不同,引起这种方法应用的争议[116,117]。基于现有的资料未显示出获益,ACCP 不推荐常规基因检测以指导 VKA 的剂量(Grade 1 B)[21]。需要进一步的研究以确定华法林基因检测的地位。

案例 11-6,问题 4:怎样在门诊时对 E. N. 的治疗情况进行评估和评价?

在每次门诊期间,应当评估 E. N. 的出血症状和体征,以及血栓进展和复发的体征和症状。还应考虑 INR 检测的可靠性和准确性。此外,应当询问 E. N. 是否漏服或多服用了华法林,是否有食谱改变(增加或减少维生素 K,饮酒)、用药改变,最近的疾病情况(如恶心、呕吐、发热、寒颤、腹泻),任何形式的近期跌倒,应当仔细评估所有影响 E. N. 抗凝状态的因素。

### 剂量调整

案例 11-6,问题 5:经过仔细评估认为 E. N. 已经按照给药方案服用药物,没有明显的原因可解释其 INR 降低。应怎样调整其华法林剂量?

当证实抗凝过度或抗凝不足时,有必要对华法林剂量进行调整。表 11-22 是常规强度和高强度维持治疗的华法林剂量调整方法。通常,日总剂量(或周总剂量)调整 5%~20%可达到治疗范围[118]。因为华法林为非线性动力学,剂量的微小调整可能引起 INR 很大程度的改变,因此,不推荐剂量的大幅度调整(如增加或减少周总剂量的 20%以上)。维持剂量调整指南应当只适用于达到稳态剂量的患者而不能在初始治疗阶段应用。

表 11-22
维持治疗华法林剂量调整列线表[a]

| 目标 INR2~3 | 建议周总剂量调整 |
|---|---|
| INR<1.5 | 给予额外一次日剂量并增加 10%~20%周剂量 |
| INR 1.5~1.9 | • 周剂量增中 5%~15%维持剂量(可以考虑给予额外一次日剂量) |
| INR 2.0~3.0 | • 维持现在的剂量 |
| INR 3.1~4.0[b] | • 暂停每日给药剂量,并且减少 5%~20%周剂量[a] |
| INR 4.1~5.0[b] | • 暂停两日给药剂量,并且减少 10%~20%周剂量[a]<br>• 如果引起 INR 升高的因素认为是暂时的(如急性酒精摄入),考虑继续服用原先的维持剂量 |

来源:Warfarin Use in Adults:Clinical Care Guideline,University of Illinois Hospita and Health Sciences System.
[a]如果明确为暂时的原因,可能不需增加或减少周剂量。
[b]假定无活动性出血

因为 E. N. 现在每日服用 5mg,使其服用剂量上调 15%,约为每日 5.5mg。可以让他每日服用 1 片 5mg 片和半片 1mg 片(每日相同剂量)或每周 2 日服用 7.5mg 且其他 5 日服用 5mg(隔日给药),从而完成剂量调整。患者是否喜欢分割药片,是否混淆两种不同剂量片剂的以及混淆 1 周不同时间的不同服用剂量的可能性,在选择哪种给药方法时应首先考虑[119]。

### 随访频率

案例 11-6,问题 6:E. N. 同意增加华法林剂量至每日 5.5mg。给其新下达了 1mg 片剂的医嘱,并告知这些药物的使用方法。应当何时再次检测其 INR 及再次评估包括体格检查的抗凝治疗情况?

因为华法林和维生素 K 凝血因子的消除半衰期很长,需要多日华法林水平才能达到新的稳态。剂量调整完成 1 周后,应再次检测 INR。一旦达到稳态剂量,应当每 4~6 周进行患者评估和 INR 监测。但是,如果 E. N. 出现任何病情不稳定或依从性不佳的表现,有每隔 1~2 周进行随访的必要(表 11-23)。对于经仔细筛选的 INR 控制良好的患者[21],可以推荐 12 周一次的复诊频率。对于既往华法林治疗 INR 较为稳定的在治疗范围内的患者,如果有一次 INR 超出≤0.5,可能是高于也可能是低于治疗范围,与整体改变每日剂量相比,更建议可以继续使用当前的剂量并且在 1~2 周内复查 INR[21]。

表 11-23 华法林治疗过程中的患者评估和国际化标准比值的监测频率

| 初始治疗 | |
|---|---|
| 住院患者初始治疗 | 每日 |
| 门诊患者初始治疗弹性给药法 | 前 4 日每日，然后在 3~5 日内 |
| 门诊患者平均每日剂量法 | 在 3~5 日内，然后 1 周内 |
| 出院后 | 如果稳定，在 3~5 日<br>如果不稳定，在 1~3 日内 |
| 治疗首月 | 每隔 1~4 日，直至达治疗目标，然后每周 |
| **维持治疗** | |
| 病情稳定的患者 | 每 1~3 日 |
| 病情不稳定的患者 | 每日 |
| 出院后 | 如果稳定，在 3~5 日内<br>如果不稳定，在 1~3 日内<br>1~2 日后 |
| 病情稳定且依从性好的患者常规随访 | 每 4~6 周 |
| 病情不稳定或依从性差的患者常规随访 | 每 1~2 周 |
| 抗凝明显过度，停药后当日 | 在 1~2 日后 |
| 剂量改变当日 | 在 1~2 周内 |
| <2 周前剂量改变 | 在 2~4 周内 |

### 过度抗凝的管理

**案例 11-7**

问题：V. G. 既往服用华法林 3 年，期间 INR 控制较好，曾在排便发现有鲜血（血便）但痊愈后未在复发。在急诊室，INR 为 5.6，她的 Hct、Hgb 和主要体征均正常。大便潜血实验阳性，探及多个外痔。对于 V. G. 来说，应怎样治疗华法林的这种不良反应？

过度抗凝的管理应根据患者的临床表现。在 INR 升高但不伴出血并发症的病例中，停用 1 或 2 剂华法林，中断治疗直至 INR 达到治疗范围再用药通常就足够了[21]。出血轻微的并发症伴 INR 升高可通过短期停用华法林治疗直至出血停止。在这两种情况下，均应询问患者，以找出过度抗凝的原因，包括华法林服用超量、饮食改变或酒精摄入、基础疾病状态改变或使用其他的药物。在许多病例中，不能找到明确的原因。根据不同的起因，可能有必要降低华法林的维持剂量。

华法林停药后，INR 降至正常范围的时间依赖于患者的个体特征。高龄、华法林维持剂量需要降低、INR 过高与纠正 INR 所需时间延长有关[120]。INR 降至正常范围的时间延长的其他因素包括心力衰竭失代偿、恶性肿瘤活跃期、最近使用已知可增加华法林效果的药物。

对于 INR 升高至 4.5~10 且无出血的患者，虽然之前曾普遍推荐并常规使用低剂量维生素 K，但这种治疗方法并未降低主要出血事件，因此不再常规推荐[21]。但是 INR 高于 10 且无出血的患者口服小剂量维生素 K 1~2.5mg 可能有益。需要根据患者出血和血栓的个体风险因素考虑是否对未出血患者使用维生素 K[21]。口服 1~2.5mg 能在 24~48 小时内纠正过度抗凝而不引起长期的华法林治疗抵抗。由于会形成血肿，禁止肌内注射，因为吸收的个体差异不推荐采用皮下注射给药[121]。

0.5~1mg 维生素 K 静脉注射剂量可以在 24 小时内纠正过度抗凝[6]。这种方法也可以在侵入性操作前和高危患者纠正过度抗凝时用于逆转抗凝治疗。静脉注射维生素 K 应当用 50ml 静脉用液体稀释并用静脉输液泵泵入超过 20 分钟，以预防脸部潮红、低血压和心血管性虚脱[6]。虽然这些症状似乎可以预防，但是这些不良反应的机制是植物甲萘醌引起的还是由植物甲萘醌的处方溶剂引起的尚不清楚。如果不良反应发生时，可能有给肾上腺素的适应证，及其他的标准措施以维持血压和气道。

当出现重要、危及生命的出血事件（如严重的胃肠道出血、颅内出血）时，有快速逆转华法林治疗的适应证。新鲜的冰冻血浆或凝血因子浓缩物置换凝血因子能在 4~6 小时降低 INR，且应按需给药并小心检测容量状态[21]。也有大剂量给予静脉补充维生素 K（10mg）的适应证。静脉注射给药能在 6~12 小时内逆转华法林治疗的作用。如果解决出血问题后，有继续华法林治疗的适应证，有必要肝素抗凝 7~14 日直到大剂量维生素 K 的作用消除，且华法林的反应重新出现。

血便可能是更严重出血的早期体征，然而很多病例发现时仅为少量出血且能查到与此相关的原因如痔疮。在用药依从性好的患者中，停用华法林至 INR 再次降至治疗水平通常并且加用肠道药物以减轻肠道运动的张力、外用霜剂以减少水肿和刺激、增加液体入量和/或增加纤维摄入就足够了。给予小剂量维生素 K 是更快的使 INR 降至正常的方法。因为 V. G. 只在大便中发现有出血，并且血流动力学、血红蛋白稳定，停用华法林是合适的。如果患者从未行过结肠镜检查，可能需要评估是否适于进行这项检查。

### 妊娠期应用

**案例 11-8**

问题：M. P. 是一名 25 岁的女性，长期服用华法林治疗复发 VTE。她今日发现月经停止并认为她可能怀孕，今日医嘱进行妊娠试验，结果为阳性。华法林对胎儿有哪些作用？在这种情况下 UFH 或 LMWH 是更安全的替代药物吗？

华法林和香豆类抗凝剂透过胎盘屏障，对胎儿有致出血和致畸的作用[127]。使用香豆素的孕妇，30% 胎儿出生异常，30% 流产和死产。在妊娠期头 3 个月，母亲服用华法林，胎儿主要出现点状钙化和鼻软骨发育不全这些先天性畸形，第 6～12 周风险最高。其他包括中枢神经系统和眼部异常，更可能在母亲孕后期服用华法林时出现。此外，因为华法林透过胎盘，可能出现胎儿出血并发症。

应建议需要抗凝治疗的育龄妇女进行避孕。应当告知正在服用华法林的怀孕患者继续服用对胎儿的风险，以及她们自身停止抗凝后的风险。

对需要抗凝的孕妇可以选择 UFH 和 LMWH。因为这些药物不透过胎盘，比华法林更适于在妊娠期使用。很多临床实验已经证明了 UFH 和 LMWH 在预防和治疗孕妇 DVT 和 PE 的有效性和安全性，其中与 UFH 相比大体上更推荐在孕期全程的长期管理使用低分子肝素[122、123]。在妊娠期间，可以预期母亲的体重在增加，同时文献报道 LMWH 妊娠期清除增加[124、125]。当在妊娠期间为治疗 VTE 需全剂量使用 LMWH 时，在整个妊娠期必须按照以上两点调整剂量。表 11-24 列出了现在妊娠期使用抗凝药物的推荐摘要。

在告知华法林相关的风险后，M. P. 决定继续怀孕，并开始使用 LMWH 抗凝。因孕妇和胎儿出血风险增加，在 DOAC 的临床试验中剔除了妊娠期妇女，现在不推荐妊娠期妇女使用此类药物。应立即停止华法林治疗且开始使用皮下注射 LMWH 的方法，剂量如前所述。在整个妊娠期应根据体重和清除进行剂量调整，可能需要抗Ⅹa 因子监测指导，应合理监测 LMWH 使用的相关不良反应包括出血、血小板减少和骨质疏松。

**表 11-24**

妊娠期抗凝推荐摘要

| 临床情况 | 围产期选择 | 产后 |
|---|---|---|
| 1. 预防（既往 VTE 史） | | |
| 复发 VTE 低风险（单次 VTE 病史并与暂时的 RF 有关，与妊娠或雌激素使用无关 | 临床警戒 | 预防剂量或中间剂量 LMWH 或 VKA（INR 2～3）使用 6 周优于不预防 |
| 复发 VTE 中/高风险（单次原发 VTE 病史，妊娠或雌激素使用相关 VTE，或多次原发 VTE 病史且未长期使用 AC） | 预防剂量或中间剂量 LMWH 优于临床警戒或常规监护 | 预防剂量或中间剂量 LMWH 或 VKA（INR 2～3）使用 6 周优于不预防 |
| 长期使用 VKA | 在妊娠全程中使用剂量调整的 LMWH 或 75% 治疗量的 LMWH，优于预防剂量的 LMWH | 重新使用长期 AC |
| 2. 预防（既往无 VTE 史） | | |
| FVL 纯合或凝血酶原突变并且有 VTE 家族史 | 预防剂量或中间剂量 LMWH | 预防剂量或中间剂量 LMWH 或 VKA（INR 2～3）使用 6 周优于不预防 |
| 所有其他的血栓倾向并且有 VTE 家族史 | 临床警戒 | 预防剂量或中间剂量 LMWH（在非蛋白 C 或 S 缺陷的患者）或 VKA（INR 2～3）优于常规监护 |
| FVL 纯合或凝血酶原突变并且无 VTE 家族史 | 临床警戒 | 预防剂量或中间剂量 LMWH 或 VKA（INR 2～3）使用 6 周优于常规监护 |

表 11-24
妊娠期抗凝推荐摘要(续)

| 临床情况 | 围产期选择 | 产后 |
| --- | --- | --- |
| 所有其他的血栓倾向并且无 VTE 家族史 | 临床警戒 | 临床警戒 |
| 长期口服抗凝药物的机械瓣膜置换术 | ■ 剂量调整的皮下注射 UFH | 长期使用华法林达到先前的 INR 目前合用 UFH/LMWH 至 INR 超过治疗范围低限 |
| | ■ 剂量调整的每日两次 LMWH(调整至达到生产厂家推荐的给药 4 小时后抗Ⅹa 因子峰值活性浓度)<br>■ UFH 或 LMWH(如上述)直至 13 周,替换为 VKA 直到临近生产时重新使用 UFH 或 LMWH | |

剂量调整的 UFH:每 12 小时皮下注射 UFH,剂量调整至达到治疗范围中位值的 aPTT。

预防剂量 LMWH:达肝素 5 000U 每 24 小时皮下注射;亭扎肝素 4 500U 每 24 小时皮下注射;依诺肝素 40mg 每 24 小时皮下注射(可能需要根据极端体重调整剂量)。

中等剂量 LMWH:依诺肝素每 12 小时一次,一次 40mg 皮下注射或达肝素每 12 小时一次,一次 5 000U 皮下注射。

剂量调整的 LMWH:根据体重调整的完全治疗剂量,每日 1 次和每日 2 次:达肝素 200U/kg 每日 1 次;亭扎肝素 175U/kg 每日 1 次,达肝素每 12 小时一次,一次 100U/kg 依诺肝素每 12 小时一次,一次 1mg/kg。

AC,抗凝;BID,每日 2 次;FVL,Ⅴ因子莱顿突变;INR,国际化标准比值;LMWH,低分子肝素;RF,风险因素;SC,皮下;UFH,普通肝素;VKA,维生素 K 拮讥剂 VTE,静脉血栓栓塞疾病。

来源:Bates SM et al. 9th ed. ACCP guidelines. *Chest*. 2012;141(2)(Suppl):e691S-e736S.

对于想要通过脊髓麻醉生产的孕妇,注射 LMWH 应当在催产、剖宫产或硬膜外置管前至少 24 小时停用,并且在不早于术后 24 小时且充分止血时重新开始应用[126]。抗凝的妇女(如上剂 LMWH 在 24 小时内,或静脉注射 UFH 的患者 aPTT 延长)不可使用轴索麻醉。对于不使用硬膜外置管的患者,产后抗凝只要控制生产出血之后 12~24 小时就可以开始再次使用[126]。对于出血高危的妇女可以考虑使用 UFH,对大数妇女,使用 LMWH 是合理的。当出血停止时可以再次开始华法林治疗,使用 UFH 或 LMWH 桥接至 INR 达治疗范围。华法林、LMWH 和 UFH 不在乳汁中蓄积且不会对婴儿起到抗凝作彤,因此能在哺乳期妇女中使用[122],因此 M. P. 能安全哺乳。目前不推荐哺乳期使用 DOAC[122,123]。

## 心源性栓塞的预防

### 房颤

#### 复律前抗凝

**案例 11-9**

问题 1:T. S. 是一名 66 岁的女性,没有其他显著的病史,就诊于心内科门诊,并自述虚弱和心悸多日。体检发现脉搏不规则,心率约为 120 次/min。使用 ECG,诊断为房颤并计划复律。在复律前 T. S. 需要抗凝吗?

房颤时,心房活动能力减弱并且心房扩大引起血液淤滞在心房和左心耳内,引起心房血栓形成。心房血栓形成会引起全身性血栓栓塞的风险,临床表现包括四肢的动脉栓塞或脾、肾或腹主动脉的血栓栓塞,但是最常栓塞的部分是脑动脉系统,引起短暂脑缺血发作或中风并伴有潜在危险性的神经和功能损害。未经血栓预防的房颤会增加 5 倍的缺血性卒中风险[127]。

直接电复律和抗心律失常药物复律,因心房正常机械活动恢复,易继发血栓栓塞,从而都会使房颤患者中风风险在初期短暂升高(见第 15 章)。1 项包含 437 名患者的回顾性队列研究资料显示,房颤患者复律未抗凝中风发生率为 5.3%,而当接受复律的患者抗凝后,中风发生率明显降低至 0.8%[128]。除了预防新形成的房颤血栓的发生,抗凝使所有血栓内皮化并附着在心房壁上,因此使血栓栓塞的风险最小化。根据血栓进展和栓子内皮化的可能需要的时间,房颤持续 48 小时的患者在复律前应当接受 3 周的华法林治疗性抗凝,目标 INR 为 2.5(范围 2.0~3.0)[127,129]。直接口服抗凝药物例如达比加群、利伐沙班和阿哌沙班是华法林治疗的替代选择[129]。虽然房扑与房颤相比,中风的风险较低,但也应当进行同样的治疗。

不清楚 T. S. 房颤是否持续了 48 小时,因此,她在复律前应当接受 3 周的华法林抗凝治疗。即使已经控制了心室律,如果 T. S. 仍不能耐受心脏症状,在经食管超声心动图(transesophageal echocardiography,TEE)排除左心房血栓后,她的治疗团队可以考虑在未抗凝的情况下立即复律。TEE 比经胸超声心动图更敏感,可见左心房和左心房附着物。

在 1 项包含 1 222 名房颤持续超过 2 日患者的临床试验中,将患者随机分为 TEE 指导的治疗组或经典复律前抗凝组[130]。复律前抗凝组的患者和 TEE 组发现血栓的患者,在复律前均接受 3 周的华法林治疗。TEE 未发现血栓的患者在复律前不进行抗凝。所有患者在复律后均进行4周的抗凝治疗。经典治疗组和TEE指导治疗组的患者具有相似的血栓栓塞发生率(0.5% vs 0.8%,$P=0.5$)[130]。

## 复律后抗凝

> 案例11-9,问题2:在3周常规强度华法林后,T.S. 成功复律。应当停用华法林吗?

虽然心脏的电生理活动已经正常化,心房机械活动在房颤复律后的作用恢复可能延迟至3周后。此外,很多房颤患者在首次成功复律后第1个月复发房颤。这些因素与房颤患者卒中普遍延迟发生有关。因此,华法林抗凝应当在复律后至少继续4周。应当根据患者的血栓风险因素来决定是否需要长期抗凝治疗[127,129]。

## 阵发或持续性房颤的抗凝治疗

> 案例11-9,问题3:在复律成功2周后,T.S. 再次至急诊室因心悸和轻度头晕就诊。经心电图检查再次诊断房颤。关于抗凝需要做哪些决定?

### 瓣膜性房颤的抗凝

既往一直认为继发于瓣膜性心脏病的房颤是卒中的一个显著风险因素。有风湿性二尖瓣心脏病史的房颤患者与对照组相比卒中发生率高17倍。瓣膜性房颤患者需要长期、常规强度的抗凝治疗(目标INR 2.5,范围2.0~3.0)以预防血栓栓塞和中风。DOAC尚未在此类患者中进行研究,现在应避免在这种情况下应用本类药物[127,129]。

### 非瓣膜性房颤的抗凝

非瓣膜性心脏病是房颤最常见的原因,且与瓣膜性心脏病相似,是房颤患者中风的显著风险因素。5项临床研究充分说明了华法林对长期非瓣膜性房颤患者全身性栓塞和中风的一级预防作用[127,129,131]。所有对华法林和安慰剂进行比较的五项研究,均因华法林明显的获益作用而提前终止。与安慰剂相比,华法林使中风风险由每年5%明显降低至每年约2%,平均相对风险降低67%。根据这些临床试验的结果,推荐如T.S. 这样的非瓣膜性房颤患者,使用华法林长期抗凝治疗,并使INR达到2.5的目标值(范围2.0~3.0)[127,129,131]。

许多临床研究试图明确华法林与阿司匹林相比对于房颤相关卒中的预防作用[127,129,132]。与安慰剂相比,阿司匹林降低房颤患者卒中风险,但是这种降低仍不足以与华法林的降低作用相比。在华法林与阿司匹林比较的临床试验中,华法林的风险降低作用明显大于阿司匹林。但是阿司匹林可能适用于房颤相关卒中风险低危的某些患者。房颤相关卒中风险根据$CHADS_2$评分和CHA2DS2-VAS评分进行个体风险因素评估(表11-9)。现在ACCP推荐使用$CHADS_2$评分,而$CHA_2DS_2$-VAS评分由American Heart Association/American College of Cardiology/ Heart Rhythm Society (AHA/ACC/HRS) 和 European Society of Cardiology (ESC) 推荐使用(见第15章)。





随后的研究已经证实华法林在房颤卒中预防方面优于阿司匹林联合氯吡格雷,华法林与阿司匹林和氯吡格雷联合使用时颅内出血的风险增加[133,134]。

### 直接口服抗凝药物

直接凝血酶抑制剂达比加群,直接Xa因子抑制剂(利伐沙班、阿哌沙班和依度沙班)均在非瓣膜房颤患者的卒中预防方面与华法林进行了比较[135-138]。

在初始治疗时选择最合适的抗凝药物,应当考虑患者特异的因素包括年龄、肾功能、体重、合并用药和既往病史。药品花费,保险覆盖情况和患者偏好包括每日的给药次数、监测频率等也应予以考虑[139](见第15章)。

应评估T.S. 长期房颤类型为可能阵发性、持续性还是永久性,并将其卒中风险与其华法林相关出血合并症风险进行比较,据此决定是否长期使用华法林进行抗凝。因为她的年龄和高血压病史($CHADS_2$评分是2分,$CHA_2DS_2$-VAS评分3分),而最合适的策略应当是长期华法林治疗,INR目标值为2.5(范围2.0~3.0)或全剂量DOAC治疗。

# 心脏瓣膜置换术

## 机械瓣膜

> **案例11-10**
>
> 问题:P.B. 是一名59岁的女性,继往有风湿性二尖瓣疾病,已进行二尖瓣置换术。置入St. Jude(双叶机械)瓣膜,在术后开始肝素治疗。P.B. 需要继续华法林抗凝治疗吗?

机械瓣膜(mechanical prosthetic valves)因为提供了与血液成分接触的异物表面,在其上可发生血小板聚集和血栓形成,因此显著增加了血栓栓塞风险。瓣膜血栓可能损害了瓣膜功能的完整性,可能导致栓塞的全身性症状,包括卒中[140]。血栓栓塞并发症的发生率因人工瓣膜的类型[球笼型(Starr-Edwards)>斜盘型(Medtronic-Hall; Bjork-Shiley)>双叶型(St. Jude)]、置换瓣的解剖位置而异(双瓣膜置换>二尖瓣>主动脉瓣)[141]。

机械瓣置换患者需要长期的抗凝,因为这样可以明显减少卒中风险和全身性栓塞的症状(见表11-9)。临床试验比较了在机械瓣置换术后的华法林口服抗凝的不同强度,以确定可对抗血栓栓塞风险的抗凝强度,同时减少出血并发症的发生[142]。St. Jude双叶瓣或斜盘瓣置换主动脉瓣的患者应接受长期的华法林抗凝治疗,目标INR为2.5(范围2.0~3.0)[140,143]。对于所有置换主动脉其他类型的机械瓣和任何一种置换二尖瓣的机械瓣,推荐长期的华法林抗凝治疗,目标INR为3.0(范围3.0~3.5)。推荐具有全身性血栓栓塞附加风险的患者(房颤、左室功能不全、全身栓塞史或高凝状态),除非有明显的出血风险或不耐受阿司匹林史,应当联用低剂量阿司匹林(每日81mg)。

2012 年,在证明机械瓣膜置换的患者服用达比加群后,与华法林相比,血栓栓塞事件如瓣膜血栓、心肌梗死、短暂脑缺血发作和卒中显著增加及出血事件显著升高后,RE-ALIGN 研究提前中止实验[144]。在这些结果基础上,同时发现从华法林短暂过渡至达比加群治疗见到瓣膜血栓的病例报道,FDA 在药物安全警戒推荐中强调机械瓣膜置换的患者不应当使用达比加群。因此在达比加群药品说明书中也更新了这一禁忌。根据这项研究的结果,任何其他的 DOAC 不可能在这一人群进行试验,所有的 DOAC 不应在机械瓣膜置换的患者中使用。因此 P. B. 需要终生持续使用华法林来减少卒中和其他的系统栓塞的风险。

### 生物瓣膜

**案例 11-11**

问题:E. F. 是一名 82 岁的女性,具有症状性主动脉瓣狭窄史,已经进行生物(哺乳类)主动脉瓣置换术。E. F. 需要抗凝治疗吗?

哺乳动物来源提取的人工心脏瓣膜(猪或牛异种移植物、同种移植物)血栓栓塞风险显著小于人工机械瓣膜。血栓栓塞风险最高的时期在移植后的前 3 个月。因此,对低出血风险的生物主动脉瓣或二尖瓣的患者推荐植入瓣膜后 3~6 个月、常规强度、预防性的华法林抗凝,目标 INR 为 2.5(范围 2.0~3.0)。在这一时期后,有单独使用阿司匹林长期治疗(每日 1 次,一次 75~100mg)的适应证[140,143]。生物主动脉瓣或二尖瓣的患者单独使用阿司匹林 75~100mg 也是合理的替代方案。需要知道更多 E. F. 出血风险因素来决定治疗方案,但是根据她的年龄,单用阿司匹林治疗可能是合适的[140]。经导管主动脉瓣膜置换术(TAVR)是一种避免开胸的新技术。但是最近的 AHA/ACC 指南推荐在 TAVR 术后既可以使用至少 3 个月的华法林抗凝,目标 INR 为 2.5(范围 2.0~3.0),也可使用至少 6 个月的氯吡格雷每日 1 次,每次 75mg,另外长期服用阿司匹林,每日 1 次,一次 75~100mg[143]。

## 桥接治疗

### 在侵入性操作围术期的抗凝管理

**案例 11-12**

问题:L. P. 是一名 48 岁的女性,具有瓣膜性心脏病史。她曾行二尖瓣置换术,置入 St. Jude 型瓣膜,每日服用 7.5mg 华法林进行抗凝,目标 INR 为 2.5(范围 2.5~3.5)。最近,她主诉偶发直肠出血。她计划几周后行结肠镜检查。她的消化科专家致电抗凝门诊以决定在术前逆转其华法林作用的最适合方案。应进行怎样的选择?

当计划行侵入性操作时,常有必要逆转华法林的作用,以使服用抗凝药加重的手术相关出血并发症风险降至最小。逆转华法林的抗凝作用可能需要停药后数日,但是在这期间,抗凝不足,患者可能会有血栓栓塞并发生的风险。桥接治疗是指使用相对短效的注射用抗凝剂(UFH、LMWH)在侵入性操作前或手术结束后立即作为华法林的替代药物[145]。因为 UFH 和 LMWH 与华法林相比消除半衰期更短,就在手术之前停用也不增加手术相关的出血风险。最后一剂 LMWH 和皮下注射 UFH 通常在计划手术时间前的 24 小时给予,而静脉输注 UFH 在手术前 6 小时停用。最后一剂 LMWH 的时间可能需要根据患者的肾功能调整,因为此类药物经肾消除。因为它们的作用出现更快,这些药物在侵入性操作术后一旦止血可恢复使用,从而快速达至抗凝状态。对于高出血风险的手术,治疗用注射抗凝药物恢复使用应当推迟至 24 小时之后。华法林也同时恢复使用,桥接抗凝剂继续使用至 INR 达到治疗范围[145]。

现在关于桥接的指南基于相关病例、观察研究和非随机试验的结果,纳入各种抗凝适应证的患者,包括瓣膜置换。使用桥接治疗的决定应根据进行手术或操作并持续抗凝的出血风险和问题患者抗凝不足的相关血栓栓塞风险。对每个需要临时停用华法林的患者均需进行个体化风险评估和制定桥接治疗计划。最近一项大规模的调查 the Outcomes Registry for Better Informed Treatment of Atrial Fibrillation (ORBIT-AF)纳入了需临时中断口服抗凝药物治疗的房颤患者,发现桥接治疗与更高的出血和不良事件发生有关[146]。不久后的 BRIDGE 研究 (Bridging Anticoagulation in Patients who Require Temporary Interruption of Warfarin Therapy for an Elective Invasive Procedure or Surgery)纳入的房颤患者随机使用 LMWH 和安慰剂,中期结果显示了与 ORBIT-AF 相似的结果。这一研究表明桥接和非桥接组动脉血栓栓塞的发生率没有差异,但是桥接组的主要出血事件发生率显著升高。这项研究中患者的 $CHADS_2$ 平均为 2.3、并且机械心脏瓣膜患者、在此前 12 周内发生缺血性脑卒中、系统性栓塞、短暂脑缺血发作的患者未纳入此项研究,与动脉血栓栓塞和出血比例升高有关的大手术也未呈现。因此 BRIDGE 研究的结果不可应用于这些剔除的患者类型的患者[147]。

有必要对每个需要临时中断华法林治疗的患者进行个体化风险评估和桥接治疗计划。当前对于危险分层的推荐见表 11-25。高危和中危患者如需停用华法林一般接受桥接治疗,而低危患者,华法林只需在侵入操作前停用,而不需桥接。必须评估操作和手术的出血风险。对于高血栓栓塞风险和手术或操作低出血风险,尤其是行拔牙术或白内障术的患者应尽力保证口服抗凝药物的连续使用。表 11-26 包括高出血风险和低出血风险的手术。

表 11-25
决定需要行桥接治疗的危险分层

| 危险分层 | VKA 治疗的适应证 | | |
|---|---|---|---|
| | 机械心脏瓣膜 | 房颤 | 静脉血栓栓塞症 |
| 高危 | ■ 任何人工二尖瓣 | ■ $CHADS_2$ 评分 5~6 分 | ■ 近期(3 个月内)VTE |
| | ■ 旧型(球笼型或倾斜盘式)人工主动脉瓣 | ■ 近期(6 个月内)卒中或短暂脑缺血发作 | ■ 严重血栓形成倾向(如 C 蛋白、S 蛋白或抗凝血酶缺陷,抗磷脂抗体或多种异常 |
| | ■ 近期(6 个月内)卒中或短暂脑缺血发作 | ■ 风湿性瓣膜性心脏病 | |
| 中危 | ■ 双叶人工主动脉瓣合并以下一种:房颤、卒中史或短暂脑缺血发作史、高血压、糖尿病、充血性心力衰竭、年龄>75 岁 | ■ $CHADS_2$ 评分 3~4 分 | ■ 在过去 3~12 个月内 VTE(考虑 VTE 预防而不是最大强度的桥接治疗)<br>■ 非严重的血栓形成条件(如杂合的Ⅴ因子莱顿突变、Ⅱ因子杂合突变)<br>■ VTE 复发<br>■ 癌症活跃期(在 6 个月内治疗或减轻) |
| 低危 | ■ 双叶人工主动脉瓣并不伴房颤和其他卒中危险因素 | ■ $CHADS_2$ 评分 0~2 分(无卒中史或短暂脑缺血发作史) | ■ 曾发生单次 VTE,发生至今 12 个月以上,并无其他风险因素 |

VTE,静脉血栓栓塞

来源:Douketis JD et al. Perioperative management of antithrombotic therapy:9th ed:American College of Chest Physicians Evidence-Based Clinical Practice Guidelines. *Chest*. 2012;141(2)(Suppl):e326S-e350S.

表 11-26
部分手术操作出血风险

| 低风险(2 日主要出血风险 0%~2%) | 高风险(2 日主要出血风险 2%~4%) |
|---|---|
| 腹疝修补术 | 腹主动脉瘤修补术 |
| 白内障手术 | 任何持续时间超过 45 分钟的手术 |
| 胆胰切除术 | 大型癌症手术 |
| 结肠镜 | 大型心血管手术(心脏瓣膜置换 &CABG) |
| 皮肤活检 | 大型骨科手术(关节置换术) |
| 膀胱镜检查 | 大型血管外科手术 |
| 宫腔镜诊刮术 | 经尿道前列腺切除术 |
| 拔牙术 | 神经外科手术 |
| 胃镜±活检 | 息肉切除术、静脉曲张治疗 |
| 皮肤癌切除术 | 肾脏活检 |

引自:Spyropoulos AC. Perioperative bridging therapy for the at-risk patient on chronic anticoagulation. *Dis Mon*. 2005;51:183den3.

LMWH 和 UFH 用于桥接治疗,患者的预后相似,但因为 LMWH 与 UFH 静脉给药相比,不需住院,因此总的花费更低;因此,只要可以使用,推荐使用 LMWH[145]。在严重肾功能不全的患者中更推荐应用 UFH(CrCl<30ml/min),如果使用 LMWH,建议减低剂量。如果患者疗程延长(超过 7 日)可能需要通过监测抗Ⅹa 因子活性来评估蓄积情况。基于血栓栓塞风险和肾功能的桥接治疗指南见表 11-27。

因为 L. P. 具有置换二尖瓣的机械瓣膜,抗凝不足相关的血栓栓塞风险相对较高。因此华法林停用时她应当用注射抗凝剂进行桥接治疗来代替。她的肾功能正常,且她的医疗保险覆盖注射药物。因此,抗凝方案为早期在术前 5 日停用华法林,然后每 12 小时使用依诺肝素 1mg/kg 代替,直至 INR 降至治疗范围下限。依诺肝素最后 1 剂应当不晚于术前 24 小时,以使术中出血风险最低。在术后,华法林应按她常用量重新服用,且应当继续使用依诺肝素直至 INR 高于 2.5 即 L. P. 治疗范围的最低限。对于除机械瓣之外的适应证,可以使用依诺肝素每日 1 次,一次 1.5mg/kg 以避免每日 2 次注射。

表 11-27

侵入性手术操作桥接治疗指南[a]

| 日 | 处理 | | |
|---|---|---|---|
| | 华法林 | LMWH | 实验室检查 |
| -6 | 最后一剂华法林 | N/A | INR;如果超过治疗范围,不给药 |
| -5 | 停用华法林 | N/A | |
| -5 | 停用华法林 | 开始使用 LMWH | |
| -3 | 停用华法林 | LMWH | |
| -2~-1 | 停用华法林 | LMWH:最后一剂在操作 24~36 小时之前 | |
| 0(手术操作日) | 给予达到稳态时的平常使用的华法林剂量[a] | 无 LMWH | 确保 INR 适于进行手术[b]<br>CBC |
| 1 | 如果前一日未开始使用,今日重新开始使用华法林 | LMWH;小手术后开始使用,大手术后不使用 LMWH | |
| 2~3 | 华法林 | LMWH;如果大型手术出血得到控制开始使用 | |
| 4 | 华法林 | LMWH | |
| 5~7 | 华法林 | LMWH | INR;如果考虑 CBC 停止使用,CrCl,如果需要继续使用 LMWH 抗Xa 因子水平 |

[a] 重新开始使用考虑初始两日给予 1.5 倍平常使用的华法林剂量。
[b]大多数手术操作需要 INR<1.5。
INR,国际化标准比值;LMWH,低分子肝素;CBC,全血细胞计数 CrCl,肌酐清除率

## 药物相互作用

### 与处方药物的相互作用

**案例 11-13**

问题:P.T. 是一名 48 岁的女性,曾在 5 年前进行二尖瓣人工机械瓣置换术。她已经使用华法林每日 6mg 抗凝并控制良好。因皮肤感染她向家庭医师紧急预约,检查示甲氧西林耐药的金黄色葡萄球菌(MRSA)阳性,今日处方开具 1 片双倍强度的甲氧苄定-磺胺甲噁唑(TMP-SMX),每日 2 次,服用 10 日。之后她要求今日去抗凝门诊复诊,她对青霉素过敏,并且使用四环素后胃部不适,不能耐受。华法林和 TMP-SMX 同时使用对于 P.T. 的抗凝控制有何影响?应当对华法林进行剂量调整或用另一种药物替换 TMP-SMX 吗?

华法林的药物相互作用的发生与很多不同的机制有关,会对华法林的抗凝作用产生显著的影响[148,149]。在服用华法林的患者给药方案中停用或加用有相互作用的药物或间断应用时,会升高或降低 INR。可能引起临床显著的出血或血栓栓塞合并症。药师应对服用华法林的患者提供重要的干预,包括应对医嘱和非医嘱用药进行谨慎的选择、适合的 INR 监测和详细的关于药物相互作用的患者教育。已筛选出数百种药物与华法林有相互作用的报道,表 11-28 列出相互作用的机制和对 INR 的影响。更多的关于药物相互作用的管理见第 3 章。

虽然华法林的蛋白结合率很高(主要是白蛋白),且可被大量弱酸性药物从蛋白结合位点置换出来,这些相互作用通常不会在临床上引起显著的 PT/INR 升高[150]。华法林从蛋白结合位点置换出可以被肝脏迅速的消除,清除率增加从而不会引起游离药物浓度的明显升高。

其他类型的华法林相互作用更为显著。药效学相互作用包括凝血生理性改变,尤其是影响凝血因子合成或降解或抑制血小板增加从而增加出血风险。药物代谢动力学相互作用影响华法林的吸收和代谢,当华法林的代谢被诱导或抑制时,临床上会发生显著的药物相互作用。S(-)-华法林作用更强,主要通过肝微粒体酶系统 CYP2C9

代谢，R(+)-华法林作用较弱主要通过CYP1A2、CYP3A4代谢。已知的具有相互作用的药物，影响负责代谢前者的肝微粒体酶系统比影响负责代谢后者的作用更为显著。

**表 11-28**
华法林药物相互作用

| 靶点 | 作用 | 反应 | 例子(不仅限于) | | | |
|---|---|---|---|---|---|---|
| 凝血因子 | 合成增加 | INR降低 | 维生素K | | | |
| | 合成减少 | INR升高 | 广谱抗生素 | | | |
| | 分解代谢增加 | INR升高 | 甲状腺激素 | | | |
| | 分解代谢减少 | INR降低 | 甲巯咪唑 | | 丙硫氧嘧啶 | |
| 华法林分解代谢 | 抑制 | INR升高 | 对乙酰氨基酚 | 别嘌醇 | 胺碘酮 | 唑类抗真菌药 |
| | | | 西咪替丁 | 氟喹诺酮类 | 大环内酯类 | 甲硝唑 |
| | | | 普罗帕酮 | SSRIs | 他汀 | 磺胺抗菌药 |
| | 诱导 | INR降低 | 巴比妥 | 卡马西平 | 多西环素 | 灰黄霉素 |
| | | | 萘夫西林 | 苯胺英 | 扑米酮 | 利福平 |
| 凝血 | 增加抗栓作用 | 增加出血风险 | 阿司匹林 | NSAIDs | 水杨酸 | GPⅡb/Ⅲa抑制剂 |
| | 增加抗凝作用 | 增加出血风险 | 肝素 | LMWH | 直接凝血酶抑制剂 | 溶栓剂 |
| | | INR降低 | 消胆胺 | 考来替泊 | 硫糖铝 | |
| 吸收 | 减少 | INR降低 | 维生素C | 硫唑嘌呤 | 糖皮质激素 | 环孢菌素 |
| 未知 | | INR升高 | 雄激素 | 非诺贝特 | 环磷酰胺 | 吉非贝齐 |

GP，糖蛋白；INR，国际化标准比值；LMWH，低分子肝素；NSAIDs，非甾体抗炎药

磺胺甲噁唑可以立体选择性地抑制作用更强的S(-)-华法林代谢，从而显著的增加华法林的作用。在抑制代谢后，华法林的作用加强常需通过数日才能显现，且一旦相互作用的药物停用，这一作用会缓慢的消失。此外，TMP-SMX因感染相关的发热而给药，发热可能增加维生素K依赖的凝血因子代谢，更加速了低凝血状态反应。当抗生素治疗解除高热后，这一作用将消失。

对于P.T.来说，最理想的选择是停用TMP-SMX并选择无相互作用的替代药物。决定使用哪种药物，必须考虑临床适应证的治疗选择和患者的个体因素包括过敏史和耐受性。在P.T.的病例中，她有青霉素过敏史且不耐受四环素，因此不能使用这两种药物。如果临床上不适用一种无相互作用的替代药物，合用有相互作用的药物对于服用华法林的患者来说并不是绝对禁忌。P.T.应用TMP-SMX是可以接受的。不应当在一开始就改变华法林的剂量，因为相互作用可能需要数日才会显现。INR应当在给药后3日内测，并进行华法林的剂量调整，根据首次INR结果再进行后续的监测。

## 案例 11-14

问题1：G.H.是一名54岁的男性因多发的双侧的静脉血栓长期使用抗凝治疗，华法林每日1次，一次7.5mg。他6个月前行膝关节置换术并且有置入物感染的并发症，因此他需要在一名熟练的护士帮助下静脉注射利福平治疗几周。他的骨科医师询问能否换用别的抗凝药物，因为华法林和利福平具有相互作用。对这名患者来说有哪些选择？

虽然DOAC的药物相互作用与华法林相比较少，但是它们均为P糖蛋白的底物，因此可被P糖蛋白强诱导剂利福平降低血药浓度[151]。当前，达比加群、利伐沙班、阿哌沙班和依度沙班在药品包装说明书均注明禁忌与利福平联用，因此G.H.不适于选择这些药物。

华法林与利福平的相互作用可能很显著，可能华法林剂量大幅度增加(有时可达初始剂量的3倍)才能使G.H.仍保持在治疗范围的INR。如果G.H.所在地能够比较经常测

定 INR，如每隔几日，直到探测到药物相互作用的程度，达到一个新的稳定的华法林剂量，可能在使用利福平期间联用华法林是合适的。如果 G. H. 在家接受治疗，使用家庭 INR 测定仪，并在家自测 INR 也是合适的替代方案。研究显示，使用高质量的抗凝管理患者通过个人操作自测 INR（几乎每周一次）与在诊所每 4 周检测相比，具有更好的治疗范围内时间（TTR）[152]。这项试验的亚组研究显示，在长期抗凝时更频繁监测 INR 的个体患者与每月监测的患者相比 TTR 略高[153]。患者的保险通常可覆盖自测仪和耗材的费用；但是对这种方式的抗凝管理的费用补偿不佳，可能会使医务人员向患者提供自我监测的意愿受到限制。如果不考虑费用补偿（例如保险系统关闭），患者自测可能会使患者更好的管理他们的华法林治疗并且减轻 INR 监测带来的负担。

LMWH、UFH 和磺达肝癸钠也是对 G. H 来说合理的使用选择，尤其使用利福平使他的 INR 不能稳定时。但是，自我注射和保险限制这些障碍，使长时间连续使用这些药物很困难。

**案例 11-14，问题 2：**在疼痛管理方面，G. H 可以再次使用布洛芬吗？

这个问题举例说明了患者服用华法林时最难以解决的治疗矛盾之一。所有的 NSAIDs 通过抑制具有细胞保护作用的前列腺素合成，都具有胃肠道刺激的作用，因此使用此类药物需要注意胃肠道出血。此外，大多数 NSAIDs 抑制血小板聚集，抑制有效的凝血，能导致出血并发症[154]。

这些作用能显著增加服用华法林并同时应用 NSAID 治疗的患者出血并发症的风险。在大于 65 岁患者的回顾性队列研究中，同时服用华法林和 NSAID 的患者，因出血性消化性溃疡住院的风险是单独使用任一种药品患者的 3 倍，是既不使用华法林也不使用 NSAID 患者的几乎 13 倍[155]。华法林治疗是 NSAID 使用的相对禁忌。

对于像 G. H. 这样的患者，应当避免常规长期联合使用 NSAID 和抗凝药物。所有需要联合使用华法林和 NSAID 治疗的患者应当密切随访，并常规观察出血的体征和症状，并经常检查大便，确信有无胃肠道出血。应建议患者避免不必要的 NSAID 使用，包括使用阿司匹林，非处方药如非处方感冒药物含有 NSAIDs、阿司匹林或阿司匹林相关合剂，在选择这些药物时，向药师寻求帮助，以预防无意中使用 NSAID。

服用华法林的患者，选择解热镇痛药物时可选择对乙酰氨基酚，此药尚未发现联用会增加出血的风险。在每日 2g 或更高剂量时，对乙酰氨基酚能增强华法林的抗凝作用[156]。对乙酰氨基酚可能直接抑制 CYP2C9 和 CYP1A2，它的毒性代谢物可能也有抑制肝药酶的作用。尽管如此，此药偶尔使用，即使是经常使用也很安全。INR 监测足以探知任何潜在的药物相互作用。其他的减轻疼痛但不增加出血风险的选择包括曲马多、加巴喷丁、普瑞巴林、外用利多卡因贴剂和阿片类药物。

**（韩毅 译，牟燕 校，周聊生 审）**

## 参考文献


1. Turpie AG et al. Venous thromboembolism: pathophysiology, clinical features and prevention. *BMJ*. 2002;325:987.
2. Turpie AGG, Ensom C. Venous and arterial thrombosis—pathogenesis and the rationale for anticoagulation. *Thromb Haemost*. 2011;105:586–596.
3. Garcia DA et al. Parenteral anticoagulants: Antithrombotic Therapy and Prevention of Thrombosis, 9th ed: American College of Chest Physicians evidence-based clinical practice guidelines. *Chest*. 2012;141:e24S–e43S.
4. Nagler M et al. Fondaparinux—data on efficacy and safety in special situations. *Thromb Res*. 2012;129:407–417.
5. Linkins LA et al. Treatment and prevention of heparin-induced thrombocytopenia: Antithrombotic Therapy and Prevention of Thrombosis, 9th ed: American College of Chest Physicians Evidence-Based Clinical Practice Guidelines. *Chest*. 2012;141(2)(Suppl):e495S–e530S.
6. Ageno W et al. American College of Chest Physicians. Oral anticoagulant therapy: Antithrombotic Therapy and Prevention of Thrombosis, 9th ed: American College of Chest Physicians Evidence-Based Clinical Practice Guidelines. *Chest*. 2012;141(2 Suppl):e44S–e88S.
7. Lenzini P et al. Integration of genetic, clinical, and INR data to refine warfarin dosing. *Clin Pharmacol Ther*. 2010;87(5):572–578.
8. Ng VL. Anticoagulation monitoring. *Clin Lab Med*. 2009;28:283.
9. Laposata M et al. College of American Pathologists Conference XXXI on laboratory monitoring of anticoagulant therapy: the clinical use and laboratory monitoring of low-molecular-weight heparin, danaparoid, hirudin and related compounds, and argatroban. *Arch Pathol Lab Med*. 1998;122:799.
10. Wells P, Anderson D. The diagnosis and treatment of venous thromboembolism. *Hematology Am Soc Hematol Educ Program*. 2013;2013:457–463.
11. Bates SM et al. American College of Chest Physicians. Diagnosis of DVT: Antithrombotic Therapy and Prevention of Thrombosis, 9th ed: American College of Chest Physicians Evidence-Based Clinical Practice Guidelines. *Chest*. 2012;141(2 Suppl):e351S–e418S.
12. Gould MK et al. Prevention of VTE in nonorthopedic surgical patients: Antithrombotic Therapy and Prevention of Thrombosis, 9th ed: American College of Chest Physicians Evidence-Based Clinical Practice Guidelines. *Chest*. 2012;141(2 Suppl):e227S–e277S.
13. Wells PS et al. Does this patient have deep vein thrombosis? *JAMA*. 2006;295(2):199–207.
14. Wells PS et al. Evaluation of D-dimer in the diagnosis of suspected deep-vein thrombosis. *N Engl J Med*. 2003;349:1227.
15. Kearon C et al; American College of Chest Physicians. Antithrombotic therapy for VTE disease: Antithrombotic Therapy and Prevention of Thrombosis, 9th ed: American College of Chest Physicians Evidence-Based Clinical Practice Guidelines. *Chest*. 2012;141(2 Suppl):e419S–e494S.
16. Hohner EM et al. Unfractionated heparin dosing for therapeutic anticoagulation in critically ill obese adults. *J Crit Care*. 2015;30(2):395–399.
17. Myzienski AE et al. Unfractionated heparin dosing for venous thromboembolism in morbidly obese patients: case report and review of the literature. *Pharmacotherapy*. 2010;30:324.
18. Raschke RA. The weight-based heparin dosing nomogram compared with a "standard-care" nomogram: a randomized controlled trial. *Ann Intern Med*. 1993;119:874.
19. Hull RD et al. The importance of initial heparin treatment on long-term clinical outcomes of antithrombotic therapy: the emerging theme of delayed recurrence. *Arch Intern Med*. 1997;157:2317.
20. Anand SS et al. Recurrent venous thrombosis and heparin therapy: an evaluation of the importance of early activated partial thromboplastin times. *Arch Intern Med*. 1999;159:2029.
21. Holbrook A et al. Evidence-based management of anticoagulant therapy. *Chest*. 2012;141:e152S–e184S.
22. Gunnarson PS et al. Appropriate use of heparin: empiric vs. nomogram-based dosing. *Arch Intern Med*. 1995;155:526.
23. Hylek E et al. Challenges in the effective use of unfractionated heparin in the hospitalized management of acute thrombosis. *Arch Intern Med*. 2003;163:621.
24. Smith SB et al. Early anticoagulation is associated with reduced mortality for acute pulmonary embolism. *Chest*. 2010;137(6):1382–1390.
25. Bakchoul T et al. Current insights into the laboratory diagnosis of HIT. *Int J Lab Hematol*. 2014;36(3):296–305.
26. Cuker A. Clinical and laboratory diagnosis of heparin-induced thrombocytopenia: an integrated approach. *Semin Thromb Hemost*. 2014;40:106–114.
27. Lo GK et al. Evaluation of pretest clinical score (4 T's) for the diagnosis of heparin-induced thrombocytopenia in two clinical settings [see comment].

*J Thromb Haemost*. 2006;4(4):759–765.

28. Greinacher A et al. Clinical features of heparin-induced thrombocytopenia including risk factors for thrombosis. A retrospective analysis of 408 patients. *Thromb Haemost*. 2005;94(1):132–135.
29. Warkentin TE et al. The pathogenesis of venous limb gangrene associated with heparin-induced thrombocytopenia. *Ann Intern Med*. 1997;127(9):804–812.
30. Lee GM, Arepally GM. Heparin-induced thrombocytopenia. *Hematology Am Soc Hematol Educ Program*. 2013;2013:668–674. doi:10.1182/asheducation-2013.1.668.
31. Landefeld CS, Beyth RJ. Anticoagulation-related bleeding: clinical epidemiology, prediction and prevention. *Am J Med*. 1993;85:315.
32. Barbour LA et al. A prospective study of heparin-induced osteoporosis in pregnancy using bone densitometry. *Am J Obstet Gynecol*. 1994;170:862.
33. Blossom DB et al. Outbreak of adverse reactions associated with contaminated heparin. *N Engl J Med*. 2008;359(25):2674–2684.
34. Suryanarayan D, Schulman S. Potential antidotes for reversal of old and new oral anticoagulants. *Thromb Res*. 2014;133 Suppl 2:S158–S166.
35. Van Dongen CJ et al. Fixed dose subcutaneous low molecular weight heparins versus adjusted dose unfractionated heparin for venous thromboembolism. *Cochrane Database Syst Rev*. 2004;(4):CD001100.
36. Segal JB et al. Outpatient therapy with low molecular weight heparin for the treatment of venous thromboembolism: a review of efficacy, safety, and costs. *Am J Med*. 2003;115:298.
37. Sprague S et al. A systematic review of economic analyses of low-molecular-weight heparin for the treatment of venous thromboembolism. *Thromb Res*. 2003;112:193.
38. Rodger MA et al. The outpatient treatment of deep vein thrombosis delivers cost savings to patients and their families compared to inpatient therapy. *Thromb Res*. 2003;112:13.
39. Büller HR et al. Fondaparinux or enoxaparin for the initial treatment of symptomatic deep vein thrombosis: a randomized trial. *Ann Intern Med*. 2004;140:867.
40. Kearon C et al. Comparison of fixed-dose weight-adjusted unfractionated heparin and low-molecular-weight heparin for acute treatment of venous thromboembolism. *JAMA*. 2006;296:935.
41. Shore S et al. Site-level variation in and practices associated with dabigatran adherence. *JAMA*. 2015;313:1443–1450.
42. Cuker A et al. Laboratory measurement of the anticoagulant activity of the non–vitamin K oral anticoagulants. *J Am Coll Cardiol*. 2014;64:1128–1139.
43. Merli G et al. Subcutaneous enoxaparin once or twice daily compared with intravenous unfractionated heparin for treatment of venous thromboembolic disease. *Ann Intern Med*. 2001;134:191.
44. Lim W et al. Meta-analysis: low-molecular-weight heparin and bleeding in patients with severe renal insufficiency. *Ann Intern Med*. 2006;144:673.
45. Nutescu EA et al. Low molecular weight heparins in renal impairment and obesity: available evidence and clinical practice recommendations across medical and surgical settings. *Ann Pharmacother*. 2009;43:1064.
46. Harenberg J. Is laboratory monitoring of low molecular weight heparin therapy necessary? Yes. *J Thromb Haemost*. 2004;2:547.
47. World Health Organization. Medical eligibility criteria for contraceptive use. 5th ed. Geneva: WHO; 2015.
48. Falck-Ytter Y, Francis CW, Johanson NA, et al. Prevention of VTE in orthopedic surgery patients: Antithrombotic Therapy and Prevention of Thrombosis, 9th ed: American College of Chest Physicians Evidence-Based Clinical Practice Guidelines. *Chest*. 2012;141(2 Suppl):e278S–e325S.
49. Kahn SR et al. Prevention of VTE in nonsurgical patients: Antithrombotic Therapy and Prevention of Thrombosis, 9th ed: American College of Chest Physicians Evidence-Based Clinical Practice Guidelines. *Chest*. 2012;141(2 Suppl):e195S–e226S.
50. Barbar S et al. A risk assessment model for the identification of hospitalized medical patients at risk for venous thromboembolism: the Padua Prediction Score. *J Thromb Haemost*. 2010;8:2450.
51. Meyer G. Effective diagnosis and treatment of pulmonary embolism: improving patient outcomes. *Arch Cardiovasc Dis*. 2014;107:406–414.
52. Cohen AT et al. Managing pulmonary embolism from presentation to extended treatment. *Thromb Res*. 2014;133:139–148.
53. Konstantinides SV et al. 2014 ESC Guidelines on the diagnosis and management of acute pulmonary embolism: The Task Force for the Diagnosis and Management of Acute Pulmonary Embolism of the European Society of Cardiology (ESC) Endorsed by the European Respiratory Society (ERS). *Eur Heart J*. 2014;35:3033–3069, 3069a–3069k.
54. Jaff MR et al. Management of massive and submassive pulmonary embolism, iliofemoral deep vein thrombosis, and chronic thromboembolic pulmonary hypertension. a scientific statement from the American Heart Association. *Circulation*. 2011;23:1788–1830.
55. Wells PS. Advances in the diagnosis of venous thromboembolism. *J Thromb Thrombolysis*. 2006;21:31.
56. Chagnon I et al. Comparison of two clinical prediction rules and implicit assessment among patients with suspected pulmonary embolism. *Am J Med*. 2002;113:269.
57. Jimenez D et al. Simplification of the pulmonary embolism severity index for prognostication in patients with acute symptomatic pulmonary embolism. *Arch Intern Med*. 2010;170:1383–1389.
58. Aujesky D et al. Derivation and validation of a prognostic model for pulmonary embolism. *Am J Respir Crit Care Med*. 2005;172:1041–1046.
59. Kearon C et al. An evaluation of D-dimer in the diagnosis of pulmonary embolism: a randomized trial. *Ann Intern Med*. 2006;144:812.
60. Quinlan DJ et al. Low-molecular-weight heparin compared with intravenous unfractionated heparin for treatment of pulmonary embolism: a meta-analysis of randomized, controlled trials. *Ann Intern Med*. 2004;140:175–183.
61. Erkens PM, Prins MH. Fixed dose subcutaneous low molecular weight heparins vs adjusted dose unfractionated heparin for venous thromboembolism. *Cochrane Database Syst Rev*. 2010;(9):CD001100.
62. The Matisse Investigators. Subcutaneous fondaparinux versus intravenous unfractionated heparin in the initial treatment of pulmonary embolism. *N Engl J Med*. 2003;349:1695–1702.
63. Schulman S et al; RE-COVER II Trial Investigators. Treatment of acute venous thromboembolism with dabigatran or warfarin and pooled analysis. *Circulation*. 2014;129:764–772.
64. Büller HR et al; EINSTEIN–PE Investigators. Oral rivaroxaban for the treatment of symptomatic pulmonary embolism. *N Engl J Med*. 2012;366:1287–1297.
65. Prins MH et al. Oral rivaroxaban versus standard therapy for the treatment of symptomatic venous thromboembolism: a pooled analysis of the EINSTEIN-DVT and PE randomized studies. *Thromb J*. 2013;11:21.
66. Agnelli G et al; AMPLIFY Investigators. Oral apixaban for the treatment of acute venous thromboembolism. *N Engl J Med*. 2013;369:799–808.
67. Büller HR et al; Hokusai-VTE Investigators. Edoxaban versus warfarin for the treatment of symptomatic venous thromboembolism. *N Engl J Med*. 2013;9:1406–1415.
68. Leech BF, Carter CJ. Falsely elevated INR results due to the sensitivity of the thromboplastin reagent to heparin. *Am J Clin Pathol*. 1998;109:764.
69. Kearon C et al. Effect of warfarin on activated partial thromboplastin time in patients receiving heparin. *Arch Intern Med*. 1998;158:1140.
70. James AH et al. Factors affecting the maintenance dose of warfarin. *J Clin Pathol*. 1992;45:704.
71. Wittkowsky AK. Warfarin. In: Murphy J, ed. *Clinical Pharmacokinetics*. 5th ed. Bethesda, MD: American Society of Health System Pharmacists; 2011:345.
72. Pengo V et al. A simple scheme to initiate oral anticoagulant treatment in outpatients with nonrheumatic atrial fibrillation. *Am J Cardiol*. 2001;88:1214.
73. Siguret V et al. Initiation of warfarin therapy in elderly medical inpatients: a safe and accurate regimen. *Am J Med*. 2005;118:225.
74. Tait RC, Sefcick A. A warfarin induction regimen for outpatient anticoagulation in patients with atrial fibrillation. *Br J Haematol*. 1998;101:450.
75. Kovacs MJ et al. Prospective assessment of a nomogram for the initiation of oral anticoagulant therapy for outpatient treatment of venous thromboembolism. *Pathophysiol Haemost Thromb*. 2002;32:131.
76. Kovacs MJ et al. Comparison of 10 mg and 5 mg warfarin initiation nomograms together with low molecular weight heparin for outpatient treatment of acute venous thromboembolism. *Ann Intern Med*. 2003;138:714.
77. Eckhoff CD et al. Initiating warfarin therapy: 5 mg versus 10 mg. *Ann Pharmacother*. 2004;38:2115.
78. Crowther MA et al. Warfarin: less may be better. *Ann Intern Med*. 1997;127:332.
79. Crowther MA et al. A randomized trial comparing 5-mg and 10-mg warfarin loading doses. *Arch Intern Med*. 1999;159:46.
80. Khorana AA et al. Thromboembolism is a leading cause of death in cancer patients receiving outpatient chemotherapy. *J Thromb Haemost*. 2007;5:632–634.
81. Lyman GH et al. Venous thromboembolism prophylaxis and treatment in patients with cancer: American Society of Clinical Oncology clinical practice guideline update. *J Clin Oncol*. 2013;31:2189.
82. Debourdeau P et al. International clinical practice guidelines for the treatment and prophylaxis of thrombosis associated with central venous catheters in patients with cancer. *J Thromb Haemost*. 2013;11:71–80.
83. Farge D et al. International clinical practice guidelines for the treatment and prophylaxis of venous thromboembolism in patients with cancer. *J Thromb Haemost*. 2013;11:56–70.
84. National Comprehensive Cancer Network (NCCN) Clinical Practice Guidelines in Oncology. Cancer-associated venous thromboembolic disease. Version 2. 2014. www.nccn.org. Accessed May 7, 2015.
85. Lee AYY et al. Low-molecular-weight heparin versus a coumarin for the prevention of recurrent venous thromboembolism in patients with cancer.

CLOT Trial. *N Engl J Med*. 2003;349:146–153.
86. Wu C, Lee AYY. Novel or non-vitamin k antagonist oral anticoagulants and the treatment of cancer-associated thrombosis. *Semin Thromb Hemost*. 2015;41:237–243.
87. Vedovati MC et al. Direct oral anticoagulants in patients with venous thromboembolism and cancer: a systematic review and meta-analysis. *Chest*. 2015;147:475–483.
88. Castellucci LA et al. Clinical and safety outcomes associated with treatment of acute venous thromboembolism: a systematic review and meta-analysis. *JAMA*. 2014;312:1122.
89. Ruff CT et al. Comparison of the efficacy and safety of new oral anticoagulants with warfarin in patients with atrial fibrillation: a meta-analysis of randomized trials. *Lancet*. 2014;383:955–962.
90. Palareti G et al. Bleeding complications of oral anticoagulant treatment: an inception-cohort, prospective collaborative study (ISCOAT). *Lancet*. 1996;348:423.
91. Fang MC et al. Advanced age, anticoagulation intensity, and risk for intracranial hemorrhage among patients taking warfarin for atrial fibrillation. *Ann Intern Med*. 2004;141(10):745.
92. Pisters R et al. A novel user-friendly score (HAS-BLED) to assess 1-year risk of major bleeding in patients with atrial fibrillation: the Euro Heart survey. *Chest*. 2010;138:1093–1100.
93. Fang MC et al. A new risk scheme to predict warfarin-associated hemorrhage: the ATRIA (Anticoagulation and Risk Factors in Atrial Fibrillation) study. *J Am Coll Cardiol*. 2011;58:395–401.
94. January CT et al. 2014 AHA/ACC/HRS guideline for the management of patients with atrial fibrillation: executive summary: a report of the American College of Cardiology/American Heart Association Task Force on Practice Guidelines and the Heart Rhythm Society. *J Am Coll Cardiol*. 2014;64:2246–2280.
95. Piovella C et al; And the RIETE Investigators. Comparison of four scores to predict major bleeding in patients receiving anticoagulation for venous thromboembolism: findings from the RIETE registry. *Intern Emerg Med*. 2014;98:847–852.
96. Nieto JA et al; RIETE Investigators. Validation of a score for predicting fatal bleeding in patients receiving anticoagulation for venous thromboembolism. *Thromb Res*. 2013;132:175–179.
97. Sherz N et al. Prospective, multicenter validation of prediction scores for major bleeding in elderly patients with venous thromboembolism. *J Thromb Haemost*. 2013;11:435–443.
98. Nazarian RM et al. Warfarin-induced skin necrosis. *J Am Acad Dermatol*. 2009;61:325.
99. Hirschmann JV, Raugi GJ. Blue (or purple) toe syndrome. *J Am Acad Dermatol*. 2009;60:1.
100. Chiquette E et al. Comparison of an anticoagulation clinic with usual medical care. *Arch Intern Med*. 1998;185:1641.
101. Witt DM et al. Effect of a centralized clinical pharmacy anticoagulation service on the outcomes of anticoagulation therapy. *Chest*. 2005;127:1515.
102. Gage BF et al. Use of pharmacogenetic and clinical factors to predict the therapeutic dose of warfarin. *Clin Pharmacol Ther*. 2008;84(3):326–331.
103. Booth SL et al. Food sources and dietary intakes of vitamin K-1 (phylloquinone) in the American diet: data from the FDA Total Diet Study. *J Am Diet Assoc*. 1996;96:149.
104. Franco V et al. Role of dietary vitamin K intake in chronic oral anticoagulation: prospective evidence from observational and randomized protocols. *Am J Med*. 2004;116:651.
105. Sconce E et al. Patients with unstable control have a poorer dietary intake of vitamin K compared to patients with stable control of anticoagulation. *Thromb Haemost*. 2005;93:872.
106. Booth SL, Centurelli MA. Vitamin K: a practical guide to the dietary management of patients on warfarin. *Nutr Rev*. 1999;57(9 Pt 1):288.
107. Nutescu EA et al. Warfarin and its interactions with foods, herbs and other dietary supplements. *Expert Opin Drug Saf*. 2006;5:433.
108. Pincus D et al. A population-based assessment of the drug interaction between levothyroxine and warfarin. *Clin Pharmacol Ther*. 2012;92:766–770.
109. Stephens MA et al. Hypothyroidism: effect on warfarin anticoagulation. *South Med J*. 1989;82:1585–1586.
110. Costigan DC et al. Potentiation of oral anticoagulant effect of L-thyroxine. *Clin Pediatr*. 1984;23:172–174.
111. Wood MD et al. An evaluation of the potential drug interaction between warfarin and levothyroxine. *J Thromb Haemost*. 2014;12:1313–1319.
112. Nathisuwan S et al. Assessing evidence of interaction between smoking and warfarin: a systematic review and meta-analysis. *Chest*. 2011;139:1130–1139.
113. Kuykendall JR et al. Possible warfarin failure due to interaction with smokeless tobacco. *Ann Pharmacother*. 2004;38(4):595–597.
114. Havrda DE et al. Enhanced antithrombotic effect of warfarin associated with low-dose alcohol consumption. *Pharmacotherapy*. 2005;25:303.
115. Johnson JA, Cavallari LH. Warfarin pharmacogenetics. *Trends Cardiovasc Med*. 2015;25:33–41.
116. Kimmel SE et al. A pharmacogenetic versus a clinical algorithm for warfarin dosing. *N Engl J Med*. 2013;369:2283–2293.
117. Pirmohamed M et al. A randomized trial of genotype-guided dosing of warfarin. *N Engl J Med*. 2013;369:2294–2303.
118. Gage BF et al. Management and dosing of warfarin therapy. *Am J Med*. 2000;109:481.
119. Wong W et al. Influence of warfarin regimen type on clinical and monitoring outcomes in stable patients in an anticoagulation management service. *Pharmacotherapy*. 1999;19:1385.
120. Hylek EM et al. Clinical predictors of prolonged delay in return of the international normalized ratio to within the therapeutic range after excessive anticoagulation with warfarin. *Ann Intern Med*. 2001;135:393.
121. Crowther MA et al. Oral vitamin K lowers the international normalized ratio more rapidly than subcutaneous vitamin K in the treatment of warfarin-associated coagulopathy: a randomized, controlled trial. *Ann Intern Med*. 2002;137:251.
122. Bates SM, Greer IA, Middeldorp S, et al; American College of Chest Physicians. VTE, thrombophilia, antithrombotic therapy, and pregnancy: Antithrombotic Therapy and Prevention of Thrombosis, 9th ed: American College of Chest Physicians Evidence-Based Clinical Practice Guidelines. *Chest*. 2012;141(2 Suppl):e691S–e736S.
123. American College of Obstetricians and Gynecologists Women's Health Care Physicians. ACOG Practice Bulletin No. 138: Inherited thrombophilias in pregnancy. *Obstet Gynecol*. 2013;122(3):706–717.
124. Conti E et al. Pulmonary embolism in pregnancy. *J Thromb Thrombolysis*. 2014;37:251–270.
125. Greer IA. Thrombosis in pregnancy: updates in diagnosis and management. *Hematology Am Soc Hematol Educ Program*. 2012;2012:203–207.
126. Horlocker TT et al. Regional anesthesia in the patient receiving antithrombotic or thrombolytic therapy: American Society of Regional Anesthesia and Pain Medicine Evidence-Based Guidelines (3rd ed). *Reg Anesth Pain Med*. 2010;35(1):64–101.
127. You JJ et al. Antithrombotic therapy for atrial fibrillation. American College of Chest Physicians Evidence-Based Practice Guidelines (9th ed). *Chest*. 2012;141(2):e531S–e575S.
128. Bjerkelund CJ, Orning OM. The efficacy of anticoagulant therapy in preventing embolism related to DC electrical conversion of atrial fibrillation. *Am J Cardiol*. 1969;23:208.
129. January CT et al. 2014 AHA/ACC/HRS guideline for the management of patients with atrial fibrillation. *Circulation*. 2014;130:2071–2104.
130. Klein AL et al. Use of transesophageal echocardiography to guide cardioversion in patients with atrial fibrillation. *N Engl J Med*. 2001;344:1411.
131. [No authors listed]. Risk factors for stroke and efficacy of antithrombotic therapy in atrial fibrillation: analysis of pooled data from five randomized controlled trials [published correction appears in *Arch Intern Med*. 1994;154:2254]. *Arch Intern Med*. 1994;154:1449.
132. The Atrial Fibrillation Investigators. The efficacy of aspirin in patients with atrial fibrillation: analysis of pooled data from three randomized trials. The Atrial Fibrillation Investigators. *Arch Intern Med*. 1997;157:1237.
133. ACTIVE Writing Group. Clopidogrel plus aspirin versus oral anticoagulation for atrial fibrillation in the Atrial Fibrillation Clopidogrel Trial with Irbesartan for Prevention of Vascular Events (ACTIVE W): a randomised controlled trial. *Lancet*. 2006;367:1903.
134. ACTIVE Investigators. Effect of clopidogrel added to aspirin in patients with atrial fibrillation. *N Engl J Med*. 2009;360:2066.
135. Connolly SJ et al. Dabigatran versus warfarin in patients with atrial fibrillation. *N Engl J Med*. 2009;361(1):1139–1151.
136. Patel MR et al. Rivaroxaban versus warfarin in nonvalvular atrial fibrillation. *N Engl J Med*. 2011;365:883–891.
137. Granger CB et al. Apixaban versus warfarin in patients with atrial fibrillation. *N Engl J Med*. 2011;365:981–992.
138. Giugliano RP et al. Edoxaban versus warfarin in patients with atrial fibrillation. *N Engl J Med*. 2013;369:2093–2104.
139. Kovacs RJ et al. Practical management of anticoagulation in patients with atrial fibrillation. *J Am Coll Cardiol*. 2015;65(13):1340–1360.
140. Whitlock RP et al. Antithrombotic and thrombolytic therapy for valvular disease. American College of Chest Physicians Evidence-Based Practice Guidelines (9th ed). *Chest*. 2012;141(2)(Suppl):e576S–e600S.
141. Cannegeiter SC et al. Optimal oral anticoagulant therapy in patients with mechanical heart valves. *N Engl J Med*. 1995;333:11.

142. Saour JN et al. Trial of different intensities of anticoagulation in patients with prosthetic heart valves. *N Engl J Med*. 1990;322:428.
143. Nishimura RA et al. 2017 AHA/ACC focused update of the 2014 AHA/ACC guideline for the management of patients with valvular heart disease. *Circulation*. 2017; 70(2):252–289.
144. Van de Werf F et al. A comparison of dabigatran etexilate with warfarin in patients with mechanical heart valves: the randomized, phase II study to evaluate the safety and pharmacokinetics of oral dabigatran etexilate in patients after heart valve replacement (RE-ALIGN). *Am Heart J*. 2012;163:931–937.
145. Douketis JD et al. Perioperative management of antithrombotic therapy: 9th ed: American College of Chest Physicians Evidence-Based Clinical Practice Guidelines. *Chest*. 2012;141(2)(Suppl):e326S–e350S.
146. Steinberg BA et al. Use and outcomes associated with bridging during anticoagulation interruptions in patients with atrial fibrillation: findings from the Outcomes Registry for Better Informed Treatment of Atrial Fibrillation (ORBIT-AF). *Circulation*. 2015;131:488–494.
147. Douketis JD et al. Perioperative bridging anticoagulation in patients with atrial fibrillation. *N Engl J Med*. 2015;373:823–833.
148. Holbrook AM et al. Systematic overview of warfarin and its drug and food interactions. *Arch Intern Med*. 2005;165:1095.
149. Wittkowsky AK. Drug interactions with oral anticoagulants. In: Colman RW et al, eds. *Hemostasis and Thrombosis: Basic Principles and Clinical Practice*. 5th ed. Philadelphia, PA: Lippincott Williams & Wilkins; 2005:118.
150. Sands CD et al. Revisiting the significance of warfarin protein-binding displacement interactions. *Ann Pharmacother*. 2002;36:1642.
151. Baciewicz AM et al. Update on rifampin, rifabutin, and rifapentine drug interactions. *Curr Med Res Opin*. 2013;29(1):1–12.
152. Matchar DB et al. Effect of home testing of international normalized ratio on clinical events. *N Engl J Med*. 2010;363:1608–1620.
153. Matchar DB et al. The impact of frequency of patient self-testing of prothrombin time on time in target range within VA Cooperative Study #481: The Home INR Study (THINRS), a randomized, controlled trial. *J Thromb Thrombolysis*. 2014. doi: 10.1007/s11239-014-1128-8.
154. Chan TY. Adverse interactions between warfarin and nonsteroidal antiinflammatory drugs: mechanisms, clinical significance, and avoidance. *Ann Pharmacother*. 1995;29:1274.
155. Shorr RI et al. Concurrent use of nonsteroidal antiinflammatory drugs and oral anticoagulants places elderly persons at high risk for hemorrhagic peptic ulcer disease. *Arch Intern Med*. 1993;153:1665.
156. Zhang Q et al. Interaction between acetaminophen and warfarin in adults receiving long term anticoagulants: a randomized, controlled trial. *Eur J Clin Pharmacol*. 2011;67:309.

# 第 12 章　慢性稳定型心绞痛

Angela M. Thompson and Toby C. Trujillo

## 核心原则

| | 章节案例 |
|---|---|
| **慢性稳定型心绞痛——药物治疗** | |
| 1 慢性稳定型心绞痛是一种临床综合征，是心肌供氧和需氧失衡的结果。冠状动脉粥样硬化常导致心肌供氧和需氧失衡。 | 案例 12-1（问题 1~3） |
| 2 改变心血管疾病（cardiovascular disease，CVD）的危险因素和采用健康的生活方式是冠心病（coronary artery disease，CAD）和减缓冠心病进展的关键策略。 | 案例 12-1（问题 7~9）案例 12-2（问题 2） |
| 3 所有慢性稳定型心绞痛患者的标准治疗包括：舌下硝酸甘油、抗血小板治疗和抗缺血治疗。抗缺血治疗（如 β 受体阻滞剂、钙通道阻滞剂和长效硝酸酯类）可以重塑氧供和氧耗平衡和/或改善心肌缺血的不良预后（雷诺嗪）。 | 案例 12-1（问题 10~14 和 16）案例 12-3（问题 2） |
| 4 β 受体阻滞剂是预防缺血性症状的首选药物，特别是在有心肌梗死或心力衰竭病史的患者。 | 案例 12-1（问题 11、12、13 和 15） |
| 5 虽然单药治疗有效，但长效钙通道阻滞剂联合 β 受体阻断剂可用于控制缺血症的进一步治疗。 | 案例 12-2（问题 1） |
| 6 长效硝酸酯类不能单独应用，但可与其他抗缺血药物联合用于慢性稳定型心绞痛的治疗。 | 案例 12-1（问题 16~19） |
| 7 虽然雷诺嗪可用于慢性稳定型心绞痛的初始治疗，但更常作为二线选择，用于不能耐受传统抗心绞痛药物导致的心率和血压降低的患者。 | 案例 12-2（问题 3 和 4） |
| **慢性稳定型心绞痛——血运重建** | |
| 1 经皮冠状动脉介入治疗（percutaneous coronary intervention，PCI）或冠状动脉搭桥术（coronary artery bypass surgery，CABG）均可实现心肌血运重建。在大多数患者，两者改善心肌缺血的效果相同。 | 案例 12-3（问题 5） |
| 2 与 PCI 或药物治疗相比，CABG 对 CAD 发病和死亡具有高风险的患者生存获益更明显。 | 案例 12-3（问题 5） |
| 3 在非高危患者，最佳药物治疗与 PCI 对慢性稳定型心绞痛的长期获益，包括心肌梗死和死亡的预防，效果相似。 | 案例 12-1（问题 6） |
| 4 接受 PCI 或 CABG 心肌血运重建的慢性稳定型心绞痛患者仍需接受最佳药物治疗。 | 案例 12-3（问题 6） |
| 5 对于 PCI 术合并支架植入的患者应阿司匹林和噻吩吡啶类药物双联抗血小板治疗，在大多数情况下，氯吡格雷治疗至少 1 个月（金属裸支架），最好持续 1 年（裸支架和药物洗脱支架）。 | 案例 12-3（问题 3） |
| 6 已证明抗血小板治疗无反应与心血管事件（如心肌梗死和死亡）风险增加相关。了解抗血小板反应的各种测试方法，以及可能会导致抗血小板活性降低的潜在的药物相互作用，有利于优化每个患者的药物治疗。 | 案例 12-3（问题 6 和 7） |

**变异型心绞痛/X综合征**

| | | |
|---|---|---|
|  | 变异型心绞痛或X综合征的患者,其胸痛与冠状动脉粥样硬化无关。 | **案例12-4(问题1)** |
|  | 变异型心绞痛患者的治疗首选血管扩张剂,而X综合征患者可选择标准的抗缺血治疗。 | **案例12-4(问题2和3)**<br>**案例12-5(问题1)** |

# 慢性稳定型心绞痛

冠心病可并发心力衰竭(heart failure,HF)、心律失常、心源性猝死和表现为心肌梗死(myocardial infarction,MI)及稳定型和不稳定型心绞痛的缺血性心脏病(ischemic heart disease,IHD)。因为心绞痛是潜在心脏疾病的标记,所以对它的治疗非常重要。典型的心绞痛表现为劳力或应激诱发的胸部、下颌、肩部、后背或臂部疼痛,休息或硝酸甘油(nitroglycerin,NTG)可缓解,但它的临床表现多变[1,2]。

如果患者的心绞痛重复出现,且与一定水平的体力活动相关,称之为慢性稳定型心绞痛或劳累性心绞痛。反之,如果是新发心绞痛或者心绞痛的强度、频率或持续时间发生改变,为不稳定型心绞痛[3]。慢性稳定型心绞痛和不稳定型心绞痛均反映冠状动脉的动脉粥样硬化狭窄。典型的Prinzmetal变异型心绞痛是冠状动脉造影结果正常,认为可能是由于冠状动脉痉挛使心肌血流减少从而引起这种心绞痛。动脉粥样硬化也可导致冠状动脉舒张功能受损。因此,曾因心肌需氧量的增加而出现局部缺血症状的CAD患者,其动脉粥样硬化位置的血管也可发生痉挛,使缺血状态进一步恶化。因此,CAD患者的心绞痛是需求增加和供应减少(血管痉挛)的双重结果,这种现象称为混合型心绞痛[3]。

隐匿性(无症状性)心肌缺血,可能导致心肌灌注、功能或电活动的短暂改变,可通过心电图(ECG)检测到[3]。这些无症状心肌缺血的患者无胸痛或心绞痛的其他表现[如下颌痛和呼气急促(SOB)]。劳累性心绞痛的患者在日常生活中可发生多次隐匿性心肌缺血,无心绞痛病史的患者也可能发生隐匿性心肌缺血。

## 流行病学

目前估计美国有8 560万名心血管病(cardiovascular disease,CVD)患者[1],其中1 550万例CHD患者[4]。大约50%的CHD患者的首要临床表现是慢性稳定型心绞痛[1]。目前估计有820万美国成人存在心绞痛,而且基于人群的数据有限和易忽视,心绞痛的患病率可能被低估[4]。

在美国,CVD是死亡的首要原因,占总死亡人数的三分之一[4]。虽然在美国CHD导致的死亡大约占所有死亡的七分之一,但个体的死亡率依患者的年龄、性别、心血管风险、心肌收缩性、冠状动脉解剖和特异性心绞痛而变化[4]。

CHD除了高发病率和高死亡率外,在美国健康保健系统的经济花费也是巨大的。与CHD相关的全部直接和间接成本2010年约为2 044亿美元,据估计,CHD的直接医疗成本在2013年到2030年期间将增加100%[4]。

## 病理生理学

了解冠状动脉解剖结构有助于全面了解慢性稳定型心绞痛的病理生理学。图12-1是主要冠状动脉的正常分布,然而个体之间常存在变异。

心绞痛通常发生于心肌缺血,而心肌缺血起因于氧供和氧耗的不平衡。氧供和氧耗的不平衡潜在的病理机制为一支或多支冠脉的粥样硬化[3]。

### 心肌供氧和需氧

心脏的需氧由它的工作负荷决定,心肌氧耗的主要决定因素是心率、收缩力以及收缩期的心室壁张力(图12-2)[3,5]。心室壁张力是形成和维持心脏收缩的力,主要受心室腔压力和容量改变的影响。心室的扩大和心室内压力的增加使收缩期室壁收缩力增强,导致心肌需氧的增加。收缩力和心率的增加也导致了需氧的增加[6]。在某种程度上,控制心绞痛的药物通过降低心率、心肌收缩力或者心室容量和压力来降低心肌需氧[3,5]。

诸多因素如冠脉血流和氧摄取影响心脏供氧(图12-2)。心脏细胞即使在静息状态下对氧气的摄取率也是高的(大约70%~75%)。当心脏有额外的需求时,心肌氧气摄取率轻度增加,最大约在80%。因为心脏负荷增加时氧气摄取只是轻度增加,因此只能通过冠状动脉血流的增加来满足高的氧气需求[7]。动脉血的氧含量也很重要,因此应监测红细胞压积(Hct)、血红蛋白(Hgb)和动脉血气。类似于靶向心肌需氧的决定因素,抗心绞痛药物通过舒张心外膜冠状动脉,改善氧气供应[5]。

### 动脉粥样硬化血管疾病

尽管理解心肌供氧和需氧的决定因素对于治疗冠心病非常重要,但理解动脉粥样硬化斑块如何发生同样重要,因为氧供需失衡的潜在机制是1支或多支冠脉粥样硬化。理解动脉粥样硬化的进程以及帮助预防动脉粥样硬化进程的主要药物和非药物干预,对治疗慢性稳定型心绞痛至关重要(图12-3)(见第8章)。

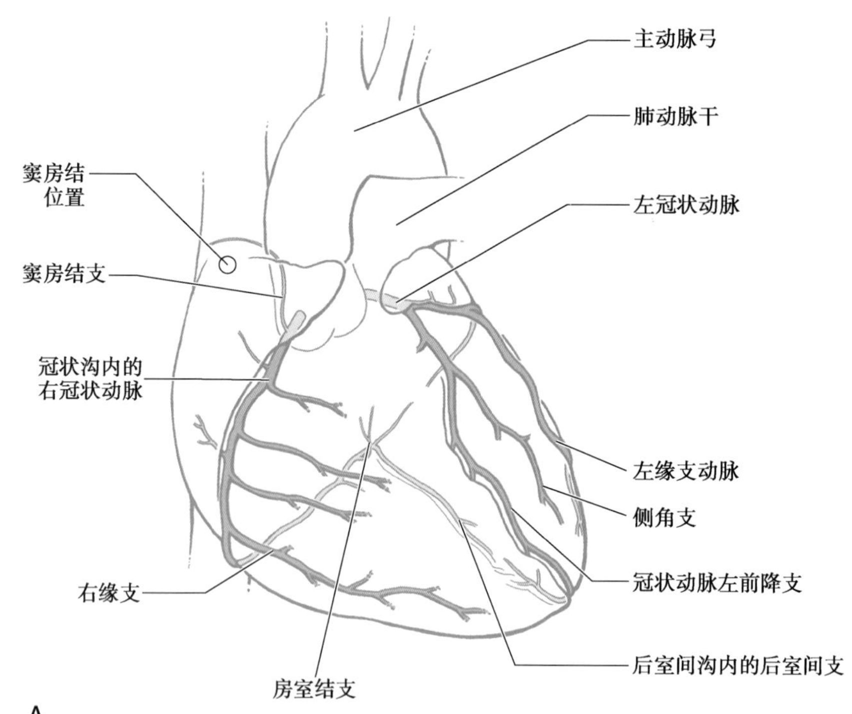


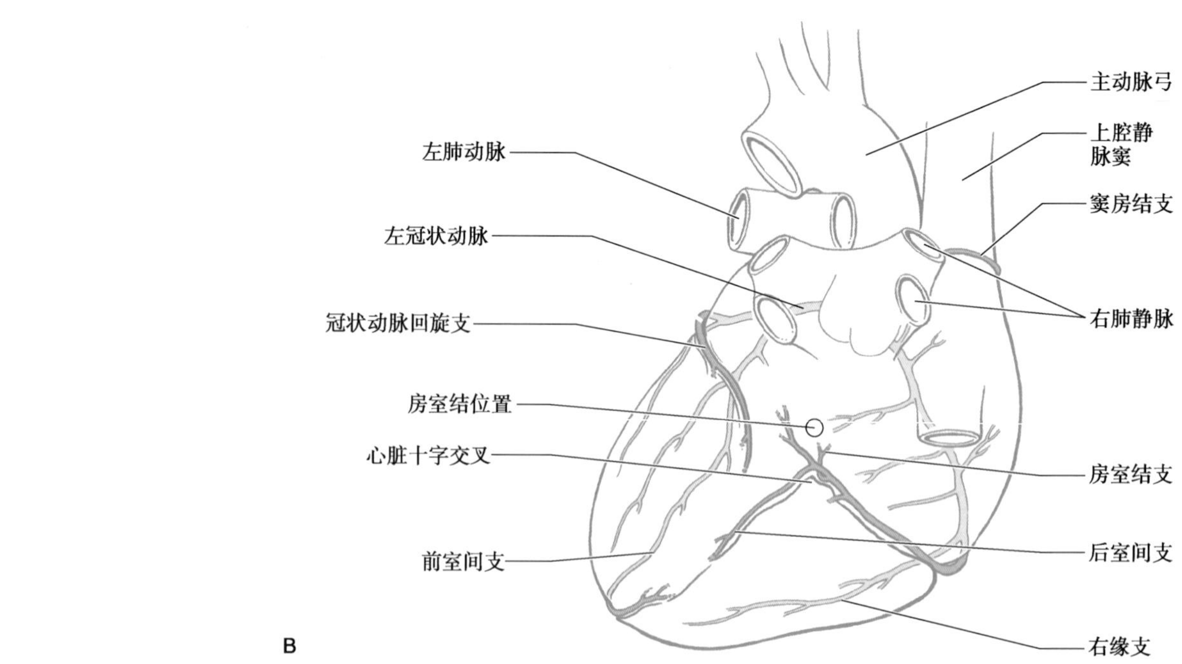


图 12-1 冠状动脉。右冠状动脉(RCA)起源于主动脉并沿房室间沟到达心脏的后面。左冠状动脉分为回旋支和左前降支(LAD),回旋支的血液供应左心室侧壁和后壁,LAD 的血液供应左心室前壁。A,前相位;B,后下相位

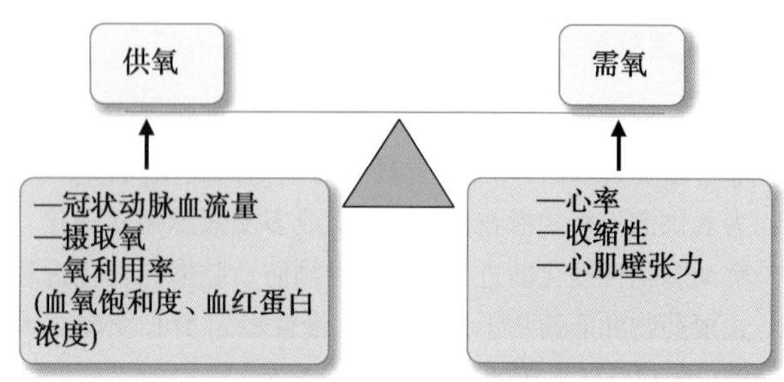


图 12-2 心肌需氧和供氧的决定因素。(来源:Fox K et al. Guidelines on the management of stable angina pectoris:executive summary. The task force on the management of stable angina pectoris of the European Society of Cardiology. *Eur Heart J*. 2006;27:1341.)

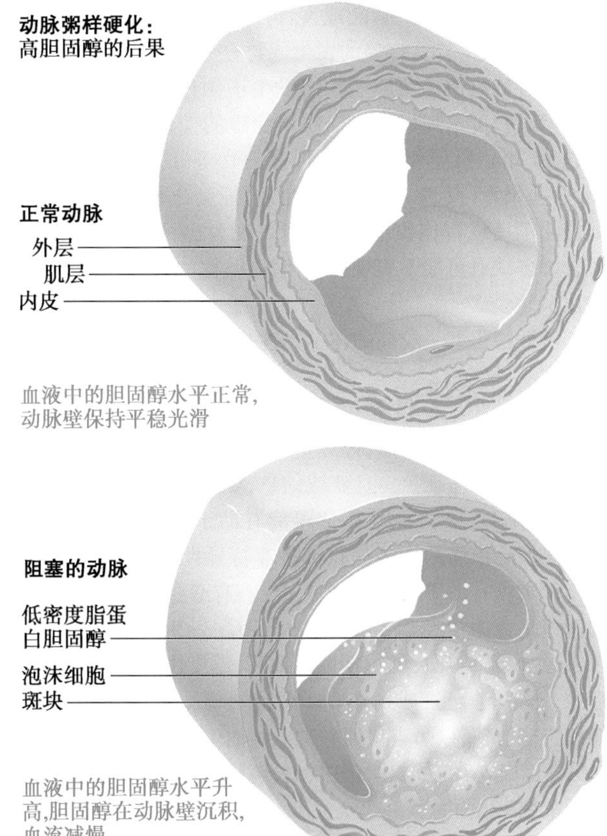


高胆固醇的后果

血液中的胆固醇水平正常，
动脉壁保持平稳光滑
阻塞的动脉

血液中的胆固醇水平升
高，胆固醇在动脉壁沉积，

图 12-3 动脉粥样硬化的进程。（来源：Anatomical Chart Company. http://www.anatomical.com/）

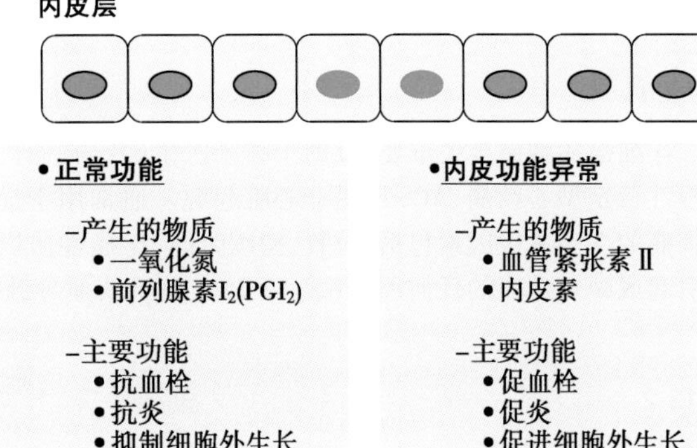

内皮层
•正常功能
–产生的物质
•一氧化氮
•前列腺素I₂(PGI₂)
–主要功能
•抗血栓
•抗炎
•抑制细胞外生长
•内皮功能异常
–产生的物质
•血管紧张素Ⅱ
•内皮素
–主要功能
•促血栓
•促炎
•促进细胞外生长


图 12-4 内皮功能

如果动脉粥样硬化斑块阻塞血管内径低于 50%，在心肌内小动脉收缩（阻力血管）时，冠脉血流能够顺利通过，这时候不会发生心绞痛。慢性稳定型心绞痛的患者，绝大多数冠脉狭窄大于 70%[3,5]。

传统危险因素如吸烟、高血压、高脂血症、糖尿病和肥胖通过激活血管内氧化应激，参与动脉粥样硬化过程。氧化应激的增加导致 NO 水平的进一步降低，内皮损伤，促进动脉粥样硬化产生（图 12-4）[8]。此外，典型的西方工业化国家的饮食模式可致血管内氧化应激增加，这可能部分解释饮食模式和动脉粥样硬化发展之间的联系[9]。健康生活方式和饮食对于预防 CAD 的发生和发展至关重要。

虽然一直以来传统危险因素都被认为是 CAD 发展的根本原因，但仍需研究新的危险因素，以改善 CAD 发展的风险评估。潜在危险因子有高敏 C 反应蛋白、同型半胱氨酸、纤维蛋白原、脂蛋白(a)及其他[10,11]。但是 INTERHEART 研究发现，识别额外的风险因素的获益很小[12]。在这项大型国际病例对照研究中，9 个危险因素与发生 MI 密切相关，占整个 CAD 发展危险因素的 90%以上（表 12-1）。重要的是，结果与性别、地理区域、民族无关，这表明降低 CAD 发病率的策略可普遍应用。随后的研究也验证了 INTERHEART 的发现，某些潜在的危险因素可更精确地反映 CAD，并被认为是 CAD 的标记，而不是用来预测 CAD 的发生[10,11,13]。

表 12-1
INTERHEART 研究中首次心肌梗死的危险因素

| 危险因素 | 调整比值比(99%置信区间) |
|---|---|
| ApoB/ApoA 比值[a] | 3.25(2.81~3.76) |
| 目前吸烟 | 2.87(2.58~3.19) |
| 社会心理 | 2.67(2.21~3.22) |
| 糖尿病 | 2.37(2.07~2.71) |
| 高血压 | 1.91(1.74~2.10) |
| 腹型肥胖 | 1.62(1.45~1.80) |
| 适度饮酒 | 0.91(0.82~1.02) |
| 运动 | 0.86(0.76~0.97) |
| 每日蔬菜和水果摄入 | 0.70(0.62~0.79) |
| 所有 | 129.2(90.2~185) |

Apo，载脂蛋白。
[a]MI 风险增加与增加的比例

## 血小板聚集和血栓形成

虽然冠状动脉粥样硬化通常是大多数心绞痛的根本机制，但血栓因素通常在心肌缺血的发病机制中起关键作用。血液湍流或涡流都可引起间断的血小板聚集或间断的冠状动脉血栓。因此，影响血小板活性的药物用于慢性稳定型心绞痛[14]。

## 细胞内钠钙交换

最近，延迟钠电流($I_{Na}$)在心肌缺血发生和发展中的作用引人注意。在心肌动作电位的 0 期，大多数钠进入心肌细胞内。然而正常情况下，在动作电位 2 期（平台期）也会有少量的钠离子进入细胞内。缺血时，钠电流显著改变，延迟 $I_{Na}$ 大幅增加。细胞内钠离子的增加使钠钙交换增强，钙离子大量内流。最终的结果是细胞内钙超载[5]。细胞内钙离子增加，使心肌舒张受损，心肌内壁张力增加，压缩供给心肌的小动脉而使心肌灌注减少，心肌需氧量增加[15]。

最终，钠钙交换的病理变化一旦出现，使局部缺血的持续和恶化，被认为是心肌缺血的后果。针对这一病理过程开发新的抗心绞痛药物（如雷诺嗪）与传统抗心绞痛药物

(如硝酸盐、β受体阻滞剂和钙通道阻滞剂)相比,这是一种独特的、新的作用机制。

## 临床表现

详细描述胸痛至关重要,以助于临床医生确定胸痛代表慢性稳定型心绞痛、ACS还是非心脏起源。通常用于描述胸痛的5个关键因素包括:位置、持续时间、疼痛性质以及引起或减轻疼痛的任何因素(表12-2)。心肌缺血导致的胸痛通常描述为胸骨部位的压迫感或重物感。患者通常诉说呼吸困难、恶心、呕吐或发汗。疼痛也可出现在颈部、下巴、肩膀或手臂。疼痛的发生通常与劳累相关,休息或服用硝酸甘油可快速缓解。胸痛发生于休息时、持续时间延长或严重程度增加很可能反映不稳定的变化,需要立即就医,防止如心肌梗死、心力衰竭和死亡等并发症。重要的是,有些患者(女性、糖尿病患者)可能会出现非典型症状如消化不良或胃饱腹感,也可能表现为出汗未伴有胸痛。还有许多缺血可能不表现出任何症状,称为"无症状性心肌缺血"[1-3]。

表12-2

心绞痛的特征[1-3]

| 症状 |
|---|
| 胸口压力感或重物感伴或不伴疼痛感 |
| 疼痛描述多变,包括紧缩感、灼烧感、压迫感、挤压感、钳样痛、疼痛或深部不适感 |
| 疼痛强度逐渐增加,逐渐消失(区别于食管痉挛)[a] |
| 呼吸急促伴喉或上气管的收缩感 |
| **症状持续时间** |
| 0.5~30min |
| **疼痛或不适的位置** |
| 胸骨或靠近胸骨的地方 |
| 上腹部和咽部的任何位置 |
| 偶尔出现在左肩和左手臂 |
| 极少出现于右手臂 |
| 低位颈椎或高位胸椎 |
| 左肩胛内或肩胛上区域 |
| **疼痛放射** |
| 左手臂内侧面 |
| 左肩 |
| 下颚 |
| 偶尔右臂 |
| **心电图** |
| ST段压低>2mm |
| T波倒置 |
| **促发因素** |
| 轻度、中度或重度运动,取决于患者 |
| 用力包括举臂过头 |
| 冷环境 |
| 逆风行走 |
| 饱餐后行走 |
| 情感因素:惊恐、愤怒或焦虑 |
| 性交 |
| **硝酸甘油缓解**[a] |
| 服用硝酸甘油后45s~5min疼痛缓解 |

[a] 食管痉挛及其他的胃肠道疾病,偶尔类似心绞痛疼痛,并且也能通过硝酸甘油缓解

慢性稳定型心绞痛的体征是往往不明显或非特异性。

## 诊断和风险评估

如果患者出现胸痛,怀疑是CAD,首先应详细了解患者的缺血症状和体征。一旦获取信息,要评估CAD的可能性(低、中、高)[1]。可能性评估可能有助于诊断。考虑到慢性稳定型心绞痛的许多症状都是非特异性的,许多无创和有创检查可有助于CAD的诊断[1,2]。有必要尽快判断患者的胸痛是否为慢性稳定型心绞痛、ACS发生或再发。ACS患者通常MI或死亡的短期风险很高,需要住院进行强化治疗[16,17]。所有怀疑或确诊CAD的患者需要检查血脂、肾功能和快速血糖,以筛查代谢异常。其他生化指标,例如高敏C反应蛋白、脂蛋白a、脂蛋白相关磷脂酶A2和载脂蛋白B并不常规推荐。

怀疑心绞痛的所有患者都应检查十二导联心电图(ECG)。ECG虽然不能确诊CAD,但可发现传导异常、左心室肥大、持续缺血,或既往心肌梗死的证据。除了ECG异常、MI病史、HF症状或室性心律失常的患者,胸部X线平片并不常规推荐[1]。对于ECG不能确诊的患者、不能从事一定量的体力活动、不能进行激发试验或介入性冠脉造影、不确定的冠脉解剖异常的中高危患者,可以进行心脏计算机断层扫描[1]。

### 激发试验

通过运动或药物手段诱导的激发试验是诊断CAD的有效方式。在可控制环境下,运动耐量实验触发了心绞痛、心电图缺血表现、心律失常、心率异常或血压(BP)异常,表明患者存在CAD。心率和收缩压(如心率-血压乘积)与心肌需氧量相关。心率-血压乘积通常在运动中逐渐上升,其峰值反应心血管对压力的反应能力。通常,稳定心绞痛患者在特定的心率-血压乘积时出现胸痛[18]。

BP或心率异常提示CAD。正常对运动的反应是收缩压逐渐升高,而舒张压不变。舒张压变化大于10mmHg认为是异常。运动时血压降低需特别注意,因为这预示着心输出量的增加不足以克服骨骼肌血管床的舒张[18]。

对左束支阻滞、心室起搏心率、既往血运重建(PCI或CABG)、预激综合征、休息时ST段降低大于1mm或ECG示有其他传导异常的患者,应用激发影像学试验包括超声心动图或核素成像都优于运动激发试验。此外,许多患者不能达到预期的运动量的水平,此时优选药物激发试验[1,18]。

药物激发试验可以使用双嘧达莫、腺苷、或多巴酚丁胺。类似于运动耐量试验中的平板运动,这些药物都是通过诱导心肌供氧需求失衡发挥作用。血管舒张药(双嘧达莫和腺苷)促进正常冠脉舒张,但并没有影响动脉粥样硬化部位的血管。结果导致血液从病变的冠状动脉分流,病变的冠状动脉区产生缺血,表现为血压、心率和心电图的变化。这些药物通常与心肌灌注显像结合使用。激发试验铊-201心肌灌注成像可显示心脏的动态变化。在激发峰值时,注射放射性核素,几分钟内便可获得图像。心肌摄取的铊缺陷表示缺血或心梗的可能[19]。

多巴酚丁胺是一种正性肌力药,常用于超声心动图检查。多巴酚丁胺增加心率和心肌收缩,使心肌需氧量增加。如果需求超过供应,则产生缺血。注入多巴酚丁胺后,左心室壁运动缺失或减弱或室壁增厚提示缺血[19]。

### 心导管术

冠心病诊断的金标准是冠状动脉导管介入和血管造影术。此外,血管造影也是诊断少见的慢性稳定型心绞痛类型如冠脉痉挛的最精确的方法[1]。心导管手术提供冠状动脉的血管通路。一旦血管内导管进入,就可进行一系列操作(血管造影术、心室造影术、经皮冠状动脉介入治疗)。导管可以经皮由桡动脉、臂动脉或股动脉进入。导管经过动脉血管系统到达冠状动脉,当导管头部进入冠状动脉时,注射造影剂,可以测定斑块的位置和程度。该方法可在大约75%的慢性稳定型心绞痛患者中检测到在1支、2支、或3支病变[3]。

血管造影的结果有助于评价CAD患者死亡或MI的风险及后继需要的治疗。如果患者左主干存在明显狭窄,其死亡风险高,应该接受CABG[20,21]。

## 药物及非药物治疗综述

慢性稳定型心绞痛的首要治疗目标是缓解症状,改善生活质量。此外,更重要的是减缓动脉粥样硬化进程,预防并发症如MI或死亡。除心肌血运重建外,药物和非药物治疗手段均可以达到这些目标[1]。

## 血管保护治疗

### 生活方式改善

绝大部分慢性稳定型心绞痛患者都应该改善生活方式。生活方式改善包括:健康的饮食、戒烟/避免二手烟、增加体力活动、减重和保持合适的腰围[1,22,23]。健康的饮食指限制饱和脂肪、脂肪、胆固醇、钠、含糖饮料和红肉,推荐富含水果、蔬菜、全谷物、ω-3脂肪酸和纤维[22](见第8章)。健康的膳食模式中的内容已证实对心血管风险因素有积极的影响[1,22]。

戒烟很关键,因为吸烟(包括二手烟)是CAD患者死亡的独立的最可预防因素[24]。医生应常规评价慢性稳定型心绞痛患者的吸烟情况,并提供戒烟的帮助。尼古丁替代产品、安非他酮和伐尼克兰(varnecicline)有助于戒烟(见第91章)。除了避免吸烟,慢性稳定型心绞痛的患者也应该避免空气污染。除非存在禁忌,女性推荐一种含酒精饮料,男性推荐一种到两种含酒精饮料[1]。

要到达或者维持BMI 18.5~24.9kg/m$^2$且男性腰围小于102cm、女性腰围小于89cm。适当的运动有利于减重和更好的控制心血管危险因素。慢性稳定型心绞痛应鼓励每日中等强度运动30~60分钟,每周至少运动5日,最好是每日都运动。适当的卡路里摄入和健康饮食方式有利于减重。

### 改善危险因素

除了适当的生活方式改变,应实现心血管疾病危险因素的优化。如前所述,尽管生活方式改善有助于危险因素控制,但仍需药物治疗。表12-3列出了危险因素优化的目标。适当的识别和治疗风险因素,能预防CAD的发生和已患CAD的患者的疾病进展。

**表 12-3**

AHA/ACC 指南推荐的冠状动脉和其他血管动脉粥样硬化疾病患者的二级预防[23,25,26]

| 风险因素 | 干预与目标 |
|---|---|
| 吸烟 | 完全戒烟<br>不接触吸烟环境 |
| 血压 | <140/90mmHg |
| 调脂治疗 | 高强度他汀 |
| 糖尿病 | 糖化血红蛋白<7% |
| 体力活动 | 至少每日30分钟中等强度的有氧运动(如快步行走)至少5日/周 |
| 体重管理 | 腰围,男性<102cm<br>腰围,女性<89cm<br>BMI在18.5~24.9kg/m$^2$ |
| 流感疫苗 | CAD患者应每年接种一次流感疫苗 |

BMI,身体质量指数;CAD,冠心病

此外,由于药物对动脉粥样硬化病理生理学的改善,可用于各风险因素的控制。尽管存在几种不同的调脂药,但多项研究已证实HMG-CoA还原酶抑制剂(他汀类药物)可显著降低动脉粥样硬化的进展及减少死亡和MI的发病率[25]。对于抗心绞痛的治疗后仍需额外降压治疗的患者,血管紧张素转化酶抑制剂(ACEI)可改善内皮功能,延缓CAD进展。对于不能耐受ACEI的患者,ARB类药物可提供类似的保护作用[1,26]。糖尿病是动脉粥样硬化的重要危险因子,然而,既往大多数临床研究表明,严格的血糖控制并不能延缓动脉粥样硬化进展，或降低 MI 等硬终点事件[27]。DCCT 研究(Diabetes Control and Complications Trial)表明，1 型糖尿病患者强化胰岛素治疗，严格控制血糖，可以显著降低 MI 和心血管死亡的风险[28]。但在 2 型糖尿病患者的大型随机对照研究中，并没有得到类似结论。在心血管疾病合并 2 型糖尿病的患者的大型随机对照研究中，强化胰岛素治疗并没有降低 5 年非致死性 MI，反而同期总死亡率升高[29]。考虑到目前的证据，CAD 合并 2 型糖尿病的患者不推荐强化降糖治疗，2 型糖尿病患者的糖化血红蛋白(HgbA1c)目标值低于 7%[27]。

### 抗血小板治疗

多年来，抗血小板治疗在 CAD 治疗中占核心地位。在慢性稳定型心绞痛患者，阿司匹林(乙酰水杨酸，ASA)可以降低 MI 和突发心血管死亡的发生率。鉴于 ASA 在慢性稳定型心绞痛的疗效、价格低廉及已经证实对 MI 后良好的疗效，ASA 被认为是 CAD 患者单药抗血小板的金标准。目前 ACC/AHA 指南推荐：ASA 用于 CAD 患者预防 MI 和死亡的剂量为每日 75～162mg。虽然在临床研究中应用过更大剂量的 ASA，但并未使疗效增加，反而引起不良反应增加[23]。

氯吡格雷是另一种重要的抗血小板药物，用于不能耐受 ASA 的慢性稳定型心绞痛患者，预防 MI 和死亡。CAPRIE 研究(Clopidogrel versus Aspirin in Patients at Risk of Ischemic Events trial)表明，相比于 ASA，氯吡格雷能显著降低动脉硬化血管疾病(既往 MI、卒中或外周血管疾病)患者卒中、MI 或心血管死亡的风险。此外，氯吡格雷的主要不良反应是胃肠道反应和皮疹，耐受性良好。虽然疗效很好，但是氯吡格雷和 ASA 在主要结局上的绝对差异很小(0.4%，需治疗患者数=200)[30]。因此，对于 CAD 患者，ASA 依然是一线选择，氯吡格雷是二线选择。氯吡格雷用于慢性稳定型心绞痛患者的剂量为 75mg/d。

阿司匹林联合 $P2Y_{12}$ 拮抗剂(氯吡格雷、普拉格雷或替格瑞洛)的双联抗血小板治疗(DAPT)已证实可改善 CVD 高危患者的发病率和死亡率[16,17]。考虑到抗血小板的作用机制不同，阿司匹林联合 $P2Y_{12}$ 拮抗剂较阿司匹林单药可以预防 CAD 患者的 MI 和死亡。CHARISMA 研究(The Clopidogrel for High Atherothrombotic Risk and Ischemic Stabilization，Management，and Avoidance trial)评估 CAD 患者或者有多种心血管危险因素的患者长期双联抗血小板的疗效。与单药 ASA 相比，ASA 联合氯吡格雷治疗 28 个月，并没有降低死亡、MI、卒中或冠脉血运重建的风险，但增加了出血的风险[31]。

亚组分析表明，既往 MI 患者的缺血风险降低，表明某些患者可以从 DAPT 中获益[31]。Pegasus-TIMI 54 研究评估了 DAPT(低剂量 ASA 联合替格瑞洛 90mg 每日 3 次或者 60mg 每日 2 次 vs 单药 ASA)在既往 1～3 年内发生过 MI 的患者中的疗效[32]。从 MI 到随即入组的中位时间为 1.7 年。超过 21 000 名患者的中位随访时间为 33 个月。与单药 ASA 相比，ASA 联合两种剂量的替格瑞洛降低了主要终点事件(心血管死亡、MI 和卒中)，但出血风险升高，90mg 组和 60mg 组的出血风险分别为 2.6% 和 2.3%，而 ASA 单药的出血风险为 1.06%[32]。

在一项单独的研究中，置入药物涂层支架(DES)的患者接受额外 18 个月的 DAPT，与标准疗程的 DAPT 相比，血栓风险(0.4% vs 1.4%，$P<0.001$)更低、心血管和脑血管不良事件(4.3% vs 5.9%，$P<0.001$)也更低[33]。中到重度出血风险轻微升高(2.5% vs 1.6%，$P=0.001$)。9 961 名患者中的多达 40% 因为慢性稳定型心绞痛而进行 PCI，DAPT 包括 ASA 联合氯吡格雷或 ASA 联合普拉格雷[33]。

因此，既往 MI 病史或 PCI 术置入 DES 的患者可以延长 DAPT 疗程。

## 抗缺血的药物治疗

既往用于慢性稳定型心绞痛治疗的药物，影响心肌供氧或需氧或两者兼有。根据该理论，抗心肌缺血有效的药物有：β 受体阻滞剂、CCBs 和长效硝酸酯类。2006 年 1 月，美国 FDA 批准新一代抗心肌缺血药物雷诺嗪用于慢性稳定型心绞痛的治疗。与传统的抗心肌缺血药不同，雷诺嗪对心率和血压无显著影响，其机制独特。对慢性稳定型心绞痛患者的药物治疗，要综合考虑指南和患者的实际情况。

### β 受体阻滞剂

β 受体阻滞剂通过降低心率、心肌收缩性和心肌壁张力显著降低心肌需氧量。选择性 β 受体阻滞剂和非选择性 β 受体阻滞剂在预防心肌缺血方面疗效相似，因此，特定患者的药物选择取决于价格、日剂量及并发症。大多数情况下，取决于每日给药次数和价格，但是具有内在拟交感活性的 β 受体阻滞剂疗效有限，不常规用于稳定型心绞痛患者。β 受体阻滞剂的剂量需要滴定，使心率维持在 55～66 次/min，因此 β 受体阻滞剂的剂量有患者特异性[34]。β 受体阻滞剂禁用于血管痉挛性心绞痛的患者，可加重反应性呼吸道疾病或外周动脉疾病患者的症状。长期应用最常见的副作用包括心动过缓、低血压、疲劳和性功能障碍。禁用 β 受体阻滞剂其他情况包括：严重的心动过缓或房室传导阻滞[35-37]。

### 硝酸酯类

表 12-4 列出了不同剂型的硝酸酯类。不管哪种剂型，只要应用合理并保证硝酸酯类的空白期，硝酸酯类均可有效预防或减轻缺血性症状。硝酸酯类通过降低前负荷减少心肌需氧量。硝酸酯类通过转化和释放 NO 舒张血管[38]。长效硝酸酯类可有效预防心绞痛症状。舌下 NTG 可有效治疗和缓解急性心绞痛。硝酸酯类常见的副作用是低血压、头晕和头痛。继续治疗头痛可能消失，头痛也可用对乙酰氨基酚治疗。禁止与 5 型磷酸二酯酶抑制剂(在 24 小时内与西地那非、伐地那非联用或 48 小时内与他拉达非联用)合用，因为可导致致命的低血压[38,39]。

表 12-4
常用处方硝酸酯类

| 药物 | 剂型 | 持续时间 | 时间(分钟) | 常用剂量 |
| --- | --- | --- | --- | --- |
| 短效 | | | | |
| NTG | SL | 10~30min | 1~3 | 0.4~0.6mg[a,b] |
| NTG | 经舌喷雾 | 10~30min | 2~4 | 0.4mg/喷[a,b] |
| NTG | IV | 3~5min[c] | 1~2 | 首先5mg/min,每3~5min加量直到疼痛缓解或出现低血压 |
| 长效[d] | | | | |
| NTG | SR胶囊 | 4~8h | 30 | 6.5~9mg q8h |
| NTG | 外用药膏[e] | 4~8h | 30 | 2.5~5.1cm q4~6h[f] |
| NTG | 透皮贴剂 | 4~>8h | 30~60 | 首先0.1~0.2mg/h,滴定至0.8mg/h[f] |
| NTG | 黏膜 | 3~6h | 2~5 | 1~3mg q3~5h[f] |
| ISDN | SL | 2~4h | 2~5 | 2.5~10mg q2~4h[f] |
| | 咀嚼 | 2~4h | 2~5 | 5~10mg q2~4h[f] |
| | 口服 | 2~6h | 15~40 | 10~60mg q4~6h[f] |
| | SR胶囊 | 4~8h | 15~40 | 40~80mg q6~8h[f] |
| ISMN[g] | 片剂 | 7~8h | 30~60 | 开始10~20mg bid(上午和中午),滴定至20~40mg bid[f] |
| | 缓释片(依姆多) | 8~12h | 30~60 | 开始60mg/d,滴定至30~120mg/d |

[a] 当使用舌下或经舌喷雾形式的硝酸甘油时,患者应坐位时应用,以减少心动过速、低血压、头晕、头痛及脸红等副作用。缓解症状的最佳剂量时,收缩压降低不超过10~15mmHg,或者脉率增加不超过10次/min。疼痛迅速缓解(1~2分钟起效,3~5分钟缓解),但每5分钟的间隔最多给药3次。然后等待医疗救援。

[b] 舌下NTG遇热、潮湿和光后迅速降解。应当储存在凉爽干燥的地方,不要开盖或冷冻。药片应当保存在生产商的原容器内或玻璃瓶内,因为片剂可挥发并粘到塑料瓶和棉花上。以前,舌刺痛表明是新鲜药片,但只有大约75%的患者有刺痛感。

[c] 注射中断后的持续时间。

[d] 长效硝酸酯类是有效的药物,但必须了解它们的局限。舌下的ISDN片起效和作用时间介于舌下NTG和口服ISDN之间。由于NTG和ISDN口服剂型首过效应高,因此与舌下或嚼碎剂型相比,需要非常大的剂量。小的口服剂量(2.5mg NTG,5mg ISDN)可能无效;高至9mg NTG和60mg ISDN的剂量并不罕见。尽管号称作用时间更长,但即使给予SR剂型,软膏和口服剂型的有效性通常只持续4~8小时。而且每日持续给药会快速导致耐药(见注f)。

[e] 将2.5~5.1cm的软膏挤到定标的纸上,并密封在带管的袋里。仔细地把软膏在胸部摊开一个5.1cm×5.1cm的薄层。保持敷药纸敷盖。在增加新剂量或出现低血压时擦掉以前的剂量。如果另一个人帮忙涂药膏,避免手指和眼睛接触以免引起头痛或低血压。

[f] 用药方案应当维持一个空窗期(如睡眠时)以减少耐药的发生。在下午7点给最后一次口服剂量或者去掉药膏或透皮贴剂。在下午的早些时候给最后一次缓释的ISDN。

[g] ISDN的主要活性形式,生物利用度100%,无首过效应,但仍可发生耐药。速释剂型(ISMO、Monoket)为10和20mg片剂。缓释剂型(依姆多)为60mg片剂,可以切为两半,不要挤压或咀嚼。

Bid,每日2次;ISDN,二硝酸异山梨酯;ISMN,单硝酸异山梨酯;IV,静注;NTG,硝酸甘油;SL,舌下;SR,缓释

## 钙通道阻滞剂

钙通道阻滞剂是一类高度多样化的化合物。他们化学结构显著不同,对心脏和外围组织的选择性也不同,据此,可将钙通道阻滞剂分为以下几个主要类型(表12-5)[40]。

非二氢吡啶类钙拮抗剂(non-DHP CCBs)地尔硫䓬和维拉帕米对心肌和外围组织的作用相似,均能够减慢传导,延长房室结不应期,不影响心室不应期。因此,这些抗心律失常药物仅限于室上性心动过速时控制心室率(见第15章)。地尔硫䓬和维拉帕米均可抑制心肌收缩性,故LV功能异常的患者(收缩期心衰)慎用。两种药物均可适度的舒张外周血管,可强有力舒张冠状动脉[40]。

与地尔硫䓬和维拉帕米不同,硝苯地平、氨氯地平、非洛地平、依拉地平和尼卡地平都属于二氢吡啶类(DHPs)钙阻滞剂,不减慢心脏传导。但它们舒张外围血管的作用更强,故可反射性地引起心率增加。在体外研究中,所有DHPs阻滞剂都有负性肌力作用,但在临床上这些作用黯然失色,主要表现为反射性的交感激活和后负荷降低。静效应是心肌功能不变(见第14章)[40]。

表 12-5
治疗心绞痛的钙通道阻滞剂

| 药品名称 | FDA 批准的适应证[a] | 慢性稳定型心绞痛的常用剂量[b] | 常见规格 |
|---|---|---|---|
| 二氢吡啶类 | | | |
| 氨氯地平 | 心绞痛,高血压 | 2.5~10mg 每日 | 2.5,5,10mg 片剂 |
| 非洛地平 | 高血压 | 5~20mg 每日 | 5,10mg 片剂 |
| Isradapine | 高血压 | 2.5~10mg 每日 2 次<br>5~10mg 每日 | 2.5,5mg 胶囊剂<br>5,10mg 片剂 |
| 尼卡地平 | 心绞痛(仅 IR),高血压 | 20~40mg 每日 3 次<br>30~60mg 每日 2 次 | 20,30mg 胶囊剂<br>30,45,60mg 胶囊剂 |
| 硝苯地平 | 心绞痛,高血压 | 10~30mg 每日 3 次<br>30~180mg 每日 | 10,20mg 胶囊剂<br>30,60,90mg 片剂 |
| 尼索地平 | 高血压 | 20~60mg 每日 | 10,20,30,40mg 片剂 |
| 二苯烷胺类剂 | | | |
| 维拉帕米 | 心绞痛,高血压,室上性心动过速 | 30~120mg 每日 3 次或每日 4 次<br>120~240mg 每日 2 次<br>120~480mg 睡前 | 40,80,120mg 片剂<br>120,180,240mg 片剂<br>180,240mg 片剂<br>120,180,240,360mg 胶囊剂<br>100,200,300mg 片剂 |
| 苯二氮䓬类 | | | |
| 地尔硫䓬 | 心绞痛,高血压,室上性心动过速 | 30~120mg 每日 3 次或每日 4 次<br>60~180mg 每日 2 次<br>120~480mg 每日 | 30,60,90,120mg 片剂<br>60,90,120,180mg 胶囊剂<br>120,180,240,300,360mg 胶囊剂<br>120,180,240mg 胶囊剂<br>120,180,240,300,360,420mg 胶囊剂 |

[a] 美国 FDA 批准的 IR 和 ER 的适应证有所不同。但大多数被临床用于治疗心绞痛和高血压。避免 IR 即释剂型用于高血压。
[b] 由于半衰期短,如果应用 IR 片或胶囊,大多每日给药 3 次,氨氯地平半衰期长,每日给药 1 次。也见表 14-15 和表 14-16。
FDA,美国食品药品管理局;IR,立即释放

二氢吡啶类(DHP)和非二氢吡啶类(non-DHP)及钙阻滞剂(CCBs)通过舒张冠脉增加心肌供氧,通过降低心肌壁张力(通过降低血压)降低心肌需氧。但是 non-DHP 和 CCBs 由于可降低心率和传导,其降低心肌需氧的能力可能更强。虽然定义为同一药物类,但 DHPs 和 non-DHPs 在慢性稳定型心绞痛患者的应用有所不同。non-DHPs 可降低心率和传导,对某些患者有益,但对 LV 功能异常或心动过缓的患者不利。相反,氨氯地平和非洛地平等 DHPs 可用于 LV 功能异常的患者,可以预防这些患者的心肌缺血[40]。CCBs 与环孢素、卡马西平、锂、胺碘酮和地高辛联用时,需谨慎。由于对心率和心肌收缩力的双重作用,很多情况下要避免使用 non-DHP CCB[1]。不同 CCB 类药物,副作用不同。non-DHP 和 CCBs 可能引起心动过缓、低血压、和房室传导阻滞。DHP 和 CCBs 可能引起反射性心动过速、外周水肿、头痛和低血压[40]。

## 雷诺嗪

雷诺嗪是治疗慢性稳定型心绞痛的最新药物,自 2006 年被 FDA 批准,其被接受程度有限,其应用较少,但它代表了慢性稳定型心绞痛的治疗进展,为既往治疗无效的患者提供了一种新选择。雷诺嗪通过抑制晚期钠电流,减少细胞内钠离子,发挥抗心肌缺血作用。在心肌缺血时,钠离子

内流增加，钙钠交换导致细胞内钙离子超载。细胞内钙离子超载进一步恶化心肌缺血，如心肌壁张力增加，微血管灌注减弱。雷诺嗪通过抑制钠离子内流，有效预防缺血诱导的收缩异常，延迟心绞痛的发生。雷诺嗪与传统防心绞痛药物的一个关键区别是，雷诺嗪几乎不影响心率和血压。雷诺嗪对血流动力学无影响，因此可用于需要进一步抗心绞痛治疗，适应于那些心率和血压已经不允许传统抗心绞痛药物继续加量的患者[41]。

最初的临床研究表明，雷诺嗪与CCBs或长效硝酸酯类联用时，可有效地减少心绞痛的发作。随后的研究证明了雷诺嗪的长期安全性和有效性，可用于慢性稳定型心绞痛治疗的任何阶段。常见的副作用包括头痛、便秘、头晕和恶心[41]。该药物在肝脏通过细胞色素P450酶中的CYP2D6和CYP3A4代谢，因此要注意潜在的药物相互作用。CYP3A4是主要的代谢途径，因此明显肝功能异常的患者及应用CYP3A4抑制剂和诱导剂(如酮康唑或利福平)的患者禁用雷诺嗪[48]。雷诺嗪也禁用于应用抗逆转录病毒药的患者[41]。

## 血运重建

血运重建，不管是CABG还是PCI，都是CAD患者治疗的重要方式。血运重建的目的与CAD治疗的整体目标一致，都是缓解症状，改善生活质量，预防CAD并发症，如MI和死亡。既往大家关注于比较CABG、PCI和药物治疗缓解症状和改善预后的疗效。对于大多数CAD患者，血运重建(不管是CABG还是PCI)较单独药物治疗，1年内症状缓解明显改善，但整体死亡率无差别[42]。但相对于PCI，CABG长期症状缓解明显改善，再次血运重建的需要明显减少。对于左室功能异常的严重患者，不同治疗手段的长期死亡率不同。具有2支或3支病变、左主干明显病变或左室功能异常的患者，CABG较PCI或单独药物治疗5年死亡率降低[21]。

尽管CABG、PCI和单独药物治疗的相对疗效如前所述，但近年来PCI的应用显著增加。实际上，随着两种治疗手段在CAD患者的长期应用有效性的确定，血运重建(不论是CABG还是PCI)对比传统的药物治疗争议已有所减少。尽管存在不确定性，3支病变或多支病变合并左心室功能障碍的患者仍首选CABG。在这些患者中，相对于PCI或单独药物治疗，CABG显著缓解症状，降低长期死亡率。对于不太严重的CAD患者，PCI与CABG在死亡率方面的疗效相似，但缓解症状或再次血运重建的需要方面的疗效有所差异。目前的研究表明，强化药物治疗(包括强化降脂治疗)在改善长期预后方面与PCI疗效相似，但缓解心绞痛症状的疗效不及PCI[1,43,44]。这些研究强调不管是否行血运重建，有效治疗在延缓CAD进展方面都是重要的。目前药物治疗面临的问题不但包括在CAD患者中优化药物治疗，而且包括为预防PCI的并发症提供有效的药物治疗。

## 慢性稳定型心绞痛的临床表现

### 案例12-1

问题1：J.P.是一名62岁的奶农，因进展性胸痛入院。大约入院前3周，当举重物或上坡时，感到胸骨下疼痛，为压榨性或钳夹样疼痛，从未在休息时发生，与饮食、精神压力或者每日的特定时间无关。休息后5分钟内缓解。

J.P.的母亲和哥哥分别在62岁和57岁时死于心脏病发作；父亲仍然在世，已经86岁，发生过1次心脏病事件和1次卒中。除了J.P.，家人无糖尿病病史。J.P.高177.8cm，重106.6kg；他每日喝2~3杯啤酒，无吸烟史。

既往史：高血压病史10年、糖尿病病史4年和右手外伤切除术。到3周前，J.P.还能不费力的处理所有的农场杂事，包括重体力劳动。他食用未添加盐的饮食，但总吃快餐，他喜爱的食物是2份夹干酪和碎牛肉的三明治和炸薯条。

J.P.的用药史如下：赖诺普利10mg，每日1次；二甲双胍500mg，每日2次；氢氯噻嗪25mg，每日1次。他几乎不使用非处方药物。有磺胺药过敏史。

当进入心脏病房时，J.P.与实际年岁相符，并且没有明显的痛苦。静息状态下查体：平卧位血压(BP)145/95mmHg(上次130/85mmHg)；心率84次/min(最近1次78次/min)，心律规整。呼吸频率12次/min。无外周水肿或颈静脉怒张，肺脏听诊基本正常。腹部检查未见异常。心脏听诊心率和节律规则，$S_1$和$S_2$心音正常；没有听到第三或第四心音和杂音。12导联心电图示：正常窦性心律，84次/min，无陈旧性心肌梗死的证据。所有间期在正常范围之内。

入院化验结果如下：

Hct：43.5%

白细胞(WBC)计数：5 000/μl

钠：140mmol/L

钾：4.7mmol/L

镁：0.95mmol/L

随机血糖：132mEq/L

HgbA1c：7.4%

血尿素氮：27mg/dl

血肌酐：1.4mg/dl

尿白蛋白肌酐比：27

胸片正常。

J.P.的哪些症状和体征符合慢性稳定型心绞痛的诊断？

J.P.对他的胸痛的描述包括了心绞痛的几个常见特征(见表12-2)[1-3]。J.P.的胸痛是典型的胸骨下疼痛，而一些患者的疼痛放射到左臂或肩部或下颌。J.P.疼痛的性质为常见的压榨性或钳夹样疼痛：可同时出现咽喉或下颚发胀，或替代胸痛发生。一些患者或许并不认为这些感觉是疼痛，他们或许把这些症状描述为压迫或沉重感。很多患者主述气短。J.P. 的症状与运动和劳累有关,这两者都是心绞痛的诱因。大多数劳累性心绞痛的发作将持续几分钟的时间,休息后可缓解。J.P. 从来没有因为胸痛而应用药物缓解,所以无法确定他对 NTG 的反应。

在获得 J.P. 症状的详细描述后,医生要对他的胸痛进行定性并做一个整体的评估。首先胸痛可分为典型心绞痛、不典型心绞痛或非心源性胸痛。其次,心绞痛还可分为稳定心绞痛和不稳定心绞痛。这种定性非常重要,因为它表明了急性冠状动脉事件的短期危险是否会威胁生命。试图按照一个客观的衡量标准(加拿大心血管学会分级标准)对 J.P. 的心绞痛症状分级可能会产生误导[45]。例如 1 个久坐不动的 65 岁患者的Ⅱ级症状或许可耐受,但相同的症状可能使一个活动的 50 岁患者明显受限。

J.P. 的胸痛具有心绞痛的性质和持续时间,由劳累激发,通过休息可缓解;因此 J.P. 的症状可分类为典型的心绞痛。J.P. 的症状在休息时不出现,因此可分类为稳定型心绞痛[1-3]。

案例 12-1,问题 2:根据 J.P. 的体格检查,什么体征和症状与心绞痛相关?

体格检查其实对 CAD 的诊断提供不了什么信息。心血管系统最有意义的发现是在急性心绞痛发作过程中心率和血压可能会增加。J.P. 的体格检查符合他这个年纪男性心绞痛患者的特点[3]。他肥胖且有高血压,但他的心脏检查是正常的。需要进一步的检查确定有无杂音。没有第三心音表明左室功能可能正常(见第 14 章,关于第三心音的描述)。没有第四心音意味着全身性高血压导致的心脏终末器官损害可能性低。他的胸片是正常的,没有出现与心肌缺血相关的常见并发症(如心脏扩大、心力衰竭)。

J.P. 的身体检查也已经评价了主要血管动脉粥样硬化的可能性(外周血管疾病、脑血管疾病、腹部主动脉瘤)。黄色瘤的出现表明严重的高胆固醇血症,但这些在 J.P. 身上都没有发现。

## 诊断过程

案例 12-1,问题 3:还有什么其他客观检查有助于 J.P. 的 CAD 和心绞痛的诊断?

J.P. 的 12 导联心电图和胸片未显示有进行性心绞痛或长期冠心病的典型症状。因此它们无助于 CAD 的诊断。超声心动图可以用来更好地评估心脏结构和功能,包括排除心肌缺血的其他潜在原因如瓣膜功能障碍或心包疾病,但不能决定性的诊断 CAD。EBCT 可以用来检测冠状动脉粥样硬化的存在,但在 J.P. 不能与其他检测方法一起提供重要的预后信息。

鉴于 J.P. 目前的生活方式和活动水平,他可能能够耐受平板运动试验。对 J.P. 而言,平板运动试验可能是合适的初始的诊断模式。由于其非侵入性、可靠性,以及能够提供关于心肌梗死和死亡风险的预后信息,因此在这种情况下,较之药理学手段,激发试验和平板运动试验是 J.P. 很好的初始诊断方法。

案例 12-1,问题 4:J.P. 应当接受心导管检查吗?这种侵入性检查的结果对后继治疗的影响如何?

CAD 诊断的金标准是心导管检查及冠脉造影。此外,冠脉造影也是鉴定慢性稳定型心绞痛的少见原因如冠状动脉痉挛的最准确的方法[1,30]。尽管血管造影能有效地识别冠状动脉粥样硬化斑块,但不能确定是否是这些斑块引起了临床症状。因此,对许多劳累诱导的心肌缺血的患者,进行激发试验往往更合适。对于激发试验可引起明显心肌缺血的患者,再行心导管检查,确定病变的性质和范围。血管造影有助于评估 J.P. 死亡或心肌梗死的风险及后继治疗过程。例如:左主干显著狭窄的患者死亡风险高,应当接受 CABG 治疗[20]。

## 风险分层和预后

案例 12-1,问题 5:J.P. 活动平板试验阳性,进行心导管检查,发现 RCA 和回旋支两处血管分别存在 55% 和 70% 的狭窄,LAD 正常,J.P. 的预后如何?

稳定型心绞痛患者的预后多变,取决于其他因素和并发症。评定患者的危险分层有助于确定合适的治疗策略。CAD 的程度、心室功能的量化、对激发试验的反应及最初的临床评估都有助于患者的风险评估。确定特定患者的风险分级,有助于确定合适的治疗策略[1,2]。

J.P. 的病史和体格检查表明他没有 HF,但左室功能差。同时 J.P. 没有 3 支血管病变或 LAD 堵塞。J.P. 患有 2 型糖尿病,这使他未来心血管事件的风险增加。没有其他主要并发症、心脏功能障碍。考虑到 J.P. 当前的 CAD 程度表明,其预后较好,可启动适度的治疗,以降低 CAD 患者的发病率和死亡率[1,2]。

## 慢性稳定型心绞痛的药物治疗

案例 12-1,问题 6:J.P. 的病情应当如何控制呢?他应该接受 PCI?还是 CABG?或仅药物治疗?

如前所述,对 J.P. 的治疗目标包括缓解症状和减少心肌缺血改善生活质量,及预防 CAD 的主要并发症如急性心肌梗死和死亡[1]。患者不同,实现这两个目标的方式就不同:外科血管重建、药物治疗,或两者兼而有之。无论选择哪种减轻缺血症状的治疗策略,均应优选考虑预防死亡(血管保护剂)的治疗。

CABG 的适应证包括左主干的 CAD、3 支病变共存(尤其是左室功能受损)或药物治疗无效,因此目前 CABG 不是 J.P. 的最佳选择[1,20]。J.P. 可以选择 PCI 血管重建或单独药物治疗。尽管与药物治疗相比,这种情况下 PCI 术的生存获益没有明显优势,但其短期内(1 年内)症状复发的概率减少[1]。如果 J.P. 可以积极改善生活方式及控制疾病的危险因素,5 年内 CAD 进展和缺血症状的控制将类似于 PCI 术[42]。这两种策略(包括 PCI 或单独药物治疗的利弊)都应告知 J. P.,以便于他可以根据自己的意愿做决定。总体而言,J. P. 药物治疗的效果将会比较好。他的寿命取决于疾病的进展和其他冠心病并发症的发生(心力衰竭、心肌梗死、心源性猝死)。

## 危险因素和生活方式的改变

案例 12-1,问题 7: J. P. 身上有哪些 CAD 的独立危险因素?哪些可以改变?

治疗稳定型心绞痛或 CAD 患者的第一步,应该是改变任何现有的危险因素,采用健康的生活方式。通过处理可能导致 CAD 发生发展的潜在的环境,可阻止疾病的发展及预防并发症。表 12-3 是目前推荐的危险因素管理的目标[23,25,26]。此外,应注意药物降低发病率和死亡率的证据。如 HMG-CoA 还原酶抑制剂治疗高脂血症[1,2],以及使用 ACE 抑制剂治疗高血压[25,26]。

J. P. 有几个 CAD 的危险因素,其中一些不能改变,如中年、男性和 CAD 家族史。而另一些风险因素,比如高血压、肥胖、高胆固醇血症、吸烟,甚至压力,都可以改变,以降低 J. P. 的不良预后。应当控制他的高血压,测定血清胆固醇浓度根据低密度脂蛋白、高密度脂蛋白和甘油三酯水平分级(见第 8 章)。空腹 HgbA1c 目标值应低于 7%(见第 53 章)。J. P. 应该强制性的改变饮食和减重,因为这将明显改善某些危险因素。而且,J. P. 不抽烟,这将大大降低其心血管疾病的风险[1,22]。积极改善生活方式可改善 J. P. 预后[1]。

## 饮食干预

案例 12-1,问题 8: J. P. 是否可以采用某种膳食模式以降低其心血管终点事件?

虽然生活方式的改变可改善心血管危险因素是公认的,但尚未证实具体哪种生活方式可以降低心血管终点事件。以健康饮食为例,随机对照研究表明,相对于采用 AHA Step Ⅰ 饮食的 CAD 患者,采用地中海饮食模式(强调摄取全谷物食品、水果、蔬菜、坚果和豆类,适量摄入奶制品,适量的瘦蛋白和多不饱和脂肪的饮食模式)的 CAD 患者心肌梗死或心脏猝死降低 50%~73%[46]。需要注意的是,在众多的研究当中,Lyon Diet Heart Study 的研究对象在血脂没有显著变化的情况下,心血管发病率和死亡率降低[46]。一项研究表明,与低脂饮食相比,地中海式饮食中补充坚果或橄榄油可以降低 CVD 高危患者的心血管事件的发生率[47]。另外几个研究也表明,与没有控制饮食的患者相比,那些增加鱼油或者含 ω-3 脂肪酸的鱼油补充剂的既往 MI 病史的患者心血管死亡和 MI 降低[48]。最后,流行病学研究证实了来自随机对照试验的结果:坚持采用地中海饮食模式可以显著降低心血管疾病的发病率和死亡率[46]。来自基础科学和临床研究的证据表明,地中海饮食能够降低全身炎症(以 C-反应蛋白为测定指标)、改善胰岛素抵抗、改善血管内皮功能。这些研究的获益大多认为是来源于 ω-3 不饱和脂肪酸(鱼类来源的二十碳五烯酸和二十二碳六烯酸或植物来源的 α-亚麻油酸)摄入的增加,但实际研究中生活方式的改变是多样的,因此获益可归结于健康的生活方式[22]。

案例 12-1,问题 9: J. P. 听说每日补充一些像维生素 E 和维生素 B 这种抗氧化剂对于他有益,这些补充剂能显著改善 J. P. 的心血管疾病吗?

LDL 在动脉壁的氧化是动脉粥样硬化过程中的关键步骤,根据该理论,补充高剂量的抗氧化剂如维生素 E、维生素 C 和 β 胡萝卜素可能减轻此过程和延缓动脉粥样硬化的进程。富含抗氧化剂的饮食模式的早期观察性研究似乎证实了这一理论。但多个大型随机性研究显示,补充摄入维生素 E 等抗氧化剂并不能改善心血管疾病结局包括心肌梗死或死亡[1,49]。不管是心血管疾病的一级预防还是二级预防均未发现阳性结果。应告知 J. P.,补充摄入维生素 E 对他的心血管疾病没有任何积极的作用。

补充摄入叶酸和维生素 B 主要是因为他们能够降低半胱氨酸水平。半胱氨酸水平升高与心血管疾病发生率升高显著相关[50]。但绝大多数适当设计的、随机的、安慰剂对照的研究表明,叶酸和维生素 B 的补充摄入对减少 CAD 患者心血管结局如心肌梗死和死亡没有任何影响[1,51]。因此,类似于维生素 E 的建议,应告知 J. P. 补充摄入叶酸和维生素 B 对他的心血管疾病无任何实际的益处。

# 抗心肌缺血药物治疗

## 舌下硝酸甘油

案例 12-1,问题 10: J. P. 出院时是否应该开具硝酸甘油舌下含片?如果开具,应该如何进行用药教育?

所有 CAD 患者,特别是慢性稳定型心绞痛患者,急性心绞痛发作时,均可应用 SL NTG。因为不同患者对 NTG 的敏感性不同,故剂量应当个体化(表 12-4)。然而,大多数患者使用 0.4mg 的剂量。舌下含化硝酸甘油对那些熟知劳累何种程度可诱发心绞痛的患者有效。J. P. 在进行重体力活动前 5~10 分钟,舌下含服 1 片硝酸甘油可预防心绞痛的发生[1]。

为确定急性心绞痛发作时 SL NTG 的合理使用,需对患者进行用药教育。当心绞痛发作时,J. P. 应当立即坐下并使用 SL NTG。如果使用片剂的话,要把 NTG 片放在他的舌下,而不是吞服。如果使用 NTG 喷雾,在舌上或舌下使用,不能吞下或吸入。多数患者可能会出现眩晕和轻度头痛,坐下可使这种感觉降到最低。SL NTG 1~2 分钟之内起效,3~5 分钟疼痛缓解。如果首剂 SL NTG 5 分钟后疼痛仍未缓解,患者应当拨打急救电话寻求帮助,因为可能 MI 发作[1]。15 分钟内最多可应用 3 片。

药片应当放在最初的未开封的生产商提供的原装容器里,并且储存在原装的棕色瓶子里。因为 SL NTG 片剂遇热、潮湿和光易分解,应当储存在凉爽干燥的地方,但不能冷冻。

每次打开后药瓶应当密闭。应提醒患者把所有的药物放在儿童够不到的地方,但不应该使用安全塞。棉塞有时难以拔出,因此,一旦开始服用这个药,就可以扔掉棉塞。NTG 片易挥发,易被家用棉花吸附,因此不建议用非生产商提供的棉花。否则会导致 NTG 片疗效下降。应当紧密监测有效期,如果药片暴露于强光、热、湿气或空气,应当立即替换。一旦容器打开,药片只应当在限定的时间内使用,通常是 6~12 个月[1]。

## 肾上腺素受体阻滞剂

案例 12-1,问题 11: J. P. 积极改善生活方式,但近期心绞痛频繁发作,需要优化其药物治疗。J. P. 目前的用药情况:氢氯噻嗪 25mg,每日 1 次,二甲双胍 500mg,每日 2 次,赖诺普利 10mg,每日 1 次。他目前的静息心率是 78 次/min,血压 135/90mmHg。β 受体阻滞剂是治疗 J. P. 慢性稳定型心绞痛的最优初始选择吗?

心绞痛的长期预防可选择 β 受体阻滞剂、CCBs、长效硝酸酯类和雷诺嗪。虽然目前认为在心绞痛预防方面四者等效,但目前的指南推荐长期治疗时首选 β 受体阻滞剂[1,2]。β 受体阻滞剂可有效缓解心绞痛症状和缺血现象,包括无症状心肌缺血[1,2]。虽然 β 受体阻滞剂可显著缓解心绞痛症状、提高运动耐量、延长运动时 ST 段压低的出现时间,但几乎无随机对照研究评估 β 受体阻滞剂对慢性稳定型心绞痛临床结局的影响[36]。然而队列研究和病例对照研究表明,β 受体阻滞剂可以改善慢性稳定型心绞痛或 CAD 患者包括死亡率降低在内的临床结局[52-56]。此外,近期研究表明,β 受体阻滞剂也可延缓动脉粥样硬化进程[57]。临床试验的 meta 分析表明,三类抗局部缺血药在长期死亡率方面无显著差异。但 β 受体阻滞剂降低心绞痛发作方面效果更好[58]。β 受体阻滞剂通常被认为是最有效的预防无症状性心肌缺血的药物[3]。此外,β 受体阻滞剂可显著降低冠心病[17,19]和心力衰竭[36]患者的发病率和死亡率。整体上,基于目前的证据还是推荐所有心绞痛患者初始治疗首选 β 受体阻滞剂,除非存在禁忌证[59]。目前 J. P. 并无应用 β 受体阻滞剂的禁忌,应该开始使用 β 受体阻滞剂。

案例 12-1,问题 12: 如何优化 J. P. 的 β 受体阻滞剂治疗?

所有使用抗心绞痛药物的患者都应监测心绞痛的发作频率和 SL NTG 的消耗量。然而,这仅仅能估计治疗的效果,因为患者的运动和激发试验每日都在变化。既往医生监测患者的静息心率并据此逐渐增加 β 受体阻滞剂用量直至患者的心率维持于 55~60 次/min[36]。J. P. 目前心率 78 次/min,血压稳定,此时需增加美托洛尔的剂量。在密切监测其心率和血压的同时,将他的剂量翻倍至 100mg,每日 1 次,是合理的。β 受体阻滞剂治疗的额外目的包括锻炼时最大心率 100 次/min 或更低。如患者无症状或未发生心脏传导阻滞,心率<50 次/min 也可接受。静息心率的变化是正常的,它受内源性交感神经系统和其他外源性因素,如毒品、烟草和含咖啡因的饮料等的影响。具有内在拟交感活性的 β 受体阻滞剂(如吲哚洛尔)较无内在拟交感活性的 β 受体阻滞剂,减慢静息心率的效应弱[35]。

运动试验或许是最好的判断 β 受体阻滞剂治疗是否足量的方法,但它并不实用。在运动耐量试验中,美托洛尔可延长 J. P. 步行到发生心绞痛前的时间。它也可使运动过程中的 ST 段压低程度减轻,这提示心肌缺血减轻。另外,明显降低心率血压乘积,反映心率和室壁收缩力降低[38]。另一个正规的激发试验的方法是重复此住院期间产生心绞痛现象的活动量,即走几层楼梯。

案例 12-1,问题 13: 如果 J. P. 患有气道反应性疾病病史如哮喘或 PAD,他的最初治疗是否还会选择 β 受体阻滞剂?

虽然各种 β 受体阻滞剂治疗心绞痛的疗效相当,但如果 J. P. 患有 COPD 或 PVD,他将会相对禁用某些 β 受体阻滞剂。COPD 患者阻断 $β_2$ 受体,会使气管痉挛加重,阻断舒张血管的 $β_2$ 受体,会使外周血管收缩加重。虽然不是绝对禁忌,但合并这些疾病时,β 受体阻滞剂应用的初始阶段和滴定阶段,需要密切监测[34]。

合并气道反应性疾病或 PAD 的患者可选用心脏选择性的 β 受体阻滞剂,如美托洛尔,希望不会影响 $β_2$ 受体。一项 meta 分析表明,心脏选择性 β 受体阻滞剂在哮喘患者的耐受性优于非选择性 β 受体阻滞剂[60]。心脏选择性 β 受体阻滞剂也不会抑制 $β_2$ 受体介导的周围血管舒张。因此,心脏选择性 β 受体阻滞剂比非心脏选择性 β 受体阻滞剂更适用于合并周围血管病和雷诺病的患者[61]。

不幸的是,心脏选择性并不是"全或无"的效应,而是一种剂量依赖性现象。当剂量增加时,心脏选择性消失。对患者而言,何种剂量时心脏选择性消失无法预测。即使非常小的剂量(如美托洛尔 50~100mg)也可能导致哮喘[35,61]。若合并反应性气道疾病或周围性血管疾病的患者使用 β 受体阻滞剂,应密切监测可能发生的恶化症状,如果症状恶化,应改用另一种抗缺血药进行治疗。

案例 12-1,问题 14: J. P. 今日出院,他的出院带药为:SL NTG 0.4mg 片剂,琥珀酸美托洛尔 100mg 每日 1 次,二甲双胍 500mg 每日 2 次,赖诺普利 20mg 每日 1 次,并对 J. P. 进行饮食和锻炼教育。对于 J. P. 的慢性稳定型心绞痛,还需要什么治疗?

抗血小板治疗是动脉粥样硬化性疾病治疗的基石。已证实抗血小板治疗可减少心血管事件如 MI、卒中和死亡的发生率。虽然有新的抗血小板药物可以选择,但由于疗效确定和成本效益比高,阿司匹林仍是动脉粥样硬化性血管疾病的一线选择[1]。

阿司匹林抗血小板的作用机制是抑制环氧合酶(见第 11 章)。阿司匹林通过乙酰化环氧合酶的活性位点,能阻止花生四烯酸转化为前列腺素内过氧化物,从而同时抑制血栓素和前列环素的形成。血栓素 $A_2$ 是花生四烯酸在环氧合酶催化下的产物，有强血管收缩作用，并促进血小板的进一步活化。前列环素（$PGI_2$），是花生四烯酸在环氧合酶作用下的另一个产物，可以抵消血栓素 $A_2$ 的作用。它显著抑制血小板聚集并舒张血管[62]。

虽然理论上大剂量阿司匹林比小剂量的会更有效，但根据目前的证据，低剂量阿司匹林（每日75~325mg）与大剂量（每日625~1 300mg）治疗心绞痛疗效相同[62]。相反，随着阿司匹林剂量增加，不良反应的发生率增加，特别是胃肠道出血。因此，目前指南推荐CAD患者预防MI和死亡的剂量是每日75~162mg[1]。基于此，应建议J.P.服用阿司匹林每日81mg，以维持疗效，同时降低不良反应。

案例12-1，问题15：J.P.出院8周后因心绞痛复发再次入院，他提到，36小时前他停止了服用美托洛尔，因为他忘了买药。他被送到急诊科，应用3片硝酸甘油，心绞痛仍未缓解。应如何避免发生J.P.这样的情况呢？

在J.P.停药导致的心绞痛控制后及β受体阻滞剂再次应用之前，应告知J.P.不能突然停用β受体阻滞剂。未及时开药或经济困难是突然停药的常见原因。医生应足够专业的了解患者治疗所面对的困境。

β受体阻滞剂停药综合征是继发于被阻滞的β受体密度和敏感性增高（即“上调”）的反弹现象。它使CAD患者发生不良心血管事件风险增高，有可能导致急性MI和猝死。突然停用β受体阻滞剂使交感肾上腺活性增加导致心率产生“超射现象”，使心肌氧耗和血小板聚集增加。具有部分激动效应的β受体阻滞剂产生的停药综合征较轻[34-36]。

如果需要停药，β受体阻滞剂应逐渐减量（1~2周较合适），也有人建议撤药间期缩短至2~3日，但尚未确定最优的停药策略。确保β受体阻滞剂逐渐减量并且逐渐减量期间适当的监测患者的不良事件是必需的。在停药期间，患者应减少体力活动，一旦出现明显的心绞痛症状应立刻就诊。提醒患者不要突然停用β受体阻滞剂。没有开药或者经济原因时突然停药的主要原因，所以医生要特别关注患者，以防患者出现获取药品困难。

## 长效硝酸酯类

案例12-1，问题16：J.P.很快康复，48小时候出院。在随后的几个月里J.P.状况良好，但仍会偶发心绞痛，通常每周2~4次。由于不能很好储存NTG片剂，他改用NTG舌下喷雾（0.4mg/喷）。心绞痛通常由繁重的工作诱发，通过休息和2~3喷硝酸甘油喷雾可缓解。疼痛的性质和位置不变，但持续时间增加了1或2分钟。他应用低胆固醇、无添加盐的饮食。

除了体重减轻9.1kg外，体格检查没有变化。重要的体征包括：仰卧位血压119/76mmHg；心率60次/min；呼吸频率12次/min。J.P.的心脏病医生决定在他目前治疗的基础上（琥珀酸美托洛尔每日100mg，赖诺普利每日20mg，阿司匹林每日81mg和二甲双胍500mg每日2次）加用长效硝酸酯类（单硝酸异山梨酯）治疗。长效硝酸酯类是J.P.慢性心绞痛附加治疗的最佳选择吗？

长效硝酸酯类在预防所有类型的心绞痛方面都起关键作用。治疗目的是降低J.P.心绞痛发作的次数、严重性和持续时间。J.P.无CCBs类的用药禁忌，可以用一种CCBs类代替单硝酸异山梨醇。如果J.P.的血压仍然较高，那么CCBs类将是一个好的选择，但目前J.P.的血压和脉搏在合适的范围。硝酸酯类也会影响血压，但是较CCBs类影响程度轻。因为J.P.可很好地耐受舌下硝酸酯类，故长效硝酸酯类是可以接受的。如果此时选择CCBs类，那么应选择二氢吡啶类，因为它不像地尔硫䓬或维拉帕米那样会影响心率。最后，雷诺嗪也是附加治疗的一种选择，尤其是当J.P.应用CCB类或长效硝酸酯类产生任何不良血流动力学效应时。这个决定最终取决于处方医生的个人选择和既往经验，也要考虑该患者疾病复杂性的整体情况[63]。

案例12-1，问题17：J.P.会耐受长效硝酸酯类吗？

虽然尚未完全明确，许多机制可以解释硝酸酯类耐药，包括儿茶酚胺含量增加、血容量增加和肾素血管紧张素-醛固酮系统激活[64]。

所有的有机硝酸酯类通过一个共同的药理学机制产生相似的血流动力学作用；但不同硝酸酯类剂型的药代动力学情况不同，会导致其耐药的情况有所不同[65]。短效硝酸酯类（如SL NTG、口腔NTG喷雾剂和舌下二硝酸异山梨酯）起效迅速，作用时间短，诱导耐药的可能性小。口服剂型和透皮剂型由于作用时间延长，易诱导耐药。

慢性稳定型心绞痛和HF患者NTG透皮剂型间断给药，可减少耐药性的发生。12位男性慢性稳定型心绞痛患者在接受β受体阻滞剂或CCB类的同时，持续（24小时/天）或间断（16小时/天）给予NTG透皮剂型（每日10mg）[66]。间断给药和8小时的硝酸酯类空窗期可使硝酸酯类的作用得以维持。而持续给药的患者出现耐药。12小时的硝酸酯类空窗期也可防治耐药[67]。硝酸酯类空窗期的最短时间尚不清楚。硝酸酯类的剂量安排应该允许一个硝酸酯类空窗期，在此期间需β受体阻滞剂、CCBs或雷诺嗪防治心绞痛。心绞痛更常发生在白天，所以硝酸酯类空窗期最常安排在夜间。夜间发作心绞痛的患者应该把硝酸酯类空窗期安排在白天[68]。

虽然有些硝酸酯类制剂（单硝酸异山梨醇）可每日1次或2次给药，但口服二硝酸异山梨酯仍常用来治疗心绞痛。二硝酸异山梨酯需每日给药3次，无法保证空窗期。J.P.活动诱发的心绞痛常于白天发作，所以他应该在上午7:00、中午和下午5:00口服二硝酸异山梨酯。如果他采用传统的每日3次或每8小时1次的服药时间，则无法保证空窗期，将会比较危险。

案例12-1，问题18：对于心绞痛的预防，单硝酸异山梨酯较其他的硝酸酯类制剂，有什么优势？

单硝酸异山梨酯是二硝酸异山梨酯的主要代谢产物，也是其主要的活性形式。因此，两者药理作用相似。单硝酸异山梨酯无首过效应，也没有活性代谢产物。口服生物利用度接近100%，清除半衰期大约5小时[65]。服药后大约30~60分钟达最大血清血药浓度。为了尽可能减小硝酸酯类耐药的发生，单硝酸异山梨酯应该每日2次服用，首剂于清醒后即服，7小时后服用第2剂。这样服药很不方便，而缓释剂型可每日给药1次，故目前单硝酸异山梨酯大多使用缓释制剂型。药师需要明确两者的区别。

单硝酸异山梨酯一般的注意事项和不良反应与其他的硝酸酯类相似。单硝酸异山梨酯临床应用的优势在于剂量波动较小，这是因为无首过消除及每日1次或2次给药可起效的服药方式，使患者依从性提高。但临床上，二硝酸异山梨酯每日2~3次该药也是有效的，可作为有效的替代疗法。

案例12-1，问题19：较之口服制剂，J. P. 更喜欢外用制剂，J. P. 可选用经皮贴膜吗？

NTG透皮贴剂最初主要用于治疗心绞痛，每日只需用药1次。硝酸甘油透皮贴使用方便，促进制药厂设计出很多的透皮贴剂产品，美国FDA通过对它的认证主要基于它的血药浓度水平而不是临床疗效研究。但紧接着血药浓度水平的缺点逐渐暴露，使得相应开展了很多的临床药效研究。

NTG透皮贴剂可改善运动耐量，抗缺血作用可维持12小时。通过30日的治疗，这些获益持续存在。透皮贴剂使用不超过每日12个小时，未发现明显的耐药或反弹[65]。

虽然不同的贴剂有不同的药物输送体系，但彼此之间比较还没有显著的优势。不考虑表面积和NTG含量的区别，经皮NTG系统最主要的共同点是药物释放量是用释放速度表示（如0.2mg/h）。每种产品的说明书上都包括这个信息。低剂量（0.2~0.4mg/h）可能在血浆或组织中药物浓度较低，不足以产生显著的临床效果[3]。但仍推荐从低剂量开始逐渐加量。皮肤是影响NTG吸收率的主要因素，但没有哪个产品的释放特点有显著优势。已有报道使用透皮贴剂引起接触性皮炎的情况。透皮贴剂说明书中应包括用药说明（强调使用贴剂和去除贴剂的适宜时机及部位），患者应阅读该用药说明。

## 钙通道阻滞剂

### 案例12-2

问题1：B. N. 是一名56岁的男性患者，他刚做完心脏导管检查，结果显示有两支病变，右冠脉和回旋支分别有55%和65%的狭窄。在心导管检查之前，他曾有过2~3个月劳累型心绞痛的病史，因此他的社区医生开具舌下含服硝酸甘油片0.4mg和口服单硝酸异山梨酯片60mg每日1次。B. N. 在几周后由于无法忍受的头痛而停用单硝酸异山梨酯。既往有哮喘、高血压和高脂血症病史。他目前其他的药物治疗包括氯沙坦100mg每日1次、氟替卡松空气吸入每日2次，一次2吸、沙丁胺醇气雾剂必需时2吸、阿司匹林每日81mg、阿托伐他汀钙片每日20mg。近期体格检查示：静息心率75次/min，血压125/80mmHg，呼吸频率为14吸/min。目前开始口服地尔硫䓬120mg，每日1次，减轻心绞痛。这对于B. N. 和他的慢性稳定型心绞痛是一个好的选择吗？

钙通道阻滞剂对血管痉挛性心绞痛和典型劳累型心绞痛均有效。这些药物可缓解大冠状动脉的痉挛，因而对变异型心绞痛有效。它们对慢性稳定型（劳累诱发的）心绞痛的治疗效果是多因素作用的结果。它们对冠状动脉循环的扩血管效应可增加心肌供氧，而对外周小血管的扩张可降低心肌氧耗。由于冠状动脉痉挛可发生于动脉粥样硬化斑块处，故钙通道阻滞剂对于包含血管痉挛成分的心绞痛患者特别有效[40,69]。

尽管心绞痛的初始治疗可选择β受体阻滞剂，但近期的证据表明降低心率的CCB也是合理的一线选择[1]。钙通道阻滞剂和β受体阻滞剂在慢性稳定型心绞痛的头对头试验中表现出同等的有效性[70,71]。此外，可获得的纳入足够多患者的头对头研究也表明CCB和β受体阻滞剂对于有慢性稳定型心绞痛患者的心血管结果和死亡率效果相似[72,73]。另外，一些纳入高血压伴CAD患者的研究表明CCB可显著降低死亡率[74-77]。这表明降低心率的CCB或β受体阻滞剂，对慢性稳定型心绞痛是同等重要的选择，可作为初始治疗。并根据患者的具体情况选择。

就B. N. 而言，应用β受体阻断剂可能加重他的哮喘。如果可以耐受的话，B. N. 可以试用心脏选择性的β受体阻滞剂。在这种情形下，较之β受体阻断剂，降低心率的CCB类药物是治疗心绞痛的更好的选择。对于B. N. 而言，初始治疗选择CCB类是合适的，因为先前B. N. 对于硝酸酯类不耐受且硝酸酯类需要一段空窗期[1]。

考虑到B. N. 目前的心率和血压情况，选择一种降低心率的CCB似乎最为恰当。但在不同人群上药理作用和不良反应的差异会影响不同患者药物的选择。一些$CCB_S$类药物的副反应体现在他们对于血流动力学和电生理学上的效应，而这些是可以预测的（表12-6）。二氢吡啶类钙阻滞剂诱发的低血压和头晕发生率大概为15%，同时会发生头晕目眩、面部变红、头痛、恶心等症状。下肢和脚踝的肿胀（外周性水肿）与这类药物强有力的外周血管舒张效应有关。非二氢吡啶类钙阻滞剂，如维拉帕米和地尔硫䓬，有着相似的不良反应，尽管似乎地尔硫䓬的耐受性更好。和维拉帕米相比，地尔硫䓬报道的不良反应发生率更低，这可能存在真正的差别或是因为给药剂量不同。这两种药物均可引起窦性心动过缓和恶化已经存在的传导障碍和心脏传导阻滞[40,69]。这两种药物都不能用于病窦综合征或进展性心脏传导阻滞的患者，除非已经安装了心室起搏器。一旦出现HF恶化如SOB、体重增加和外周性水肿症状，应密切监护患者。维拉帕米诱导的便秘可能对于一个老年人来说特别麻烦。

鉴别每种药物的不良反应有助于确定选择哪种CCB类药物。B. N. 可能不会发生维拉帕米或地尔硫䓬的主要不良反应。

表 12-6

钙通道阻滞剂的血流动力学和电生理特性[40,69]

| 效果 | 二氢吡啶类[a] | 地尔硫䓬 | 维拉帕米 |
|---|---|---|---|
| 外周血管舒张[b] | +++ | ++ | ++ |
| 冠状血管舒张[b] | +++ | +++ | ++ |
| 负性肌力[c] | ± | ++ | +++ |
| 房室结抑制[c] | ± | + | ++ |
| 心率 | 增加(反射性) | 减少或不变 | 减少或不变 |
| 药代动力学[d] | | | |
| 剂量[e] | | | |
| **副作用** | | | |
| 恶心、呕吐 | + | +/1 | ± |
| 便秘 | 未观察到 | ± | + |
| 低血压、头晕[f] | ++ | + | + |
| 脸红、头痛 | ++ | + | + |
| 心动过缓,心衰症状 | ± | + | ++ |
| 反射性心动过速、心绞痛 | +[f] | 未观察到 | 未观察到 |
| 周围水肿 | + | ± | ± |

[a] 美国食品药品管理局(FDA)批准的用于心绞痛的二氢吡啶类药物:氨氯地平(络活喜)、尼卡地平(卡地尼),硝苯地平(心痛定)。表13-6 中的其他药物是 FDA 批准用于高血压但临床用于心绞痛的 CCB。调查性的:尼群地平。

[b] 外周和冠状血管扩张有益于心绞痛、高血压和可能的 HF,但外周血管扩张是潮红、头痛和低血压等副作用的基础。

[c] 房室结抑制有助于控制室上性心律失常,但这个作用加上负性肌力作用可能加重心衰。硝苯地平较维拉帕米、地尔硫䓬负性肌力作用弱,但仍会恶化心衰。氨氯地平负性肌力作用最弱。

[d] 由于高的首过代谢,所有的 CCB 类生物利用度差,且主要通过肝代谢清除;个体内和个体间的生物利用度和代谢变异非常大。地尔硫䓬、硝苯地平、尼卡地平和维拉帕米半衰期短(<5 小时),需要频繁给药或使用 SR 产品。氨氯地平、依拉地平(8 小时)和非洛地平(10~20 小时)半衰期更长。

[e] 见表 12-5。

[f] 低血压和反射性心动过速最常见于速释硝苯地平,偶见于速释缓释维拉帕米与地尔硫䓬,最少见于缓控释制剂和长效制剂

案例 12-2,问题 2:问诊中,B. N. 无任何 ACEI 不良反应或不耐受情况。对于 B. N. 而言,ARB 类合适吗?或者他应当换用 ACEI 治疗他的 CAD 吗?

如先前所述,目前可获得的证据总体支持 ACEI 可降低稳定型缺血性心脏病患者的整体死亡率、心血管死亡率、非致命性的 MI 和卒中,并保护心室功能。虽然理论上,ARB 类在动脉粥样硬化患者中的疗效与 ACEI 一致,但 ARBs 临床试验很少。最有支持力的证据来自 TRANSCEND 和 ONTARGET 研究,两者都认为 ARBs 预防 CVD 事件的效果与 ACEI 相同[78,79]。基于这些研究,考虑到他可以耐受目前的药物治疗,目前 B. N. 继续 ARB 治疗是合理的。而基于现有的大量的 CAD 患者的证据,跟 B. N. 讨论换用 ACEI 的可能性也并不是不合理的。ACEI 和 ARB 药物联用并不能带来任何疗效的提升,但会增加高钾血症和肾功能不全的风险[79]。

案例 12-2,问题 3:6 个月后,B. N. 再次就诊。他目前的治疗包括:舌下含服硝酸甘油药片 0.4mg;氯沙坦 100mg,每日 1 次;氟替卡松吸入,每日 2 次,一次 2 吸;沙丁胺醇气雾剂必需时 2 吸;阿司匹林每日 81mg;阿托伐他汀钙片每日 20mg、地尔硫䓬 180mg,每日 1 次。目前的生命指证包括:静息心率,55 次/min;血压,115/65mmHg;呼吸频率,10 次/min。B. N. 的心绞痛仍会每周发作大概 3~4 次,大多发生在他整理花园时。此时对于他的慢性稳定型心绞痛,雷诺嗪会是一个治疗选择吗?

虽然 B. N. 可以用更大剂量的地尔硫䓬,但他目前的心率和血压可能会阻碍进一步的滴定治疗。β 受体阻滞剂由于会降低 BP 和心率,因而并非是一个好的选择。因此,此时对 B. N. 来讲,雷诺嗪会是一个好的选择。一些大型的随机研究都证明在治疗方案中加入雷诺嗪,可有效减轻心

肌缺血和心绞痛。MARISA 研究(Monotherapy Assessment of Ranolazine in Stable Angina trial),以随机交叉的方式分配平板运动试验筛选的符合标准的患者,雷诺嗪逐步加量组(500mg 每日 2 次,1 000mg 每日 2 次,1 500mg 每日 2 次)或安慰剂。在研究开始前停用除了舌下含服硝酸甘油外的其他抗心绞痛药。在平板运动试验中,雷诺嗪显著提高了运动持续时间、心绞痛开始发作时间以及 ST 段抬高 1mm 的时间[80]。CARISA 研究(Combination Assessment of Ranolazine in Stable Angina Trial)的结果与之相似,在该研究中,雷诺嗪(500mg 每日 2 次,750mg 每日 2 次,1 000mg 每日 2 次)联合抗心肌缺血单药(阿替洛尔每日 50mg 或地尔硫䓬每日 180mg 或氨氯地平每日 5mg)[81]。ERICA 研究(The Efficacy of Ranolazine in Chronic Angina trial)评估了雷诺嗪加入一种最大剂量的现有抗心绞痛药(氨氯地平每日 10mg)治疗中的疗效。重要的是,ERICA 试验中多达一半的患者应用 1 种长效硝酸盐类。患者被随机安排到雷诺嗪组或安慰剂组,雷诺嗪组先每日 500mg 使用 1 周,然后加量至每日 1 000mg,再用 6 周组。接受每日 1 000mg 的患者每周心绞痛发作的次数及每周舌下含服硝酸甘油的片数显著降低[82]。CARISA、MARISA 和 ERICA 试验中最常见的副反应如头昏、便秘、恶心和头痛等,均可较好耐受。不良反应的发生率随用药剂量的增加而升高。未见其他的显著的不良反应,值得注意的是,这些试验的持续时间有限[41]。

关于雷诺嗪长期应用的安全性的初始资料来自雷诺嗪 ROLE 研究(Ranolazine Open Label Experience program)[84],该研究追踪了在 MARISA 和 CARISA 试验后继续参加开放标记体验研究的患者。最初共有 746 名患者参加了这个需要进行 6 年的安全项目。在其公布时,平均治疗时间为 2.82 年,23.2%的患者中止了治疗。中止治疗的患者中有 1/2 是因为不良反应,但是这些常见不良反应的发生率从随机分组的临床试验中似乎并未得到改变。1 年死亡率(2.8%)和 2 年死亡率(5.6%)表明雷诺嗪并没有增加整体死亡率。

其他的安全数据来源于 MERLIN TIMI-36 研究(Metabolic Efficiency with Ranolazine for Less Ischemia in Non-STElevation Acute Coronary Syndrome-TIMI 36 Trial)[85]。MERLIN 研究的患者为非 ST 段抬高型的 ACS 患者,随机分到雷诺嗪组或安慰剂组。雷诺嗪以静脉注入的方式给药 12~96 小时,然后 1 000mg 每日 2 次。在急性住院治疗期间,评估患者临床终点,然后每 4 个月评估 1 次。中位治疗时间为 348 日。雷诺嗪组主要临床终点(心血管死亡、MI 或者是复发性的心肌缺血)有降低的趋势,但无显著统计学差异(安慰剂 23.5%,雷诺嗪 21.8%,$P$=0.11)。但心肌缺血复发率显著降低,雷诺嗪组(4.2% vs 5.9%,$P$=0.02),为雷诺嗪治疗慢性稳定型心绞痛提供了证据。尽管雷诺嗪似乎对控制 ACS 没有任何益处,但该研究证实了长期应用的安全性。重要的是,与安慰剂相比,雷诺嗪组的死亡率、突发心血管死亡或有症状性心率失常的风险并没有增高。事实上,根据动态心电监测,在第一个 7 日内,雷诺嗪组心律失常发生率较安慰剂显著降低[86]。而且雷诺嗪呈剂量依赖性的延长 QT 间期[15,41]。在其他药物中 QT 间期延长与致心律失常有关,MERLIN 试验的结果表明雷诺嗪长期用于稳定型心绞痛的患者是安全的。

目前 B.N. 已达目标心率,血压控制得较好,但仍有心绞痛症状。考虑到雷诺嗪缓解心绞痛的疗效及对 B.N. 这样的患者的安全性,其可以作为 B.N. 心绞痛辅助治疗的一个很好的选择。

**案例 12-2,问题 4:B.N. 应如何使用雷诺嗪?**

市场上的雷诺嗪是缓释剂型,需每日给药 2 次。缓释剂型给药后 4~6 小时达最大血浆浓度,终末半衰期为 7 小时。缓释剂型每日给药 2 次,峰谷比可达 1.6[41]。3 日可达稳态,口服生物利用度在 30%~55%。雷诺嗪主要经肝药酶 CYP3A4(70%~85%)和 CYP2D6(10%~15%)代谢。雷诺嗪也是 P-糖蛋白的底物[15,41]。起始剂量为 500mg,口服,每日 2 次,逐步滴定至 1 000mg,每日 2 次[120]。

尽管雷诺嗪可用于治疗慢性稳定型心绞痛,仍需仔细选择患者,以确保药物的安全性和有效性[120]。表 12-7 总结了患者应用该药物时的注意事项。对于 B.N. 来说,最大的问题就是和地尔硫䓬间的药物相互作用,以及他可用的最大剂量为 500mg,每日 2 次。应对 B.N. 密切监护,以防不良反应的增加。

**表 12-7**

**慢性稳定型心绞痛患者使用雷诺嗪的思考[15,41,120]**

| 临床问题 | 推荐的管理策略 |
|---|---|
| 肾功能不全 | 雷诺嗪血浆水平可增加 50%,谨慎滴定至最大推荐剂量 |
| 肝功能不全 | 肝功能异常患者禁用雷诺嗪 |
| **药物相互作用:对雷诺嗪疗效的影响** | |
| 强 CYP3A4 抑制剂 | 与 CYP3A4 抑制剂联用时,雷诺嗪的血浆浓度显著升高。应用强 CYP3A4 抑制剂的患者(酮康唑、克拉霉素等)禁用雷诺嗪 |

**表 12-7**

慢性稳定型心绞痛患者使用雷诺嗪的思考(续)

| 药物相互作用:对雷诺嗪疗效的影响 | |
|---|---|
| 中等 CYP3A4 抑制剂 | 联用中度 CYP3A4 抑制剂(地尔硫䓬、维拉帕米、红霉素,氟康唑等)的患者,雷诺嗪极量为 500mg 每日 2 次 |
| CYP3A4 诱导剂 | 雷诺嗪应避免与 CYP3A4 诱导剂合用 |
| P-糖蛋白抑制剂 | 雷诺嗪与 P-糖蛋白抑制剂合用应谨慎,需要根据临床反应降低雷诺嗪剂量 |
| **药物相互作用:对其他药物的影响** | |
| 辛伐他汀 | 与辛伐他汀合用时,由于雷诺嗪抑制 CYP3A4,辛伐他汀的血浆水平增加了一倍,应密切监护辛伐他汀的不良反应(例如肌炎) |
| 地高辛 | 合用雷诺嗪使地高辛血药浓度增加 1.5 倍。调整地高辛的剂量,以保持所需的治疗水平与疗效 |
| CYP2D6 底物 | 雷诺嗪可抑制 CYP2D6 的活性,可使 CYP2D6 底物(β 受体阻滞剂、三环类抗抑郁药、抗精神病药物)血药浓度增加,需降低这些药物的剂量 |
| QT 间期延长 | 如果联用其他延长 QT 间期的药物或有 QT 间期基线延长,应谨慎 |

## 案例 12-3

问题 1:E. R. 是一名 58 岁的女性,有慢性稳定型心绞痛病史几年,药物治疗控制。目前的治疗药物包括单硝酸异山梨酯 120mg 口服每日 1 次,琥珀酸美托洛尔 200mg 口服每日 1 次,雷诺嗪 1 000mg 每日 2 次,氟替卡松每日 2 次每次 2 喷,沙丁胺醇必要时用每次 2 喷,NTG 喷雾 0.4mg,胸痛时用,阿司匹林肠溶片每日 81mg。今天 E. R. 和她 64 岁的哥哥一起回到药房,她哥哥想要知道他是否需要每日吃 1 片阿司匹林来预防心血管疾病。他仅有高血压病史,目前每日口服氢氯噻嗪 25mg 来控制血压。E. R. 的哥哥需服用阿司匹林来作为 CAD 的一级预防吗?

阿司匹林用于心血管事件的一级预防是否获益的讨论已持续了 20 多年。阿司匹林在一级预防中的绝对风险效益比,取决于缺血性事件的总体绝对风险。多项 meta 分析表明,阿司匹林减少缺血性事件的获益被出血增加所抵消,导致没有临床净受益[87-90]。

2009 年美国预防服务工作组(US Preventative Services Task Force)仍然根据目前最新发表的证据更新了阿司匹林一级预防指南[91]。不同年龄和性别的推荐不同,因为男性(减少非致死性心肌梗死)和女性(减少在缺血性中风)之间的缺血性获益不同。对于 45~79 岁的男性及 55~78 岁之间的女性,可以考虑阿司匹林用于一级预防。因为 E. R. 的哥哥已经 64 岁,对他来说,应用阿司匹林作为一级预防是合理的。第一步是计算他的心血管疾病风险[25],这可以通过风险评估评分系统如弗雷明汉风险评分表(见第 8 章)计算。根据他的年龄,他的 10 年心血管疾病风险大于 9%,根据美国预防服务指南(US Preventative Service Guidelines),其使用阿司匹林的心血管疾病获益超过潜在的出血风险[91]。考虑到阿司匹林用于一级预防的争议,需要详细评估 E. R. 哥哥的潜在风险和获益,使他可以做出最明智的决定。

案例 12-3,问题 2:在和 E. R. 讨论她哥哥的同时,她买了一瓶非处方药布洛芬。进一步了解到 E. R. 偶有背部和膝盖部疼痛,她每周服用布洛芬 3~5 次缓解疼痛。E. R. 同时服用布洛芬和阿司匹林,应该如何对她进行用药教育?

2006 年,因为逐渐认识到非甾体抗炎药(NSAIDs)特别是布洛芬会减弱低剂量阿司匹林的抗血小板作用,美国食品药品管理局(FDA)发布了关于阿司匹林和布洛芬同时使用的警告声明。紧接着 AHA 也更新了其科学声明[92]。这种相互作用的机制是阿司匹林和非选择性 NSAIDs 结合于环氧化酶(COX)的同一乙酰化位点。阿司匹林的结合是不可逆的,而 NSAIDs 的结合是可逆的。如果同时应用 NSAIDs 如布洛芬,阿司匹林无法结合到它的作用靶点,并迅速从血浆中清除,因此阿司匹林无法发挥抗血小板作用。

E. R. 应该被告之低剂量的阿司匹林和布洛芬之间的相互作用的原因和后果。另外,如果她能避免或尽可能少(剂量和持续时间)的使用布洛芬,可减少其对心血管健康的影响。如果必须偶尔使用布洛芬,那就应该以以下方式给药以使与小剂量阿司匹林潜在的相互作用最小化:应用阿司匹林至少 2 小时后服用布洛芬,并且服用最后 1 剂布洛芬至少 8 小时后服用阿司匹林。虽然阿司匹林与其他非选择性 NSAIDs(萘普生、双氯芬酸)合用时也存在同样的担忧,但是对于服用方法还没有正式的推荐[92]。

除了阿司匹林治疗的潜在药物相互作用,大量的观测性证据表明,潜在 CVD 患者使用 NSAIDs 使主要心血管不良事件的风险增加。虽然潜在机制仍有待确定,在潜在 CVD 患者应尽量避免 NSAIDs 的使用[93]。

# 血运重建

## 经皮冠状动脉介入治疗

案例 12-3，问题 3：9 个月后，E. R. 因慢性心绞痛恶化再次到她的心脏科医生那里就诊。当她从事任何类型的体力活动时她更频繁更早地感到胸痛。她目前的药物和以前讨论的一样，而且认为是最优的药物治疗方案。在与心脏科医生讨论后，她选择接受 PCI 血管重建以缓解症状。目前在预防 PCI 急性并发症的标准是什么？

经皮冠状动脉介入（PCI），也被称为血管成形术，以类似血管造影术的方式经皮插入一个气囊导管经股动脉送至主动脉并在冠状窦处进入冠状动脉。PCI，产生于 1977 年，最初用于通过导管装载的球囊膨胀机械扩张阻塞的冠状动脉（动脉内膜损伤、斑块破裂和动脉壁拉伸）。球囊反复膨胀直到斑块被压缩，冠状动脉血流恢复。从那时起开始开发替代设备，包括旋转叶片（消除动脉粥样硬化成分）、激光（烧蚀斑块）及冠脉内支架（当血管重新开放后用来维持血管开放）[94]。支架分为裸金属支架（BMS）和药物涂层支架（DES）（药物涂层用以预防血管再狭窄）。在美国每年有超过 1 265 000 例的 PCI 手术，其中绝大多数的患者放置了 BMS 或 DES（图 12-5）。PCI 适用于单支或多支血管病变的患者，也适用于有症状或无症状的患者[20,94,95]。

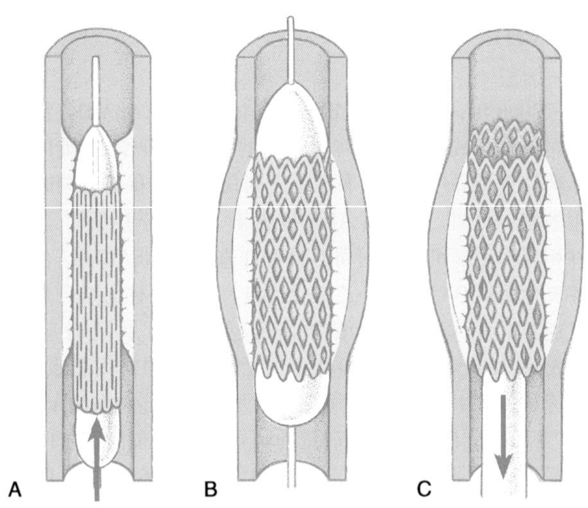


图 12-5 血管支架。A. 球囊导管定位支架于动脉狭窄部位；B. 充盈球囊扩张动脉并撑开支架；C. 抽空球囊并撤出，原位留下被撑开的支架。（Illustration by Neil O. Hardy，Westpoint，CT.）

因为 PCI 过程中机械破坏动脉粥样硬化斑块，使斑块内容物暴露到血液中，所以需要有效的抗血小板和抗血栓治疗防止急性血栓栓塞事件如心肌梗死和死亡等。最初应用大剂量的普通肝素和阿司匹林。目前接受择期 PCI 的患者应用阿司匹林、氯吡格雷、抗凝血酶制剂，以及在某些患者中应用糖蛋白 GP Ⅱb/Ⅲa 受体阻滞剂。虽然在接受 PCI 的患者替格瑞洛和普拉格雷可以作为氯吡格雷的替代品，但目前 ACC/AHA 指南只推荐普拉格雷用于接受 PCI 的急性冠状动脉综合征患者。对于未常规服用阿司匹林的患者，PCI 术前至少 2 小时服用阿司匹林 300～325mg。对于常规服用阿司匹林的患者，PCI 术前服用阿司匹林 75～325mg。目前推荐 PCI 期间或术前应用氯吡格雷负荷剂量 600mg，以便 2 小时内产生抗血小板作用[16,17,20,95]。择期 PCI 的患者需要充分的抗凝治疗，如普通肝素、低分子肝素依诺肝素、或直接的凝血酶抑制剂比伐卢定[20,95]（见第 13 章）。

案例 12-3，问题 4：E. R. 接受 PCI，其冠状动脉左回旋支近端 75% 狭窄，放入一枚药物（雷帕霉素）涂层支架，与 BMS 相比，DES 有什么优劣势呢？

PCI 术的成功与操作者经验、患者因素（如左室功能或需治疗血管数）和所用设备直接相关。仅接受球囊扩张（没有支架置入）的患者中多达 32%～40% 由于扩张处斑块复发需要再次行血管成形术，该过程称之为血管再狭窄[94]。已有许多药物降低血管再狭窄风险的研究，但大多数研究结果令人失望。唯一减少血管再狭窄的方法是置入管腔内支架[94]。支架本质上是在球囊扩张后放入血管的金属支撑设备，为狭窄再发生处提供物理屏障。使用支架的一个早期缺点是需要联合抗凝（阿司匹林、肝素、双嘧达莫和华法林）以预防支架内血栓形成。双重抗血小板治疗（阿司匹林联合一种噻吩并吡啶类药物），可有效减少支架内血栓形成，目前推荐用于支架置入术后[20,95]。双重抗血小板治疗的持续时间取决于支架类型及患者的其他临床特点。

最近，临床研究表明，与 BMS 相比，抗增殖药（如西罗莫司、紫杉醇或依维莫司等）涂层支架可降低血管再狭窄的发生率[96]。这些 DES 的血管再狭窄率为个位数，而传统 BMS 为 15%～20%。引入美国市场后不久，DES 的使用率高达总支架数的 90% 以上。

这一趋势在 2006 年秋天突然停止，当时几个研究指出 DES 放置后 1 年或更长时间支架血栓形成率高于预期。BMS 的晚期支架内血栓形成尽管以前也有报道，但发生率极低[20]。这些研究发表后不久，出现了大量关于该主题的文献。DES 患者发生晚期支架内血栓形成的潜在机制很多，从药物治疗角度来看最相关的是，与 BMS 相比，DES 的血管内皮化延迟。冠状动脉内置入支架后开始愈合，在支架表面形成一层内皮细胞保护层，防治支架表面与血液接触，从而显著减少血栓形成的刺激。DES 表面涂有紫杉醇、西罗莫司或依维莫司中，会抑制细胞增长，显著抑制支架表面的内皮化。在小部分患者中根本不发生内皮化。在这种情况下，支架仍暴露于血流中，易刺激血栓形成[97]。鉴于可导致晚期支架内血栓形成，DES 的使用有所下降。但 DES 的某些应用仍会继续，因为 DES 确实可以降低某些患者的再次血运重建。因此，需要继续研究预防晚期支架内血栓形成的方法。

尽管DES晚期支架内血栓形成的原因尚无定论，但已确认的一个关键问题是阿司匹林和氯吡格雷双重抗血小板治疗停药过早。因此，患者对噻吩并吡啶类药物治疗的依从性及保险的支付能力，会影响患者选择BMS或DES。既往的指南推荐根据支架类型决定双联抗血小板治疗持续时间。考虑到DES的血管内皮化延迟，目前的指南推荐：如无出血风险升高，置入DES的患者双重抗血小板治疗应至少持续1年。置入BMS的患者双重抗血小板治疗应至少持续1个月，最好持续1年，但延长的时间并不是像DES那样是必须的。双重抗血小板治疗中阿司匹林的剂量为每日162~325mg，双重抗血小板治疗停止后减少到每日81mg。氯吡格雷的剂量应为每日75mg[20,95]。

**案例12-3，问题5：** 较之PCI支架置入，冠状动脉搭桥术对于E. R. 来说会是一个更好的选择吗？

冠状动脉搭桥术是一项复杂的外科手术，是以患者的大隐静脉或内乳动脉（IMA）绕过存在粥样硬化的血管搭建旁路（图12-6）。移植（大隐静脉或IMA）使血液可以绕过血管的阻塞处流动。无论是药物治疗还是血运重建，其抗心绞痛治疗的目标不变：①延长寿命；②预防心肌梗死；③提高生活质量。

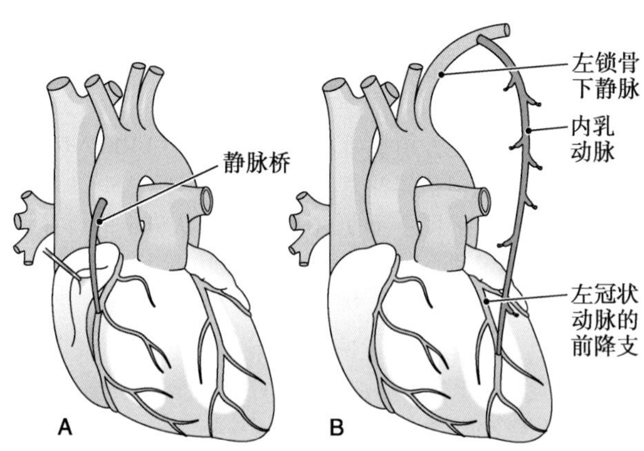


图12-6 冠状动脉搭桥术（CABG）。A. 一段大隐静脉将主动脉的血引流至右冠状动脉阻塞原端的部分；B. 内乳动脉用于左前降支冠状动脉阻塞的搭桥。（来源：Cohen BJ. *Medical Terminology*. 4th ed. Philadelphia, PA: Lippincott Williams & Wilkins; 2003.）

已对药物治疗、PCI、冠状动脉搭桥术血运重建的结果进行了比较，目前的指南已纳入了比较结果[1,21]。医生和患者感兴趣的是每种治疗方式对对死亡率、症状发生率和生活质量的影响。

对于非高危患者，PCI较药物治疗没有改善心肌梗死或心血管死亡的长期发生率，但能显著改善症状[1]。鉴于E. R. 同时应用3种的药物但症状逐渐加重，PCI是合理的选择。

某些高危患者行冠脉搭桥术效果更好，这些患者包括：①有显著冠状动脉左主干病变的患者；②有三支病变血管的患者，尤其是LV功能异常的患者；③两支病变血管伴明显LAD近端斑块的患者；④心脏猝死幸存的患者；⑤药物治疗无效的患者。对于未满足以上标准的患者，可选择药物治疗或PCI[1,20]。因为E. R. 不符合以上标准，故她更合适行PCI，PCI创伤更小，且长远来看疗效相等。COURAGE研究（Clinical Outcomes Utilizing Revascularization and Aggressive Drug Evaluation）验证了该结果[43]。CAD患者随机分配到强化药物治疗组和PCI+强化药物治疗组，随访4.6年，两组间心血管结局（死亡、心肌梗死、卒中、ACS住院）无统计学差异。唯一的区别是PCI组早期缺血症状控制得更好，但在研究结束时，已无显著区别。该研究表明CAD患者不管是否行血运重建，内科治疗（包括饮食、生活方式改变、危险因素控制）都非常重要[1]。

**案例12-3，问题6：** 接受PCI+支架置入术后的E. R. 来药房取药。氯吡格雷用法为：150mg每日1次，维持1周，然后75mg每日1次，持续11个月。氯吡格雷用量较大，是否合理？理由是什么？

氯吡格雷属于噻吩并吡啶类药物，通过非竞争性拮抗血小板P2Y12腺苷二磷酸受体抑制血小板功能。临床试验和实际应用中氯吡格雷一般75mg口服，每日1次，该剂量（氯吡格雷单药或联合阿司匹林）对大多数CAD患者而言是有效的和安全的[98]。尽管有效，应用氯吡格雷的患者仍会出现临床事件，研究人员认为并不是所有应用氯吡格雷的患者都能达到预期的抗血小板作用[99]。目前认为在许多患者中氯吡格雷的抗血小板作用不稳定[100]。

虽然患者应用标准剂量的氯吡格雷后没有达到预期的抗血小板效应最开始称之为"氯吡格雷抵抗"，其实应用"氯吡格雷无反应性"描述更确切。或者，也可以描述为"高血小板活性"，特别是指抗血小板效应降低的临床结局时[100]。重要的是，"高血小板活性"的患者PCI治疗后，后继支架内血栓、心肌梗死、再次血运重建和死亡率均增高。不管是行择期PCI的稳定型CAD患者还是ACS患者，均存在此关联。需要区别的是，无反应性指缺血事件的风险增加，但并不是所有氯吡格雷无反应性的患者均会复发[99]。

"氯吡格雷无反应性"的定义目前尚未统一。简言之，可以定义为在治疗中出现缺血事件的复发。但血栓形成是一个许多不同因素相互作用的复杂过程，临床事件的复发并不一定意味抗血小板作用的缺失。可能用"血小板功能预期生物效应的缺乏"描述更合适。测定氯吡格雷抗血小板效果的测定方法很多，但不确定哪种方法测得的结果与临床结局相关性最好，可以用于"氯吡格雷无反应性"的检测。由于血小板功能测定方法和"氯吡格雷无反应性"定义的多样性，目前报道的"氯吡格雷无反应性"的发生率在5%~44%[100]。表12-8列出了抗血小板药物的一些可用的实验室检测方法及它们的优点、缺点、既往确定"高血小板活性"的检测值范围[101]。

表 12-8

常用的评估血小板功能的测试[121,122]

| 测试 | 优点 | 缺点 | 监测点 |
|---|---|---|---|
| 比浊法,一般称为光透射法或 LTA | 经典金标准 | 大血容量<br>昂贵<br>重现性差<br>耗时<br>技术复杂 | 全血检测<br>可用不同的试剂检测不同的抗血小板药物 |
| VASP 磷酸化 | 全血检测<br>需要小血容量 | 技术复杂<br>昂贵的<br>需要流式细胞仪 | 用于噻吩并吡啶类<br>抗血小板治疗无应答捷径<br>■ PRI>50% |
| VerifyNow | 真正的及时检测<br>大量研究<br>全血检测<br>简单快速 | 装盒成本<br>红细胞压积和血小板计数限制 | 可检测多种抗血小板药物<br>抗血小板治疗无应答捷径<br>■ PRU>235~240 |
| 血栓弹力图 | 全血检测<br>及时检测 | 临床研究有限<br>试剂大量吸附 | 可检测多种抗血小板药物 |

PRI,血小板反应指数;PRU,血小板反应单元;VASP,血管舒张剂刺激的磷蛋白

"氯吡格雷无反应性"的潜在原因很多。其中一个原因为氯吡格雷从药物前体形式代谢为活性形式的生物转化降低。生物转化是细胞色素 P450 系统参与的一个多步骤过程,但其中最重要的酶是 CYP2C19,其活性存在变化。CYP2C19*1/*1 亚型是快代谢型,能产生足够的氯吡格雷活性产物,携带 1 个或 2 个*2 或*3 突变(属于功能缺失亚型)的患者属于中间代谢型或慢代谢型,产生的氯吡格雷活性产物少,因此通过血小板功能检测得知的抗血小板活性降低[102]。反之,携带 1 个或 2 个*17 突变(属于功能获得亚型)的患者属于超快代谢型,氯吡格雷的抗血小板功能增强。随着氯吡格雷反应性与药物基因组学因素关系的揭示,有必要筛选携带*2 或*3 突变的患者,并相应调节其抗血小板治疗方案。FDA 在氯吡格雷说明书中增加提示:慢代谢型患者心血管事件发生率升高,因此可以筛选携带该基因型的患者[103]。尽管在某些研究中功能等位基因的缺失与临床结局的风险增加相关,但结果并不一致。而且,尚无前瞻性临床研究来验证基因检测后治疗方式的改变策略。因此,氯吡格雷基因检测仍处于临床试验阶段。

"氯吡格雷无反应性"的另一种测定方法是测定应用氯吡格雷的患者的血小板功能。目前的研究表明,增加氯吡格雷负荷或维持剂量,有可能会逆转氯吡格雷无反应性[104]。但并不是所有的患者都会逆转,也无临床研究证实这种方法可以改善临床结局[105]。此外,血小板功能检测并不能改善临床结局[106]。

减轻氯吡格雷无反应性的另一种方法是所有接受 PCI 的患者经验性应用大剂量氯吡格雷。目前尚无择期 PCI 患者的临床研究,但 CURRENT-OASIS 7 研究纳入了 ACS 患者。25 000 名 ACS 患者随机分配至氯吡格雷标准剂量组(负荷剂量 300mg,然后每日 75mg 维持)或氯吡格雷高剂量组(负荷剂量 600mg,然后每日 150mg 持续 7 日,然后每日 75mg 维持)[107]。有趣的是,患者也被随机分为阿司匹林高剂量组(每日 300~325mg)或低剂量组(每日 75~100mg)。25 000 名患者中,17 000 名接受 PCI。对于接受 PCI 的患者,高剂量氯吡格雷使 MI 风险降低,但同时大出血发生率也增加。

虽然 E. R. 处方中氯吡格雷的用法与 CURRENT-OASIS 7 研究一致,但值得注意的是,CURRENT-OASIS 7 研究是在 ACS 患者身上进行的,不确定在症状稳定的行择期 PCI 的慢性稳定型心绞痛患者中,获益和风险是否相同。

**案例 12-3,问题 7:** 当你在调配氯吡格雷的处方时,E. R. 提到她最近总感觉胃灼热,询问可否应用非处方药奥美拉唑。应用氯吡格雷的患者应用奥美拉唑合适吗?

氯吡格雷反应多样性的另一个原因是通过 CYP2C19 酶的药物相互作用,如质子泵抑制剂(PPI)。为了预防抗血小板药物引起的胃肠道出血,经常同时联用 PPI。研究表明,氯吡格雷与 PPI(特别是奥美拉唑)之间存在药代动力学相互作用,导致氯吡格雷活性代谢物水平的降低。然而这种相互作用是否存在临床意义尚不明确。几个回顾性研究表明氯吡格雷联用 PPI 使患者 CVD 事件风险增加[108-112],而随机对照研究并没有发现该风险增加[112-114]。然而,另外一项研究表明,单独使用 PPI 可使 CVD 事件风险升高[115]。尽管尚无足够的证据表明 PPI 不能与氯吡格雷联用,但 FDA 已经在氯吡格雷说明书中警惕氯吡格雷与 PPI 特别是奥美拉唑的联用,这可作为临床医生医学法律方面的证据[116]。该建议仅限于奥美拉唑和埃索美拉唑,而非其他质子泵抑制剂。研究表明其他 PPI 如泮托拉唑抑制 CYP2C19 并与氯吡格雷产生相互作用的几率较低。在目

前证据条件下，医生首先要确定患者是否需要抑酸治疗。如果需要抑酸治疗，首选 $H_2$ 受体阻滞剂（抑制 CYP 酶的西咪替丁除外）或与氯吡格雷相互作用几率低的 PPI[117]。

## 变异型心绞痛（冠状动脉痉挛）

### 临床表现

**案例 12-4**

问题 1：A. P. 是一名 35 岁的妇女，因"严重胸痛"入院，几乎每天早 5 点左右都出现胸痛。A. P. 胸痛评分为 7~8 分（疼痛程度分为 1~10 分），同时伴大汗，改变体位无缓解。A. P. 无心血管危险因素。她的爱好包括三项全能比赛和攀岩，两者均未引起过胸痛。她严格素食，无服药史。入院时 ECG 示：窦性心动过缓，56 次/min。血清电解质，生化检查以及心肌酶都在正常范围内。

入院第一日早晨 6 点，A. P. 因突发严重胸痛惊醒。此时她的生命体征如下：心率 55 次/min，卧位血压 110/64mmHg，呼吸频率 12 次/min。即刻心电图示：窦性心动过缓伴明显的 ST 段抬高。舌下含服 1 片 0.4mg NTG 片后 60 秒内胸痛缓解。当天她进行了运动耐量试验，无 CAD 或 CAD 并发症发生。

入院第二日，A. P. 行心导管检查，未见冠状动脉粥样硬化存在。A. P. 被诊断为 Prinzmetal 变异型心绞痛。出院用药包括：氨氯地平 10mg 每日晚上 11 点服用，NTG 舌下喷雾 0.4mg 当胸痛发生时应用。A. P. 的临床表现是典型的 Prinzmetal 变异型心绞痛表现吗？

A. P. 的表现符合变异型心绞痛的典型表现：由于严重的节段痉挛，导致心外膜大血管短暂的完全闭塞。临床表现为休息时发生胸痛，经常在凌晨发生，像 A. P. 这样的变异型心绞痛患者一般比慢性稳定型心绞痛患者年轻，且无高危因素。可能出现其他血管痉挛症状，如偏头痛或雷诺现象。吸烟和饮酒是重要的影响因素[118]。

变异型心绞痛的特征是 ECG 中 ST 段抬高，提示快速完全的冠状动脉阻塞。很多患者出现无症状 ST 抬高。疼痛时可能出现暂时性心律失常和传导异常，取决于心肌缺血的严重程度。在稳定型心绞痛心率-收缩压乘积的增加引起疼痛，变异型心绞痛几乎无血流动力学变化[118]。

经血管造影证明，A. P. 存在 RCA 痉挛。这种暂时的、可逆的狭窄可能由冠状动脉血管阻力增加引起。它可以发生在 A. P. 这样的无动脉粥样硬化的患者，也可发生在 CAD 患者。血管痉挛多发生在夜间或凌晨的原因之一，可能是儿茶酚胺昼夜变化引起血管紧张度的增加。

### 治疗

案例 12-4，问题 2：给予 A. P. 氨氯地平 10mg，每日 1 次。对于 A. P. 而言，长效硝酸酯类药或 β 肾上腺素受体阻滞剂能替代氨氯地平吗？各种钙通道阻滞剂治疗变异型心绞痛有区别吗？

因为钙通道阻滞剂的抗痉挛作用且副作用发生率低，它比硝酸酯类或 β 受体阻滞剂更适合用于夜间血管痉挛性心绞痛。所有的钙通道阻滞剂预防变异型心绞痛的效果相似[118]。然而长效或缓释剂型更好，但是一些患者可能仅对某一种药反应好。

如果患者应用最大剂量的钙通道阻滞剂后疼痛仍未缓解，应当尝试联用硝酸酯类。硝酸酯类扩张血管的机制与钙通道阻滞剂不同，对于变异型心绞痛同样有效[118]。为避免耐药，硝酸酯类的空窗期应在白天，以保证 NTG 在 A. P. 血管痉挛发作的凌晨能起效。例如，如有需要，A. P. 可在睡前使用 NTG 经皮贴膜，晨起后揭去。A. P. 也有应用阿司匹林的指征[118]。

单独使用 β 受体阻滞剂可能会加重心绞痛，因为其阻滞了介导血管舒张的 $\beta_2$ 受体，而未阻断介导收缩血管的 $\alpha_1$ 受体。即使心脏选择性的 β 阻滞剂也会恶化变异型心绞痛[118]。因此钙通道阻滞剂或硝酸酯类药是首选。

案例 12-4，问题 3：A. P. 需要终生治疗吗？

在开始治疗的第 1 年，约 50%的患者自行缓解，但机制不明[118]。这种现象常发生在症状持续时间短，无或仅有轻度冠状动脉疾病的患者身上（如只有血管痉挛而无冠状动脉粥样硬化的患者）。如果 1 年后 A. P. 不再感到变异型心绞痛的疼痛、显著性心律失常或缺血发作，氨氯地平可逐渐减量直至停药。但她也可能需要无限期的治疗。戒烟戒酒有利于心绞痛的缓解[118]。

变异型心绞痛特别是有多支冠状动脉痉挛的患者，可导致急性心肌梗死或死亡。日本的一项纳入需要住院的 159 名变异型心绞痛患者的研究中，76%的患者在心绞痛发病一月内出现了心脏事件（急性心肌梗死 19 人，猝死 5 人，冠状动脉搭桥术 1 人）[122]。这些患者如果早期积极应用钙通道阻滞剂、尼可地尔和静脉 NTG 治疗，可显著改善预后。如果变异型心绞痛持续存在，那么有必要对有严重病变的冠状动脉进行血管重建。

## 微血管缺血（X 综合征）

**案例 12-5**

问题：K. G. 是一名 50 岁的女性高管，因劳累性心绞痛（心电图示 ST 段压低 3mm）行全面的心血管检查。近期心导管检查并未发现任何动脉粥样硬化。心脏科医生认为 K. G. 属于微血管缺血，K. G. 应如何进行治疗？

心脏 X 综合征，是冠状动脉造影正常的情况下出现的心绞痛或心绞痛样综合征，运动时 ST 段压低。有关疼痛产生的机制有多种理论，包括微血管功能异常产生缺血或者痛觉异常的患者不伴缺血的胸部不适。约一半心脏 X 综合征的患者运动 15~20 分钟后出现胸痛[119]。

仅看症状，K. G. 的表现与其他动脉粥样硬化所致劳累性心绞痛的患者没有什么区别。但心电图上可见 ST 段压低 3mm，提示可能存在严重的 CAD。心导管检查结果阴性，可排除 CAD 或冠脉痉挛的诊断，证实 K. G. 为 X 综合征[119]。

硝酸酯类、钙通道阻滞剂或 β 受体阻滞剂均有一定的缓解作用，但总的来讲，效果较差。药物的选择可能因人而异。尽管舌下 NTG 仍在应用，但它对急性发作多无效。通常需要抗缺血治疗、止痛剂和生活方式调整[119]。

**（房文通 译，李宏建 校，牟燕 审）**



## 参考文献


1. Fihn SD et al. 2012 ACCF/AHA/ACP/AATS/PCNA/SCAI/STS guideline for the diagnosis and management of patients with stable ischemic heart disease: a report of the American College of Cardiology Foundation/American Heart Association Task Force on Practice Guidelines, and the American College of Physicians, American Association for Thoracic Surgery, Preventative Cardiovascular Nurses Association, Society for Cardiovascular Angiography and Interventions, and Society of Thoracic Surgeons. *Circulation*. 2012;126:e354–e471.
2. Fox K et al. Guidelines on the management of stable angina pectoris: executive summary. The task force on the management of stable angina pectoris of the European Society of Cardiology. *Eur Heart J*. 2006;27:1341.
3. Morrow DA, Boden WE. Stable ischemic heart disease. In: Mann DL et al, eds. *Braunwald's Heart Disease: A Textbook of Cardiovascular Medicine*. 10th ed. Philadelphia, PA: Elsevier Saunders; 2015:1182.
4. Mozaffarian D et al. Heart disease and stroke statistics—2015 update: a report from the American Heart Association. *Circulation*. 2015;131:e1.
5. Pepine CJ et al. The pathophysiology of chronic ischemic heart disease. *Clin Cardiol*. 2007;30:I-4-I9.
6. Canty JM et al. Coronary blood flow and myocardial ischemia. In: Mann DL et al, eds. *Braunwald's Heart Disease: A Textbook of Cardiovascular Medicine*. 10th ed. Philadelphia, PA: Elsevier Saunders; 2015:1029.
7. Kones R. Recent advances in the management of chronic stable angina I: approach to the patient, diagnosis, pathophysiology, risk stratification, and gender disparities. *Vascular Health and Risk Management*. 2010;6:635–656.
8. Hansson GK. Inflammation, atherosclerosis, and coronary artery disease. *N Engl J Med*. 2005;352:1685.
9. Zarraga IG, Schwarz ER. Impact of dietary patterns and interventions on cardiovascular health [published correction appears in Circulation. 2006;114:e577]. *Circulation*. 2006;114:961.
10. Melander O et al. Novel and conventional biomarkers for prediction of incident cardiovascular events in the community. *JAMA*. 2009;302(1):49–57.
11. Schnabel RB et al. Multiple marker approach to risk stratification in patients with stable coronary artery disease. *Eur Heart J*. 2010;31:3024–3031.
12. Yusuf S et al. Effect of potentially modifiable risk factors associated with myocardial infarction in 52 countries (the INTERHEART study): case control study. *Lancet*. 2004;364:937.
13. Goff DC et al. 2013 ACC/AHA guideline on the assessment of cardiovascular risk: a report of the American College of Cardiology/American Heart Association Task Force on Practice Guidelines. *Circulation*. 2014;129(25, Suppl 2):S49–S73.
14. Davi G, Patrono C. Platelet activation and atherothrombosis. *N Engl J Med*. 2007;357:2482.
15. Chaitman BR. Ranolazine for the treatment of chronic angina and potential use in other cardiovascular conditions. *Circulation*. 2006;113:2462.
16. Amsterdam EA et al. 2014 AHA/ACC guideline for the management of patients with non-ST-elevation acute coronary syndromes: a report of the American College of Cardiology/American Heart Association task force on practice guidelines. *J Am Coll Cardiol*. 2014;64(24):e139–e228.
17. O'Gara PT et al. 2013 ACCF/AHA guideline for the management of ST-elevation myocardial infarction: a report of the American College of Cardiology Foundation/American Heart Association task force on practice guidelines. *Circulation*. 2013;127:1–64.
18. Fletcher GF et al on behalf of the American Heart Association Exercise, Cardiac Rehabilitation, and Prevention Committee of the Council on Clinical Cardiology, Council on Nutrition, Physical Activity and Metabolism, Council on Cardiovascular and Stroke Nursing, and Council on Epidemiology and Prevention. Exercise standards for testing and training: a scientific statement from the American Heart Association. *Circulation*. 2013;128:873–934.
19. Amsterdam EA et al; on behalf of the American Heart Association Exercise, Cardiac Rehabilitation, and Prevention Committee of the Council on Clinical Cardiology, Council on Cardiovascular Nursing, and Interdisciplinary Council on Quality of Care and Outcomes Research. Testing of low-risk patients presenting to the emergency department with chest pain: a scientific statement from the American Heart Association. *Circulation*. 2010;122:1756–1776.
20. Windecker S et al. 2014 ESC/EACTS Guidelines on myocardial revascularization: the Task Force on Myocardial revascularization of the European Society of Cardiology (ESC) and the European Association for cardio-Thoracic Surgery (EACTS), developed with the special contribution of the European Association of Percutaneous Cardiovascular Interventions (EAPCI). *Eur Heart J*. 2014;35(37):2541–2619.
21. Patel MR et al. ACCF/SCAI/STS/AATS/AHA/ASNC 2009 Appropriateness Criteria for Coronary Revascularization: A Report of the American College of Cardiology Foundation Appropriateness Criteria Task Force, Society for Cardiovascular Angiography and Interventions, Society of Thoracic Surgeons, American Association for Thoracic Surgery, American Heart Association, and the American Society of Nuclear Cardiology [published correction appears in Circulation. 2009;119:e488]. *Circulation*. 2009;119:1330.
22. Eckel RH et al. 2013 AHA/ACC guideline on lifestyle management to reduce cardiovascular risk: a report of the American College of Cardiology/American Heart Association task force on practice guidelines. Circulation. 2013; *Circulation*. 2014;129(25, Suppl 2):S76–S99.
23. Smith SC et al. AHA/ACCF secondary prevention and risk reduction therapy for patients with coronary and other atherosclerotic vascular disease: 2011 update: a guideline from the American Heart Association and American College of Cardiology Foundation. *Circulation*. 2011;124:2458–2473.
24. U.S. Department of Health and Human Services. The Health Consequences of Smoking—50 Years of Progress: A Report of the Surgeon General. Atlanta: U.S. Department of Health and Human Services, Centers for Disease Control and Prevention, National Center for Chronic Disease Prevention and Health Promotion, Office on Smoking and Health, 2014 [accessed 2015 Mar 26].
25. Stone NJ et al. 2013 ACC/AHA guideline on the treatment of blood cholesterol to reduce atherosclerotic cardiovascular risk in adults: a report of the American College of Cardiology/American Heart Association task force on practice guidelines. *Circulation*. 2013 Nov 12 [Epub ahead of print]; doi:10.1161/01.cir.0000437738.63853.7a.
26. James PA et al. 2014 evidence-based guideline for the management of high blood pressure in adults: report from the panel members appointed to the eighth joint national committee (JNC 8). *JAMA*. 2014;311:507–520.
27. American Diabetes Association. Standards of medical care in diabetes—2015. *Diabetes Care*. 2015;38(Suppl 1):S1-S93.
28. Nathan DM et al. Intensive diabetes treatment and cardiovascular disease in patients with type 1 diabetes. *N Engl J Med*. 2005;353:2643.
29. The Accord Study Group. Long-term effects of intensive glucose lowering on cardiovascular outcomes. *N Engl J Med*. 2011;364:818.
30. [No authors listed]. A randomised, blinded trial of clopidogrel versus aspirin in patients at risk for ischaemic events (CAPRIE). CAPRIE Steering Committee. *Lancet*. 1996;348:1329.
31. Bhatt DL et al. Clopidogrel and aspirin versus aspirin alone for the prevention of atherothrombotic events. *N Engl J Med*. 2006;354:1706.
32. Bonaca MP et al. Long-term use of ticagrelor in patients with prior myocardial infarction. *N Engl J Med*. 2015; 372:1791–1800.
33. Mauri L et al. Twelve or 30 Months of Dual Antiplatelet therapy and drug-Eluting Stents. *N Engl J Med*. 2014;371:2155–2166.
34. Lopez-Sendon J et al. Expert consensus document on beta-adrenergic receptor blockers. *Eur Heart J*. 2004;25:1341.
35. Reiter MJ. Cardiovascular drug class specificity: beta-blockers. *Prog Cardiovasc Dis*. 2004;47(1):11.
36. Bangalore S et al. Cardiovascular protection using beta-blockers. *J Am Coll Cardiol*. 2007;50:563.
37. Goldstein S. Beta-blocking drugs and coronary heart disease. *Cardiovasc Drugs Ther*. 1997;11:219.
38. Boden WE et al. Nitrates as an integral part of optimal medical therapy and cardiac rehabilitation for stable angina: review of current concepts and therapeutics. *Clin Cardiol*. 2012;35:263–271.
39. Wei J et al. Nitrates for stable angina: a systematic review and meta analysis of randomized clinical trials. *Int J Cardiol*. 2011;146:4–12.
40. Abernethy DR, Schwartz JB. Calcium-antagonist drugs. *N Engl J Med*. 1999;341:1447.
41. Dobesh PP, Trujillo TC. Ranolazine: a new option in the management of chronic stable angina. *Pharmacotherapy*. 2007;27:1659.
42. Serruys P et al. Percutaneous coronary intervention versus coronary-artery

bypass grafting for severe coronary artery disease. *N Engl J Med*. 2009;360:961.

43. Boden WE et al. Optimal medical therapy with or without PCI for stable coronary disease. *N Engl J Med*. 2007;356:1503.
44. Stergiopoulos K et al. Percutaneous coronary intervention outcomes in patients with stable obstructive coronary artery disease and myocardial ischemia. A Collaborative meta-analysis of contemporary randomized clinical trials. *JAMA Intern Med*. 2014;174:232–240.
45. Cox JJ, Naylor CD. The Canadian Cardiovascular Society grading scale for angina pectoris: is it time for refinements? *Ann Intern Med*. 1992;117:677.
46. Widmer RJ et al. The Mediterranean diet, its components, and cardiovascular disease. *Am J Med*. 2015;128:229–238.
47. Estruch R et al. Primary prevention of cardiovascular disease with a Mediterranean diet. *N Engl J Med*. 2013;368:1279–1290.
48. Parikh P et al. Diets and cardiovascular disease: an evidence-based assessment. *J Am Coll Cardiol*. 2005;45:1379.
49. Bjelakovic G et al. Mortality in randomized trials of antioxidant supplements for primary and secondary prevention: systematic review and meta-analysis. *JAMA*. 2007;297:842.
50. The Homocysteine Studies Collaboration. Homocysteine and risk of ischemic heart disease and stroke: a meta-analysis. *JAMA*. 2002;288:2015.
51. Bazzano LA et al. Effect of folic acid supplementation on risk of cardiovascular diseases: a meta-analysis of randomized controlled trial. *JAMA*. 2006; 296:2720–2726.
52. Hippisley-Cox J, Coupland C. Effect of combinations of drugs on all cause mortality in patients with ischaemic heart disease: nested case-control analysis. *BMJ*. 2005;330:1059.
53. Kernis SJ et al. Does beta-blocker therapy improve clinical outcomes of acute myocardial infarction after successful primary angioplasty? *J Am Coll Cardiol*. 2004;43:1773.
54. Bunch TJ et al. Effect of beta-blocker therapy on mortality rates and future myocardial infarction rates in patients with coronary artery disease but no history of myocardial infarction or congestive heart failure. *Am J Cardiol*. 2005;95:827.
55. Go AS et al. Statin and beta-blocker therapy and the initial presentation of coronary heart disease. *Ann Intern Med*. 2006;144:229.
56. Pepine CJ et al. Effects of treatment on outcome in mildly symptomatic patients with ischemia during daily life. The Atenolol Silent Ischemia Study (ASIST). *Circulation*. 1994;90:762.
57. Sipahi I et al. Beta-blockers and progression of coronary atherosclerosis: pooled analysis of 4 intravascular ultra-sonography trials. *Ann Intern Med*. 2007;147:10.
58. Heidenreich PA et al. Meta-analysis of trials comparing beta-blockers, calcium antagonists, and nitrates for stable angina. *JAMA*. 1999;281:1927.
59. Rosendorff C et al. Treatment of hypertension in the prevention and management of ischemic heart disease: a scientific statement from the American Heart Association Council for High Blood Pressure Research and the Councils on Clinical Cardiology and Epidemiology and Prevention. *Circulation*. 2007;115:2761.
60. Morales DR et al. Adverse respiratory effect of acute β-blocker exposure in asthma: a systematic review and meta-analysis of randomized controlled trials. *Chest*. 2014;145: 779–786.
61. Radack K et al. Beta-adrenergic blocker therapy does not worsen intermittent claudication in subjects with peripheral arterial disease: a meta-analysis of randomized controlled trials. *Arch Intern Med*. 1991;151:1769.
62. Campbell CL et al. Aspirin dose for the prevention of cardiovascular disease: a systematic review. *JAMA*. 2007;297:2018.
63. Trujillo T, Dobesh PP. Traditional management of chronic stable angina. *Pharmacotherapy*. 2007;27:1677.
64. Munzel T et al. Nitrate therapy and nitrate tolerance in patients with coronary artery disease. *Current Opinion in Pharmacology*. 2013;13:251–259.
65. Abrams J, Frishman WH. The organic nitrates and nitroprusside. In: Frishman WH et al, eds. *Cardiovascular Pharmacotherapeutics*. 2nd ed. New York: McGraw-Hill; 2003: 186.
66. Luke R et al. Transdermal nitroglycerin in angina pectoris: efficacy of intermittent application. *J Am Coll Cardiol*. 1987;10:642.
67. Cowan JC et al. Prevention of tolerance to nitroglycerin patches by overnight removal. *Am J Cardiol*. 1987;60:271.
68. Shaw SV et al. Selection and dosing of nitrates to avoid tolerance during sustained antianginal therapy. *Formulary*. 1999;34:590.
69. Opie LH. Calcium channel blockers. In Opie LH et al, eds. *Drugs for the heart*. 8th ed. Elsevier Health Sciences. 2013.
70. Von Arnim T. Medical treatment to reduce total ischemic burden: total ischemic burden bisoprolol study (TIBBS), a multicenter trial comparing bisoprolol and nifedipine. The TIBBS Investigators. *J Am Coll Cardiol*. 1995;25:231.
71. Savonitto S et al. Combination therapy with metoprolol and nifedipine versus monotherapy in patients with stable angina pectoris. Results of the International Multi-center Angina Exercise (IMAGE) Study. *J Am Coll Cardiol*. 1996;27:311.
72. Dargie HJ et al. Total Ischaemic Burden European Trial (TIBET). Effects of ischaemia and treatment with atenolol, nifedipine SR and their combination on outcome in patients with chronic stable angina. The TIBET Study Group. *Eur Heart J*. 1996;17:104.
73. Rehnqvist N et al. Treatment of stable angina pectoris with calcium antagonists and beta-blockers. The APSIS study. Angina Prognosis Study in Stockholm. *Cardiologia*. 1995;40(12, Suppl 1):301.
74. Nissen SE et al. Effect of antihypertensive agents on cardiovascular events in patients with coronary disease and normal blood pressure: the CAMELOT study: a randomized controlled trial. *JAMA*. 2004;292:2217.
75. Pepine CJ et al. A calcium antagonist vs. a non-calcium antagonist hypertension treatment strategy for patients with coronary artery disease. The international verapamil trandolapril study (INVEST): a randomized controlled trial. *JAMA*. 2003;290:2805.
76. Poole-Wilson PA et al. Effect of long-acting nifedipine on mortality and cardiovascular morbidity in patients with stable angina requiring treatment (ACTION trial): randomised controlled trial. *Lancet*. 2004;364:849.
77. The Telmisartan Randomised Assessment Study in ACE intolerant subjects with cardiovascular Disease (TRANSCEND) Investigators. Effects of the angiotensin-receptor blocker telmisartan on cardiovascular events in high-risk patients intolerant to angiotensin-converting enzyme inhibitors: a randomised controlled trial [published correction appears in Lancet. 2008;372:1384]. *Lancet*. 2008;372:1174.
78. The Telmisartan Randomised Assessment Study in ACE intolerant subjects with cardiovascular Disease (TRANSCEND) Investigators. Effects of the angiotensin-receptor blocker telmisartan on cardiovascular events in high-risk patients intolerant to angiotensin-converting enzyme inhibitors: a randomised controlled trial [published correction appears in Lancet. 2008;372:1384]. *Lancet*. 2008;372:1174.
79. The ONTARGET Investigators. Telmisartan, ramipril, or both in patients at high risk for vascular events. *N Engl J Med*. 2008;358:1547.
80. Chaitman BR et al. Anti-ischemic effects and long-term survival during ranolazine monotherapy in patients with chronic severe angina. *J Am Coll Cardiol*. 2004;43:1375.
81. Chaitman BR et al. Effects of ranolazine with atenolol, amlodipine, or diltiazem on exercise tolerance and angina frequency in patients with severe chronic angina: a randomized controlled trial. *JAMA*. 2004;291:309.
82. Stone PH et al. Antianginal efficacy of ranolazine when added to treatment with amlodipine: the ERICA (Efficacy of Ranolizine in Chronic Angina) trial. *J Am Coll Cardiol*. 2006;48:566.
83. Kosiborod M et al. Evaluation of ranolazine in patients with type 2 diabetes mellitus and chronic stable angina: results from the TERISA randomized clinical trial (Type 2 Diabetes Evaluation of Ranolazine in Subjects with Chronic Stable Angina. *J Am Coll Cardiol*. 2013;61:2038–2045.
84. Koren MJ et al. Long-term safety of a novel antianginal agent in patients with severe chronic stable angina: the ranolazine open label experience (ROLE). *J Am Coll Cardiol*. 2007;49:1027.
85. Morrow DA et al. Effects of ranolazine on recurrent cardiovascular events in patients with non-ST-elevation acute coronary syndromes: the MERLIN-TIMI 36 trial. *JAMA*. 2007;297:1775.
86. Scirica BM et al. Effect of ranolazine, an antianginal agent with novel electrophysiologic properties, on incidence of arrhythmias in patients with non ST-segment elevation acute coronary syndrome: results from the Metabolic Efficiency With Ranolazine for Less Ischemia in Non ST-Elevation Acute Coronary Syndrome Thrombolysis in Myocardial Infarction 36 (MERLIN-TIMI 36) randomized controlled trial. *Circulation*. 2007;116:1647.
87. Antithrombotic Trialists ' (ATT) Collaboration. Aspirin in the primary and secondary prevention of vascular disease: collaborative meta-analysis of individual participant data from randomised trials. *Lancet*. 2009;373: 1849.
88. Raju N et al. Effect of aspirin on mortality in the primary prevention of cardiovascular disease. *Am J Med*. 2011;124:621.
89. Bartolucci AA et al. Meta-analysis of multiple primary prevention trial of cardiovascular events using aspirin. *Am J Cardiol*. 2011;107:1796.
90. Seshasai SR et al. Effect of aspirin on vascular and nonvascular outcomes: meta-analysis of randomized controlled trials. *Arch Intern Med*. 2012;172:209.
91. Wolff T et al. Aspirin for the primary prevention of cardiovascular events: an update of the evidence for the U.S. Preventative Services Task Force. *Ann Intern Med*. 2009;150:405.
92. Antman EM et al. Use of nonsteroidal antiinflammatory drugs: an update

for clinicians: a scientific statement from the American Heart Association. *Circulation*. 2007;115:1634.

93. Danelich IM et al. Safety of nonsteroidal antiinflammatory drugs in patients with cardiovascular disease. *Pharmacotherapy* 2015;35(5):520–535.
94. Popma JJ et al. Coronary Arteriography and Intracoronary Imaging In: Libby P et al, eds. *Braunwald's Heart Disease: A Textbook of Cardiovascular Medicine*. 10th ed. Philadelphia, PA: WB Saunders; 2015:392.
95. Levine GN et al. 2011 ACCF/AHA/SCAI guideline for percutaneous coronary intervention: a report of the American College of Cardiology Foundation/American Heart Association Task Force on Practice Guidelines and the Society for Cardiovascular Angiography and Interventions. *J Am Coll Cardiol*. 2011;58:e44–122.
96. Stefanini, GS, Holmes D. Drug-eluting coronary-artery stents. *N Engl J Med*. 2013;368:254–265.
97. Windecker S, Meier B. Late coronary stent thrombosis. *Circulation*. 2007;116:1952.
98. White HD. Oral antiplatelet therapy for atherothrombotic disease: current evidence and new directions. *Am Heart J*. 2011;161:450.
99. Campo G. Poor response to clopidogrel: current and future options for its management. *J Thromb Thrombolysis*. 2010;30:319.
100. Serebrauny VL et al. Variability in platelet responsiveness to clopidogrel among 544 individuals. *J Am Coll Cardiol*. 2005;45:246.
101. Williams CD et al. Application of platelet function testing to the bedside. *Thromb Haemost*. 2010;103:29.
102. Momary KM et al. Genetic causes of clopidogrel nonresponsiveness: which ones really count. *Pharmacotherapy*. 2010;30(3):265.
103. US Food and Drug Administration. FDA Drug Safety Communication: Reduced effectiveness of Plavix (clopidogrel) in patients who are poor metabolizers of the drug. http://www.fda.gov/drugs/drugsafety/postmarketdrugsafetyinformationforpatientsandproviders/ucm203888.htm. Accessed May 31, 2015.
104. Bonello L et al. Tailored clopidogrel loading dose according to platelet reactivity monitoring to prevent acute and subacute stent thrombosis. *Am J Cardiol*. 2009;103:5.
105. Price MJ et al. Standard vs high-dose clopidogrel based on platelet function testing after percutaneous coronary intervention. The GRAVITAS randomized trial. *JAMA*. 2011;305:1097.
106. Collet JP et al. Bedside monitoring to adjust antiplatelet therapy for coronary stenting. *N Engl J Med*. 2012;22:2100.
107. Mehta SR et al. Double-dose versus standard-dose clopidogrel and high-dose versus low-dose aspirin in individuals undergoing percutaneous coronary intervention for acute coronary syndromes (CURRENT-OASIS 7): a randomised factorial trial. *Lancet*. 2010;376:1233.
108. Goodman SG et al. Association of proton pump inhibitor use on cardiovascular outcomes with clopidogrel and ticagrelor: insights from the platelet inhibition and patient outcomes trial. *Circulation*. 2012;125:978–986.
109. Ho PM et al. Risk of adverse outcomes associated with concomitant use of clopidogrel and proton pump inhibitors following acute coronary syndrome. *JAMA*. 2009;301:937–944.
110. Wu CY et al. Histamine2-receptor antagonists are an alternative to proton pump inhibitor in patients receiving clopidogrel. *Gastroenterology*. 2010;139:1165–1171.
111. Ortolani P et al. One-year clinical outcome in patients with acute coronary syndrome treated with concomitant use of clopidogrel and proton pump inhibitors: results from a regional cohort study. *J Cardiovasc Med (Hagerstown)*. 2012;13:783–789.
112. Melloni C et al. Conflicting results between randomized trials and observational studies on the impact of proton pump inhibitors on cardiovascular events when coadministered with dual antiplatelet therapy. *Circ Cardiovasc Qual Outcomes*. 2015;8:47–55.
113. Bhatt DL et al. Clopidogrel with or without omeprazole in coronary artery disease. *N Engl J Med*. 2010;363:1909.
114. O'Donoghue ML et al. Pharmacodynamic effect and clinical efficacy of clopidogrel and prasugrel with or without a proton-pump inhibitor: an analysis of two randomised trials. *Lancet*. 2009;374:989.
115. Blackburn DF et al. Increased use of acid-suppressing drugs before the occurrence of ischemic events: a potential source of confounding in recent observational studies. *Pharmacotherapy*. 2010;30:985.
116. Plavix [package insert]. Bridgewater, NJ; Sanofi-Aventis; 2015.
117. Abraham NS et al. ACCF/ACG/AHA 2010 expert consensus document on the concomitant use of proton pump inhibitors and thienopyridines: a focused update of the ACCF/ACG/AHA 2008 expert consensus document on reducing the gastrointestinal risks of antiplatelet therapy and NSAID use: a report of the American College of Cardiology Foundation Task Force on Expert Consensus Documents. *Circulation*. 2010;122:2619.
118. Giugliano RP, Cannon CP, and Braunwald E. Non-ST elevation acute coronary syndromes. In: Mann DL et al, eds. *Braunwald's Heart Disease: A Textbook of Cardiovascular Medicine*. 10th ed. Philadelphia, PA: Elsevier Saunders; 2015:1155.
119. Agarwal S et al. Cardiac Syndrome X. Cardiology Clinics. 2014;32:463–478.
120. Ranexa (ranolazine [prescribing information]. Foster City, CA: Gilead Sciences, Inc.; 2013.
121. Michelson AD. Methods for the measurement of platelet function. *Am J Cardiol*. 2009;103(3, Suppl):20A.
122. Price MJ. Bedside evaluation of thienopyridine antiplatelet therapy. *Circulation*. 2009;119;2625.

13

# 第 13 章 急性冠状动脉综合征

Brianne L. Dunn and Robert L. Page, II

## 核心原则

| 核心原则 | 章节案例 |
|---|---|
| **急性冠脉综合征** | |
| ❶ 急性冠脉综合征(acute coronary syndrome,ACS)是一类疾病的总称,包括不稳定型心绞痛(unstable angin,UA)和急性心肌梗死(mycocardial infarction,MI),后者包括 ST 段抬高心肌梗死(ST segment elevation MI,STEMI)和非 ST 段抬高心肌梗死(non-ST segment MI,NSTEMI)。诊断应当根据患者的临床表现、心电图的改变和升高的心肌损伤标志物来判定。 | 案例 13-1(问题 1~5)<br>图 13-1~图 13-4,表 13-1 |
| ❷ ACS 的治疗目标包括减轻缺血症状,恢复梗死相关血管的血流,阻止梗死面积增加和降低死亡率。 | 案例 13-1(问题 6 和 7)<br>案例 13-2(问题 1) |
| ❸ STEMI 和 NSTEMI 的初始药物治疗包括吸氧、硝酸甘油、抗血小板药物、β 受体阻滞剂、血管紧张素转化酶抑制剂(angiotensin-converting enzyme inhibitor,ACEI)或血管紧张素受体阻滞剂(angiotensin receptor blocker,ARB),以及硫酸吗啡。 | 案例 13-1(问题 8~11 和 14~17)<br>表 13-2 |
| **STEMI** | |
| ❶ STEMI 的治疗目标可以通过溶栓或经皮冠状动脉介入术(percutaneous coronary intervention,PCI)恢复冠状动脉血运来实现。治疗策略的选择取决于医院是否有导管室和技术娴熟的治疗团队、患者初始就医时间和是否存在溶栓禁忌证。 | 案例 13-1(问题 12 和 13)<br>图 13-5<br>表 13-4 |
| ❷ 不管采用哪种再灌注策略,患者都应当服用阿司匹林和 $P2Y_{12}$ 受体拮抗剂。氯吡格雷的给药剂量仍存在争议。 | 案例 13-1(问题 8~10)<br>图 13-5,表 13-5 |
| ❸ 对于接受溶栓治疗的患者,应当启动普通肝素(unfractionated heparin,UFH),依诺肝素或磺达肝癸钠治疗。 | 案例 13-1(问题 8 和 11)<br>图 13-5 |
| ❹ 对于接受 PCI 治疗的患者,抗凝策略包括 UFH 联用或不联用糖蛋白Ⅱb/Ⅲa 受体阻滞剂或单用比伐芦定。 | 案例 13-1(问题 11)<br>图 13-5,表 13-5 |
| **NSTEMI** | |
| ❶ 侵入治疗策略应考虑一种 $P2Y_{12}$ 受体拮抗剂(氯吡格雷、普拉格雷或替格瑞洛)、一种抗凝药物(UFH、依诺肝素、比伐芦定或磺达肝癸钠联合 UFH)联合阿司匹林和/或血管造影前给予一种糖蛋白Ⅱb/Ⅲa 受体阻滞剂。 | 案例 13-2(问题 2~5)<br>图 13-6,表 13-6 |
| ❷ 缺血指导策略应考虑抗凝药物(依诺肝素、磺达肝癸钠或 UFH)联合双联抗血小板治疗。 | 案例 13-2(问题 6) |
| **长期治疗** | |
| ❶ 有效的长期治疗包括:β 受体阻滞剂,他汀,氯吡格雷、普拉格雷或替格瑞洛,ACEI 或 ARB,或醛固酮受体阻滞剂,以及舌下含服硝酸甘油。除非有禁忌,对心脏射血分数(EF)<40%、高血压、糖尿病或慢性肾脏病的患者都应给予 ACEI 或 ARB。 | 案例 13-3(问题 1~9)<br>表 13-2 |
| ❷ 改变生活方式包括戒烟、管理体重(如果体重指数超过 $25kg/m^2$ 通过节食和锻炼使体重减少 10%)、治疗糖尿病使糖化血红蛋白 $A_{1c}$ 接近正常值和控制血脂使低密度脂蛋白达到 100mg/dl 或更低的目标值。 | 案例 13-3(问题 10) |

# 急性冠脉综合征

尽管医学干预措施和药物治疗不断发展，心血管疾病仍然是美国人死亡的头号杀手。急性冠脉综合征（acute coronary syndrome，ACS）是一类疾病的总称，包括不稳定型心绞痛（unstable angin，UA）和急性心肌梗死（acute mycocardial infarction，AMI），后者进一步分为ST段抬高心肌梗死（ST segment elevation MI，STEMI）和非ST段抬高心肌梗死（non-ST segment elevation MI，NSTEMI）[1-5]。术语非ST段抬高急性冠脉综合征（non-ST segment elevation-ACS，NSTE-ACS）包括UA和NSTEMI[1]。根据梗死相关的生物标志物存在（NSTEMI）或缺少（UA）来区别这两类情况。ACS病因是由于不稳定斑块的侵蚀和破裂从而引起闭塞性或非闭塞性血栓的形成。虽然NSTE-ACS和STEMI的患者都需要住院治疗，但STEMI的患者应急救并保证立即进行干预治疗[5]。现今，在再灌注和再血管化治疗基础上，应用药物干预措施、非药物干预措施如经皮冠状动脉介入术（percutaneous coronary intervention，PCI）和冠状动脉搭桥术（coronary artery bypass grafting，CABG）[1-5]。由美国心脏病学会（American College of Cardiology，ACC）和美国心脏病协会（American Heart Association，AHA）成员组成的委员会，周期性的回顾文献并发表实践指南，以帮助医务工作者为ACS患者选择最有效的治疗[1-5]。这些指南基于证据的重要性和质量制定推荐分级。虽然在实际工作中肯定会根据具体情况有所调整，但这些指南仍然是治疗ACS患者的基石。

## 流行病学

根据AHA的统计，2010年美国有652 000名出院患者因首要诊断ACS住院治疗。ACS对财政的影响也非常大[6]，ACS住院花费昂贵，且逐年增长，在直接医疗花费方面，美国公民每年花费超过1 500亿美元，其中65%~75%与住院治疗和再次入院治疗有关[7~9]。在缺血发生的24小时内死亡或在30日内因再次发生心肌梗死入院的比率，STEMI患者约为三分之一，而UA或NSTEMI患者为15%[10]。虽然这些数据有充足的证据支持，但在过去10年中，因AMI入院的医疗保险受益人，风险标准化的30日院内死亡率显著下降[11]。在一项对65岁及65岁以上，诊断为ACS的患者所有服务花费的医疗服务资料进行分析的研究中，Krumholz等统计STEMI/NSTE-ACS的住院时间从1999年的6.5日降至2011年的5.3日。这些趋势可能与基于循证的指南应用和高血压及高胆固醇血症的积极治疗有关[11]。

## 病理生理学

大部分ACS是源于脂质丰富的动脉粥样硬化斑块开裂或破裂，形成血栓，引起冠状动脉的闭塞（图13-1）。易于破裂的斑块的特征是纤维帽薄、脂核大、巨噬细胞和淋巴细胞等炎症细胞含量高、平滑肌有限、形状不规则。如交感兴奋引起血压升高、心率加快、心肌收缩力增强、冠状动脉血流增快等刺激因素，导致动脉粥样硬化斑块周围脆弱的纤维帽侵蚀、开裂或破裂。一旦破裂，斑块中的血栓形成因子包括胶原和组织因子暴露。这引起血小板一系列级联反应激活，最终引起血凝块或血栓的形成，同时引起相应心肌区域缺血。冠状动脉内血栓和远端栓塞的程度决定ACS的类型（见图13-1）。对于不稳定型心绞痛患者，冠状动脉病变存在严重的狭窄或变细，但几乎没有血栓。对于NSTEMI患者，存在部分血栓闭塞合并或不合并远端栓塞或严重狭窄和某些心肌细胞死亡。对于STEMI患者，存在完全和持续的血栓闭塞并导致心肌细胞死亡[12]。需要强调的是，80%ACS患者存在2个或更多的活动性斑块[12]。

大部分梗死位于心脏的某一特定区域，如前壁、侧壁和下壁。有些患者AMI后表现出永久性的心电图（ECG）异常（Q波）。在过去，广泛认为Q波梗死的患者坏死区域范围更大，院内死亡率更高；认为无Q波梗死患者发生梗死后心绞痛和早期再发心肌梗死的可能性更高。但是现在对这一认识提出质疑。有些心脏病专家认为这两种预后没有差别。对于大部分STEMI患者，及时急诊治疗阻止了Q波的产生，因而不再沿用这一说法。前壁心肌梗死比侧壁或下壁心肌梗死的预后更差，因为其更常引起左心室功能不全和心源性休克。

## 临床表现

患者的主诉对确立ACS诊断很重要，很可能隐藏重要的特征性的症状。ACS特征性的症状包括劳力型心绞痛发作频率的增加，或静息时胸痛、新发的严重的胸部不适，或心绞痛持续时间超过20分钟。疼痛以胸前壁中线不适为特征，可放射至左臂、背部、肩或下颌，可能也会引起发汗、呼吸困难、恶心、呕吐和无法解释的晕厥。STEMI患者通常会主诉持续不缓解的胸痛，而UA或NSTEMI患者既会在休息时发生心绞痛，也会有新发（≤2个月）心绞痛或心绞痛频率增加、持续时间延长或疼痛程度增加。不同性别、年龄患者表现会有所不同。男性常诉胸痛而女性常表现出恶心、出汗。老年患者更可能表现低血压或脑血管症状而不是胸痛。此外，新发ACS不会偶然发生，许多是由于外部或条件因素促发引起的。心肌梗死在早晨醒后1小时内、周一、冬季且1年中较冷的时节、情绪激动和剧烈运动时更易发生[1~5]。

体格检查可能对指导初始治疗也很重要。患者可能表现严重左心室或右心室功能不全的体征（见第14章）。疼痛会使患者出现严重的高血压或低血压。严重的心动过速（心率>120次/min）表明存在大面积心肌损伤。心脏听诊可闻及第4心音（$S_4$），表明缺血引起左室顺应性减低。瓣膜肌肉功能不全可产生新的心脏杂音。应评估脑血管和外周血管情况。患者如有脑血管病史，可能不适合进行溶栓治疗。检查外周血管搏动以评估灌注情况，并获取进行侵入性手术的基线资料。

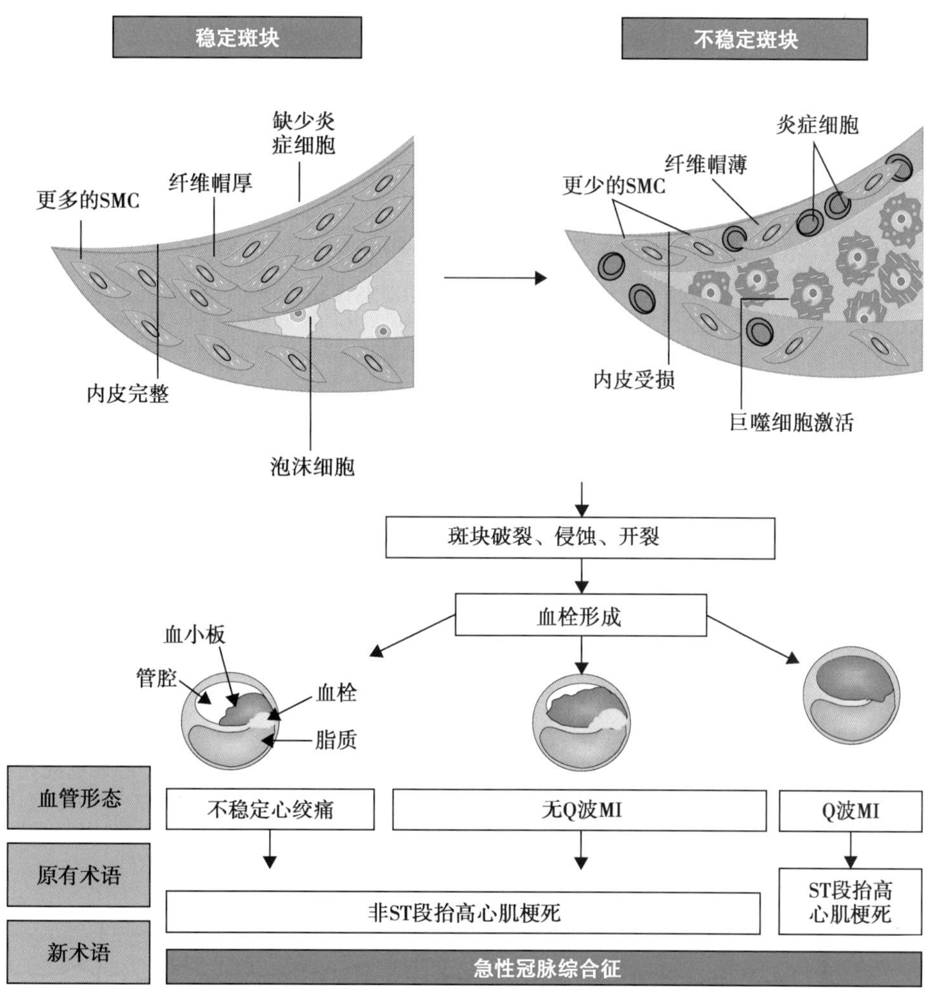


图 13-1 血栓形成和急性冠脉综合征定义。MI,心肌梗死;SMC,平滑肌细胞

## 诊断

除患者的病史和临床表现外,ACS 的诊断应基于 ECG 和心肌损伤标志物的相关实验室检查结果。患者进入急诊室(emergency department,ED)后 10 分钟内应获取 12 导联 ECG 结果。ECG 是诊断 ACS 不可或缺的工具,并且在决策过程中起到关键作用(图 13-2)。ECG 的重要发现包括 ST 段抬高、ST 段压低或 T 波倒置[1-5]。STEMI 定义为在两个及更多导联出现 ST 段抬高并且在 $V_1$、$V_2$、$V_3$ 导联超过 0.2mV(2mm)或其他导联 ≥0.1mV(1mm)(图 13-3)。NSTEMI 包括 2 个或更多的邻近导联 ST 段压低超过 0.1mV(1mm)或 T 波倒置超过 0.1mV(1mm)。此外 12 导联 ECG 可以帮助定位梗死部位。Q 波,后壁梗死时会在 V6 导联发现,下壁梗死可能在Ⅱ、Ⅲ、AVF 导联;侧壁梗死在 I、AVL 导联,前壁梗死在心前区 V1、V2、V3、V4 导联[13]。

## 实验室改变

当心肌细胞损伤时,心肌酶被释放进入血液。对这些既敏感又特异的心肌酶(肌钙蛋白 T 或 I 及肌酸激酶(creatine kinase,CK)的检测常规用于确诊 AMI(图 13-4)。CK 的同工酶有三种:BB、MM 和 MB。在这三种同工酶中,CK-MB 同工酶对心肌最特异。因为肌钙蛋白有很高的心肌特异性和敏感性(分别为 90.7%和 90.2%),随着新型肌钙蛋白试剂盒的产生,肌钙蛋白已经成为评估心肌损伤首选的生物标志物[14,15]。肌钙蛋白 T 和 I 在发生心肌梗死后的 4~12 小时就可在血中测出,峰浓度在 12~48 小时出现。肌钙蛋白水平可能在心肌坏死后 7~10 日也保持较高的水平。如图 13-4 所示,水平线表示临床化学实验室中心肌生物标志物的参考上限(upper reference limit,URL)[1,2,5]。无心肌梗死参考对照组的心肌标志物水平 99%均在 URL 范围内。因为在健康人群不常规检测血中心肌肌钙蛋白 I 和 T 水平,相关数值异常升高代表其超过 99%的参考对照组水平。诊断 NSTEMI 或 STEMI,患者应当有 1 项肌钙蛋白值或 2 项 CK-MB 值高于 URL。UA 患者心肌生物标志物通常不会升高。一旦发生心肌梗死,现在仍没有标志物可以立即测得,因此应当保证患者入院后重复进行心肌酶的相关检测。开始应于出现临床症状后 12~24 小时内,每 3~6 小时检测,其后周期性检测[2-4]。不幸的是,除 AMI 之外,很多其他情况下如快速性心律失常、心力衰竭(HF)、心肌炎和心包炎、低血压或高血压、急性肺栓塞、终末期肾脏病和心脏创伤也有肌酐蛋白升高。因此,评估其他的诊断标准如 ECG 变化、胸痛、动脉粥样硬化风险因素和心脏超声的发现很重要。

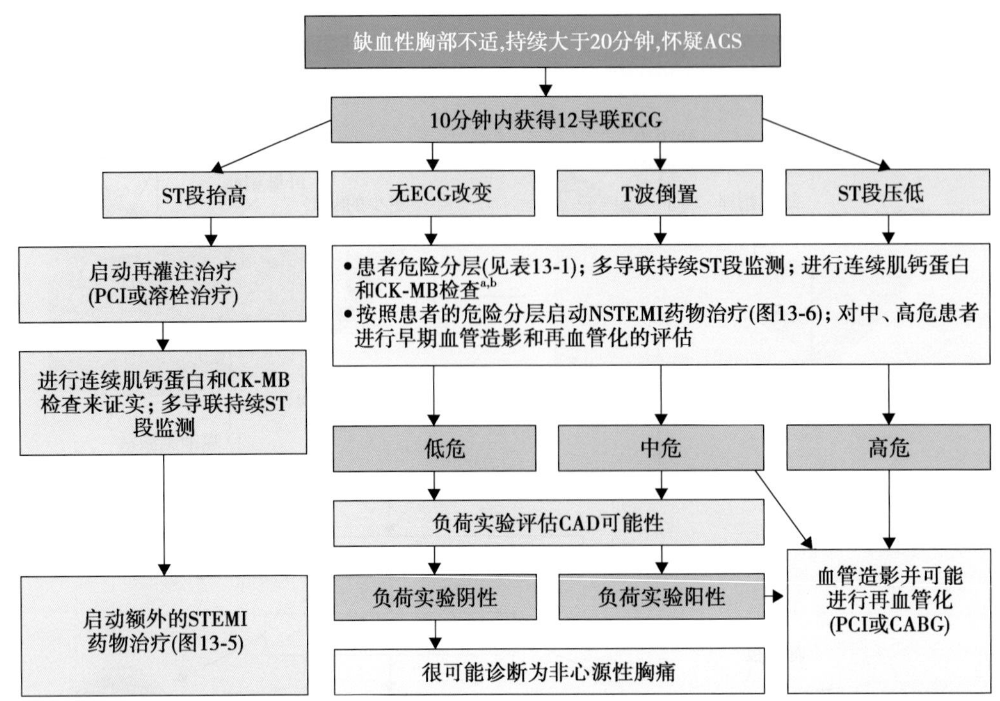


图 13-2 临床表现为 ACS 的患者评估列线表。ACS,急性冠脉综合征;CAD,冠状动脉粥样硬化心脏病;CABG 冠状动脉旁路术;CK,肌酸激酶;ECG,心电图;PCI,经皮冠状动脉介入术;NSTEMI,非 ST 段抬高心肌梗死;STEMI,ST 段抬高心肌梗死。[a] 阳性,大于心肌梗死检测限;[b] 阴性,低于心肌梗死检测限。(经允许改编自:Spinler SA. Evolution of Antithrombotic Therapy Used in Acute Coronary Syndromes. In:RichardsonM,Chessman K,Chant C,Cheng J,Hemstreet B,Hume Al,eds. *Pharmacotherapy Self-Assessment Program*,7th edition. Cardiology. Lenexa,KS:American College of Clinical Pharmacy; 2010. 62.)

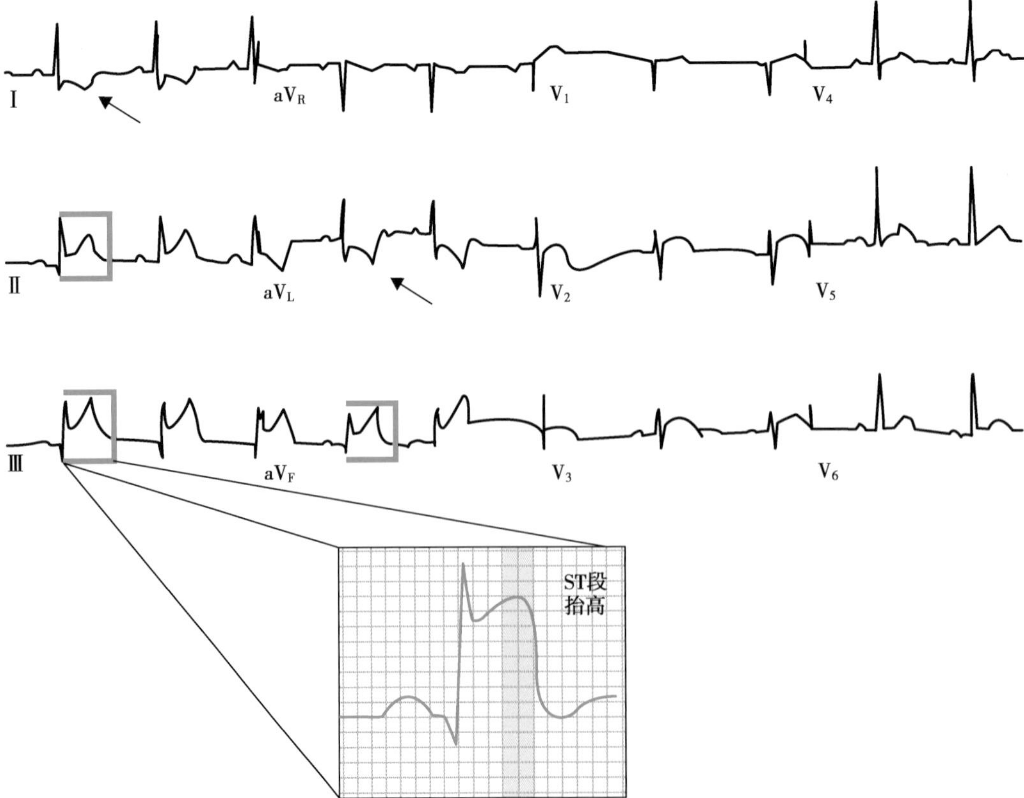


图 13-3 与 STEMI 有关的 ECG 改变。在这份入院心电图(ECG)中,注意在Ⅱ、Ⅲ和 aVF 导联的明显的 ST 段抬高(以方框标出),这表明存在下壁急性心肌梗死(AMI)。在与下壁导联相发的 ECG 侧壁导联Ⅰ、$aV_L$,此患者也表现出相反的 ST 段压低(以箭头标出)

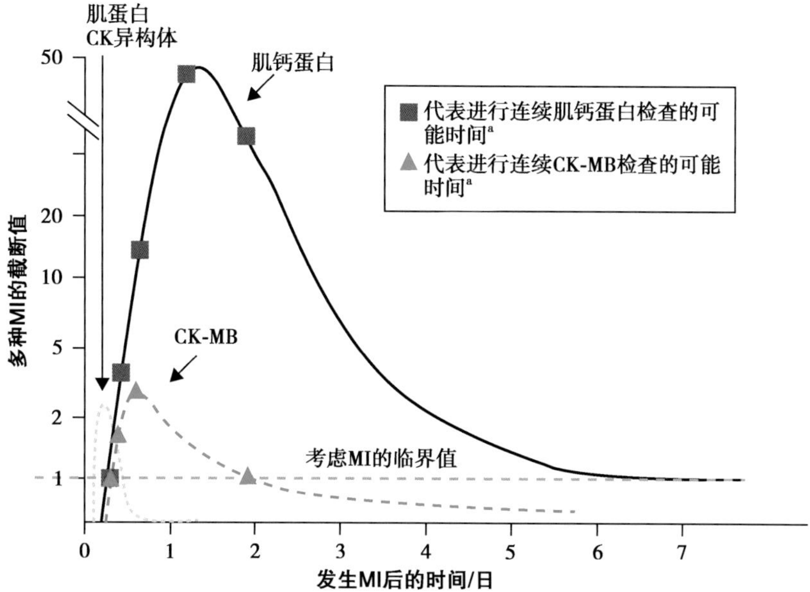


图 13-4 ACS 心脏生物标志物升高。CK,肌酸激酶。[a] 应于胸痛发生 12~24 小时内连续进行肌钙蛋白,并继续检测至浓度下降。(来源:ACC/AHA 2007 guidelines for the management of patients with unstableangina/non-ST-Elevation myocardial infarction:a report of theAmerican College of Cardiology/American Heart Association Task-Force on Practice Guidelines (Writing Committee to Revise the 2002Guidelines for the Management of Patients With UnstableAngina/Non-ST-Elevation Myocardial Infarction) developed incollaboration with the American College of Emergency Physicians,the Society for Cardiovascular Angiography and Interventions,andthe Society of Thoracic Surgeons endorsed by the AmericanAssociation of Cardiovascular and Pulmonary Rehabilitation and theSociety for Academic Emergency Medicine. *J Am Coll Cardiol*. 2007;50(7):e1-e157.)

## 危险分层

对以 ACS 为临床表现的患者进行评估,应首先进行死亡和再次心肌梗死的危险分层,应考虑患者表现的体征、症状和既往病史,以及 ECG 和心脏生物标志物的变化。患者可以分为低、中、高危或高死亡风险以及需要立即进行冠状动脉造影和 PCI(见图 13-2)。首个危险分层的方法在 1987 年由 Killip 和 Kimball 提出,并被证明是一种有效、方便的 STEMI 患者早期危险分层方法。Killip 分级升高的患者,住院时间延长,1 年死亡率增加(见表 13-1)[14]。心肌梗死溶栓(TIMI)危险评分在 2000 年引入临床,能用于 STEMI 或 UA/NSTEMI(见表 13-1)患者[15,16]。对于 STEMI 患者,危险评分越高,30 日死亡率越高。但 STEMI 患者的死亡和心肌梗死的风险最高,因此其初始治疗应当选择再血管化而不是考虑危险分层。"时间就是生命"意味着打开栓塞动脉越快,死亡率就越低、存活心肌越多。对所有 STEMI 的患者如果适于再灌注治疗,在出现症状后的 12 小时内应当进行再灌注治疗。再灌注的首选方案是 PCI。ACC/AHA 指南规定 STEMI 患者初次再灌注目标时间为:就诊 30 分钟内进行溶栓治疗以及 90 分钟内进行 PCI 治疗。

对于 UA/NSTEMI 的患者,TIMI 危险评分用于评估患者死亡、心肌梗死风险或立即冠状动脉再血管化的必要性,5~7 分为高危,3~4 分为中危,0~2 分为低危(见表 13-1)。心肌标志物阴性的低危患者应当进行负荷实验,也可从急诊出院,但应有 72 小时内进行诊断性检查的计划。中到高危患者常应入院进行药物治疗、并需进一步诊断性检查、血管造影并可能需行介入治疗。其他的危险分层方法例如不稳定型心绞痛患者应用血小板糖蛋白Ⅱb/Ⅲa 受体抑制剂时,依替巴肽对受体抑制 PURSUIT 危险评分(the Platelet glycoprotein IIb/IIa in Unstable angina:Receptor Suppression Using Integrilin Therapy)、GRACE(Global Registry of Acute Cardiac Events)危险评分用于评估住院和 1 年内死亡率[1,5]。还有其他的危险评分用以预测 ACS 患者的出血风险[17]。

## 并发症

ACS 最主要的并发症可分为 3 类:泵衰竭、心律失常及再次缺血和再次梗死。AMI 后心功能降低与左室损伤程度直接相关。心输出量减少和灌注减少导致代偿机制激活。为增加心肌收缩功能、重建正常的灌注,循环中儿茶酚胺增加。此外,肾素-血管紧张素-醛固酮系统激活,导致体循环血管阻力增加和水钠潴留。这些代偿机制使心肌耗氧量增加,最终加重了心肌氧供和消耗的不平衡[18]。

表 13-1
急性冠脉综合征的危险分层工具

| 急性冠脉综合征的危险分层 | | | |
|---|---|---|---|
| TIMI 风险评分[a] | | | |
| STEMI | | NSTEMI | |
| 危险因素 | 分值 | 危险因素 | 分值 |
| 年龄 65~75 岁 | 2 | 年龄≥65 岁 | 1 |
| 年龄≥75 岁 | 3 | CAD 危险因素≥3[b] | 1 |
| SBP<100mmHg | 3 | CAD 史[c] | 1 |
| 心率>100 次/min | 2 | 过去 7 日使用阿司匹林 | 1 |
| Killip Ⅱ~Ⅳ 级 | 2 | 过去 24h 内心绞痛≥2 次 | 1 |
| 体重<67kg | 1 | ST 段改变≥0. 5mm | 1 |
| HTN、糖尿病或心绞痛史 | 1 | 心脏标志物浓度增加[d] | 1 |
| 超过 4h 开始再灌注治疗 | 1 | | |
| 前壁 ST 段抬高或左束支传导阻滞 | 1 | | |

| Killip 分级[e] | | |
|---|---|---|
| 分级 | 症状 | 住院和 1 年死亡率(%) |
| Ⅰ | 无心力衰竭 | 5 |
| Ⅱ | 轻度心力衰竭,湿啰音,S3,胸片有充血 | 21 |
| Ⅲ | 肺水肿 | 35 |
| Ⅳ | 心源性休克 | 67 |

[a]TIMI 风险评分。

来源:Antman EM et al. The TIMI risk score for unstable angina/non-ST elevation MI:A method for prognostication and therapeutic decision making. *JAMA*. 2000;284:835; Morrow DA et al. Application of the TIMI risk score for ST-elevation MI in the National Registry of Myocardial Infarction 3. *JAMA*. 2001;286:1356. 通过将每个危险因素的分值相加计算风险评分。STEMI 的总分值为 0~14,当分值为 0、2、4、6、7 和>8 时,相应的 30 日死亡率分别为 0. 8%、2. 2%、7. 3%、16%、23%和 36%。NSTEMI 总分为 0~7,当分值为 0、1、3、5 和 7 时,相应的死亡风险或再次 MI 风险分别为 3%、5%、12%或 19%。

[b]高危因素包括吸烟、糖尿病、高血压、冠状动脉粥样硬化心脏病家族史和高脂血症。

[c]定义为曾发现冠状动脉狭窄≥50%;曾有心肌梗死史、经皮冠状动脉支架植入术、或冠状动脉旁路术;运动耐力实验阳性或药物诱导的核磁成像或超声心动图改变的稳定型心绞痛(女性要求核磁成像或超声心动图改变阳性)。

[d]肌钙蛋白 I 或 T 或肌酸激酶同系物。

[e]Killip 分级引自:Killip T 3rd, Kimball JT. Treatment of myocardial infarction in a coronary care unit. A two year experience with 250 patients. *Am J Cardiol*. 1967;20:457.

CAD,冠状动脉粥样硬化心脏病;HTN,高血压;NSTEMI,非 ST 段抬高心肌梗死;SBP,收缩压;STEMI,ST 段抬高心肌梗死;TIMI,心肌梗死后溶栓

左心室(left ventricle,LV)异常、室壁运动减低 20%~25%的患者中常出现心力衰竭的体征和症状。如果左心室损伤 40%或更多就会引起心源性休克和死亡。AMI 后缺血和瘢痕形成也可能引起心室顺应性减低,导致舒张期左室灌注压过高(见第 14 章,进一步讨论收缩和舒张功能不全)。

收缩力减弱和代偿增加使左室舒张末期容积和压力增加,引起左室室壁负荷增加。左室扩张是 AMI 后死亡的重要决定因素。在 AMI 后数日至数月间,左室壁扩张、变薄,使梗死面积扩大。这些变化被称为心室重构。还可出现非梗死区心肌肥厚。口服血管紧张素转化酶抑制剂(angiotensin-converting enzyme inhibitor,ACEI)或血管紧张素受体阻滞剂(angiotensin receptor blocker,ARB),或醛固酮受体阻滞剂可限制重构且抑制左室扩张的进展[19,20]。

在围梗死期，心脏处于易敏状态，易发生室性心律失常。在冠状动脉心脏病重症监护室中对患者进行持续监测，已使室性心律失常引起的院内死亡率降低。但AMI患者出院后1~2年猝死风险增加，最重要的预测心源性猝死发生的参数是左室射血分数（LV ejection fraction，LVEF）异常，其他增加心源性猝死的相关因素包括复杂的室性异搏、频发室性早搏（>10次/小时）和信号叠加ECG中的晚电位[18]。

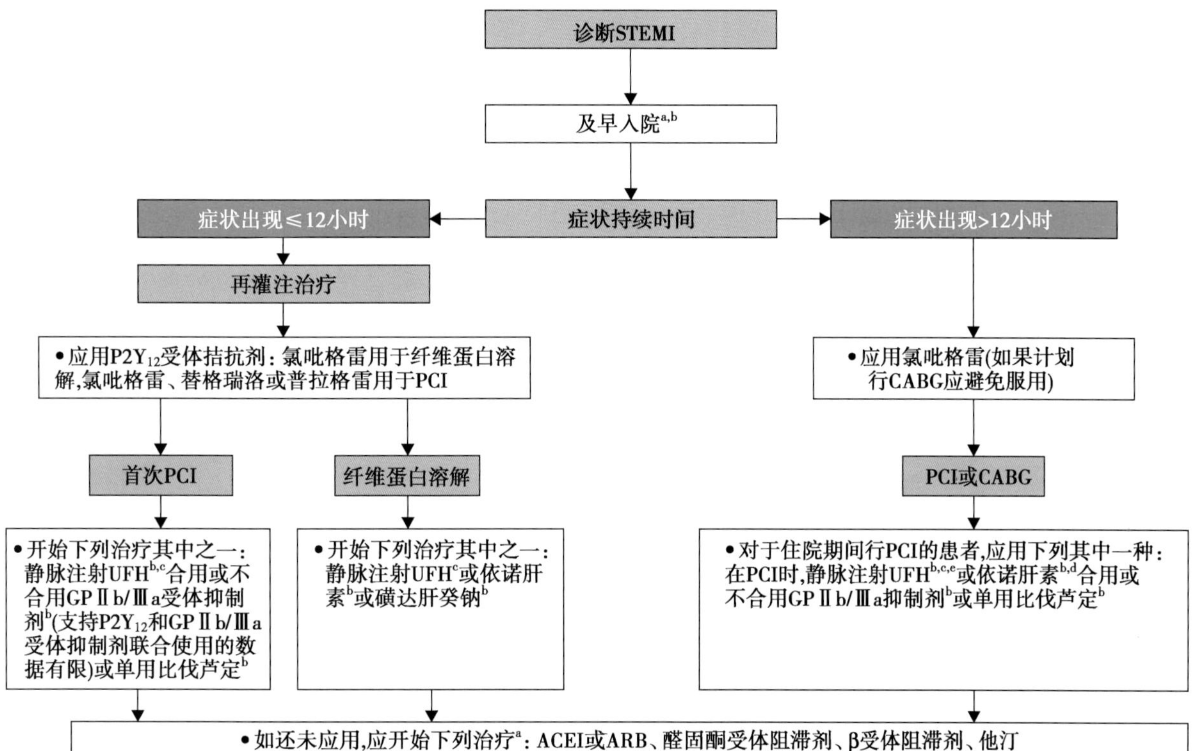


图13-5 STEMI启动治疗流程。[a] 早期入院治疗包括氧饱和浓度<90%的患者吸氧，舌下含服硝酸甘油，静脉注射硝酸甘油，静脉注射吗啡，β受体阻断剂，ACEI或ARB，醛固酮拮抗剂，大便软化剂，和他汀。[b] 所示适应证、剂量和禁忌证如表13-2所示。[c] 至少48小时。[d] 在住院期间使用，长达8日。ACEI，血管紧张素转化酶抑制剂；ARB，血管紧张素受体抑制剂；CABG，冠状动脉旁路；GPⅡb/Ⅲa，糖蛋白Ⅱb/Ⅲa；NTG，硝酸甘油；PCI，经皮冠状动脉介入术；STEMI，ST段抬高心肌梗死；UFH，普通肝素；$O_2$，氧。（来源：Kushner FG，et al. 2009 focused updates：ACC/AHA guidelines for the management of patients with ST-elevation myocardial infarction（updatingthe 2004 guideline and 2007 focused update）and ACC/AHA/SCAI guidelines on percutaneous coronary intervention（updating the 2005 guideline and 2007 focused update）a report of the American College of Cardiology Foundation/American Heart Association Task Force on Practice Guidelines [published corrections appear in *J Am CollCardiol.* 2010；55：612；*J Am Coll Cardiol.* 2009；54：2464]. *J Am Coll Cardiol.* 2009；54：2205；Anderson JL et al. ACC/AHA 2007 guidelines for the management of patients with unstable angina/non-ST-Elevationmyocardial infarction：a report of the American College of Cardiology/American Heart Association Task Force on PracticeGuidelines（Writing Committee to Revise the 2002 Guidelines for the Management of Patients With UnstableAngina/Non-ST-Elevation Myocardial Infarction）developed in collaboration with the American College of EmergencyPhysicians，the Society for Cardiovascular Angiography and Interventions，and the Society of Thoracic Surgeonsendorsed by the American Association of Cardiovascular and Pulmonary Rehabilitation and the Society for AcademicEmergency Medicine [published correction appears in *J Am Coll Cardiol.* 2008；51：974]. *J Am Coll Cardiol.* 2007；50：e1）. 2013 ACCF/AHA guideline for the management of ST-elevation myocardial infarction：a report of the American College of Cardiology Foundation/American Heart Association Task Force on Practice Guidelines. *Circulation.* 2013；127（4）：e362-e425.）

## 药物和非药物治疗概述

STEMI和NSTEMI的药物治疗基本一致。按照ACC/AHA指南，早期治疗包括吸氧（如果氧饱和度<90%）、舌下含服和/或静脉输注（IV）硝酸甘油（NTG）、静脉输注吗啡、ACEI或ARB，醛固酮受体拮抗剂、抗血小板药物、大便软化剂、β受体阻滞剂、他汀和抗凝药。某些患者还应使用镇痛、血管扩张药物等辅助治疗。表13-2总结了证据支持的STEMI和NSTEMI药物治疗方案。STEMI患者的初始治疗方案见图13-5，NSTEMI患者的初始治疗方案见图13-6。这些药物治疗服务是衡量医疗机构是否能够提供有效、及时、安全、能以患者为中心的医疗服务的指标[1,5]。

表 13-2
基于循证证据的急性冠脉综合征药物治疗[1,5]

| 药物 | 适应证 | 剂量和疗程 | 治疗终点 | 注意事项 | 评论 |
|---|---|---|---|---|---|
| ACEI[a] | STEMI 和 NSTE-ACS 患者合并 EF≤40%或具有心力衰竭体征和症状,入院 24h 之内<br>STEMI 和 NSTE-ACS 患者合并高血压、EF≤40%、DM 或 CKD 用于医院治疗的后期阶段<br>所有 EF ≤ 40% 的 STEMI 和 NSTE-ACS 患者永久使用 ACEI | 常规使用卡托普利 12~50mg TID;然后开始使用长效 ACEI。终生使用 | 逐渐加量至常规剂量并保持收缩压>90Hg | 避免梗死后 48h 内静脉治疗<br>避免收缩压<100mmHg、妊娠期妇女、急性肾功能衰竭、血管水肿、双侧肾动脉狭窄、血钾≥5.5mmol/L 的患者使用 | |
| 血管紧张素受体阻滞剂[a] | STEMI 和 NSTE-ACS 患者不耐受 ACEI | ARB 常规剂量(见第 14 章)。终生使用 | 与 ACEI 相同 | 与 ACEI 相同 | |
| 醛固酮受体阻滞剂[a] | STEMI 和 NSTE-ACS 患者合并 EF≤40%和 DM 或 HF,已接受治疗剂量的 ACEI 和 β 受体阻滞剂 | 螺内酯每日 12.5~50mg 或依普利酮每日 25~50mg。终生使用 | 逐渐加量至心力衰竭症状控制且不引起高钾血症 | 高钾血症、低血压<br>避免血钾≥5mmol/L 或 SCr≥2.5mg/dl(男性)或 2.0mg/dl(女性)或 CrCl≤30ml/min | 剂量可每 4-8 周增加一次 |
| 阿司匹林[a] | STEMI 和 NSTE-ACS 的所有患者 | 在 AMI 期间 165~325mg,其后终生服用 81~325mg/d(更推荐 81mg/d) | | 活动性出血、血小板减少 | 除有明确的禁忌证存在,所有 AMI 患者应当服用阿司匹林 |
| 胺碘酮 | 治疗 VT、VF | 静脉注射 150mg,输注时间超过 10 分钟,复发再次输注,继以 1mg/min 静脉输注 6 小时,然后 0.5mg/min(最大剂量 2.2g/d) | 心律失常停止 | 房室传导阻滞、低血压 | |

表 13-2
基于循证证据的急性冠脉综合征药物治疗(续)

| 药物 | 适应证 | 剂量和疗程 | 治疗终点 | 注意事项 | 评论 |
| --- | --- | --- | --- | --- | --- |
| β 受体阻滞剂[a] | STEMI 和 NSTE-ACS 无禁忌证的所有患者 | 个体差异大;根据心率和血压逐渐加量。临床表现为 STEMI 且合并高血压的患者,在除外如下情况下,给予静脉注射 β 受体阻滞剂是合理的:①心力衰竭的体征;②临床证据表明患者处于低心输出量的状态;③心源性休克风险增加[b];④β 受体阻滞剂其他相对禁忌证(PR 间期>0.24s,Ⅱ或Ⅲ度心脏传导阻滞、活动性哮喘、或活动性呼吸道疾病再发作)。终生用药 | 逐渐加量至静息心率约为 60 次/min、保持收缩压>100mmHg | 静脉注射时应密切监测心率和血压<br>心率<50 次/min、心电图 PR 间期>0.24s、Ⅱ或Ⅲ度心脏传导阻滞、持续性低血压、肺水肿、支气管痉挛、心源性休克的支气管痉挛风险、引起严重的呼吸道疾病再发作 | 除有明确的禁忌证存在,所有 AMI 患者应当服用选择性 $β_1$ 受体阻滞剂如美托洛尔和阿替洛尔。对于收缩功能不全的患者,可以考虑美托洛尔和卡维地络 |
| 比伐芦定[a] | 进行 PCI 手术、且出血风险高危的 STEMI 和 NSTE-ACS 患者 | 首次 PCI 的 STEMI 患者:<br>在 PCI 之前 0.75mg/kg IV 静脉推注给药,然后按 1.75mg/(kg·h)输注,联用或不联用 UFH<br>在 PCI 结束后停用或在有必要延长抗凝治疗时继续按 0.2mg/(kg·h)应用<br>早期侵入策略的 NSTE-ACS 患者:<br>0.1mg/kg 静脉推注给药,然后按 0.25mg/(kg·h)输注,持续辅注直到诊断性造影或进行 PCI | | 避免活动性出血患者应用 | 估算 CrCl<30ml/min 的患者输注剂量减至 1mg/(kg·h) |
| 坎格瑞洛[a] | STEMI 和 NSTE-ACS 患者,在 PCI 之前未使用 $P2Y_{12}$ 血小板抑制剂且未给予 GPⅡB/Ⅲa 抑制剂。 | 在 PCI 前 30μg/kg 静脉推注,立即继以 4μg/(kg·min)输注,疗程为以下两个较长的:至少 2 小时或在整个手术过程中应用 | | 活动性出血 | 在输注停止后,应当口服 $P2Y_{12}$ 血小板抑制剂:在输注期间或立即停止输注时替格瑞洛负荷 180mg;在立即停止输注时普拉格雷负荷 60mg 或氯吡格雷负荷 600mg |

表 13-2
基于循证证据的急性冠脉综合征药物治疗(续)

| 药物 | 适应证 | 剂量和疗程 | 治疗终点 | 注意事项 | 评论 |
|---|---|---|---|---|---|
| 钙通道阻滞剂 | 经足量硝酸酯和β受体阻滞剂治疗,仍有进行性缺血的 STEMI 和 NSTE-ACS 患者。对于 EF 正常但禁用β受体阻滞剂的患者,考虑地尔硫草和维拉帕米 | 应用钙通道阻滞剂常用量。根据临床情况制定疗程 | 逐渐加量至常用剂量、保持收缩压>90mmHg | 大多数为钙通道阻滞剂的禁忌证。避免肺淤血或 EF<40%或房室阻滞的患者应用非二氢吡啶类钙通道阻滞剂 | 大多数钙通道阻滞剂对于 EF 较好的患者具有较好的疗效<br>有资料支持维拉帕米或地尔硫革而不是二氢吡啶类用于非 Q 波 AMI |
| 氯吡格雷[a] | 对阿司匹林过敏的 STEMI 和 NSTE-ACS 患者 | 每日 1 次,一次 75mg/d | | 活动性出血、血栓性血小板减少紫癜(罕见) | |
| 氯吡格雷+阿司匹林[a] | 溶栓治疗的 STEMI 患者、或溶栓治疗后 PCI 前的 STEMI 患者,或首次 PCI 前。早期侵入策略或缺血指导策略的 NSTE-ACS 患者 | 溶栓治疗的 STEMI 患者:氯吡格雷 300mg 负荷剂量,然后给予每日 1 次,一次 75mg,持续至 1 年;阿司匹林首日 162~325mg,然后 81~325mg/d,终生服用(更推荐 81mg/d)<br>溶栓治疗并行 PCI 的 STEMI 患者:如果自溶栓后开始 PCI<24 小时,600mg 负荷剂量,然后如果冠脉支架植入,每日 1 次,一次 75mg 至少 1 年;阿司匹林首日 162~325mg,然后每日 1 次,一次 81~325mg,终生服用(更推荐 81mg/d)<br>早期侵入策略或缺血指导策略的 NSTE-ACS 患者:氯吡格雷 300~600mg 负荷剂量,然后继以每日 1 次,一次 75mg 至少 1 年;阿司匹林首日 162~325mg,然后每日 1 次,一次 81~325mg,终生服用(更推荐 81mg/d) | 没有绝对终点 | 活动性出血、血栓性血小板减少紫癜(罕见)<br>≥75 岁患者避免使用负荷剂量、停药至少 5 日后才能行 CABG | 无论之前是否进行溶栓或 PCI 治疗,氯吡格雷+阿司匹林减少 30 日 CV 死亡、心肌梗死或缺血。当未应用 GP Ⅱb/Ⅲa 阻滞剂时,应考虑 600mg 负荷剂量。氯吡格雷+阿司匹林减少住院患者死亡、再发心肌梗死或脑卒中发生指数 |

表 13-2
基于循证证据的急性冠脉综合征药物治疗(续)

| 药物 | 适应证 | 剂量和疗程 | 治疗终点 | 注意事项 | 评论 |
|---|---|---|---|---|---|
| 依诺肝素[a] | 对于接受溶栓治疗或未进行PCI治疗的STEMI患者,作为UFH的替代药物<br>进行早期侵入或缺血指导的策略的NSTEACS患者 | 溶栓治疗的STEMI患者:年龄<75岁,给予30mg静脉推注继以皮下注射每日2次,1次1mg/kg(对于体重≥100kg的患者最大量为100mg)<br>年龄≥75岁,皮下注射每日2次,一次0.75mg/kg(对于体重≥75kg的患者,第一、二剂最大量为100mg)继续应用长达8日或至再血管化<br>进行早期侵入或缺血指导的策略的NSTEACS患者:<br>皮下注射每日2次,一次1mg/kg皮下注射每日2次,一次1mg/kg。如果上一次皮下注射依诺肝素在PCI术前8~12h给予,术中应静脉注射补充0.3mg/kg<br>在住院过程中继续应用或至PCI | 没有绝对终点 | 避免活动性出血、HIT史、准备行CABG术、Scr≥2.5mg/dl(男性)或2.0mg/dl(女性),或CrCl<15ml/min的患者使用 | CrCl 15~29ml/min的患者需减量至每24小时1次,一次1mg/kg |
| 溶栓治疗[a] | STEMI患者在出现症状后的12h之内,如持续出现缺血体征和症状在开始出现症状12~24h也可考虑 | 见表13-3 | 改善TIMI血流分级 | 见表13-4 | |
| 磺达肝癸钠[a] | STEMI患者:对于接受溶栓治疗或未进行PCI治疗,作为UFH或LMWH的替代药物<br>NSTE-ACS:进行早期侵入或缺血指导策略的患者<br>因Ⅱa因子活性给予额外的抗凝剂行PCI术的患者 | STEMI:<br>在住院第2日开始使用,皮下注射每日1次,一次2.5mg,连续使用8日或至再血管化<br>NSTE-ACS[e]:<br>皮下注射每日1次,一次2.5mg,在住院过程中连续使用或至PCI | 没有绝对终点 | 避免活动性出血、CrCl<30ml/min的患者使用 | 磺达肝癸钠减少STEMI患者的死亡率和再发心肌梗死率,并与UFH相比不增加出血或脑卒中,但仅限于未行PCI术的患者。磺达肝癸钠对NSTE-ACS患者与依诺肝素一样有效,但出血发生率更少。可能可以用于HIT的患者 |

表 13-2
基于循证证据的急性冠脉综合征药物治疗(续)

| 药物 | 适应证 | 剂量和疗程 | 治疗终点 | 注意事项 | 评论 |
| --- | --- | --- | --- | --- | --- |
| GP Ⅱb/Ⅲa 受体抑制剂[a] | STEMI:行 PCI 术的患者<br>NSTE-ACS:早期侵入策略的患者和合并 DAPT 中/高高危因素的患者 | 见表 13-6 | | 避免活动性出血、血小板减少、卒中史的患者使用 | 对于 NSTE-ACS 患者依替巴肽或替罗非班是 FDA 批准的用于 PCI 和缺血指导的治疗。阿昔单抗只用于进行 PCI 的患者 |
| 肝素[a] | 行 PCI 术的或行溶栓治疗的 STEMI 患者<br>进行早期侵入或缺血指导策略的 NSTE-ACS 患者 | 行溶栓治疗的 STEMI 患者或进行早期侵入或缺血指导策略的 NSTE-ACS 患者:<br>60U/kg 静脉推注(最高 4 000U),继以 12U/(kg·h)(最高 1 000U/h)继续应用 48h 或至再血管化<br>行 PCI 的 STEMI 患者:<br>如使用 GP Ⅱb/Ⅲa 受体抑制剂,50~70U/kg 静脉推注;如果未使用 GP Ⅱb/Ⅲa 受体抑制剂,70~100U/kg 静脉推注,继续应用 48h 或至 PCI 结束 | APTT 与患者正常值之比,应维持在 1.5~2.5 倍,如患者未行溶栓或 PCI 治疗,应于 4~6h 后检测;如患者行溶栓治疗,则于 3h 后检测 | 避免活动性出血、血小板减少、最近卒中患者使用 | 除非有明确的禁忌证存在,所有未溶栓治疗的 AMI 患者都应当使用 |
| 吗啡及其他镇痛药物 | 使用硝酸酯药物或充分的抗缺血治疗,症状不能缓解的 STEMI 和 NSTE-ACS 患者 | 2~5mg 静脉注射,按照需要每 5~30min 1 次 | 胸痛和心率下降 | 避免心动过缓、右心室梗死、低血压、精神混乱的患者应用吗啡 | 使用本药与死亡风险升高有关;停用非选择性 NSAIDs 和选择性 COX-2 药物 |
| 硝酸甘油[a] | 伴有持续缺血、高血压或已控制的肺淤血的 STEMI 和 NSTE-ACS 患者 | 个体差异较大;逐渐加量至疼痛缓解或根据收缩压;一般从 5~10μg/min,逐渐加量至 200μg/min。通常梗死后静脉注射治疗维持 24~48h | 逐渐加量至疼痛缓解或收缩压 >90mmHg | 避免收缩压 <90mmHg、右心室梗死、24h 内曾应用西地那非、伐地那非或 48h 内曾使用他达那非的患者使用 | 如出现头痛,可使用对乙酰氨基酚或头痛药物。缺血性心脏病患者硝酸甘油应当逐渐减量<br>对于有再发心肌梗死症状的患者,硝酸酯的皮肤贴剂或口服硝酸酯可替代使用 |

表 13-2
基于循证证据的急性冠脉综合征药物治疗(续)

| 药物 | 适应证 | 剂量和疗程 | 治疗终点 | 注意事项 | 评论 |
| --- | --- | --- | --- | --- | --- |
| 普拉格雷+阿司匹林[a] | STEMI:在抗栓治疗后行 PCI 术前或在首次 PCI 前<br>NSTE-ACS:在冠状动脉支架植入术前 | 负荷剂量 60mg,继以每日 1 次,1 次 10mg(如果体重≥60kg)或 5mg(如果体重<60kg)。如果置入冠状动脉支架使用普拉格雷至少 1 年。阿司匹林首日 162~325mg,然后每日 1 次,1 次 81~325mg 终生服用(更推荐 81mg) | | 避免活动性出血,脑卒中或 TIA 史、年龄≥75 岁的患者使用<br>如果需要立即行 CABG 术,不可开始使用此药;停药 7 日后方可选择 CABG 术 | |
| 替格瑞洛+阿司匹林 | 有 MI 史的 ACS 患者;在首次 PCI 前的 STEMI;早期侵入或缺血指导策略的 NSTE-ACS 患者 | ACS 合并 MI 史:发生 ACS 事件后负荷剂量 180mg,继以一日 2 次,一次 90mg,在 ACS 事件后首年期间服用,1 年后服用一日 2 次,一次 60mg;首日服用 162~325mg 负荷剂量的阿司匹林、继以每日 1 次,一次 81mg 终生服用<br>在首次 PCI 前的 STEMI 患者:负荷剂量 180mg,继以每日 2 次,一次 90mg,至少 1 年;首日服用 162~325mg 负荷剂量的阿司匹林、继以每日 1 次,一次 81mg 终生服用<br>早期侵入或缺血指导策略的 NSTE-ACS 患者:负荷剂量 180mg,继以每日 2 次,一次 90mg,如果支架植入或早期侵入或缺血指导策略均为至少 1 年;首日服用 162~325mg 负荷剂量的阿司匹林、继以每日 1 次,一次 81mg 终生服用 | 无绝对终点 | 避免严重肝功能不全或活动性出血的患者使用。阿司匹林每日超过 100mg 可能降低替格瑞洛的有效性。停药至少 5 日才能行 CABG 术 | 密切监测呼吸困难的不良反应。在 ACS 后至少首个 12 个月,替格瑞洛优于氯吡格雷;联用替格瑞洛后辛伐他汀最大剂量为 40mg |

表 13-2
基于循证证据的急性冠脉综合征药物治疗(续)

| 药物 | 适应证 | 剂量和疗程 | 治疗终点 | 注意事项 | 评论 |
| --- | --- | --- | --- | --- | --- |
| 沃拉帕沙 | 用于血栓性心血管事件的二级预防 | 每日 1 次,一次 1 片(2.08mg) |  | 有卒中、TIA、ICH 或活动性出血病史的患者禁忌 | 根据适应证或监护标准使用阿司匹林和(或)氯吡格雷。替格瑞洛或普拉格雷作为单独使用的抗血小板药物没有相关资料 |
| 华法林 | 左心室血栓或房颤且 CHADS2 评分 ≥ 2 的 STEMI 和 NSTE-ACS 患者 | 个体差异大;根据 INR 逐渐加量,疗程取决于华法林的适应证 | INR 目标为 2 ~ 3。如果使用 DAPT,然后考虑 INR 目标降至 2.0~2.5 或停用阿司匹林 | 华法林常见的问题包括患者的用药依从性差、出血和患者出血体质 | 对于存在左心室血栓或房颤的患者,对预防栓塞可能有效 |

[a] 指某一药物治疗方案可减少发病率或死亡率。

[b] 心源性休克的风险因素(风险因素越多,心源性休克的风险越大)包括年龄>70 岁,SBP<120mmHg,窦性心动过速>110 次/min 或心率<60 次/min。

ACEI,血管紧张素转换酶受体抑制剂;AF,房颤;AMI,急性心肌梗死;aPTT,活性部分凝血活酶时间;ARB,血管紧张素受体阻滞剂;BID,每日 2 次;CABG,冠状动脉搭桥术;$CHA_2DS_2VASc$,房颤风险评分,包括充血性心力衰竭、高血压、年龄、糖尿病、中风史;CKD,慢性肾脏病;CNS,中枢神经系统;COX-2,环氧合酶-2;CrCl,肌酐清除率;CV,心血管;DAPT,双联抗血小板治疗;DM,糖尿病;ECG,心电图;EF,射血分数;FDA,食品和药品监督管理局;GP Ⅱb/Ⅲa,糖蛋白Ⅱb/Ⅲa 受体抑制剂;HF,心力衰竭;HIT,肝素诱导血小板减少;HR,心率;INR,国际化标准比值;ICH,颅内出血;IV,静脉注射;LMWH,低分子肝素;MI,心肌梗死;NSAIDs,非甾体抗炎药;NSTE-ACS,非 ST 段抬高急性冠脉综合征;PCI,经皮冠状动脉介入术;PRN,需要时;SCr,血肌酐;STEMI,ST 段抬高心肌梗死;TIA,短暂脑缺血发作;TIMI,心肌梗死溶栓;UHF,普通肝素;VF,室颤;VT,室速

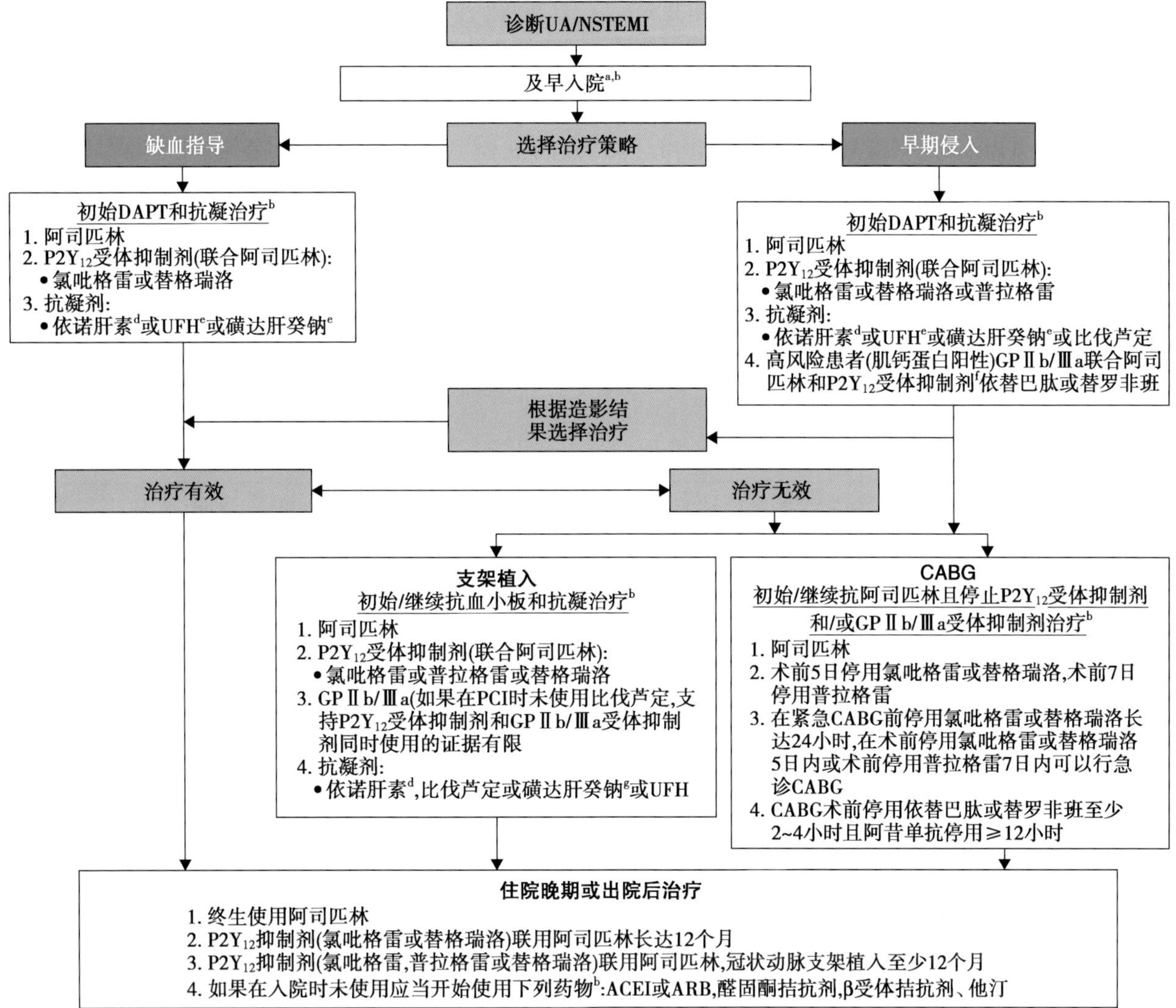


图 13-6 NSTEMI 启动治疗流程。[a] 早期入院治疗包括氧饱和浓度<90%的患者吸氧,舌下含服硝酸甘油,静脉注射硝酸甘油,静脉注射吗啡,β 受体阻断剂,ACEI 或 ARB,醛固酮拮抗剂,大便软化剂和他汀。[b] 所示适应证、剂量和禁忌证如表 13-2 所示。[c] 如有下列事件,应考虑及早侵入策略:静息时反复心绞痛或缺血、心脏生物标志物升高、新发或疑似新发的 ST 段压低、有心力衰竭(HF)的临床症状和体征或新发的加重的二尖瓣返流、血液动力学不稳定、持续的室性心动过速、6 个月内曾行经皮冠状动脉介入术(PCI)、曾行冠状动脉旁路术(CABG)、心肌梗死溶栓(TIMI)危险评分高危、左室射血分数(LVEF)<40%。如果患者 TIMI 危险评分为低-中危或患者缺少高危因素医师认为选择保守治疗更合适,可以考虑缺血指导的保守的方案。[d] 在住院期间使用,长达 8 日。[e] 最少 48h。[f] 在如下条件下推荐应用 GⅡb/Ⅲa 联合阿司匹林和 $P2Y_{12}$ 受体:延迟血管造影、高危因素、早期再发缺血。[g] 对于使用磺达肝癸钠治疗的 PCI 患者(如治疗),因导管血栓风险,应当在 PCI 时额外给予有抗Ⅱa 活性的抗凝药物。ACEI,血管紧张素转化酶抑制剂;ARB,血管紧张素受体抑制剂;ASA,阿司匹林;CABG,冠状动脉旁路;LVEF,左室射血分数;GPⅡb/Ⅲa,糖蛋白Ⅱb/Ⅲa;HF,心力衰竭;NTG,硝酸甘油;PCI,经皮冠状动脉介入术;NSTEMI,非 ST 段抬高心肌梗死;UFH,普通肝素;TIMI,心肌梗死溶栓。(来源:Amsterdam et al. AHA/ACC 2014 guidelines for the management of patients with unstable angina/non-ST-elevation acute coronary syndromes:a report of the American College of Cardiology/American Heart Association Task Force on Practice Guidelines developed in collaboration with the Society for Cardiovascular Angiography and Interventions and the Society of Thoracic Surgeons endorsed by the American Association of Thoracic Surgeons. *J Am Coll Cardiol*. 2014;64:e1e228.)

## 溶栓药物

因为大多数 STEMI 病例是冠状动脉突然闭塞所致,首先应尽可能迅速地开通闭塞动脉血管。这可以通过应用溶栓药物增加机体自身的纤溶系统作用或通过 PCI 机械性的减少阻塞来实现[5]。

大规模临床试验已经证明使用溶栓药物减少死亡率。溶栓治疗的出现降低了 1/3 的 STEMI 早期死亡率(从 10%~15%降至 6%~10%)[5]。

在美国 STEMI 患者通常应用的溶栓药物是阿替普酶

(alteplase, t-PA)、瑞替普酶(reteplase, r-PA)和替奈普酶(tenecteplase, TNK)。阿替普酶是通过DNA重组技术生产的天然存在的酶。它与尿激酶有同样的纤溶酶原肽键剪切位点。但t-PA与纤维蛋白结合,使纤维蛋白能附着在血栓上并且优先降解而不是循环转化为纤溶酶原。瑞替普酶是经基因改造的纤溶酶原激活因子,作用与t-PA相似。瑞替普酶半衰期更长,因此它可以间隔30分钟静脉推注给药,而不是1次静脉推注给药。TNK是t-PA经基因改造的产物,具有更长的半衰期、更好的纤维蛋白特异性、受纤溶酶原激活物抑制剂的抑制作用更小[21,22]。这些药物的药理学差异和剂量在表13-3中进行了比较。

**表 13-3**

**已批准的溶栓药物药理学特征[22]**

| 药物名称 | 纤维蛋白特异性 | 潜在的抗原性 | 90min 后 TIMI3[c] 级血流(%患者) | 平均剂量 | 给药方法 | 价格 |
|---|---|---|---|---|---|---|
| 阿替普酶 | 中 | 无 | 54% | 100mg | 15mg 静脉推注,50mg 静脉滴注 30min,然后 35mg 给予 60min[a] | 高 |
| 瑞替普酶 | 中 | 无 | 60% | 10+10 单位 | 10 单位静脉推注,30min 后再静脉推注 10 单位 | 高 |
| 替奈普酶 | 高 | 无 | 65% | 30~50mg(根据体重)[b] | 静脉推注 5~10s | 高 |

[a] 按患者体重=65kg,对于体重<65kg的患者减少剂量。

[b] 对于体重<60kg的患者,30mg,60~69kg 35mg,70~70kg,40mg,80~89kg 45mg;90kg,50mg。

[c] 译者注:原文为 TIMI grade blood flow,译者认为应为 TIMI grade 3 blood flow。

TIMI,心肌梗死溶栓

遗憾的是,理想的溶栓药物并不存在。所有的溶栓药物均具有3个共同的问题:不能100%开通闭塞的冠状动脉、在缓解梗死区血管后不能有效保持血流、引起出血的并发症。TIMI血流分级广泛用于评估冠状动脉再灌后的血流。冠状动脉内血流分为0级(没有血流)、1级(有血流通过但没有灌注)、2级(部分灌注)或3级(完全灌注)[23]。TIMI标准也用于评估出血事件。TIMI主要出血事件包括明显的临床出血或有证据表明的颅内出血或腹膜后出血,这些常引起血红蛋白下降5g/dl或红细胞压积减少至少15%(绝对值)。TIMI少量出血定义为临床出血引起血红蛋白下降3~5g/dl或红细胞压积减少9%~15%(绝对值)[24]。

在应用溶栓药物之前必须评估患者是否存在禁忌证(表13-4)以使出血风险最小化。溶栓治疗的绝对禁忌证相对很少,但应仔细评估每位患者的潜在获益是否大于相应的风险。因为有溶栓治疗引起颅内出血的风险,应当仔细选择接受溶栓治疗的患者。总的来说,必须明确诊断STEMI,包括病史与缺血吻合、在邻近导联中存在ST段抬高、或ECG新发左束支传导阻滞。一旦确诊,如果没有禁忌证,应当立即采取溶栓治疗[5]。

溶栓治疗的适应证是在症状发生的12小时内就医且自首次就医后120分钟内不能进行首次PCI的STEMI患者[5]。胸痛发生时间和药物使用时间与溶栓治疗的改善作用直接相关。虽然指南推荐胸痛发生12小时内启动溶栓治疗,但是临床试验的资料表明在症状出现0~2小时内启动溶栓治疗比2小时以后启动更有效地减少死亡率。指南推荐"进门到开始溶栓时间"(door-to-needle time)为30分钟,意味着患者进入医院大门后,从STEMI诊断和开始溶栓治疗理想应在30分钟内完成。一旦情况稳定,患者应当转运至能够进行PCI的机构,以免再灌注失败或发生再次闭塞[5]。

**表 13-4**

**溶栓后继发出血相关危险因素[5]**

| 绝对禁忌 |
|---|
| 任何颅内出血史 |
| 已知器质性脑血管病变(如动静脉畸形) |
| 已知恶性颅内肿瘤(原发的或转移的) |
| 活动性内出血或出血因素(月经除外) |
| 怀疑有主动脉夹层 |
| 最近3月曾有近头部或面部外伤史 |
| 2个月内颅内或脊内手术 |
| 3个月内曾发生缺血性脑卒中,(除了4.5小时内发生的缺血性脑卒中) |
| 严重未控制的高血压(对急症治疗无效) |
| 仍有未控制的高血压(SBP>180mmHg, DBP>110mmHg) |
| 慢性、严重的、控制不佳的高血压 |

**表 13-4**

溶栓后继发出血相关危险因素(续)

| 绝对禁忌 |
|---|
| 曾有超过3个月的缺血性卒中史、痴呆、或已知的颅内病变 |
| 无法按压血管止血的穿刺 |
| 重要手术(<3周) |
| 2~4周内发生内出血 |
| 活动性消化溃疡 |
| 最近使用抗凝药物(INR越高,出血风险越大) |
| 妊娠 |

DBP,舒张压;INR,国际标准比值;SBP,收缩压

对于NSTE-ACS患者,不推荐溶栓药物。在这类患者中血栓富含血小板而不是纤维蛋白,因此对溶栓治疗的反应不佳[25]。另外,TIMI ⅢB试验资料显示与安慰剂相比,阿替普酶不会改善死亡、心肌梗死和初始治疗失败的结局,并且与致死性或非致性心肌梗死发生率升高有关[26]。

## 抗血小板和抗凝药物

无论是应用溶栓药物还是通过激活体内自身的纤维蛋白溶解系统,当血栓溶解发生时,纤维蛋白栓子开始分解。血栓溶解,反而会促进局部纤维蛋白产生、血小板聚集增加,这可能导致血栓再次形成。抗血小板药物(阿司匹林、$P2Y_{12}$受体拮抗剂如氯吡格雷、普拉格雷或替格瑞洛)、糖蛋白(GP)Ⅱb/Ⅲa受体阻滞剂以及胃肠外抗凝药物如普通肝素(UFH)、低分子肝素(LMWH)如依诺肝素和直接凝血酶抑制剂(DTI)如比伐芦定用来最大程度上减少再次血栓形成。UFH使用有很多限制,包括因个体差异较大必须频繁监测抗凝效果、会引起肝素诱导的血小板减少性紫癜(<0.2%)。LMWH与UFH相比的优点在于给药更方便,生物利用度更好,较少需要监测。与UFH不同,DTI对治疗停止后凝血酶原再次激活具有更好的保护作用。

**表 13-5**

$P2Y_{12}$受体拮抗剂的比较[1,5,104]

| 参数 | 氯吡格雷 | 普拉格雷 | 替格瑞洛 | 坎格瑞洛 |
|---|---|---|---|---|
| 分类 | 噻吩并吡啶类(二代) | 噻吩并吡啶类(三代) | 环戊基噻唑并吡啶类 | 稳定的ATP同系物 |
| 给药 | 口服 | 口服 | 口服 | 静脉给药 |
| 剂量 | 300~600mg LD<br>75mg,每日1次 | 60mg LD<br>10mg,每日1次 | 180mg LD;<br>90mg,每日2次(第1~3年,60mg,每日2次) | 静脉快速注射30μg/kg<br>静脉滴注4μg/(kg·min) |
| 年龄 | | 如果>75岁,除非有DM或MI史不推荐使用 | | |
| 体重 | | 如果<60kg,考虑5mg,每日1次 | | |
| FDA适应证 | ACS(NSTEMI,STEMI)<br>近期MI、脑卒中、PAD | 2009年7月NSTE-ACS+PCI<br>STEMI+PCI | 2011年7月<br>ACS(NSTE-ACS,ST-EIM) | 2015年6月PCI |
| ACS临床试验 | CURE,PCI-CURE,<br>CREDO,ACUITY,<br>CLSRITY,COMMIT | TRITON-TIMI 38;TRILOGY-ACS | PLATO<br>PEGASUS TIMI-54 | CHAMPION-PCI<br>CHAMPION-PLATFORM<br>CHAMPION-PHOENIX |
| 受体结合 | 不可逆转 | 不可逆转 | 可逆转 | 可逆转 |
| 激活 | 前药,受代谢限制 | 前药,不受代谢限制 | 原药有活性 | 原药有活性 |
| 患者间的差异 | 高 | 低 | 低 | 低 |
| 生物利用度 | ~50% | 80%~100% | 36% | NA |
| 起效时间 | 2~6小时 | 30分钟 | 0.5~2小时 | 2分钟 |

表 13-5
P2Y$_{12}$ 受体拮抗剂的比较[1,5,104](续)

| 参数 | 氯吡格雷 | 普拉格雷 | 替格瑞洛 | 坎格瑞洛 |
|---|---|---|---|---|
| 血小板抑制峰值活性 | 300mg LD(6 小时)<br>600mg LD(2 小时) | 60mg LD(1~1.5 小时) | 180mg LD(<1 小时) | 静脉快速注射 30μg/kg(2min) |
| 持续时间 | 3~10 日 | 5~10 日 | 1~3 日 | 1~2 小时 |
| 半衰期 | 6 小时 | 7 小时 | 7 小时 | 3~6 分钟 |
| 代谢 | 经 CYP450 肝代谢(1A2,2C19) | 极少 | 经 CYP450 肝代谢<br>(主要:3A4,2B6)<br>(较少:2C9,2C19) | 核苷酸酶去磷酸化 |
| 消除 | 尿 50%<br>粪便 46% | 尿 68%<br>粪便 27% | 尿 26%<br>粪便 58% | 尿 58%<br>粪便 35% |
| CYP2Car9 位点 | 显著 | 不显著 | 不显著 | 不显著 |
| 非 CABG 主要出血事件 | 增加 | >氯吡格雷 | >氯吡格雷(总体)<br>PCI 相似 | 相似(根据定义有所不同) |
| CABG 主要出血事件 | 增加 | >氯吡格雷 | =氯吡格雷<br>致死率有益 | 与安慰剂相似 |
| 卒中患者的安全性 | 是 | 禁忌 | 与氯吡格雷卒中发生率相似,增加颅内出血风险 | 与氯吡格雷的卒中发生率相似 |
| 呼吸困难和房室传导阻滞 | 否 | 否 | 是 | 是 |
| 血小板抑制 | ~50% | ~70% | >30% | 100% |
| 药物相互作用 | PPI 抑制 CYP2C19(药品说明书不推荐联用奥美拉唑);与非甾体解热镇痛药、口服抗凝药联用增加出血风险等 | 非常少,与非甾体解热镇痛药、口服抗凝药联用增加出血风险等 | 强 CYP3A4 抑制剂和诱导剂;辛伐他汀最大 40mg;可能增加地高辛浓度;限制阿司匹林日剂量≤100mg;与非甾体解热镇痛药、口服抗凝药联用增加出血风险等 | 与非甾体解热镇痛药、口服抗凝药联用增加出血风险等 |
| 药物和疾病相互作用 | — | | 哮喘、房室传导阻滞和痛风患者慎用 | 哮喘患者慎用 |
| 黑框警告 | 基因多态性 | 年龄相关的出血<br>TIA/卒中史 | 颅内出血史<br>阿司匹林剂量>100mg | NA |
| CABG 停用时间 | 5 日 | 7 日 | 5 日 | 1 小时 |

ATP,双磷酸腺苷;CABG,冠状动脉旁路移植术;CYP,细胞色素 P450;LD,负荷剂量;ACS,急性冠脉综合征;NSTEMI,非 ST 抬高心肌梗死;STEMI,ST-抬高心肌梗死;MI,心肌梗死;PAD,外周动脉疾病;NSTE-ACS,非 ST 抬高急性冠脉综合征;PCI,经皮冠状动脉介入术;NA,不适用;PPIs,质子泵抑制剂;TIA,短暂脑缺血发作

另一类药物 GPⅡb/Ⅲa 受体抑制剂,替罗非班、依替巴肽和阿昔单抗。血小板表面具有丰富的 GPⅡb/Ⅲa 受体。当患者发生急性缺血事件时或进行 PCI 术时,血小板激活。随着血小板激活,GPⅡb/Ⅲa 受体构型发生了变化,增加了对纤维蛋白原的亲和性。纤维蛋白原与血小板受体的结合导致血小板聚集,引起血栓形成。GPⅡb/Ⅲa 受体抑制剂通过抑制纤维蛋白原与激活的血小板 GPⅡb/Ⅲa 受体位点的结合,来抑制血小板聚集[5]。

虽然罕见,但此 3 种药物均可引起急性的血小板减少,其中更常见于阿昔单抗[27]。GPⅡb/Ⅲa 受体抑制剂更常与其他抗血小板药物和抗凝药物一起用于 NSTE-ACS 患者和行 PCI 术的患者。与溶栓药物联用于 STEMI 患者时虽然

有效,但获益被高出血风险抵消。因此不推荐 GP Ⅱb/Ⅲa 受体抑制剂与溶栓药物常规联合使用[5]。

$P2Y_{12}$ 受体拮抗剂,替格瑞洛,普拉格雷和氯吡格雷,已经成为治疗 ACS 不可分割的一部分。这些药物通过阻断 $P2Y_{12}$ 二磷酸腺苷受体,抑制血小板激活和聚集,延长出血时间,降低血液粘度发挥作用[1-5]。这些药物在抗血小板活性、药动学、药效学、药物基因组学和药物相互作用诸多方面存在不同(表 13-5)。坎格瑞洛是一种静脉药物,最近批准用于减少 PCI 患者的血栓风险,本药用于未在使用其他的 $P2Y_{12}$ 受体拮抗剂或一种 GPⅡb/Ⅲa 受体抑制剂的患者[28]。在 Cargrelor versus Standard Therapy to Achieve Optimal Management of Platelet Inhibition(CHAMPION)PHOENIX 研究中,对坎格瑞洛与标准治疗进行了比较,与氯吡格雷相比,静脉使用坎格瑞洛的患者在 48 小时包括死亡、心肌梗死、缺血导致的再血管化或支架内血栓的主要复合终点事件显著减少(5.9% vs 4.7%,$P$=0.005)。虽然获益可持续 30 日,但以增加出血为代价,使用坎格瑞洛每 170 名患者有一名患者出血,而使用氯吡格雷的患者每 275 名有一名患者出现[29]。最近的争议集中在是否需要行药物基因组学和血小板功能检查,来确定患者对氯吡格雷治疗属于"有反应患者"还是"无反应患者"[30],当前 ACC/AHA 指南尚不推荐常规进行基因位点的检测,关于这些争论的详细内容见第 12 章。

沃拉帕沙是一种口服抗血小板药物通过血小板蛋白酶活化受体-1 选择性阻滞凝血酶的细胞作用。本药适用于心梗或外周血管疾病史的患者二级预防心血管事件。在 TRA2P-TIMI50(Thrombin-Receptor Antagonist in Secondary Prevention of Atherothrombotic Ischemic Events)研究中,与安慰剂相比,心梗、缺血性卒中或外周血管疾病史患者使用沃拉帕沙每日 1 次,一次 2.5mg 因心血管原因、心肌梗死或脑卒中死亡的复合终点事件减少 13%($P$<0.001),并减少 12%的心血管死亡、心肌梗死、卒中或缺血复发导致的再血管化($P$=0.001)。[31] 但是沃拉帕沙会增加包括颅内出血中到重度的出血事件。在卒中的患者中,沃拉帕沙的颅内出血发生率为 2.4%,安慰剂 0.9%($P$<0.001)。约 67%的患者有心梗史,且 98%合用阿司匹林,78%使用一种 $P2Y_{12}$ 抑制剂[31]。只有 0.2%患者接受普拉格雷治疗,没有患者使用替格瑞洛[32]。当对联用阿司匹林和/或氯吡格雷的患者进行血栓性心血管事件的二级预防时,卒中、短暂脑缺血发作或颅内出血是沃拉帕沙的禁忌。

## β 受体阻滞剂

ACS 的患者除非禁忌都应当服用 β 受体阻滞剂。对于行溶栓治疗或 PCI 治疗的 ACS 患者,β 受体阻滞剂显著减少心血管死亡率、非致死性心肌梗死的再发和全因死亡率[1-5]。2014 年 ACC/AHA 指南推荐,对所有患者只要无心衰、低心搏量的证据,心源性休克风险或其他禁忌均应在出现症状后的 24 小时内应用 β 受体阻滞剂。已有研究对选择性和非选择性 β 受体阻滞剂都进行了评价;但有内在活性的 β 受体阻滞剂应当避免使用,因为其研究尚不够充分,缺乏有效性资料。对于无心力衰竭体征的心动过速或高血压患者,可以考虑静脉注射 β 受体阻滞剂,继以口服给药。除非存在禁忌,AMI 后所有患者均应给予 β 受体阻滞剂,并应终生使用[5]。

## 他汀类药物

β-羟基-β-甲基戊二酰-辅酶 A(β-Hydroxy-β-methylglutaryl-CoA,HMG-CoA)还原酶抑制剂(他汀类)减少心血管病患者长期发病率和致死率。除了其降脂作用以外,他汀类还具有多种作用,包括稳定斑块、抗炎、抗血栓形成、增加动脉顺应性和调整内皮功能[33]。现有的强化他汀药物治疗的药物包括阿托伐他汀、辛伐他汀、普伐他汀、瑞舒伐他汀和氟伐他汀[1,5,34]。最新的 ACC/AHA 胆固醇指南不再推荐低密度脂蛋白胆固醇(LDL)的目标值,代替强调使用固定剂量的他汀来减少心血管风险。AMI 后,患者应当使用高强度他汀,如阿托伐他汀 40~80mg,或瑞舒伐他汀≥20mg/d。>75 岁的患者或不能耐受高剂量的患者可以考虑更低的剂量[34](见第 8 章)。

## 血管扩张药物

其他减少心肌损伤的策略包括在围梗死期使用血管扩张药物。AMI 后某些患者会发生进行性的左室扩张("重构"),这是影响预后的一个重要因素。血管扩张药物通过减轻后负荷和前负荷来减少氧需求和心肌室壁张力,阻止重构的进展。某些血管扩张药物通过扩张冠状动脉,可能增加心肌的供血[1,5]。

大量的临床试验对血管紧张素转化酶抑制剂(ACEI)进行了评估,研究证实所有口服制剂都可以降低死亡率[1,5]。应当避免静脉用 ACEI,因其可能引起血压过度降低,不能改善患者的生存率。ACEI 对于前壁梗死、具有心力衰竭体征、心动过速或陈旧性心肌梗死的患者作用最好。理论上,口服 ACEI 应当在诊断后 24 小时内、血压稳定后开始使用[1,5]。从小剂量开始,然后尽可能快地逐渐加量[3,23]。ACC/AHA 指南建议对于不能耐受 ACEI 的 ACS 患者,应当使用血管紧张素受体阻滞剂(ARB)类药物。应当避免联用 ACEI 和 ARB,因不良事件如高血钾会增加。

醛固酮拮抗剂如螺内酯和依普利酮可改善左心室重构和终末期收缩容积。在 EPHESUS(Eplerenone Post Acute Myocardial Infarction Heart Failure Efficacy and Survival Study)研究中,急性心梗和左心室功能不全(LVEF<40%)合并或不合并心力衰竭的患者在心肌梗死后 3~14 日随机服用依普利酮(一种选择性醛固酮阻断剂),发现依普利酮联合 ACEI 和 β 受体阻断剂可降低长期死亡率[35]。醛固酮受体阻断剂推荐用于无禁忌证的心肌梗死后且合并 LVEF<40%、糖尿病或心衰症状的患者[1]。

硝酸甘油对冠状动脉和外周血管床均具有扩张作用。硝酸酯类扩张静脉容量性血管和外周动脉。它们最主要的作用是降低前负荷,降低后负荷作用较小。因此,硝酸酯药物引起心肌室壁张力和耗氧量的减少。静脉用硝酸甘油应当用于有反复缺血症状(胸痛)、急性心衰和高血压的患者,剂量应当逐渐加量至收缩压降至100~130mmHg,并保持心率低于100次/min。

另一类在ACS治疗中得到评估的血管扩张剂是钙通道阻滞剂。关于钙通道阻滞剂如何起效已有多种机制提出。总的来说,其扩张冠状动脉和外周血管,也减轻冠状动脉栓塞时出现的冠状动脉血管痉挛。此外,这类药物可改善冠状动脉血供、减少心肌耗氧量,也是一种有效的抗缺血药物[1,5]。

ACC/AHA指南推荐,钙通道阻滞剂用于已使用足量硝酸酯和β受体阻滞剂但症状持续或反复的患者,有β受体阻滞剂禁忌证或变异型(prinzmetal)心绞痛患者。对于这些患者,推荐使用减慢心率的钙通道阻滞剂(如地尔硫䓬或维拉帕米)。但这些非二氢吡啶类钙通道阻滞剂不应当用于严重左心室功能不全或肺水肿的患者。DAVIT(Danish Verapamil Infarction Trial)是至今最大的评估钙通道阻滞剂对ACS患者有效性的随机研究[36]。这项研究提示维拉帕米用于ACS患者具有减少心肌梗死和致死率的趋势。地尔硫䓬已被证明具有相似的减少心肌梗死和难治性心绞痛发病率的作用。没有专门的研究对ACS患者服用二氢吡啶类钙通道阻滞剂氨氯地平和非洛地平的效果进行评价[37],但血压正常的冠心病(CAD)患者或具有心血管风险的高血压患者的相关研究,证明这些药物在降低心血管事件方面具有明显的益处[38,39]。

## 镇痛药物

AMI后的疼痛和焦虑会引起心肌耗氧量增加,因此尽快消除患者的疼痛非常重要。如果溶栓或抗缺血药物(如硝酸酯、β受体阻滞剂)不能使疼痛减轻,那么额外给予镇痛药物可能是必要的。STEMI有关的疼痛治疗可选择硫酸吗啡(2~4mg静脉注射,每5~15分钟增加2~8mg重复静脉注射)镇痛。除了减轻疼痛和焦虑,吗啡对血流动力学也有益。通过减轻疼痛和焦虑,循环中的儿茶酚胺释放减少,可能会减少相关的心律失常。吗啡也能引起外周静脉和动脉扩张,可以减轻前负荷和后负荷,因此也可减少心肌耗氧量。但是回顾性研究显示NSTEMI患者应用吗啡死亡率升高;因此在2014年ACC/AHA指南中,吗啡在这类人群中的应用推荐证据级别降至Ⅱb[40]。医师应当警惕吗啡潜在的不良反应,包括低血压、恶心和呼吸抑制。

非选择性和环氧合酶(COX)-2选择性非甾体抗炎药物(NSAIDs)与死亡率、再发心肌梗死、高血压、心力衰竭和心肌断裂有关。因此一旦患者出现ACS,应当停用这类药物[1,5]。

## 大便软化剂

因为过度用力会使心血管系统不需要的张力增加,因此AMI患者通常会给予如多库酯钠的一类药物预防便秘[1,5]。

## 吸氧

许多患者在AMI最初几个小时会有轻度的低氧血症。ACS患者合并动脉氧饱和度<90%、呼吸困难或低氧血症高危因素应给予吸氧。患者如有严重的低氧血症或肺水肿,可能需要气管插管和机械性通气[1,5]。

## 抗心律失常药

室性心律失常包括室颤是心肌缺血和AMI有关的常见并发症,也是导致死亡的主要原因,一半以上的室颤病程发生在AMI症状出现后1小时内。利多卡因和胺碘酮是围梗死期治疗室性心律失常的可选药物。不推荐使用利多卡因或其他抗心律失常药物来预防室性心动过速和室颤。虽然常规应用利多卡因可能降低室颤的出现,但可能会增加停搏发生的机率[5]。

不推荐AMI后长期应用口服抗心律失常药物来抑制心室早搏。CAST研究(Cardiac Arrhythmia Suppression Trial)证明氟卡尼、恩卡尼或莫雷西嗪治疗AMI后无症状心室早搏,会导致患者死亡率升高(见第15章)[41,42]。

## 非药物治疗

对于STEMI患者,只要能及时进行,首次PCI是首选的再灌注治疗方式。ACC/AHA专门就AMI患者PCI和支架使用发布了专门的指南[43]。

对于就诊于可以施行PCI术的医院的患者,患者应自首次医学接触起,即"从开始就医到PCI球囊扩张时间(door-balloon time)"操作能在90分钟内完成PCI术。对于就诊于不可以施行PCI术的医院的患者,如果可以自首次医学接触起在120分钟内迅速转运至可施行PCI的地方,才首选首次PCI[5]。这一时间限制是基于1项多元变量分析而得出,当从开始就医到PCI球囊扩张时间超过90~120分钟,患者死亡率升高[44]。如果患者不能达成120分钟的时间要求,除非有禁忌证则应行溶栓治疗[5]。

PCI术的缺点包括需要更长的时间动员全体人员准备导管室且其初始成本较高。PCI的潜在优点是能在病变血管处更好地达到TIMI3级血流(分别为90% vs 50%~60%)[5]。PCI主要心血管不良事件更少,这一结果不依赖于患者就医时间的长短。不幸的是,很多医院不具备在必需的时间窗完成这一操作的设施和技术娴熟的人员[5]。

对于NSTEMI患者,冠状动脉造影术帮助确定冠状动脉病变的程度和定位来指导最终的医疗策略(例如,置入支架的PCI术、CABG或药物治疗)。但是因为造影术是一种侵入性操作,有严重并发症的风险。因此冠状动脉造影应当只用于此项操作的获益大于风险的患者。在这一原则指导下,产生2种治疗UA/NSTEMI患者的方案:早期侵入治疗策略(也被称为侵入策略)和缺血指导策略(见图13-6)。早期侵入治疗策略,对所有愿意行冠状动脉造影的无禁忌证患者在入院的24小时内行再血管化治疗。缺血指导策略对所有患者进行积极的药物治疗,且仅对合并某些危险因素的患者或药物治疗无效的患者行冠状动脉造影检查。

## ACS 的临床表现

### 案例 13-1

问题 1：P.H. 是一名 68 岁的老年男性，体重 80kg，在花园割草时发作持续胸痛后收入急诊治疗。他在等待 6 小时后，打电话给 911，转入急诊室，但是个不能做 PCI 的医院。体检：患者出汗伴面色苍白，心率和心脏节律正常，未听及 $S_3$ 和 $S_4$ 杂音。重要的体征包括 BP 180/110mmHg，心率 105 次/min，呼吸频率 32 次/min。P.H. 胸痛放射至他的左臂和下颌，他描述为“压榨样”和“宛如大象站在胸口上一样”的闷痛，疼痛强度为“10/10”级。他在家中舌下含服 5 片硝酸甘油，在急救车上含服另外 3 片，迄今疼痛未缓解。ECG 显示 Ⅰ、$V_2$～$V_4$ 导联 ST 段抬高 3mm 和 Q 波。基于其病史和体格检查，P.H 诊断为前壁心肌梗死，实验室检查指标如下：

钠(Na)：141mmol/L
钾(K)：3.9mmol/L
氯(Cl)：100mmol/L
$CO_2$：20mmol/L
血尿素氮(BUN)：19mg/L
血肌酐(Scr)：1.2mg/dl
血糖：149mg/dl
镁(Mg)：1mmol/L
CK：1 200U/L，合并 12% CK-MB(正常，0～5%)
肌钙蛋白 I：60ng/ml(正常<0.02ng/ml)
胆固醇：259mg/dl
甘油三酯：300mg/dl

P.H. 有冠状动脉粥样硬化心脏病史，2 年前心导管检查示其左前降支中段冠状动脉(75%狭窄)和左回旋支近端(30%狭窄)，那时的超声心动图示 EF58%，认为这些病变在当时适于药物治疗。他还有支气管炎相关支气管痉挛反复发作史 10 年；糖尿病史 18 年，目前使用胰岛素，在入院前 6 个月测糖化血红蛋白 $A_{1C}$6.8%；高血压 1 级，平日血压为 140/85mmHg。父亲 70 岁时死于心肌梗死，母亲和兄弟姐妹健在。P.H. 吸烟史 30 年，每日吸 1 包烟，每周饮啤酒 1 箱 6 瓶。他无静脉用药史。入院时，P.H. 用药包括甘精胰岛素每日 40U；沙丁胺醇吸入剂，必要时(PRN)吸入；氢氯噻嗪，每日 25mg；硝酸甘油贴剂，0.2mg/h；胸痛时，硝酸甘油舌下含服 0.4mg PRN。

P.H. 的哪些体征与症状符合 AMI 的诊断。

P.H. 描述他的疼痛是一种压榨样感，这在缺血性心脏病中十分常见。这一胸部不适常与 ACS 有关，描述为压榨样感或像绑带紧缩胸部一样而不是疼痛。虽然 P.H. 正在从事体力劳动时开始出现胸部不适，但并不总是如此。症状也可在休息时出现，常常会在清晨前几个小时发生。至少 20%的 AMI 患者没有疼痛或不适；这些被称为“无痛性”心肌梗死[5]。临床表现可从无症状到有气短、低血压、心力衰竭、晕厥或室性心律失常发生。无痛性或非典型心肌梗死常发生在糖尿病或高血压、老年患者中。P.H. 具有常见的发汗的症状，但是其他常见的症状包括恶心、焦虑没有表现。他也描述其疼痛强度级别为“10/10”，或者也可能为“感受到的最强烈的疼痛”，这也是 STEMI 的典型症状。诊断主要基于症状(如患者的“病史”)、ECG 和实验室检查。

P.H. 有糖尿病、高血压、吸烟病史和冠状动脉粥样硬化心脏病阳性家族史，这些都是冠状动脉粥样硬化心脏病的危险因素。其入院血压较高，表明平时控制不佳，也可能是 ACS 相关的焦虑和紧张引起。血糖为 149mg/dl，也可能是因为控制不佳或紧张反应所致。在住院期间进行糖化血红蛋白检查可以更好地评估其血糖控制情况。

## 实验室检查异常

案例 13-1，问题 2：你会看到 P.H. 哪些实验室检查异常？

P.H. 有多项常见于 STEMI 和 NSTEMI 的实验室检查异常。他的 CK-MB 和肌钙蛋白升高，符合心肌坏死。不稳定型心绞痛心脏生物标志物不会升高。也应当检测 P.H. 其他多项非特异性实验室指标。P.H. 是一位糖尿病患者，因此血糖可能升高，但是血糖升高也可能发生在非糖尿病患者。伴随着 ACS 也可能会有急性的系统性的炎症反应，表现为发热、白细胞增多、红细胞沉降率升高、C 反应蛋白升高，以及低密度脂蛋白(low-density lipoprotein，LDL)、高密度脂蛋白(high-density lipoprotein，HDL)和总胆固醇降低。这些脂蛋白变化可能在 ACS 事件反生的 24～48 小时开始，在 5～7 日内降至最低，然后在 30 日内缓慢恢复[45]。因此，在 AMI 后首个 24 小时之内进行血脂检查，以得到患者血脂的准确数值较为明智。

## ST 段抬高心肌梗死与非 ST 段抬高心肌梗死对比

案例 13-1，问题 3：P.H. 的 ECG 有“ST 段抬高和 Q 波”。ST 段抬高和非 ST 段抬高心肌梗死有何不同？

对于怀疑有 AMI 的患者来说可能最重要的诊断性检查就是 ECG。ECG 是一个重要的工具，因为其是非侵入性的，操作迅速，在大多数临床情况下易于获得，可以帮助判断 AMI 发生位置(如前壁、下壁、侧壁)。P.H. 有典型的 ECG 改变(ST 段抬高和 Q 波)，出现于前壁 ECG 导联($V_2$～$V_4$)，也说明冠状动脉很可能有阻塞。P.H. 既往的左前降支病变可能发生了破裂导致血管阻塞。

在相邻导联出现 ST 段抬高表明冠状动脉严重的缺血和阻塞。应当尽一切努力尽快开通梗死相关动脉，可行 PCI 术或溶栓治疗。如果 ECG 显示 ST 段压低而不是抬高

(如 NSTE-ACS),P. H. 不适合进行溶栓治疗,因为 NSTEMI 溶栓治疗的风险大于获益;但是根据选择的治疗策略,P. H. 可能会接受 PCI 治疗。

## 前壁心肌梗死与下壁心肌梗死对比

案例 13-1,问题 4: 前壁和下壁梗死的预后有何不同?

心脏前壁损伤致病率(如左室功能不全)和死亡率会更高。发生前壁 ACS 的患者死亡风险、左室功能不全风险和复杂室性异位心律风险最高。P. H. 表现为前壁心肌梗死,因此风险增加。

## 危险分层

案例 13-1,问题 5: 基于 P. H. 表现的体征和症状,他有哪些初始死亡风险?

应用 STEMI 的 TIMI 风险评分,根据他的年龄(2 分),心绞痛史、高血压史和糖尿病史(1 分),心率(2 分),以及心肌梗死位置(1 分),P. H. 的 TIMI 危险评分为 6 分(见表 13-1)。P. H. 30 日死亡率为 16%,因此更应注意此次事件的严重性。如果 P. H. 曾发生 ST 段压低的 NSTEMI,因为他的年龄(1 分),至少具有 CAD 的 3 个风险因素(1 分),曾有 CAD 病史(1 分),ST 段动态改变(1 分),心肌标志物升高(1 分),他的 TIMI 风险评分会是 5 分。根据这一 TIMI 评分,P. H. 还是会有死亡、心肌梗死或在 30 日内需要急诊行冠状动脉再血管化的高风险。

## 治疗目标

案例 13-1,问题 6: 治疗 P. H. 的短期和远期治疗目标是什么。

对于 STEMI 和 NSTEMI 短期的治疗目标,尤其对于 P. H. 来说是恢复梗死相关动脉的血流、阻止梗死面积扩大、减轻其症状和预防死亡。这些目标主要通过恢复冠状动脉血流来实现(STEMI 患者应用溶栓药物或行 PCI 术或 NSTEMI 行 PCI 术),减轻心肌耗氧量。如发生任何危胁生命的室性心律失常必须治疗。长期治疗目标是预防或使缺血症状再发、再发心肌梗死、心力衰竭和心源性猝死发生率降至最低。因为 P. H 正在经历 STEMI,具体的治疗方案在下面的问题中进行讨论。

# ST 段抬高心肌梗死的治疗

## 溶栓治疗

案例 13-1,问题 7: P. H 可以进行溶栓治疗吗? 优选哪种药物?

STEMI 需要医疗急救,迅速给予药物治疗对保存心肌组织至关重要。几项重要的临床试验结果明确显示,正确应用溶栓药物可以减少 AMI 相关的死亡。因为溶栓治疗在症状出现后 2 小时内应用,对减少死亡率方面的获益最大,许多医疗机构使用早期院前溶栓治疗,由经训练的护理人员在当地给予患者溶栓药物,这种选择的益处在于可以减少总的缺血时间[46]。对于症状出现>12 小时后才就医的患者,只有当仍有缺血、血流动力学不稳定或心肌大面积缺血时才给予溶栓治疗。对 P. H. 来说,他就诊的医院,不能进行 PCI 治疗,也不能在症状出现后 120 分钟内转运至可行 PCI 术的医院。

应当应用哪种溶栓药物、最佳给药方案、最合适的辅助治疗、溶栓对于某些亚组患者风险是否超过获益(如下壁心肌梗死患者)现在仍存在争议。P. H. 具有高血压史,入院时血压 180/110mmHg。这样高的血压是溶栓治疗的相对禁忌证,因为会增加脑出血的风险,但 P. H. 患有前壁心肌梗死,很可能从溶栓治疗中获益。在这一案例中,他应立即静脉注射硝酸甘油,因为此药可使血压在几分钟内得到控制,一旦收缩压降至 180mmHg 以下,舒张压降至 110mmHg,此时可应用溶栓药物。硝酸甘油也可减轻心脏的工作负荷,并能缓解疼痛。

因为 P. H. 的剧痛症状和 ECG 变化与前壁 AMI 符合,而前壁心肌梗死具有高发病率和死亡率,他具有很高的风险。阿替普酶(t-PA)与链激酶相比,起效更快,对重建 TIMI3 级血流更有效;即使有其优点,但 t-PA 的缺点包括轻微的增加卒中风险并增加费用限制了其应用。决定使用溶栓药物并在症状发生后尽快给药,可能比争论哪种溶栓药物最佳更为重要。幸运的是 P. H. 在胸痛发生后 1 个小时内入院。在美国只能选用纤维蛋白特异性溶栓药物具(见表 13-3)。

GUSTO(Global Utilization of Streptokinase and t-PA for Occluded Arteries)-Ⅲ研究比较了瑞替普酶与 t-PA 进行,瑞替普酶在体内清除更慢,因此本药可以静脉推注而不需持续静脉滴注[47]。在 GUSTO-Ⅲ研究中,瑞替普酶可以 2 次静脉推注给药,1 次 10 000 000U,间隔 30 分钟。在两组患者中死亡率和卒中发生率相似。在 ASSENT-2(Second Assessment of Safety and Efficacy of a New Thrombolytic)研究中,将替奈普酶(TNK)与 t-PA 进行比较[48]。TNK 根据体重静脉推注 30~50mg 维持 5~10 秒给药,TNK 和 t-PA 组患者 30 日死亡率和卒中无显著差异且 TNK 人出血并发病更少。2013 年指南并未特别强调一种特别的纤溶酶优于其他,均为一线药物。根据临床医师的偏好和医院的处方集进行选择。

### 辅助治疗

案例 13-1,问题 8: 已下达静脉滴注 t-PA 的医嘱,同时包括 UFH 静脉推注 4 000U,继以持续静脉滴注 960U/h,同时开具阿司匹林 325mg 立即服用。UFH 和阿司匹林都是必须用药吗?

ISIS-2(the Second International Study of Infarct Survival)研究显示单用阿司匹林每日160mg或联合链激酶与安慰剂相比,减少AMI患者死亡率分别可达42%[49]。162mg或更高剂量的阿司匹林,可以抑制血栓素 $A_2$ 的产生,从而迅速产生临床抗血栓作用。因此,所有诊断为ACS的患者都有立即应用162~325mg阿司匹林的指征。在紧急情况下,阿司匹林应当嚼碎服用,可以更迅速地吸收。所有患者在诊断ACS后应当终生服用每日75~162mg阿司匹林。如果患者有阿司匹林的禁忌证,氯吡格雷可以替代使用[5]。

普通肝素(UFH)用于辅助治疗来预防再闭塞已超过40年,并已经有多个研究对其效果进行评价[5]。总的来说,应用UFH对使用链激酶或阿替普酶的患者无益[23],但因为P.H.为前壁梗死,将使用t-PA,应在t-PA静脉滴注结束后开始静脉推注UFH并继以持续静脉滴注。2007年ACC/AHA指南推荐溶栓后,起始静脉推注UFH60U/kg(最大量为4 000U),继以起始静脉滴注12U/(kg·h)(最高剂量1 000U/h)48小时,目标的活性部分凝血酶原时间(activated partial thromboplastintime,aPTT)为正常上限的1.5~2倍。对于系统性或静脉栓塞高危患者也应当考虑使用UFH。

**案例13-1,问题9:** 如果在P.H.现在的用药方案中添加氯吡格雷,会有获益吗?

作为STEMI患者溶栓治疗不可分割的一部分,有2项研究明确了住院期间应用氯吡格雷的重要性[50,51]。在CLARITYTIMI28(Clopidogrel as Adjunctive Reperfusion Therapy-Thrombolysis in Myocardial Infarction 28)研究中,对接受标准的溶栓治疗、阿司匹林和UFH的STEMI患者,在2日内安排进行血管造影检查[51]。患者在溶栓治疗10分钟内服用氯吡格雷(300mg负荷剂量,继以每日75mg)或安慰剂。氯吡格雷一直服用至(并包括)血管造影当日,然后停止。主要终点包括出院前血管造影示梗死相关动脉闭塞、直至开始冠状动脉造影前的死亡或MI。与安慰剂相比,氯吡格雷可以使主要终点事件减少36%($P$<0.001)。到第30日,氯吡格雷组可以使心血管死亡、心肌再发心肌梗死或缺血再发减少20%($P$=0.03)。两组主要出血发生率无差异。在溶栓治疗后非急诊PCI患者亚组中,预先氯吡格雷治疗的患者与安慰剂组相比,30日死亡率降低66%($P$=0.034)[52]。

COMMIT(Clopidogrel and Metoprolol in Myocardial InfarctionTrial)研究中评估45 852名STEMI患者应用无负荷剂量每日使用75mg氯吡格雷或安慰剂的效果[50]。在试验人群中,93%有ST段抬高或束支传导阻滞,7%有ST段压低,且54%进行溶栓治疗。氯吡格雷在症状出现的24小时内开始使用,一直用至出院或在院内使用长达4周。与安慰剂相比,氯吡格雷组的死亡率、再发心肌梗死、卒中减少9%($P$=0.002),全因死亡率减少7%($P$=0.03)。使用氯吡格雷出血事件在所有使用患者、合并溶栓治疗患者、及年龄大于70岁人群中均没有显著增加。基于这2项研究,P.H.应当在住院期间接受氯吡格雷的治疗。

**案例13-1,问题10:** 应使用氯吡格雷的剂量为多少?

按照2013年ACC/AHA指南,无论患者是否进行溶栓再灌注治疗,均应给予患者氯吡格雷合并阿司匹林[5]。氯吡格雷300的负荷剂量可以与溶栓治疗一起应用,继以每日75mg的维持量。维持剂量应当持续14日并可长达1年。1年的疗程主要来自UA/NSTEMI治疗的经验[1]。重要的是现在仍无正式的研究对STEMI患者使用600mg负荷剂量的进行评估。此外,并不确定≥75岁的老年患者,尤其是使用溶栓治疗的老年患者,使用负荷剂量的氯吡格雷是否安全有效。因此应避免这一人群的患者使用负荷剂量。对于接受溶栓治疗且在24小时内行PCI术的小于75岁的患者,单次服用负荷剂量300mg氯吡格雷[5]。如果患者接受溶栓治疗,在24小时后行PCI术,更推荐考虑600mg的负荷剂量。对P.H.来说,在给予溶栓治疗的同时应当服用300mg负荷剂量的氯吡格雷,继以每日75mg,服用14日至1年。因为P.H.已经在急诊室服用325mg阿司匹林,他应当终生服用阿司匹林每日81mg。

**案例13-1,问题11:** 其他抗凝治疗和抗血小板治疗在P.H.治疗中各起何作用?

缺乏关于更新型的 $P2Y_{12}$ 受体抑制剂用于溶栓治疗的资料。应谨慎的避免在溶栓后24小时之内使用普拉格雷和其他的具有 $P2Y_{12}$ 拮抗作用的药物[5],应当了解患者的冠状动脉情况,以保证患者不需进行CABG术。

已有研究对STEMI患者使用低分子肝素(LMWH)、Ⅹa因子抑制剂代替UFH或溶栓加用静脉注射用GPⅡb/Ⅲa受体抑制剂进行评估。

在ExTRACT-TIMI 25(Enoxaparin and Thrombolysis Reperfusion for Acute Myocardial Infarction Study-25)研究中,20 506名计划行溶栓治疗的STEMI患者随机分为依诺肝素组和持续静脉输注UFH48小时组[53]。根据年龄和肾功能调整依诺肝素剂量。UFH根据体重调整剂量并使aPTT达到参考值的1.5~2倍。30日死亡和非致死性心肌梗死的复合终点事件发生率肝素组为12%,依诺肝素组为9.9%,意味着风险降低了17%($P$<0.001)。两组的死亡率没有显著差别,依诺肝素组与UFH组相比主要出血事件发生率更高。

OASIS-6(Organization for the Assessment of Strategies for Ischemic Syndromes-6)研究是1项对12 092名行初次PCI和药物治疗的STEMI患者,评估早期开始应用磺达肝癸钠效果的复杂的,随机双盲的研究[54]。这一研究比较了磺达肝癸钠(每日2.5mg,疗程8日)与两层对照组的疗效:第一层对照,无UFH适应证的患者(使用链激酶或未使用溶栓药物);第二层对照组,有UFH适应证的患者(患者使用阿替普酶、瑞替普酶或替奈普酶及行首次 PCI 的患者)。所有接受磺达肝癸钠治疗的患者 30 日死亡和心肌再发心肌梗死的总发生率显著降低。但磺达肝癸钠对首次行 PCI 的患者无明显的获益。虽然死亡率、心肌梗死和严重出血确实在这些患者没有明显的差异,但磺达肝癸钠组具有更高的导管血栓事件发生率[54]。

TIMI-14 研究证明应用低剂量 t-PA 联合阿昔单抗[0.25mg/kg 静脉推注,然后 0.125μg/(kg·min)静脉滴注 12 小时]与单用全剂量的 t-PA 相比提高灌注(TIMI3 级血流)[55]。在 GUSTO-V 研究中,STEMI 患者随机分为标准剂量阿替普酶和半量阿替普酶合并全量阿昔单抗组[56]。联合治疗组再次心肌梗死和再缺血的发生率更低,但中度和严重出血事件发生率(尤其在老年人中)更高。依替巴肽 2 次静脉推注(180/90μg/kg,间隔 10 分钟)继以 48 小时静脉滴注[2μg/(kg·min)],联合半量 t-PA(50mg)具有相似的增加再灌注率的作用[57]。ASSENT-3 研究设定了三种用药方案:①全量 TNK 合并依诺肝素;②全量的 TNK 合并 UFH 或;③半量 TNK 联用 UFH 合并 12 小时静脉滴注阿昔单抗。TNK 联用阿昔单抗或依诺肝素与联用 UFH 相比均可降低 30 日死亡率、住院期间再发心肌梗死或缺血的复合终点。阿昔单抗与 UFH 相比,主要出血并发症的发生率升高[58]。1 项系统性评价研究,包括 11 项研究,27 115 名接受 PCI 或溶栓治疗、并联合阿昔单抗辅助治疗的 STEMI 患者,发现使用阿昔单抗显著降低 PCI 患者 30 日($P$=0.047)和 1~6 个月($P$=0.01)死亡率,但对溶栓患者没有这样的效果[59]。虽然再通率改善,但应当尽可能避免 GPⅡb/Ⅲa 受体联合全量或半量的溶栓酶,尤其对于老年人[5]。

基于 ExTRACT-TIMI 25 和 OASIS-6 研究,ACC/AHA 指南允许依诺肝素或磺达肝癸钠替代 UFH[5]。但是,虽然 OASIS-6 研究中磺达肝癸钠优于对照治疗,但磺达肝癸钠分别与安慰剂和 UFH 相比具有相对获益的结论仍不可靠[60]。如果选择依诺肝素或磺达肝癸钠,在住院期间需要持续抗凝,长达 8 日或直到再血管化。对 P.H. 来说,依诺肝素可能是更合适的选择;但是,如果他有更高的出血风险,应密切监测。因为 P.H. 不进行 PCI 手术,这时如果加用 GPⅡb/Ⅲa 受体抑制剂出血风险大于获益[5]。

## 判断再灌注治疗成功

案例 13-1,问题 12:P.H. 接受溶栓治疗后,怎样监测再灌注是否成功?

因为患者的预后与梗死罪犯血管是否开通相关,因此判断是否溶栓成功很重要。如果溶栓治疗未能成功开通梗死罪犯血管,继续 PCI 和 CABG 术患者可能从中获益。虽然冠状动脉造影是判断再灌注是否成功的标准,但这一操作费用昂贵,且可能引起误导。如有些研究显示即使达到 TIMI3 级血流,但微血管再灌注可能受损。评估心电图 ST 段是否恢复是一个简单可靠的可操作方法,如果 ST 段抬高能够在开始溶栓治疗 60~90 分钟内回落 50%很好的表明心肌再灌注改善[5]。症状缓解、血流动力学或电生理状态稳定或两者保持或恢复、初始 ST 段抬高回落至少 70%都表明再灌注充分。P.H. 应进行 12 导联 ECG 以评估再灌注[5]。

案例 13-1,问题 13:P.H. 仍持续发作胸痛,还应当再次给予溶栓药物吗?

## 再次溶栓治疗

在首次溶栓成功后梗死相关的动脉再闭塞是一个重要的缺陷,如果发生再闭塞,最常尝试机械干预(如 PCI)。许多研究已经对是否再次溶栓或对患者转向 PCI 术治疗进行了评估。在一项包括 8 个关于 STEMI 溶栓失败患者研究的荟萃分析中,与标准药物治疗相比,接受 PCI 治疗的患者虽然全因死亡率没有降低,但是心力衰竭减少 27%($P$=0.05),再梗死减少 42%($P$=0.04)。重复溶栓治疗并不显著改善全因死亡率和再发梗死的发生率。两种治疗策略均被证实会显著增加小型出血事件,但是 PCI 与增加卒中发生率有关[61]。REACT(Rapid Early Action for Coronary Treatment)研究发现患者接受补救性 PCI 与再次溶栓或缺血指导治疗相比,在 6 个月显著降低包括死亡、再次梗死、卒中或重症心衰的复合终点(无事件存活率:分别为 84.6% vs 70.1% vs 68.7%,$P$=0.004)[62]。ACC/AHA 指南推荐溶栓失败的患者,如果可能在合适的抗栓治疗下行导管介入手术[5]。最适合行导管介入手术的患者包括心源性休克高危、严重低血压、重症心衰或心电图有心肌大面积梗死的证据。

对于 P.H. 来说,再次输注 t-PA 很可能是安全的,但可能不是有效的。如果有能施行 PCI 术的医疗机构,此时 P.H. 应当转运至该机构进行侵入策略治疗。

## 老年患者的应用

案例 13-1,问题 14:如果 P.H. 已经 85 岁,他仍应当给予溶栓治疗吗?

许多早期溶栓治疗的早期研究剔除了老年患者。虽然老年患者入院时存在如严重高血压或卒中史这样的禁忌症的可能性更高,但是他们在 AMI 后的死亡率也更高。75 岁至 84 岁的老年患者 AMI 后 30 日死亡率为 19.6%而大于 85 岁的患者为 30.3%[63]。在 ISIS-2 研究中,老年亚组的患者死亡率降低程度最大。但是在 ASSENT 研究的老年女性患者的高风险队列(年龄大于 75 岁,<67kg)中,研究者证实与 t-PA 相比,TNK 具有更低的主要出血事件和颅内出血。另一种减少出血发生的有效策略是降低溶栓治疗的剂量。STREAM(Strategic Reperfusion Early after Myocardial Infarction)研究评估入院前溶栓治疗和大于 75 岁的患者减少 50%TNK 的剂量[63]。颅内出血发生率减少至 0.5%且冠状动脉再通率与接受全剂量 TNK 的<75 岁患者相似。强调

对并用药物进行正确的剂量调整也很重要，例如根据年龄（如依诺肝素）、体重（如普拉格雷）和肾功能损伤（如依诺肝素和磺达肝癸钠）。

## β受体阻滞剂

**案例 13-1，问题 15：** 医师想要开具β受体阻滞剂的处方。P. H. 使用β受体阻滞剂有何获益？在心肌梗死几日后给予静脉注射治疗还是开始口服治疗？

心肌梗死患者使用β受体阻滞剂获益明显。几个大规模临床研究按照静脉注射β受体阻滞剂（在症状出现后长达24小时）继以口服治疗的方案；其他研究在梗死几日后单独使用口服治疗。早期静脉注射给药表现出最大的获益，综合这些研究结果，在最初的2日内可使死亡率减少25%。但是在β-Blocker in Heart Attack Trial研究中，晚期阶段单独口服β受体阻滞剂治疗，在心肌梗死后服用长达21日，也可使死亡率明显下降（约10%）[5]。

已对普萘洛尔、美托洛尔、噻吗洛尔和阿替洛尔进行了广泛研究。这些药物都曾在患者发病早期静脉注射给药。最典型的是美托洛尔，因为其$\beta_1$选择性、剂量和给药的方便性，用于心肌梗死急性期具有证据级别。口服卡维地洛，一种非选择性α和β受体阻滞剂，在围梗死期尤其患者有左心室功能不全时使用。CAPRICORN（Carvedilol Post-Infarction Survival Control in Left Ventricular Dysfunction）研究发现，卡维地络6.25mg每日2次逐渐增加剂量至25mg每日2次，减少全因死亡率、心血管死亡率和非致死性心肌梗死的复发[64]。

COMMIT研究的结果，强调β受体阻滞剂个体化治疗的重要性[65]。在这项研究中患者随机分为安慰剂组和美托洛尔组在AMI后24小时内（静脉注射酒石酸美托洛尔剂量高达15mg，然后每日口服200mg琥珀酸美托洛尔）。虽然美托洛尔与安慰剂组相比，减少再发心肌梗死和室颤发生率，但是本药也会显著增加心源性休克的发生。血流动力学不稳定的患者使用美托洛尔出现早期心源性休克的风险最大。基于这些考虑，总体上更推荐使用口服β受体阻滞剂。如果患者为高血压或持续缺血，可考虑静脉给予酒石酸美托洛尔（每5分钟静脉给予5mg，如果耐受最多三剂，见表13-2）。对其他无禁忌证的患者，起始剂量为口服酒石酸美托洛尔25~50mg，每6~12小时一次。剂量应当根据血压和心率逐渐加量。如果患者在急性心梗期有一过性失代偿心衰或心源性休克，早期应当停用静脉β受体阻滞剂。观察患者情况数日，如果稳定开始口服治疗并缓慢加量。ACC/AHA指南强调个体化给药的重要性，但是并未给予紧急和长期使用时的剂量推荐指南。

在这个案例，P. H. 间断的肺部疾病史使他的急性期情况更为复杂。在决定是否尝试对肺病患者使用β受体阻滞剂的过程中，必须确定肺病的性质（如反应性气道疾病或阻塞性肺部疾病）。弄清楚P. H. 是否常规使用β受体激动剂以帮助确定肺部疾病的严重程度。从病史来看，P. H. 并不常规应用β受体激动剂一类的支气管扩张剂，没有进行过肺功能检查或气管扩张剂对其气道疾病的改善程度的检查。$\beta_1$选择性阻滞剂可用于这类患者，但在高剂量（如，美托洛尔剂量>每日100mg）会相对失去$\beta_1$选择性。如果患者出现肺部疾病明显加重，就证明需要避免使用β受体阻滞剂。应当获得P. H. 肺部疾病更详细的病史资料。如果这些疾病轻微，且其心肌梗死情况不复杂，P. H. 可能可以使用美托洛尔早期治疗，以减轻胸痛并降低再梗和心律失常风险。

## 硝酸甘油

**案例 13-1，问题 16：** 在入院时，P. H. 使用硝酸甘油贴剂，但他仍然持续有胸部不适。静脉用硝酸甘油是否对他有益？

即使已经舌下含服和局部应用硝酸酯类药物，P. H. 表现出难治的缺血性不适，因此仍有静脉用硝酸甘油的适应证。硝酸甘油降低左室灌注压和全身血管阻力，因此减少心肌耗氧量和心肌缺血。在低剂量（<50μg/min），静脉注射硝酸甘油优先扩张静脉容量血管，引起左室灌注压降低。对于肺淤血的患者，静脉注射硝酸甘油有特别的价值。

**案例 13-1，问题 17：** 应如何给予P. H. 静脉用硝酸甘油？该如何监护？

采用程控的方式进行持续的静脉输注给药，起始剂量为5~10μg/min，每5~10分钟增加5~10μg/min。许多心脏病专家在AMI后首个24~48小时常规给予静脉输注硝酸甘油。延长硝酸酯使用时间会出现耐受性，因此为保证想要的血流动力学效果，需要增加剂量。但是如果要达到理想的药物反应而需要使用200μg/min以上的剂量，需要换用其他的血管扩张剂。需要缓解心肌缺血的患者，硝酸甘油通常与溶栓药物联用。

某些患者，尤其是下壁或右室心肌梗死的患者，可能对硝酸甘油敏感，以低血压（平均血压<80mmHg）为临床表现。在静脉输注期间应当密切监测P. H. 的血压。在开始使用硝酸甘油后，我们期望观察到其血压下降；脉搏速度可能会也可能不会加快。硝酸甘油的剂量应当逐渐加量至疼痛缓解同时避免低血压症状。有心力衰竭表现的患者，硝酸甘油可以降低左室灌注压（前负荷）且改善端坐呼吸和肺淤血。但是大剂量静脉用NTG可能过度降低左室灌注压，从而可能减少心输出量，尤其是P. H. 这样无心力衰竭体征的患者。收缩压应当保持在90mmHg。一旦P. H. 的胸痛症状得到控制，他可能需过渡到口服药物或经皮给药系统，这两种给药方法需要采取无硝酸酯给药间期的方式（见第12章）。

# 不稳定型心绞痛和非 ST 段抬高心肌梗死的治疗

## 比较侵入和缺血指导策略

### 案例 13-2

问题 1：J. W. 是一名 65 岁老年男性，因胸闷和气短在急诊室就诊。前些日曾有类似症状，持续 20 分钟。给予 325mg 阿司匹林、吸氧、静脉用酒石酸美托洛尔并且开始静脉滴注硝酸甘油，并增至 80μg/min；这时血压 130/60mmHg，心率为 88 次/min。心电图示前壁导联 ST 段压低。其气短的症状缓解，但是仍自述胸闷。其过去的用药史包括每日 25mg 氢氯噻嗪用于高血压。他的母亲 62 岁死于心源性猝死。他过去 30 年每日吸烟一包。实验室检查如下：

钠(Na)：135mmol/L
钾(K)：4. 0mmol/L
氯(Cl)：100mmol/L
$CO_2$：20mmol/L
血尿素氮(BUN)：15mg/dl
血肌酐(Scr)：1. 1mg/dl
血糖：100mg/dl
镁(Mg)：1mmol/L
CK-MB：1%(正常，0%～5%)
超敏肌钙蛋白 I：0. 05ng/ml(正常，<0. 02ng/ml)
Hgb：14g/dl
Hct：44%
Plt：$288\times10^3/mm^3$

基于他的症状和心电图，初步诊断为不稳定型心绞痛。J. W. 应当采用侵入还是缺血指导策略治疗 NSTE-ACS?

虽然 J. W. 在首次胸痛后 24 小时生物标志物为阴性，表明可能其患有不稳定型心绞痛，但 ST 段压低这一新症状的出现可能会促使医师在 24 小时内选择早期侵入疗策略(见图 13-6)。但是，如果患者不是高危或中危患者，侵入策略可以推迟并在 25 至 72 小时内进行。TIMI 评分可用于对患者进行危险分层。因为 J. W. TIMI 风险评分为 4 分，意味着 14 日全因死亡率、新发或复发心肌梗死或需要紧急行再血管化疗的严重缺血复发事件的风险为 19. 9%的。在风险分层时，评分为 0～2 分、3～4 分和 5～7 分，分别代表具有 14 日内发生死亡或心肌梗死的低、中、高风险。所以基于他的 TIMI 风险评分，其为中危患者。用另一种替代的评分方案，GRACE 评分计算，患者具有 137 分，代表 11%院内死亡或心肌梗死风险，6 个月 19%的风险。根据患者或医师的意愿，在缺乏其他高风险特征如 24 小时后多种生物标记物为阴性的情况下，也可以选择缺血指导方案。这种方案，开始药物治疗后，进行非侵入性应激评估。如果 J. W. 在就诊时心脏生物标记物已经升高，他的诊断会变为 NSTEMI，更推荐 24 小时内进行早期侵入治疗。若在他住院期间，J. W. 会反复出现缺血、心律失常和心力衰竭的症状或体征，他将会直接进行血管造影，可能行 PCI 术。

## 抗凝治疗

案例 13-2，问题 2：J. W. 应接受什么样的抗凝方案?

ACC/AHA 指南推荐对所有无禁忌证 NSTE-ACS 患者就诊时立即开始抗凝治疗。指南推荐可选择 4 种药物之一：UFH、依诺肝素、磺达肝癸钠和比伐芦定(仅批准用于侵入策略治疗患者)。表 13-2 总结了这些药物剂量和禁忌。

UFH 与单用阿司匹林相比，对 NSTE-ACS 患者可降低死亡、心肌梗死的发生率[1]。虽然有其缺点，但 UFH 清除快，因此是准备施行 CABG 或 PCI 术患者首选的抗凝药物。行缺血指导策略的患者，指南认为使用依诺肝素证据级别更高，但也警告出血风险升高[1]。应根据肾功能、出血风险和合并治疗来选择抗凝药物。

在这一临床情况下多个研究资料支持使用 LMWH。在 ESSENCE(Efficacy and Safety of Subcutaneous Enoxaparin)研究中，依诺肝素(1mg/kg 皮下注射每日 2 次)应用 48 小时至 8 日与 UFH(5 000U 静脉推注继以持续静脉滴注，加量至 aPTT 达 55～86 秒)进行比较[66]。死亡、心肌梗死或心绞痛再发的 14 日内总结局事件发生率，UFH 为 19. 8%，而依诺肝素组为 16. 6%，相对降低了 20%危险。获益持续 1 年。

在 SYNERGY (Superior Yield of the New Strategy of Enoxaparin，Revascularization and Glycoprotein ⅡB/Ⅲa Inhibitors)研究中，9 978 名高危 NSTEMI 患者在行早期侵入策略之前，随机分为依诺肝素(1mg/kg 皮下注射每日 2 次)或基于体重调整剂量的 UFH 组(60U/kg 静脉推注，继以静脉输注 12U/(kg·h)，调整至 aPTT 为参考值的 1. 5～2 倍)[67]。在降低 30 日全因死亡率或非致死性心肌梗死方面，依诺肝素与 UFH 同样有效，但是可引起主要出血事件增加($P=0.008$)。在这一临床研究中，从一种治疗转为另一种治疗的患者，出血尤其常见。

在 TIMI-11B 研究，依诺肝素(30mg 静脉推注继以 1mg/kg 皮下注射每日 2 次，使用 8 日)与 UFH(70U/kg 静脉推注，继以 15U/(kg·h)减少复合终点事件(死亡、心肌梗死和紧急再血管化的需要)[68]。依诺肝素对于有 ST 段变化、肌钙蛋白升高和高 TIMI 风险评分的患者最为有益[1]。

最后，已对依诺肝素与磺达肝癸钠进行了比较。在 OASIS-5 研究中，NSTE-ACS 患者随机分为磺达肝癸钠组(2. 5mg 皮下注射每日 1 次)和依诺肝素组(1mg/kg 皮下注射每日 2 次)，平均使用 6 日，在第 9 日评估主要终点事件，包括死亡、心肌梗死或缺血性再发心肌梗死[69]。两组主要终点事件没有差别；但是，与依诺肝素相比，磺达肝癸钠第 9 日主要出血事件明显减少($P<0.001$)，30 日死亡率明显减少($P=0.05$)。基于这些资料，指南推荐与其他抗凝药物相比，对于出血风险升高且行缺血指导策略的患者首选磺达肝癸钠。如果行 PCI 术的患者使用磺达肝癸钠，需要使用额外的抗Ⅱa 因子抗凝剂如 UFH[1]。

指南对比伐芦定进行了1类推荐。ACUITY（Acute Catheterization and Urgent Intervention Triage Strategy）研究，早期侵入策略治疗的NSTE-ACS患者随机分为UFH（或依诺肝素）联合GPⅡb/Ⅲa受体抑制剂、比伐芦定联合GPⅡb/Ⅲa受体抑制剂、单用比伐芦定3组[70]。主要结局事件（死亡率、心肌梗死、因缺血进行的计划外再血管化治疗、出血，30日总事件发生率）在UFH联合GPⅡb/Ⅲa受体抑制剂与比伐芦定联合GPⅡb/Ⅲa受体抑制剂两组间没有差别。但是与UFH联合GPⅡb/Ⅲa受体抑制剂相比，单独使用比伐芦定组30日总的缺血和主要出血事件明显减少。这些差别主要归因于比伐芦定组主要出血事件的降低。

HEAT-PPCI（Unfractionated Heparin versus Bivalirudin In Primary Percutaneous Coronary Intervention）研究对普通肝素和比伐芦定进行了头对头的比较[71]。进行急诊PCI人患者随机接受UFH或比伐芦定治疗。第28，首要有效性结果≥1项主要不良心血管事件在UFH组显著降低。当考虑到个体因素时，全因死亡率或脑血管事件没有差别。促使优先选择肝素的因素包括新发心肌梗死或再梗死和发生额外的非计划目标病变的再血管化。大多数这些病例与比伐芦定组的支架内血栓有关（0.9% vs 3.4%，$P=0.001$），主要出血和次要出血事件两组无差异。

因为J. W. 对其NSTE-ACS进行侵入策略治疗，且他肾功能正常，因此可以开始使用依诺肝素、UFH或磺达肝癸钠至PCI结束。

## 抗栓治疗

**案例13-2，问题3：J. W. 应当使用哪种口服抗栓药物？**

除非患者要行CABG术，所有考虑缺血指导和侵入治疗策略的患者应当尽快联用阿司匹林和$P2Y_{12}$拮抗剂（负荷剂量和维持剂量）[1]。对于侵入策略患者，可以使用普拉格雷或替格瑞洛替代氯吡格雷。2014年ACC/AHA指南推荐优先使用替格瑞洛（Ⅱa类推荐）。普拉格雷仅在行PCI的患者不合并高出血风险时使用[1]。

氯吡格雷在NSTE-ACS中的应用在两项研究中进行了评估[72,73]。CURE（Clopidogrel in Unstable Angina to Prevent Recurrent Ischemic Events）研究中，NSTEACS患者随机分为安慰剂联用阿司匹林组（75~325mg）或氯吡格雷（立即使用300mg，继以每日75mg）联用阿司匹林组[72]。9个月后，心血管死亡率、心肌梗死或卒中发生率氯吡格雷组显著降低。但是与安慰剂相比，氯吡格雷增加主要和轻微出血事件。在这些研究基础上，入院时应立即服用氯吡格雷和阿司匹林，并且最好持续1年[1]。

PCI-CLARITY（PCI-Clopidogrel as Adjunctive Reperfusion Therapy）研究是CLARITY-TIMI 28研究（见案例13-1，问题9）的计划内子分析（n=1 863），对进行PCI术合并植入冠状动脉支架的患者，使用阿司匹林联合氯吡格雷的预先治疗的效果进行了评估，并与阿司匹林联合安慰剂进行了比较[74]。与安慰剂相比，使用氯吡格雷预先治疗显著降低心血管事件、心肌梗死或卒中以及PCI前复发性心肌梗死或卒中的发生率，并且TIMI主要或次要出血事件并未显著增加。

**案例13-2，问题4：他应当使用多大的负何剂量，什么时候应当使用？维持剂量呢？**

行PCI术的患者使用600mg的氯吡格雷负荷剂量与300mg的负荷剂量相比可达到更好的血小板抑制作用且更少发生氯吡格雷低反应，并且降低主要心血管事件的发生率[1]。300mg的氯吡格雷负荷量需要6小时提供充足的抗血小板活性，而600mg需要2小时提供抗血小板活性。即使给予负荷剂量，氯吡格雷仍需数小时代谢为活性代谢物。现在的指南更推荐600mg因为其更强、更快及更稳定的血小板抑制效果。之前患者已使用负荷剂量，并正在使用每日75mg的维持剂量，行PCI前庆当使用额外300mg负荷。现在尚未有正在使用普拉格雷或替格瑞洛维持剂量的患者给予负荷剂量的资料。

普拉格雷已在行PCI的ACS患者进行了评估。TRITON-TIMI（herapeutic Outcomes by Optimizing Platelet Inhibition with Prasugrelonary bolysis in Myocardial Infarction）38研究，中至高危的ACS患者，其中26%为STEMI患者，随机分为普拉格雷（60mg负荷剂量，继以每日1次，一次10mg）或氯吡格雷（300mg负荷剂量，继以每日1次，一次75mg）[75]。所有患者使用阿司匹林（75~162mg）。首要结果心血管死亡、非致死性心肌梗死，或非致死性的卒中，在普拉格雷组发生率为9.9%，而氯吡格雷组为12.1%（$P<0.001$）。但是普拉格雷与TIMI-主要、致死性和危胁生命的出血事件显著增加有关。一项回顾性对列分析发现三类人群使用普拉格雷不会获益，有卒中或TIA史的患者、大于75岁的患者或体重小于60kg的患者。具有这些危险因素之一的患者出血的发生率更高[77]。

在PLATO（Platelet Inhibition and Patient Outcomes）研究中，ACS患者，合并或不合并ST段抬高，随机分为使用替格瑞洛（180mg负荷剂量，之后每日2次，一次90mg）或氯吡格雷（300~600mg负荷剂量，之后每日1次，一次75mg）。与氯吡格雷相比，替格瑞洛由心肌梗死、血管有气没力在或卒中（$P<0.001$）引起的死亡降低16%，同时不增加主要出血事件，但与CABG相关的出血事件增加（$P=0.03$）[78]。但是心血管死亡、心肌梗死或卒中的1年发生率，在使用替格瑞洛合并低剂量阿司匹林（≤100mg/d）的ACS患者中最低，而在使用替格瑞洛合并高剂量阿司匹林（>300mg/d）的ACS患者中最高[79]。基于这些资料，阿司匹林的维持量不应当超过100mg/d[80]。

与氯吡格雷比较，普拉格雷和替格瑞洛作用更强，支架内血栓发生率更低，药物相互作用更少，并且药物基因型相关的个体差异更少（见第12章，氯吡格雷的反应和无反应者）。但是很多医师更关注更高的出血风险。在J. W. 病例中，氯吡格雷、普拉格雷或替格瑞洛都可加用，因为他没有任何一种药物的禁忌证。只要患者能支付费用，更推荐使用替格瑞洛。

在PCI术后植入药物洗脱或裸金属冠状动脉支架后，氯吡格雷75mg、普拉格雷5~10mg或替格瑞洛每日2次，一次90mg应当至少给予12个月。需要强调的是在手术前需要停用氯吡格雷或替格瑞洛至少5日，而普拉格雷需要停用至少7日。

当需要迅速起效时，J. W. 应当尽快使用氯吡格雷600mg的负荷剂量，继以每日1次，一次75mg的维持剂量至少使用12个月。如果选择普拉格雷，应当给予60mg的负荷剂量，如果患者体重>60kg，继以每日1次，一次10mg的维持剂量。如使用替格瑞洛，推荐使用180mg的负荷剂量，继以每日2次，一次90mg。应当终生服用阿司匹林每日1次，一次81mg。

**案例13-2，问题5：** J. W. 应当加用用GPⅡb/Ⅲa受体抑制剂治疗吗？应当使用哪种？

在NSTE-ACS的患者中，高危患者、PCI患者或两者兼有的患者应用GPⅡb/Ⅲa受体抑制剂有益。GPⅡb/Ⅲa研究的分析提示从这类药物中获益最大的患者包括：肌钙蛋白升高、糖尿病、ST段改变或就诊时TIMI危险评分≥4的患者。指南推荐对于开始按照侵入策略治疗的NSTEACS患者，在诊断性血管造影前，应加用GPⅡb/Ⅲa受体抑制剂或$P2Y_{12}$受体拮抗剂（氯吡格雷或替格瑞洛）并联合阿司匹林和抗凝治疗[1]。GPⅡb/Ⅲa受体抑制剂替罗非班或依替巴肽用于药物治疗患者时通常使用18~72小时，阿昔单抗应当仅在PCI时使用（表13-6）[1]。

**表13-6**

**急性冠脉综合征糖蛋白Ⅱb/Ⅲa受体阻滞剂的给药方法[1,5]**

| 药物名称 | 行PCI术的STEMI患者给药方案 | 行或不行PCI术的NSTE-ACS患者给药方案 | 备注 |
|---|---|---|---|
| 阿昔单抗 | 0.25mg/kg静脉推注，继以0.125μg/(kg·min)静脉滴注（最大剂量10μg/min），由医师决定视情况持续12h | 不推荐 | |
| 依替巴肽 | 180μg/kg静脉推注，然后开始2μg/(kg·min)静脉滴注，首次静推10min后继以第二次静脉推注180第二次静脉，PCI术后由医师决定视情况维持滴注12~18h | 180μg/kg静脉推注，然后开始2μg/(kg·min)静脉滴注，维持滴注12~18h<br>行PCI患者首次静推10min后继以第二次静脉 | CrCl<50ml/min的患者，静脉注射剂量减少50%；SCr>4.0mg/dl的患者没有相关研究；透析患者避免使用 |
| 替罗非班 | 25μg/kg静脉推注，继以0.15μg/(kg·min)静脉滴注，由医师决定视情况继续用药长达18h | 25μg/kg在5分钟内静脉推注，继以静脉滴注0.15μg/(kg·min)（或对于CrCl≤60ml/min的患者0.075μg/(kg·min)）继以静脉滴注18h | CrCl<30ml/min的患者，静脉剂量减少50% |

CrCl，肌酐清除率；NSTEMI，非ST段抬高心肌梗死；PCI，经皮冠状动脉介入术；Scr，血肌酐；STEMI，ST段抬高心肌梗死

GUSTO-IV-ACS研究入选了在48小时内不进行再血管化治疗的NSTE-ACS患者。所有患者应用阿司匹林联合UFH或LMWH治疗[81]。他们随机分为安慰剂组、阿昔单抗静脉推注和24小时静脉滴注组和阿昔单抗静脉推注和48小时静脉滴注组。30日死亡或心肌梗死的发生率，安慰剂组为8.0%，24小时阿昔单抗组为8.2%，48小时阿昔单抗组为9.1%（无显著性差异）。在第48小时，死亡发生率在各组的发生率分另为0.3%、0.7%、0.9%（安慰剂组与48小时阿昔单抗组；$P=0.008$）。基于这些发现和其他一些研究，阿昔单抗仅在必需立即行血管造影且很可能行PCI术的情况下有适应证；另外静脉用依替巴肽或替罗非班是更好的选择（见图13-6）。

指南推荐，如果使用双联抗血小板治疗并联用UFH，不推荐在PCI时联用GPⅡb/Ⅲa拮抗剂。但是GPⅡb/Ⅲa拮抗剂可能对血栓负荷较大的患者，或未经充分的$P2Y_{12}$受体拮抗剂负荷的患者有益。

J. W. TIMI危险评分为4分，因此，如造影证实血栓负荷大，加用依替巴肽或替罗非班是合理的选择。没有在PCI术前给药（“上游”）不是使用的适应证，除非延迟到PCI时未给予$P2Y_{12}$受体拮抗剂。应密切监测血小板和出血的体征和症状。

因为J. W. 没有双联抗小血板治疗的出血高风险，加用UFH治疗更为充分。如造影证实血栓负荷大，可在PCI时开始使用GPⅡb/Ⅲa拮抗剂。

如果J. W. 没有给予口服$P2Y_{12}$受体拮抗剂或一种GPⅡb/Ⅲa拮抗剂，应当考虑在PCI前是否能够给予静脉注射坎格瑞洛，一种直接的$P2Y_{12}$血小板抑制剂。基于CHAMPION PHOENIX研究的结果，坎格瑞洛可以静脉快速注射30μg/kg，继以4μg/(kg·min)静脉输注至少2小时或在PCI期间使用[29]。在停止输注后，需要立即加用一种口服的$P2Y_{12}$受体拮抗剂（替格瑞洛180mg负荷在输注期间或一经停用；普拉格雷60mg或氯吡格雷600mg一经停止输注），继以阿司匹林每日1次，一次81mg，同时使用维持剂量$P2Y_{12}$受体拮抗剂。如果氯吡格雷或普拉格雷在输注期间应用，他们在下次给药前将没有抗血小板效果。

案例 13-2,问题 6: 如果 J. W. 考虑应用缺血指导策略替代治疗,他的抗凝治疗应如何调整?

## 治疗策略

### 缺血指导策略

缺血指导策略避免早期侵入操作,代替以根据患者的症状来指导是否需要行介入治疗。同样,J. W. 应当优化抗缺血和抗栓方案。当前,普拉格雷和比伐芦定只对行 PCI 术的患者有适应证。此外,在这种方法下,GP Ⅱ B/Ⅲa 受体抑制剂的出血风险高于获益,因此这些药物仅在需行 PCI 时才能使用。在他住院期间,患者如果经历了反复缺血,药物治疗后仍顽固性心绞痛,或高风险因素(如心律失常,心衰的体征、症状,血流动力学不稳定,心肌酶升高),应当施行侵入性策略[1]。

## 长期治疗

### 血管紧张素转化酶抑制剂、血管紧张素受体阻滞剂和直接肾素抑制剂

**案例 13-3**

问题 1: J. S. 是一名 68 岁的老年男性,表现出 STEMI 和心力衰竭的体征和症状。他的用药史包括每日 25mg 氢氯噻嗪用于高血压,二甲双胍,每日 2 次,一次 500mg 用于糖尿病。他既往有 40 年的吸烟史,每日吸烟 1 包,入院时,血压为 145/86mmHg,心率为 90 次/min,体重 91kg,身高 175cm,体重指数(BMI) 29. 5kg/m$^2$,实验室检查结果如下:

钠(Na):139mmol/L

钾(K):4. 2mmol/L

氯(Cl):100mmol/L

$CO_2$:20mmol/L

血尿素氮(BUN):15mg/dl

血肌酐(Scr):1. 3mg/dl

血糖:130mg/dl

糖化血红蛋白:6. 9%

镁(Mg):1mmol/L

CK-MB:35%(正常,0%~5%)

肌钙蛋白 I-超敏:10ng/ml(正常,<0. 02ng/ml)

他服用阿司匹林 325mg、普拉格雷 60mg、静脉滴注硝酸甘油、静脉持续输注 UFH 和吸氧。J. S. 立即送入导管室,在左前降支置入一枚药物洗脱支架。在心力衰竭症状稳定后,J. S. 开始口服酒石酸美托洛尔,每 6 小时 25mg。出院前超声心动图检查示 EF35%,且左心室有血栓形成。J. S 是否可以使用 ACEI? 在何时需要考虑使用 ARB?

在 AMI 后,心脏收缩功能受损,开始进行代偿,但这一过程可能增加心力衰竭的远期危险。这被称为心室重构(见第 14 章)。AMI 幸存患者的增加,引起心力衰竭患者的增加。大量与血管紧张素转化酶抑制剂(ACEI)使用有关的临床研究证明其可降低心肌梗死后心力衰竭的症状和死亡率[5]。

对于 ACS 患者,EF≤40%或有心力衰竭临床证据的患者应在就诊后 24 小时之内开始口服 ACEI(即使无症状)。此外,合并高血压、糖尿病和慢性肾脏病的患者也应当考虑 ACEI[5]。不推荐使用静脉 ACEI。因为半衰期较短,卡托普利能在梗死后 2 或 3 日使用,可以尝试使用 6. 25mg,如果耐受再开始加量,再转换至每日 1 次给药的制剂如赖诺普利,以简化用药方案。应当密切监测血压,收缩压应保持>90mmHg。在治疗开始的前几个月应密切监测肾功能和血钾水平。因为 J. S. 表现有心力衰竭的临床症状,应使用 ACEI。此外,因为 J. S. 患有 EF≤40%的心力衰竭、高血压和糖尿病,他应终生使用 ACEI(见表 13-2)。

如果患者因为咳嗽不能耐受 ACEI,可以使用血管紧张素受体阻滞剂(ARB)进行替代。在 OPTIMAAL(Optimal Therapyin Myocardial Infarction with the Angiotensin II Antagonist Losartan)研究和 VALIANT(Valsartan in Acute Myocardial infarction Trial)研究证明氯沙坦和缬沙坦与卡托普利相比,具有同样的降低全因死亡率的作用,且趋势与卡托普利无显著差别[82,83]。卡托普利和缬沙坦双联治疗获益没有增加,且不良反应增加。

### 醛固酮受体阻滞剂

案例 13-3,问题 2: J. S. 应当使用醛固酮受体阻滞剂吗?

如同血管紧张素Ⅱ,醛固酮也在左室重构中起到重要的作用。RALES(Randomized Aldactone Evaluation Study)研究首次对心力衰竭患者醛固酮直接抑制剂联合 ACEI 治疗的作用进行了评估(见第 14 章)。另一种醛固酮受体阻滞剂依普利酮,是一种选择性的盐皮质激素受体抑制剂,因此类性激素不良反应更少。EPHESUS(Eplerenone Post Acute Myocardial Infarction Heart Failure Efficacy and Survival Study)研究中,AMI 且 EF<40%的患者随机分为依普利酮和安慰剂组[35]。依普利酮组与安慰剂组相比死亡率降低 15%($P$=0. 008),猝死率减少 13%,心血管死亡率或住院率降低 21%。

ACC/AHA 指南推荐对于已使用 ACEI 且 EF≤40%并伴有心力衰竭的症状或糖尿病的 UA/NSTEMI 或 STEMI 患者如无严重的肾功能不全(男性肌酐>2. 5mg/dl,女性肌酐>2. 0mg/dl 或肌酐清除率<30ml/min)或高钾血症(钾>5mEq/L)推荐使用醛固酮阻滞剂。

因为 J. S. 确实存在心力衰竭的症状,合并 EF<40%,及糖尿病,他应当使用醛固酮阻滞剂。血钾和肾功能需要在治疗开始 3 日、1 周后及前 3 个月每月进行监测。可能需要调整 ACEI 和补钾药的剂量[84]。

## β 受体阻滞剂

案例 13-3，问题 3：J. S 是否应在出院前接受 β 受体阻滞剂？

ACC/AHA 指南推荐所有患者 ACS 后在出院时应继续使用 β 受体阻滞剂[1,5]。即使对于哮喘、抑郁、胰岛素依赖的糖尿病、严重外周血管疾病、Ⅰ度房室传导阻滞和中度左室功能不全的患者，β 受体阻滞剂的降低心肌梗死复发率和死亡率的获益大于风险。普萘洛尔、酒石酸美托洛尔、琥珀酸美托洛尔和阿替洛尔都是可选择的非专利药物，任何一种都是既有效又经济的替代药物。对于心力衰竭患者，琥珀酸美托洛尔和卡维地洛是一线治疗药物，而稳定性哮喘或支气管痉挛性肺部疾病应当考虑阿替洛尔、酒石酸美托洛尔或琥珀酸美托洛尔。出院医嘱包括 β 受体阻滞剂也是 1 项医疗质量控制指标[85]。但是关于使用的疗程存在争议，尤其是对于无绝对适应证的低危患者[86-89]。研究显示 β 受体阻滞剂在急性心肌梗死后早期使用会有获益，且可持续 1 年。虽然究竟获益持续多久尚无定论，但是高危患者（例如 GRACE 评分≥121 且使用利尿剂）很可能在长达 3 年中仍有获益。2011AHA/ACCF 二级预防指南推荐左室功能正常的患者使用 3 年的疗程，对于能够很好耐受药物的患者还可以选择继续终生服用。因为 J. S. 患有心力衰竭，他应当过渡到口服琥珀酸美托洛尔或卡维地洛或比索洛尔，并应当终生服用。

## 降脂药物

案例 13-3，问题 4：J. S. 应当开始使用降脂药物吗？何时开始使用？

完整的空腹血脂检查非常有用，且应在 AMI 发作后 24 小时内完成[1,5]。因为患者没空腹所以经常被忽视或无法完成。大部分患者在降脂治疗之外，需要低胆固醇，低饱和脂肪酸饮食。ACC/AHA 的 STEMI 和 NSTE-ACS 指南推荐 ACS 的患者应开始高强度他汀治疗并继续使用至禁忌症出现[1,5]。这需要包括阿托伐他汀每日 1 次，一次 40～80mg，或瑞舒伐他汀每日 1 次，一次 20～40mg[34]。在使用他汀类时，J. S. 的 LDL 的治疗目标为<100mg/dlL，理想目标是<70mg/dl。如果甘油三酯>500mg/dl，使用烟酸或非诺贝特是有益的[89]。

在 MIRACL（Myocardial Ischemia Reduction with Aggressive Choles Cholestero Lowering）研究中，入选的 NSTEMI 患者在入院后 24～96 小时入内，服用阿托伐他汀每日 80mg 与安慰剂相比死亡和非致死性主要心血管事件在 4 个月随访时显著减少[90]。PROVE-IT-TIMI 22（Pravastatin or Ator vastatin Evaluation and Infection Therapy）研究中，服用阿托伐他汀每日 80mg，10 日的 ACS 患者与普伐他汀每日 40mg 相比，2 年后死亡、心肌梗死、UA 住院率、卒中、再血管化治疗发生率显著减少[90]。A to Z 临床研究显示 AMI 患者在情况稳定后开始使用强化辛伐他汀治疗方案（每日 40mg 使用 1 个月，继以每日 80mg）与非强化方案（安慰剂使用 4 个月，继以每日 20mg）在 624 个月随访过程中，显示出减少主要心血管事件的趋势[91]。但是基于临床研究，观察研究、不良事件报告、处方使用资料，使用辛伐他汀 80mg 可能与肌肉损伤增加相关（见第 8 章）[34]。

在 J. S. 的案例中，高强度他汀应在其住院 24 小时内应用，且不论 LDL 胆固醇高低，出院医嘱应包括他汀类，这也是医疗质量核心评估指标[85]。应当考虑药物相互作用、患者的耐受性和经济承受能力。现在 ACS 患者 LDL 的目标值仍有争议。ACC/AHA 的 STEMI 和 NSTE-ACS 指南并未特别推荐 LDL 目标值。但是 National Lipid Association 推荐 ACS 患者 LDL 应小于 100mg/dl[92]。对于 J. S. 来说，开始使用阿托伐他汀每日 1 次，一次 80mg，并且 LDL 低于 100mg/dl 或降低 50%是合理的。

## 抗血小板治疗

案例 13-3，问题 5：J. S. 应使用阿司匹林和氯吡格雷多长时间？

因为阿司匹林对再发心肌梗死的有益作用，J. S. 应终生使用阿司匹林抗血小板治疗。在很宽的剂量范围内阿司匹林的作用没有差别（每日 75～1 500mg），但高剂量可能引起不良反应发生率增加。多数研究主要关注低剂量阿司匹林用于治疗心血管疾病。ACC/AHA 指南推荐终生每日给予阿司匹林 81～325mg，倾向的维持剂量为每日 1 次，一次 81mg[1,5]。氯吡格雷和阿司匹林双联抗血小板治疗与阿司匹林单用相比，减少已确诊缺血性心脏病的主要心血管事件[93,94]。使用包括 $P2Y_{12}$ 受体拮抗剂的双联抗血小板治疗可以减少行冠状动脉支架植入术患者的未来支架内血栓风险[1,5]。对于 ACS 患者，无论支架是何种类型，$P2Y_{12}$ 受体拮抗剂最好应当使用至少 1 年。关于双联抗血小板治疗（DAPT）的临床研究发现继续使用氯吡格雷或普拉格雷达 30 个月与使用 12 个月相比显著减少支架内血栓风险和主要心血管和脑血管事件，但是会增加出血的风险[95]。

因为 J. S. 已行 PCI 术并置入药物洗脱支架，阿司匹林的剂量应为每日 81mg 终生服用。他应当持续服用普拉格雷每日 10mg 至少 1 年。阿司匹林应当包括在出院医嘱中，因其是医疗质量评价指标[85]。

案例 13-3，问题 6：J. S. 如果使用替格瑞洛代替普拉格雷，他的替格瑞洛和阿司匹林的剂量如何？

在 PEGASUS TIMI-54（Patients with Prior Heart Attack Using Ticagrelor Compared to Placebo on a Background of Aspirinrelor Comysis in Myocardial Infarction 54）研究中，21 162 名 1～3 年前患有 AMI 的患者，随机分为低剂量阿司匹林联合替格瑞洛每日 2 次一次 90mg 组、低剂量阿司匹林联合替格瑞洛每日 2 次一次 60mg 组或低剂量阿司匹林联合安慰剂组[94]。与安慰剂联合低剂量阿司匹林相比，替格瑞洛的两个剂量组均显著降低包括心血管死亡、心肌梗死或卒中的终点事件发生率，其中替格瑞洛每日2次一次90mg组为7.85%，替格瑞洛每日2次一次60mg组为7.77%，而安慰剂组为9.04%。因此如果J.S.使用替格瑞洛，在ACS事件后他应当使用180mg的负荷剂量，然后第1年使用每日2次一次90mg，在这之后使用每日2次一次60mg使用长达3年[80]。在ACS事件首日使用阿司匹林325mg，继以每日1次一次81mg终生服用。

## 华法林

案例13-3，问题7：J.S.希望3日后出院，医疗团队讨论除了进行阿司匹林和氯吡格雷的双联抗血小板治疗之外，他是否需要应用华法林治疗。J.S.此时有无华法林的适应证？

长期应用华法林对某些患者有益，但是临床决策需要根据获益是否超过风险。资料显示，急性心肌梗死后的患者左室血栓和房颤的发生率分别在7%~46%和2%~22%之间[96,97]。ACC/AHA指南推荐ACS患者合并房颤、机械心脏瓣膜，静脉血栓栓塞症，高凝紊乱和左室壁血栓的患者使用华法林[5]。对于已经使用双联抗血小板治疗的患者，指南推荐应缩短三联抗栓治疗的疗程以使出血风险最小。也可考虑对于通常INR值为2.0~3.0的患者可调整至目标为2.0~2.5来减少出血并发症[1,5]。在WOEST(What is the Optimal Antiplatelet and Anticoagulant Therapy in Patients With Oral Anticoagulation and Coronary Stenting)研究中，PCI术后使用口服抗凝药物的患者，用氯吡格雷不使用阿司匹林与使用氯吡格雷和阿司匹林的患者相比，出血事件显著降低且不增加血栓事件[98]。

使用更新型的$P2Y_{12}$受体拮抗剂(普拉格雷，替格瑞洛)、DTI(达比加群)或Xa因子抑制剂(利伐沙班、阿哌沙班或依度沙班)进行三联抗栓治疗的资料有限。与氯吡格雷相比，普拉格雷和替格瑞洛产生更强的抗血小板抑制作用，可显著增加出血事件。因此在需要抗凝的患者中，或出血风险显著增加的患者中因慎用这些药物[1]。

在J.S的病例中，因为存在左心室血栓，J.S.很可能需要使用1~3个月华法林，逐渐加量使INR达至2~2.5。但是如果服用华法林，阿司匹林的剂量应降至每日81mg。考虑把J.S服用的普拉格雷，替换为氯吡格雷是合理的。

## 质子泵抑制剂

案例13-3，问题8：J.S.应当使用质子泵抑制剂(proton pump inhibitor，PPI)吗？

ACC/AHA/美国胃肠学会推荐合并多种危险因素(如高龄、合用华法林、类固醇激素或NSAIDs，或幽门螺旋杆菌感染)并使用双联抗血小板药物的患者使用PPI以预防胃肠道出血[99]。ACC/AHA的NSTE-ACS指南推荐有胃肠出血史的患者使用三联抗栓治疗(Ⅰ类推荐)、无胃肠出血史的患者使用三联抗栓治疗(Ⅱa类推荐)应当使用PPI[99]。因为奥美拉唑和艾司奥美拉唑可抑制肝药酶2C19，FDA不推荐这些药物与氯吡格雷联用，因它们可能降低氯吡格雷的作用[1,100]。如果J.S.使用普拉格雷进行三联抗栓治疗，可以使用任何PPI。

案例13-3，问题9：请你总结J.S出院后需要进行哪些长期治疗？

J.S.合适的出院医嘱应包括β受体阻滞剂、阿司匹林每日81mg和ACEI、氯吡格雷、PPI、华法林并使INR调整至2~2.5。还应开具舌下含服硝酸甘油的处方，使其随身携带，需要时使用。这些药物除了华法林在使用数月后如左室血栓痊愈停用外应长期使用。在仔细评估出血和缺血风险后，可以考虑使用$P2Y_{12}$受体拮抗剂超过1年。J.S.应开始他汀类治疗，并使LDL值低于100mg/dl，或于基线值相比降低50%。应在治疗开始前常规监测肝功能并之后定期监测。可以停用之前使用的氢氯噻嗪，因为β受体阻滞剂和ACEI和醛固酮受体拮抗剂已能很好地控制高血压了。二甲双胍应继续使用，并密切监测血糖。因为J.S.将使用许多未使用过的药物，需要在出院前为他所服药物接受教育，以保证其用药的依从性。

## 改变生活方式

案例13-3，问题10：应鼓励J.S.进行怎样的生活方式改变，以减少他的危险因素？

必须鼓励J.S.戒烟，这可能他可以做的最重要的干预措施(见第91章)[101]。如体重指数超过25kg/m²，为管理体重，初始减重目标应为使体重减少基础体重的10%[2,89]。J.S.应考虑其他的生活方式改变，以使其糖化血红蛋白低于7.0%，因为他是糖尿病患者，血压目标低于140/90mmHg(可能的话，可以更低)，LDL水平减至100mg/dl[89,102,103](更多降脂和饮食治疗见第8章和第12章)。

## 总结

虽然ACS患者死亡率和发病率下降，但在美国ACS仍是致病和死亡的重要原因。对于STEMI患者，PCI术可以明显改善STEMI患者的生存率。溶栓治疗的主要风险是出血，尤其是颅内出血。其他溶栓相关问题是开通动脉再狭窄。PCI术比溶栓治疗更有效；但仅能在有经验丰富的介入治疗心脏病专家的医院施行，因此限制了其在某些患者的应用。

除非有禁忌，所有ACS患者应给予阿司匹林、β受体阻滞剂和他汀类治疗。所有ACS的患者合并或不合并支架植入均推荐$P2Y_{12}$受体拮抗剂与阿司匹林联合使用。ACEI、ARB和醛固酮受体阻滞剂对左心室功能不全的患者有益(EF<40%)，也被推荐用于二级预防。硝酸酯也很有

用，但必须监护患者能否保持充分的灌注压。二级预防的重点为健康的生活方式和强化降脂治疗，这些都是整个治疗方案的重要组成部分。

（韩毅 译，李宏建、牟燕 校，周聊生 审）



## 参考文献


1. Amsterdam EA et al. 2014 AHA/ACC Guideline for the Management of Patients with Non-ST-Elevation Acute Coronary Syndromes: a report of the American College of Cardiology/American Heart Association Task Force on Practice Guidelines. *J Am Coll Cardiol*. 2014;64(24):e139–e228.
2. Anderson JL et al. ACC/AHA 2007 guidelines for the management of patients with unstable angina/non-ST-Elevation myocardial infarction: a report of the American College of Cardiology/American Heart Association Task Force on Practice Guidelines (Writing Committee to Revise the 2002 Guidelines for the Management of Patients With Unstable Angina/Non-ST-Elevation Myocardial Infarction) developed in collaboration with the American College of Emergency Physicians, the Society for Cardiovascular Angiography and Interventions, and the Society of Thoracic Surgeons endorsed by the American Association of Cardiovascular and Pulmonary Rehabilitation and the Society for Academic Emergency Medicine. *J Am Coll Cardiol*. 2007;50(7):e1–e157.
3. Antman EM et al. 2007 focused update of the ACC/AHA 2004 guidelines for the management of patients with ST-elevation myocardial infarction: a report of the American College of Cardiology/American Heart Association Task Force on Practice Guidelines. *J Am Coll Cardiol*. 2008;51(2):210–247.
4. Kushner FG et al. 2009 focused updates: ACC/AHA guidelines for the management of patients with ST-elevation myocardial infarction (updating the 2004 guideline and 2007 focused update) and ACC/AHA/SCAI guidelines on percutaneous coronary intervention (updating the 2005 guideline and 2007 focused update) a report of the American College of Cardiology Foundation/American Heart Association Task Force on Practice Guidelines. *J Am Coll Cardiol*. 2009;54(23):2205–2241.
5. O'Gara PT et al. 2013 ACCF/AHA guideline for the management of ST-elevation myocardial infarction: a report of the American College of Cardiology Foundation/American Heart Association Task Force on Practice Guidelines. *Circulation*. 2013;127(4):e362–e425.
6. Mozaffarian D et al. Heart disease and stroke statistics—2015 update: a report from the American Heart Association. *Circulation*. 2015;131(4):e29–e322.
7. Kolansky DM. Acute coronary syndromes: morbidity, mortality, and pharmacoeconomic burden. *Am J Manag Care*. 2009;15(2 Suppl):S36–S41.
8. Page RL 2nd et al. The economic burden of acute coronary syndromes for employees and their dependents: medical and productivity costs. *J Occcup Env Med*. 2013;55(7):761–767.
9. Zhao Z, Winget M. Economic burden of illness of acute coronary syndromes: medical and productivity costs. *BMC Health Serv Res*. 2011;11:35.
10. Turpie AG. Burden of disease: medical and economic impact of acute coronary syndromes. *Am J Manage Care*. 2006;12(16 Suppl):S430–S434.
11. Krumholz HM et al. Trends in hospitalizations and outcomes for acute cardiovascular disease and stroke, 1999–2011. *Circulation*. 2014;130(12):966–975.
12. Riccioni G, Sblendorio V. Atherosclerosis: from biology to pharmacological treatment. *J Geriatr Cardiol*. 2012;9(3):305–317.
13. Dubin D. Infarction. In: Dubin D, ed. *Rapid Interpretation of EKGs*. 6th ed. Tampa: COVER Publishing Co.; 2000:290.
14. Killip T 3rd, Kimball JT. Treatment of myocardial infarction in a coronary care unit. A two year experience with 250 patients. *Am J Cardiol*. 1967;20(4):457–464.
15. Antman EM et al. The TIMI risk score for unstable angina/non-ST elevation MI: a method for prognostication and therapeutic decision making. *JAMA*. 2000;284(7):835–842.
16. Morrow DA et al. TIMI risk score for ST-elevation myocardial infarction: a convenient, bedside, clinical score for risk assessment at presentation: an intravenous nPA for treatment of infarcting myocardium early II trial substudy. *Circulation*. 2000;102(17):2031–2037.
17. Bawamia B et al. Risk scores in acute coronary syndrome and percutaneous coronary intervention: a review. *Am Heart J*. 2013;165(4):441–450.
18. Solomon SD et al. Sudden death in patients with myocardial infarction and left ventricular dysfunction, heart failure, or both. *New Engl J Med*. 2005;352(25):2581–2588.
19. Burchfield JS et al. Pathological ventricular remodeling: mechanisms: part 1 of 2. *Circulation*. 2013;128(4):388–400.
20. Xie M et al. Pathological ventricular remodeling: therapies: part 2 of 2. *Circulation*. 2013;128(9):1021–1030.
21. Hilleman DE et al. Fibrinolytic agents for the management of ST-segment elevation myocardial infarction. *Pharmacotherapy*. 2007;27(11):1558–1570.
22. Kumar A, Cannon CP. Acute coronary syndromes: diagnosis and management, part II. *Mayo Clin Proc*. 2009;84(11):1021–1036.
23. TIMI Study Group. The Thrombolysis in Myocardial Infarction (TIMI) trial. Phase I findings. TIMI Study Group. *New Engl J Med*. 1985;312(14):932–936.
24. Cannon CP et al. American College of Cardiology key data elements and definitions for measuring the clinical management and outcomes of patients with acute coronary syndromes. A report of the American College of Cardiology Task Force on Clinical Data Standards (Acute Coronary Syndromes Writing Committee). *J Am Coll Cardiol*. 2001;38(7):2114–2130.
25. Jang IK et al. Differential sensitivity of erythrocyte-rich and platelet-rich arterial thrombi to lysis with recombinant tissue-type plasminogen activator. A possible explanation for resistance to coronary thrombolysis. *Circulation*. 1989;79(4):920–928.
26. Effects of tissue plasminogen activator and a comparison of early invasive and conservative strategies in unstable angina and non-Q-wave myocardial infarction. Results of the TIMI IIIB Trial. Thrombolysis in Myocardial Ischemia. *Circulation*. 1994;89(4):1545–1556.
27. Huxtable LM et al. Frequency and management of thrombocytopenia with the glycoprotein IIb/IIIa receptor antagonists. *Am J Cardiol*. 2006;97(3):426–429.
28. Kengreal. *Cangrelor Package Insert*. Parsippany, NY: The Medicines Company; 2015.
29. Bhatt DL et al. Effect of platelet inhibition with cangrelor during PCI on ischemic events. *New Engl J Med*. 2013;368(14):1303–1313.
30. Cohoon KP, Heit JA. Should platelet function testing guide antiplatelet therapy for patients with coronary artery stenting or acute coronary syndromes? *Clin Chem*. 2013;59(9):1299–1300.
31. Morrow DA et al. Vorapaxar in the secondary prevention of atherothrombotic events. *New Engl J Med*. 2012;366(15):1404–1413.
32. Krantz MJ, Kaul S. Secondary prevention of cardiovascular disease with vorapaxar: a new era of 3-drug antiplatelet therapy? *JAMA Intern Med*. 2015;175(1):9–10.
33. Waters DD, Ku I. Early statin therapy in acute coronary syndromes: the successful cycle of evidence, guidelines, and implementation. *J Am Coll Cardiol*. 2009;54(15):1434–1437.
34. Stone NJ et al. 2013 ACC/AHA guideline on the treatment of blood cholesterol to reduce atherosclerotic cardiovascular risk in adults: a report of the American College of Cardiology/American Heart Association Task Force on Practice Guidelines. *J Am Coll Cardiol*. 2014;63(25 Pt B):2889–2934.
35. Pitt B et al. Eplerenone, a selective aldosterone blocker, in patients with left ventricular dysfunction after myocardial infarction. *New Engl J Med*. 2003;348(14):1309–1321.
36. Effect of verapamil on mortality and major events after acute myocardial infarction (the Danish Verapamil Infarction Trial II–DAVIT II). *Amer J Cardiol*. 1990;66(10):779–785.
37. The Multicenter Diltiazem Postinfarction Trial Research Group. The effect of diltiazem on mortality and reinfarction after myocardial infarction. *New Engl J Med*. 1988;319(7):385–392.
38. Jamerson K et al. Benazepril plus amlodipine or hydrochlorothiazide for hypertension in high-risk patients. *New Engl J Med*. 2008;359(23):2417–2428.
39. Nissen SE et al. Effect of antihypertensive agents on cardiovascular events in patients with coronary disease and normal blood pressure: the CAMELOT study: a randomized controlled trial. *JAMA*. 2004;292(18):2217–2225.
40. Meine TJ et al. Association of intravenous morphine use and outcomes in acute coronary syndromes: results from the CRUSADE Quality Improvement Initiative. *Am Heart J*. 2005;149(6):1043–1049.
41. The Cardiac Arrhythmia Suppression Trial II Investigators. Effect of the antiarrhythmic agent moricizine on survival after myocardial infarction. *New Engl J Med*. 1992;327(4):227–233.
42. The Cardiac Arrhythmia Suppression Trial (CAST) Investigators. Preliminary report: effect of encainide and flecainide on mortality in a randomized trial of arrhythmia suppression after myocardial infarction. *New Engl J Med*. 1989;321(6):406–412.
43. Levine GN et al. 2011 ACCF/AHA/SCAI Guideline for Percutaneous Coronary Intervention. A report of the American College of Cardiology Foundation/American Heart Association Task Force on Practice Guidelines and the Society for Cardiovascular Angiography and Interventions. *J Am Coll Cardiol*. 2011;58(24):e44–e122.
44. Cannon CP et al. Relationship of symptom-onset-to-balloon time and door-to-balloon time with mortality in patients undergoing angioplasty for acute myocardial infarction. *JAMA*. 2000;283(22):2941–2947.
45. Balci B. The modification of serum lipids after acute coronary syndrome

and importance in clinical practice. *Curr Cardiol Rev.* 2011;7(4):272–276.

46. Armstrong PW et al. Fibrinolysis or primary PCI in ST-segment elevation myocardial infarction. *New Engl J Med.* 2013;368(15):1379–1387.
47. The Global Use of Strategies to Open Occluded Coronary Arteries (GUSTO III) Investigators. A comparison of reteplase with alteplase for acute myocardial infarction. *New Engl J Med.* 1997;337(16):1118–1123.
48. Van De Werf F et al. Single-bolus tenecteplase compared with front-loaded alteplase in acute myocardial infarction: the ASSENT-2 double-blind randomised trial. *Lancet.* 1999;354(9180):716–722.
49. ISIS-2 (Second International Study of Infarct Survival) Collaborative Group. Randomised trial of intravenous streptokinase, oral aspirin, both, or neither among 17,187 cases of suspected acute myocardial infarction: ISIS-2. ISIS-2 (Second International Study of Infarct Survival) Collaborative Group. *Lancet.* 1988;2(8607):349–360.
50. Chen ZM et al. Addition of clopidogrel to aspirin in 45,852 patients with acute myocardial infarction: randomised placebo-controlled trial. *Lancet.* 2005;366(9497):1607–1621.
51. Sabatine MS et al. Addition of clopidogrel to aspirin and fibrinolytic therapy for myocardial infarction with ST-segment elevation. *New Engl J Med.* 2005;352(12):1179–1189.
52. Gibson CM et al. Effects of pretreatment with clopidogrel on nonemergent percutaneous coronary intervention after fibrinolytic administration for ST-segment elevation myocardial infarction: a Clopidogrel as Adjunctive Reperfusion Therapy-Thrombolysis in Myocardial Infarction (CLARITY-TIMI) 28 study. *Am Heart J.* 2008;155(1):133–139.
53. Antman EM et al. Enoxaparin versus unfractionated heparin as antithrombin therapy in patients receiving fibrinolysis for ST-elevation myocardial infarction. Design and rationale for the Enoxaparin and Thrombolysis Reperfusion for Acute Myocardial Infarction Treatment-Thrombolysis In Myocardial Infarction study 25 (ExTRACT-TIMI 25). *Am Heart J.* 2005;149(2):217–226.
54. Yusuf S et al. Effects of fondaparinux on mortality and reinfarction in patients with acute ST-segment elevation myocardial infarction: the OASIS-6 randomized trial. *JAMA.* 2006;295(13):1519–1530.
55. Antman EM et al. Abciximab facilitates the rate and extent of thrombolysis: results of the thrombolysis in myocardial infarction (TIMI) 14 trial. The TIMI 14 Investigators. *Circulation.* 1999;99(21):2720–2732.
56. Topol EJ; GUSTO V Investigators. Reperfusion therapy for acute myocardial infarction with fibrinolytic therapy or combination reduced fibrinolytic therapy and platelet glycoprotein IIb/IIIa inhibition: the GUSTO V randomised trial. *Lancet.* 2001;357(9272):1905–1914.
57. Brener SJ et al. Eptifibatide and low-dose tissue plasminogen activator in acute myocardial infarction: the integrilin and low-dose thrombolysis in acute myocardial infarction (INTRO AMI) trial. *J Am Coll Cardiol.* 2002;39(3):377–386.
58. Assessment of the Safety and Efficacy of a New Thrombolytic Regimen (ASSENT)-3 Investigators. Efficacy and safety of tenecteplase in combination with enoxaparin, abciximab, or unfractionated heparin: the ASSENT-3 randomised trial in acute myocardial infarction. *Lancet.* 2001;358(9282):605–613.
59. De Luca G et al. Abciximab as adjunctive therapy to reperfusion in acute ST-segment elevation myocardial infarction: a meta-analysis of randomized trials. *JAMA.* 2005;293(14):1759–1765.
60. Peters RJ et al. The role of fondaparinux as an adjunct to thrombolytic therapy in acute myocardial infarction: a subgroup analysis of the OASIS-6 trial. *Eur Heart J.* 2008;29(3):324–331.
61. Wijeysundera HC et al. Rescue angioplasty or repeat fibrinolysis after failed fibrinolytic therapy for ST-segment myocardial infarction: a meta-analysis of randomized trials. *J Am Coll Cardiol.* 2007;49(4):422–430.
62. Gershlick AH et al. Rescue angioplasty after failed thrombolytic therapy for acute myocardial infarction. *New Engl J Med.* 2005;353(26):2758–2768.
63. Mehta RH et al. Reperfusion strategies for acute myocardial infarction in the elderly: benefits and risks. *J Am Coll Cardiol.* 2005;45(4):471–478.
64. Dargie HJ. Effect of carvedilol on outcome after myocardial infarction in patients with left-ventricular dysfunction: the CAPRICORN randomised trial. *Lancet.* 2001;357(9266):1385–1390.
65. Chen ZM et al. Early intravenous then oral metoprolol in 45,852 patients with acute myocardial infarction: randomised placebo-controlled trial. *Lancet.* 2005;366(9497):1622–1632.
66. Antman EM et al. Assessment of the treatment effect of enoxaparin for unstable angina/non-Q-wave myocardial infarction. TIMI 11B-ESSENCE meta-analysis. *Circulation.* 1999;100(15):1602–1608.
67. Ferguson JJ et al. Enoxaparin vs unfractionated heparin in high-risk patients with non-ST-segment elevation acute coronary syndromes managed with an intended early invasive strategy: primary results of the SYNERGY randomized trial. *JAMA.* 2004;292(1):45–54.
68. Antman EM et al. Enoxaparin prevents death and cardiac ischemic events in unstable angina/non-Q-wave myocardial infarction. Results of the thrombolysis in myocardial infarction (TIMI) 11B trial. *Circulation.* 1999;100(15):1593–1601.
69. Yusuf S et al; Fifth Organization to Assess Strategies in Acute Ischemic Syndromes Investigators. Comparison of fondaparinux and enoxaparin in acute coronary syndromes. *New Engl J Med.* 2006;354(14):1464–1476.
70. Stone GW et al. Bivalirudin for patients with acute coronary syndromes. *New Engl J Med.* 2006;355(21):2203–2216.
71. Shahzad A et al. Unfractionated heparin versus bivalirudin in primary percutaneous coronary intervention (HEAT-PPCI): an open-label, single centre, randomised controlled trial. *Lancet.* 2014;384(9957):1849–1858.
72. Mehta SR, Yusuf S; Clopidogrel in Unstable angina to prevent Recurrent Events Study Investigators. The Clopidogrel in Unstable angina to prevent Recurrent Events (CURE) trial programme; rationale, design and baseline characteristics including a meta-analysis of the effects of thienopyridines in vascular disease. *Eur Heart J.* 2000;21(24):2033–2041.
73. Mehta SR et al. Effects of pretreatment with clopidogrel and aspirin followed by long-term therapy in patients undergoing percutaneous coronary intervention: the PCI-CURE study. *Lancet.* 2001;358(9281):527–533.
74. Sabatine MS et al. Effect of clopidogrel pretreatment before percutaneous coronary intervention in patients with ST-elevation myocardial infarction treated with fibrinolytics: the PCI-CLARITY study. *JAMA.* 2005;294(10):1224–1232.
75. Montalescot G et al. Prasugrel compared with clopidogrel in patients undergoing percutaneous coronary intervention for ST-elevation myocardial infarction (TRITON-TIMI 38): double-blind, randomised controlled trial. *Lancet.* 2009;373(9665):723–731.
76. Wiviott SD et al. Intensive oral antiplatelet therapy for reduction of ischaemic events including stent thrombosis in patients with acute coronary syndromes treated with percutaneous coronary intervention and stenting in the TRITON-TIMI 38 trial: a subanalysis of a randomised trial. *Lancet.* 2008;371(9621):1353–1363.
77. Effient. Prasugrel Package Insert. Indianapolis, IN: Eli Lilly and Company; 2015.
78. Wallentin L et al. Ticagrelor versus clopidogrel in patients with acute coronary syndromes. *New Engl J Med.* 2009;361(11):1045–1057.
79. Mahaffey KW et al. Ticagrelor compared with clopidogrel by geographic region in the Platelet Inhibition and Patient Outcomes (PLATO) trial. *Circulation.* 2011;124(5):544–554.
80. Brilinta. Ticagrelor Package Insert. Wilmington, DE: AstraZeneca; 2015.
81. Simoons ML; GUSTO IV-ACS Investigators. Effect of glycoprotein IIb/IIIa receptor blocker abciximab on outcome in patients with acute coronary syndromes without early coronary revascularisation: the GUSTO IV-ACS randomised trial. *Lancet.* 2001;357(9272):1915–1924.
82. Pfeffer MA et al. Valsartan, captopril, or both in myocardial infarction complicated by heart failure, left ventricular dysfunction, or both. *New Engl J Med.* 3 2003;349(20):1893–1906.
83. Dickstein K, Kjekshus J; OPTIMAAL Steering Committee of the OPTIMAAL Study Group. Effects of losartan and captopril on mortality and morbidity in high-risk patients after acute myocardial infarction: the OPTIMAAL randomised trial. Optimal Trial in Myocardial Infarction with Angiotensin II Antagonist Losartan. *Lancet.* 2002;360(9335):752–760.
84. Yancy CW et al. 2013 ACCF/AHA guideline for the management of heart failure: a report of the American College of Cardiology Foundation/American Heart Association Task Force on Practice Guidelines. *J Am Coll Cardiol.* 2013;62(16):e147–e239.
85. Krumholz HM et al. ACC/AHA 2008 performance measures for adults with ST-elevation and non-ST-elevation myocardial infarction: a report of the American College of Cardiology/American Heart Association Task Force on Performance Measures (Writing Committee to Develop Performance Measures for ST-Elevation and Non-ST-Elevation Myocardial Infarction) Developed in Collaboration With the American Academy of Family Physicians and American College of Emergency Physicians Endorsed by the American Association of Cardiovascular and Pulmonary Rehabilitation, Society for Cardiovascular Angiography and Interventions, and Society of Hospital Medicine. *J Am Coll Cardiol.* 2008;52(24):2046–2099.
86. Bangalore S et al. Clinical outcomes with beta-blockers for myocardial infarction: a meta-analysis of randomized trials. *Am J Med.* 2014;127(10):939–953.
87. Nakatani D et al. Impact of beta blockade therapy on long-term mortality after ST-segment elevation acute myocardial infarction in the percutaneous coronary intervention era. *Am J Cardiol.* 2013;111(4):457–464.
88. Park KL et al. Beta-blocker use in ST-segment elevation myocardial infarction in the reperfusion era (GRACE). *Am J Med.* 2014;127(6):503–511.
89. Smith SC Jr et al. AHA/ACCF Secondary Prevention and Risk Reduction Therapy for Patients with Coronary and other Atherosclerotic Vascular Disease: 2011 update: a guideline from the American Heart Association and American

College of Cardiology Foundation. *Circulation*. 2011;124(22):2458–2473.

90. Schwartz GG et al. Effects of atorvastatin on early recurrent ischemic events in acute coronary syndromes: the MIRACL study: a randomized controlled trial. *JAMA*. 2001;285(13):1711–1718.
91. de Lemos JA et al. Early intensive vs a delayed conservative simvastatin strategy in patients with acute coronary syndromes: phase Z of the A to Z trial. *JAMA*. 2004;292(11):1307–1316.
92. Jacobson TA et al. National lipid association recommendations for patient-centered management of dyslipidemia: part 1—full report. *J Clin Lipidol*. 2015;9(2):129–169.
93. CAPRIE Steering Committee. A randomised, blinded, trial of clopidogrel versus aspirin in patients at risk of ischaemic events (CAPRIE). CAPRIE Steering Committee. *Lancet*. 1996;348(9038):1329–1339.
94. Bonaca MP et al. Long-term use of ticagrelor in patients with prior myocardial infarction. *New Engl J Med*. 2015;372(19):1791–1800.
95. Mauri L et al. Twelve or 30 months of dual antiplatelet therapy after drug-eluting stents. *New Engl J Med*. 2014;371(23):2155–2166.
96. Delewi R et al. Left ventricular thrombus formation after acute myocardial infarction. *Heart*. 2012;98(23):1743–1749.
97. Ghushchyan V et al. Indirect and direct costs of acute coronary syndromes with comorbid atrial fibrillation, heart failure, or both. *Vasc Health Risk Manag*. 2015;11:25–34.
98. Dewilde WJ et al. Use of clopidogrel with or without aspirin in patients taking oral anticoagulant therapy and undergoing percutaneous coronary intervention: an open-label, randomised, controlled trial. *Lancet*. 2013;381(9872):1107–1115.
99. Abraham NS et al. ACCF/ACG/AHA 2010 Expert Consensus Document on the concomitant use of proton pump inhibitors and thienopyridines: a focused update of the ACCF/ACG/AHA 2008 expert consensus document on reducing the gastrointestinal risks of antiplatelet therapy and NSAID use: a report of the American College of Cardiology Foundation Task Force on Expert Consensus Documents. *Circulation*. 2010;122(24):2619–2633.
100. Plavix. Clopidogrel Package insert. Bridgewater, NJ: Bristol-Myers Squibb/ Sanofi Pharmaceuticals Partnership; 2015.
101. Gerber Y et al; Israel Study Group on First Acute Myocardial Infarction. Smoking status and long-term survival after first acute myocardial infarction a population-based cohort study. *J Am Coll Cardiol*. 2009;54(25):2382–2387.
102. Weber MA et al. Clinical practice guidelines for the management of hypertension in the community a statement by the American Society of Hypertension and the International Society of Hypertension. *J Hypertens*. 2014;32(1):3–15.
103. James PA et al. 2014 evidence-based guideline for the management of high blood pressure in adults: report from the panel members appointed to the Eighth Joint National Committee (JNC 8). *JAMA*. 2014;311(5):507–520.
104. Roffi M et al; Management of Acute Coronary Syndromes in Patients Presenting without Persistent ST-Segment Elevation of the European Society of Cardiology. 2015 ESC Guidelines for the management of acute coronary syndromes in patients presenting without persistent ST-segment elevation: Task Force for the Management of Acute Coronary Syndromes in Patients Presenting without Persistent ST-Segment Elevation of the European Society of Cardiology (ESC). *Eur Heart J*. 2015. Available at: http://eurheartj.oxfordjournals.org/content/early/2015/08/28/eurheartj.ehv320. Accessed September 30, 2015.

# 第 14 章　心力衰竭

Harleen Singh and Joel C. Marrs

## 核心原则

| | 核心原则 | 章节案例 |
|---|---|---|
| 1 | 心力衰竭(heart failure,HF)是由于任何心脏结构或功能异常导致心室充盈或射血能力受损的一组复杂临床综合征。HF 可分为左室射血分数降低的 HF(HF with reduced left ventricular ejection fraction,HFrEF)和左室射血分数保留的 HF(HF with preserved left ventricular ejection fraction,HFpEF),后者曾被称为舒张性 HF。 | 案例 14-1(问题 1) |
| 2 | 包括活动受限在内的 HF 症状可采用纽约心脏协会的心功能分级系统和美国心脏病学会及美国心脏协会关于慢性 HF 分期的方法。HF 的主要症状(如外周水肿、呼吸困难、乏力)和体征必须结合患者的病史、体格检查和辅助检查结果来评价。 | 案例 14-1(问题 2 和 3) |
| 3 | 同时存在可引发 HF 的(如缺血性心脏病、高血压、心房颤动、糖尿病、睡眠呼吸暂停)或 HF 导致的医学状况(如心房颤动、恶病质、抑郁)可影响整体预后及治疗,所以应当常规对这些情况进行评估。 | 案例 14-1(问题 4)<br>案例 14-2(问题 7)<br>案例 14-5(问题 3) |
| 4 | 某些种类的药物(如非甾体抗炎药和格列酮类)可能会影响血流动力学,加重代偿性 HF 患者的症状。部分患者,其 HF 的发生可归因于某种特定药物(癌症的化疗药物)的心脏毒性作用。 | 案例 14-1(问题 5) |
| 5 | 治疗目的是改善症状,减少住院率,防止病人过早死亡。HFrEF 治疗的基础是优化延长生命的治疗(如血管紧张素转化酶抑制剂、血管紧张素受体阻滞剂、β 受体阻滞剂、醛固酮拮抗剂)和促使其选择健康的生活方式(如限钠、运动训练)。 | 案例 14-1(问题 6~20)<br>案例 14-2(问题 1~8)<br>案例 14-3(问题 1 和 2) |
| 6 | 迅速识别 HF 症状并给予妥善处理是急性失代偿性 HF 管理的关键。对容量负荷过重的患者,其主要治疗为静脉应用袢利尿剂。临床试验未能获得其他治疗(如正性肌力药物)可使患者长期获益的证据。 | 案例 14-4(问题 1~3)<br>案例 14-5(问题 1 和 2) |
| 7 | 植入式心脏复律除颤器可以降低左室功能下降患者的心源性猝死风险。结合心脏再同步化治疗可以改善重症 HF 患者的症状和生活质量。 | 案例 14-5(问题 4)<br>案例 14-6(问题 1 和 2) |
| 8 | 能对哪种治疗是 HFpEF 最佳治疗方案提供指导的临床试验证据很少。 | 案例 14-7(问题 1) |
| 9 | 尽管存在争议,还是要指出,某些患者或许对药物治疗存在不同的反应(如非洲裔美国患者、女性)。 | 案例 14-2(问题 3)<br>案例 14-3(问题 2) |
| 10 | HF 是一种非常严重的情况,需要仔细诊断、持续监测,并实施基于证据的治疗。有些证据支持草药(如山楂)有改善 HF 症状的作用,然而没有证据证明草药能降低死亡率。草药也有与其他心脏治疗药物发生相互作用的可能。 | 案例 14-8(问题 1) |

心力衰竭(heart failure,HF)是"由于任何心脏结构或功能异常导致心室充盈或射血功能受损的一组复杂临床综合征"[1]。充血性心力衰竭(congestive heart failure,CHF)是 HF 的一种亚型,以左心室(简称左室,left ventricular,

LV)收缩功能不全和容量超负荷为主要特征。然而有些患者没有瘀血症状,却仍存在疲乏、活动耐量下降等心输出量(cardiac output,CO)下降的表现。所以,"充血性心力衰竭"这个术语已被"心力衰竭"取代。

对HF的描述、诊断技术和治疗,在过去的20年里发生了非常大的变化。自1994年以来,已有一系列共识和循证实践指南发表以期实现HF管理的标准化。美国心力衰竭协会[2]、美国心脏病学会(American College of Cardiology,ACC)、美国心脏协会(American Heart Association,AHA)[1]、欧洲心脏病学会[3]的指南都进行了修正和更新,以反应HF管理的进展改变。这些指南采用了2001年ACC/AHA指南首次提出的将HF分为4个时期方法(图14-1)[4]。这种分级方法有利于早期识别与左室功能不全进展和HF症状有关的危险因素,它强调HF早期阶段(A期和B期)适当的干预治疗能阻止向明显的HF症状的进展。它不能取代纽约心脏协会(New York Heart Association,NYHA)的心功能分级方法,但应强调的是他们应当联合应用于典型患者。ACC/AHA的指南[1,5,6]提供了门诊和住院情况下HF的预防、诊断、危险分层及治疗方面的综合回顾。这些更新强调护理质量并遵从功能评估。人们常使用术语"指南导向的治疗"(guideline-directed therapy,GDMT)代替"优化的药物治疗"。

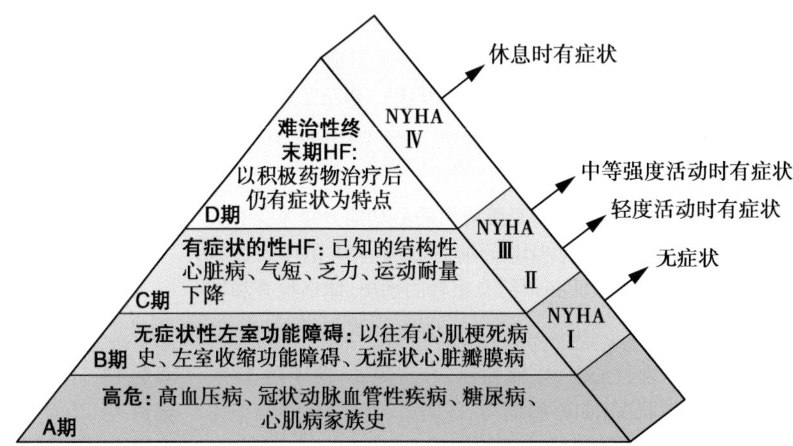


图14-1 HF分期及NYHA分级。(来源:Hunt SA et al. ACC/AHA Guidelines for the Evaluation and Management of Chronic Heart Failure in the Adult:Executive Summary. A Report of the American College of Cardiology/American Heart Association Task Force on Practice Guidelines(Committee to Revise the 1995 Guidelines for the Evaluation and Management of Heart Failure);Developed in Collaboration With the International Society for Heart and Lung Transplantation;Endorsed by the Heart Failure Society of America. *Circulation.* 2001;104:2996.)

非常多的程序和系统被实施以降低HF的花费和住院时长。建议执业医师至少每年学习1次最新出版的指南,以了解不断更新的HF治疗策略。

## 发病率、患病率、流行病学

据统计,美国有570万HF患者(占全国人口的1.5%~2%),而全世界约有2 300万HF患者。HF的患病率持续增加,预计至2030年患病率将增加46%[7]。每年,有870 000人被新诊断为HF;40岁的人中有五分之一有进展为这个症状的终生风险。65岁以上HF的发病率接近10人/(1 000人·年),是美国老年人群最常见的住院原因。

男性与老年人是HF高发人群,然而,黑种人女性发病率与白种人男性一样高。针对女性来说,冠状动脉疾病(coronary artery disease,CAD)和糖尿病被认为是HF最重要的危险因素。与白种人相比,非裔美国人可能会在较早的年龄时就出现HF。危险因素,像缺血性心脏病、高血压病(hypertension,HTN)、吸烟、肥胖以及糖尿病等,已确定可预测HF的发生率及其严重程度[7]。

2011年,1/9死亡患者其死亡证明中提到了HF[7]。国家数据库和社区的证据表明,女性HF的发病率,如果不是在下降,就可能是比较稳定的;有HF的患者其存活时间逐渐增加。然而死亡率仍高,几乎50%的诊断为HF的患者将在5年内死亡[5]。确诊HF后,死亡风险每年都会固定增加。LV射血分数(ejection fraction,EF)正常或降低的患者,其6个月死亡率没有差别[8]。2012年用于HF的直接或间接的健康保健费用估计达307亿美元[7]。

人们研发了多种HF预后的风险预测模型。考虑到HF人群的不同特点(缺血性或非缺血性,低或正常的EF),包括多样的伴随疾病情况,风险预测模型的准确率在所有HF人群中并不完全一致。因此,确定哪些患者为HF高危及各种危险因素如何预测结果非常重要[9]。应当根据这些关联的强度制定预防措施,来降低目标人群的HF住院率。2013年的指南[1]强调经确认的多种危险评分可用于预测门诊或住院HF患者的死亡风险。

## 病因学

### 低输出量及高输出量心力衰竭

即往HF被描述为低输出量或高输出量HF,绝大多数的患者为低输出量HF(表14-1)。两种类型的HF,心脏都不能提供足够的血流(组织灌注)来满足机体的代谢需要,特别是运动时的需要。典型的低输出量HF的特点是患者衰弱的心脏泵出的血量减少,而肌体的代谢需要正常。

**表14-1**
左室功能障碍的分类和病因

| 心力衰竭的类型 | 特征 | 机制 | 病因学 |
|---|---|---|---|
| 低输出量、收缩功能障碍(扩张性心肌病)[a] | 左心室功能减退:心脏扩大(左心室扩大);↑左室舒张末容量;EF<40%;↓每搏输出量;↓CO;可闻及第三心音 | 1. ↓收缩力(心肌病)<br>2. ↑后负荷(SVR增加) | 1. 冠状动脉缺血[b],MI,二尖瓣狭窄或反流,酒精中毒,病毒感染,营养不良,钙、钾缺乏,药物引起,先天性<br>2. 高血压,主动脉狭窄,容量负荷过重 |
| 舒张功能障碍 | 左心室收缩力正常;心脏正常大小;左室顺应性下降;左室舒张功能受限;左室充盈受限;EF正常;可闻及第四心音 | 1. 肥厚的左心室(肥厚性心肌病)<br>2. 左室顺应性下降(限制性心肌病)<br>3. ↑前负荷 | 1. 冠状动脉缺血[b],MI,高血压,主动脉狭窄或反流,心包炎,左室间隔增厚(肥厚性心肌病)<br>2. 淀粉样变性,结节病<br>3. 钠、水潴留 |
| 高输出量心力衰竭(少见) | 收缩力正常或↑;心脏正常大小;正常的左室舒张末容量;EF正常或↑;正常或增加的每搏输出量;↑CO | ↑新陈代谢及需氧量 | 贫血和甲亢 |

[a] 如果也存在症状,同充血性心力衰竭。
[b] 冠状动脉缺血或心肌梗死引起的心力衰竭按缺血病因分类,所有其他类型按非缺血性分类。
CO,心输出量;EF,射血分数;MI,心肌梗死;SVR,全身血管阻力

高输出量HF的患者,心脏没有原发性病变,泵出的血量正常甚或高于正常。因为其他基础疾病(如甲状腺功能亢进、贫血)使机体的代谢需求增加,工作负荷增加使心脏疲劳而最终不能满足机体代谢的需要。高输出量HF的主要治疗措施是控制原发病。除非特殊说明,本章主要讲述低输出量HF的治疗。

## 左心室与右心室心功能不全

低输出量HF被进一步分为左心室、右心室功能不全,或全心功能不全(全心衰竭)。因为左心室是心脏主要的泵血腔室,所以,左室功能不全在低输出量HF中最常见,并且是药物治疗的主要目标。如果对两侧心脏的损害持续存在(如心梗后),或作为进展性左心HF的迟发性的并发症,右心室功能不全可以与LV HF同时存在。

孤立的右室功能不全相对少见,其常见的致病原因为原发性或继发性的肺动脉高压。在这些情况下,升高的肺动脉压力使右心室排空受阻,从而使心脏右侧的工作负荷增加[10,11]。原发性肺动脉HTN是特发性的,由不明原因的肺动脉血管的阻力增加引起。继发性肺动脉HTN的原因包括胶原血管疾病、结节病、纤维化、高海拔暴露、药物和化学暴露。药物诱发的原因包括应用阿片类药物过量(尤其是海洛因)、5-羟色胺-2B(5HT-2B)激动剂(如右芬氟拉明、苯氟拉明、培高利特),以及静脉内(intravenous,IV)注射难溶性哌醋甲酯所致的肺纤维化。作为肺部疾病进展结果的右心疾病,即肺源性心脏病。

## 收缩性与舒张性心功能不全;缺血性与非缺血性心力衰竭

LV功能不全可进一步分为收缩和舒张功能不全。也可见混合性的心功能不全(见表14-1)。收缩功能不全时,每搏输出量(stroke volume,SV)(即心脏每次收缩射出的血量;正常为60~130ml)和CO(即SV×心率;正常为4~7L/分)减少。诊断HF时,区分收缩性和舒张性的重要标志是左室射血分数(left ventricular ejection fraction,LVEF),定义为收缩期搏出量占左室的舒末容积的比值(正常值为60%~70%)。

收缩功能不全时,LVEF<40%,进展性HF可下降至小于20%。伴有射血分数下降的心力衰竭(heart failure with reduced ejection fraction,HFrEF)由各种致泵衰竭的因素导致(心肌收缩力降低)。当心脏因血液潴留充血时,心脏增大,导致左室扩大、收缩力减弱。

由冠状动脉缺血导致或心肌梗死(myocardial infarction,MI)后的HF被归类为缺血性HF,其他所有类型的HF被称为非缺血性HF。CAD是伴有左室收缩功能不全HF患者的常见病因。LV泵衰竭的其他原因包括:持续的心律失常、链球菌感染后的风湿性心脏病、慢性酒精中毒(酒精性心肌病)、病毒感染和其他不明原因(先天性扩张型心肌病)。长期的HTN和一些心脏瓣膜疾病(主动脉瓣或二尖瓣狭窄)也可通过增加心脏射血的阻力(一种高后负荷状态)导致收缩性HF。

相比之下,LV 舒张功能不全指左心室舒张功能受损和室壁僵硬,EF 可正常或异常,患者也可有临床症状或无症状。一些患者同时存在收缩性和舒张性心功能不全。术语“射血分数保留的 HF(heart failure with normal or preserved left ventricular ejection fraction,HFpEF)”指有症状但 EF 正常的心衰患者。这些患者通常有舒张性心功能不全。

引起舒张性 HF 的可能病因包括冠状动脉缺血、长期未被控制的高血压、MI 后左室壁的瘢痕、室壁肥厚、肥厚型心肌病、限制性心肌病(淀粉样变性和结节病)和瓣膜性心脏病(主动脉瓣狭窄)。这些因素导致左室壁僵硬(顺应性降低),及舒张期松弛能力降低,或两者都有,从而使心室内压升高,尽管此时心室腔内的血容量相对较低。升高的压力使舒张期左室充盈受阻,而正常情况下舒张期左室充盈是通过血液凭借低阻的压力梯度被动流入实现的。心脏的大小通常(但不总是)正常。据估计约有 20%~60%HF 患者 LVEF 正常而心室顺应性下降[12]。由于冠状动脉缺血、MI 和高血压同时是心脏收缩和舒张性功能障碍的致病原因,许多患者同时存在收缩和舒张性心功能不全。

收缩性心功能不全的病理学表现与过去所谓的“充血性心衰”非常相似。尽管临床上收缩和舒张功能不全有各种不同的表现形式,但两者可有相似的症状[4,11]。无论收缩还是舒张功能不全的患者,大多数有运动耐力下降和气短(shortness of breath,SOB)的表现。HF 患者中,一些有明显的水肿,而另一些患者却没有水肿或充血的症状。HF 早期可以没有症状。基于以上原因,应避免使用“CHF”这一缩写,因为不是所有的患者都有充血的症状。“CHF”也曾用于表示“慢性心力衰竭”。强烈建议临床医生给所有患者测定 EF 值。HF 的诊断应结合症状、体征及适合的临床检验。

## 心脏负荷

增加的心脏负荷是 HF 的共同特点。4 个主要因素决定了 LV 的工作负荷:前负荷、后负荷、心肌收缩力和心率(heart rate,HR)。

### 前负荷

前负荷是指作用于循环系统静脉壁的压力对心肌壁张力的影响。左室容量在左室舒张末期充盈完成时最大(左室舒张末容量)。容量的增加使心室内压力(左室舒张末压力)增大,继而使心室“拉伸”或室壁张力增加。外周静脉扩张和外周静脉血容量的减少使前负荷降低,而外周静脉收缩和外周静脉血容量的增加使前负荷则增大。

增加的前负荷会使 HF 恶化。快速地输入血浆扩容并渗透利尿,或使用大量的含钠或保钠制剂均可增加前负荷。主动脉瓣功能障碍(主动脉瓣关闭不全)时血液反流回左心室,使心室必须泵出的血量增多。二尖瓣功能障碍(二尖瓣反流)使血液由左心室逆射入左心房,从而使 CO 降低。收缩性 HF 的患者,左室功能下降使心室射血量减少效率下降,心腔内的剩余血量增多,前负荷增加。左室僵硬的 HFpEF 的患者,钠、水超载引起的舒张末期容量较小的增加也会使舒张末期压力明显升高。

### 后负荷

后负荷是心脏收缩时室壁上出现的张力。室壁张力受心室内压力、心室内径,和室壁厚度影响。后负荷受全身血管阻力(systemic vascular resistance,SVR)或心脏射血时必须对抗阻力的影响。可根据动脉血压(blood pressure,BP)预测后负荷。高血压、动脉粥样硬化性疾病,或狭窄的主动脉瓣开口会增加动脉阻力(后负荷),从而增加心脏负荷。高血压是促进 HFrEF 和 HFpEF 进展的主要因素。Framingham 团队发现,75%的 HF 患者有高血压病史[13]。高血压患者发展为 HF 的风险为血压正常者的 6 倍。

### 心肌收缩力

“收缩力”和“变力状态”两个术语都同样用于描述心肌纤维独立于前、后负荷的产生力和缩短其纤维的能力。原发性心肌病、心瓣膜病、CAD,或心肌梗死(myocardial infarction,MI)后,心肌纤维减少或者功能低下时,心肌收缩的能力减弱。心肌的收缩力的减弱在收缩性 HF 的发展中起主要作用,但不是舒张性 HF 的致病因素。有些药物,像 β 受体阻滞剂或蒽环类药物,会通过降低心肌收缩力引起 HF。

### 心率

EF 下降时,心率增快是一种增加 CO 的反应机制。后面将会讨论,交感神经系统是这一反应的主要介质。心率较快时的工作负荷和能量需求使心脏压力增加,最终会加重 HF。

# 病理生理

心脏开始衰竭时,机体激活数个复杂的代偿机制以保持 CO 和机体的氧供。包括增加交感神经张力,激活肾素-血管紧张素-醛固酮系统(renin-angiotensin-aldosterone system,RAAS),水钠潴留和其他神经内分泌调节。这些将导致心脏“重构”(心室扩大、心肌肥厚和左室内腔形态的改变)。这些适应性机制的长期后果弊大于利(图 14-2)。每一个适应过程的相对平衡在不同类型的 HF(收缩和舒张性功能不全),甚至相同类型 HF 的不同患者中都可以不同。了解这些的代偿机制的潜在益处和不良后果对理解 HF 的症状、体征和治疗是必需的[14]。

## 交感(肾上腺素)神经系统

机体对 CO 减低的正常生理反应是引起机体肾上腺素能(交感)神经系统兴奋,表现为循环中去甲肾上腺素(norepinephrine,NE)及儿茶酚胺类物质增多。NE 的变力(收缩力增加)和变时(心率增加)效应初期会保持接近正常的 CO,保证重要器官如中枢神经系统(central nervous system,CNS)和心肌的灌注。NE 激活的后果包括减少钠从肾脏的排泄,限制冠状动脉对心室壁的供血(心肌缺血),心律失常增加,低钾血症和氧化应激诱发细胞死亡(凋亡)。

长期高水平的儿茶酚胺对心脏有害。因为可以导致严重 HF 患者心肌细胞表面的 $\beta_1$ 受体敏感性和 $\beta_1$ 受体密度降低 60%~70%[14-20]。正常心脏 $\beta_1$、$\beta_2$ 受体的比值,β1∶β2

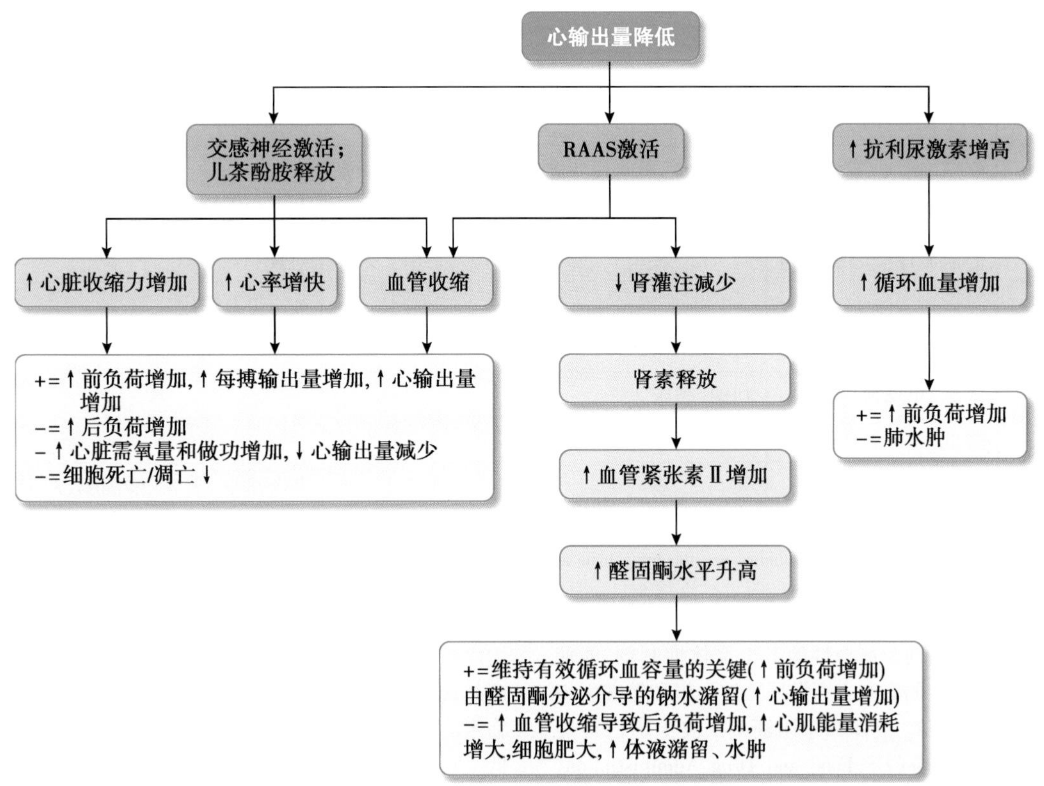


图 14-2 收缩性 HF 的适应机制。+，有益的作用；-，负的(有害的)作用；RAAS，肾素-血管紧张素醛固酮系统

约为 80∶20。作为对过度刺激的反应，衰竭心肌通过下调 $\beta_1$ 亚型受体使这个平衡变为大约 70∶30。这种选择性的 $\beta_1$ 受体下调伴随"$\beta_1$ 和 $\beta_2$ 受体活性脱偶联"现象，$\beta_2$ 受体的数量未变而这些受体引起的反应降低了 30%[15]。一段时间后，使心肌细胞对交感刺激反应性降低进而降低收缩功能。β 阻滞剂使下调的 $\beta_1$ 受体上调，同时，脱偶联的 $\beta_2$ 受体敏感性的恢复保护心脏免受儿茶酚胺的有害影响[21]。

交感肾上腺素能神经受体的变化部分由基因型决定。有趣的是，在有 HF 的非裔美国患者中，可观察到不成比例的 $\beta_1$ 受体变异多态性的高发生率，与增加的心功能有关。此外，$\beta_1$ 受体($\beta_1$Arg389)和 $\alpha_{2C}$ 肾上腺素能受体($\alpha_{2C}$Del322-325)变异同时存在时，引起肾上腺素过度激活，并增加了 HF 风险。这些联合缺陷在白种人不常见，或许可以部分解释非裔美国人中较高的 HF 发病率。对 α 和 β 受体表型更好的理解可能会改善 HF 的预防和治疗策略[22]。

## 肾功能和肾素-血管紧张素-醛固酮系统

HF 时 CO 减低可引起血管紧张素Ⅱ激活。血管紧张素Ⅱ是一种强有力的血管收缩剂，也是交感神经系统强激活剂，从而使 SVR 增加。肾血管阻力增加，肾小球滤过率(glomerular filtration rate，GFR)降低。随着 GFR 的降低，更多的钠和水被重吸收。有效循环血浆容量的减少和血管紧张素Ⅱ也刺激垂体释放抗利尿激素(antidiuretic hormone，ADH)，造成肾集合管中自由水的潴留。

当肾灌注压降低时，肾脏释放肾素。肾素使血液中血管紧张素原转化成血管紧张素Ⅰ。血管紧张素Ⅰ在血管紧张素转化酶(angiotensin-converting enzyme，ACE)作用下代谢为血管紧张素Ⅱ(见图 14-2)。血管紧张素Ⅱ有利于钠水潴留多种作用。其使血管收缩的作用可降低 GFR，它还可以刺激肾上腺分泌醛固酮，从而增加钠的重吸收。血管紧张素Ⅱ刺激血管加压素的合成和释放，从而引起自由水的潴留并刺激 CNS 的口渴中枢。最后，血管紧张素Ⅱ可直接刺激 NE 的释放。肾灌注降低的最终结果是有害的。钠水潴留的增加加重前负荷，而血管紧张素Ⅱ诱导的血管收缩增加了 SVR 和后负荷。

长期的醛固酮的过度分泌会引起心肌、肾脏和其他器官的纤维化[23]。这样，醛固酮可独立于血管紧张素Ⅱ促进器官的重构和纤维化。

## 其他激素介质

### 内皮素

还有几个调节激素和细胞因子曾被认为在 HF 的发生和发展过程中发挥了作用。首先是内皮素[24,25]。内皮素-1(endothelin-1，ET-1)是最活跃的。ET-1 由血管和呼吸道的平滑肌、心肌细胞、白细胞和巨噬细胞合成。HF、肺动脉高压、MI、心肌缺血和休克时血清 ET-1 的浓度升高。ET-1 可引起血管收缩、促进心室重构、降低肾血流(renal bloodflow，RBF)。虽然 ET-1 的这些作用对 HF 有害，但它的药理学作用复杂，赖于两种不同的被称作 $ET_A$ 和 $ET_B$ 的 G-蛋白偶联受体亚型的相对平衡。如表 14-2 所示，ET-1 能够引起两个受体的相反效应，而最终的净效应取决于这两种受体的相对密度。

表 14-2
内皮素-1 的生物学作用

| 器官 | $ET_A$ 受体作用 | $ET_B$ 受体作用 | 其他作用 |
|---|---|---|---|
| 血管 | 强效血管收缩剂 | 一氧化氮和前列环素释放介导的血管舒张 | |
| | 胶原沉积 | | |
| 心脏 | 心肌肥厚和心脏重构 | | ↑HR |
| | | | +/-变力作用 |
| 肺 | 支气管收缩 | | |
| 肾脏 | 入球、出球血管收缩 | 利钠、利尿 | |
| | 降低 RBF 和 GFR | | |
| 神经内分泌 | | | 儿茶酚胺、肾素、醛固酮、ANH 的释放 |

ANH，心房利钠激素；$ET_A$，内皮素 A；$ET_B$，内皮素 B；GFR，肾小球滤过率；HR，心率；RBF，肾血流量；+/-，正/负
来源：Ergul A. Endothelin-1 and endothelin receptor antagonists as potential cardiovascular therapeutic agents. *Pharmacotherapy*. 2002；22：54.

未来的治疗药物可能是用以阻止 ET-1 活化的一种或多种酶的特异性抑制剂。选择性的 $ET_A$ 受体抑制剂，能使反应向 $ET_B$ 受体活化的有利方面发展。波生坦和替唑生坦是非选择性的 $ET_A/ET_B$ 受体双重阻断剂。波生坦已被美国食品与药品管理局（US Food and Drug Administration，FDA）批准用于治疗肺动脉高压，其在 HF 中的应用正在观察中[8,9]。

### 利钠肽

利钠肽（natriuretic peptides，NPs）是由含有一个共同的 17-氨基酸环的多肽组成的家族。A 型利钠肽，以前被称作心房利尿钠肽或心房利钠因子，是心房对扩张的反应性分泌物。类似地，B 型利钠肽（B-type natriuretic peptide，BNP），是心室肌对心室舒张末期压力和容积升高的反应性分泌物。C 型利钠肽（C-type natriuretic peptide，CNP）是肺、肾脏和血管内皮在受到剪应力时分泌的。总之，利钠肽被认为是神经内分泌激活的有益形式。这些正面作用有：拮抗肾素-血管紧张素系统、抑制交感冲动发放和拮抗内皮素-1。其净效应是扩张周围血管和冠状动脉、降低心脏的前、后负荷。顾名思义，它们还有利尿、利钠作用，这种作用是通过对入球动脉的扩张和可能的对出球动脉的收缩，提高 RBF 和肾小球滤过来实现的。通过对醛固酮的间接抑制作用，抑制钠在集合管的重吸收。利钠肽也抑制血管加压素的分泌，并阻断 CNS 的盐欲和口渴中枢。这些中枢效应可促进利尿。C 型利钠肽的利尿作用最小[26]。

BNP 前体分裂生成具有生物活性的 C 端片段（BNP）和无活性的 N 端片段（NT-proBNP）。血浆 BNP 和 NT-proBNP 水平可作为生物标记物，鉴别 HF 引起的哮喘和其他原因导致的呼吸困难[27-29]。BNP 水平<100pg/ml 通常提示没有 HF，BNP 水平>400pg/ml 时高度提示存在 HF。然而，BNP 水平介于 100~400pg/ml 时，其提示意义仍存在争议，因为 BNP 升高与肾功能衰竭、肺栓塞、肺动脉高压和慢性缺氧也有关系[30]。比较高的 BNP 浓度与严重程度相关。临床症状的改善常伴随 BNP 浓度的下降。

利钠激素的拟似物或它们代谢的抑制剂已被作为 HF 治疗药物进行研究。奈西利肽是一个重组人类 B 型利钠肽产品，已经 FDA 批准用于住院的急性 HF 恶化患者的Ⅳ期临床治疗[31,32]。然而，慢性 HF 时下调的利钠激素受体，降低了它们的保护性作用而且可能限制了它们在实际临床治疗时的有效性。

### 血管加压素受体阻滞剂

容量负荷过重与高住院率相关，调节血容量的强效血管收缩剂抗利尿激素精氨酸加压素在 HF 时却升高。早期研究证实托伐普坦（选择性血管加压素亚型 $V_2$ 受体阻滞剂）能改善 HF 的瘀血症状和整体血流动力学状况，但不能改善长期预后[33]。

EVEREST 试验研究了血管加压素阻滞剂对 HF 的治疗效果[34,35]。4 133 名急性失代偿性 HF（acute decompensated heart failure，ADHF）患者（NYHA 分级Ⅲ或Ⅳ级且 LVEF<40%）接受了托伐普坦治疗。所有患者同时接受常规 HF 治疗（血管紧张素转化酶抑制剂、血管紧张素受体阻滞剂、β 受体阻滞剂、利尿剂、硝酸酯类、肼屈嗪）。入院后 48 小时内患者被随机分为两组，分别给予托伐普坦每日 30mg 或安慰剂。这项试验由 3 个不同分析组成。两个相同的短期试验主要终点是评估在第 7 日或出院时整体临床状况和体重的变化。长期试验的主要终点是全因死亡率和心源性死亡或 HF 住院率。短期试验显示，与安慰剂组相比，治疗组在整体临床评分上有轻度的改善。主要的临床获益为体重的变化。长期试验中试验药物和安慰剂组间主要终点的比较没有显著差别。连续服用托伐普坦的常见副作用是口干和口渴。在一小部分患者中，低钠血症得到了改善。因为并不能降低长期死亡率且药物花费过高，托伐普坦的应用局限性是对那些限制了液体量及应用了利尿剂的 HF 同时伴有低血容量性低钠血症的患者。

### 钙增敏剂

钙增敏剂代表了另一类被研究用来治疗 ADHF 的药

物。它通过稳定钙-肌钙蛋白 C 复合体和促进肌动-肌球蛋白横桥起到有效的收缩作用，同时不增加腺苷三磷酸（adenosine triphosphate，ATP）的消耗[36]。左西孟旦是其代表药物，具有双重作用机制：增加心肌收缩力、引起血管舒张。与其他正性肌力药不同，它不影响细胞内钙离子浓度，诱发心律失常的可能较小。已有试验将其与安慰剂和多巴酚丁胺进行对比，评估左西孟旦在 ADHF 治疗中的有效性和安全性。在失代偿性 HF 患者中，左西孟旦能显著降低 HF 恶化发生率并改善血流动力学指数[37-39]。而且左西孟旦组的死亡率也降低了。然而当以死亡率作为研究终点时，这些试验并没有显示出死亡率有差别。近期的一个试验，比较了左西孟旦和多巴酚丁胺在 ADHF 中的作用，旨在确定左西孟旦对发病率和死亡率的影响。与早期的研究相比，没有降低全因死亡率[40]。左西孟旦最常见不良反应是头痛和低血压。目前左西孟旦在欧洲被批准可用于 ADHF 的治疗。

#### 炎性细胞因子、白介素、组织坏死因子、前列环素和一氧化氮

血管内皮细胞释放各种促炎细胞因子、血管舒张和血管收缩物质，包括白介素（IL-1β、IL-2、IL-6）、肿瘤坏死因子（tumor necrosis factor，TNF-α）、前列环素和一氧化氮（nitric oxide，NO；也被称作内皮源松弛因子）[41-43]。这些因子在 HF 发病机制中的具体作用尚不清楚。近来的研究表明 HF 患者的促炎细胞因子 IL-1β、IL-6、TNF-α 水平升高，与疾病的严重程度相关[43-45]。在临床试验得到了令人失望的结果后，最初的将 TNF-α 受体阻滞剂依那西普作为 HF 治疗药物的热情已经消失了[46]。至少有 47 例不良反应事件向 FDA 报告，记录了应用依那西普和英夫利昔单抗治疗克罗恩病或风湿性关节炎患者时新出现 HF 或者已经存在的 HF 恶化[47]。其他研究者曾经试图采用 NO 或者前列环素（依前列醇）作为血管扩张剂，结果成败参半[48-50]。FIRST（Flolan International Randomized Survival Trial）试验中，虽然前列环素改善了所治疗患者的血流动力学状态，却有增加死亡率的趋势[50]。

### 心脏重构

HF 的进展导致心脏重构，其特征是心室形态和质量的改变[51]。心脏重构的 3 个主要表现为心腔扩大、左室心肌肥厚和它们导致的左室腔球形改变（图 14-3）。心脏重构

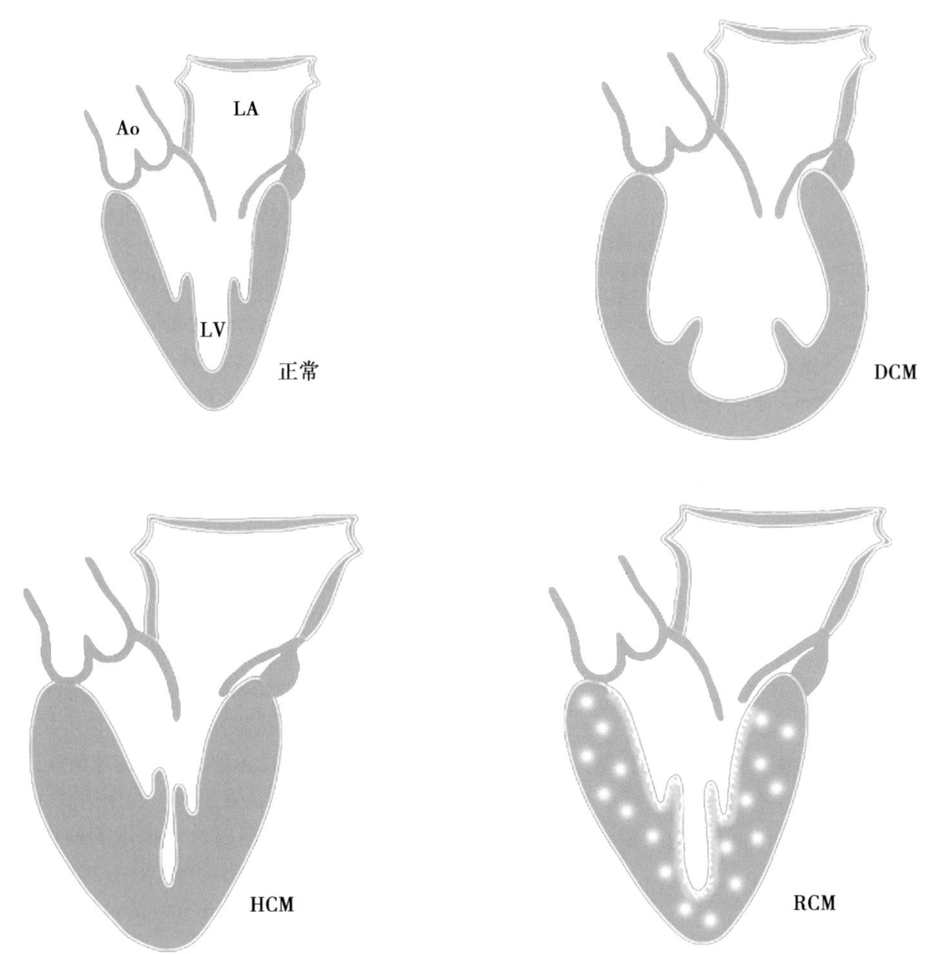


图 14-3 心脏重构。扩张型心肌病（dilated cardiomyopathy，DCM）导致左室壁变薄和心肌收缩功能下降；肥厚型心肌病（hypertrophic cardiomyopathy，HCM）可见左室壁明显增厚，导致心室舒张或收缩功能障碍；限制性心肌病（restric-tive cardiomyopathy，RCM），左室壁可正常或增厚，或轻度扩大，引起舒张期顺应性下降。AO，主动脉；LA，左心房 LV，左心室。改编自：Topol EJ et al，eds. *Textbook of Cardiovascular Medicine*. 3rd ed. Philadelphia，PA：Lippincott Williams & Wilkins；2006.

开始于临床症状出现之前，促使疾病进展。

### 心脏扩大

高血容量可引起心脏扩张。舒张末期容量增加，心肌纤维被拉伸，心室扩大。容量正常心脏的舒张末期容量为110~120ml。EF值60%时，SV为70ml，收缩末心室剩余容量为40~50ml。

HFrEF时，舒张末期容量增加导致心脏增大。心脏扩大在HFpEF中较少见，因为心肌收缩力仍正常，而且僵硬的左心室使得充盈受阻，所以扩张的可能性不大（图14-3）。

### Frank-Starling曲线

Frank-Starling心室功能曲线（图14-4）说明了左室心肌纤维的“牵张”（室壁张力）和心肌做功之间的曲线关系。室壁张力增加时，SV随着收缩力的增大而增加。收缩性HF时，对任何程度的牵张，心脏的做功都是减少的。正如一个气球，向气球中吹气越多，它伸展越多，松手时它绕着屋子飞得也越远。当气球老化，丧失了弹性，扩张时回缩力降低。与之相似，最初时的心室扩张在收缩性HF中是一种有效代偿机制，然而当心肌的弹性到达极限的时候，它就不能完全代偿了。SV降低时，心率也会增加以维持CO。心脏扩大的不利之处是使心肌需氧量增加。理论上，当心脏扩大超过某一点，CO将会减少（如Frank-Starling曲线降支所见），但这种情况临床上很少见。

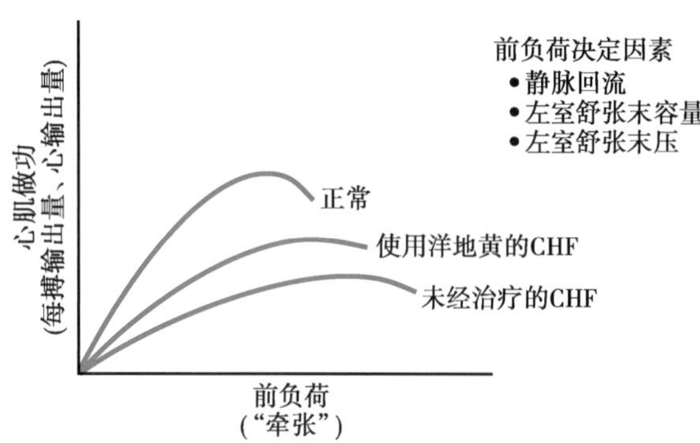


图14-4 Frank-Starling心室功能曲线。CHF，充血性心力衰竭

### 心脏肥大

心脏肥大表现为心肌细胞质量和心肌细胞壁厚度的绝对增加（见图14-3）。这有些类似于骨骼肌对举重反应是质量的增加。心脏肥大不应该和心脏扩大混淆。

## 心力衰竭功能限制的分级和心力衰竭分期

### 纽约心脏病协会分级

纽约心脏病协会（NYHA）分级将与HF有关的功能障碍分为四类。心功能Ⅰ级的患者代偿良好，无体力活动受限且日常活动无症状。心功能Ⅱ级的患者，日常体力活动可使症状轻度加重，运动耐量轻度受限。心功能Ⅲ级的患者只有在休息时感到舒服，即使低于日常的体力活动也会引起症状。心功能Ⅳ级的患者，休息时即存在HF症状且不能无症状的从事任何体力活动。对一个特定患者心功能级别的判断是相当主观的且在不同观察者间存在差异。

NYHA分级的缺点是未能包括发生HF风险较高，并有可能从预先的生活方式改善和药物治疗中获益的无症状患者。2001年ACC/AHA指南提出一项新的分期规则并能与NYHA分级联合应用[4]。A期患者有高血压、CAD、糖尿病或其他如果不治疗会发展为明显HF的疾病。A期患者没有HF症状及可识别的心肌或瓣膜的异常。B期患者仍无症状但有心脏结构的异常（如左室肥厚、扩张、EF降低或瓣膜疾病）。C期患者表现为伴随心脏结构改变的不同程度的HF症状。ACC/AHA指南的D期与NYHA分级Ⅳ级大概相似。符合最后一期分类的患者经常住院，被认为是终末期疾患。图14-1总结了这两种分层体系，以及它们重叠的部分。最新的指南[1]扩展了HF的定义，并增加了HFpEF两个亚组：EF处于临界值（LVEF值在41%~49%之间），及EF改善的患者（之前EF值降低，但现在LVEF>40%）。

## 治疗原则概述

ACC/AHA指南[1,5,6]更新了他们之前的推荐并扩展了醛固酮受体拮抗剂和心脏再同步治疗（cardiac-resynchronization therapy，CRT）在轻微HF症状患者中的作用。图14-5是转载自ACC/AHA指南的临床程序[1]。ACC/AHA专家建议，大部分HFrEF患者，应当常规接受包含以下药物的GDMT：一种ACE抑制剂（ACE inhibitor，ACEI）或一种血管紧张素受体阻滞剂（angiotensin receptor blockers，ARB），一种β受体阻滞剂，以及一种醛固酮受体拮抗剂。利尿剂推荐用于有充血的患者。对接受了其他GDMT治疗仍有症状的黑人患者和不能耐受ACEI或ARB的患者，应考虑应用肼苯哒嗪和硝酸盐。地高辛可能对已接受了优化药物治疗仍有症状的HFrEF患者有益，减少HF住院。

HF的治疗目标是：消除心功能不全的症状、避免心律失常等并发症、改善患者的生存质量，以及延长生存期。除了心脏移植，没有任何治疗措施是治愈性的。

HF的非特异性治疗管理包括定位CV风险因素、纠正潜在疾病状态（例如高血压、缺血性心脏病、心律失常、血脂异常、贫血症或甲状腺功能亢进）、在可接受范围内进行适当的体力活动、接受流感和肺炎链球菌疫苗的免疫接种，以及避免可能的药物诱发原因。利尿钠肽、内皮素抑制剂、血管加压素受体阻滞剂以及钙增敏剂的作用，仍在研究中。尽管非洋地黄正性肌力药和TNF-α抑制剂理论上是有价值的，但结果却令人失望，并有包括心律失常和死亡率增加的严重的并发症。

HFpEF的治疗尚不十分明确[12,52-54]。现已表明，限钠饮食和利尿剂能够缓解SOB或水肿的症状。因为这些患者通常都表现出共患病状态（如心房颤动、高血压、糖尿病和CAD），对共存病进行治疗应当以减少心血管事件和提高生存率为目标。

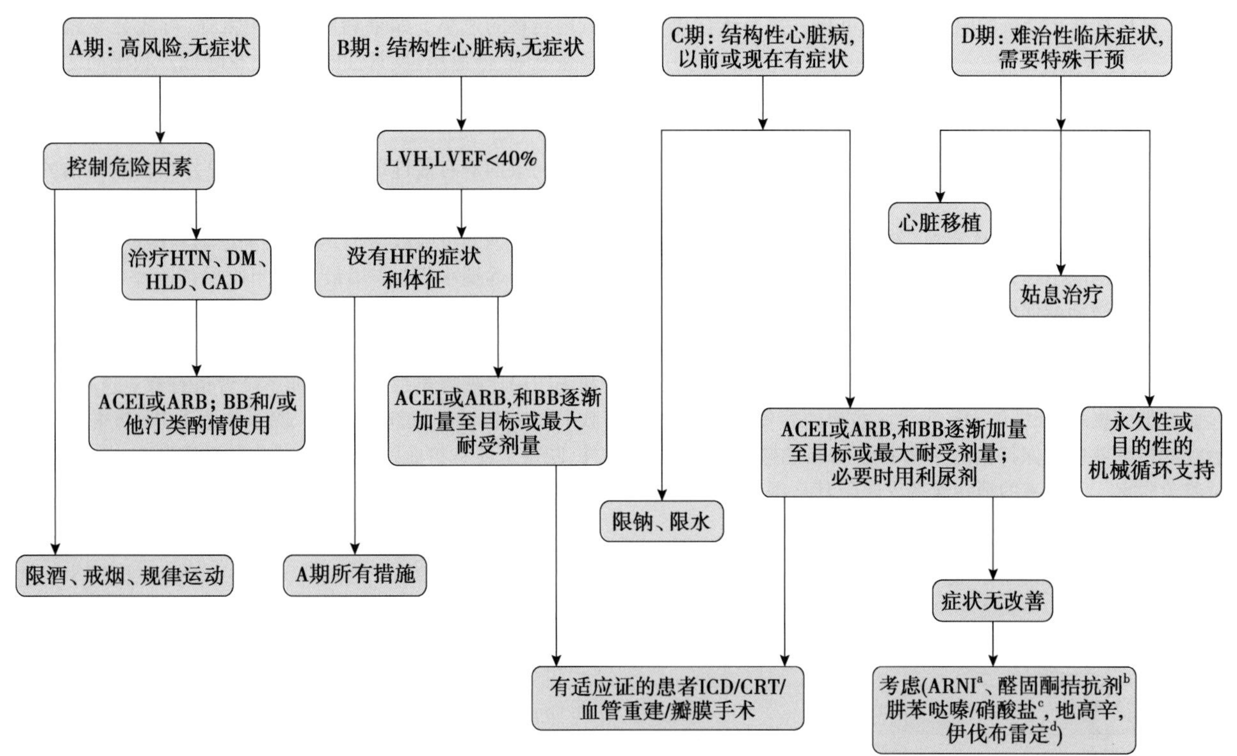


图14-5 心力衰竭的分期及分期推荐治疗。ACEI，血管紧张素转化酶抑制剂；ARB，血管紧张素受体阻滞剂；BB，β受体阻滞剂；ARNI，血管紧张素Ⅱ受体脑啡肽酶抑制剂；CAD，冠状动脉疾病；CrCl，肌酐清除率；DM，糖尿病；LVEF，左心室射血分数；HLD，高脂血症；HTN，高血压病；ICD，植入式心脏复律除颤器；LVH，左心室肥厚。

[a]能耐受ACEI/ARB、有足够的血压，且无血管性水肿史的NYHA分级Ⅱ或Ⅲ级患者，将药物替换为ARNI以进一步降低发病率和死亡率时，必须等待最后一次ACEI给药至少36小时后。

[b]NYHA分级Ⅱ~Ⅳ级除非CrCI<30ml/min且血清钾>5.0mmol/L。

[c]黑人患者NYHA分级Ⅱ或Ⅳ级。

[d]NYHA分级Ⅱ或Ⅲ级，LVEF≤35%，可耐受最大剂量的β受体阻滞剂，窦性心律，心率≥70次/min

## 体力活动

应当鼓励患者运动以维持体能。HF的治疗目标包括延长寿命和提高生存质量。HF-ACTION(the Effects of Exercise Training on Health Status in Patients with Chronic Heart Failure)[55]试验结果表明，与正在进行常规治疗并被简单鼓励进行运动锻炼的患者相比，高度结构的运动计划，并不降低HF患者的全因死亡率或全因住院。然而，依据HF-ACTION亚试验，结构化的运动训练项目，提高了堪萨斯城心肌病调查问卷(Kansas City Cardiomyopathy Questionnaire，KCCQ)的整体得分(一个包含了生理限制、症状、生存质量以及社交限制等方面问题的测试)。这一改善发生在早期阶段，并维持了3年时间。ACC/AHA心力衰竭指南[1,5,6]，推荐运动训练可安全有效地用于能参与症状控制的HF患者[1,5,6]。不过，在急性加重期，卧床休息及限制体力活动可降低新陈代谢需求，使引力对水肿的影响最小化。俯卧位时肾灌注增加，有助于利尿，并使水肿液流动。

## 限钠饮食

不注意饮食(高盐摄入)经常被认为是HF恶化及入院原因。几个观察性研究显示低钠饮食与降低的住院率和死亡率之间的联系[56,57]。与此相反，几个随机试验提示有CV疾病的患者饮食限钠可能有害。对HFrEF患者的最大的Meta分析中的一篇中显示，与对照组(2 800mg/d)相比，限钠组(1 800mg/d)增加了发病率和死亡率[58]。包含在些分析中的试验有一些局限性。高剂量利尿剂的应用伴随严格的液体限制，这导致了血管内容量的下降及不良后果。一些患者也没有在进行最佳剂量的GDMT。支持在住院患者中限钠的证据有限。在一个试验中，对标准限制盐摄入量2 000mg/d更加严格，对住院HFrEF患者的临床稳定没有影响，也没有降低住院天数[59]。因此，需要进一步的随机试验以明确限钠对HF患者预后的影响。因为高钠摄入导致HTN、LV肥大及CV疾病，ACC/AHA心衰指南[1,5,6]建议A期和B期的HF患者限制钠摄入至每日1.5g。对有严重HF的患者(C期及D期)，因为没有足够的资料支持任何具体的限制量，推荐<3g/d。尽管坚持饮食限钠被认为是“HF疾病管理的基石”，实践饮食限钠时仍有很多的挑战。相关知识的缺乏、社会干扰、对合适食物选择的限制，及增加的对高盐食品的味觉偏好这些障碍，都会影响对低钠饮食的坚持[60,61]。尽管每日氯化钠(sodium chloride，NaCl)的生理需要量<1g，但美国人饮食中的平均含钠量是10g。通过减少烹饪中的盐可使饮食钠减少到相当于2~4g

NaCl。这种饮食比严格的限盐饮食更可口并更易于使患者依从。

## 利尿剂

本章只涵括了 HF 治疗的要点。对利尿剂应用的讨论见第 9 章和第 27 章。

利尿剂被推荐用于有充血(肺和/或周围水肿)的 HF 患者。利尿剂能迅速地缓解 HF 症状。由于 RAAS 和交感神经系统的激活会促使 HF 进展,除非存在禁忌,利尿剂应当与 ACEI 和 β 受体阻滞剂联合应用[1]。

最初利尿剂治疗的目的是通过减少多余的容量而不引起血容量的损耗,来缓解 HF 症状。多余的容量一旦去除,治疗的目标就变成保持钠的平衡和预防新的液体潴留,同时避免脱水。水肿液的消除速率受限于其从组织间隙向血管内转移的速率。如果利尿剂作用太强,可能会导致循环容量衰竭、低血压、反常性的心输出量降低。利尿剂的剂量应滴定,以使排尿增加、体重减轻。一般剂量是 0.5~1.0mg/(kg·d)[1]。

利尿剂的有效性取决于转运到肾脏作用位点的钠的数量和患者的肾功能[62,63]。严重 HF 患者 RBF 受累时近端肾小管对钠的重吸收增加,噻嗪类利尿剂和保钾利尿剂(主要作用于远端小管)作用最小。当肌酐清除率小于 30ml/min 时噻嗪类失去效力。美托拉宗例外,它对肾功能不全者仍有效。袢利尿剂(呋塞米、布美他尼、托拉塞米),利尿利钠作用比噻嗪类强,对肾功能不全者也有效。这样,对多数 HF 患者,袢利尿剂为首选。除了作用于 Henle 髓袢升支外,呋塞米还有扩血管作用,能减少肾血管阻力。利尿剂的常用推荐剂量见表 14-3[62]。

**表 14-3**
袢利尿剂的剂量[1]

| | 呋塞米 | 布美他尼 | 托拉塞米 |
|---|---|---|---|
| 静脉负荷剂量 | 40mg | 1mg | 20mg |
| 每日最大剂量 | 600mg | 10mg | 200mg |
| 峰值剂量 | | | |
| 正常肾功能 | 80~160mg(PO/IV) | 1~2mg(PO/IV) | 20~40mg(PO/IV) |
| $Cl_{Cr}$:20~50ml/min | 160mg(PO/IV) | 2mg(PO/IV) | 40mg(PO/IV) |
| $Cl_{Cr}$:<20ml/min | 200mg(IV),400mg(PO) | 8~10mg(PO/IV) | 100mg(PO/IV) |
| 生物利用度 | 10%~100% | 80%~90% | 80%~100% |
| 作用持续时间 | 6~8 小时 | 4~6 小时 | 12~16 小时 |

$Cl_{Cr}$,肌酐清除率;IV,静脉注射;PO,口服

利尿剂的效果依赖于近端小管内药物的主动分泌。吸收缓慢(即使生物利用度高)或蛋白结合使小管转运减少并影响利尿反应。但是,一旦药物进入小管中并达到利尿阈值,进一步的药物转运不会产生更强的利尿作用。仅增加剂量超过峰值剂量不能产生额外的利尿效应。然而,可以通过增加给药次数来改善利尿效果。

合用 2 种不同机制的利尿剂(如袢利尿剂和美托拉宗)可用于对大剂量袢利尿剂效果欠佳的患者[62,63]。虽然袢利尿剂可缓解 HF 症状,却并不能消除 HF 的根本致病因素及减少死亡率。

## 醛固酮拮抗剂

醛固酮拮抗剂依普利酮和螺内酯通过与远曲肾小管的醛固酮受体竞争性结合产生轻度的利尿作用。RALES 研究(Randomized Aldactone Evaluation Study)的研究人员发现螺内酯减少了 NYHA 分级Ⅲ级和Ⅳ级患者的发病率和死亡率[64]。作者推测螺内酯的保护作用主要与减少醛固酮诱导的血管损伤和心肌或血管纤维化相关,而不是利尿作用。与之相似,近期 MI 后 LV 功能不全的患者应用依普利酮治疗后死亡率也降低了[65]。ACC/AHA 的 HF 指南[1,5,6]推荐,不管症状的严重程度,所有正在接受 ACEI(或 ARB)和 β 受体阻滞剂治疗的 HFrEF 患者和有 LV 功能不全或糖尿病的刚经历过 MI 的患者加用一种醛固酮拮抗剂[65]。初始应用醛固酮受体拮抗剂时,GFR 应>30ml/(min·1.73m$^2$),钾应<5mmol/L 以避免高血钾或肾功能不全。

## 血管紧张素转化酶抑制剂和血管紧张素受体阻滞剂

扩血管药物是 HF 的一项主要治疗。动脉扩张通过降低左室流出道的动脉阻力(后负荷)改善 HF 症状。静脉扩张降低左室充盈(前负荷)。这两种特性联合能减轻 HF 症状增加活动耐量。最早被研究的血管扩张药是肼屈嗪(一种动脉扩张药)和硝酸酯类(主要是静脉扩张药)。通过联合应用这两种药物,能明显改善 HF 症状并同时伴有死亡率的适当降低。随着 ACEI 的问世,肼屈嗪和硝酸酯类已经成为二线用药。

ACEI 类药物同时具有减轻心脏前后负荷的特性和减少容量的能力。作为单一的一种药物,它们可产生和肼屈

嗪-硝酸盐联用一样的血流动力学效应，有利于心脏重构的改善，其副作用也更易于耐受。这些优点，使ACEI类药物被推荐作为起始治疗的选择，即使是相对较轻的左室收缩功能不全的患者也适用[1]。

ACC/AHA指南[1,5,6]指出，ACEI应当应用于所有HFrEF患者，除非有使用禁忌，或不能耐受此种药物。ACEI一般与β受体阻滞剂合用。ACEI应当从小剂量开始服用，如果耐受良好，再逐渐增加至目标剂量。体液潴留会影响治疗效果；体液缺乏会增加ACEI不良反应。临床医师应尝试应用临床试验中已证实的可减少CV事件的剂量，但不能因ACEI未达到靶剂量而延迟患者β受体阻滞剂起始治疗[1]。

所有ACEI的药理作用基本相同，但其中一些还未经研究或得到FDA批准可以用于HF(表14-4)。ACEI在HFpEF方面的价值仍有待研究。相关类别药物为ARB[66,67]。与ACEI相比，ARB通过更加特异性阻断血管紧张素Ⅱ受体(更倾向与$AT_1$受体相结合)在理论上有益，药物引起咳嗽的风险较低。另一方面，部分或者全部ACEI，因其可间接阻滞缓激肽、NE、前列腺素，比受体阻滞剂更有优势。

**表14-4**
心力衰竭的症状和体征

| 左心室衰竭 | 右心室衰竭[a] |
|---|---|
| **主观** | |
| DOE | |
| SOB | |
| 端坐呼吸(2~3个枕头) | |
| PND、咳嗽 | |
| 虚弱、乏力、意识模糊 | 周围型水肿 |
| 虚弱、乏力 | |
| **客观** | |
| LVH | 体重增加(体液潴留) |
| ↓BP | |
| EF<40%[b] | 颈静脉怒张 |
| 啰音，$S_3$奔马律 | 肝大 |
| 反应性心动过速 | 肝颈静脉回流征 |
| ↑BUN(肾灌注不足) | |

[a] 伴长期肺脏疾病(肺心病)或继发于肺动脉高压的孤立的右心衰竭。
[b] 舒张功能不全的患者射血分数正常。
BP，血压；BUN，血尿素氮；DOE，劳力性呼吸困难；EF，射血分数；LVH，左心室肥大；PND，阵发性夜间呼吸困难；SOB，气短

当患者无法耐受ACEI时，ARB可以作为ACEI的替代药物。三联应用ACEI、ARB及一种醛固酮受体拮抗剂对患者有潜在的害处，因此ACC/AHA指南[1,5,6]将其列为三类推荐(避免使用)。尽管ARB治疗的有效性还未完全确定，对于那些最佳常规治疗后仍有持续症状的患者，ARB或许可以作为一种添加治疗。当前，只有坎地沙坦和缬沙坦已被FDA认可用于HF治疗。

## β肾上腺素受体阻滞剂

直到20世纪90年代，β受体阻滞剂一直被禁用于HFrEF患者。这基于以下观点：交感神经激动剂和其他正性肌力药物是用来弥补心脏收缩力下降的合理选择；负性肌力药物将加重HF。对HF病理生理学的深入理解使人们重新思考这个推理的合理性[15-20,22]。与ACEI合用，β受体阻滞剂可作为HFrEF患者的一线药物。ACC/AHA指南指出，所有HFrEF患者都应使用β受体阻滞剂，除非有使用禁忌或无法耐受这种治疗。对其他HF治疗的不耐受或抵抗的，不应阻碍或延迟HFrEF患者开始*β*受体阻滞剂治疗[1]。尽管一些患者会出现症状暂时恶化，但继续应用会改善生活质量、减少住院次数，最重要的是，加用其他HF治疗时，可使死亡率减少约34%。FDA已经批准缓释的琥珀酸美托洛尔、卡维洛尔、比索洛尔可用于HFrEF患者。美托洛尔和比索洛尔都是选择性的$β_1$受体阻滞剂，卡维地洛是一种混合性的$α_1$和非选择性β受体阻滞药。

## 洋地黄糖苷(地高辛)

地高辛对心脏有多种药理作用。它结合并抑制心肌细胞中的钠-钾($Na^+$-$K^+$)ATP酶，降低钠的外向转运并增加细胞内钙的浓度。结合在肌浆网上的钙增强心脏收缩力。

曾经认为地高辛在HFrEF中的主要作用是增加心脏的收缩力(正性肌力作用)。现在我们知道，低于产生正性肌力作用的血清浓度时，地高辛可通过降低交感神经张力并刺激副交感神经，产生有益的神经体液和自主神经效应[68,69]。对迷走神经传入纤维$Na^+$-$K^+$ATP酶的抑制，使心脏压力感受器敏感性增加，从而减少交感神经信号从CNS的释放。同样，对肾脏细胞的$Na^+$-$K^+$ATP酶的抑制减少肾小管对钠的重吸收并间接抑制肾素分泌。这提示可以通过小剂量应用，使地高辛发挥有益作用。

地高辛降低传导速度，延长房室(atrioventricular，AV)结不应期。房室结阻滞效应延长了PR间期，是应用地高辛减慢心房颤动(atrial fibrillation，AF)和其他室上性心律失常患者反应性心室率的基础(见第15章)。

许多研究已经证实，地高辛改善HF症状的临床益处不依赖节律的状态，但没有资料证明它能增加患者存活率。地高辛用于接受了优化治疗(包含ACEI、β受体阻滞剂和醛固酮受体拮抗剂)患者的症状控制。对于C期或D期有症状的HF患者，地高辛有利于减少HF相关的住院[1]。不再推荐地高辛单药疗法或只结合利尿剂治疗。尽管β受体阻滞剂比地高辛能更有效的控制尤其是运动时的心室反应，伴AF的患者也可考虑使用地高辛。

## 其他扩血管药：肼屈嗪和硝酸盐类

尽管ACEI是可选择的血管扩张药，最早被评估的用于HFrEF患者的血管扩张剂是肼屈嗪和硝酸盐类药物。肼屈嗪通过降低后负荷缓解HF的症状。硝酸盐类可扩张静

脉,降低前负荷。这两种药物联用,在减轻 HF 症状和增加运动耐力方面具有协同作用。重要的是,与安慰剂(患者继续以前的利尿剂或洋地黄治疗)相比,肼屈嗪-硝酸异山梨酯联用是第一个表现出可改善严重 HF 患者生存率的治疗方案[70]。AHeFT 试验(African American Heart Failure Trial)[71]证实,在 HF 常规治疗(含 ACEI 或 β 阻滞剂)的基础上加用肼屈嗪和硝酸异山梨酯联合治疗,改善了 HF 患者的存活率并降低了 HF 住院。基于 AHeFT 试验的结果,FDA 批准肼屈嗪和硝酸异山梨酯的复合制剂(拜迪尔)用于 HFrEF 治疗,作为非裔美国患者 HF 常规治疗的辅助方法。肼屈嗪和硝酸盐类药物联用,应用于目前或过去有 HF 症状及 LVEF 降低,且不能耐受 ACEI 或 ARB 类药物的患者是合理的。肼屈嗪和硝酸盐类药物联用,也被推荐用于正在接受含 ACEI、β 受体阻滞剂及利尿剂的最佳治疗,仍有中至重度症状,自我描述为非裔美国人的 HF 患者[1]。静脉滴注硝酸甘油和硝普钠(混合性动脉和静脉扩张药)也用于 HF 急性加重的住院患者。这些血管扩张剂在 HFpEF 中的作用还没有被充分研究。

## 其他正性肌力药物

静脉应用的多巴胺和多巴酚丁胺(拟交感神经药)及米力农(磷酸二酯酶抑制剂)用于急性失代偿性 HF(见第 17 章)。它们与死亡率的增加相关,但常短期应用于 ADHF。多巴酚丁胺和米力农有时被长期用于 D 期的 HF 患者。

这些药物开始应用的数周到数月有正性血流动力学效应,继续应用,死亡率就会增加(与安慰剂组相比)。这种现象与致心律失常的作用相关。HFpEF 禁用变力性药物。

## 钙通道阻滞剂

氨氯地平、非洛地平、伊拉地平、硝苯地平和尼卡地平都是有动脉扩张作用的二氢吡啶类钙通道阻滞剂。与非二氢吡啶类钙通道阻滞剂(维拉帕米和地尔硫䓬)相比,它们有轻微的负性肌力作用。只有氨氯地平[72]和非洛地平[73]被证明在 HF 治疗中是安全的,但是只有一个小亚群的非缺血性的扩张性心肌病的患者服用氨氯地平有生存率增加的获益[72]。另一方面,维拉帕米和地尔硫䓬可安全用于 HFpEF,它们可以通过降低心率和增加心室充盈时间改善症状。但因为它们的负性肌力作用,应避免用于 HFrEF 患者。

## 植入式心脏复律除颤器

室性心律失常在 HF 患者中很常见,从无症状室性早博到持续性室性心动过速、室颤及心源性猝死(sudden cardiac death,SCD)均可发生。SCD 在有严重 HF 症状或者 D 期 HF 患者中最常见[1]。既往有心跳骤停或已证明有持续性室性心律失常患者的 SCD 风险较高。植入式心脏复律除颤器(implantable cardioverter-defibrillator,ICD)已被推荐作为 HF 患者 SCD 的二级预防,适用于那些有较好的临床功能和预后、低 EF、有不明原因晕厥史的患者,也可用于一小部分等待心脏移植的 HF 患者。ACC/AHA 指南[1]建议 ICD 也可用于以下患者的一级预防:非缺血性扩张型心肌病或 MI 后至少 40 日后发生的缺血性心脏病,尽管已接受最佳药物治疗 EF 仍≤35%,有轻至中度 HF 症状的患者,这些患者功能状态良好的预期存活期要超过 1 年(详细讨论见案例 14-5,问题 4)。

## 心脏再同步化

心脏再同步化治疗(CRT)是一种对心室收缩不同步(定义为 QRS 时限至少 120 毫秒)患者的治疗方式。选定的 HF 患者受益于两个心室的同步起搏(双心室起搏),或单个心室的同步起搏(在有束支传导阻滞的患者)。CRT 的基本原理是由于非同步导致了心室重构和 HF 症状的加重。CRT 可单独使用或与 ICD 装置联用。几个关于 CRT 或 CRT-D(心脏再同步除颤治疗)的临床试验[74-77]显示出 HF 患者功能状态、存活率的改善,和住院次数的减少。经批准的 CRT-D 的适应征包括:NYHA 心功能分级Ⅱ级或缺血性分级Ⅰ级的 HF,且 EF<30%,QRS 波群时限长于 130 毫秒,以及左束支传导阻滞。这些适应证是基于一个试验的结果[75]。这个试验表明,与单独的 ICD 治疗相比,CRT-D 治疗可以明显降低有轻度症状 HF 患者的 HF 事件。当前的指南[1]支持在以下患者中应用 CRT 治疗:正在接受 GDMT 有 NYHA 分级Ⅱ、Ⅲ或不固定Ⅳ级症状、LVEF≤35%、LBBBQRS 时限≥150 毫秒(见案例 14-6,问题 1 和 2)。

## 左心室辅助装置

左心室辅助装置(left ventricular assist device,LVAD)是一个使用电池,需外科手术植入的机械泵,用来维持心脏的泵功能。有关 LVAD 的临床试验显示,其可有效改善 HF 患者的存活率和生活质量。对终末期 HF 患者,LVAD 可作为移植手术的过渡或目的性治疗;对于不准备移植的患者,是一个永久性植入体内的装置。

具有里程碑意义的 REMATCH 试验[78](Randomized Evaluation of Mechanical Assistance for the Treatment of Congestive Heart Failure)发现,接受 LVAD(HeartMate XVE)的终末期 HF 患者有 52.1%的机会存活 1 年,而接受最佳药物治疗的患者,1 年生存率仅 24.7%。LVAD 患者 2 年生存率为 23%,接受药物治疗的患者为 8%。然而,这些存活率远低于接受心脏移植术的患者。随着技术的进步,第二代设备已经问世,特别是 HeartMateⅡ,2008 年被批准用于移植前的过渡[79]。2010 年 1 月,HeartMateⅡ(连续血流),一个体积较小的装置,被批准用于目的治疗。在一个与第一代 HeartMateMVE(搏动血流)的头对头比较的临床试验中,1 年和 2 年的生存率 HeartMateⅡ分别为 68%和 58%,HeartMate XVE 为 55%和 24%[80]。有连续血流的装置不良事件发生较少,并且,患者反馈生活质量也显著提高了。最近,一种新的称为 HVAD(HeartWare left ventricular assist device)的泵,在伴难治、进展性 HF 的等待心脏移植的患者中进行了测试。这种装置的优点在于它的体积小,且可以直接植入到心包腔内。ADVANCE 试验[81](Evaluation of the HVAD for the Treatment of Advanced Heart Failure),将纳入的140例植入HVAD的患者，与499例接受LVAD的患者进行比较。主要终点是HVAD组和对照组患者，植入后180日和360日的生存率和成功率。180日时HVAD组的生存率为92.0%，对照组为90.1%（$P<0.001$）。HVAD组的出血和感染病例较少，但中风的发病率较高。已有新的临床试验被设计用来评估比较HVAD和HeartMate Ⅱ发生不良反应的情况。在进一步的改进得以实施和证明之前，心脏移植仍然是治疗终末期HF的金标准。

## HFREF的新治疗

### 伊伐布雷定

大量证据表明较快的心率[心率>80次/min(beats/minute,bpm)]与HF患者死亡率的增加相关。β受体阻滞剂治疗HF的试验表明死亡率的增加伴随着升高的休息时基础心率（resting heart rates，RHR）>90次/min[82,83]。CHARM[84]试验的析因分析表明，不管LV功能或β受体阻滞剂应用与否，增加的RHR是死亡的独立预测因子。之后的一篇关于HF试验的Meta分析[85]显示HR降低幅度与生存获益相关。

伊伐布雷定是一种可通过对窦房结的作用而使心率减慢的选择性的$I_f$（起搏电流）抑制剂。2010年，SHIFT[86]（Systolic Heart Failure Treatment With the If Inhibitor vabradine Trial）试验提供了HR降低对HF患者有益的证据。SHIFT将6 558名有症状的HF患者随机分配服用伊伐布雷定和安慰剂。这些患者的EF≤35%，一般情况下窦性心率≥70bpm，上一年中至少有1次因HF住院。除包含一种β受体阻滞剂的基础治疗外，患者接受伊伐布雷定以保持RHR在50到60bpm之间，或安慰剂治疗。随访23个月，伊伐布雷定组的患者CV死亡或住院风险降低18%（风险比0.82，$P<0.000\,1$）。伊伐布雷定明显降低了因HF恶化住院的风险和因HF死亡，但对全因死亡率没有明显影响。虽然明显多于安慰剂组，伊伐布雷定组不良事件的发生数量也很少，提示其有较好的可耐受性。最常见的不良事件是心动过缓和视觉障碍。

2015年4月，FDP批准伊伐布雷定（Corlanor）用于治疗LVEF≤35%，有症状的慢性HF，以减少成人因HF恶化住院的风险。因为伊伐布雷定没有减少全因死亡率，只有获取更多的证据后它才能在临床上被更广泛的使用。2016年ACC/AHA/HFSA（HFSA，Heart Failure Society of America，美国心力衰竭协会）对2013年HF指南的更新说明伊伐布雷定可降低正在接受最大GDMT（包括一种最大可耐受剂量的β受体阻滞剂），休息时窦性心率≥70bpm，有症状的（NYHA心功能分级Ⅱ～Ⅲ级）慢性稳定HFrEF（≤35%）患者的HF住院率。推荐级别Ⅱa，证据水平B-R[5]。

### 血管紧张素受体-脑啡肽酶抑制剂

NP激素负责尿钠排泄和利尿，被中性肽链内切酶脑啡肽酶分解。脑啡肽酶也降解血管紧张素Ⅱ。几种脑啡肽酶的抑制剂（依卡托利、坎地沙利、奥马替利）已被研发，以此路径为靶目标来提高NPs的浓度。不幸的是，有效性的缺乏和副作用使对它们的研发中止了。新药沙库巴曲/缬沙坦（Entresto）可改善HFrEF患者的结局，同时不良反应较少。沙库巴曲/缬沙坦是一种血管紧张素受体-脑啡肽酶抑制剂（angiotensin receptor-neprilysin inhibitor，ARNI），唯一的一种ARB（缬沙坦）和一种脑啡肽酶抑制剂（沙库巴曲）的复合制剂。因为脑啡肽酶也降解血管紧张素Ⅱ，脑啡肽酶抑制剂应与一种RAAS抑剂联合应用。沙库巴曲/缬沙坦通过抑制肾素-血管紧张素-醛固酮轴和增加数种内源性NPs对HF有双效作用机制。HF的其他疗法没有这种机制。

随机、双盲试验PARADIGM-HF[83]（Prospective comparison of Angiotensin Receptor neprilysin inhibitors with Angiotensin converting enzyme inhibitors to Determine Impact on Global Mortality and Morbidity in Heart Failure）将沙库巴曲/缬沙坦（每日400mg）与依那普利（每日20mg）进行了比较。受试者为LVEF<35%，BNP水平升高，他们中的绝大多数NYHA分级Ⅱ到Ⅲ级的患者。基线水平，两组中的大多数患者接受了推荐的HFrEF药物治疗。经过3年半的随访，沙库巴曲/缬沙坦组CV死亡或HF住院的主要结局（21.8%）与依那普利组（26.5%）相比明显下降。接受沙库巴曲/缬沙坦治疗的患者高钾血症，肾功能不全和咳嗽的比率下降，但低血压的比率较高。沙库巴曲/缬沙坦治疗组需要加强和更高级治疗（正性肌力药、辅助设备、心脏移植）的患者较依那普利组少。

基于其对HF患者CV死亡率的预防效果（18%），ACEI类药物的推荐级别为Ⅰ级。基于沙库巴曲/缬沙坦相较于依那普利可更好的降低CV死亡率这个发现，支持对接受优化GDTM仍有症状的HFrEF患者的治疗中，ARNI可替代ACIE和ARBs。然而需要注意的是，与美国当代治疗相比，两组中接受CRT或ICD治疗的患者较少。这是首次应用ACEI的替代药物而不是追加治疗对慢性HF的研究。尽管ARNI与传统治疗相比有明显的临床优越性，但还需要权衡它的临床获益和不良反应。临床实践中，不良反应（低血压、血管性水肿）的发生可能会因为更复杂的患者人群而更加显著。沙库巴曲/缬沙坦已于2015年被FDP批准用于NYHA分级Ⅰ～Ⅳ的患者。上市后的监测将明确沙库巴曲/缬沙坦的安全性。同时会进行成本-效益分析。

2016年ACC/AHA/HFSA对2013年HF指南的更新推荐将ARNI药物用于慢性有症状的可耐受ACEI或ARB的HFrEF患者，以进一步减少发病率和死亡率（Ⅰ级推荐，证据水平B-R[5]）。指南还说明ARNI不应当与ACEI联用，两者之间需要至少36小时的洗脱期以最小化血管性水肿的风险。

基于Paradigm试验的阳性结果，一项正在进行的研究正在评估沙库巴曲/缬沙坦在HFpEF患者中的益处：PARAGON-F[88]（Efficacy and Safety of LCZ696 Compared to Valsartan，on Morbidity and Mortality in Heart Failure Patients With Preserved Ejection Fraction）。主要终点是明确沙库巴曲/缬沙坦是否能减少HFpEF患者CV死亡或总的HF住院率。

# 患者评价

## 症状和体征

### 案例 14-1

问题 1：A. J. 是一名 58 岁的男性，因为逐渐加重的气短（SOB），体重增加 8kg 入院。入院前 2 周，有一次上一层楼后他出现了劳力性呼吸困难（onset of dyspnea on exertion，DOE）、端坐呼吸，和踝部水肿。此后症状逐渐加重，夜间阵发性呼吸困难（PND）间断出现，有时只能端坐入睡。他咳嗽有痰、夜尿增多（2~3 次/夜）、水肿。

A. J. 其他问题包括长期的胃灼热史、10 年的骨关节炎史、抑郁和控制不佳的高血压。有突出的糖尿病家族史。

体格检查发现呼吸困难，发绀，心动过速。生命体征如下：BP160/100mmHg；脉搏 90 次/min，呼吸频率 28 次/min。他身高 170. 2cm，体重 78kg。颈静脉怒张。心脏检查可闻及舒张早期奔马律；最强搏动点位于第六肋间，据胸骨正中线 12cm。肝大，有触痛。肝经静脉回流征（HJR）阳性。四肢及骶部 3+凹陷性水肿。胸部检查可闻及吸气相湿啰音和双侧干啰音。

用药史如下：目前用药为氢氯噻嗪 25mg，每日 1 次；布洛芬 600mg，每日 4 次；雷尼替丁 150mg，睡前 1 次；西酞普兰 20mg，每日 1 次。无过敏史。未控制饮食。

入院实验室检查：

血细胞比容：41. 1%

白细胞计数：5 300/μl

钠（Na）：132mmol/L

钾（K）：3. 2mmol/L

氯（Cl）：100mmol/L

碳酸氢盐：30mmol/L

镁：0. 75mmol/L

快速血糖：100mg/dl

尿酸：8mg/dl

血尿素氮（BUN）：40mg/dl

血肌酐（Scr）：0. 8mg/dl

碱性磷酸酶：44U/L

谷草转氨酶：30U/L

BNP：1 364pg/ml（正常<100pg/ml）

促甲状腺激素：2. 0mU/ml

胸片提示双侧胸膜渗出，心脏扩大。A. J. 存在哪些与 HF 相关的症状，体征和实验室异常结果？将这些临床发现和疾病的发病机制及左、右 HF 联系起来分析。

左心室功能不全主要导致肺部症状，而右心室功能障碍引起全身静脉淤血的症状。尽管 LV 衰竭通常首先出现，但一些患者表现出双心室衰竭的症状。左室和右室功能障碍的症状和体征列于表 14-4 中。

### 左心衰竭（左心室功能不全）

虚弱、疲乏和发绀是由于 CO 减少和组织灌注不足。如果左心室不能完全排空，就会发生肺瘀血。劳力性呼吸困难（呼吸时费力或不适）、咳嗽有痰、啰音（听诊时闻及的肺内爆裂音）、胸片可见的胸膜渗出、低氧血症都是肺充血的结果。卧位时肺部症状加重。端坐呼吸或 SOB 的程度是通过患者感到舒适时必须垫的枕头个数来衡量的。例如，A. J. 仅能坐直入睡。PND 以使患者从睡眠中醒来的 SOB 为特点，可通过直立位缓解。

心脏扩大在胸片上表现为心影增大。最强搏动点与左室心尖部一致，左胸可见心尖搏动。正常时在第 5 肋间，距前正中线小于 10cm。它向左下移位了。第三心音（$S_3$）奔马律，指 HF 患者常在距第二心音（靠近肺动脉瓣和主动脉瓣）很近时听到的第三心音。心室快速充盈是 $S_3$ 产生的原因，在成人这常意味着心室顺应性降低。有二尖瓣反流患者，$S_3$ 心音很普遍，代表收缩功能不全和充盈压的升高。心动过速常由交感神经张力代偿性的升高引起。

体重增加和水肿反映肾灌注减少引起的钠水潴留（参见病因学）。RBF 和 GFR 减少时，BUN 可能不成比的保持。这种现象的命名为肾前性氮质血症，并可通过 BUN/SCr>20∶1来证实。A. J. 的比率>40∶1。肾前性氮质血症同样可以是失水和利尿剂的过度应用所致。夜间小便频繁（夜尿）是当患者平卧时肾灌注增加的结果。

### 右心衰竭（右心室功能不全）

右心功能不全的症状和体征与血容量过多、瓣膜病或肺动脉高压相关。最终效应是中心静脉压的升高。

静脉和毛细血管静水压升高，引起液体从血管内进入组织间隙重新分布，从而形成坠积性水肿。踝和胫前水肿在久站和久坐后常见，这是因为液体在重力作用下进入人体相关部位的原因。卧床患者可出现骶部水肿。水肿可主观的分为 1+（轻）到 4+（重）四度。A. J. 目前有 3+凹陷性水肿。

肝静脉充血和门脉压升高会引起肝肿大，肝区压痛和腹水（腹腔积液）。右心衰竭导致肝静脉充血的加重和左心衰竭导致肝动脉灌注的减少，会使那些高度依赖肝脏代谢药物的清除受损。胃肠道充血使患者厌食。

颈静脉怒张主要指颈内静脉怒张，提示颈内静脉压升高。

患者平卧时颈静脉怒张的程度，以及颈静脉怒张消失时头抬高的高度，是临床医生大致评估患者中心静脉压的依据。颈静脉怒张的测量是从静脉搏动的最高点至胸骨角的垂直距离。患者仰卧，头部抬高 45°时，颈静脉怒张<4cm 属于正常范围，见于健康成人。如果存在肝静脉瘀血，压迫肝脏可能导致颈静脉更加明显，这种现象即为肝颈静脉回流征。

### 射血分数测定

案例 14-1，问题 2：A. J. 有 LVSD 吗？

SOB，闻及爆裂音，颈静脉怒张，水肿，及几乎 A. J. 其他所有的症状和体征都提供了其基础心脏疾病性质的重要线索。然而，它们局限于对结构病变的评估。部分症状也可见于其他疾病，特别是运动耐量的减低，通常是一种渐进的过程，患者可能会忽视不说。胸片上心影增大增加了 LVSD 的可能性，但有时 LVSD 患者不会出现胸片心影增大，而 LV 功能正常的患者有时却会见到这种表现。有些有结构病变的患者可能却没有症状。

诊断 LVSD 的 HF 最有效的方法是测量 LVEF。所有可疑为 HF 的患者，在开始治疗前，进行 EF 测量是必需的。因为 HFrEF 和 HFpEF 的治疗策略是不同的。二维超声心动图配合多普勒血流检测（多普勒超声心动图）是测量 EF 可选择的一种方法。这种方法应用声波可视化测量室壁厚度、房室内径、瓣功能和心包厚度。通过测量心室腔收缩、舒张时尺寸的变化完成 EF 的测量。这种 EF 的测量方法不像心室造影那么准确，但对患者来说更舒服，而且其测得 EF 值与其他方法的相关性也在可接受范围。

放射性核素左室造影使用放射标记物锝（Tc）作为评价左室血流动力学的示踪剂。虽然这种方法是测量 EF 最准确的方法，但具有一定创伤性，因为它需要静脉穿刺和放射暴露。此外，放射性核素扫描不提供有关左心室结构的信息。磁共振成像与计算机断层成像可用于评价左室质量，但不提供 EF 数据。

此后，A. J. 接受了超声心动图检查，结果回报左室肥厚（left ventricular hypertrophy，LVH），EF 轻到中度降低，约 30%~40%。因为他有收缩功能障碍和典型充血体征，他符合 CHF 的诊断标准。

## 心力衰竭分期和纽约心脏协会心功能分级

**案例 14-1，问题 3：** 根据 ACC/AHA 标准，A. J. 的表现属于 HF 第几期？A. J. 的活动受限属于 NYHA 心功能分级第几级？

ACA/AHAHF 分期和 NYHA 心功能分级列于表 14-1 中[4,29]。

由于 A. J. 有 HF 症状和心脏结构的改变，他属于 ACC/AHA 分期的 C 期。入院时，A. J. 需要坐着睡觉且不能耐受最轻度的体力活动，NYHA 分级为Ⅲ级。必须认识到，HF 的病情进展在部分患者可以很慢，而在另一些患者则可以很快。MI 患者心功能可能会从 A 期进展到 C 期。

## 易感因素

**案例 14-1，问题 4：** A. J. 有何 HF 的易感因素？

像年龄、高血压、MI、糖尿病，及心动过速诱导的心肌病、心脏瓣膜病、肥胖，是已经明确的与 HF 进展相关的主要危险因素。HF 的其他危险因素包括：吸烟、过量饮酒、血脂异常、贫血，及慢性肾脏病[89]。生物化学和基因标记成为 HF 研究热点。老年人群中，CAD，特别是 MI，被认为是 HF 最显著的危险因素。在过去的数 10 年中，MI 后 HF 发病率增加了。这可以归因于 MI 后生存率的提高[90]。

A. J. 特别容易出现 HF，这是因为他控制欠佳的高血压增加了后负荷。高血压也可引起 LVH，这是对后负荷增加的一种代偿性反应。LVH 与较高的 HF 风险密切相关，尤其是较年轻的个体[5]。血压高于 160/90mmHg 的患者其个体的终身 HF 罹患风险是血压控制在 140/80mmHg 以下患者的 2 倍[91]。早期和更积极控制血压的预防策略可降低 HF 发病率近 50%，并与死亡率相关[8]。

## 非甾体抗炎药和钠含量

非甾体抗炎药（nonsteroidal anti-inflammatory drugs，NSAIDs）通过抑制前列腺素发挥其抗炎作用。抑制前列腺素可促进钠的重吸收并抵消利尿剂和 ACEI 的有益效果。用于治疗 A. J. 关节炎的布洛芬，会引起钠超载。流行病学研究指出 NSAIDs 可加重 HF 症状，导致因 HF 住院[92-94]。ACC/AHA 实践指南建议任何可能的情况下 HF 患者均应避免使用 NSAIDs[1]。

另一个钠超载的潜在原因是静脉注射的用药方式。氯化钠常被用来作为静脉注射药物的稀释剂。一些肠外应用的抗生素，特别是萘夫西林和替卡西林，钠含量很高。大多数处方和非处方药物的标签上都有钠含量的标示说明。

A. J. 的高血压和 HF 都没有得到良好的控制，他的体重增加了 8kg。他的临床表现（端坐呼吸、呼吸困难、呼吸急促、低垂部位的水肿及颈静脉压力升高）明确提示液体超负荷。这可能是应用大剂量布洛芬的结果。应以袢利尿剂替换他现在服用的氢氯噻嗪，以缓解 HF 的症状和体征。并且，现在的治疗方案中应当增加一种 ACEI 类药物以控制血压。一旦血容量恢复正常，就应考虑在出院前加用 β 受体阻滞剂。降低剂量或者最好停用所有 NSAIDs 可减少钠潴留，并使 ACEI 治疗更有效。对乙酰氨基酚是他骨关节炎治疗的替代药物。

## 饮食

A. J. 的饮食中可能包括了大量富含钠盐的食物，如罐装的汤和蔬菜、土豆片或烹饪时添加过多食盐。营养保健品和运动饮料也是富含钠的来源。他应该限钠饮食（每日 2~3g）。如果应用盐的替代品，应警告他这些食物中含钾量较高，且如果同时应用钾补充剂、醛固酮拮抗剂和其他保钾利尿剂可引起高钾血症。

# 药物所致的心力衰竭

**案例 14-1，问题 5：** 药物诱发的 HF 的基本机制是怎样的？如何理解这些机制以避免 A. J. 使用这些药物？

药物诱导 HF 有 3 个机制：抑制心肌收缩力（负性肌力药物和直接毒素；致心律失常作用；增加体内血浆容量（表 14-5）。后者包括那些主要作用于肾脏的药物（改变 RBF 或增加钠潴留）或者那些因较高的钠含量而使体内钠、水增加的药物。

表 14-5
可致心力衰竭药物

| 负性肌力药物 | |
|---|---|
| β受体阻滞剂[a] | 最明显的是普萘洛尔或其他非选择性药物；其次是不具有内在拟交感活性药物(醋丁洛尔、卡替洛尔、吲哚洛尔)；使用噻吗洛尔滴眼液也可引起 |
| 钙通道阻滞剂[a] | 维拉帕米的负性肌力和 AV 阻滞作用最大，氨氯地平最小 |
| 抗心律失常药物 | 丙吡胺、氟卡尼、决奈达隆 |
| **直接心脏毒性** | |
| 可卡因、安非他明 | 大剂量长期应用时会致心肌病 |
| 蒽环类肿瘤化疗药物 | 柔红霉素、多柔比星(多柔比星)，剂量依赖性，总剂量累积不应超过 600mg/m$^2$ |
| **致心律失常作用** | |
| ⅠA、Ⅲ类抗心律失常药物 | QT 间期延长 |
| | 可能出现尖端扭转室速 |
| | 如果心律紊乱影响心功能可致 HF |
| 非抗心律失常药物 | 与上述机制相同 |
| (完整列表见 Crouch et al.[93]) | 常与抑制相对药物代谢的药物相互作用导致高于预期血浆水平相关 |
| **血浆容量扩充** | |
| 糖尿病药物 | 吡格列酮和罗格列酮可致钠潴留 |
| NSAIDs | 抑制前列环素；钠潴留 |
| 糖皮质激素，雄激素，雌激素 | 类固醇效应；钠潴留 |
| 甘草 | 类醛固酮效应；钠潴留 |
| 降压扩血管药物(肼屈嗪、甲基多巴、哌唑嗪、米诺地尔) | 减少肾血流量；激活肾素-血管紧张素系统 |
| 富含钠离子的药物 | 选择性静脉注射头孢菌素和青霉素 |
| | 泡腾片或含碳酸氢盐的抗酸剂或镇痛药 |
| | 液体的营养补充剂 |
| **不明机制** | |
| 肿瘤坏死因子阻滞剂 | 许多病例报道克罗恩病或类风湿关节炎患者应用依那西普和英夫利昔单抗后可新发 HF 或加重原有 HF |

[a]β受体阻滞剂和维拉帕米可能对舒张性 HF 有益。卡维地洛和美托洛尔拮抗收缩功能不全时的自主神经过激活。AV，房室；HF，心力衰竭；NSAIDs，非甾体抗炎药

最被认可的负性肌力药物是β受体阻滞剂。非选择性β肾上腺素能受体阻滞剂(如普萘洛尔)降低心肌收缩力和减慢心率。这两个因素都会减少 CO。其他明确的负性肌力作用药物包括非二氢吡啶类钙离子通道阻滞剂(calcium-channel blockers，CCB)，维拉帕米和地尔硫䓬，以及一些抗心律失常药物(丙吡胺、氟卡尼和决奈达隆)。蒽环类药物(柔红霉素和多柔比星)有直接的、剂量依赖的心脏毒性，可以通过限制总累积剂量至 500mg/m$^2$ 使毒性最小化[2,95,96](见第 94 章)。长期大量或超量饮用可卡因和酒对心脏有毒性作用。如果异常心律影响了心脏功能或心输出量，增加心律失常发生率的药物会使 HF 恶化，是由于异常心律影响了心脏功能或心输出量。

能够促进水钠潴留的药物包括 NSAIDs、某些抗高血压药物、糖皮质激素、雄激素、雌激素和甘草。已在服用吡格列酮和罗格列酮的 HF 患者中观察到体重增加、周围水肿和肺水肿的情况[97]。HF 的加重是剂量依赖性的，推测至少部分是由于体液潴留的原因。所以吡格列酮和罗格列酮的包装说明书建议 NYHA Ⅲ或Ⅳ级的 HF 患者禁用，HF 早期的患者慎用这两种药物[97]。沙格列汀也与 HF 住院风险的增加有关。FDA 已开始了进一步评估这种风险的研究[98]。

# 治疗

## 治疗目标

案例 14-1,问题 6:A. J. 的治疗目标是什么?

对大多数类型的 HF 患者,治愈都不是一个可实现的治疗目标,除非是等待心脏移植的患者或某些类型的病毒性、酒精性,或心律失常性的心肌病。A. J. 的短期治疗目标是减轻症状,这可以通过减轻他的 SOB、PND 不适、提高睡眠质量和增加运动耐量来实现。评价成功与否的指标包括减轻了的外周和骶部水肿、体重减轻、心率减慢到小于 90bpm、血压正常、BUN 下降、胸部 X 线片示心脏体积减小、颈静脉充盈减轻、第三心音消失。治疗的长期目标是提高 A. J. 的 EF 值和生活质量,包括提高日常活动的耐受力、今后的再住院次数、减少治疗中副作用的发生,最终延长患者的生存时间。以上治疗目标的达成取决于 A. J. 病情的严重程度、他对自身疾病的了解及对治疗的依从性。

## 利尿剂

### 呋塞米和其他的袢利尿剂

案例 14-1,问题 7:要求卧床休息和每日 3g 钠盐的饮食。医生决定开始给 A. J. 应用呋塞米。但利尿剂的基本原理,给药途径、剂量和给药方案是什么?

过多的容量会增加已受损心脏的负荷,利尿剂是治疗的主要部分。像 A. J. 一样,容量超负荷表现出症状时(呼吸困难)尤其如此。利尿剂迅速缓解症状。他们能在数小时内减轻肺和外周水肿,而 ACEI、β 受体阻滞剂和地高辛的效果需数日至数月才能完全实现。但是,利尿剂不应单独使用。即使它们开始成功控制了症状并减轻了水肿,如果不加用其他药物,他们还是不能长期维持临床稳定。更重要的是,利尿剂引起的 RAAS 和交感神经系统的激活会使 HF 进展。

所有现在的指南均建议如果存在容量负荷过重,不管急性或慢性,都应使用利尿剂;但进一步说明,如果患者没有水肿,则可间断或不使用利尿剂[1]。间断使用(根据需要)的利尿剂,应当根据患者体重的变化、颈静脉充盈的程度、周围水肿或 SOB 的情况,逐渐加量。对充分了解自身病情的患者,应指导他们每日称体重,并当体重增加超过每日 0.45~0.9kg 或每周 2.27kg,或有腿或腹部肿胀时开始服用利尿剂。只要患者恢复目标干重,就可停用利尿剂。另外利尿剂可以安排间断服药或周末服药。即使有这些选择,如果患者在他或她病程中的某一时段曾经历过容量超负荷,不管是过去还是现在,利尿剂都应作为常备用药[99]。尽管开始应用时效果明显,强效利尿治疗还是有引起容量不足、电解质紊乱,及 CO 下降的风险。肾功能的急剧恶化(BUN 或血肌酐升高)或者低血压提示有必要暂停利尿剂。

#### 给药途径

呋塞米是一种被广泛应用的袢利尿剂,临床应用经验丰富并且花费低。布美他尼和托拉塞米由于其可更好的被吸收,在一些情况下是更好的选择[62,63,100,101]。利尿酸,也是袢利尿剂的一种,因其具有潜在的耳毒性,不是首选利尿剂。然而,和其他的袢利尿剂不同,利尿酸不含有磺酰胺基团,主要用于对其他袢利尿剂重度磺胺过敏的患者。

一组研究人员的结果提示,应用托拉塞米的 HF 患者比应用呋塞米的情况更好[101]。在一个为期 1 年的开放式研究中,接受托拉塞米治疗的患者因 HF 住院者更少(托拉塞米 17%,呋塞米 32%)。接受托拉塞米治疗的患者由于各种心血管原因住院人次(44%)也较应用呋塞米的患者(59%)减少。接受托拉塞米治疗的患者乏力指数改善更多,但患者呼吸困难评分的改善两组无差别。托拉塞米的价格较呋塞米高,这对部分患者来说是个问题。

呋塞米不稳定的治疗反应在严重 HF 或肾功能下降的患者中常见。一些患者口服小剂量呋塞米就会有迅速和强效的利尿反应,而另一些则需静脉注射大剂量的呋塞米,才仅有轻微的利尿作用。部分差别可用药物的代谢动力学来解释[62,102]。袢利尿剂是高度蛋白结合的,并且必须被主动分泌进入近曲小管腔内才能产生效力。在肾功能不全引起内源性的有机酸水平升高和有药物(NSAIDs)竞争同样的转运蛋白时,袢利尿剂的小管分泌会受到影响。口服呋塞米吸收不稳定且不完全,健康人的吸收率为 50%~60%,而肾功能衰竭的患者的吸收率为 45%。当与食物同时服用时吸收延迟,但是总的吸收量不变。有人指出,HF 的患者由于肠道水肿和内脏血流减少,呋塞米的吸收和效果会明显降低。但是,这一观点已经部分被一位研究者驳倒,他发现 HF 患者的口服呋塞米的平均生物利用度为 61%,与正常人一样[101]。HF 患者的总的吸收率变化很大(34%~80%),但对呋塞米和布美他尼来说吸收速率和达到尿排泄峰值的时间都会延迟[62,63,103]。

吸收速率和程度不仅在不同个体间存在差异,个体内也存在差异。同一个体不同时间摄入同一品牌的呋塞米,其生物利用度的差别可高达 3 倍。这种差别在创新品牌和通用品牌中都很明显[104,105]。

#### 剂量

通常,首次口服或静脉给药的剂量是单次给予 20~40mg 的呋塞米,并监测其反应(见表 14-3)。如果没有达到理想的利尿量,剂量可以增加 40~80mg 直至总剂量每日 160~240mg(通常分 2~3 次给药)。托拉塞米通常的开始剂量是每日 10~20mg,但给予 HF 的患者每日 100~200mg 的剂量时才能发挥出其最大效应[106]。等效的布美他尼的剂量是 0.5~1.0mg,每日 1 次或 2 次,可逐渐增加至最大剂量每日 10mg。由于 A. J. 不是急性症状,口服治疗可能就足够了。然而,最终还是决定给 40mg 呋塞米单次静脉注射以尽快控制症状。为保持好的利尿效果及持续减轻体重,可能会需要进一步增加利尿剂的使用剂量和频率(即每日 2 次给药)。

住院患者的另一种选择是连续静脉输注袢利尿剂。多项研究证明了连续输注比间歇输注有明显的优点[107-109]。然而，这些研究结果因缺乏严谨的方法而被质疑，该研究不能够解决主要终点事件问题。近日，DOSE 研究[110]（Diuretic Optimization Strategies Evaluation）显示，间断静脉推注或连续静脉输注在疗效或安全性方面无明显差异。连续输注相比于间歇推注具有潜在的好处是由于后利尿剂现象，静脉推注剂量可致较高的利尿剂抵抗率。持续静脉输注使至肾小管的转移保持恒定，有可能减少这种现象。另外，由于较低的峰值药物浓度，持续灌注与耳毒性发病率的降低相关。给患者持续静脉输注之前，应事先给予负荷剂量以更快达到稳态浓度。但是，如果患者数小时前接受了一种或更多静脉注射，静脉输注前可不用负荷剂量。如果反应不佳，可重复负荷剂量并增加输注速度。输注速度取决于患者的肾功能和反应。

## 不良反应

案例 14-1，问题 8：检视 A. J. 的实验室检查结果（参见问题 1），有异常值吗？这些异常的重要性是什么？

### 氮质血症

A. J. 的 BUN 升高（40mg/dl），但是血清肌酐在正常水平（0.8mg/dl）。BUN 和肌酐升高是肾功能恶化的特点。BUN 相对于血清肌酐的不成比例的升高提示是肾前性的氮质血症，继发于 HF 或过度利尿引起的肾灌注不良。需要注意的是，某些肾前性的氮质血症的患者也会出现血清肌酐的升高，但是在补液之后肌酐会很快恢复到正常水平。

根据 A. J. 的实验室结果提示他是肾前性的氮质血症。最可能引起他氮质血症的原因是继发于失代偿 HF 的 RBF 减少。因此，不应停用利尿剂。实际上，合理的利尿将改善 HF 症状并有助于降低 BUN 水平。应该注意的是，过度利尿和容量不足会引起肾缺血从而导致真正的肾损害。当肾损害发生时，血清肌酐也会升高。

### 低钠血症

需要注意 132mmol/L 的低血清钠浓度。低钠并不是过度利尿的必备征象。过度利尿可能会导致身体缺钠，但是如果是等渗性的缺钠，那么血清钠浓度会在正常范围。而像 A. J. 这样的患者则可能一方面血容量过多，提示钠潴留，而另一方面血清钠浓度可能正常甚至偏低。

低钠血症（低血清钠浓度）反映了血浆中过多自由水的稀释作用。稀释性低钠血症最常见的原因是 ADH 生成过多或自由水摄入过多。严格限钠饮食的个体会出现低钠症。同样，过度利尿且仅给予无钠盐液体的患者或代偿性 ADH 释放过多的患者也有出现低钠血症的可能。由于已存在自由水排泄障碍，HF 或肝硬化的患者更易发生利尿引起的稀释性低钠血症。A. J. 出现低钠血症的确切原因不清楚，但是他的边缘性的低血清钠浓度并不是继续利尿治疗的禁忌。一般情况下，血钠浓度<120~125mmol/L 与 HF 患者的不良事件相关；长期血清钠浓度≤130mmol/L 与较高的发病率和死亡率相关[111]。无症状性低钠血症可采用限制水摄入的方法。在容量减少的情况下，静脉注射生理盐水或许有效。ADH 受体阻滞剂可用于 HF 和高容量性低钠血症患者。

### 低钾血症

A. J. 的血清钾是 3.2mmol/L。低钾血症与心律失常发生率的增加相关。一些研究表明，异位节律增加的患者血清钾水平在 3.0~3.5mmol/L 之间[112-114]。据估计，当血浆钾浓度<3.0mmol/L 时，血钾浓度每下降 0.5mmol/L，出现心律失常的风险增加 27%[115]。

对于慢性 HF 患者，钾浓度异常很常见。采用低剂量的利尿剂联合保钾药物方法，维持血清钾水平在 4.5~5mmol/L，或许可降低 HF 患者心源性猝死的风险[116]。

在接下来的几日，A. J. 都将接受加量的利尿剂，因此，可能需要额外补钾，以防发生危及生命的低血钾。此外，如果他将来需要使用地高辛治疗，低血清钾水平将会使他更易发生洋地黄中毒。在这个时候，A. J. 补钾是必要的。如果同时应用了 ACEI，可能不需要长期补钾。如果低钾血症持续存在，A. J. 可开始使用醛固酮拮抗剂。

### 低镁血症

A. J. 的血清镁的水平是 0.75mmol/L。严重的低镁血症会引起嗜睡，肌肉痉挛、惊厥阈值降低、心律失常，其影响与低钾血症相似。一些研究人员声称，一些既往被认为由利尿引起的低钾血症导致的心律失常，实际上是由利尿引起的低镁血症诱发的[117]。低镁血症伴随低钾血症特别危险。A. J. 应该给予静脉注射 1g 的硫酸镁并密切监测血清镁的浓度。必要时可以长期口服补镁。

### 高尿酸血症

应用噻嗪类利尿剂期间尿酸水平增加 1~2mg/dl 是常见的。尿酸水平增加 4~5mg/dl 却罕见报道。A. J. 的尿酸是 8mg/dl，轻度升高。对 HF 患者，血清中的尿酸水平可能是一个有价值的预后指标。一项研究显示，血尿酸与 HF 患者存活率之间的等级关系[118]。HF 患者的黄嘌呤氧化酶含量上升，可能会导致血管内皮功能障碍。因此，用别嘌醇治疗可改善血管内皮功能并有助于反向重构。血尿酸和心血管疾病之间的关系仍然存在争议，治疗指南不建议使用黄嘌呤氧化酶抑制剂预防 CV 疾病。当患者出现高尿酸血症的症状，应考虑加用别嘌呤醇或其他可降低尿酸的药物（见第 45 章）。

### BNP

A. J. 的 BNP 水平升高（为 1365pg/ml）。很多研究评估了应用不同低限定义正常值的 BNP 和 NT-proBNP 的诊断准确性。最常用的定义 BNP 正常值上限的血浆浓度是 100pg/ml，大于 400pg/ml 被认为是 HF 的提示。与年龄相关的 NT-proBNP 诊断正常值高限是：年龄小于 75 岁患者为 125pg/ml，年龄大于 75 岁患者为 450pg/ml。如果患者低于正常值高限，那么其症状很有可能是 HF 外的其他原因造成的。肾功能不全患者，这些肽的清除率下降；所以，对于这些患者，BNP 的正常上限为 200pg/ml，NT-proBNP 为 1 200pg/ml[119]。此外，这些生物标志物的浓度也受年龄、性别、肥胖、其他心脏或非心脏并发症的影响。无症状 HF 患者也可出现 BNP 或 NT-proBNP 水平的升高。这混淆了对这些标记物的准确解释，将它们融入常规临床实践具有一定的挑战性。升高的 BNP 和 NT-proBNP 水平，可用于排除急诊室里 SOB 的 HF 患者[25]。根据 ACC/AHA 治疗指南，BNP 和 NT-proBNP 的检测可用于评估慢性 HF 的预后和疾病的严重程度。然而，这些生物标志物在减少 HF 的发病率和死亡率方面的作用尚不十分明确。几个 NP 指导的治疗相关的试验结果已发表[120-122]。BNP 或 NT-proBNP 指导的 HF 治疗可用于选择性的临床稳定的患者实施 GDMT。但这种方法能否改善结局尚不明确。GUIDE-IT[123]（The Guiding Evidence Based Therapy Using Biomarker Intensified Treatment）研究旨在评估 NP 指导的治疗在高危左心室收缩功能障碍患者中的效果。其结果显示与常规治疗相比，生物标记物指导的治疗策略并不能改善临床结局。目前尚不清楚应当什么时候使用生物标志物来调整 HF 治疗。因为 BNP 是脑啡肽酶的底物，接受 ARNI 治疗的患者其 BNP 水平可能会升高。所以，2017 年的更新中指出，应谨慎的解释 ARNI 患者中利钠肽生物标志物的水平[6]。A. J. 升高的 BNP 水平，结合他的临床表现，提示他 HF 的加重。

## 补钾

**案例 14-1，问题 9：医生给 A. J. 1g 的硫酸镁和 20mmol 的氯化钾静脉注射，将血镁升高至 1.0mmol/L。血钾 3.9mmol/L。他应该预防性的补镁和钾吗？合适的剂量和药物是什么？**

此时，他并不需要进一步的补充镁，但他应该在用呋塞米数日后检测血镁水平。如果血镁的浓度又降低了，则可开始口服氧化镁维持治疗。

应用首剂利尿剂后数小时就可检测到血钾浓度降低，并在开始治疗 1 周后达到最大降幅。并不是所有接受利尿剂治疗的患者都需要补钾治疗。在开始利尿剂治疗的最初几个月内应经常检测血钾，以确定是否要补钾。相似的，当停用利尿剂时，血钾在数周内才能恢复到基线水平。所以，A. J. 入院时的血钾水平 3.2mmol/L 可能是他对氢氯噻嗪反应的血钾水平的最低点。他补钾的最初反应表明他的低血钾较容易控制。或许有争议认为他应当观察数日，不再给予进一步的补钾治疗；然而，因为他的利尿剂还要加量，而且如果后续考虑应用地高辛，所以仍需补钾。如果同时服用 ACEI 类药物和醛固酮拮抗剂，则可能不需要长期补钾。因为 A. J. 是从呋塞米开始的，氢氯噻嗪应当停用。如果低钾血症持续存在，醛固酮拮抗剂应当逐渐加量。

### 需要剂量

很难估计保持合适的钾平衡所需要的氯化钾的剂量。许多患者每日 20mmol 即可保持较好的钾平衡，但究竟有多少患者需要补钾还是个问题。有明确低钾血症的患者每日需要 20~120mmol KCl[124-126]。合并有高循环醛固酮水平的患者每日需要 60mmol 额外的 KCl。需要长期补钾的患者应当努力增加 ACEI 类药物的剂量至目标剂量或最大耐受剂量。如果低钾血症持续存在，可适当加用醛固酮拮抗剂。尽管加用了一种醛固酮拮抗剂，一些患者仍然需要补钾治疗。

## 监测

**案例 14-1，问题 10：单次 40mg 静脉应用呋塞米后，A. J. 开始每日早上服用 40mg 呋塞米，和 KCl 片 20mmol，每日 2 次。他应该怎样进行监测？**

应当观察 A. J. 的心功能改善情况和不良反应（表 14-4 和表 14-6），主观上，临床医师应观察呼吸窘迫症状的改善和增加的活动耐量，以评估对 HF 的控制。对疾病控制的客观监测指标有体重减低（理想的为达到目标干重前每日 0.5~1kg）、水肿消退，颈静脉充盈减少，舒张期奔马律和啰音消失。因为 A. J. 有高血压，也应当对其进行血压监测，目标值是低于 130/80mmHg。

**表 14-6**

应用利尿剂时的参数监测

| ↓CHF 症状（见表 14-4） |
|---|
| 体重减轻或增加；目标是 0.45~0.90kg/d，直到“理想体重”[a] |
| 容量不足的征象 |
| 疲乏无力低血压、眩晕 |
| 立位血压的变化[b] |
| ↓尿量 |
| ↑BUN[c] |
| 血钾血镁（避免低钾血症和低镁血症） |
| ↑尿酸 |
| ↑血糖 |

[a] 当水肿明显时，起初几日的体重减轻可能会较明显。

[b] 收缩压↓10~15mmHg，或舒张压↓5~10mmHg。

[c] BUN 升高可能是由利尿剂引起的血容量不足或控制不佳的 HF 患者肾血流量不足导致。可谨慎给予少量 0.9% 盐水来区分 BUN 升高是由于容量不足还是心输出量减少。如果存在容量不足，给予盐水会使尿量↑、BUN↓。但是，如果患者有严重的 HF，生理盐水会引起肺水肿。

BUN，血尿素氮；HF，心力衰竭

应指导患者每日记录体重并根据体重变化调整利尿剂用量。如果能保持理想的“干重”，他们可以减少 50% 的利尿剂用量，或以一种或多种剂量服用。如果体重 1 日增长超过 0.45 或 0.9kg 或 1 周增长超过 2.27kg，水肿加重，或再次出现 SOB，那么需临时增加利尿剂用量。

头晕和乏力是容量不足、低血压，或低血钾的主观表现,肌肉痉挛和腹痛是急性电解质失衡的表现。客观上,低血压,尤其是直立位低血压和尿素氮的升高(肾前性氮质血症)预示利尿过度。血清钠、钾,糖和尿酸都应该常规监测。询问患者利尿剂的起效时间(相对于药物摄入时间)和作用时长,利于针对患者制定最合适和最有效的治疗计划。

### 难治病例:联合治疗

**案例 14-1,问题 11:** 如果 A.J. 的呋塞米已加量至 80mg,每日 2 次,效果仍不明显,那么下一步治疗是什么?

所有的噻嗪类和袢利尿剂必须到达肾小球的管腔后才可以生效。因为这些药物高度结合于血清蛋白和内源性有机酸,所以,它们不能通过肾小球的滤过到达肾小管。利尿开始时,他们必须通过主动分泌从血液转运进入近端小管。如果这种主动转运被阻断,利尿剂就不能到达它的作用位点,使伴肾功能不全或由失代偿 HF 所致 RBF 减少的患者对利尿剂反应减弱。有肾功能不全或 RBF 受损的患者经常需要大剂量利尿剂来达到预期的反应。肾功能不全时内源性有机酸蓄积,可与药物结合并阻止其到达作用位点[62,63]。

运送至小管的速率和主动转运的总量决定利尿剂的反应程度[62,63]。这就解释了为什么 80mg 的利尿的效果明显好于 40mg 的效果,以及为什么静脉注射的利尿效果明显快且强于口服给药。一旦肾小管中的药物浓度达到阈值(峰值),再增加药物浓度也不会有更强的利尿效果了;但利尿作用的时间会延长。

一些患者还表现出不明原因的对连续利尿治疗反应不敏感。一般说来,药物应用达到表 14-3 所列的最大剂量时应寻求替代治疗方案。在严重的 HF 或肾功能不全的患者中,连续静脉应用呋塞米(5~15mg/h)、布美他尼(0.5~1mg/h)、托拉塞米(3mg/h)的效果要好于间歇推注[62,63,127-129]。甚至推荐使用更大剂量:呋塞米,0.25~1mg/(kg·h);布美他尼,0.1mg/(kg·h);托拉塞米,5~20mg/h[130]。一种积极的治疗方案是:100mg 呋塞米静脉推注,随后以 20~40mg/h 的速度持续静脉输注,在无反应的患者每 12~24 小时剂量加倍,最大输注速度为 160mg/h,以使患者尿量达 100ml/h 或更多[131]。

一些病例中,从一种袢利尿剂更换为另一种袢利尿剂,可以克服利尿效果不佳的问题[131]。例如,当呋塞米失效,托拉塞米或布美他尼或许因可以被更有效的吸收而起效[100,101]。如果这种方法无效,可以尝试联合用药。最有效的方案是联合应用作用于肾小管两个不同部位的药物[130]。例如,一种袢利尿剂与阻滞肾小管远端钠重吸收的美托拉宗合用。与一种袢利尿剂合用时,多种噻嗪类利尿剂,包括氯噻酮,氯噻嗪和氢氯噻嗪,都曾有报道可增加利尿效果。美托拉宗、一种袢利尿剂和一种醛固酮拮抗剂的三联治疗可用来优化利尿效果,防止电解质紊乱。

多数临床医师会选择美托拉宗加呋塞米或布美他尼联合。美托拉宗的研究涉及的剂量范围较宽[132]。通常先将低剂量美托拉宗(2.5~5mg)加入呋塞米治疗中。美托拉宗可被间断给予(每周 2~3 次,或按需给予)以减轻瘀血。与一种袢利尿剂联合应用时,美托拉宗作用时间越长,超出预计的利尿作用和电解质丢失越多。因此需密切观察体重、尿量、血压、尿素氮水平、血钾、血镁和血肌酐。因为美托拉宗没有胃肠外剂型,当氯噻嗪剂量为 500~1 000mg,每日 1 次或 2 次效果不佳,可用美托拉宗静脉给药替代。虽然 A.J. 的呋塞米剂量可以增加,他的方案中还是加用了每日 2.5mg 的美托拉宗。A.J. 可能还需要额外补充钾,避免加用美托拉宗导致的低钾血症。

## 血管紧张素转化酶抑制剂

### 药物的选择

**案例 14-1,问题 12:** 随着呋塞米的使用,A.J. 开始服用赖诺普利每日 10mg。有没有具体的 ACEI 获准用于 HFrEF 患者?

一般来说,处方集的决策应首先基于相应的药理学活性、有效性和药物安全性。其他应考虑的因素包括:标示(FDA 认可)的适应证、服药时间的便利性,以及(其他因素相同时)机构和患者的费用。高血压是所有 ACEI 主要的适应证。不是所有的 ACEI 类药物都有 HF 的适应证。

ACEI 类药物抑制 ACE(也称为激酶Ⅱ),从而降低血管紧张素Ⅱ的活性,血管紧张素Ⅱ的激活是导致 HF 有害血流动力学反应的主要原因。有记录显示,ACEI 使用后,循环中 NE、加压素、神经激肽、促黄体生成素、前列环素和 NO 水平降低。

此外,ACE 可降解缓激肽、P 物质,或许还有其他与血管紧张素Ⅱ无关的扩血管物质。由此可见,ACEI 的部分效应是通过缓激肽的蓄积实现的(图 14-6)。与缓激肽-2($B_2$)受体结合后,通过刺激血管内皮的花生四烯酸代谢产物、过氧化物、一氧化氮和内皮衍生超极化因子引起血管扩张。在肾脏,缓激肽直接作用于肾小管引起利尿作用。

ACEI 的净效应是调节血管紧张素Ⅱ的缩血管、储盐特性和缓激肽的扩血管、利尿特性之间的平衡。ACEI 的效应是肺毛细血管楔压(前负荷)、SVR 和收缩时室壁压力(后负荷)的降低。CO 增加而不伴随心率增快。ACEI 通过增加 RBF、减少醛固酮和 ADH 的产生从而促进钠的分泌。对 RBF 的有益作用和对醛固酮的间接抑制作用可引起轻度利尿反应,这一点明显优于肼屈嗪。

血管扩张和利尿作用并不是 HF 治疗中 ACEI 的唯一价值。血管紧张素Ⅱ促进血管重构,而缓激肽抑制这一过程[66,133]。在试验模型中,ACEI 通过阻断血管紧张素Ⅱ对心肌细胞的作用抑制心室重构。虽然缓激肽在 MI 后心脏重构的慢性过程中减少了胶原的逐渐沉积,保持缓激肽水平是否影响重构还无定论。

经 FDA 批准可以用于 HF 或 MI 后 LV 功能障碍治疗的各 ACEI 类药物包含在表 14-7 中。除了优化患者的给药时间表和尽可能每日 1 次给药以提高药物依从性的情况外,没有理由认为一种 ACEI 类药物优于另一种。

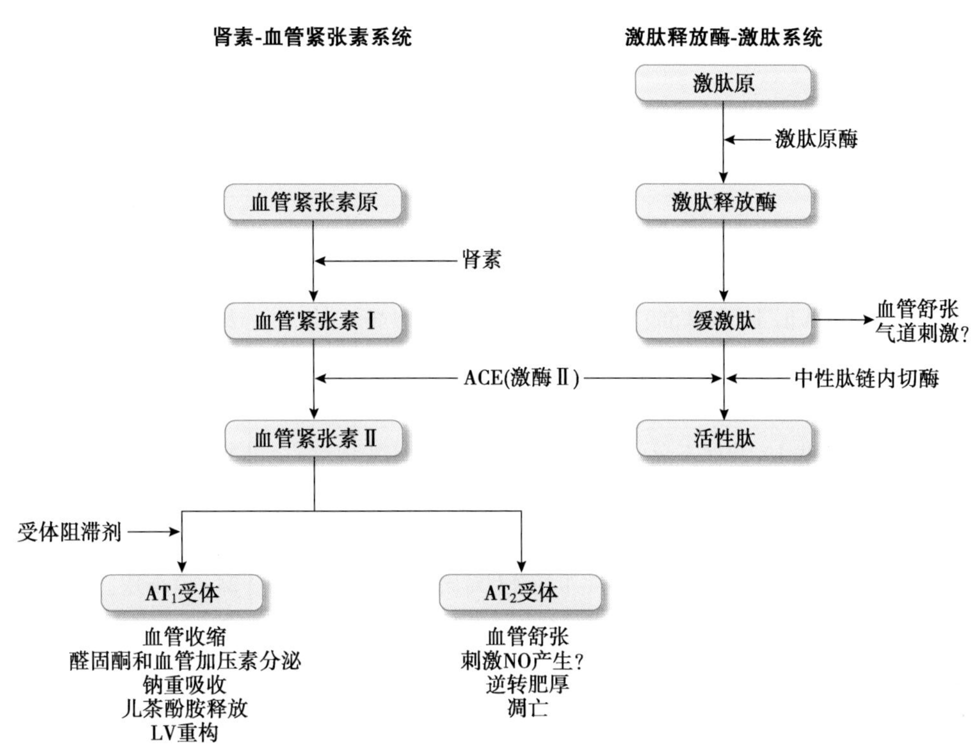


图 14-6 血管紧张素受体阻滞剂作用机制。ACE,血管紧张肽转化酶;LV,左心室;NO,一氧化氮

表 14-7
ACEI 治疗 HFrEF 的应用剂量

| 药物 | 可用剂型 | 初始剂量[a] | 最大剂量 |
|---|---|---|---|
| 卡托普利[b] | 12.5,25,50,100mg;片剂 | 6.25~12.5mg,tid | 100mg,tid |
| 依那普利[c] | 2.5,5,10,20mg;片剂 | 2.5~5mg/d | 20mg,bid |
| 福辛普利 | 10,20,40mg;片剂 | 5~10mg/d | 40mg/d |
| 赖诺普利 | 2.5,5,10,20,40mg;片剂 | 2.5~5mg/d | 40mg/d |
| 喹那普利[c] | 5,10,20,40mg;片剂 | 5~10mg/d | 20mg,bid |
| 培哚普利 | 2,4,8mg;片剂 | 2mg/d | 16mg/d |
| 雷米普利[c] | 1.25,2.5,5,10mg;胶囊 | 1.25~2.5mg/d | 10mg,bid |
| 群多普利 | 1,2,4mg;片剂 | 1mg/d | 8mg/d |

ACE,血管紧张素转换酶;bid,每日2次;tid,每日3次。
[a]从最低剂量开始,以避免心动过缓、低血压或肾脏功能障碍。但是除了卡托普利外,所有的药物应在每日早上给予,从起始剂量开始。每隔2~4周缓慢增加剂量以估计全面效果和耐受性。
[b]卡托普利作用时间短。从6.25~12.5mg试验剂量开始,然后由6.25mg增加至12.5mg,tid。
[c]依那普利、喹那普利、雷米普利基于半衰期或许可每日1次给予,而不是bid

许多安慰剂对照的试验已经证实ACEI在HF治疗中对血流动力学参数、临床情况和HF症状改善的良好作用[134,135],并显示ACEI使HF死亡率降低20%~30%。考虑到疗效和耐受性,ACEI治疗一般优于其他血管扩张剂,包括肼屈嗪-硝酸酯合用及ARB类。

表14-8提供了主要ACEI对HF试验结果[18,66,67,135-137]。在5个被批准的ACEI的药物中,对MI后EF降低,有慢性心功能不全症状(NYHA Ⅱ~Ⅳ级)和无症状的患者,有提高生存率最佳证据的是依那普利[70,138-140]。

ACC/AHA指南推荐选择在临床试验中显示对HFrEF患者可同时降低死亡率和发病率的ACEI药物。基于临床试验,以下几种ACEI类药物被认为是一线选择:卡托普利、依那普利、福辛普利、赖诺普利、培垛普利、喹那普利、雷米普利或群多普利[1,5,6]。

表 14-8

ACEI 治疗 HFrEF 的临床试验

| 研究 | 患者人群 | ACEI | MI 后开始时间 | 治疗时间 | 结果 |
|---|---|---|---|---|---|
| **LV 功能不全的研究** | | | | | |
| CONSENSUS[138] | NYHAⅣ(n=253) | 依那普利对比安慰剂 | | 1 日~20 个月 | 减少死亡率和 HF |
| SOLVD-Treatment[136] | NYHA Ⅱ/Ⅲ(n=2 569) | 依那普利对比安慰剂 | | 22~55 个月 | 减少死亡率和 HF |
| V-HeFT. Ⅱ[247] | NYHA Ⅱ/Ⅲ(n=804) | 依那普利对比肼屈嗪、硝酸酯 | | 0.5~5.7 年 | 降低死亡率和猝死 |
| SOLVD-Prevention | 无症状 LV 功能不全(n=4 228) | 依那普利对比安慰剂 | | 14.6~62 个月 | 降低死亡率和因 HF 住院 |
| **MI 后 LV 功能不全的研究** | | | | | |
| SAVE[311] | MI,LV 功能降低(n=2 331) | 卡托普利对比安慰剂 | 3~16 日 | 24~60 个月 | 降低死亡率 |
| CONSENSUS Ⅱ[312] | MI(n=6 090) | 依那普利对比安慰剂 | 24h | 41~180 日 | 生存率无改变;依那普利组低血压 |
| AIRE[313] | MI 和 HF(n=2 006) | 雷米普利对比安慰剂 | 3~10 日 | >6 个月 | 降低死亡率 |
| ISIS-4[314] | MI(n>50 000) | 卡托普利对比安慰剂 | 24h | 28 日 | 降低死亡率 |
| GISSI-3[315] | MI(n=19 394) | 赖诺普利对比安慰剂 | 24h | 6 周 | 降低死亡率 |
| TRACE[165] | MI,LV 功能降低(n=1 749) | 群多普利对比安慰剂 | 3~7 日 | 24~50 个月 | 降低死亡率 |
| SMILE[166] | MI(n=1 556) | 佐吩普利对比安慰剂 | 24h | 6 周 | 降低死亡率 |

ACEI,血管紧张素转化酶抑制剂;HF,心力衰竭;LV,左心室;MI,心肌梗死;NYHA,纽约心脏病协会

来源:Brown NJ,Vaughan DE. Angiotensin-converting enzyme inhibitors. *Circulation*. 1998;97:1411.

卡托普利和赖诺普利的母体化合物即有活性,无需激活代谢过程。其他的 ACEI 类的药物(贝那普利、依那普利、福辛普利、雷米普利)为前体药物,需要酶转化为活性代谢产物。卡托普利的作用时间短,使大多数患者需每日服药 3 次。尽管这些特点可能有利于初始治疗时对早期副作用的密切观察,但是如果长期应用,最好选择每日 1 次或每日 2 次给药的药物。所有其他 ACEI 均符合这项标准。然而,对依那普利、喹那普利和雷米普利,特别是剂量较大时,包装内的标签和实践中的通常用法是每日 2 次。

基于可提高生存率的临床疗效证据,A. J. 的医师选择赖诺普利以每日 10mg 的剂量开始治疗。如果考虑到出现低血压的可能,开始治疗的最初 1~2 日应首选卡托普利,以避免患者的血压下降过快。

### 剂量-效应关系

**案例 14-1,问题 13:** A. J. 赖诺普利的目标剂量是多少?所有患者都需要滴定至目标剂量吗?

临床证据表明 HF 症状减轻的程度和药物的剂量有关。大剂量药物更有可能改善患者的生活质量,减少住院率。但大剂量对死亡率的影响还不清楚。同时,更大的剂量与更大的副作用风险相关。基于这些原则,表 14-7 列出了建议推荐的 ACEI 的起始剂量,最大剂量[1]。

指南推荐 ACEI 从小剂量开始,滴定至最大耐受剂量。支持这项原则的是 ATLAS(Assessment of Treatment with Lisinopril and Survival)试验的结果[141,142]。将赖诺普利 2.5~5mg(低剂量)或 32.5~35mg(高剂量)给予 3 000 多名患者。两组的全因死亡率无差别。在高剂量组,住院以及死亡和住院的联合终点分别降低了 24%($P=0.003$)和 12%($P=0.002$)。被分配接受高剂量的 90%的患者能耐受这个剂量。

虽然这些建议推荐应用能够耐受的最大剂量,但是证据表明低剂量也是有益的。英国心力衰竭网络研究(The UK Heart Failure Network Study)发现,10mg 每日 2 次的依那普利并不比 2.5mg 每日 2 次更有效[143]。低(2.5mg,每日 2 次),中(5mg,每日 2 次)、高(10mg,每日 2 次)剂量组的死亡率单独评估,分别为 4.2%、3.3%和 2.9%,没有显著差异。指南建议处方剂量参照临床试验中使 CV 事件风险降低的剂量,如果不能获知试验剂量,则应用较低的剂量。

赖诺普利的推荐起始剂量是每日 2.5~5mg。对老年患者或有其他危险因素的患者(收缩压小于 100mmHg、服用大剂量的利尿剂,或原有低钠、高钾,或肾功能不全),每日 2.5mg 的起始剂量更合适。如果患者直接使用长效的 ACEI 药物,之前没有经过卡托普利滴定加量,则应当考虑

使用这个剂量或其他药物的相当剂量。对于 A. J. 这样的患者,经卡托普利治疗 2 日而没有不耐受的证据,10mg 是合适的。

A. J. 的赖诺普利长期靶剂量为每日 40mg。没有确定的公式来决定以多快的速度滴定至此剂量,这依赖于他 HF 症状的减轻程度、不良反应及服药动机。无论何时调整剂量时,病人可能仅需 24 小时就能察觉症状得到缓解,然而一般而言,不会在 1~2 个月内达到全面的血流动力学影响。低血压和其他副作用出现得更快。A. J. 应当在 1~2 周内重新评估他的剂量以确定他是否可以耐受剂量增至每日 20mg。这时应化验 SCr 和钾以评估 ACEI 滴定的安全性。此后,每 2~4 周剂量可加倍。这样,需要 2 个月滴定至每日 40mg。如果 A. J. 的症状没有改善也没有不良反应,可以通过缩短评估周期(如每周)或使用较大的增量加快滴定速度。

## 血管紧张素受体阻滞剂

**案例 14-1,问题 14:** A. J. 什么时候应用 ARB 合适?

一些关于 HF 的临床试验显示出 ARB 在改善 HF 症状方面的益处(表 14-9)[144-151]。一篇 meta 分析包含了 17 个将 HF 患者应用 ARB 和安慰剂或 ACEI 相比较的临床试验,对其中的全因死亡率和因 HF 住院的资料进行了综合分析[143]。与安慰剂相比,ARB 有效改善了运动耐量和 EF。ARB 在降低全因死亡率或因 HF 住院方面并不优于 ACEI。

**表 14-9**
**血管紧张素受体阻滞剂治疗心衰临床试验**

| 试验 | 患者人数 | ARB | 治疗时间 | 结果 |
|---|---|---|---|---|
| ELITE[149] | NYHA Ⅱ~Ⅳ(n=722) EF≤40% | 氯沙坦(50mg/d)或卡托普利(50mg,tid) | 48 周 | 主要终点(持续性肾功能不全)或次要终点(死亡/HF 入院)无明显差异。与卡托普利相比,氯沙坦与低死亡率相关 |
| RESOLVD[151] | NYHA Ⅱ~Ⅳ(n=768) EF≤40% | 坎地沙坦(4、8、16mg),或坎地沙坦(4mg 或 8mg)+20mg 依那普利,或 20mg 依那普利 | 43 周 | 联合应用在左室重构方面有更多益处。在死亡率方面无明显差异。在 NYHA 分级、生活质量、6 分钟步行试验方面无差异 |
| ELITE Ⅱ[150] | NYHA Ⅱ~Ⅳ(n=3 152) EF≤40% | 氯沙坦(50mg/d)或卡托普利(50mg tid) | 48 周 | 在改善生存率方面氯沙坦较卡托普利无优势,但是更明显的耐受性。该试验亚组分析发现在氯沙坦加用 β 受体阻滞剂的患者能增加死亡率 |
| Val-Heft[152] | NYHA Ⅱ~Ⅳ(n=5 010) EF<40% | 缬沙坦 160mg bid 或安慰剂 bid | 23 个月 | 两组间死亡率无明显差异。已接受 ACEI 和 β 受体阻滞剂的患者(n=1 610)在加用缬沙坦后死亡风险增加 |
| CHARM Alternative[154] | NYHA Ⅱ~Ⅳ(n=2 028) EF≤40% | 坎地沙坦(32mg)/安慰剂 | 34 个月 | 坎地沙坦组心血管死亡率或 HF 入院率降低 23%。与安慰剂组相比,坎地沙坦组有副作用(高血压、高血钾、血清肌酐增高) |
| CHARM Added[155] | NYHA Ⅱ~Ⅳ(n=2 548) EF≤40% | 坎地沙坦(32mg)+ACEI/安慰剂 | 41 个月 | 与安慰剂相比,心血管死亡率或 HF 入院风险降低 15%。但是有更多副作用(高血压、高血钾、肌酐升高) |
| CHARM Overall[157] | NYHA Ⅱ~Ⅳ(n=7 599) | 坎地沙坦(32mg)/安慰剂 | 38 个月 | 在主要事件全因死亡率方面无明显差异 |

ACEI,血管紧张素转化酶抑制剂;ARB,血管紧张素受体阻滞剂;bid,每日 2 次;CV,心血管的;EF,射血分数;HF,心力衰竭;LV,左心室;NYHA,纽约心脏病协会;QOL,生活质量;SCr,血清肌酐;tid,每日 3 次

来源:Brown NJ, Vaughan DE. Angiotensin-converting enzyme inhibitors. *Circulation*. 1998;97:1411.

第一个比较 ARB 和 ACEI 对 HF 患者疗效的大型临床试验是 ELITE(Evaluation of Losartan inthe Elderly)研究[150]。将氯沙坦与卡托普利比较,主要研究终点是肾功能下降程度的持续增加,两种药物均有 10.5%的患者血肌酐升高大于 0.3mg/dl。一个出乎意料的发现是,卡托普利组(8.7%)的全因死亡率有轻微多于氯沙坦组(4.8%)的趋势。

随后 ELITE Ⅱ试验被设计用于检验在 60 或 60 岁以上患者中氯沙坦在降低死亡率和发病率方面优于卡托普利这一假说[148]。两组在全因死亡率、猝死,或全原因死亡加住院方面均无显著性差异。虽然 ARB 治疗并不优于 ACEI,但它有更好的耐受性。特别是应用 ARB 的患者出现咳嗽不良反应的明显更少。

Val-HeFT 试验(Valsartan Heart Failure Trial)是一项双盲、安慰剂对照的研究,目的是评价 HF 患者应用缬沙坦后的发病率和死亡率[152]。患者被随机分配接受缬沙坦或安慰剂治疗,每日 2 次。全因死亡率在缬沙坦组(19.7%)和对照组(19.4%)之间无明显差别。两组中接近 93%的患者正在接受一种 ACEI 类药物治疗。头晕、低血压和肾功能损害在接受缬沙坦治疗的患者中均较多。

进一步的析因分析发现在 35%的基线时联合服用 ACEI 和 β 受体阻滞剂的受试者中,加用缬沙坦作为第三种药物与发病率增加的趋势相关,发病率和死亡率的联合终点有统计学意义上的显著增加。总体研究结果提示联合应用缬沙坦和一种 ACEI 可降低发病率,但在死亡率方面两药联用优势不显著。更令人担忧的是,将缬沙坦、ACEI 和 β 受体阻滞剂 3 种药物联用可能会对发病率和死亡率造成不利影响[155]。

VALIANT(Valsartan in Acute Myocardial Infarction Trial)试验中纳入 MI 后伴左心功能障碍病情稳定的患者,旨在检验缬沙坦单独使用及其与卡托普利(ACEI)共同使用能够提高存活率这个假设。在 VALIANT 试验中,70%的患者也使用了 β 受体阻滞剂。所有组都以全因死亡率为主要终点。此外,ACEI/ARB 联合用药组的不良反应发生率增加。有趣的是,在使用 β 受体阻滞剂的亚组中,没有证据表明联合使用 3 种药物治疗有有害的相互作用[153]。基于 VALIANT 试验结果,缬沙坦被 FDA 核准可用于高危心脏病发作后及同时伴有 HF 患者。

ARB 在 HF 患者中使用的有效性和安全性的最佳证据来自 3 个系列研究,统称为 CHARM(Candesartan in Heart Failure Assessment of Reduction in Morbidity and Mortality)试验中。CHARM 计划分为独立的 3 个部分:CHARM-Alternative、CHARM-Added、CHARM-Preserved[154-156]。3 个研究都是随机、双盲、安慰剂对照的,纳入了至少有 4 周有症状的 HF(NYHA 心功能分级Ⅱ~Ⅳ)病史大于 18 岁的成年患者。被随机分配应用坎地沙坦的受试者,根据耐受程度,自每日 4mg,逐渐增加至每日 32mg。同时继续常规治疗(利尿剂、β 受体阻滞剂、地高辛、螺内酯,和 ACEI)。3 个研究的主要终点都是心血管死亡、因 HF 住院或两者兼有的联合发病率。下面讨论了这 3 个独立研究入选标准和结果的不同。

2 028 名受试者参与了 CHARM-Alternative 研究,受试者符合所有上文提及的入选标准及两个附加标准:EF≤40%(即收缩性功能不全)、不能耐受 ACEI(咳嗽,72%;低血压,13%;肾功能不全,12%)。因此,本组受试者未使用 ACEI,仅单独使用 ARB 或安慰剂。发现与安慰剂组相比,坎地沙坦组的主要终点事件(心血管死亡、因 HF 住院治疗或两者兼有)降低了 23%。因不良事件导致的药物治疗中断,其总发生率坎地沙坦组和安慰剂组没有统计学差异,然而坎地沙坦组有明显增多的症状性低血压、血肌酐水平升高和高血钾(表 14-10)。

表 14-10

致长期停药的不良反应

| 试验 | 结果 | 坎地沙坦(%) | 安慰剂(%) | $P$ 值 |
|---|---|---|---|---|
| CHARM-Alternative[152] | 任何不良事件或实验室异常 | 21.5 | 19.3 | 0.23 |
| | 高血压 | 3.7 | 0.9 | <0.000 1 |
| | 肌酐增高 | 6.1 | 2.7 | <0.000 1 |
| | 高血钾 | 1.9 | 0.3 | 0.000 5 |
| CHARM-Added[153] | 任何不良事件或实验室异常 | | | 0.000 3 |
| | 高血压 | 4.5 | 3.5 | 0.079 |
| | 肌酐增高 | 7.8 | 4.1 | 0.000 1 |
| | 高血钾 | 3.4 | 0.7 | <0.000 1 |
| CHARM-Preserved[154] | 任何不良事件和实验室异常 | 17.8 | 13.5 | 0.001 |
| | 高血压 | 2.4 | 1.1 | 0.006 |
| | 肌酐增高 | 4.8 | 2.4 | <0.001 |
| | 高血钾 | 1.5 | 0.6 | 0.019 |
| CHARM-Overall[155] | 任何不良事件和实验室异常 | 21 | 16.7 | <0.001 |
| | 高血压 | 3.5 | 1.7 | <0.000 1 |
| | 肌酐增高 | 6.2 | 3.0 | <0.000 1 |
| | 高血钾 | 2.2 | 0.6 | <0.000 1 |

CHARM-Added试验旨在明确联合使用ACEI和ARB，是否可以比单独应用ACEI，给EF≤40%的有症状的HF患者带来更多的临床获益。在基线时，55%的患者接受了β受体阻滞剂治疗，17%的患者接受了螺内酯治疗。联合坎地沙坦和ACEI及其他常规HF治疗，使联合治疗组主要结局(心血管死亡、因HF住院或两者兼有)的相对风险，相比于单独ACEI组降低了15%($P=0.011$)。将CHARM-Added与Val-HeFT试验的研究结果进行对比是很有趣的。在Val-HeFT试验中，93%的使用ARB缬沙坦的受试者同时也使用了ACEI。Val-HeFT试验中联合疗法明显降低了发病率和死亡率的复合终点，却没有降低死亡率。尽管在CHARM-Added试验中没有发现使用β受体阻滞剂会造成不良反应，然而在β受体阻滞剂、ACEI和ARB三者联用的亚组中却观察到了死亡患者增加的趋势。

对CHARM试验3个部分(CHARM-Alternative，CHARM-Added和CHARM-Preserved；对CHARM-Preserved的讨论见案例14-7，问题1)的综合结果已在CHARM-Overall部分中报告[157]。这部分中分析评价了坎地沙坦对有症状的HF患者的益处(不管其左室收缩功能如何)。CHARM-Overall总体分析选用了不同的主要终点是全因死亡。尽管这个综合结果未能检测出坎地沙坦对比安慰剂组在全因死亡上的显著降低(降低9%；$P=0.32$)，然而单个独立试验的主要终点：心血管死亡(12%)、因HF住院(21%)及复合心血管死亡和因HF住院(16%)，是明显降低的。

CHARM计划的总体结果证实了这个结论：ARB能降低有症状的HFrEF患者的发病率和死亡率，对不耐受ACEI的患者可安全使用。联合治疗(ACEI加上ARB)，同时应用β受体阻滞剂的方法似乎是有益、安全的——只要能密切监测患者的不良反应。现在的指南推荐接受ACEI和β受体阻滞剂的患者联合醛固酮拮抗剂治疗胜于ARB。

因为ELITEⅡ没有发现氯沙坦50mg/d相对于卡托普利150mg/d在HFrEF患者中对生存率的益处，HEAAL(Effects of high-dose versus low-dose losartan on clinical outcomes in patients with heart failure)研究旨在比较两种剂量的氯沙坦(50mg/d与150mg/d)对HFrEF患者全因死亡率和住院复合终点的影响。中位随访时间为4.7年，结果显示，与氯沙坦50mg/d组相比，氯沙坦150mg/d组减少了死亡率或HF住院率。高剂量组有更多的肾功能不全、低血压，及高血钾。不过这些结果并没有导致明显增多的治疗终止。老年、合并应用醛固酮拮抗剂，及基线血钾和肌酐水平都是常见的不良事件的预测因素，并可导致发生这些不良事件的患者死亡率增加。所以剂量滴定时应密切监测患者情况，特别是对有高危不良事件发生可能的患者[158]。

总之，ARB的HF试验证明了ARB对不能耐受ACEI的患者或作为ACEI类药物和β受体阻滞剂的附加治疗，有助于HFrEFr生存率的提高。然而，目前的指南不推荐常规使用三联疗法，且除赖诺普利外，A.J.不应当开始时就使用ARB。如果A.J.服用赖诺普利时出现咳嗽，他可以改服一种ARB，如坎地沙坦。

## 不良反应

### 血管紧张素转化酶抑制剂引起的咳嗽

案例14-1，问题15：A.J.在接受赖诺普利治疗6周后因出现了恼人的咳嗽来到HF门诊。他的胸部检查没有发现明显的哮喘的证据，仅有少许爆裂音，其颈静脉仅略高于正常，踝关节水肿1+，且体重稳定。所有实验室值正常。咳嗽是其HF的症状表现还是由ACEI诱发？管理ACEI引起的咳嗽的推荐是什么？

咳嗽可能是伴有肺水肿HF患者的表现。在极严重的病例中，患者可出现“心源性哮喘”，极度缺氧、憋喘、呼吸困难。然而，客观资料证明A.J.的HF已经大大改善。没有哮喘或吸烟史，没有憋喘，排除了阻塞性气道疾病(哮喘或慢性阻塞性肺病)的可能。他可能确有气管炎，但是，他否认咳嗽之前有感冒或其他呼吸系统的疾病，如果没有其他的原因，最有可能是依那普利引起的咳嗽。

ACEI类药物都有这种副作用[159]。咳嗽是ACEI类药物十分明确的并发症，表现为干咳无痰；有时被描述为“咽后部发痒”。这种副作用可以在首次使用的数小时内出现，也可在接受治疗的数周或数月后出现。通常咳嗽症状会在停药后的1~4周内缓解，部分患者会持续3个月。

缓激肽在上呼吸道内的积聚和促炎介质(如P物质)或前列腺素代谢的降低是ACEI引起的咳嗽的可能机制。这些化学物质成为气道中的刺激物使支气管反应增强并引起咳嗽。

不同的案例报道，咳嗽的发生率在所有患者中为5%~35%，发生率与剂量相关[160]。有项研究发现欧洲后裔的白种人患者中咳嗽的发生率为5%~10%，而中国患者的发生率却接近50%[161]。女性和黑种人患者可能也会有较高的发生率[158]。

由于这是药理学反应而非过敏反应，一般而言，减低剂量或换成另一种ACEI是无效的。对确诊的药物诱发的咳嗽，唯一方法是中止治疗。即便如此，如果患者正巧患轻度的支气管炎，并在停止ACEI的相同时间段缓解，也可能产生假阳性结果。如果咳嗽在药物中止后仍持续，应当检查是否有其他原因，如胃食管返流疾病或过敏性鼻炎等。

对于持续咳嗽的患者，ARB或肼屈嗪-异山梨醇为安全替代药品。因此，A.J.可继续使用赖诺普利数周观察咳嗽是否可自行消退。自使用ACEI治疗以来，A.J.的HF症状已经缓解，且咳嗽也不再那么令人烦恼。A.J.没有哮喘或其他气道问题的风险。如果咳嗽持续存在，ARB或许是最佳选择。

### 血管紧张素转化酶抑制剂、血管紧张素受体阻滞剂的其他不良反应

#### 高钾血症

案例14-1，问题16：ACEI和ARB需要监测的其他副作用是什么？从ACEI改换为ARB能降低这些不良反应发生的风险吗？

ACEI 和 ARB 类药物具有通过间接醛固酮抑制或其他神经内分泌作用提高血清钾浓度的潜在可能[162,163]。对于大多数患者，单纯由 ACEI 和 ARB 引起的血清钾浓度升高幅度相对较小，然而，对肾功能受损或进展性 HF 的患者，发展成高钾血的风险较大。联合使用 ACEI 或 ARB 和补钾药物或保钾利尿剂进一步加重了高钾血症的风险。

一些案例报告和案例系列已经报道了 HF 患者由螺内酯诱发的高钾血症和住院。RALES 研究结果公布后，随着螺内酯处方模式的明显变化，这些变得更加明显[164]。不仅对 HF 患者的螺内酯处方量明显增加，而且剂量也会高于临床试验通常推荐的用量。对于已有证据表明有肾功能不全的患者尤其如此。此外，证据表明对血清钾、肾功能及联合用药的监测不够充分。尽管同时使用排钾利尿剂（噻嗪类或袢利尿剂）可抵消螺内酯或其他药物（ACEI、ARB）引起的钾潴留，预测哪些患者会出现低钾血症、高钾血症或保持血钾正常几乎是不可能的[165,166]。必须分别评估每位患者对各种合并用药的个人反应。需要密切监测血清钾；应在会影响血钾水平的治疗开始的 3 日内和 1 周时检查血钾水平和肾功能，并且在最初的 3 个月至少每月监测 1 次（表 14-11）。

**表 14-11**

**高钾血症的不同原因及使风险最小化的策略**

| 原因 | 机制 | 最小化风险的策略 |
|---|---|---|
| 醛固酮拮抗剂 | 降低了的醛固酮水平和随后的钾潴留 | 监测 GFR，如果肌酐清除率<30ml/min，并且血钾>5.0mmol/L 应避免使用醛固酮拮抗剂<br>推荐起始剂量为螺内酯 12.5mg 或依普利酮 25mg，之后如果病情适合可将剂量增至螺内酯 25mg 或依普利酮 50mg<br>密切监测血清钾；初始治疗的 3 日内及 1 周时、前 3 个月至少每月 1 次检测血钾水平和肾功能 |
| ACEI 和 ARB 对 RAAS 的阻断注：更高剂量（依那普利或赖诺普利≥10mg/d）时风险增加 | 对血管紧张素Ⅱ产生或受体结合的抑制，减少了钠和水到远侧肾单位的转运，伴随着醛固酮减少、诱发了高钾血症 | 适当减少药物剂量 |
| NSAIDs | 抑制肾前列腺素合成（$PGE_2$ 和 $PEI_2$），导致肾素、醛固酮减少<br>降低远端肾小管钠钾交换能力 | 避免使用 NSAIDs 和环氧化酶-2 抑制剂 |
| 保钾利尿剂，环孢菌素、他克莫司、甲氧苄氨嘧啶、肝素 | 减少钾的排出 | 密切监测血钾浓度<br>适当减少应用能够引起高血钾的药物 |
| 患者增加了饮食中钾的摄入、应用钠替代品（富含钾）、联合应用补钾剂和醛固酮拮抗剂 | 肾功能不全时，钾离子排出减少 | 停用或减少补钾剂<br>应对患者加强关于富含钾的食物的教育并避免使用盐替代品 |
| 合并糖尿病的 HF 患者服用醛固酮拮抗剂 | 低肾素型的醛固酮减少症导致醛固酮水平的下降及随后的钾潴留<br>胰岛素缺乏刺激钾离子向细胞外转移 | 监测血糖并对糖尿病给予合适的药物治疗 |
| 老年、肌肉缺乏、肾功能不全（血清肌酐>1.6mg/dl） | 肾素释放受损导致醛固酮减少症<br>血清肌酐可能不能准确反映 GFR<br>高钾血症风险随着血清肌酐升高而进一步增加 | 监测 GFR 并据此调整药物剂量 |

ACEI，血管紧张素转化酶抑制剂；ARB，血管紧张素受体阻滞剂；GFR，肾小球滤过率；HF，心脏衰竭；NSAIDs，非甾体抗炎药；$PGE_2$，前列腺素 $E_2$；$PEI_2$，前列腺素 $I_2$；RAAS，肾素-血管紧张素-醛固酮系统

### 血管性水肿

血管性水肿（血管神经性水肿）是应用 ACEI 最严重的、有潜在致命风险的并发症[167-169]。特点是颜面、颈部的肿胀，伴随着喉部和支气管水肿导致的气道阻塞。这种反应与过敏反应很相似。ACEI 诱导水肿的确切机制尚不清楚，可能与对累积的血管舒张性激肽的高度敏感有关。

部分（非全部）患者会出现药物诱发的血管性水肿，他们中的多数有血管性水肿的家族史。这种家族史与补体系统的基因缺陷有关。这部分人群禁忌使用 ACEI。在一个病例报道系列中，约 22% 的血管性水肿反应在用药 1 个月内出现，77% 在几月到数年后[168]。黑种人患者和女性可能

有更高的发生率。值得注意的是临床上 ACEI 导致的血管性水肿常常会被漏诊[169]。对于有过因任何原因引起的血管性水肿的患者,所有的 ACEI 类的药物都应避免给予。

因为人们认为 ACEI 诱发血管性水肿反应机制是激肽的蓄积,所以改服 ARB 可能是一种选择[170]。然而一些案例报道坎地沙坦、氯沙坦和缬沙坦可能也会引起血管性水肿[167,171-174]。在一些情况下,受试者之前已经经历过 ACEI 引起的血管性水肿(提示可能为交叉性相互作用),而其他患者则从未服用过 ACEI。CHARM-Alternative 试验有相似的发现:对 ACEI 不耐受患者,ARB 有小的诱发血管性水肿的潜在风险[154]。在有 ACEI 诱发的血管性水肿史的 39 名患者中,3 名服用坎地沙坦的患者出现了血管性水肿,但其中仅有 1 名实际上停止服用坎地沙坦。目前,评估风险-获益需谨慎,对于曾有 ACEI 诱发的血管性水肿的患者应谨慎使用 ARB。

**血管紧张素转化酶抑制剂和血管紧张素受体拮抗对肾功能的影响**

如图 14-7 所示,肾小球的滤过在小球内压正常时处于最佳状态,入球和出球小动脉血流之间的平衡决定了肾小球内的压力。

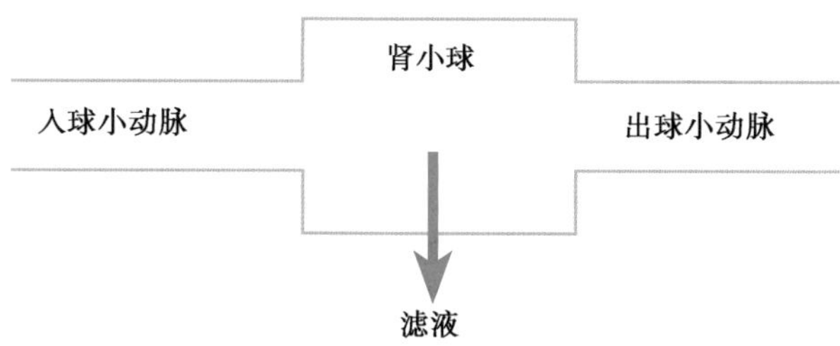


↓入球小动脉血流原因:
↓心输出量
全身性低血压
失血
过度利尿,脱水
肾动脉狭窄(闭塞)
NSAIDs抑制前列腺素E

↑出球小动脉压以维持肾小球内压,如果:
通过激活肾素-血管紧张素系统,血管紧张素Ⅱ的产生↑

↑入球小动脉血流原因:
全身性高血压

↓出球小动脉压以保护肾小球内压,如果:
ACEI抑制血管紧张素Ⅱ的产生

图 14-7 影响肾血流的因素。有足够的静水压时肾小球滤过最佳。调节因素包括入球血流速度和入球、出球小动脉间的收缩和舒张平衡。ACE,血管紧张素转化酶;NSAIDs,非甾体抗炎药;PGE,前列腺素 E

低血压、容量不足、低蛋白血症、CO 减少,或梗阻性损害(如肾动脉狭窄)导致的入球血流或压力降低能明显降低肾小球内压力,并使肾功能受损。同样长期高血压会使肾小球基底膜的毛细血管受损,导致肾功能不全。

在低压和低灌注状态下,RAAS 激活以保证肾小球囊内压。而保持囊内压的关键因素是血管紧张素Ⅱ所介导的出球血管的收缩。增加的出球血管压通过阻碍出球血流维持囊内压力。处于低压状态的患者给予 ACEI 或 ARB 治疗时,出球血管收缩的保护性机制被抑制,GFR 降低,致 SCr 升高。

通过降低后负荷,服用 ACEI 或 ARB 后 CO 可能会增加,这样可以保持甚或增加 RBF。如果 ACEI 导致血压快速下降,而没有 CO 的提高,那么肾功能就会受到损害。因不能预测是否会发生这种情况,ACEI 或 ARB 应从小剂量开始,并随剂量加大应严密监测血压和肾功能。提前或在初始治疗 1~2 周或剂量增加时检测血压和肾功能。对有已存在肾功能不全或接受 NSAIDs 联合疗法或大剂量利尿剂危险因素的患者应该进行更严密的监测。不禁止使用利尿剂,然而需要减少利尿剂的剂量从而避免过度强化利尿和随之而来的容量减少和低血压。指南建议给低收缩压(80mmHg)、高 SCr(>3mg/dl)、双侧肾动脉狭窄,或血清钾>5mmol/L 的患者开 ACEI 或 ARB 类药物时应谨慎[1]。

## β 受体阻滞剂在 HFrEF 中的应用

**案例 14-1,问题 17:** 应用呋塞米和 ACEI 3 日后,A. J. 的 PND 已消失。但他仍然行走时仍有 SOB 和疲劳。他的下肢水肿已经明显缓解。他目前的血压是 145/90mmHg,脉搏为 82 次/min,利尿后体重下降至 73kg。实验室指标复查包含以下结果:

钠:139mmol/L
钾:4.3mmol/L
氯:98mmol/L
二氧化碳:27mmol/L
尿素氮:27mg/dl
血肌酐(SCr):0.6mg/dl

医疗小组决定让 A. J. 出院。您建议 A. J. 应在出院前开始使用 β 受体阻滞剂。您的依据是什么?

β 受体阻滞剂已经被随机临床试验在超过 20 000 例不同程度 HFrEF 患者中评价过。5 篇 meta 分析得到共同的结论:在 HF 患者中使用 β 受体阻滞剂(比索洛尔、琥珀酸美托洛尔、卡维地洛)与 30% 死亡率和 40% 再住院率的降低有关[175-179]。

ACC/AHA 指南建议所有 HFrEF 患者服用比索洛尔、琥珀酸美托洛尔或卡维地洛,除非存在使用禁忌证或患者不能耐受 β 受体阻滞剂[1,5,6]。它们应当与 ACEI 或 ARB 一样,成为基本治疗的一部分。患者应当使用 β 受体阻滞剂延缓疾病进程并减少猝死风险。在考虑应用 β 受体阻滞剂前,不需要等到大剂量 ACEI。相反,在使用小剂量 ACEI 的患者,与增加 ACEI 剂量相比,加用 β 受体阻滞剂更能明显缓解症状、降低死亡风险。绝大多数因 HF 住院治疗的患者应当在出院前开始使用 β 受体阻滞剂[180]。只有那些在临床情况不稳定入院在 ICU 病区治疗、需要静脉注射正性肌力药物支持、有严重的体液潴留或缺失、未接受心脏起搏器治疗有症状的心动过缓或严重的心脏传导阻滞,或有难以控制的反应性气道疾病史的患者不适合应用 β 受体阻滞剂[181]。

基于上述所有原因,毫无疑问,A. J. 应当开始接受 β 受体阻滞剂治疗。β 受体阻滞剂的治疗应当从小剂量开始,然后当患者能耐受时每 2 周逐渐增加剂量。首次应用的开始 24~48 小时或随后增加剂量时，一过性的心动过缓、低血压和疲倦比较常见。所以在增加剂量时，应当每日监测患者的生命体征（脉搏、血压）和症状。心动过缓、传导阻滞和低血压常没有明显的症状且不需要干预。只需嘱患者由平卧位起立时勿太快，以防止体位性低血压。如以上任一情况伴随有眩晕、头晕、视物模糊，则可能有必要减少β受体阻滞剂、ACEI 或两者用量，或减慢剂量增加速度。在能明显获益的患者，如果心动过缓或传导阻滞令人担忧，可以考虑置入起搏器。

因为β受体阻滞剂的应用可能会引起体液的潴留，所以β受体阻滞剂应当只能在患者没有容量过多时开始应用或逐渐加量。应嘱患者每日称体重以适当调整利尿剂辅助治疗。相反，如果患者出现低血压或 BUN 开始升高，利尿剂应当暂时减量。低剂量下所有不良反应都能耐受或消失前，应暂缓β受体阻滞剂的加量计划。

## 美托洛尔和比索洛尔

**案例 14-1，问题 18：** 医生给 A. J. 的处方是琥珀酸美托洛尔（12.5mg）。这个初始剂量合适吗？还有什么其他相似药物被用来治疗 HF？

几项临床试验证实了美托洛尔——一种相对选择性的 $\beta_1$ 受体阻滞剂，在治疗 HF 方面的益处[182-185]。通过阻滞心肌中 $\beta_1$ 受体，降低了静息和活动时的心率、心肌收缩力和 CO，不伴代偿性的周围血管阻力升高。由于 $\beta_2$ 受体主要存在于外周血管和肺，所以使用美托洛尔时减少了外周血管收缩和支气管痉挛的发生。

MERIT-HF（Metoprolol CR/XL Randomized Intervention Trial in Heart Failure）研究中观察到使用美托洛尔长效制剂的患者中全因死亡率下降 35%[185]。在该研究中，绝大多数患有 NYHA 心功能分级Ⅱ或Ⅲ级 HF 的 3 991 例患者，被随机分配接受美托洛尔控释/缓释剂（controlled-release/extended-release，CR/XL）或安慰剂。美托洛尔起始剂量为每日 12.5~25mg，每 2 周逐渐加量至目标剂量每日 200mg。同时继续常规治疗：利尿剂、ACEI 和地高辛。研究结束时，64%被分配服用了有效药物的受试者达到了靶剂量。尽管因病例数太少而无法检测出两者的统计学差异，然而似乎严重 HF（心功能Ⅳ级）的患者也能获益。即使在低剂量应用美托洛尔时，有 15%的患者出现临床 HF 恶化。

另外一种相对选择性的 $\beta_1$ 受体阻滞剂富马酸比索洛尔也得到阳性结果[196,187]。在 CIBISⅠ（Cardiac Insufficiency Bisoprolol Study）研究中，641 例中重度 HF 患者被随机分配服用比索洛尔（起始剂量每日 1.25mg，最大剂量每日 5mg）或安慰剂，并同时服用常规药物，随访 23 个月[186]。有效药物组中 HF 相关的住院率有统计学意义的显著降低，死亡率有下降的趋势（无统计学意义）。而在大型 CIBISⅡ（Second Cardiac Insufficiency Bisoprolol Study）研究中，比索洛尔治疗组的住院率和死亡率均有显著下降[187]。共有 2 647 例患者参与了第 2 个研究，靶剂量达每日 10mg，由于服用比索洛尔的患者总死亡率下降了 34%，该研究提前终止。和 MERIT-HF 研究相同，CIBISⅡ研究中重症 HF（心功能Ⅳ级）的患者数量尚不足以判断 $\beta_1$ 阻滞剂对重症 HF 患者的治疗价值。

市场上有美托洛尔的 2 种剂型：琥珀酸美托洛尔缓释片和酒石酸美托洛尔速释片。在美国只有琥珀酸美托洛尔被核准应用于 HF，推荐用于轻、中度（NYHA 分级Ⅱ~Ⅲ）HFrEF。A. J. 的处方中，琥珀酸美托洛尔的起始剂量为 12.5mg，符合这些临床试验和药物说明书。如果起始剂量可以被耐受，2~4 周后可加量至每日 25mg。最终的目标剂量为每日 200mg。100mg 每日 2 次或 200mg 每日 1 次服用均可。

选择不同剂型的美托洛尔时，还应当考虑药物的药代动力学、生物利用度等指标[182,183]。琥珀酸美托洛尔缓释片有 25、50、100、200mg 的片剂。每片药会在 20 小时内以恒定的速度释放，24 小时阻断β受体。即使这种刻痕片被分成两半，美托洛尔的缓释剂型仍保持它的释放特点。但是它不应被研碎或咀嚼。当目标是达到靶剂量，但患者需要较慢的加药速度时，琥珀酸美托洛尔的这种可以被掰开的特性是非常有用的。

美托洛尔的清除代谢途径较多，可能会影响药物之间的相互作用。主要的途径是通过α羟基化、*O*-脱甲基和 *N*-脱烷作用[182,183]。一小部分通过细胞色素 P450 2D6（CYP2D6）代谢，抑制其同工酶代谢的药物会影响血浆药浓度。大约 10%的患者药物代谢缓慢，这些患者中会出现较高的血浆药浓度。

应当告知 A. J. 美托洛尔临床效果通常在用药后一段时间后才出现，要见到明显的效果或许需要 2~3 个月的时间。即使症状没有显著的改善，也应坚持长期治疗，以减少主要临床事件的风险。突然停止β受体阻滞剂会导致临床状况恶化，须避免[188]。

比索洛尔已经 FDA 批准可用于治疗 HF。然而，剂型限制了此药的临床应用。例如比索洛尔的起始剂量是每日 1.25mg，而其在美国的最小商业包装是 5mg 的刻痕片。试图将药物分为 1/4 不切实际。

## 卡维地洛

卡维地洛是一种有部分α受体阻滞作用的β受体阻滞剂[189]。也有人认为它具有抗氧化作用。这种抗氧化作用可以防止心肌细胞坏死，清除氧自由基。而氧自由基被认为会导致心肌坏死。这些发现与临床结果的相关性尚不清楚。

两个关键的研究支持卡维地洛尔的使用。第一个是美国卡维地洛心衰研究（the U. S. Carvedilol Heart Failure Study）[190-194]。受试者为 NYHAⅡ级或Ⅲ级 HF 患者，尽管应用了利尿剂、地高辛和 ACEI 类药物，EF 都小于 35%，被平均分为两组。受试者根据心衰的严重程度分层，然后随机分配接受安慰剂或卡维地洛治疗。最大剂量为 50mg，每日 2 次。在平均 6.5 个月的时间里，安慰剂组的死亡率为 7.8%，与之相比，积极治疗组的死亡率为 3.2%，在统计学上显著降低了 65%的风险。接受卡维地洛尔治疗的患者 HF 相关的住院治疗也较少。卡维地洛最常见的副作用是头晕。在澳大利亚/新西兰的卡维地洛研究中，415 名慢性、稳定心衰患者被随机分配使用安慰剂或卡维地洛治疗[195]。有严重症状的患者被排除。随机分配接受卡维地洛的受试者的维持剂量是 6.25~25mg，每日 2 次，平均随访 19 个月。12 个月后，EF 增加了 5.3%，卡维地洛组心脏体积减小。然而，对平板运动试验的时间、NYHA 分级变化或心衰症状评分方面，两组间没有发现差异。大多数患者（两组均为 58%）症状没有改善，也没有恶化。两组心衰恶化发作的频率相似。卡维地洛组的总死亡率低于安慰剂组，但死亡率的大部分差异归因于非 CV 死亡。卡维地洛组的心衰住院率比安慰剂组低 68%。总的来说，这些发现可以被解释为安全的证据，服用卡维地洛或者没有总体的益处，或者有轻微的改善。

卡维地洛的初始剂量是 3.125mg，每日 2 次。之后每两周增加一倍剂量，在可耐受的情况下，体重不足 85kg 的患者最多达 25mg，每日 2 次，体重较大的患者 50mg，每日 2 次。低血压、心动过缓、液体潴留和 HF 症状加重可发生在治疗的前几周，需要额外的利尿剂、减少剂量或停止卡维地洛。与食物一起服用卡维地洛能减慢吸收速度，降低直立性低血压的发生率。服用卡维地洛的患者中直立性低血压的发生率为 10%。与任何 β 受体阻滞剂一样，卡维地洛不推荐用于哮喘或控制不良的糖尿病患者。

因为卡维地洛是由 CYP2D6 酶系统代谢的，所以应该考虑几种可能的药物相互作用[189,196]。证据最充分的是西咪替丁对其新陈代谢的抑制，和服用利福平时卡维地洛血清浓度的降低。已知的 CYP2D6 抑制剂（奎尼丁、氟西汀、帕罗西汀和普罗帕酮）可能会增加毒性风险（尤其是低血压）。据报道，卡维地洛通过一种未知的机制将血清地高辛水平提高了 15%。卡维地洛对同一患者反应不同的其他原因可能是由于它两种异构体的吸收程度、速率或立体特异性代谢的差异［卡维地洛是 S(-) 和 R(+) 异构体的外消旋混合物］以及 10% 缺乏 CYP2D6 活性的人群代谢受损造成的[196]。

## β 受体阻滞剂的选择：美托洛尔与卡维地洛

**案例 14-1，问题 19：** 对 A.J. 来说，卡维地洛是替代美托洛尔的更合理选择吗？如何选择剂量？

关于哪一种 β 受体阻滞剂更优于另一种 β 受体阻滞剂并无统一意见。卡维地洛附加的 $\alpha_1$-受体阻滞和抗氧化特性提供了选择它而不是琥珀酸美托洛尔或比索洛尔的理论基础。COMET（Carvedilol or Metoprolol European Trial）试验是一个多中心双盲试验。试验中 3 029 例 NYHA 心功能Ⅱ~Ⅲ级和 EF 低于 35% 的患者被随机分配接受卡维地洛（靶剂量 25mg，每日 2 次）或酒石酸美托洛尔（靶剂量 50mg，每日 2 次）治疗。如果能耐受，所有患者继续应用利尿剂和 ACEI。全因死亡率卡维地洛组为 34%，美托洛尔组 40%（$P$=0.001 7）[197]。死亡率的综合终点和所有原因的入院两组无差别。本研究的主要问题是使用了酒石酸美托洛尔而非琥珀酸美托洛尔。两组的剂量也受到了质疑：卡维地洛每次 25mg，每日 2 次，而酒石酸美托洛尔每次 50mg，每日 2 次。此外，试验采用休息状态时的心率而不是运动状态时的心率反应来比较 β 受体阻滞剂研究组间的差别，而运动引起的心率变化是 β 受体阻断的良好指标。

多数试验中 β 受体阻滞剂的不良反应和患者的耐受情况相似。一项研究观察到卡维地洛较美托洛尔和比索洛尔更易引起低血压和头晕，可能是因为对 $\alpha_1$ 受体的阻滞或更快吸收的原因[198]。这样，美托洛尔或比索洛尔可能更适合于伴低血压或头晕的患者，而卡维地洛可能对血压控制不理想的患者更合适。

卡维地洛是否为 A.J. 更好的选择没有明确的答案。可用每次 3.125mg，每日 2 次开始剂量的卡维地洛代替琥珀酸美托洛尔。虽然美托洛尔缓释剂更贵些，但两种药物都是仿制药。A.J. 的供应商将决定继续美托洛尔治疗，如果他不能耐受美托洛尔，卡维地洛备用。

## β 受体阻滞剂在严重心力衰竭中的应用

**案例 14-1，问题 20：** 既往有关 β 受体阻滞剂的临床试验均在随机化阶段排除了重度（NYHA Ⅳ级）HF 患者，因此，FDA 限定卡维地洛仅在 NYHA Ⅱ~Ⅲ级的 HF 患者中应用。同样，ACC/AHA 指南强烈推荐 β 受体阻滞剂在 NYHA Ⅱ~Ⅲ级 HF 患者中应用，而对严重 HF 患者没有明确说明。如果 A.J. 为 NYHA Ⅳ级的 HF 患者，那么有何证据支持或反对 A.J. 应用 β 受体阻滞剂呢？

COPERNICUS 研究[199]证实了在严重 HF 患者中应用卡维地洛的明确益处。COPERNICUS 研究是一个双盲、安慰剂对照的试验，用以检测卡维地洛在晚期 HF（NYHA ⅢB 或Ⅳ级）患者中应用的临床获益和风险[199]。需要重症特别护理、有明显的液体潴留、低血压、有肾功能不全证据，或正接受静脉注射血管舒张或正性肌力药物治疗的患者被排除。卡维地洛的起始剂量为 3.125mg，每日 2 次，每 2 周增加 1 次剂量至目标剂量 25mg，每日 2 次。卡维地洛组 65% 的患者达到了目标剂量，到第 4 个月结束时，平均应用剂量为 37mg。在平均随访 10.4 个月后，因证实服用卡维地洛可获得显著的生存益处，试验提前终止。

BEST 试验并未证实布新洛尔（一种具有血管舒张作用的非选择性 β 受体阻滞剂）能改善心功能 NYHA 分级Ⅲ~Ⅳ级 HF 患者的总生存率[200]。该研究选取 2 708 例患者随机接受布新洛尔或安慰剂治疗，尽管药物具有明显降低去甲肾上腺素水平及改善左室功能的作用，但因相比于安慰剂组，治疗组几乎不可能表现出明显降低心血管死亡率的益处试验提前终止。可能解释为布新洛尔具有内在拟交感活性，从而部分抵消了 β 受体阻滞剂的作用。此外，亚组分析显示，黑种人患者应用布新洛尔可能具有更多不良作用，提示 β 受体阻滞剂对于晚期 HF 的黑种人患者可能并不是一种有效的治疗方法（关于对药物反应种族差异的进一步讨论见案例 14-3，问题 2）。布新洛尔尚未得到 FDA 的批准。

β 受体阻滞剂对心功能Ⅳ级（NYHA 分级）的 HF 患者是否安全有效仍存在争议。有资料支持卡维地洛的安全性和有效性。临床上，β 受体阻滞剂一般会持续应用，除非患者需要正性肌力治疗，或 β 受体阻滞剂剂量的增加引起了

ADHF 的发作。如果剂量增加导致了 ADHF，大部分患者需要返回到之前剂量，也有部分患者可能需要立即停用 β 受体阻滞剂，并于病情稳定时再重新开始使用。

## 醛固酮拮抗剂

### 案例 14-2

问题 1：B. D. 是一名 65 岁的 LVEF<25%的高加索男患者，今天他因近期的一次 HF 住院后的随访来到 HF 门诊。血压 120/85mmHg，脉搏 70 次/min。目前药物治疗包括每日使用赖诺普利 10mg、琥珀酸美托洛尔 150mg 和呋塞米 20mg。您已经复习过病史并注意到患者出现眩晕且在更高剂量时接近昏厥，因此赖诺普利和美托洛尔已达到他能耐受的最大剂量。今天，B. D. 的实验室结果表明他的 SCr 为 0.9mg/dl，钾为 3.5mmol/L。那么这位患者适合应用醛固酮拮抗剂治疗吗？

醛固酮因其保钠保水作用会加重 HF，并且会导致钾的丢失。而螺内酯的利尿和保钾作用会抑制醛固酮的效果[201]。曾经认为理想剂量的 ACEI 可以充分抑制醛固酮产生。现在认识到醛固酮水平可以通过非肾上腺途径产生和减少肝脏清除的方式保持升高。此外，已经明确血管紧张素Ⅱ和醛固酮都对心血管系统有负性作用，包括心肌和血管纤维化、直接的血管损伤、内皮功能失调、氧化应激，和阻碍心肌对肾上腺素的摄取[23,202]。这促使 RALES 试验的研究者对低剂量螺内酯可能提供独立于保钾和利尿之外的血管保护作用的假说进行验证。试验中，在最近的 6 个月内有 NYHAⅣ级 HF 史的 1 663 例患者随机接受螺内酯 25mg 或安慰剂治疗。如果 HF 加重且无高钾时的证据，螺内酯可加至 50mg。

因发现螺内酯组的死亡率显著降低，经过平均 24 个月的随访后该试验提前终止。螺内酯治疗组的住院率明显降低。螺内酯组高血钾的发生率为 2%，安慰剂组为 1%。治疗组 10%的男性乳腺增生，安慰剂组仅 1%。

此后，6 632 例 MI 后左室衰竭的患者使用醛固酮受体拮抗剂依普利酮。在 EPHESUS（Eplerenone Post-Acute Myocardial Infarction Heart Failure Efficacy and Survival Study）研究中，受试者随机接受依普利酮或安慰剂治疗[65]。同步的治疗包括利尿剂、ACEI、β 受体阻滞剂和阿司匹林。经平均 16 个月的随访，依普利酮组死亡 478 例（14.4%），安慰剂组 554 例（16.7%）（$P=0.008$）。大多数患者因心血管原因死亡。依普利酮组高血钾的受试者较安慰剂组多。但是，由于依普利酮不阻断孕酮和雄激素受体，男性乳房增生和性功能障碍可能会更少[65,202]。

2011 年公布了 EMPHASIS-HF（Eplerenone in Mild Patients Hospitalization and Survival Study in Heart Failure）研究结果。本研究对心功能Ⅱ级、EF<35%的患者使用依普利酮的效果进行了评价[203]。在 EMPHASIS-HF 研究中，受试者随机接受依普利酮或安慰剂治疗。心血管原因的死亡或因 HF 住院是本试验的主要终点。在进行平均 21 个月的随访期间，对比安慰剂组患者主要终点事件的发生率 25.9%，依普利酮治疗组为 18.3%（$P<0.001$）。本研究进一步验证了醛固酮拮抗剂在 HFrEF 治疗中的作用，并扩大了在心功能Ⅱ级的 HF 患者中的已知疗效。

依据现在的症状，B. D. 的心功能分级是 NYHAⅡ级，应用较低剂量 ACEI，符合 EMPHASIS-HF 试验的研究条件。因为不能耐受逐渐增加的 ACEI 和 β 受体阻滞剂剂量，B. D. 开始一种醛固酮受体拮抗剂治疗。基于 RALES 试验，B. D. 螺内酯初始剂量应为每日 25mg。选用螺内酯是因为醛固酮受体拮抗剂对 HF 相似的类效应，及其相比于依普利酮的较低成本。结合其目前血钾浓度 3.5mmol/L，SCr 0.9mg/dl，这个剂量是安全的。开始 2 周后应对他进行随访，测量其血钾和血清肌酐水平，以明确他是否能安全耐受更大剂量的螺内酯。对应用醛固酮拮抗剂患者的高钾血症进行管理的具体监测参数请参考表 14-11。

## 洋地黄糖苷

案例 14-2，问题 2：B. D. 已耐受每日 25mg 剂量的螺内酯 2 个月了。他今天的实验室结果显示钾 4.4mmol/L，SCr 1.0mg/dl，血压 124/82mmHg，脉搏 70 次/min。今天他与心血管科医师的约定随访来到门诊，医师注意到 B. D. 去年曾因 HF 4 次住院治疗。尽管体重稳定并按处方服用了所有药物，B. D. 还是报告了 SOB、运动型呼吸困难（DOE）和 PND。诊所的住院医师询问在治疗 B. D. 的 HF 的药物治疗中添加地高辛是否合适。同事告诉他在临床试验中地高辛可缓解 HF 症状减少住院。您应当提出的建议是？

关于洋地黄糖苷或血管舒张药是否应当作为治疗 HFrEF 的首选药物已经争论了数年了。直到第一个美国心脏学会（ACC）/美国心脏协会（AHA）指南发布时，达成了明确共识。血管舒张药是首选治疗，室上性心律失常或单独使用血管舒张药不能缓解症状、或不能耐受血管舒张药不良反应的患者可加用地高辛。由于已经证实的疗效、方便的剂型和更少的不良反应，对比其他血管舒张药，ACEI 更合适。直至 1999 年，专家也推荐在治疗方案的早期开始使用 β 受体阻滞剂。然而，地高辛的应用仍然存在广泛争议。

### 对于地高辛有效性的争论

找出根本的病因是治疗所有疾病的途径。如果认为 HF 只是心肌收缩力减弱所致的“泵衰竭”，那么地高辛是增加心肌收缩力、心排血量和肾的灌注的合理选择。如果重点在症状的改善和运动耐量的增加，并以此作为改善的标志，那么地高辛是有效的。然而，有人指出，相比于室上性心律失常的患者，窦性心律正常患者的症状改善很少。最尖锐的批评认为地高辛导致中毒的风险不允许此类药物应用于窦性心律正常的患者。

应用多因素分析，某研究团队总结：窦性心律正常的使用地高辛的患者可以从第 3 心音（$S_3$ 奔马律）、心脏扩大及较低的 EF 值方面判断能否得到改善[204]。几个对这些资料的 meta 平行分析和评论性综述一致认为：地高辛治疗有效，对有严重症状的心室收缩功能不全的患者尤其如此[205,206]。然而，这些观点是建立在历史数据的基础上的，当时很多现有的治疗方法尚不能应用。

## 地高辛撤药试验

1993年，两个地高辛的撤药试验PROVED[207]和RADIANCE[208]结果发表。两个试验为了确定经地高辛治疗的HF患者停止应用地高辛后心功能是否会恶化。两个试验中，患者都有明确的HFrEF（LVEF<35%），轻到中度的HF症状，正常的窦性心律，经利尿剂和地高辛（基础地高辛水平0.9~2.0ng/ml）治疗后症状稳定了至少3个月。RADIANCE试验的患者，除利尿剂和地高辛外，还应用了ACEI保持症状稳定[207]。在两个试验中，症状稳定后是为期12周的双盲、安慰剂对照的治疗过程。积极治疗组的患者继续服用原剂量地高辛，安慰剂组停用地高辛，以安慰剂代替。

在PROVED试验中[207]，42例受试者继续地高辛治疗，46例患者接受安慰剂治疗。撤药组有29%治疗失败，未撤药组19%。安慰剂组中有更多的患者运动耐量恶化。继续服用地高辛的患者倾向于保持较低的体重和心率以及较高的EF值。RADIANCE的研究中，85例继续服用地高辛，93例转服安慰剂[208]。在12周的随访中，地高辛组4.7%的受试者症状恶化，而安慰剂组为24.7%。安慰剂组有更多的患者EF值逐渐下降，生活质量评分较低。直接比较这两项试验，RADIANCE试验的两个组中出现症状恶化的患者均较少。目前还不能确定是否是因为合用ACEI和利尿剂比单独应用利尿剂（如PROVED试验）的益处更大。

这些试验证实地高辛的有益的作用，即使对同时接受ACEI治疗的患者。然而，至少有2个因素限制了它在所有HF患者中的推广。第一，研究者仅通过撤药的方法而不是通过对以前未接受过地高辛治疗的患者开始给药的方法间接评估了其治疗效果；第二，晚期疾病的患者，尽管经过三联药物治疗，仍表现为NYHA Ⅱ~Ⅲ级症状。因此，地高辛在疾病的早期作为单药治疗的益处仍有待讨论。

## 地高辛对死亡率的影响

使用地高辛是否可以改善HF患者的生存率，影响深远的DIG（Digitalis Intervention Group）试验回答了这个问题[209]。在本试验中，6 800名HF患者随机接受地高辛或安慰剂治疗。入选指标包括EF≤45%（两组平均都是28%）、正常窦性心律，和有临床HF症状。大多数受试者为NYHA Ⅱ或Ⅲ级HF，也有一小部分的Ⅰ和Ⅳ级的患者。同步治疗包括利尿剂、ACEI、硝酸酯类。2组中，44%的患者在随机分组前接受了地高辛治疗。根据患者的年龄、体重、肾功能决定地高辛起始剂量（或安慰剂），之后根据血浆地高辛浓度进行调整。两组中大约70%的患者最终每日服用0.25mg的剂量。服用药物1个月时，88.3%地高辛组的患者地高辛血清浓度在0.5~2.0ng/ml之间，平均0.88ng/ml。患者的平均随访时间为37个月。

以全因死亡率为主要终点，地高辛组34.8%的患者死亡，安慰剂组35.1%。相应的心血管的死亡率分别为29.9%和29.5%。尽管两组间这些差别都没有显著的统计学意义，但还是可以看到，应用地高辛治疗，HF相关的死亡有减少的趋势，住院率有统计学意义的降低（风险比0.72）。正如预计的那样，积极治疗组的疑诊为地高辛中毒的发生率较高，为11.9%，安慰剂组为7.9%，而真正的中毒事件发生率较低。

DIG试验在PROVED和RADIANCE的基础上做了改进：在其他治疗的基础上加用地高辛，而不是撤药研究，另外研究人群数量较大。然而，因为几乎所有的患者都接受了扩血管药物的治疗，地高辛作为单药治疗改善死亡率的作用还不清楚。

ACC/AHA指南指出HF A期或B期患者加用地高辛获益的可能性不大。C期HF患者，尽管使用了ACEI或β受体阻滞剂的最佳剂量，使用地高辛也有减少因HF住院的可能。

地高辛是HF伴AF的常见处方用药，但β受体阻滞剂可以更有效的控制心室率，尤其是运动时的心室率。地高辛禁用于显著的窦房结病变或房室传导阻滞的患者，除非已经安装起搏器治疗。应谨慎将地高辛与可以抑制窦房结或房室结功能的药物（胺碘酮或β受体阻滞剂）合用，尽管患者常可耐受这种联合应用。

尽管使用了赖诺普利和美托洛尔的最大耐受剂量，B.D.仍然有持续的HF症状。对于有持续的HF症状，尤其是像B.D.那样EF低于25%的患者，地高辛可作为辅助用药。然而，地高辛未被指定为使ADHF患者稳定的首选治疗。此类患者首先应接受适当治疗，包括静脉注射药物治疗。

## 对地高辛反应的性别差异

案例14-2，问题3：假如B.D.是一名女患者，考虑开具地高辛处方时会存在不同吗？

对DIG研究数据的回顾性分析报道，安慰剂组女性的死亡率低于男性（28.9% vs 36.9%，$P<0.001$）。然而，服用地高辛的女性和男性之间，这种差异并没有统计学显著性[206]。地高辛组女性患者的死亡率高于安慰剂组的女性患者（33.1% vs 28.9%），而在男性患者中，地高辛组和安慰剂组的死亡率大致相同。作者推测服用地高辛的女性死亡风险增加的机制可能是激素替代疗法和地高辛之间的相互作用。黄体酮可能通过抑制P-糖蛋白（P-glycoprotein，PGP）减少地高辛从肾小管的排泄，从而导致地高辛血清水平升高。与此假说一致，1个月的治疗后，女性地高辛的血清浓度高于男性。然而该研究没有收集雌激素和激素替代疗法的资料，以及试验后期地高辛血清水平的连续监测资料。然而DIG研究数据的后续再分析[210]发现在较低血清浓度（0.5~0.9ng/ml）时，地高辛与女性患者住院治疗和死亡风险的降低相关。与安慰剂组相比，血清浓度大于1.2ng/ml与更高死亡风险相关。无论男性还是女性，越高的地高辛浓度将导致越糟糕的临床结果。SOLVD试验中对服用地高辛治疗患者的分析未能证明基于性别的生存差异[211]。现有数据表明，0.5~0.9ng/mL范围内的血清地高辛浓度是安全的，可改善LVEF、血流动力学，并减少住院次数，与性别无关。

## 维持剂量

案例 14-2,问题 4：对于 B. D. 地高辛恰当的维持剂量是多少?

地高辛的习惯常用维持剂量为每日 0. 125~0. 25mg。随着对目标低血清浓度(0. 5~0. 9ng/mL)重视的增加,现在有更多的患者经验性的从每日 0. 125mg 开始。最安全的方法是从较保守的小剂量开始,1~2 周后评估其临床需要的剂量。

任何情况下,都应给予排泄率受损(老年、肾功能衰竭)或体重较小的患者较小剂量的地高辛。如无尿患者仅可接受每周 3 或 4 日的地高辛治疗,每日只能 0. 062 5mg。

很少会需要负荷剂量的地高辛。缓慢起始继以一定维持剂量的地高辛是肾功能正常、非卧床或非急性患者可以选择的一种治疗方式。即使在急性病治疗的环境下,也不存在对单纯 HF 患者使用地高辛负荷剂量的适应证。如果患者出现 AF,且人们希望尽快控制心室反应时可能例外。即使这时,也有可能使用替代药物(见第 15 章)。

## 检测参数

案例 14-2,问题 5：B. D. 服用地高辛的过程中怎样进行监测? 地高辛血清浓度有实际意义吗?

目前洋地黄类还没有明确的治疗终点,非特异的心电图改变(ST 段下降,T 波异常,QT 间期缩短)与洋地黄类药物的毒性和治疗作用相关性较差[212,213]。尽管可以在大多数的临床实验室中较容易的测得地高辛的血清水平,然而对“治疗浓度”和相对应的“毒性浓度”目前均没有明确定义。

一些患者,特别是如果他们患有低血钾或低镁症,当地高辛血清浓度高于 1ng/ml 时,将出现明显毒性症状。另一个极端,一些患者可耐受浓度高于 2ng/ml 却没有明显的中毒症状。这种治疗浓度和毒性浓度水平之间的重叠限制了对血清水平值的监测。确定疑似毒性或解释不理想的治疗反应时,血清水平可作为借鉴。然而,临床评估最终仍是最佳治疗指南。

### 临床评估

利尿和扩血管治疗的同时,临床监测是评估地高辛是否适当的关键。当 B. D. 开始好转时,他的呼吸困难减轻,对 PND 的抱怨减少,同时可以发现他的 HR 降低。

## 心力衰竭中室上性心律失常的治疗

案例 14-2,问题 6：在接下来 6 个月 B. D. 状况良好,直至他感觉到心悸发作。根据心电图检查结果他被诊断为 AF。1 个月前,B. D. 的首席保健医师将其每日地高辛剂量增至 0. 25mg。我们应当怎样治疗他的 AF 呢?

由于容量和压力的过度负荷可致心房扩张和应激,因此室上性心律失常在 HF 中较为常见。具体来说,进展性 HF 患者中 AF 发生率为 10%~30%[100],导致运动耐量降低、肺循环或体循环栓塞风险增加、长期预后不良。药物治疗的目的是控制心室率、预防栓塞事件。对低 EF 值和已有心脏扩大的患者,转复窦性心律通常不会成功。

地高辛可降低 AF 患者的心室率,是 AF 并发 HFrEF 患者的合理选择。潜在限制因素是地高辛阻滞房室间传导的特性在静息下最明显,运动时较弱。因此地高辛控制活动诱发的心动过速的效果并不好,这限制了患者的功能性能力。运动时 β 受体阻滞剂较地高辛更有效[214-216]。如地高辛、β 受体阻滞剂均无效,可考虑使用胺碘酮。由于维拉帕米和地尔硫䓬的副性肌力作用,因此不推荐用于有 HFrEF 患者的心率控制。

一些研究表明 AF 是一个 HF 患者死亡率的独立预测指标,恢复窦性心律可能会降低死亡率、预防复发。电复律的大多数患者短时间内又转为 AF。CHF-STAT(Congestive Heart Failure:Survival Trial of Antiarrhythmic Therapy)研究中,应用胺碘酮治疗转复窦性心律的患者亚群,与仍为 AF 的患者相比,有着明显降低的死亡率[217]。相似的结果也在 DIAMOND (Danish Investigations of Arrhythmia and Mortality on Dofetilide)研究的亚组研究中观察到[218]。DIAMOND 研究发现应用多非利特治疗的伴有 AF 的 HF 患者,当窦性心律可以维持时,有着明显升高的生存率。然而 AF-CHF(Atrial Fibrillation in Congestive Heart Failure)[219]试验中,相比心率控制,节律控制并没有显示出死亡率和发病率上的改善。AF-CHF 研究中未能发现在死亡率上有所改善,或许是因为 β 受体阻滞剂的使用率高(88%)。以抗心律失常药维持窦性心律经常不能成功[220]。能从转复为窦性心律中最大获益的是血流动力学受损的患者。维持窦性心律能提高他们的生活质量。

大多数抗心律失常药物,除胺碘酮和多非利特外,因其致心律失常或负性肌力作用与不良预后相关,它们不应用于 HF 患者。尽管胺碘酮和多非利特不增加 HF 患者的死亡率,但它们与患者住院率增加相关[219]。目前的治疗指南不建议 HF 患者常规使用抗凝药物,除非伴有 AF 或有活动性血栓存在的证据。最后,如果在积极的药物干预下,患者的心动过速或令人烦扰的症状仍然存在,可考虑行房室结消融术。

B. D. 出现了 AF。他已服用了相对高剂量的地高辛(每日 0. 25mg)和美托洛尔。如果他与 AF 相关的心悸症状持续,则应该开始服用胺碘酮(见第 15 章,对室上性心动过速患者的胺碘酮剂量建议)。胺碘酮是 PGP 抑制剂。胺碘酮对肠道 PGP 抑制的净效应是增加了地高辛的生物利用度。如果开始胺碘酮治疗,B. D. 的地高辛剂量须降低 50%[213,221]。如果继续地高辛治疗,应当密切监测药物的血清浓度水平,注意观察患者是否有中毒的临床表现。

## 地高辛与其他药物的相互作用

案例 14-2,问题 7：还有什么其他药物会与地高辛发生相互作用?

两篇关于强心苷类药物相互作用的综述已发表[222,223]。之后,人们对 PGP-介导的药物间相互作用有了更深入的理解[221,224]。所有与地高辛相互作用的药物简表见表14-12。近来认识到的通过抑制PGP增加地高辛血清浓度的药物包括阿托伐他汀[225]、CCB（尤其是维拉帕米和地尔硫䓬）[226]、红霉素和克拉霉素[227,228]以及环孢素。相反，利福平[195]和圣约翰草[229]通过对肠道PGP的诱导降低地高辛口服生物利用度和血清浓度。

表 14-12
地高辛与其他药物的相互作用

| 药物 | 作用 |
|---|---|
| **降低地高辛血清浓度的药物** | |
| 利福平[195] | 可能对肠壁P-糖蛋白的诱导引起了生物利用度↓ |
| | ↓口服地高辛的血清浓度（非静脉注射的地高辛）。地高辛肾清除率和半衰期无改变 |
| 圣约翰草[229] | 可能会诱导P-糖蛋白（地高辛谷浓度降低33%）[316] |
| 柳氮磺吡啶剂量>2g/d | 地高辛吸收障碍（降低24%地高辛AUC）[316] |
| **增加地高辛血清浓度的药物** | |
| 胺碘酮[213,221] | 通过抑制肠P-糖蛋白活性↑血清地高辛水平（1日内可↑70%）[316] |
| 阿托伐他汀[2,223] | 80mg剂量可增加的地高辛浓度20%，最小影响剂量为20mg。猜测与抑制肠壁P-糖蛋白活性相关，但未被证实 |
| 钙通道阻滞剂[213,221,226] | 抑制P-糖蛋白活性。维拉帕米已经充分证实（70%～80%）[317]。在部分患者中地尔硫䓬可增加50%地高辛浓度[314] |
| 克拉霉素[227,316] | 抑制P-糖蛋白，降低地高辛肾脏清除率。地高辛清除率可降低60%，血浆地高辛浓度可翻倍[316] |
| 环孢霉素[213,221][243,253] | 抑制P-糖蛋白，降低地高辛肾脏清除率 |
| 红霉素 | ↑肠道能正常代谢地高辛的人的生物利用度。可能也会抑制肠道中的P-糖蛋白。有时地高辛浓度可能会增加100%[316] |
| 伊曲康唑[318] | ↑地高辛血清水平，机制不明。一项研究中，地高辛的AUC增加了50%，肾清除率降低20%[316] |
| 普罗帕酮[213,319] | 抑制P-糖蛋白。地高辛浓度增加30%～60%[316] |
| 奎宁丁[213,221,222,224,320-324]（通常剂量超过500mg/d可能引起地高辛浓度增加） | 抑制P-糖蛋白；降低地高辛肾清除率，增加生物利用度。地高辛浓度增加25%～100%[316] |

参考文献[213,221,223]包含关于这些相互作用的讨论，不包含特定引用
AUC，曲线下面积

## 洋地黄毒性

### 症状和体征

案例14-2，问题8：如果B.D.洋地黄中毒，他最可能出现的症状和体征是什么？

地高辛的治疗窗很窄，需要注意与地高辛使用有关的发病率和死亡。地高辛中毒最重要的症状与心脏相关。常见的误解是胃肠和其他非心脏的症状会在心脏毒性症状出现前表现出来。相反，47%的地高辛中毒的患者其心脏症状先于非心性症状出现。频繁、非特异的心律失常是中毒的唯一表现。据估计，心律失常发生于80%～90%的地高辛中毒的患者[230]。相反，服用地高辛患者的心律失常并不总是与地高辛中毒有关。在1项100例疑为洋地黄导致心律失常的患者的研究中，仅有24例经停药后心脏应激缓解从而确定为中毒，其他的76名患者停用药物后心律失常仍持续了很长时间[231]。

大多数心律失常都可成为地高辛中毒的结果。房室结传导速率降低表现为PR间期延长（一度房室传导阻滞），这一现象在地高辛的治疗量浓度时也时有发生。然而，高浓度地高辛可影响传导，导致心动过缓或二度房室传导阻滞。严重中毒会发生完全性（三度）房室传导阻滞。房室传导阻滞使患者易发生加速性结性心律，心房自律性增高引起多源性房性心动过速伴有房室传导阻滞、阵发性房性心动过速有房室传导阻滞或AF。

地高辛中毒引起的最常见的心律失常为室性心律失常，包括单发性和多发性室性早搏（ventricularcontraction，PVC）、二联律、三联律、室性心动过速和室颤[230,231]。在DIG试验中，地高辛治疗组中有11.9%的患者有可疑地高

辛中毒症状，而安慰剂组仅为 7.9%。目前已有大量的综述文章，对地高辛引起心律失常进行了相关的讨论[213]。

大剂量摄入地高辛可通过对 $Na^+$-$K^+$-ATP 酶系的严重损害，使心肌、骨骼肌和肝细胞摄钾受到抑制，导致高钾血症[232]。细胞内钾外移使得血清钾显著升高，特别有基础肾功能不全时。药物清除率降低，使地高辛在这些患者体内蓄积。

难以评估地高辛中毒时不明确的胃肠道症状，因为食欲缺乏、恶心也是瘀血患者的临床表现。

地高辛引起的 CNS 的症状也较常见，可能与神经组织中缺钾有关。慢性地高辛中毒可表现为极度疲劳、精神萎靡或表现为噩梦、焦虑和幻觉的精神异常[233]。视觉障碍被描述为视物模糊、阅读和对红绿色感知困难。其他症状包括闪光、黑点或移动点、畏光和黄-绿视。停用地高辛 2~3 周后，颜色视觉可恢复正常。

曾有报道，地高辛引起的视觉异常在地高辛血清浓度低于中毒水平（均小于 1.5ng/ml；范围 0.2~1.5ng/ml）时出现[234]。其中 5 名表现为闪光（看见环境中没有的闪光），1 名患者视敏度降低。停用地高辛后，除 1 例患者外其他患者的症状都消失了。

一些前瞻性研究表明地高辛血清浓度和毒性有很好相关性[233,235,236]，而另一些研究者却发现相关性较差[237,238]。一旦地高辛血清浓度超出 6ng/ml，死亡风险明显增加[239]。低钾血症患者在低血清地高辛浓度时表现出洋地黄毒性[240]。

对于许多没有危及生命的心律失常或主要是电解质失衡的患者，仅需停用地高辛。任何有地高辛引起心脏异位搏动的患者血清钾较低时，均应考虑补钾。结合在地高辛分子上的地高辛特异性抗体已可以使用，它们使地高辛无法与受体结合[241-246]。地高辛特异性抗体产品的使用仅限于对各种保守治疗无效或与极高地高辛血清浓度有关的有潜在致命危险的中毒（严重心律失常或高钾血症）。

## 非血管紧张素转化酶抑制剂的血管扩张治疗

### 案例 14-3

**问题 1：** T. R. 是一名 57 岁的非洲裔美国人，LVEF 35%，到心力衰竭诊所随诊。他的血压是 130/79mmHg，脉搏 65 次/min。他现在应用药物包括赖诺普利每日 20mg，琥珀酸美托洛尔每日 200mg，螺内酯每日 25mg，肼屈嗪 25mg，每日 4 次，硝酸异山梨酯 20mg，每日 3 次。为什么病人应用肼屈嗪和异山梨醇？可以使用其他类型的硝酸盐替代异山梨醇吗？联合治疗合理吗？

T. R. 已经应用了一种 ACEI、一种 β 受体阻滞剂及螺内酯治疗。尽管接受了这些治疗，他还是有 HF 症状。他开始接受肼屈嗪和硝酸异山梨酯治疗，这是治疗 HFrEF 患者可能的下一步方案。

肼屈嗪的主要作用是扩张动脉。降低后负荷可以改善左室功能不全。它可以降低 SVR，进而增加 CO[140,247,248]。肼屈嗪是一种直接的平滑肌弛缓药，可明显的扩张肾和四肢的小动脉。它对静脉系统及肝脏血流没有作用。

肼屈嗪用于治疗高血压时反射性的心动过速和低血压，在它用于治疗 HF 时很少或基本不发生。对于终末期心肌病患者，如果心脏不能增加 CO 而有适当的反应则会出现严重的低血压。肼屈嗪没有扩张静脉的作用，中心静脉压和肺毛细血管楔压（pulmonary capillary wedge pressure，PCWP）都不会改变[140,248]。

肼屈嗪单次用药 30 分钟起效，持续 6 小时。平均维持剂量是每 6~8 小时 50~100mg。T. R. 这次接受了最初剂量，将来可能需要更高的剂量。单一使用肼屈嗪治疗不能长期改善心功能状态[248]。联合应用肼屈嗪与硝酸酯类或 ACEI 对心功能的改善非常有效。

尽管长期应用过程中肼屈嗪的快速耐受并不是一个突出问题，但是部分患者需增加利尿剂用以对抗肼屈嗪所致的液体潴留。后者是肾血管扩张后肾素-血管紧张素系统反射性激活的反应。肼屈嗪的其他副作用包括短暂的呕吐、头痛、脸红、心动过速，以及与长期、大剂量用药有关的狼疮症状（见第 9 章）。

### 口服和局部的硝酸酯类

硝酸酯类与肼屈嗪有互补作用[140,247]。它们主要扩张静脉容量血管。静脉扩张降低前负荷，导致 PCWP 和右房压降低。它们对减轻肺瘀血的症状特别有效。由于缺乏显著的动脉扩张作用，SVR 仅有轻度减少，CO 无改变。

#### 异山梨酯

因为舌下含服硝酸甘油作用时间短，因此硝酸异山梨酯引起了更多的关注。舌下含服硝酸异山梨酯吸收好，无首剂效应，起效迅速（5 分钟），但作用时间较短（1~3 小时）。通常起始剂量为每 4~6 小时 5mg，但剂量可滴定至 20mg 或更多。较大剂量与较长的作用时间（大约 3 小时）相关，但也更有可能出现头痛和低血压。

口服异山梨酯起效较慢（15~30 分钟），但作用时间较舌下含服长（4~6 小时）。10mg 是最小起效剂量，可逐渐加量至每 4~6 小时 80mg。硝酸盐舌下含服和口服的最佳剂量是可以提供预想的有益效果，同时副作用最小。因为单硝酸异山梨酯一般每日给药一次，所以它的使用率很高。

### 肼屈嗪和硝酸酯的联合应用

联合降低前负荷和后负荷在改善症状和提高远期生存率方面明显有益。与 ACEI 相比，联合应用肼屈嗪和异山梨酯能更好地改善运动耐量，但副作用和生存率方面的统计学数据显示 ACEI 更佳[140]。通常，联合用药时，不伴有反射性的心动过速和低血压。

支持联合使用肼屈嗪和硝酸盐的资料来自 V-HeFT Ⅰ 和 V-HeFT Ⅱ（Veterans Administration Cooperative Studies）两个研究[70,140,247]。这 2 个试验证实联合用药可以改善症状、提高运动耐量，并且可以改善生存率（见案例 14-3，问题 2，非裔美国患者中联合应用肼屈嗪-硝酸酯类治疗的讨论）。

总的来说，硝酸盐类药物可单独用于有肺和静脉系统充血症状和体征的患者。动脉扩张剂对有高 SVR，低 CO 和正常 PCWP 的患者有益。多数患者，例如 T. R.，表现为 CO 降低和静脉压升高的症状，使两药合用成为受欢迎的选择。尽管肼屈嗪-硝酸异山梨酯联用实际上较 ACEI 改善症状略好，但 ACEI 类的生存数据更好，可能是因为其依从性更好。ACEI 加肼屈嗪或一种硝酸盐或两种都加在晚期疾病的患者中常用。

## 种族对心力衰竭药物治疗的影响

**案例 14-3，问题 2：因为 T. R. 是非裔美国人，预计他对 ACEI 或肼屈嗪-硝酸异山梨酯的反应与不是非裔美国人的患者相比会有不同吗？**

通常，非裔美国患者发生心力衰竭的年龄较早且高血压是心力衰竭的常见病因。非裔美国患者 HF 的死亡率比非-非裔美国患者更高。

### 血管紧张素转化酶和肼屈嗪-异山梨醇

对药物治疗反应的种族差别已经被提出，但这一问题还远未得到解决[249-252]。一项对 V-HeFT 试验数据的事后分析[250]显示安慰剂组中非裔美国患者和非-非裔美国患者的年死亡率无差别。非裔美国患者的死亡率，肼屈嗪-硝酸盐组明显低于安慰剂组。这说明非裔美国患者，而不是非-非裔美国患者，从肼屈嗪-异山梨酯的联合治疗中获益。然后相同的研究者重新分析了 V-HeFT Ⅱ 的结果，以确认对依那普利和肼屈嗪-硝酸盐联合治疗反应的种族差别[140,250]。其结果由于缺乏对照组较难解释。两药物组中非裔美国患者年全因死亡率相同（依那普利组 12.8%，肼屈嗪-异山梨醇组 12.9%）。非-非裔美国患者相应的死亡率，依那普利组 11%，肼屈嗪-异山梨酯组 14.9%。这些数据可以非裔美国人对肼屈嗪-异山梨酯治疗反应较好或对 ACEI 反应较差来解释。后一种解释与 ACEI 对非裔美国高血压患者的降压作用较弱的假说一致。与之相似的对 SOLVD 预防治疗试验[136]的重新分析，也对有近期心梗的患者应用依那普利和安慰剂进行比较，结论是依那普利与有左室功能不全的白人患者因 HF 住院风险显著降低（减少 44%）有关，但在非裔美国患者中则没有。所有这些分析的混杂变量包括非裔美国受试者不成比例的较少的数量及非裔美国受试者中较多的基础危险因素。

为深入了解种族对 ACEI 药物反应的影响，一篇 meta 分析对 7 个主要的 ACEI 研究进行了分析，包含 14 752 例患者[251]。结论是应用 ACEI 与对照组比较，死亡率相对风险在非裔美国患者和白人是相同的（0.89）。作者强烈建议不要限制 ACEI 在非裔美国患者中的使用。尽管仍很少见，但黑人患者服用 ACEI 后血管性水肿的发生率高于白人。

AHeFT（The African American Heart Failure Trial）[71]是一项肼屈嗪-硝酸异山梨酯和安慰剂对比的随机对照试验，受试者为 NYHA 心功能分级 Ⅲ 或 Ⅳ 级，正接受标准 HF 治疗（利尿剂、β 受体阻滞剂、ACEI 或 ARB、地高辛、醛固酮受体拮抗剂）的非裔美国患者。主要终点是全因死亡、因 HF 第 1 次入院和 6 个月时的生活质量评分的综合。主要终点事件有统计学意义的显著降低支持活性药物联合。相比安慰剂组，全因死亡率在肼屈嗪-硝酸异山梨酯组下降了 43%（$P=0.012$）。该研究还报告，肼屈嗪-硝酸异山梨酯组因 HF 首次住院比于安慰剂组减少了 39%（$P<0.001$）在接受 ACEI 和 β 受体阻滞剂治疗的 NYHA 心功能分级 Ⅲ 或 Ⅳ 级 HF 非裔美国患者中，加用肼屈嗪和硝酸异山梨酯是有效的[1]。AHeFT 试验的结果也是使 FDA 批准肼屈嗪和硝酸异山梨酯的复合药物拜迪尔（BiDil）作为 HF 的附加治疗应用于自己确定为非裔美国患者的主要因素。应用拜迪尔或许可以通过复合药片的应用提高依从性。成本也低于单独使用通用的肼屈嗪和异山梨醇。

### β 受体阻滞剂

基于在高血压患者中观察到的治疗效果，已有人提出 β 受体阻滞剂的治疗反应可能存在种族差别的假说[249,251,252]。然而，对 US Carvedilol Heart Failure 试验[190-194]事后分析的结论是卡维地洛黑人患者和非-黑人患者的益处大致相同[252]。

相反的证据来自 BEST 试验[200]。在这项试验中（相关讨论见案例 14-1，问题 20），2 708 名 NYHA 心功能 Ⅲ 级或 Ⅳ 级的 HF 患者随机分为布新洛尔组或安慰剂组。布新洛尔是一种非选择性的 β 受体阻滞剂，具有部分激动受体活性和较弱的血管舒张作用。这项研究的独特之处是从开始就计划了针对种族差异的亚组分析。虽然布新洛尔组心血管死亡率和住院率有降低趋势，但 2 年后试验终止。亚组分析显示非黑人受试者中的死亡率改善，而黑人受试者中则没有。一个 meta 分析对 5 个主要的关于 β 受体阻滞剂治疗 HF 的研究，共包括 12 727 例患者，进行了分析。分析表明当给予卡维地洛、美托洛尔或比索洛尔时，黑人患者也能像白人患者一样从 β 受体阻滞剂中获益[251]。

## 心力衰竭的紧急处理

**案例 14-4**

**问题 1：** L. M. 是一名 62 岁的黑人男性，几天前因严重的，逐渐加重的以及使他感到明显乏力的 HF 症状入院。患者有明显的家族史，他的父亲和两个兄弟均在 40 多岁时死于心脏病发作。L. M. 有 5 年的 HF 病史，尽管他每日服用呋塞米 40mg，赖诺普利 10mg，卡维地洛 12.5mg，每日 2 次，地高辛 0.125mg，螺内酯 25mg 治疗，仍有 HF 症状。最近的超声心动图显示 EF 为 25%。患者既往病史有高血压、CAD 和 HF。从上周起，L. M. 的 DOE 变得越来越严重，因为乏力，只能卧床休息。他夜间因 PND 醒来 1 次或 2 次。体检发现有颈静脉怒张，双侧啰音，肝肿大，外周性 3+水肿。胸片显示心脏扩大及肺部淤血。患者的血压 154/100mmHg，脉搏 105 次/min。实验室检查结果包括：

血清 Na：134mg/dl
K：4.3mg/dl
BUN：15mg/dl
SCr：1.3mg/dl
葡萄糖：90mg/dl
BNP：944pg/ml

血红蛋白、红细胞压积、肌钙蛋白和肝脏转氨酶均在正常范围。患者诊断为 ADHF 收住医院。哪些因素被用来给住院患者的死亡率和发病率风险分层？

ADHF 与患者高发病率和死亡率有关。也是老年人住院的最主要原因。HF 患者出院后 30 日的死亡率为 11%，1 年死亡率为 37%[253]。HF 患者住院的最常见的原因有：依从性差（饮食或药物），急性心肌缺血，未控制的并发症（高血压、糖尿病、慢性肾脏疾病、心律失常），和负性肌力药物或 NSAIDs 的处方。不管诱发事件是什么，诱发 HF 进展的病理生理情况是复杂的。血流动力学和神经内分泌的紊乱引起的肾上腺素系统和 RAAS 的激活，失代偿，从而导致容量超负荷和低灌注-ADHF 患者的典型症状。ADHF National Registry 显示，近一半的 ADHF 患者有正常的 EF（>50%）[254]。

血尿素氮和肌酐升高、收缩压低（SCr>2. 75mg/dl，BUN>43mg/dl，收缩压<115mmHg）的患者，住院死亡率高达 20%[252]。出现低钠血症（血清钠<135mmol/L）的患者临床结局最差，更可能接受正性肌力药物治疗。出院后，如果患者仍存在低钠血症，血清钠每降低 3mmol/L，再住院的风险会增加 8%。尿酸>7mg/dl 的男性和尿酸>6mg/dl 的女性患者与高 HF 入院率相关。入院和出院时的 BNP 水平对预测再住院也有参考作用。研究表明，住院期间 BNP 水平降低 30%～40%可能会改善结局。其他标志物如心肌肌钙蛋白水平，C 反应蛋白，和载脂蛋白 A-I 水平都与 HF 患者的再入院有关[9]。因此，所有这些因素都可以用于住院死亡率的危险分层。

另一种危险分层和治疗决策的方法是基于患者血流动力学特征。应用相对简单的评估技术，大多数急性 HF 患者可被分级归为四种血流动力学特征之一（图 14-8）[255-258]。评估患者有无静脉充盈压增高（“湿”与“干”）以及重要器官的灌注是否充足（“温暖”与“冰冷”）。通过床旁观察患者颈静脉扩张、出现第三心音（$S_3$）、外周性水肿及腹水来判断患者静脉压是否充盈。听诊时有无啰音不是可靠标志[258]。血压低、外周脉压弱、脉压窄、四肢凉、精神反应差、BUN 和 SCr 上升是器官低灌注的标志。持续的血压、心电图、尿量及血氧监测是适用于所有患者的重症监护病房标准无创监护措施。有创性血流动力学的监测适用于危重患者，需要知道充盈压、SVR、CO 或心脏指数的更精确指标时。需要达到的目标是：右心房压力不低于 5～8mmHg，肺动脉压力不少于 25/10mmHg，肺动脉楔压 12～16mmHg，SVR9～14×$10^{-3}$（N・s）/$cm^5$ 及心脏指数大于 2. 5L/（min・$m^2$）（对血流动力学监测更详细的讨论见第 17 章）。

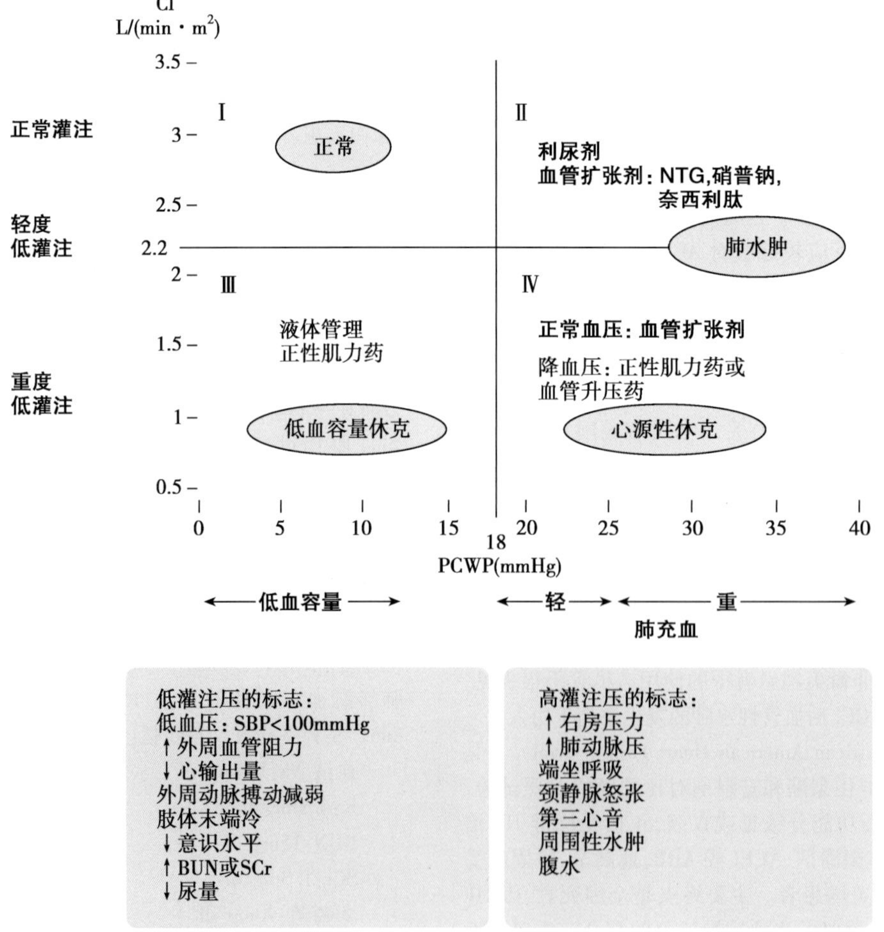


图 14-8 急性左心衰竭的血流动力学特征。BUN，血尿素氮；CI，心脏指数；NTG，硝酸甘油；PCWP，肺毛细血管楔压；SBP，收缩压；SCr，血清肌酐。（经允许改编自：Forrester JS et al. Correlative classification of clinical and hemodynamic function after acute myocardial infarction. *Am J Cardiol*. 1977；39：137.）

案例 14-4，问题 2：根据他的临床表现，L. M. 血流动力学特征是什么？治疗目标是什么？

L. M. 的 DOE、啰音、外周水肿、PND 和颈静脉压符合 ADHF 和容量超负荷。L. M. 没有低灌注的症状。他的血流动力学特征是“温暖和湿润”（图 14-8 中第二象限）。根据指南，有必要快速诊断 ADHF 并开始适当的处理。在已住院确诊的 HF 患者中，应排查这些症状并积极处理。在已确诊 HF 的患者，应鉴别诱发因素并消除。患者出院时，应优先使用可减少 HF 患者发病率和死亡率的药物。当诊断不明确时，应考虑 BNP 的水平，这有利于鉴别心源性和非心源性呼吸困难的原因。

因为容量超负荷是大多数 ADHF 发作的主要病理生理学改变，主要目的是减轻充血。然而，利尿剂需慎用于 C 期Ⅳ级的患者，以避免 PCW<15mmHg，因为这会降低心脏前负荷和 CO。尽管利尿剂是减少机体容量超负荷的主要方法，它们在 ADHF 患者中的常规使用与肾功能的恶化和死亡率增加有关。研究显示，与未接受利尿剂治疗的患者相比，接受长期利尿剂治疗的患者死亡率较高。这些发现基于回顾性的资料。然而，研究者认为死亡率的增加与 ADHF 患者利尿剂的使用之间存在一定的关系[302]（见案例 14-1，问题 7）。

### 超滤作用

超滤疗法是治疗容量超负荷的一种替代方法。它包括用来快速清除体液（最多为 500ml/h）的一个小型设备的使用。通常，超滤疗法用于治疗肾衰竭或对利尿剂无反应的 HF 患者。一项在 ADHF 患者中进行的研究[259,260]显示，与药物治疗相比，外周静脉超滤治疗可更明显的减轻体重和排出体液，并减少了住院天数，降低了再住院率。研究报道，使用超滤疗法时神经内分泌活性显著降低，SCr 或电解质无显著改变[261]。UNLOAD 试验[262]（Ultrafiltration ver-sus Intravenous Diuretics for Patients Hospitalized for Acute Decompensated Heart Failure），随机分配 200 例患者接受超滤治疗或积极的静脉利尿剂治疗。研究表明，与单独应用利尿剂相比，48 小时内，超滤疗法使体重减少的幅度明显增加（5. 0kg vs 3. 1kg，$P<0.001$），从而减少了对血管活性药物的需求（3% vs 13%，$P=0.02$），并减少了 90 日的再入院率（18% vs 32%，$P=0.02$）。现在，超滤疗法是对药物治疗无反应的难治性 HF 患者的Ⅱb 类推荐。液体超负荷并有一定程度肾功能不全，及那些对利尿剂治疗耐药的患者，适用于超滤疗法[1]。

## 静脉血管扩张剂

案例 14-4，问题 3：L. M. 接受了呋塞米 40mg 静脉注射后症状无改善。然后他接受了 80mg 剂量的静脉注射，症状仅轻度减轻。决定开始给予硝普钠治疗。静脉注射血管扩张剂对伴 ADHF 患者的作用是什么？

很多指南推荐血管舒张剂与利尿剂联合使用以减轻液体超负荷患者的充血[1]。无症状低血压存在时，与利尿剂联合应用静脉注射的硝酸甘油、硝普钠或利钠肽需谨慎。动脉血管扩张药（如硝普钠、高剂量硝酸甘油、利钠肽）在有低 SVR 存在时，会进一步降低灌注，应避免使用，尤其在以前有低血压的患者中。

### 硝普钠

硝普钠扩张动脉和静脉血管，可降低前负荷和后负荷。硝普钠在治疗伴高血压严重充血或严重二尖瓣反流合并 LV 功能不全的患者时很有价值。主要的不足是低血压、反射性心动过速、“冠状动脉窃血”（在 CAD 患者中）风险，和有毒代谢物的蓄积。硫氰酸和氰化物毒性最常见于肾功能不全及接受超过 4μg/（kg · min）的硝普钠持续应用 48 小时以上的患者。当停用硝普钠治疗时，推荐逐渐减量，因为观察到在停药后 10~30 分钟 HF 反弹增加（见第 16 章）。

硝普钠必须通过持续静脉输注，大多数情况下，需要动脉置管和入住重症监护病房。如果受到光和热刺激，药物结构会变得不稳定。

### 静脉应用硝酸甘油

硝酸甘油主要扩张静脉容量血管，对动脉壁仅有轻微的影响。急性心肌梗死和肺水肿通常被认为是静脉注射硝酸甘油的理想适应证。前负荷的降低使 PCWP 降低。因为硝酸盐类药物对心脏后负荷仅有很少影响，CO 将有可能保持不变或轻度增加。在一些患者中，如果前负荷降低至 15mmHg 以下，硝酸甘油可降低 CO。硝酸甘油一般从 10μg/min 开始，每次增加 10~20μg，直到患者的症状改善或 PCWP 降低至 16mmHg 以下。最常见的副作用是头痛。头痛可用止痛药治疗，并常在持续应用硝酸甘油后缓解。硝酸甘油耐药发生于开始治疗后 24 小时内。大约有 20% 的 HF 患者对高剂量的硝酸甘油拮抗[1]。对于像 L. M. 一样的患者，硝普钠是好选择，因为他血压升高且没有 CAD 病史。

### 奈西立肽

奈西立肽是重组的 BNP[31,32]。BNP 与血管平滑肌上的鸟苷酸环化酶受体结合，诱发环磷酸鸟苷的表达，引起血管扩张。其他作用包括抑制血管紧张素转化酶、交感神经活性，及内皮素-1。外周血管和冠状动脉的扩张及 RBF 和肾小球滤过的增加，都是奈西立肽有益作用的表现。奈西立肽通过结合于细胞表面和细胞内摄，及溶酶体蛋白水解、内肽酶的溶蛋白性裂解代谢清除。它的肾清除率很小。清除半衰期是 8~22 分钟，必须持续静脉输注。

针对严重 HF 住院患者的临床试验表明，当联合应用静脉利尿剂和多巴胺或多巴酚丁胺时，相比硝酸甘油，奈西立肽产生了良好血流动力学效应，并降低了呼吸困难评分[31,32]。剂量依赖性低血压是最常见的副作用，见于 11%~32% 的患者。PVC 和非持续性室性心律失常的发生率，奈西立肽低于多巴胺、多巴酚丁胺和米力农。奈西立肽的副作用包括头痛、腹痛、恶心、焦虑、动过缓和下肢抽搐等。

奈西立肽一般局限于经大剂量利尿剂和静脉注射硝

酸甘油治疗效果不佳，容量过多并且 PCWP>18mmHg 的急性 HF 恶化的患者。相比硝酸甘油，奈西立肽具备袢利尿剂所有的利钠作用。应避免用于收缩压低于 90mmHg 或存在心源性休克的患者。在低血压患者或心脏指数低于 2.2L/(min·$m^2$)患者，应加用多巴酚丁胺或米力农，或以之代替。

奈西立肽的静脉输注使用方法是将 1.5mg 稀释于 250ml 葡萄糖或 0.9%盐水中配成 6μg/ml 的溶液。起始先给负荷量 2μg/kg 静脉输入 1 分钟以上，继以 0.01μg/(kg·min)速度持续静脉输注。期望反应是 15 分钟时 PCWP 降低 5~10mmHg。可每间隔 3 小时加量 0.005μg/(kg·min)，直至最大剂量 0.03μg/(kg·min)。应当滴定剂量至 PCWP<18mmHg，收缩压>90mmHg。

虽然奈西立肽适用于 ADHF 患者，但人们对其安全性提出了疑问。一项对奈西立肽治疗 ADHF 随机对照试验的 meta 分析提示，奈西立肽可能与肾功能恶化和死亡率增加有关[263,264]。然而这篇 meta 分析的结论受到了质疑。例如，这篇 meta 分析包括了 VMAC(Vasodilation in the Management of Acute Congestive Heart Failure)研究，但其设计不是以评估肾脏功能为终点，因此这个研究的纳入可能不合适[265]。治疗组基础特征的差异可能与接受奈西立肽治疗患者的 30 日死亡率风险的增加有关。

奈西立肽的疗效和安全性已在门诊患者中进行了评估。FUSION Ⅰ试验[266](Follow-up Serial Infusions of Nesiritidetria)，包含 202 例过去的一年内因 ADHF 至少住院 2 次并且其中一次在 1 个月前，NYHA 心功能分级Ⅲ级或Ⅳ级患者。患者被随机分配接受常规治疗或常规加用奈西立肽治疗(开放标签)。一个亚组的患者，如果他们符合以下至少 4 项则被定义为高危：前 1 个月 SCr 高于 2.0mg/dl，前 2 个月 NYHA 心功能分级为Ⅳ级，年龄超过 65 岁，持续性室性心动过速病史，缺血性 HF 的病因，糖尿病，或在之前的 6 个月内门诊使用过奈西立肽或正性肌力药物。这些高危患者应用奈西立肽静脉输注时更少有 HF 恶化和肾脏的副作用。

FUSION Ⅱ(Follow-Up Serial Infusions of Nesiritide for the Management of Patients With Heart Failure)试验进一步探索了奈西立肽在有严重 HF 的门诊患者中的获益和安全性[267]。这是一个随机、双盲、安慰剂对照、前瞻性的试验，受试对象为 911 名严重心力衰竭和慢性失代偿性 HF 患者。受试者被随机分配接受 2μg/kg 奈西立肽推注，继以 0.01μg/(kg·min)连续输注 4~6 小时，或相应的安慰剂治疗，每周 1 次或 2 次，共 12 周。两组患者同时接受了最佳药物治疗和辅助设施治疗。要求患者的肌酐清除率<60ml/min。不允许在门诊使用静脉强心剂或血管扩张剂治疗。24 周后，主要终点(心脏或肾脏原因的死亡或住院)没有明显差异。奈西立肽组(42.0%)药物相关不良反应事件(主要是低血压)的发生率明显多于安慰剂组(27.5%)。奈西利肽组(32%)肾功能恶化的发生率明显低于安慰剂组(39%)。

这些研究结果缓解了关于奈西立肽安全的一些担心；然而，一组独立的心脏病专家设计了 ASCENDHF(Acute Study of Clinical Effectiveness of Nesiritide in Decompensated Heart Failure)试验[268,269]，以明确回答关于奈西立肽的安全性和有效性问题。这是一项双盲安慰剂试验，招募了 7 141 例 ADHF 患者。参与者被随机分配，在标准治疗的基础上，接受静脉推注(由调查员决定)奈西立肽 2μg/kg 或安慰剂，继以奈西立肽 0.01μg/(kg·min)或安慰剂持续静脉输注 7 日。复合主要终点是 30 日 HF 住院率或全因死亡率，及在 6 或 24 小时时自我评估呼吸困难的明显改善。相比于安慰剂，奈西立肽没有减少 30 日的死亡率或再住院率。与安慰剂相比，奈西立肽改善了 6 小时和 24 小时时的呼吸困难。奈西立肽没有恶化肾功能。奈西立肽的支持者认为，尽管 ASCEND-HF 试验中未能显示较大获益，但它是唯一被充分研究的血管扩张剂。关于使用奈西立肽的安全性的争论可以停止了。

L. M. 使用硝普钠后反应良好，无需其他治疗。然而，对具有“暖湿”特点的急性 HF 患者，静脉注射硝酸甘油和奈西立肽是硝普钠的备选替代药物。硝酸甘油或奈西立肽可以取代硝普钠或结合硝普钠使用。在患者出院时，虽然剂量应滴定至可防止 DOE 和周围水肿出现，呋塞米的治疗还应继续。赖诺普利和卡维地洛的剂量也应滴定至目标值或耐受剂量。

## 正性肌力药物

### 案例 14-5

问题 1：B. J. 是一名 60 岁的男性，因 DOE 症状加重而来到急诊室。他主诉在过去的 1 周 SOB 加重。他的病史包括高血压、CAD、高脂血症和 HF(EF 25%)。服用的药物包括琥珀酸美托洛尔每日 100mg，依那普利 5mg 每日 2 次，呋塞米 40mg 每日 2 次，阿司匹林每日 81mg，以及每晚睡前服用洛伐他汀 20mg。入院时生命体征：BP 100/75mmHg，心率 92 次/min，呼吸 18 次/min，氧饱和度 94%(房间空气)。实验室检查值为 BUN 20mg/dl，SCr 1.4mg/dl。体格检查显示肺部和外周水肿，颈静脉搏动 10cm。他接受了 80mg 呋塞米静脉注射，但反应很小。呋塞米剂量已增至 120mg 静脉注射，但仍没有理想的效果。在过去 24 小时内，他的 SCr 已增至 1.8mg/dl，血压为 92/70mmHg。他已转入冠心病监护病房，放置肺动脉导管(Swan-Ganz 导管)，相关血流动力学参数的监测和计算如下：PCWP 21mmHg，CO 3.64L/min[心脏指数 1.8L/(min·$m^2$)]，SVR 1 489×$10^{-5}$(N·s)/$cm^5$。B. J. 有使用强心剂治疗的指征吗？

### 多巴胺和多巴酚丁胺

B. J. 的血流动力学特征为第Ⅳ类(即冰冷湿润)，由低灌注和充血导致。根据 ACC/AHA 指南[1]，LVEF 下降，低 CO，或终末器官系统功能障碍(即肾功能恶化)和不能耐受血管扩张剂的有症状的患者，是静脉输注正性肌力药物(如多巴胺、多巴酚丁胺、米力农)的指征。它们被建议用于心源性休克或有难控制的症状的患者，也可用于手术后需要围术期支持的患者,或用于那些等待心脏移植术的患者。低输出量的 HF 患者多巴酚丁胺通常是首选。与多巴胺相比,多巴酚丁胺提高 CO,降低 PCWP 和总 SVR,对患者心率或全身动脉压的影响较小[270](见第 17 章,关于多巴胺和多巴酚丁胺的详细介绍)。

### 磷酸二酯酶抑制剂:米力农

β 受体激动剂,如多巴酚丁胺,是用于 ADHF 患者的传统药物。磷酸二酯酶抑制剂,米力农,是儿茶酚胺和血管扩张剂的替代药物,用于重度 CHF 的短期肠外治疗。这些药物选择性地抑制磷酸二酯酶Ⅲ环磷酸腺苷(cAMP)-特异性的心脏磷酸二酯酶。酶的抑制使心肌细胞中 cAMP 水平升高,收缩力增加。他们的活性不会被 β 受体阻滞剂阻断。磷酸二酯酶抑制剂也是血管扩张剂。有研究提示,低剂量时他们常表现为与减少负荷的药物相似而非正性肌力药物;但也有研究反驳这个观点。此类药物的整体血流动力学效应可能源于正性肌力加心脏的前、后负荷降低作用的联合。

米力农在药理和结构与已不再使用的氨力农相似[271-273]。除了抑制磷酸二酯酶外,它也可以加强钙对于心肌的作用。具有正性肌力和血管扩张的特性。米利农对心率和心肌耗氧量增加的作用可能小于多巴酚丁胺[274,275]。米利农的半衰期为 1.5~2.5 小时,其肾脏清除率约占全身清除率的 80%~90%。肾功能不全患者的半衰期会延长。尽管药物说明书上的负荷量是 50μg/kg,但因可能会导致低血压很少这样使用,维持注射剂量通常为 0.2~0.75μg/(kg·min)。根据血流动力学和临床反应调整剂量,肾功能不全的患者应减量。使用米利农最主要的担心是诱发室性心律失常的可能,据报道有 12%的发生率。室上性心律失常、低血压、头痛和胸痛也有报道。血小板减少罕见。

前瞻性研究 OPTIME-CHF(Outcomes of a Prospective Trial of Intravenous Milrinone for Chronic Heart Failure)评价了 951 例急性心力衰竭加重但没有心源性休克住院治疗的患者(平均 LVEF23%)[274,275]。除标准的利尿和 ACEI 治疗外,研究对象被随机分配接受米力农或安慰剂治疗。米力农初始的注射速度是 0.5μg/(kg·min),没有负荷量。主要终点是从药物开始注射至第 60 日因心血管原因住院的总天数。在第 60 日时,米力农组和安慰剂组的死亡率无差别(米力农组 10.3%,安慰剂组 8.9%)[274]。随访分析按照缺血性和非缺血性分类[275]。在缺血性患者队列中,米力农治疗的患者较安慰剂治疗的患者倾向于有更差的结果。与此相反,非缺血性患者中,米力农治疗较安慰剂治疗有得到更好结果的趋势。从这些数据可以得出结论。在急性心力衰竭加重的患者米力农的获益很小,而在非缺血性患者更易见到,缺血性患者结果更差。短期注射米力农与额外的死亡率无关。

比较多巴酚丁胺和米力农对 ADHF 效果的试验很少。一个小型回顾性分析对 329 名使用多巴酚丁胺或米力农静脉注射的 ADHF 患者(EF<20%)进行了评估[276]。评估了血流动力学反应、需要其他治疗、不良反应、住院时间及药费。两组患者的临床表现相似。然而,米力农组患者的平均肺动脉压较高。占较大比例的患者接受了多巴酚丁胺治疗(81.7%)而接受米力农治疗的患者比例较小(18.3%)。仅有 19%的患者住院前使用了 β 受体阻滞剂。两组患者的临床结局相似。住院死亡率、不良反应、呼吸机使用或住院时间不存在明显差异。多巴酚丁胺组有更多患者需要使用硝普钠以达到最佳血流动力学反应。本研究推断两种药物的疗效相当。

确定在 ADHF 患者中使用哪种正性肌力药物时应当考虑的其他因素是:肾功能、BP 和 β 受体阻滞剂的合并使用。米力家的半衰期比多巴本酚丁胺长,肾功能不全时会蓄积。米力农也是血管舒张药,这限制了它在低血压患者中的使用。米力农与 β 受体阻滞剂联用时可能会对抗多巴酚丁胺药效。

B. J. 对静脉注射呋塞米反应不佳。他的肾功能已经恶化,收缩压较低。晚期 HF 和全身灌注不足的患者通常不能耐受血管舒张治疗。可能必须使用正性肌力药维持这些患者的循环功能。根据指南,以下患者可考虑静脉注射正性肌力药物:充盈压足够但仍有症状性低血压的患者,对利尿剂无反应且不能耐受扩血管药物的患者,或肾功能进行性恶化的患者。正在使用 β 受体阻滞剂的患者磷酸二酯酶抑制剂有时比多巴酚丁胺更合适。基于上述原因,B. J. 适合米力农疗法。由于米力农有诱发心律失常的可能,所以患者应当接受遥测监护。应当监测患者的生命特征、血肌酐(SCr)、症状缓解和尿液排出量。一旦患者血流动力学状况改善,应当中止使用米力农并恢复呋塞米口服。出院时,门诊心力衰竭药物治疗应当最优化。

## 门诊患者正性肌力药物静注应用

**案例 14-5,问题 2:** 作为家庭治疗的一部分,重复、间断静脉注射正性肌力药物有什么指征?

长期应用正性肌力药物的安全性和有效性是被质疑的。很少有关于评估间断(如每周)的静注多巴酚丁胺和米力农的研究。几乎关于这种治疗方法的数据都来源于开放标签和或没有安慰剂,只比较两种正性肌力药物的无对照的试验[277-281]。有人推测长期应用可能会产生心脏毒性作用。唯一安慰剂对照的间断静注多巴酚丁胺的试验由于应用多巴酚丁胺的患者死亡率增加而终止[278]。多巴酚丁胺治疗组 32%的患者死亡,安慰剂组为 14%。这些现象是否由原发疾病的进展或连续的药物治疗,或心脏毒性作用引起还不清楚。米力农没有相应的数据,尽管一项安慰剂对照的米力农试验未能支持将静脉注射米力农作为因慢性 HF 急性加重住院患者标准治疗辅助用药的常规用法[274,275]。由于这些原因,ACC/AHA 指南指出应避免 HF 的长期治疗中间断静注多巴酚丁胺和米力农,即使在晚期[4]。长期连续输注多巴酚丁胺和米力农有时也用于难治性 HF 作为姑息治疗或用于等待移植的患者。应尽可能给予最低剂量。HFSA 确定了晚期心衰的有限治疗方案,并建议将以患者为中心的结果(生存与生活质量、姑息治疗和临终关怀)纳入护理计划[282]。

## 心力衰竭合并室性心律失常

### 胺碘酮

案例 14-5,问题 3: B. J. 经过几天的治疗后病情稳定出院回家。呋塞米 40mg,每日 1 次;依那普利 5mg,每日 1 次;琥珀酸美托洛尔 100mg,每日 1 次;阿司匹林 81mg,每日 1 次;硝酸甘油胸痛发作时舌下含服 0.4mg。他的 EF 值为 23%,实验室的检查正常。B. J. 住院期间其心电图监护仪提示正常的窦性心律,但每小时有 15~20 个无症状的室性早搏。因为没有症状,那时决定除美托洛尔外不再予抗心律失常治疗。在之后的几个月随访检查中,他仍有频繁发作的 PVC。

已经 5 个月了,他仍然有 12~15 个 PVC/h。尽管依那普利已加量至每日 20mg,琥珀酸美托洛尔加至每日 200mg,并加用地高辛每日 0.25mg,步行大约一个街区后,他的活动能力仍因 SOB 受限。因为水肿,呋塞米为每日 40mg。复查心脏超声提示 EF 为 20%。此时,B. J. 有使用抗心律失常药物的指征吗? 应选择哪一种药物,应给予多大剂量?

PCV 和其他类型的心律失常是左室功能不全常见的并发症,而且不论患者是否有心肌梗死都有可能出现。大约 50%~70%的 HF 患者动态心电监护上可见非持续性阵发性室性心动过速[4]。这种心肌兴奋可能是自主神经功能亢进或心室重构的结果。还不清楚这些节律异常是否会导致猝死还是仅仅反映了基础疾病的进程。近期的研究提示缓慢性心律失常或电机械分离可能与非缺血性心肌病 HF 患者猝死有关[283,284]。更重要的是,临床试验并未显示抑制 HF 患者的室性异位搏动能减少猝死。预防性抗心律失常治疗及对心肌梗死后无症状 PVC 治疗都未曾被证明可以改善结局或生存率。由于考虑到大多数 Ⅰ A 类和 Ⅰ C 类药物的致心律失常作用,使用这些药物进行治疗是禁忌的。

胺碘酮对 HF 合并的心律失常的患者有价值。因为它具有抗心律失常和扩张冠状动脉的作用及阻滞 α、β 受体的特性。这样,在减少心肌易激性和改善 HF 时血流动力学时它有双重益处。

在 GESICA(Grupo de Estudio de la Sobrevida en la Insuficiecia Cardiaca en Argentina)试验[285]中,516 例心功能 Ⅱ~Ⅳ级,平均 EF 值 20%,有频发室早的患者,被随机分配接受常规治疗(利尿剂、血管扩张剂、地高辛)或常规治疗加固定剂量的胺碘酮。胺碘酮的剂量为每日 600mg 2 周,继以每日 300mg 至少 1 年。与接受标准治疗的患者相比(41.4%),服用胺碘酮的患者更少死亡(33.5%),差异有统计学意义。中 33.5%在随访中死亡,常规治疗组 256 例患者中 106 例(41.4%)死亡,2 组间有统计学意义的显著差异($P$=0.02)。同样,胺碘酮治疗组 HF 相关的住院人数也有减少。

VA(Veterans Administration)CHF-STAT(Cooperative Survival Trial of Antiarrhythmic Therapy in Congestive Heart Failure)试验的结果有些不同[286,287]。该试验的入选的标准与 GESICA 试验相似,其中主要的指标是 24 小时监护中无症状的 PVC>10 个/小时,但无持续性室性心动过速。大剂量应用胺碘酮。每日 800g 服用两周,继以每日 400mg 持续 1 年。第 1 年后,改为每日 300mg。随访 45 个月。两组的全因死亡率和心源性猝死率未发现差别。胺碘酮治疗的患者 EF 值升高更多,从基础的平均 24.9%到 33.7%。标准治疗组相应的改变,从基础的平均 25.8%到随访时的 29.2%。尽管 EF 增高,两组间的症状评分无差异。

胺碘酮不像其他抗心律失常药一样,它不会升高死亡率;其他应该考虑的因素为胺碘酮潜在严重的副作用(见第 15 章),以及与地高辛的相互作用引起的地高辛的潜在毒性。

ACC/AHA 指南未推荐常规动态心电图检测无症状的室性心律失常,并不主张对这种无意中检测出的心律失常进行治疗[1,5,6]。但是,如果有症状的室性心律失常出现或判断为猝死高危时,应选择以下其中 1 项治疗:β 受体阻滞剂、胺碘酮或 ICD。因为可减少全因死亡率(不仅仅是猝死),几乎所有的 HF 患者都应接受一种 β 受体阻滞剂作为他们治疗方案的一部分。尽管 B. J. 持续应用 β 受体阻滞剂,仍一直有异位搏动。然而,因为他没有症状,所以决定不用胺碘酮。

### 植入式心脏复律除颤器

案例 14-5,问题 4: B. J. 适合安装 ICD 吗?

尽管胺碘酮是 EF 降低的 HF 患者用以预防 AF 复发和症状性室性心律失常的首选抗心律失常药物,然而它并没有增加生存率的益处。室性心律失常与 HF 患者高发心源性猝死相关。很多试验已经证实了 ICD 在心源性猝死一级和二级预防中的作用。最早的一级预防试验为 MADIT(Multicenter Automatic Defibrillator Implantation Trial)[288]。因为与常规治疗相比,ICD 组观察到了生存获益,所以这个试验早期中止了。没有证据表明胺碘酮、β 受体阻滞剂或任何其他抗心律失常治疗对结果有显著影响。不同于 MADIT,MADIT Ⅱ 研究[290]招募了没有心律失常但有心肌梗死病史且 LVEF<30%的患者。患者接受了 ICD 或常规医学治疗,主要终点是全因死亡。ICD 组死亡风险相对降低 31%,绝对降低 6%。这是展示 ICD 在没有心律失常史的患者中死亡率获益的首个试验。

SCD-HeFT(Sudden Cardiac Death in Heart Failuretria)试验评估了胺碘酮在左室功能不全(EF≤35%)患者中的疗效[290]。患者(NYHA 心功能 Ⅱ~Ⅲ级)接受常规治疗,并随机分配接受安慰剂或胺碘酮,或 ICD。胺碘酮并不优于安慰剂,而 ICD 降低了死亡率 23%($P$=0.007)。亚组分析显示,应用 ICD 的 Ⅱ 级 HF 患者死亡率下降大于 Ⅲ 级 HF 患者,而胺碘酮降低了 Ⅲ 级 HF 患者的生存率。在常规用于治疗左室功能不全的患者之前,需要进一步评估胺碘酮在治疗纽约心功能(NYHA)Ⅲ级患者中发挥的作用。

ACC/AHA 指南推荐有室性心律失常病史、LVEF 降低的心肌梗死后患者使用 ICD。ICD 也被推荐用于以下患者的一级预防：LVEF≤30%的非缺血性心肌病和缺血性心肌病患者；已接受最佳标准口服治疗，有 NYHA 心功能分级Ⅱ级或Ⅲ级症状的患者；伴有良好功能状态，合理预期生存期为1年或1年以上的患者。患有缺血性心脏病的患者应当在心肌梗死至少40日后接受 ICD。目前，B. J. 正在接受 HF 最佳药物治疗方案，EF 为20%。根据指南，B. J. 将从 ICD 治疗中获益。

## 心脏再同步化治疗

### 案例 14-6

问题 1：C. M. 是一名49岁，有心肌病史（EF 为25%），表现为 HF 临床症状，NYHA 心功能分级Ⅲ级的女患者。她主诉加重的 SOB、胸痛和疲劳。她应用最佳药物治疗已经3个月。她的药物包括琥珀酸美托洛尔每日200mg、呋塞米40mg，每日2次、赖诺普利每日20mg及螺内酯每日25mg。心电图提示窦性节律，72次/min；QRS 间期144毫秒。她适合 CRT 吗？

约1/3的进展性收缩性 HF 患者出现心室内或心室间传导延迟，造成左右心室跳动不同步[291]。心室不同步在心电图上表现为伴左束支传导阻滞的 QRS 波群增宽，能对心功能产生有害影响。患者可能会表现出 EF 降低、CO 减少及出现 NYHA 心功能分级Ⅲ或Ⅳ级 HF 症状。所有这些都与死亡率的增加有关。

CRT 是利用心脏起搏使左右心室收缩同步[77]。CRT 最初的随机试验显示 HF 症状缓解、运动耐量和生活质量改善。COMPANION（Comparison of Medical Therapy，Pacing，and Defibrillator in Heart Failure）试验[77]招募了1 520名 NYHA 心功能分级Ⅱ级或Ⅳ级（QRS 间期至少120毫秒且 LVEF≤35%），接受最佳药物治疗（ACEI、利尿剂、β 受体阻滞剂和螺内酯）的患者。患者被随机分配接受单纯的最佳药物治疗、最佳药物治疗和带起搏器的 CRT，或最佳药物治疗加带 ICD 的 CRT（CRT-D）。主要终点为全因死亡和住院率的复合终点。相较与单纯的最佳药物治疗组，CRT 和 CRT-D 组患者均表现为主要终点风险降低有关。CRT 组1年时的全因死亡率下降了24%（无统计学意义），CRT-D 组下降了43%。

CARE-HF（Cardiac Resynchronization in Heart Failure study）试验[76]的结果延续了 COMPANION 试验的发现。CARE-HF 试验表明，没有除颤器的 CRT 起搏使接受相似药物治疗的 HF 患者全因死亡率显著降低。入选标准是 NYHA 分级Ⅲ或Ⅳ级，EF≤35%，QRS 波群宽度≥120毫秒。全因死亡率和因心血管住院的主要终点，发生于 CRT 组的患者少于最优药物治疗组（39% vs 55%；$P<0.001$）。CRT 组因严重 HF 死亡或住院也显著降低。

CARE-HF 和 COMPANION 的综合结果，证实了 CRT 和 CRT-D 在改善心室功能、HF 症状和运动耐量方面的重要性，同时也降低了 HF 住院频率和死亡率[292]。CRT 对有轻度 HF 症状、窄 QRS、慢性 AF 和右束支传导阻滞的患者中的作用有待探索。

根据 ACC/AHA 指南[1]，NYHA 分级Ⅲ级、非卧床的 NYHA 分级Ⅳ级 HF 患者，如满足以下标准应接受 CRT（除非有禁忌证）：LVEF35%或更低、存在宽 QRS（>120毫秒）、正在接受优化的 HF 标准药物治疗。尽管已应用了 HF 最佳药物治疗剂量，C. M. 仍持续出现 HF 症状。CRT 治疗能够提供药物治疗之外的增量效益。

案例 14-6，问题 2：如果 C. M. 表现为 NYHA 心功能分级Ⅰ级或Ⅱ级的症状，她适合 CRT 吗？有支持 CRT 用于 NYHA 心功能分级Ⅰ级或Ⅱ级患者的证据吗？

如案例 14-6，问题1所述，CARE-HF 和 COMPANION 试验提供强有力证据，证明 CRT 引起了有症状的 NYHA 心功能Ⅲ级和非卧床Ⅳ级患者出现逆向重构。接下来逻辑步骤旨在评估 CRT 对有较轻症状 HF 患者的益处。MIRACLE-ICD Ⅱ（Multicenter InSynch ICD Randomized Clinical Evaluation）试验[293]随机分配Ⅱ级至Ⅳ级 HF 患者，但对Ⅱ级 HF 患者单独指定终点。在本试验中，186名 NYHA 心功能分级Ⅱ级 HF、LVEF<35%且 QRS 超过130毫秒的患者接受了 CRT-ICD 装置。受试者被随机分配到 CRT 组（ICD 激活，CRT 启动），或对照组（ICD 激活，CRT 关闭）。主要终点为 HF 进展，定义为全因死亡、因 HF 住院和需要仪器干预的室性心动过速或心室颤动。可观察到 CRT 激活时 HF 进展减少15%，然而没有显著统计学意义。6个月时，在 CRT 启动组患者运动耐量提高，然而与对照组相比没有显著差异。然而，治疗6个月后，心室收缩末期容积明显减少且 LVEF 明显增加。即使研究结果未能转化为运动耐量的改善，也有助于为针对有较轻症状的 HF 患者进一步试验研究做准备。

REVERSE 试验[74]招募了 NYHA 心功能分级Ⅰ级或Ⅱ级 HF、LVEF<40%且 QRS 波群时间超过120毫秒，接受 CRT 装置（有或没有 ICD）和最佳药物治疗的610名患者。与对照组相比，CRT 启动组患者左室收缩末期容积指数、左室舒张末期容积指数和 LVEF 明显改善。这些是衡量逆向重构的指标。第12个月时美国组的主要临床终点（患者复合临床评分恶化的百分比）未达到统计学上的显著性，但欧洲组在24个月时可观察到统计学上的显著差异[294]。差异主要是延长了首次 HF 住院时间。这两个临床试验的综合资料为轻度 HF 患者的 CRT 应用与心脏逆向重构有关提供了强大的证据。

MADIT-CRT 试验[75]是旨在确定 CRT-D 治疗与患者仅接受 ICD 治疗相比，能否降低主要终点（全因死亡或 HF 事件）的最大随机化试验。研究人群包括 NYHA 心功能分级Ⅰ级或Ⅱ级心脏病患者，LVEF30%或更低，心电图上 QRS 间期超过130毫秒。与 ICD 治疗相比，主要终点降低34%（$P<0.001$），HF 事件降低44%（$P<0.001$）。1年后，使用 CRT-D 治疗的患者 LVEF 提高11%，使用 ICD 治疗的患者仅提高3%。MADIT-CRT 和 REVERSE 试验均不包括 AF 患者。两个研究都未能显示 CRT 对 QRS 波群时间大于150毫秒的患者有利。

RAFT 试验[295]（Resynchronization/Defibrillation for Ambulatory Heart Failure Trial)证实了CRT能使QRS间期为150毫秒或更长的患者和左束支传导阻滞患者获益。RAFT试验的研究者随机分配1 798名NYHA心功能分级Ⅱ级或Ⅲ级HF、LVEF为30%或更低、QRS间期至少为120毫秒(或起搏QRS至少为200毫秒)的患者接受单独ICD治疗或有CRT的ICD(CRT-D)。主要终点为总死亡和HF住院的组合。ICD组的主要终点事件明显高于CRT-D组(40%与33%)。这些调查结果证明,除指南推荐的药物治疗和ICD治疗外,CRT-D的早期干预对这些患者人群有益。

## 射血分数正常的心力衰竭

### 案例 14-7

问题 1: D. F. 是一名72岁的白人女患者,有HF症状5年了,症状包括运动能力下降、SOB和颈静脉怒张。她有轻微的外周性水肿。病史显示患者小时候得过风湿热,然而除了曾被告知心脏有杂音外,她回想不起年轻时有任何心脏病症状。使用利尿剂控制了她的症状。她有高血压,没有其他医学问题,且所有实验室检查结果都正常。她的血压为155/85mmHg,心率90次/min。心脏检查提示明显的第四心音。超声心动图提示EF50%。先前的治疗包括呋塞米,最近剂量为40mg,每日2次。医师正考虑添加β受体阻滞剂或CCB来控制血压和心率。为什么这种考虑可能合适?

本案例举例说明了LVEF正常的HF(HF with preserved LVEF,HFpEF),之前称为舒张性HF。HFpEF的风险因素包括高龄、女性、高血压和CAD。可根据LVH、HF临床证据、正常EF和超声心动图检查结果做出本诊断。HFpEF理想治疗尚未得到广泛验证。表14-13列出了评估特定药物治疗HFpEF的试验。没有药物可以在不对左室收缩性或周围血管产生相关影响的情况下,选择性地促进心肌舒张[12,52-54,296]。

影响HF控制的因素,比如药物的依从性和饮食,包括应用NSAIDs和草药,应当与药物治疗一起适当管理。症状性左室舒张性HF的初期治疗与其他形式的HF相似,都是通过缓慢利尿的方法。利尿降低前负荷并减少心室被动性充血。然而,过度降低心室充盈压会减少CO并诱发低血压。

HFpEF的最常见原因为高血压。高血压可导致LVH并降低心脏顺应性[297]。ACC/AHA指南建议有HFpEF的患者和液体超载控制后持续高血压的患者收缩压靶目标值<130mmHg。可逆转LVH的药物(如ACEI、ARB、β受体阻滞剂)可能也会减慢或逆转与HFpEF有关的结构性异常。

在PEP-CHF(Perindopril in Elderly patients with Chronic HF)试验[298]中,ACEI培哚普利未能减低主要终点(全因死亡或因HF住院)的发生率,但的确缓解了症状并改善了心功能。CHARM-Preserved试验[156]也未能显示出心血管死亡率上的任何差异,但是坎地沙坦组患者住院治疗较少(见案例14-1,问题13)。

表 14-13

HFpEF 药物治疗的临床试验

| 试验 | 患者人数 | 治疗干预 | 结果 | 治疗时间 | 结论 |
|---|---|---|---|---|---|
| Aronow et al.[325] | NYHA Ⅲ级;陈旧性心肌梗死,EF>50%(n=21) | 依那普利与安慰剂 | NYHA分级,跑步机运动时间(秒) | 3个月 | 依那普利:NYHA分级从3±0到2.4±0.5($P=0.005$),运动时间从224±27到270±44($P<0.001$),较安慰剂组无明显差异 |
| Lang et al.[326] | HF症状>3个月;EF>50%(n=12) | 赖诺普利与安慰剂,交叉 | 呼吸困难和乏力 | 每种治疗方法5周 | 无明显差异 |
| Cleland et al.[298] PEP-CHF | 心脏舒张功能障碍;6个月内出现心血管时间;EF>40%(n=850) | 培哚普利与安慰剂 | 主要:HF全因死亡率或因HF住院 | 平均26.2个月 | 主要:培哚普利组23.6%,安慰剂组25.1%(HR 0.92,CI 0.70~1.21,$P=0.545$) |
| Zi et al.[327] | NYHA Ⅱ或Ⅲ级;EF≥40%(n=74) | 喹那普利与安慰剂 | 6分钟步行试验、QoL、NYHA分级 | 6个月 | 无明显差异 |
| Yusuf et al.[156] CHARM-Preserved | NYHA Ⅱ~Ⅳ级;因心血管病住院者;EF>40%(n=3 023) | 坎地沙坦与安慰剂 | 心血管死亡或因HF入院 | 中位数36.6个月 | 主要:坎地沙坦组22%,安慰剂组24%(校正HR 0.86,CI 0.74~1.00,$P=0.051$) |

表 14-13
HFpEF 药物治疗的临床试验(续)

| 试验 | 患者人数 | 治疗干预 | 结果 | 治疗时间 | 结论 |
|---|---|---|---|---|---|
| Massie et al.[300] I-PRESERVE | NYHA Ⅱ～Ⅳ级；后期 6 个月 HF 入院。EF≥45%(n=4 122) | 厄贝沙坦与安慰剂 | 主要：全因死亡率或因 CV 入院 | 平均 49.5 个月 | 主要：伊贝沙坦组 36%，安慰剂组 37%(HR 0.95，95%CI 0.86～1.05，$P=0.35$) |
| Yip et al.[328] | NYHA Ⅱ～Ⅳ级；最近 2 个月有 HF 史；EF>45%(n=151) | 雷米普利与厄贝沙坦 | QoL，6 分钟步行试验、HF 住院 | 12 个月 | 无明显差异 |
| Warner et al.[329] | 舒张功能障碍；劳力性呼吸困难；EF>50%；收缩压>150，<200mmHg(n=20) | 氯沙坦与安慰剂，交叉 | 运动时间、QoL | 每个治疗手段各 2 周 | 运动时间增加(基础 13.3 分钟，氯沙坦组提高(12.3±2.6)min，安慰剂组 11.0 分钟，$P<0.05$)，QoL 改善(25 为基线水平，氯沙坦组提高到 18，安慰剂组提高到 22)；两个终点均有 $P<0.05$ |
| Parthasarathy et al.[330] | 舒张功能障碍；劳力性呼吸困难；EF>40%；(n=152) | 缬沙坦与安慰剂 | 主要：运动时间 | 14 周 | 无明显差异 |
| Takeda et al.[331] | NYHA Ⅱ～Ⅲ级，HF C 期，EF≥45% | 卡维地洛与安慰剂 | 血浆 BNP、NYHA 分级、运动能力 | 12 个月 | NYHA 分级改善 0.77(卡维地洛)与 0.25(安慰剂)($P<0.02$)，METs 提高 0.69(卡维地洛)与恶化 0.07(安慰剂)($P=0.01$) |
| Flather et al.[301] SENIORS | 近年有 HF 入院史，EF≤35%；亚组 EF≥35% | 奈必洛尔与安慰剂 | 主要：全因死亡率或心血管原因住院的复合 | 平均 21 个月 | EF>35%，主要事件发生率奈必洛尔组为 17.6%，安慰剂组 21.9%(HR0.86，95% CI 0.74～0.99，$P=0.039$) |
| Aronow et al.[332] | NYHA Ⅱ～Ⅲ级；陈旧性 Q 波型心肌梗死；EF>40%(n=158) | 普萘洛尔与安慰剂 | 全因死亡率；全因死亡率加非致死性心梗 | 32 个月 | 全因死亡率(普萘洛尔组 56%，安慰剂组 76%，$P=0.007$)，全因死亡率加非致死性心梗(普萘洛尔组 59%，安慰剂组 82%，$P=0.002$) |
| Setaro et al.[333] | 舒张异常充盈；EF>45%(n=20) | 维拉帕米与安慰剂 | 运动能力 | 每组 2 周 | 运动能力(基线为 10.7 分钟，维拉帕米组提高到 13.9 分钟，安慰剂组提高到 12.3 分钟，$P<0.05$) |
| Ahmed et al.[334] DIG | NYHA Ⅰ～Ⅳ级；EF>45%(n=988) | 地高辛与安慰剂 | 主要：HF 住院和死亡率的复合 | 平均 37 个月 | 地高辛组 102(21%)与安慰剂组 119(24%)(HR 0.82，CI 0.63～1.07，$P=0.136$) |
| Pitt et al.[302] TOPCAT | 有症状的 HF，EF>45%(n=3 445) | 螺内酯与安慰剂 | 主要：CV 死亡、HF 住院或心脏骤停复苏的复合 | 平均 39 个月 | 螺内酯组 320(18.6%)与安慰剂组 351(20.4%)(HR 0.89[0.77～1.04]，$P=0.14$) |

BNP，B-型钠尿肽；CV，心血管；DOE，劳力性呼吸困难；EF，射血分数；HF，心力衰竭；HR，风险比；METs，代谢当量；MI，心肌梗死；NA，无法使用；NYHA，纽约心脏协会；QoL，生活质量；SBP，收缩压

VALIDD(Valsartan in Diastolic Dysfunctionc)试验[299]比较了轻度高血压伴有舒张性功能不全的患者应用缬沙坦或安慰剂加入标准降压治疗(包括利尿剂、β受体阻滞剂、CCB,或α受体阻滞剂)的效果。本试验的假设为:因为可以更好的逆转LVH或心肌纤维化,应用一种ARB抑制RAAS应与舒张功能的较大改善相关。有1或2级原发性高血压病史的患者被随机分配接受缬沙坦160mg,滴定至320mg或相匹配的安慰剂治疗。未达到低于135/80mmHg目标血压的患者接受额外治疗:开始是利尿剂,之后是CCB或β受体阻滞剂,然后是一种α阻滞剂(不包括ARB、ACEI和醛固酮拮抗剂)。主要终点为基线至9个月时舒张期心肌松弛速度改变,次要终点是左室重量的变化。在本研究中,相比缬沙坦组,安慰剂组接受了更多联合抗高血压压药物治疗。在两组中都观察到舒张性心肌松弛速度小幅度增加,然而两组间无显著差异。两组之间血压下降的差异并不明显,这与舒张功能不全的改善相关。作者的结论是积极的血压控制,即便是轻度高血压,都与舒张功能的改善有关;与是否应用RAAS抑制剂或其他抗高血压药使血压下降无关。

CHARM-Preserved试验[156]研究了坎地沙坦在治疗HFpEF患者方面的作用。试验纳入了3 023名符合总的CHARM试验入选标准并且EF超过40%(平均54%)的受试者。受试者有HF症状,EF正常。他们接受了单独ARB(n=1 514)或安慰剂治疗;两组中仅20%受试者随机使用了ACEI,56%的受试者使用了β受体阻滞剂,11%使用了螺内酯[156]。在36.6个月的中期随访后,可注意到相比安慰剂组(24.3%),坎地沙坦组心血管死亡或HF住院的主要终点有下降趋势(22%,$P=0.118$)。两组的CV死亡人数和全因死亡人数几乎完全相同,但是坎地沙坦组因HF住院总人数显著降低。坎地沙坦最常见的副作用是低血压(2.4%),血肌酐增高(4.8%),和高钾血症(1.5%)。应用坎地沙坦治疗的患者因不良事件而不能继续治疗的发生率为17.8%,安慰剂组为13.5%($P=0.001$)(见表14-13)。总的来说,在有症状的HFpEF患者中,与安慰剂相比,坎地沙坦组死亡率没有显著改善,但与HF相关的住院明显减少。

I-PRESERVE研究评价了厄贝沙坦滴定至每日300mg或安慰剂对HFpEF治疗的效果[300]。患者人群包括60或60岁以上,有NYHA心功能分级Ⅱ到Ⅳ症状,LVEF至少45%,过去6个月里曾因HF住院或有持续性Ⅲ或Ⅳ级的症状的患者(n=4 128)。主要终点事件(全因死亡率或CV原因住院)在厄贝沙坦(36%)和安慰剂(37%)组之间没有差异。厄贝沙坦组比安慰剂组有更多的患者出现高钾血症。I-PRESERVE研究出现中性结果一个可能的原因可能是基线应用双重RAAS的比例较高(厄贝沙坦组应用ACEI的有39%,安慰剂组40%;厄贝沙坦组应用螺内酯的有28%,安慰剂组29%)。基于这种高比例应用,本研究很难发现除其他RAAS药物外ARB的益处。本研究另一个潜在局限性包括高停药率(34%)。总之,厄贝沙坦未能显示出能降低HFpEF患者发病率和死亡率的益处。

β受体阻滞剂或非二氢吡啶类CCB是与HFpEF有关的其他类别的药物。它们的部分价值是控制高血压。高血压是所有形式HF的危险因素。具体对HFpEF来说,β受体阻滞剂和CCB(尤其是维拉帕米)具有负性肌力作用,通过以下三个方面影响舒张性功能不全的病理过程:①减慢心率增加心室充盈时间,特别是在运动过程中;②减少心肌需氧量;③控制血压。两种药物都有利于减少CAD患者的缺血。

大多数β受体阻滞剂的HF试验显示发病率和死亡率降低集中在HFrEF患者。ENIORS研究[301](Study of the Effects of Nebivolol Intervention on Outcomes and Rehospitalization in Seniors with Heart Failure)评价了β受体阻滞剂用于老年HF患者(无论左室功能如何)的效果。该试验将患者随机分为奈必洛尔组或安慰剂组。奈必洛尔是一种选择性$\beta_1$肾上腺素受体阻滞剂,具有一氧化氮释放介导的血管扩张特性。这种作用可能对老年患者有利,他们倾向于有较低的内皮血管舒张功能。

研究主要终点是全因死亡和心血管住院的联合。奈必洛尔组的终点事件显著下降了14%(无论EF如何)。主要终点的前瞻性亚组分析,包括LVEF(≤35%或>35%),性别,或年龄(≤75岁或>75岁),提示所有亚组都有获益。然而,EF>35%的患者,仅比那些低EF的患者多获益少许。75岁以上老年患者使用奈必洛尔治疗与使用安慰剂相比,全因死亡率降低。该研究强化了目前的建议,所有EF降低的HF患者应接受β受体阻滞剂治疗。只有35%的患者左心室功能正常,并且大多数是男性。这在HFpEF患者中并不典型。HFpEF患者一般是女性。β受体阻滞剂在HFpEF中的作用需要进一步研究。

目前没有随机对照试验证实CCB有利降低HFpEF患者死亡率。非二氢吡啶类CCB可用于对β受体阻滞剂有禁忌的患者控制血压和心率。非二氢吡啶类CCB不应用于HFrEF患者。

醛固酮拮抗剂在HFpEF患者管理中的作用已在TOPCAT(Treatment of Preserved Cardiac Function Heart Failure with an Aldosterone Antagonist)试验[302]中评价。这项试验评价了螺内酯与安慰剂在2年的研究期间,对年龄>50岁,EF>45%的患者CV发病率和死亡率的影响。

螺内酯与安慰剂治疗组的主要终点(CV死亡、心脏停搏复苏、HF住院的综合)风险比为0.89,没有显著差异(95% CI 0.77~1.04);$P=0.14$)。螺内酯组因HF住院的二级终点发生率显著低于安慰剂组(HR 0.83,95% CI 0.69~0.99,$P=0.04$)。TOPCAT研究还将在美洲与在俄罗斯/格鲁吉亚登记的患者,在初级和次级终点上的差异进行了亚组分析。当仅观察从北美或南美登记的患者时,与安慰剂相比,经螺内酯治疗的患者主要终点(HR 0.82,95% CI 0.69~0.98)和所有次要终点的发生率均显著降低[303]。基于这些发现,2017年ACC/AHA/HFSA重点更新推荐醛固酮受体拮抗剂用于HFpEF治疗(Ⅱb类推荐)。可以认为醛固酮受体拮抗剂可以降低EF≥45%、BNP升高或最近住院的患者的住院率。如果开始使用螺内酯,则应密切监测钾和肾功能[EGFR(estimated GFR)>30ml/min,肌酐<2.5mg/dl,钾<5.0mmol/L][6]。

根据D. F. 长期控制欠佳的高血压史，她满足了HFpEF的标准。她的血压未达标，心率增快。因此，降压治疗是必要的。单是心动过速就会影响心室充盈时间并导致心肌缺血。到目前为止，还没有数据支持一种药物的作用要优于其他药物。β受体阻滞剂和非二氢吡啶类CCB都可降低血压和心率。根据最近的指南，没有强适应症时，β受体阻滞剂不是一线降压药。在HFpEF患者中使用非二氢吡啶CCB可以降低BP和HR。D. F. 可以从一种非二氢吡啶CCB，如地尔硫䓬缓释片（每日120mg）开始。

## 草药和营养补充剂

### 案例14-8

问题1：W. L. 是一名60岁的男性，由于早上散步时运动耐量减少，SOB增加，近来被他的自然疗法医师诊断为HF。自然疗法师想要启动山楂和辅酶Q10来控制他的HF症状。患者有没有控制好的血压（170/85mmHg），踝部水肿2+。他不相信医生。因为过去他曾被给予氢氯噻嗪降压，但是由于不能忍受它引起的尿急几日后就停用了。草药制剂和营养补充剂在HF中的作用是什么？

### 山楂

有报道称，单籽山楂和英国山楂的叶子和花的山楂提取物对轻度HF有效[304,305]。低聚原花青素和黄酮类化合物被认为是关键的活性成分。山楂提取物在体外和动物模型中表现出正性肌力、弱ACE抑制、血管扩张的特性，并可以增加冠状动脉血流。在短期（8周或更少）安慰剂对照试验中，相当于NYHA分级Ⅱ级的HF患者，除心率降低和血压下降外，其运动耐受和主观症状也有一定的改善。更严重的HF被排除在外。一篇Pittler等的系统回顾也总结道：同时给予标准HF治疗时，山楂提取物对HF是有效的[306]。相反，HERB-CHF试验（Hawthorne Extract Ran-domized Blinded Chronic Heart Failure）未能提供山楂对已接受标准药物治疗的HF患者有益的任何证据[307]。临床试验中，山楂的副作用包括恶心，呕吐，腹泻，心悸，胸痛和眩晕。这些副作用在剂量超过每日900mg时更常见，但是在一些试验中它们的发生并不比安慰剂组更频繁。山楂和地高辛都有正性肌力作用，联合应用的风险和益处尚不知道。

为了深入研究山楂的长期益处，SPICE（Survival and Prognosis：Investigation of Cratae-gus Extract WS 1442 in Congestive Heart Failure）试验检测了其对于传统治疗的补充作用及对死亡率的影响[308]。这项试验招募了2 681例NYHA分级Ⅱ或Ⅲ级，LVEF≤35%的患者。将其随机分配接受山楂或安慰剂治疗，时长2年。尽管这项研究未能表现出山楂任何明确的治疗慢性心衰的益处，但山楂可以被很好地被耐受。

### 辅酶Q

辅酶Q，也被称为泛醌和泛癸利酮，是一种内源性合成维生素，其结构类似维他命E，作为线粒体中脂溶性离子转运体并辅助三磷酸腺苷合成[309,310]。它可能也有膜稳定特性，促进维生素E抗氧化作用，稳定钙依赖慢通道。在动物模型中它有正性肌力作用，尽管比地高辛作用弱。已经有超过18个开放的，双盲的，随机的临床试验研究辅酶Q在NYHA心功能Ⅱ至Ⅳ级HF患者中的应用[309]。剂量从每日50mg至每日200mg。这些试验中的患者也服用了利尿剂、ACEI和地高辛。不同的试验使用不同的评价终点，包括观察对主观症状的改善作用，NYHA分级改善情况，EF，生活质量和住院率。两个试验未能证明EF、血管阻力，或运动耐受有显著改变。没有一个试验有足够的样本或充足的评估持续时间来观察死亡率的降低。副作用很小，但仍包括恶心、上腹痛、腹泻、胃灼热和食欲不振。乳酸脱氢酶和肝酶轻度升高的报道在辅酶Q剂量超过每日300mg时有很少量的报道。

由于没有临床试验证明使用营养/草药补充剂可以提高生存率，目前的指南不建议现在或从前有HFrEF症状的患者中使用这些药物。

W. L. 有控制不佳的收缩期高血压和HF，而且开始影响他的日常活动。虽然有证据表明，山楂和辅酶Q能改善NYHA分级的Ⅱ级HF患者的症状，但并不能治疗W. L. 的高血压。辅酶Q降低血压的数据存在矛盾[309]。SPICE试验并没有证明任何其能降低死亡率，与标准治疗联合也没有增加的获益。HF患者未经控制的高血压会进一步导致心脏重构，引起HF恶化。而目前，他出现了HF症状。所以，应该从利尿开始，以减轻他的症状。开始用20mg的呋塞米，然后缓慢增加剂量，这可能是一种方法。由于本章中引述的所有原因，必须极力主张首先用ACEI来控制他的高血压。应劝告他，他以前经历的尿频可于数日后减轻。一旦他达到干重，应当启动β受体阻滞剂治疗。

指南明确说明天然产品不应用于治疗有症状的HF。药物如麻黄（含有儿茶酚胺类），麻黄素代谢产物，或进口中药，因有增加死亡率和发病率的风险而禁用于HF患者。对天然补充剂的使用也缺少管理监督、质量控制或法律法规。由于营养补充剂和草药疗法的广泛应用以及它们引起药物相互作用的潜在可能，临床医生应该定期询问它们的使用情况。

**（张敏、侯绪娟 译，李宏建、高梅 校，周聊生 审）**

## 参考文献

1. Writing Committee Members et al. 2013 ACCF/AHA guideline for the management of heart failure: a report of the American College of Cardiology Foundation/American Heart Association Task Force on practice guidelines. *Circulation*. 2013;128(16):e240–e327.
2. Heart Failure Society of America et al. HFSA 2010 comprehensive heart failure practice guideline. *J Card Fail*. 2010;16(6):e1–e194.
3. McMurray JJ et al. ESC guidelines for the diagnosis and treatment of acute and chronic heart failure 2012: The Task Force for the Diagnosis and Treatment of Acute and Chronic Heart Failure 2012 of the European Society of Cardiology. Developed in collaboration with the Heart Failure Association (HFA) of the ESC. *Eur J Heart Fail*. 2012;14(8):803–869.
4. Hunt SA et al. ACC/AHA guidelines in the evaluation and management of chronic heart failure in the adult: a report of the American College of Cardiology/American Heart Association Task Force on Practice Guidelines (Committee to Revise the 1995 Guidelines for the Evaluation and Manage-

ment of Heart Failure). *Circulation*. 2001;104(24):2996–3007.

5. Yancy et al. 2016 ACC/AHA/HFSA focused update on new pharmacological therapy for heart failur: an update of the 2013 ACCF/AHA guideline for the management of heart failure. *Circulation*. 2016;134:e282–293.
6. Yancy et al. 2017 ACC/AHA/HFSA focused update of the 2013 ACCF/AHA guideline for the management of heart failure. *Circulation*. 2017;136:e137–e161.
7. Mozaffarian D et al. Heart disease and stroke statistics—2015 update: a report from the American Heart Association. *Circulation*. 2015;131(4):e29–e322.
8. Bui AL et al. Epidemiology and risk profile of heart failure. *Nat Rev*. 2011;8(1):30–41.
9. Giamouzis G et al. Hospitalization epidemic in patients with heart failure: risk factors, risk prediction, knowledge gaps, and future directions. *J Card Fail*. 2011;17(1):54–75.
10. Pass S, Dusing M. Current and emerging therapy for primary pulmonary hypertension. *Ann Pharmacother*. 2002;36(9):1414–1423.
11. Chatterjee et al. Pulmonary hypertension: hemodynamic diagnosis and management. *Arch Intern Med*. 2002;162(17):1925–1933.
12. Zile M. Heart failure with preserved ejection fraction: is this diastolic heart failure? *J Am Coll Cardiol*. 2003;41(9):1519–1522.
13. Ho K et al. The epidemiology of heart failure: the Framingham Study. *J Am Coll Cardiol*. 1993;22(4, Suppl A):6A–13A.
14. Schreier R, Abraham W. Hormones and hemodynamics in heart failure. *N Engl J Med*. 1999;341(8):577–585.
15. Hash TW, Prisant M. b-Blocker use in systolic heart failure and dilated cardiomyopathy. *J Clin Pharmacol*. 1997;37(1):7–19.
16. Patterson JH, Rogers JE. Expanding role of b-blockade in the management of chronic heart failure. *Pharmacotherapy*. 2003;23(4):451–459.
17. Foody JM et al. beta-Blocker therapy in heart failure: scientific review. *JAMA*. 2002;287(7):883–889.
18. Munger MA, Cheang KI. beta-blocker therapy: a standard of care for heart failure. *Pharmacotherapy*. 2000;20(11, Pt 2):359S–367S.
19. Goldstein S. Benefits of beta-blocker therapy for heart failure: weighing the evidence. *Arch Intern Med*. 2002;162(6):641–648.
20. Bristow MR. Mechanistic and clinical rationales for using beta-blockers in heart failure. *J Card Fail*. 2000;6(2, Suppl 1):8–14.
21. Leineweber K, Heusch G. Beta 1- and beta 2-adrenoceptor polymorphisms and cardiovascular diseases. *Br J Pharmacol*. 2009;158(1):61–69.
22. Small KM et al. Synergistic polymorphisms of beta1- and alpha2C-adrenergic receptors and the risk of congestive heart failure. *N Engl J Med*. 2002;347(15):1135–1142.
23. Weber KT. Aldosterone in congestive heart failure. *N Engl J Med*. 2001;345(23):1689–1697.
24. Ergul A. Endothelin-1 and endothelin receptor antagonists as potential cardiovascular therapeutic agents. *Pharmacotherapy*. 2002;22(1):54–65.
25. Nguyen B, Johnson J. The role of endothelin in heart failure and hypertension. *Pharmacotherapy*. 1998;18(1):706–719.
26. Chen HH, Burnett JC Jr. C-type natriuretic peptide: the endothelial component of the natriuretic peptide system. *J Cardiovasc Pharmacol*. 1998;32 (Suppl 3):S22–S28.
27. Maisel AS et al. Rapid measurement of the B-type natriuretic peptide in the emergency diagnosis of heart failure. *N Engl J Med*. 2002;347(3):161–167.
28. Lee CR et al. Surrogate endpoints in heart failure. *Ann Pharmacother*. 2002;36(3):479–488.
29. Troughton et al. Treatment of heart failure guided by plasma amino terminal brain natriuretic peptide (N-BNP) concentrations. *Lancet*. 2000;355(9210):1126–1130.
30. Maisel A. B-type natriuretic peptide measurements in diagnosing congestive heart failure in the dyspneic emergency department patient. *Rev Cardiovasc Med*. 2002;3(Suppl 4):S10–S17.
31. Vichiendilokkul et al. Nesiritide: a novel approach for acute heart failure. *Ann Pharmacother*. 2003;37(2):247–258.
32. Colucci WS et al. Intravenous nesiritide, a natriuretic peptide, in the treatment of decompensated heart failure. *N Engl J Med*. 2000;343(4):246–253.
33. Gheorghiade M et al. Effects of tolvaptan a vasopressin antagonist, in patient hospitalized with worsening heart failure. *JAMA*. 2004;291(16):1963.
34. Gheorghiade M et al. Short-term clinical effects of tolvaptan, an oral vasopressin antagonist in patients hospitalized for heart failure. The EVEREST Clinical Trials. *JAMA*. 2007;297(12):1332–1343.
35. Konstam MA et al. Effects of oral tolvaptan in patient hospitalized with worsening heart failure. *JAMA*. 2007;297(12):1319–1331.
36. Earl GL, Fitzpatrick JT. Levosimendan: a novel inotropic agent for treatment of acute decompensated heart failure. *Ann Pharmacother*. 2005;39(11):1888–1896.
37. Follath F et al. Efficacy and safety of intravenous levosimendan compared with dobutamine in severe low output heart failure (the LIDO study): a randomized double-blind trial. *Lancet*. 2002;360(9328):196–202.
38. Moiseyev et al. Safety and efficacy of novel calcium sensitizer, levosimendan, in patients with left ventricular failure due to an acute myocardial infarction. *Eur Heart J*. 2002;23(18):1422–1432.
39. Packer M. REVIVE II: Multicenter placebo-controlled trial of levosimendan on clinical status in acutely decompensated heart failure. Program and abstracts from the American Heart Association Scientific Sessions 2005; November 13–16, 2005; Dallas, Texas. Late Breaking Clinical Trials II. *Circulation* 2005;112:3363.
40. Mebazaa A et al. The SURVIVE Randomized Trial: levosimendan vs dobutamine for patients with acute decompensated heart failure. *JAMA*. 2007;297(17):1883–1891.
41. Shan K et al. The role of cytokines in disease progression in heart failure. *Curr Opin Cardiol* 1997;12(3):218–223.
42. Kapadia S et al. The role of cytokines in the failing human heart. *Cardiol Clin*. 1998;16(4):645–656.
43. Mabuchi N et al. Relationship between interleukin-6 production in the lungs and pulmonary vascular resistance in patients with congestive heart failure. *Chest*. 2002;121(4):1195–1202.
44. Bolger A, Anker S. Tumour necrosis factor in chronic heart failure. *Drugs*. 2000;60(6):1245–1257.
45. Herrera-Garza E et al. Tumor necrosis factor: a mediator of disease progression in the failing human heart. *Chest*. 1999;115:1170.
46. Bozkurt B et al. Results of targeted anti-tumor necrosis factor therapy with etanercept (Enbrel) in patients with advanced heart failure. *Circulation*. 2001;103(8):1044–1047.
47. Kwon HJ et al. Case reports of heart failure after therapy with tumor necrosis factor antagonist. *Ann Intern Med*. 2003;138(10):807–811.
48. Vanhoutte PM et al. Endothelium-derived relaxing factors and converting enzyme inhibition. *Am J Cardiol*. 1995;76(15):3E–12E.
49. Sueta CA et al. Safety and efficacy of epoprostenol in patients with severe congestive heart failure. *Am J Cardiol*. 1995;75(3):34A–43A.
50. Califf RM et al. A randomized controlled trial of epoprostenol therapy for severe congestive heart failure: the Flolan international randomized survival trial (FIRST). *Am Heart J*. 1997;134(1):44–54.
51. O'Connell JB, Bristow M. The economic burden of heart failure. *Clin Cardiol*. 2000;23(Suppl III):III6–III10.
52. Gaasch WH. Diagnosis and treatment of heart failure based on left ventricular systolic or diastolic dysfunction. *JAMA*. 1994;271(16):1276–1280.
53. Vasan R et al. Congestive heart failure with normal left ventricular systolic function: clinical approach to the diagnosis and treatment of diastolic heart failure. *Arch Intern Med*. 1996;156(2):146–157.
54. Garcia M. Diastolic dysfunction and heart failure: causes and treatment options. *Cleve Clin J Med*. 2000;67(10):727–729.
55. Flynn KE et al. Effects of exercise training on health status in patients with chronic heart failure: HF-ACTION randomized controlled trial. *JAMA*. 2009;301(14):1451–1459.
56. Son YJ et al. Adherence to a sodium-restricted diet is associated with lower symptom burden and longer cardiac event-free survival in patients with heart failure. *J Clin Nurs*. 2011;20(21/22):3029–3038.
57. Arcand J et al. A high-sodium diet is associated with acute decompensated heart failure in ambulatory heart failure patients: a prospective follow-up study. *Am J Clin Nutr*. 2011;93(2):332–337.
58. DiNicolantonio JJ et al. Low sodium versus normal sodium diets in systolic heart failure: systematic review and meta-analysis. *Heart (Br Card Soc)*. 2012. doi:10.1136/heartjnl-2012-302337.
59. Aliti GB et al. Aggressive fluid and sodium restriction in acute decompensated heart failure: a randomized clinical trial. *JAMA Intern Med*. 2013;173(12):1058–1064.
60. Bentley B et al. Factors related to nonadherence to low sodium diet recommendations in heart failure patients. *Eur J Cardiovasc Nurs*. 2005;4(4):331–336.
61. Neily JB et al. Potential contributing factors to noncompliance with dietary sodium restriction in patients with heart failure. *Am Heart J*. 2002;143(1):29–33.
62. Brater DC. Pharmacology of diuretics. *Am J Med Sci*. 2000;319(1):38–50.
63. Krämer B et al. Diuretic treatment and diuretic resistance in heart failure. *Am J Med*. 1999;106(1):90–96.
64. Pitt B et al. The effect of spironolactone on morbidity and mortality in patients with severe heart failure. *N Engl J Med*. 1999;341(10):709–717.
65. Pitt B et al. Eplerenone, a selective aldosterone blocker, in patients with left ventricular dysfunction after myocardial infarction. *N Engl J Med*. 2003;348(14):1309–1321.
66. Rodgers J, Patterson JH. The role of the renin-angiotensin-aldosterone system in the management of heart failure. *Pharmacotherapy*. 2002;20(11, Pt 2):368S–378S.
67. Patterson JH. Angiotensin II receptor blockers in heart failure. *Pharmacotherapy*. 2003;23(2):173–182.
68. van Veldhuisen DJ et al. Value of digoxin in heart failure and sinus rhythm:

new features of an old drug. *J Am Coll Cardiol.* 1996;28(4):813–819.

69. van Veldhuisen D et al. Progression of mild untreated heart failure during 6 months follow-up and clinical and neurohumoral effects of ibopamine and digoxin as monotherapy. *Am J Cardiol.* 1995;75(12):796–800.
70. Cohn JN et al. Effect of vasodilator therapy on mortality in chronic congestive heart failure. *N Engl J Med.* 1986;314(24):1547–1552.
71. Taylor AL et al. Combination of isosorbide dinitrate and hydralazine in blacks with heart failure. *N Engl J Med.* 2004;351(20):2049–2057.
72. Packer M et al. Effect of amlodipine on morbidity and mortality in severe chronic heart failure. Prospective Randomized Amlodipine Survival Evaluation Study Group. *N Engl J Med.* 1996;335(15):1107–1114.
73. Cohn JN et al. Effect of the calcium antagonist felodipine as supplemental vasodilator therapy in patients with chronic heart failure treated with enalapril. V-HeFT III. *Circulation.* 1997;96(3):856–863.
74. Linde C et al. Randomized trial of cardiac resynchronization in mildly symptomatic heart failure patients and in asymptomatic patients with left ventricular dysfunction and previous heart failure symptoms. *J Am Coll Cardiol.* 2008;52(23):1834–1843.
75. Moss AJ et al. Cardiac-resynchronization therapy for the prevention of heart-failure events. *N Engl J Med.* 2009;361(14):1329–1338.
76. Cleland JG et al. The effect of cardiac resynchronization on morbidity and mortality in heart failure. *N Engl J Med.* 2005;352(15):1539–1549.
77. Bristow MR et al. Cardiac-resynchronization therapy with or without an implantable defibrillator in advanced chronic heart failure. *N Engl J Med.* 2004;350(21):2140–2150.
78. Rose EA et al. Long-term use of a left ventricular assist device for end-stage heart failure. *N Engl J Med.* 2001;345(20):1435–1443.
79. Miller LW et al. Use of a continuous-flow device in patients awaiting heart transplantation. *N Engl J Med.* 2007;357(9):885–896.
80. Slaughter MS et al. Advanced heart failure treated with continuous-flow left ventricular assist device. *N Engl J Med.* 2009;361(23):2241–2251.
81. Aaronson K. Evaluation of the HeartWare® HVAD Left Ventricular Assist Device Systemfor the Treatment of Advanced Heart Failure: Results of the ADVANCE Bridge to Transplant Trial. American Heart Association 2010 Scientific Sessions.Late-Breaking Clinical Trials I; November 14, 2010; Chicago, IL. *Clin Res Cardiol.* 2011;100:2.
82. Gullestad L et al. What resting heart rate should one aim for when treating patients with heart failure with a beta-blocker? Experiences from the Metoprolol Controlled Release / Extended Release Randomized Intervention Trial in Chronic Heart Failure (MERIT-HF). *J Am Coll Cardiol.* 2005;45(2):252–259.
83. Lechat P et al. Heart rate and cardiac rhythm relationships with bisoprolol benefit in chronic heart failure in CIBIS II Trial. *Circulation.* 2001;103(10):1428–1433.
84. Castagno D et al. Association of heart rate and outcomes in a broad spectrum of patients with chronic heart failure: results from the CHARM (Candesartan in Heart Failure: Assessment of Reduction in Mortality and morbidity) program. *J Am Coll Cardiol.* 2012;59(20):1785–1795.
85. Flannery G et al. Analysis of randomized controlled trials on the effect of magnitude of heart rate reduction on clinical outcomes in patients with systolic chronic heart failure receiving beta-blockers. *Am J Cardiol.* 2008;101(6):865–869.
86. Swedberg K et al. Ivabradine and outcomes in chronic heart failure (SHIFT): a randomised placebo-controlled study. *Lancet.* 2010;376(9744):875–885.
87. McMurray JJ et al. Angiotensin-neprilysin inhibition versus enalapril in heart failure. *N Engl J Med.* 2014;371(11):993–1004.
88. McMurray JJ et al. Dual angiotensin receptor and neprilysin inhibition as an alternative to angiotensin-converting enzyme inhibition in patients with chronic systolic heart failure: rationale for and design of the Prospective comparison of ARNI with ACEI to Determine Impact on Global Mortality and morbidity in Heart Failure trial (PARADIGM-HF). *Eur J Heart Fail.* 2013;15(9):1062–1073.
89. Schocken DD et al. Prevention of heart failure: a scientific statement from the American Heart Association Councils on Epidemiology and Prevention, Clinical Cardiology, Cardiovascular Nursing, and High Blood Pressure Research; Quality of Care and Outcomes Research Interdisciplinary Working Group; and Functional Genomics and Translational Biology Interdisciplinary Working Group. *Circulation.* 2008;117(19):2544–2565.
90. de Couto G et al. Early detection of myocardial dysfunction and heart failure. *Nat Rev.* 2010;7(6):334–344.
91. Roger VL et al. Heart disease and stroke statistics—2011 update: a report from the American Heart Association. *Circulation.* 2011;123:e18.
92. Huerta C et al. Non-steroidal anti-inflammatory drugs and risk of first hospitalization admissions for heart failure in the general population. *Heart (Br Card Soc).* 2006;92(11):1610–1615.
93. Heerdink ER et al. NSAIDS associated with increased risk of congestive heart failure in elderly patients taking diuretics. *Arch Intern Med.* 1998;158(10):1108–1112.
94. Page J, Henry D. Consumption of NSAIDS and the development of congestive heart failure in elderly patients: an under-recognized public health problem. *Arch Intern Med.* 2000;160(6):777–784.
95. Shan K et al. Anthracycline-induced cardiotoxicity. *Ann Intern Med.* 1996;125(1):47–58.
96. Singal P, Iliskovic N. Doxorubicin-induced cardiomyopathy. *N Engl J Med.* 1998;339:900.
97. Page RL et al. Possible heart failure exacerbation associated with rosiglitazone: case report and literature review. *Pharmacotherapy.* 2003;23(7):945–954.
98. Scirica BM et al. Saxagliptin and cardiovascular outcomes in patients with type 2 diabetes mellitus. *N Engl J Med.* 2013;369(14):1317–1326.
99. Hunt SA et al. 2009 focused update incorporated into the ACC / AHA 2005 Guidelines for the Diagnosis and Management of Heart Failure in Adults: a report of the American College of Cardiology Foundation / American Heart Association Task Force on Practice Guidelines: developed in collaboration with the International Society for Heart and Lung Transplantation. *Circulation.* 2009;119(14):e391–e479.
100. Risler T et al. Comparative pharmacokinetics and pharmacodynamics of loop diuretics in renal failure. *Cardiology.* 1994;84(Suppl 2):155–161.
101. Murray MD et al. Torsemide more effective that furosemide for treatment of heart failure. *Am J Med.* 2001;111(7):513–520.
102. Cutler R, Blair A. Clinical pharmacokinetics of furosemide. *Clin Pharmacokinet.* 1979;4(4):279–296.
103. Greither A et al. Pharmacokinetics of furosemide in patients with congestive heart failure. *Pharmacology.* 1979;19(3):121–131.
104. Straughn AB et al. Bioavailability of seven furosemide tablets in man. *Biopharm Drug Dispos.* 1986;7(2):113–120.
105. McNamara PJ et al. Influence of tablet dissolution on furosemide bioavailability: a bioequivalence study. *Pharm Res.* 1987;4(2):150–153.
106. Vargo DL et al. Bioavailability, pharmacokinetics, and pharmacodynamics of torsemide and furosemide in patients with congestive heart failure. *Clin Pharmacol Therap.* 1995;57(6):601–609.
107. Rudy DW et al. Loop diuretics for chronic renal insufficiency: a continuous infusion is more efficacious than bolus therapy. *Ann Intern Med.* 1991;115(5):360–366.
108. Van Meyel J et al. Continuous infusion of furosemide in the treatment of patients with congestive heart failure and diuretic resistance. *J Intern Med.* 1994;235:329.
109. Thomson MR et al. Continuous versus intermittent infusion of furosemide in acute decompensated heart failure. *J Card Fail.* 2010;16(3):188–193.
110. Felker GM et al. Diuretic strategies in patients with acute decompensated heart failure. *N Engl J Med.* 2011;364(9):797–805.
111. Haley H, Ploth DW. Dyshomeostasis of serum sodium concentration in congestive heart failure. *Am J Med Sci.* 2010;340(1):42–47.
112. Steiness E, Olesen KH. Cardiac arrhythmias induced by hypokalemia and potassium loss during maintenance digoxin therapy. *Br Heart J.* 1976;38(2):167–172.
113. Holland OB et al. Diuretic-induced ventricular ectopic activity. *Am J Med.* 1981;770(4):762–768.
114. Hollifield JW, Slaton PE. Thiazide diuretics, hypokalemia and cardiac arrhythmias. *Acta Med Scand Suppl.* 1981;647:67–73.
115. Tsuji H et al. The association of levels of serum potassium and magnesium with ventricular premature complexes (the Framingham Heart Study). *Am J Cardiol.* 1994;74(3):237–235.
116. Cohn JN et al. New guidelines for potassium replacement in clinical practice. *Arch Intern Med.* 2000;160(16):2429–2436.
117. Hollifield JW. Potassium and magnesium abnormalities: diuretics and arrhythmias in hypertension. *Am J Med.* 1984;77(5A):28–32.
118. Anker SD et al. Uric acid and survival in chronic heart failure: validation and application in metabolic, functional, and hemodynamic staging. *Circulation.* 2003;107(15):1991–1997.
119. Felker GM et al. Natriuretic peptides in the diagnosis and management of heart Failure. *Can Med Assoc J.* 2006;175(6):611–617.
120. Jourdain P et al. Plasma brain natriuretic peptide-guided therapy to improve outcome in heart failure: the STARS-BNP Multicenter Study. *J Am Coll Cardiol.* 2007;49(16):1733–1739.
121. Lainchbury JG et al. NTproBNP-guided drug treatment for chronic heart failure: design and methods in the "BATTLESCARRED" trial. *Eur J Heart Fail.* 2006;8(5):532–538.
122. Pfisterer M et al. BNP-guided vs symptom-guided heart failure therapy: the Trial of Intensified vs Standard Medical Therapy in Elderly Patients With Congestive Heart Failure (TIME-CHF) randomized trial. *JAMA.* 2009;301(4):383–392.
123. Felker GM et al. Effect of Natriuretic peptide-guided therapy on hospitalization or cardiovascular mortality in high-risk patients with heart failure and reduced ejection fraction: a randomized clinical trial *JAMA.* 2017;318(8):713–720. doi:10.1001/jama.2017.10565

124. Kosman ME. Management of potassium problems during long-term diuretic therapy. *JAMA*. 1974;230(5):743–748.
125. Davidson C et al. Effect of long-term diuretic treatment on body potassium in heart disease. *Lancet*. 1976;2(2):1044–1047.
126. Schwartz AB, Swartz CD. Dosage of potassium chloride elixir to correct thiazide-induced hypokalemia. *JAMA*. 1974;230(5):702–704.
127. Lahav M et al. Continuous infusion furosemide in patients with severe CHF. *Chest*. 1992;102(3):725–731.
128. Dormans T et al. Diuretic efficacy of high-dose furosemide in severe heart failure: bolus injections versus continuous infusion. *J Am Coll Cardiol*. 1996;28:376.
129. Kramer WG et al. Pharmacodynamics of torsemide as an intravenous injection and as a continuous infusion to patients with congestive heart failure. *J Clin Pharmacol*. 1996;36(3):26–70.
130. Sica D, Gehr TW. Diuretic combinations in refractory edema states. *Clin Pharmacokinet*. 1996;30:229–249.
131. Howard P, Dunn M. Aggressive diuresis is safe and cost effective for severe heart failure in the elderly. *Chest*. 2001;119(3):807–810.
132. Rosenberg J et al. Combination therapy with metolazone and loop diuretics in outpatients with refractory heart failure: an observational study and review of the literature. *Cardiovasc Drugs Ther*. 2005;19(4):301–306.
133. Wollert KC, Drexler H. The kallikreins-kinin system in post myocardial infarction cardiac remodeling. *Am J Cardiol*. 1997;80(3A):158A–161A.
134. White CM. Angiotensin-converting-enzyme inhibition in heart failure or after myocardial infarction. *Am J Health Syst Pharm*. 2000;57(Suppl 1):S18–S25.
135. Garg R, Yusuf S. Overview of randomized trials on angiotensin-converting enzyme inhibition on mortality and morbidity in patients with heart failure. *JAMA*. 1995;273(18):1450–1456.
136. The SOLVD Investigators. Effect of enalapril on survival in patients with reduced left ventricular ejection fractions and congestive heart failure. *N Engl J Med*. 1991;325(5):295–302.
137. Zannad F et al. Differential effects of fosinopril and enalapril in patients with mild to moderate chronic heart failure. Fosinopril in Heart Failure Study Investigators. *Am Heart J*. 1998;136(4, Pt 1):672–680.
138. The CONSENSUS Trial Study Group. Effects of enalapril on mortality in severe congestive heart failure. Results of the Cooperative North Scandinavian Enalapril Survival Study (CONSENSUS). *N Engl J Med*. 1987;316(23):1429–1435.
139. Kjekshus J et al. Effects of enalapril on long-term mortality in severe congestive heart failure. *Am J Cardiol*. 1992;69(1):103–107.
140. Cohn JN et al. A comparison of enalapril with hydralazine-isosorbide dinitrate in the treatment of chronic congestive heart failure. *N Engl J Med*. 1991;325(5):303–310.
141. Hobbs RE. Results of the ATLAS study. High or low doses of ACE inhibitors for heart failure? *Cleve Clin J Med*. 1998;65(10):539–542.
142. Packer M et al. Comparative effects of low and high doses of the angiotensin-converting enzyme inhibitor, lisinopril, on morbidity and mortality in chronic heart failure. ATLAS Study Group. *Circulation*. 1999;100(23):2312–2318.
143. The NETWORK Investigators. Clinical outcome with enalapril in symptomatic chronic heart failure; a dose comparison. *Eur Heart J*. 1998;19(3):481–489.
144. Martineau P, Goulet J. New competition in the realm of renin-angiotensin axis inhibition: the angiotensin II receptor antagonists in congestive heart failure. *Ann Pharmacother*. 2001;35(1):71–84.
145. Jong P et al. Angiotensin receptor blockers in heart failure: a meta-analysis of randomized controlled trials. *J Am Coll Cardiol*. 2002;39(3):463–470.
146. Riegger GA et al. Improvement in exercise tolerance and symptoms of congestive heart during treatment with candesartan cilexetil. *Circulation*. 1999;100(22):2224–2230.
147. Havranek EP et al. Dose-related beneficial long-term hemodynamic and clinical efficacy of irbesartan in heart failure. *J Am Coll Cardiol*. 1999;33(5):1174–1181.
148. Dickstein K et al. Comparison of the effects of losartan and enalapril on clinical status and exercise performance in patients with moderate to severe heart failure. *J Am Coll Cardiol*. 1995;26(2):438–445.
149. Pitt B et al. Randomized trial of losartan versus captopril in patients over 65 with heart failure. *Lancet*. 1997;349(9054):747–752.
150. Pitt B et al. Effect of losartan compared with captopril on mortality in patients with symptomatic heart failure: randomised trial—the Losartan Heart Failure Survival Study ELITE II. *Lancet*. 2000;355(9215):1582–1587.
151. McKelvie RS et al. Comparison of candesartan, enalapril, and their combination in congestive heart failure: randomized evaluation of strategies for left ventricular dysfunction (RESOLVD) pilot study. The RESOLVD Pilot Study Investigators. *Circulation*. 1999;100(10):1056–1064.
152. Cohn J, Tognoni G. A randomized trial of the angiotensin-receptor blocker valsartan in chronic heart failure. *N Engl J Med*. 2001;345(23):1667–1675.
153. Solomon SD et al. The valsartan in acute myocardial infarction trial (VALIANT) investigators. Sudden death in patients with myocardial infarction and left ventricular dysfunction, heart failure, or both. *N Engl J Med*. 2005;352(25):2581–2588.
154. Granger CB et al. Effects of candesartan in patients with chronic heart failure and reduced left-ventricular systolic function intolerant to ACEIs: the CHARM-Alternative trial. *Lancet*. 2003;362(9386):772–776.
155. McMurray JJ et al. Effects of candesartan in patients with chronic heart failure and reduced left-ventricular systolic function taking ACEIs: the CHARM-Added trial. *Lancet*. 2003;362(9368):767–771.
156. Yusuf S et al. Effects of candesartan in patients with chronic heart failure and preserved left-ventricular ejection fraction: the CHARM-Preserved Trial. *Lancet*. 2003;362(9386):777–781.
157. Pfeffer MA et al. Effects of candesartan on mortality and morbidity in patients with chronic heart failure: the CHARM-overall programme. *Lancet*. 2003;362(9386):759–766.
158. Konstam MA et al. Effects of high-dose versus low-dose losartan on clinical outcomes in patients with heart failure (HEAAL study): a randomised, double-blind trial. *Lancet*. 2009;374(9704):1840–1848.
159. Luque C, Ortiz M. Treatment of ACE inhibitor induced cough. *Pharmacotherapy*. 1999;19(7):804–810.
160. Dicpinigaitis PV. Angiotensin-converting enzyme inhibitor-induced cough: ACCP evidence-based clinical practice guidelines. *Chest*. 2006;129(1, Suppl):169S–173S.
161. Woo KS, Nicholls MG. High prevalence of persistent cough with angiotensin-converting enzyme inhibitors in Chinese. *Br J Clin Pharmacol*. 1995;40(2):141–144.
162. Schepkens H et al. Life threatening hyperkalemia during combined therapy with angiotensin-converting enzyme inhibitors and spironolactone: an analysis of 25 cases. *Am J Med*. 2001;110(6):438–441.
163. Wrenger E et al. Interaction of spironolactone with ACE inhibitors or angiotensin receptor blockers: analysis of 44 cases. *BMJ*. 2003;327(7407):147–149.
164. Juurlink DN et al. Rates of hyperkalemia after publication of randomized aldactone evaluation study. *N Engl J Med*. 2004;351(6):543–551.
165. Palmer BF. Managing hyperkalemia cause by inhibition of renin-angiotensin aldosterone system. *N Engl J Med*. 2004;35(6):585–592.
166. Shah KB et al. The adequacy of laboratory monitoring in patients treated with spironolactone for congestive heart failure. *J Am Coll Cardiol*. 2005;46(5):845–849.
167. Vleeming W et al. ACE inhibitor-induced angioedema. Incidence, prevention, and management. *Drug Saf*. 1998;18(3):171–188.
168. Brown NJ et al. Black Americans have an increased risk of angiotensin converting enzyme inhibitor associated angioedema. *Clin Pharmacol Ther*. 1996;60(1):8–13.
169. Brown NJ et al. Recurrent angiotensin converting enzyme inhibitor associated angioedema. *JAMA*. 1997;278(3):832–833.
170. Gavras I, Gavras H. Are patients who develop angioedema with ACE inhibition at risk for the same problem with AT-1 receptor blockade? *Arch Intern Med*. 2003;163(2):240–241.
171. Abdi R et al. Angiotensin II receptor blocker-associated angioedema. On the heels of ACE inhibitor angioedema. *Pharmacotherapy*. 2002;22(9):1173–1175.
172. Lo KS. Angioedema associated with candesartan. *Pharmacotherapy*. 2002;22(9):1176–1179.
173. van Rijnsoever EW et al. Angioneurotic edema attributed to the use of losartan. *Arch Intern Med*. 1998;158(18):2063–2065.
174. Frye C, Pettigrew T. Angioedema and photosensitive rash induced by valsartan. *Pharmacotherapy*. 1998;18(4):866–868.
175. Brophy JM et al. Beta-blockers in congestive heart failure: a Bayesian meta-analysis. *Ann Intern Med*. 2001;134(7):550–560.
176. Doughty RN et al. Effects of beta-blocker therapy on mortality in patients with heart failure. A systematic overview of randomized controlled trials. *Eur Heart J*. 1997;18(4):560–565.
177. Avezum A et al. Beta-blocker therapy for congestive heart failure. *Can J Cardiol*. 1998;14(8):1045–1053.
178. Lechat P et al. Clinical effects of beta-adrenergic blockade in chronic heart failure. *Circulation*. 1998;98(12):1184–1191.
179. Heidenreich PA et al. Effects of beta-blockade on mortality in patients with heart failure. *J Am Coll Cardiol*. 1997;30(1):27–34.
180. Gattis WA et al. Predischarge initiation of carvedilol in patients hospitalized for decompensated heart failure: results of the Initiation Management Predischarge: Process for Assessment of Carvedilol Therapy in Heart Failure (IMPACT-HF) trial. *J Am Coll Cardiol*. 2004;43(9):1534–1541.
181. Swedberg K et al. Guidelines for the diagnosis and treatment of chronic heart failure: executive summary (update 2005): The Task Force for the Diagnosis and Treatment of Chronic Heart Failure of the European Society of Cardiology *Eur Heart J*. 2005;26(11):1115–1140.
182. Gattis W. Metoprolol CR/XL in the treatment of chronic heart failure.

*Pharmacotherapy.* 2001;21(5):604–613.

183. Tangeman H, Patterson JH. Extended-release metoprolol succinate in chronic heart failure. *Ann Pharmacother.* 2003;37(5):701–710.
184. Waagstein F et al. Beneficial effects of metoprolol in idiopathic dilated cardiomyopathy. Metoprolol in Dilated Cardiomyopathy (MDC) Trial Study Group *Lancet.* 1993;342(8885):1441–1446.
185. Merit HF Study Group. Effect of metoprolol CR/ XL in chronic heart failure: metoprolol CR/ XL randomized intervention trial in congestive heart failure (MERIT HF). *Lancet.* 1999;353:2001–2007.
186. CIBIS Investigators and Committees. A randomized trial of b-blockade in heart failure: the cardiac insufficiency bisoprolol study. *Circulation.* 1994;90:1765–1773.
187. Committees C-IIa. The cardiac insufficiency bisoprolol study II: a randomized trial. *Lancet.* 1999;353:9–13.
188. Waagstein F et al. Long term beta-blockade in dilated cardiomyopathy: effects of short- and long-term metoprolol treatment followed by withdrawal and readministration of metoprolol. *Circulation.* 1989;80(3):551–563.
189. Bleske BE et al. Carvedilol: therapeutic application and practice guidelines. *Pharmacotherapy.* 1998;18(4):729–737.
190. Packer M et al. The effect of carvedilol on morbidity and mortality in patients with chronic heart failure. U.S. Carvedilol Heart Failure Study Group. *N Engl J Med.* 1996;334(21):1349–1355.
191. Bristow MR et al. Carvedilol produces dose-related improvements in left ventricular function and survival in subjects with chronic heart failure. MOCHA Investigators. *Circulation.* 1996;94(11):2807–2816.
192. Packer M et al. Double-blind, placebo-controlled study of the effects of carvedilol in patients with moderate to severe heart failure. The PRECISE Trial. Prospective Randomized Evaluation of Carvedilol on Symptoms and Exercise *Circulation.* 1996;94(11):2793–2799.
193. Colucci WS et al. Carvedilol inhibits clinical progression in patients with mild symptoms of heart failure. US Carvedilol Heart Failure Study Group *Circulation.* 1996;94(11):2800–2806.
194. Cohn JN et al. Safety and efficacy of carvedilol in severe heart failure. The U.S. Carvedilol Heart Failure Study Group *J Card Fail.* 1997;3(3):173–179.
195. Greiner B et al. The role of intestinal P-glycoprotein in the interaction of digoxin and rifampin. *J Clin Invest.* 1999;104(2):147–153.
196. Meadowcroft AM et al. Pharmacogenetics and heart failure: a convergence with carvedilol. *Pharmacotherapy.* 1997;17(4):637–639.
197. Poole-Wilson PA et al. Comparison of carvedilol and metoprolol in clinical outcomes in patients with chronic heart failure in the Carvedilol or Metoprolol European Trial (COMET). *Lancet.* 2003;362(9377):7–13.
198. Metra M et al. Differential effects of beta-blockers in patients with heart failure: a prospective, randomized, double-blind comparison of the long-term effects of metoprolol versus carvedilol. *Circulation.* 2000;102(5):546–551.
199. Packer M et al. Effect of carvedilol on survival in severe chronic heart failure. *N Engl J Med.* 2001;344(22):1651–1658.
200. Beta-Blocker Evaluation of Survival Trial Investigators. A trial of the beta-blocker bucindolol in patients with advanced chronic heart failure. *N Engl J Med.* 2001;344:1659.
201. Struthers AD. Why does spironolactone improve mortality over and above an ACE inhibitor in chronic heart failure? *Br J Clin Pharmacol.* 1999;47(5):479–482.
202. Jessup M. Aldosterone blockade and heart failure. *N Engl J Med.* 2003;348(14):1380–1382.
203. Zannad F et al. Eplerenone in patients with systolic heart failure and mild symptoms. *N Engl J Med.* 2011;364(1):11–21.
204. Lee DC et al. Heart failure in outpatients. *N Engl J Med.* 1982;306(12):699–705.
205. Jaeschke R et al. To what extent do congestive heart failure patients in normal sinus rhythm benefit from digoxin therapy? A systematic overview and meta-analysis. *Am J Med.* 1990;88(3):279–286.
206. Kulick D, Rahimtoola S. Current role of digitalis therapy in patients with congestive heart failure. *JAMA.* 1991;265(22):2995–2997.
207. Uretsky BF et al. Randomized study assessing the effect of digoxin withdrawal in patients with mild to moderate chronic congestive heart failure: results of the PROVED trial. PROVED Investigative Group. *J Am Coll Cardiol.* 1993;26(4):93–62.
208. Packer M et al. Withdrawal of digoxin from patients with chronic heart failure treated with angiotensin-converting-enzyme inhibitors. *N Engl J Med.* 1993;329(1):17.
209. The Digitalis Intervention Group. The effect of digoxin on mortality and morbidity in patients with heart failure. *N Engl J Med.* 1997;336(8):525–533.
210. Adams KF Jr et al. Relationship of serum digoxin concentration to mortality and morbidity in women in the digitalis investigation group trial: a retrospective analysis. *J Am Coll Cardiol.* 2005;46(3):497–504.
211. Domanski M et al. The effect of gender on outcome in digitalis-treated heart failure patients. *J Card Fail.* 2005;11(2):83–86.
212. Reuning R et al. *Digoxin.* Vancouver: Applied Therapeutics; 1992.
213. Bauer L. *Digoxin.* New York: McGraw Hill; 2001.
214. Matsuda M et al. Effects of digoxin, propranolol and verapamil on exercise in patients with chronic isolated atrial fibrillation. *Cardiovasc Res.* 1991;25(6):453–457.
215. David D et al. Inefficacy of digitalis in the control of heart rate in patients with chronic atrial fibrillation: beneficial effects of an added beta-adrenergic blocking agent. *Am J Cardiol.* 1979;44(7):1378–1382.
216. Farshi R et al. Ventricular rate control in chronic atrial fibrillation during daily activity and programmed exercise: a crossover open-label study of five drug regimens. *J Am Coll Cardiol.* 1999;33(2):304–310.
217. Deedwania PC et al. Spontaneous conversion and maintenance of sinus rhythm by amiodarone in patients with heart failure and atrial fibrillation: observations from the veterans affairs congestive heart failure survival trial of antiarrhythmic therapy (CHF-STAT). The Department of Veterans Affairs CHF-STAT Investigators. *Circulation.* 1998;98(23):2574–2579.
218. Pedersen OD et al. Efficacy of dofetilide in the treatment of atrial fibrillation-flutter in patients with reduced left ventricular function: a Danish investigations of arrhythmia and mortality on dofetilide (diamond) substudy. *Circulation.* 2001;104(3):292–296.
219. Roy D et al. Rhythm control versus rate control for atrial fibrillation and heart failure. *N Engl J Med.* 2008;358(25):2667–2677.
220. Deedwania PC, Lardizabal JA. Atrial fibrillation in heart failure: a comprehensive review. *Am J Med.* 2010;123(3):198–204.
221. Yu D. The contribution of P-glycoprotein to pharmacokinetic drug interactions. *J Clin Pharmacol.* 1999;39(12):1203–1211.
222. Hooymans P, Merkus F. Current status of cardiac glycoside drug interactions. *Clin Pharm.* 1985;4(4):404–413.
223. Rodin S, Johnson B. Pharmacokinetic interactions with digoxin. *Clin Pharmacokinet.* 1988;11(4):227–244.
224. Fromm MF et al. Inhibition of P-glycoprotein-mediated drug transport: a unifying mechanism to explain the interaction between digoxin and quinidine. *Circulation.* 1999;99(4):552–557.
225. Boyd RA et al. Atorvastatin coadministration may increase digoxin concentrations by inhibition of intestinal P-glycoprotein-mediated secretion. *J Clin Pharmacol.* 2000;40(1):91–98.
226. Verschraagen M et al. P-glycoprotein system as a determinant of drug interactions. The case of digoxin-verapamil. *Pharmacol Res.* 1999;40(4):301–306.
227. Tanaka H et al. Effect of clarithromycin on steady-state digoxin concentrations. *Ann Pharmacother.* 2003;37(2):178–181.
228. Wakasugi H et al. Effect of clarithromycin on renal excretion of digoxin: interaction with P-glycoprotein. *Clin Pharmacol Ther.* 1998;64(1):123–128.
229. Johne A et al. Pharmacokinetic interaction of digoxin with an herbal extract from St. John's wort (Hypericum perforatum). *Clin Pharmacol Ther.* 1999;66(4):338–345.
230. Kelly R, Smith T. Recognition and management of digitalis toxicity. *Am J Cardiol.* 1992;69(18):108G–118G; disc 118G–119G.
231. Bernabei R et al. Digoxin serum concentration measurements in patients with suspected digitalis arrhythmias. *J Cardiovasc Pharmacol.* 1980;2(3):319–329.
232. Reisdorff EJ et al. Acute digitalis poisoning: the role of intravenous magnesium sulfate. *J Emerg Med.* 1986;4(6):463–469.
233. Lely AH, van Enter C. Non-cardiac symptoms of digitalis intoxication. *Am Heart J.* 1972;83(2):149–152.
234. Butler VP Jr et al. Digitalis induced visual disturbances with therapeutic digitalis concentrations. *Ann Intern Med.* 1995;123(9):675–680.
235. Beller GA et al. Digitalis intoxication: a prospective clinical study with serum level correlations. *N Engl J Med.* 1971;284(18):989–997.
236. Lee T, Smith T. Serum digoxin concentration and diagnosis of digitalis toxicity. *Clin Pharmacokinet.* 1983;8(4):279–285.
237. Park GD et al. Digoxin toxicity in patients with high serum digoxin concentrations. *Am J Med Sci.* 1987;30(6):423–428.
238. Shapiro W. Correlative studies of serum digitalis levels and the arrhythmias of digitalis intoxication. *Am J Cardiol.* 1978;41(5):852–859.
239. Ordog GJ et al. Serum digoxin levels and mortality in 5100 patients. *Ann Emerg Med.* 1987;16(1):32–39.
240. Jelliffe RW. Factors to consider in planning digoxin therapy. *J Chronic Dis.* 1971;24:407.
241. Antman E et al. Treatment of 150 cases of life threatening digitalis toxicity. *Circulation.* 1990;81(6):1744–1752.
242. Woolf AD et al. The use of digoxin-specific Fab fragments for severe digitalis intoxication in children. *N Engl J Med.* 1992;326(26):1739–1744.
243. Borron SW et al. Advances in the management of digoxin toxicity in the older patient. *Drugs Aging.* 1997;10(1):18–33.

244. Ujhelyi MR, Robert S. Pharmacokinetic aspects of digoxin-specific FAB therapy in the management of digitalis toxicity. *Clin Pharmacokinet.* 1995;28(6):483–493.
245. Ujhelyi MR et al. Influence of digoxin immune Fab therapy and renal dysfunction on the disposition of total and free digoxin. *Ann Intern Med.* 1993;119(4):273–277.
246. Hickey AR et al. Digoxin immune Fab in the management of digitalis intoxication: safety and efficacy results of an observational surveillance study. *J Am Coll Cardiol.* 1991;17(3):590–598.
247. Rector TS et al. Evaluation by patients with heart failure of the effects of enalapril compared with hydralazine plus isosorbide dinitrate on quality of life. V-HeFT II. *Circulation.* 1993;87(Suppl VI):V171–V177.
248. Mulrowe J, Crawford M. Clinical pharmacokinetics and therapeutic use of hydralazine in congestive heart failure. *Clin Pharmacokinet.* 1989;16(2):86–89.
249. Kalus J, Nappi J. Role of race in the pharmacotherapy of heart failure. *Ann Pharmacother.* 2002;36(3):471–478.
250. Carson P et al. Racial differences in response to therapy for heart failure: analysis of the Vasodilator-Heart Failure Trials. *J Card Fail.* 1999;5(3):178–187.
251. Shekelle PG et al. Efficacy of angiotensin-converting enzyme inhibitors and beta-blockers in the management of left ventricular systolic dysfunction according to race, gender and diabetic status: a meta-analysis of major clinical trials. *J Am Coll Cardiol.* 2003;41(9):1529–1538.
252. Yancy CW et al. Race and the response to adrenergic blockade with carvedilol in patients with chronic heart failure. *N Engl J Med.* 2001;344(18):1358–1365.
253. Curtis LH et al. Early and long-term outcomes of heart failure in elderly persons, 2001–2005. *Arch Intern Med.* 2008;168(22):2481–2488.
254. Acute decompensated heart failure national registry. http://www.adhereregistry.com/back.html. Accessed Janauary 24, 2011.
255. Nohria A et al. Medical management of advanced heart failure. *JAMA.* 2002;287(5):628–640.
256. Grady KL et al. Team management of patients with heart failure: a statement for healthcare professionals from the Cardiovascular Nursing Council of the American Heart Association. *Circulation.* 2000;102(19):2443–2456.
257. Stevenson LW et al. Optimizing therapy for complex or refractory heart failure: a management algorithm. *Am Heart J.* 1998;135(6, Pt 2 Su):S293–S309.
258. Stevenson LW, Perloff JK. The limited reliability of physical signs for estimating hemodynamics in chronic heart. *JAMA.* 1989;261(6):884–888.
259. Bourge RC, Tallaj JA. Ultrafiltration: a new approach toward mechanical diuresis in heart failure. *J Am Coll Cardiol.* 2005;46(11):2052–2053.
260. Bart BA et al. Ultrafiltration versus usual care for hospitalized patients with heart failure: the Relief for Acutely Fluid-Overloaded Patients With Decompensated Congestive Heart Failure (RAPID-CHF) trial. *J Am Coll Cardiol.* 2005;46(11):2043–2046.
261. Costanzo MR et al. Early ultrafiltration in patients with decompensated heart failure and diuretic resistance. *J Am Coll Cardiol.* 2005;46(11):2047–2051.
262. Costanzo MR et al. Ultrafiltration versus intravenous diuretics for patients hospitalized for acute decompensated heart failure. *J Am Coll Cardiol.* 2007;49(6):675–683.
263. Sackner-Bernstein JD et al. Risk of worsening renal function with nesiritide in patients with acutely decompensated heart failure. *Circulation.* 2005;111(12):1487–1491.
264. Sackner-Bernstein JD et al. Short-term risk of death after treatment with nesiritide for decompensated heart failure: a pooled analysis of randomized controlled trials. *JAMA.* 2005;293(15):1900–1905.
265. Publication Committee for the VMAC Investigators (Vasodilatation in the Management of Acute CHF). Intravenous nesiritide vs nitroglycerin for treatment of decompensated congestive heart failure: a randomized controlled trial. *JAMA.* 2002;287(12):1531–1540.
266. Yancy CW et al. Safety and feasibility of using serial infusions of nesiritide for heart failure in an outpatient setting (from the Fusion I Trial). *Am J Cardiol.* 2004;94(5):595–601.
267. Yancy CW et al. Safety and efficacy of outpatient nesiritide in patients with advanced heart failure: results of the Second Follow-Up Serial Infusions of Nesiritide (FUSION II) trial. *Circ Heart Fail.* 2008;1(1):9–16.
268. Hernandez AF et al. Rationale and design of the Acute Study of Clinical Effectiveness of Nesiritide in Decompensated Heart Failure Trial (ASCEND-HF). *Am Heart J.* 2009;157(2):271–277.
269. Hernandez A. Acute Study of Clinical Effectiveness of Nesiritide in Decompensated Heart Failure Trial (ASCEND-HF)—Nesiritide or placebo for improved symptoms and outcomes in acute decompensated HF. American Heart Association 2010 Scientific Sessions.Late-Breaking Clinical Trials November 14, 2010; Chicago, IL. *Clin Res Cardiol.* 2011;100:2.
270. Leier CV et al. Comparative systemic and regional hemodynamic effects of dopamine and dobutamine in patients with cardiomyopathic heart failure. *Circulation.* 1978;58(3, Pt 1):466–475.
271. Hillerman D, Forbes W. Role of milrinone in the management of congestive heart failure. Drug Intelligence and Clinical Pharmacy. *Ann Pharmacother.* 1989;23(5):357–362.
272. DiBianco R et al. A comparison of oral milrinone, digoxin and their combination in the treatment of patients with chronic heart failure. *N Engl J Med.* 1989;320(11):677–683.
273. Packer M et al. Effect of oral milrinone on mortality in severe chronic heart failure. The PROMISE Study Research Group. *N Engl J Med.* 1991;325(21):1468–1475.
274. Cuffe MS et al. Short term intravenous milrinone for acute exacerbations of chronic heart failure: a randomized controlled trial. *JAMA.* 2002;287(12):1541–1517.
275. Felker GM et al. Heart failure etiology and response to milrinone in decompensated heart failure. Results from the OPTIME-CHF study. *J Am Coll Cardiol.* 2003;41(6):997–1003.
276. Yamani MH et al. Comparison of dobutamine-based and milrinone-based therapy for advanced decompensated congestive heart failure: hemodynamic efficacy, clinical outcome, and economic impact. *Am Heart J.* 2001;142:998.
277. Cesario D et al. Beneficial effects of intermittent home administration of the inotrope/vasodilator milrinone in patients with end-stage congestive heart failure: a preliminary study. *Am Heart J.* 1998;135(1):121–129.
278. Elis A et al. Intermittent dobutamine treatment in patients with chronic refractory heart failure: a randomized, double-blind, placebo-controlled study. *Clin Pharmacol Ther.* 1998;63(6):682–685.
279. Applefeld M et al. Outpatient dobutamine and dopamine infusions in the management of chronic heart failure: clinical experience in 21 patients. *Am Heart J.* 1987;114(3):589–595.
280. Marius-Nunez A et al. Intermittent inotropic therapy in an outpatient setting: a cost-effective therapeutic modality in patients with refractory heart failure. *Am Heart J.* 1996;132(4):805–808.
281. Leier C, Binkley PF. Parenteral inotropic support for advanced congestive heart failure. *Prog Cardiovasc Dis.* 1998;41(3):207–224.
282. Fang JC et al. Advanced (stage D) heart failure: a statement from the Heart Failure Society of America Guidelines Committee. *J Card Fail.* 2015;21(6):519–534.
283. Bayes de Luna A et al. Ambulatory sudden cardiac death: mechanisms of production of fatal arrhythmia on the basis of data from 157 cases. *Am Heart J.* 1989;117(1):151–159.
284. Luu M et al. Diverse mechanisms of unexpected cardiac arrest in advanced heart failure. *Circulation.* 1989;80(6):1675–1680.
285. Doval HC et al. Randomized trial of low-dose amiodarone in severe congestive heart failure. Grupo de Estudio de la Sobreivida en la Insuficiencia Cardiaca en Argentina (GESICA). *Lancet.* 1994;344(8921):493–498.
286. Singh SN et al. Amiodarone in patients with congestive heart failure and asymptomatic ventricular arrhythmia. *N Engl J Med.* 1995;333(2):77–82.
287. Massie B et al. Effect of amiodarone on clinical status and left ventricular function in patients with congestive heart failure. *Circulation.* 1996;93(12):2128–2134.
288. Moss AJ et al. Improved survival with an implanted defibrillator in patients with coronary disease at high risk for ventricular arrhythmia. Multicenter Automatic Defibrillator Implantation Trial Investigators. *N Engl J Med.* 1996;335(26):1933–1940.
289. Moss AJ et al. Prophylactic implantation of a defibrillator in patients with myocardial infarction and reduced ejection fraction. *N Engl J Med.* 2002;346(12):877–883.
290. Bardy G et al. Sudden Cardiac Death in Heart failure Trial (SCD-HeFT) investigators. Amiodarone or an implantable cardioverter-defibrillator for congestive heart failure. *N Engl J Med.* 2005;352(3):225–237.
291. Jarcho JA. Resynchronizing ventricular contraction in heart failure. *N Engl J Med.* 2005;352(15):1594–1597.
292. McAlister F et al. Cardiac resynchronization therapy for patients with left ventricle systolic dysfunction. *JAMA.* 2007;297(22):2502–2514.
293. Higgins SL et al. Cardiac resynchronization therapy for the treatment of heart failure in patients with intraventricular conduction delay and malignant ventricular tachyarrhythmias. *J Am Coll Cardiol.* 2003;42(8):1454–1459.
294. Daubert C et al. Prevention of disease progression by cardiac resynchronization therapy in patients with asymptomatic or mildly symptomatic left ventricular dysfunction: insights from the European cohort of the REVERSE (Resynchronization Reverses Remodeling in Systolic Left Ventricular Dysfunction) trial. *J Am Coll Cardiol.* 2009;54(20):1837–1846.
295. Tang AS et al. Cardiac-resynchronization therapy for mild-to-moderate heart failure. *N Engl J Med.* 2010;363(25):2385–2395.
296. Yamamoto K et al. Left ventricular diastolic dysfunction in patients with hypertension and preserved systolic dysfunction. *Mayo Clin Proc.* 2000;75(2):148–155.
297. Aurigemma G, Gaasch WH. Diastolic heart failure. *N Engl J Med.* 2004;351(11):1097–1105.
298. Cleland J et al. The Perindopril in elderly people with Chronic Heart Failure (PEP-CHF) Study. *Eur Heart J.* 2006;27(11):2338–2345.

299. Solomon SD et al. Effect of angiotensin receptor blockade and antihypertensive drugs on diastolic function in patients with hypertension and diastolic dysfunction: a randomised trial. *Lancet.* 2007;369(9579):2079–2087.
300. Massie BM et al. Irbesartan in patients with heart failure and preserved ejection fraction. *N Engl J Med.* 2008;359(23):2456–2467.
301. Flather M et al. Randomized trial to determine the effect of nebivolol on mortality and cardiovascular hospital admission in elderly patients with heart failure (SENIORS). *Eur Heart J.* 2005;26(3):215–225.
302. Pitt B et al. Spironolactone for heart failure with preserved ejection fraction. *N Engl J Med.* 2014;370(15):1383–1392.
303. Pfeffer MA et al. Regional variation in patients and outcomes in the Treatment of Preserved Cardiac Function Heart Failure With an Aldosterone Antagonist (TOPCAT) trial. *Circulation.* 2015;131(1):34–42.
304. De Smet P. Herbal remedies. *N Engl J Med.* 2002;347(25):2046–2056.
305. Hawthorn leaf with flower. 2000. http://www.herbalgram.org/
306. Pittler M et al. Hawthorn extract for treating chronic heart failure: meta-analysis of randomized trials. *Am J Med.* 2003;114(8):665–674.
307. Tauchert M. Efficacy and safety of crataegus extract WS 1442 in comparison with placebo in patients with chronic stable New York Heart Association class III heart failure. *Am Heart J.* 2002;143(5):910–915.
308. Holubarsch CJ et al. The efficacy and safety of Crataegus extract WS 1442 in patients with heart failure: the SPICE trial. *Eur J Heart Fail.* 2008;10(12):1255–1263.
309. Tran M et al. Role of coenzyme Q 10 in chronic heart failure, angina, and hypertension. *Pharmacotherapy.* 2001;21(7):797–806.
310. Pepping J. Alternative therapies: coenzyme Q. *Am J Health Syst Pharm.* 1999;56(6):519–521.
311. Pfeffer M et al. Effect of captopril on mortality and morbidity in patients with left ventricular dysfunction after myocardial infarction: the Survival and Ventricular Enlargement Trial (SAVE). *N Engl J Med.* 1992;327(10):669–677.
312. Swedberg K et al. Effects of the early administration of enalapril in mortality in patients with acute myocardial infarction (CONSENSUS II). *N Engl J Med.* 1992;327(10):628–684.
313. The Acute Infarction Ramipril Efficacy (AIRE) Study Investigators. Effect of ramipril on mortality and morbidity of survivors of acute myocardial infarction with clinical evidence of heart failure. *Lancet.* 1993;342(8875): 821–828.
314. ISIS-4 (Fourth International Study of Infarct Survival) Collaborative Group. ISIS-4: a randomised factorial trial assessing early oral captopril, oral mononitrate, and intravenous magnesium sulphate in 58,050 patients with suspected acute myocardial infarction. *Lancet.* 1995;345(8951):669–685.
315. Gruppo Italiano per lo Studio della Soprawvenza nell infarto Miocardico. GISSI-3: effects of lisinopril and transdermal glyceryl trinitrate singly and together on 6-week mortality and ventricular function after acute myocardial infarction. *Circulation.* 1993;88(8906):1115–1122.
316. Hansten PD, Horn JR. *Drug Interactions Analysis and Management.* St. Louis, MO: Wolters Kluwer Health; 2009.
317. George CF. Interactions with digoxin: more problems. *Br Med J (Clin Res ed.)* 1982;284(6312):291–292.
318. Sachs M et al. Interaction of itraconazole and digoxin. *Clin Infect Dis.* 1993;16(3):400–403.
319. Nolan PJ et al. Effects of co-administration of propafenone on the pharmacokinetics of digoxin in healthy volunteer subjects. *J Clin Pharmacol.* 1989;29(1):46–52.
320. Fitchtl B, Doering W. The quinidine-digoxin interaction in perspective. *Clin Pharmacokinet.* 1983;8(2):137–154.
321. Bigger JT, Leahy E. Quinidine and digoxin: an important interaction. *Drugs.* 1982;24(2):229–239.
322. Fenster P et al. Digoxin-quinidine interaction in patients with chronic renal failure. *Circulation.* 1982;66(6):1277–1280.
323. Doering W et al. Quinidine-digoxin interaction: evidence for involvement of an extra-renal mechanism. *Eur J Clin Pharmacol.* 1982;21(4):281–285.
324. Mordel A et al. Quinidine enhances digitalis toxicity at therapeutic serum digoxin levels. *Clin Pharmacol Ther.* 1993;53(4):457–462.
325. Aronow WS, Kronzon I. Effect of enalapril on congestive heart failure treated with diuretics in elderly patients with prior myocardial infarction and normal left ventricular ejection fraction. *Am J Cardiol.* 1993;71(7): 602–604.
326. Lang CC et al. Effects of lisinopril on congestive heart failure in normotensive patients with diastolic dysfunction but intact systolic function. *Eur J Clin Pharmacol.* 1995;49(1/2):15–19.
327. Zi M et al. The effect of quinapril on functional status of elderly patients with diastolic heart failure. *Cardiovasc Drugs Ther.* 2003;17(2):133–139.
328. Yip GW et al. The Hong Kong diastolic heart failure study: a randomised controlled trial of diuretics, irbesartan and ramipril on quality of life, exercise capacity, left ventricular global and regional function in heart failure with a normal ejection fraction. *Heart (Br Card Soc).* 2008;94(5):573–580.
329. Warner JG Jr et al. Losartan improves exercise tolerance in patients with diastolic dysfunction and a hypertensive response to exercise. *J Am Coll Cardiol.* 1999;33(6):1567–1572.
330. Parthasarathy HK et al. A randomized, double-blind, placebo-controlled study to determine the effects of valsartan on exercise time in patients with symptomatic heart failure with preserved ejection fraction. *Eur J Heart Fail.* 2009;11(10):980–989.
331. Takeda Y et al. Effects of carvedilol on plasma B-type natriuretic peptide concentration and symptoms in patients with heart failure and preserved ejection fraction. *Am J Cardiol.* 2004;94(4):448–453.
332. Aronow WS et al. Effect of propranolol versus no propranolol on total mortality plus nonfatal myocardial infarction in older patients with prior myocardial infarction, congestive heart failure, and left ventricular ejection fraction > or = 40% treated with diuretics plus angiotensin-converting enzyme inhibitors. *Am J Cardiol.* 1997;80(2):207–209.
333. Setaro JF et al. Usefulness of verapamil for congestive heart failure associated with abnormal left ventricular diastolic filling and normal left ventricular systolic performance. *Am J Cardiol.* 1990;66(12):981–986.
334. Ahmed A et al. Effects of digoxin on morbidity and mortality in diastolic heart failure: the ancillary digitalis investigation group trial. *Circulation.* 2006;114(5):397–403.

# 第 15 章　心律失常

C. Michael White, Jessica C. Song, and James S. Kalus

## 核心原则

| 核心原则 | 章节案例 |
| --- | --- |
| **心房颤动(房颤)/心房扑动(房扑)** | |
| 1 房颤最常见的症状包括胸部心悸、头晕和运动耐量降低,但是卒中是最严重的并发症。治疗的目标是控制心室率并降低卒中风险。 | 案例 15-1(问题 1 和 2) |
| 2 适合用来控制室率的药物包括地高辛、β 受体阻滞剂和非二氢吡啶类钙通道阻滞剂。地高辛常用作辅助治疗。有症状的患者推荐使用抗心律失常药物,但无症状患者(除心悸外,没有其他的症状)不需要使用。 | 案例 15-1(问题 3~7) |
| 3 在将房颤转复为窦性心律前,保证没有血凝块存在很重要,但是对于昏迷或神志不清的某些患者不是必要的。$CHA_2DS_2$-VASc 评分为 2 分或更高的患者应当接受长期的华法林或达比加群抗凝治疗。评分为 0 分的患者不需接受抗凝治疗,评分为 1 分的患者根据患者和医师的偏好,可以不接受治疗或使用阿司匹林或接受抗凝治疗。 | 案例 15-1(问题 8 和 13) |
| 4 抗心律失常的药物使房颤患者转复的概率为 50%,而电击转复成功率为 90%。在转复后为维持窦性心律,不能应用 I b 类药物,具有结构性心脏病的患者不能应用 I c 类药物(左室肥厚、心肌梗死或心力衰竭),而 I a 类和Ⅲ类药物能够增加尖端扭转型室性心动过速(torsade de pointes,TdP)的风险。普罗帕酮、索他洛尔、决奈达隆、多非利特和胺碘酮常用作房颤的抗心律失常药物。 | 案例 15-1(问题 9~12) |
| 5 与房颤相比,房扑较少见,但是应当尝试同样的室率控制和抗心律失常策略。射频消融术能用来消除房扑。 | 案例 15-2(问题 1) |
| **阵发性室上性心动过速** | |
| 1 房室结内折返可引起阵发性室上性心动过速(Paroxysmal supraventricular tachycardia,PSVT)。可出现心悸和低血压。瓦式动作(valsalva maneuver,堵鼻鼓气法),腺苷或非二氢吡啶类钙通道阻滞剂可用来治疗这种心律失常。 | 案例 15-3(问题 1~6) |
| 2 阵发性室上性心动过速伴预激综合征(Wolff-Parkinson-White syndrome)的患者,应用抑制房室结的药物,如 β 受体阻滞剂、非二氢吡啶钙通道阻滞剂,和地高辛会增加心脏骤停的风险。射频消融能通过破坏旁路传导途径治愈患者。 | 案例 15-4(问题 1 和 2) |
| **房室传导阻滞** | |
| 1 二度 I 型或三度房室传导(AV)阻滞的患者应当停用 β 受体阻滞剂、地高辛和非二氢吡啶钙通道阻滞剂。这类疾病可以应用阿托品治疗。 | 案例 15-5(问题 1 和 2) |
| **室性心律失常** | |
| 1 室性期前收缩(premature ventricular complexes,PVCs)和心肌梗死的患者,可以选择 β 受体阻滞剂治疗。对于频发 PVC 并导致心室功能减退的患者,推荐行射频消融术。 | 案例 15-6(问题 1 和 2) |

| | | |
|---|---|---|
| 2 | 心肌梗死和非持续性室性心动过速（verntricular tachycardia，VT）的患者应当应用β受体阻滞剂并需要进行危险分层，并决定他们是否应当植入复律-除颤仪（ICD）。 | 案例 15-6（问题 1） |
| 3 | 持续性室性心动过速的患者如血流动力学稳定，应当给予静脉抗心律失常药物治疗，血流动力学不稳定的患者应当进行电复律。为预防致死性心律失常再发，应优先考虑植入 ICD，而不是抗心律失常药物，但是为减少发作时患者的痛苦，通常同时使用这两种策略。 | 案例 15-7（问题 1～3） |

**尖端扭转型室性心动过速**

| | | |
|---|---|---|
| 1 | 尖端扭转型室性心动过速（torsades de pointes，TdP）继发于应用可延长 QTc 间期的抗心律失常和非抗心律失常药物。Ⅰa类和Ⅲ类抗心律失常药物、抗精神病药物、西酞普兰、氟喹诺酮类、大环内酯类、唑类抗真菌药物和美沙酮能延长 QTc 间期。血流动力学稳定的 TdP 可选用镁剂治疗，而血流动力学不稳定的患者应当使用电转复。 | 案例 15-8（问题 1～4） |

**心脏骤停**

| | | |
|---|---|---|
| 1 | 心脏骤停应积极采用 2 分钟 1 个循环的心肺复苏治疗，对室性心动过速和室颤（ventricular fibrillation，VF）使用电复律，按照美国心脏学会（American Heart Association）的高级心脏生命支持指南，肾上腺素和血管加压素及胺碘酮用于难治性室性心动过速或室颤。 | 案例 15-9（问题 1～4）<br>案例 15-10（问题 1）<br>案例 15-11（问题 1～3） |

充分的血供依赖于心脏持续的、完美协调的电生理活动。本章总结并讨论心脏电生理、心律失常发生机制、常见的心律失常类型和抗心律失常治疗方法。

# 电生理学

## 电生理基础

### 细胞电生理学

跨细胞膜存在一种跨膜电位，电位的变化是通过离子跨膜循环流动来实现的，主要包括 $K^+$、$Na^+$、$Ca^{2+}$、$Cl^-$。如果跨膜电位按照浦肯野纤维的循环模式变化，这种变化按照时间绘制曲线，就是典型动作电位曲线图（图 15-1）。

动作电位分为 5 期[1]。0 期与钠离子通过快钠通道进入细胞引起的心室去极化相关。在体表心电图（ECG）上，QRS 波代表 0 期。1 期是超射期，此期钙离子进入细胞并使细胞收缩。在 2 期，也就是平台期，通过慢钠和钙通道产生的内向去极化电流与外向复极钾电流抵消平衡，第 3 期的复极化在 ECG 中表现为 T 波。在 4 期，钠从细胞内转运到细胞外，而钾从细胞外主动转运至细胞内，在这期间，动作电位在某些细胞保持低平（如心室肌）直到接受来自上方的兴奋冲动才产生变化。其他的细胞（如窦房结），细胞缓慢的自发去极化直到达到阈电位并再次自发去极化（0 期）。动作电位的形态基于细胞的定位（见图 15-1）。在窦房结和房室结中，与钠内向离子流相比这些细胞更依赖于钙内向离子流，因此静息膜电位的负值更小、0 期上升缓慢及具有自发（自律性）4 期除级（见图 15-1）。

0 期的上行斜率，被称为 $V_{max}$，与传导速度有关。斜度越陡峭，去极化速度越快。另一个影响 $V_{max}$ 的因素是去极化发生的位点，位点阈电位的负值越小，$V_{max}$ 越慢，因此传导减慢。药物能通过阻滞快钠通道或使静息膜电位的负值变小来影响 $V_{max}$ 和传导速度（如Ⅰ类抗心律失常药物）。

动作电位时程（APD）是从 0 期开始至 3 期结束的时间长度。有效不应期是细胞处于不应期并且不能传导另一冲动的时间长度。可以通过心内记录动作电位来测定这两种参数。Ⅰa类和Ⅲ类药物可延长心脏的不应期[1]。

### 正常心脏的电生理

#### 自律性

自律性是细胞（通常指起搏细胞）的自发除极的能力。这些细胞位于窦房结和房室结及希-浦氏系统。窦房结通常是优势起搏，因为在正常的心脏中，它比其他的结点能更快达到阈值，从而每分钟产生 60～100 次去极化[2]。房室结和浦肯野纤维本身的去极化速率分别为每分钟 40～60 次和每分钟 40 次。在健康的心脏，来自窦房结的兴奋冲动频率更高，抑制了房室结和浦肯野纤维的自发除极（超速抑制）。

#### 传导性

正常情况下，起源于窦房结的兴奋经结内特定的传导途径激活心房肌和房室结。房室结在向希束支释放兴奋前会短暂延迟一会。然后兴奋沿右和左束支传导，并通过浦肯野纤维作用于心室肌。心电图由相对于心脏特殊位置或解剖位置电活动引起的一系列复合波形构成。通常这些波

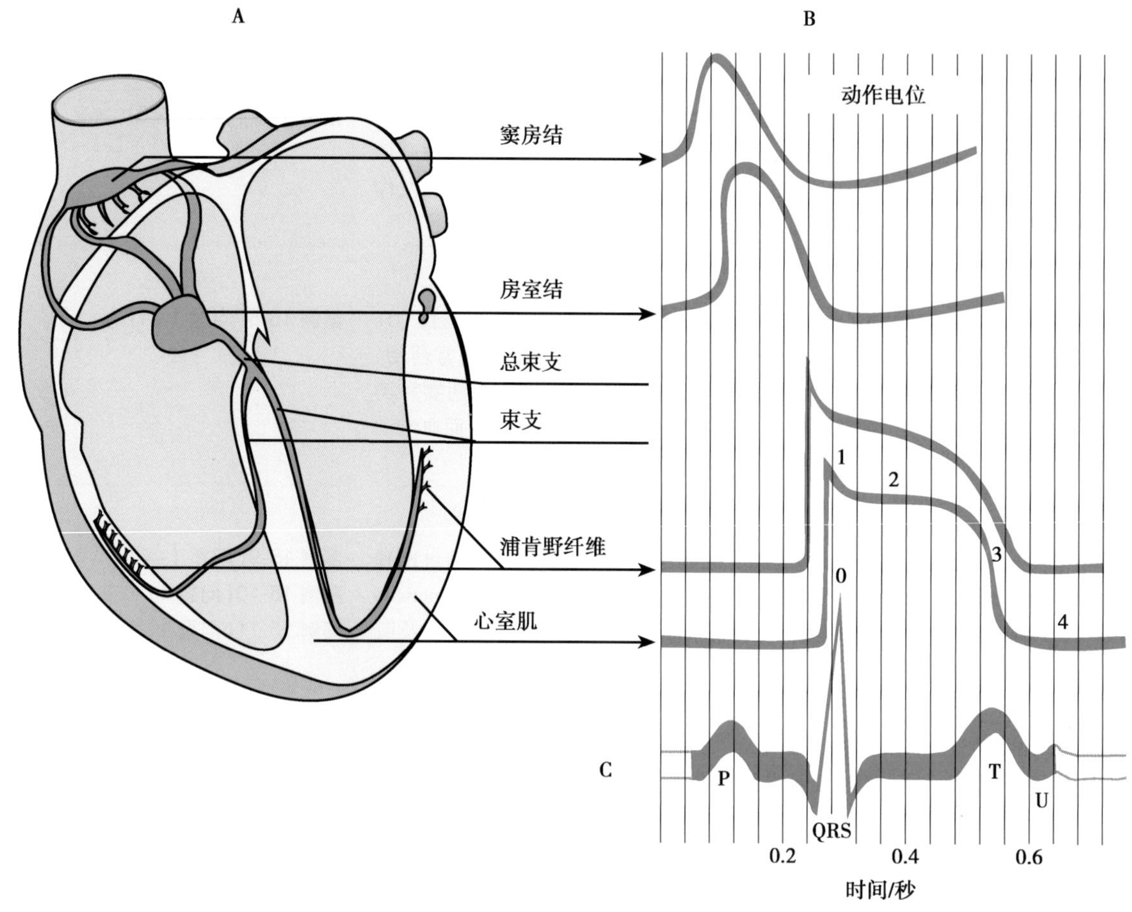


图 15-1 心脏传导系统。A. 心脏传导系统解剖。B. 特殊细胞的动作电位。C. 体表心电图与动作电位的关系。SA，窦房结；AV，房室结

形被命名为 P 波、QRS 波和 T 波。P 波代表心房的去极化，而 QRS 表明心室的去极化。T 波反映了心室的复极过程。为了评价传导系统本身，可在不同位点获得传导间期。表 15-1 列出了通过 ECG 或心内电极检测的传导间期正常值。药物和缺血可能影响传导从而改变 ECG 间期。表 15-2 列出了这些抗心律失常药物对 ECG 的影响。

## 病理生理学

### 异常兴奋冲动的产生

异常兴奋冲动是由于异常自律性和触发活动引起，常源于窦房结（如窦性心动过缓）或其他部位（如交界性或自律性室性心动过速）。引起自律性异常的因素包括低氧、缺血或儿茶酚胺活性过高。

非起搏细胞试图在细胞完全复极前后使之去极化，此时产生了触发活性。这些后除极可能发生在动作电位的 2 相或 3 相（早）或 4 期（晚）。早后除极（EAD）是由于膜电位水平降低并且可能同时存在窦性心动过缓。尖端扭转型室性心动过速（TdP）是一类多形性室性心动过速，被认为是由早期后除极引发。晚期后除极常见于地高辛中毒，认为其继发于细胞内游离钙超载。

表 15-1

正常电生理间期

| 间期 | 正常范围 | 电生理活性 | 测量方法 |
|---|---|---|---|
| PR | 120~200 | 心房除极 | 体表心电图 |
| QRS | <140 | 心室除极 | 体表心电图 |
| QTc[a] | <400 | 心室复极 | 体表心电图 |

[a]QTc 间期是指按照心率校正的 QT 间期，常用计算 QTc 的方法是 QT 间期/（R-R 间期）$^{1/2}$（Bazett 公式）

表 15-2
抗心律失常药物的药理学性质

| 类型 | 体表心电图 | | | 传导速度 | 不应期 |
|---|---|---|---|---|---|
| | PR 间期 | QRS 间期 | QT 间期 | | |
| Ⅰa | 0/↑ | ↑ | ↑↑ | ↑↓[a] | ↑[b] |
| Ⅰb | 0 | 0 | 0 | 0/↓ | ↓[b] |
| Ⅰc | ↑ | ↑↑ | ↑ | ↑ | 0[b] |
| Ⅱ | ↑↑ | 0 | 0 | ↓[b] | ↑[b] |
| Ⅲ | 0[c] | 0 | ↑↑ | 0[b] | ↑[b] |
| Ⅳ | ↑↑ | 0 | 0 | ↓[b] | ↑[b] |

[a] 低剂量时传导速度加快而在高剂量时传导速度降低。
[b] 在心房和房室结组织。
[c] 可能不依赖于Ⅲ类抗心律失常药物的活性引起 PR 间期延长

## 兴奋冲动的传导异常

### 折返

最常见的引起心律失常的传导异常就是折返。正常的一条传导通路分叉为两条传导通路时就形成了折返回路(如,房室结或左和右束支)。兴奋冲动通过一条通路传导(图 15-2),但是在另一通路受到单向的传导阻滞(见图 15-2)。冲动从没有阻滞的通路下传,而由原来阻滞的通路逆传。如果先前的通路已经脱离不应期,这种异常的兴奋冲动可能再次通过其传导下来。室上性和单形室性心动过速都属于折返性心律失常。

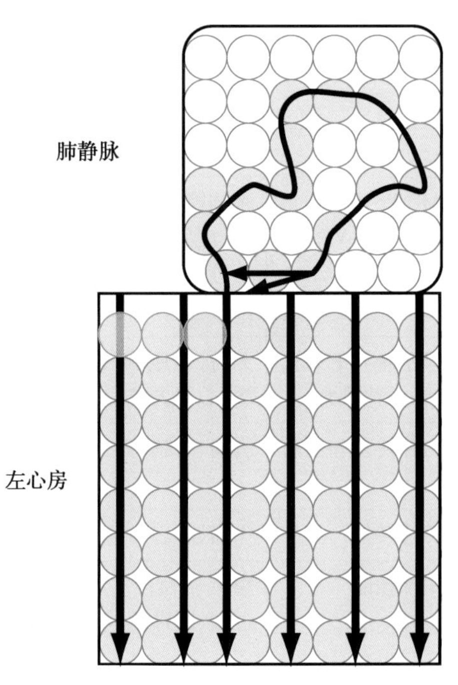


图 15-2 肺静脉的折返循环。在肺静脉中混杂着电生理活性的细胞(深色圆形)和无电生理活性的细胞(白色圆形)。当主要的去极化波从心房同步传下时,较小的去极化刺激进入肺静脉并在电生理活性组织中弯曲传播。在这种情况下,神经兴奋在肺静脉中形成环形传播,也能通过传导途径激动心房

### 阻滞

当正常传导途径被阻滞且兴奋冲动被迫通过非传导组织引起去极化时,就出现了另一种兴奋传导的异常形式。常见于心室左和右束支阻滞。一条通路被阻滞,需要对侧束支发生反向传导,从而激动两个心室。一般来说,非传导组织对电兴奋冲动的传导比传导组织要慢得多[1]。

## 心律失常的分类

所有源于希氏束以上的心律失常称为室上性心律失常。其中包括窦性心动过缓、窦性心动过速、阵发性室上性心动过速、房扑、房颤、预激综合征以及房性期前收缩。除非存在一侧束支阻滞,所有这些心律失常都以正常的 QRS 波(例如心室除极正常)为特征。并不是所有的心脏节律改变都一定是病态的。举例来说,心脏状态很好的运动员,一般心搏量大,心率慢(窦性心动过缓)。剧烈运动一般伴随着瞬时的窦性心动过速。

源于希氏束以下的心律失常称为室性心律失常。其中包括室性期前收缩(PVCs)、室性心动过速和室颤。根据传导阻滞的程度和定位通常进行单独分类,可以是室上性的(如一度、二度或三度房室传导阻滞,见案例 15-6,问题 2)或心室内(如右或左束支传导阻滞)。另一种心律失常的分类方法是基于心室率:心动过缓(<60 次/min)或心动过速(>100 次/min)。如下网址具有很多心律失常评估的实用教程:http://www.blaufuss.org。

## 抗心律失常药物

根据其电生理(EP)和药理学作用基础,按 Vaugh-Williams 分类法将抗心律失常药物分为 4 类。Ⅰ类药物,钠通道阻滞剂,又进一步按照通道阻滞的持续时间再分为Ⅰa 类(中度阻滞)、Ⅰb 类(快速)和Ⅰc 类(高度阻滞)。Ⅱ类为β肾上腺素受体阻滞剂,Ⅲ类为钾通道阻滞剂,Ⅳ类为钙通道阻滞剂。表 15-3 总结了这些药物分类、药物代谢动力学和不良反应的相关信息。

表 15-3
抗心律失常药物的 Vaughn-Williams 分级

| 药物和分类 | 药动学特点 | 适应证 | 不良反应 |
|---|---|---|---|
| Ⅰa 类(与Ⅲ类药物相似可能引起尖端扭转) | | | |
| 硫酸奎尼丁(83%奎尼丁;SR)<br>葡萄糖酸奎尼丁(62%奎尼丁;SR) | $t_{1/2}$=6.2±1.8h(受年龄、肝硬化影响);$V_d$=2.7L/kg(心力衰竭时↓);肝代谢,80%;肾清除,20%;$C_p$=2~6μg/ml,CYP3A4 底物,CYP2D6 抑制剂,P-糖蛋白抑制剂 | 房颤(转复或预防),WPW,PVCs,VT | 腹泻、低血压、N/V、金鸡钠反应、发热、血小板减少、致心律失常 |
| 普鲁卡因胺 | $t_{1/2}$=3±0.6h;$V_d$=1.9±0.3L/kg;肝代谢 40%;肾清除(GFR+可能 CTS)60%;活性代谢物(NAPA)[a] $C_p$=4~10μg/ml,可能 CTS 底物 | 房颤(转复或预防),WPW,PVCs,VT | 低血压、发热、粒细胞缺乏症、系统性红斑狼疮(关节/肌肉痛、皮疹、心内膜炎)、头痛、心律失常 |
| 丙吡胺(SR 和 CR 剂型) | $t_{1/2}$=6±1h;$V_d$=0.59±0.15L/kg;肝代谢,30%;肾清除,70%;$C_p$=3~6μg/ml | AF,WPW,PSVT,PVCs,VT | 抗胆碱(口干、视物模糊、尿潴留)、心力衰竭、心律失常 |
| Ⅰb 类[b](不能用于治疗房性心律失常) | | | |
| 利多卡因 | $t_{1/2}$=1.8±0.4h;$V_d$=1.1±0.4L/kg;肝代谢 100%;$C_p$=1.5~6μg/ml | PVCs,VT,VF | 嗜睡、躁动、肌肉抽搐、癫痫、感觉异常、心律失常 |
| 美西律 | $t_{1/2}$=10.4±2.8h;$V_d$=9.5±3.4L/kg;肝代谢 35%~80%;$C_p$=0.5~2μg/ml | PVCs,VT,VF | 嗜睡、躁动、肌肉抽搐、癫痫、感觉异常、心律失常、N/V、腹泻 |
| Ⅰc 类(不能用于有器质性心脏病的患者) | | | |
| 氟卡尼 | $t_{1/2}$=12~27h;CYP2D6 底物,75%;肾清除,25%;$C_p$=0.4~1μg/ml | 房颤,PSVT,严重室性心律失常 | 头晕、震颤、头晕目眩、脸红、视物模糊、金属味、心律失常 |
| 普罗帕酮 | $t_{1/2}$=2h(快代谢者);10 小时(慢代谢);$V_d$=2.5~4L/kg,CYP2D6 底物/抑制剂,P 糖蛋白抑制剂 | PAF,WPW,严重室性心律失常 | 头晕、视物模糊、味觉异常、恶心、哮喘恶化、心律失常 |
| Ⅲ类(与Ⅰa 类相似可能引起尖端扭转,胺碘酮和决奈达隆风险较低) | | | |
| 胺碘酮 | $t_{1/2}$=40~60 天;$V_d$=60~100L/kg;吸收个体差异大;肝代谢,100%;口服生物利用度=50%,$C_p$=0.5~2.5μg/ml,CYP1A2,2D6,2C9,3A4 抑制剂,P 糖蛋白抑制剂 | AF,PAF,PSVT,严重室性心律失常,VF | 视物模糊、角膜色素沉着、光敏感、皮肤变色、便秘、肺纤维化、共济失调、甲状腺功能减退或甲状腺功能亢进、低血压、N/V |
| 索他洛尔[c] | $t_{1/2}$=10~20h;$V_d$=1.2~2.4L/kg;肾清除,100% | AF(预防性),PSVT,严重室性心律失常 | 无力、晕眩、呼吸困难、心动过缓、心律失常 |
| 多非利特 | $t_{1/2}$=7.5~10h;$V_d$=3L/kg;肾清除,60%(GFR+CTS),CYP3A4 底物 | AF 或房扑转复和预防 | 胸痛、晕眩、头痛、心律失常 |
| 依布利特 | $t_{1/2}$=6(2~12)h;$V_d$=11L/kg,$C_p$=未确定 | AF 或房扑转复 | 头痛、恶心、心律失常 |
| 决奈达隆 | $t_{1/2}$=13~19h;$V_d$=20L/kg,$T_{max}$=3~6h,CYP3A4 底物,CYP 2D6,3A4 抑制剂,P 糖蛋白抑制剂,与食物同服吸收增加 | AF 或房扑预防 | 腹泻、恶心、皮炎或皮疹、心动过缓、肝毒性,妊娠分级 X |

[a] NAPA 100%经肾清除,表现Ⅲ类抗心律失常作用。

[b] 苯妥英为Ⅰb 类抗心律失常药物。

[c] 可能具有Ⅱ类和Ⅲ类抗心律失常活性。

AF,房颤;$C_p$,稳态血药浓度;CR,控释片;CTS,肾小管分泌;CYP,细胞色素 P-450;GFR,肾小球滤过率;NAPA,*N*-acetylprocainamide;N/V,恶心呕吐;PAF,阵发性房颤;PSVT,阵发性室上性心动过速;PVC,室性期前收缩;SR,缓释片;$t_{1/2}$,半衰期;$V_d$,分布容积;VF,室颤;VT,室性心动过速;WPW,预激综合征

Ⅰa类和Ⅲ类抗心律失常药物延长去极化时间、QTc间期并增加TdP风险。Ⅱ类和Ⅳ抗心律失常药物能降低心率（可能导致心动过缓）、使心室收缩力降低（可能减少每搏输出量）、延长PR间期（可能导致Ⅱ度或Ⅲ度房室传导阻滞）。Ⅰb类抗心律失常药物只作用于心室组织，所以它们不能在房颤和房扑时使用。Ⅰc类抗心律失常药物临床应用广泛，但不能在心肌梗死后或心力衰竭或严重的左心室肥厚时（被列为器质性心脏病）应用，因为可能导致死亡率增加。在下文里会详细介绍这些药物。

## 室上性心律失常

这一类心律失常具体包括：①主要源于心房的，如房颤、房扑、阵发性窦性心动过速、异位性房性心动过速和多源性房性心动过速；②房室结折返心动过速（AVNRT）和涉及心房或心室内的旁路途径的房室折返心动过速（AVRT）。AVNRT和AVRT常能自行终止，并且从本质上说是阵发性的（间歇的）；因此，它们常被称作阵发性室上性心动过速（PSVT）。最常见的室上性心律失常是房颤、房扑和室上性心动过速。

### 房颤和房扑

房颤（atrial fibrillation，AF）常源于心房异位病灶除极刺激或心房组织处于易损期时受到折返环激动的影响。心房和心室的易损期常出现在QRS波的前半部分；这一时间段易损是因为净电荷接近正常，但是细胞内外钠、钙和钾的离子浓度与正常相比有根本的不同。在易损期间的刺激产生多个异位病灶并在没有单一起搏点控制下试图起搏心房，在心电图上P波消失（图15-3），并引起心房肌快速无效的颤动，特征是“无规律的不规则”心室率。相反，房扑（atrial flutter）（图15-4）的特征是典型的锯齿形心房波，频率在280~320次/min，根据存在的房室阻滞的性质不同（例如2、3或4次心房率对应1次心室率或2∶1、3∶1、4∶1传导）心室率不同。在大多数情况下，心室率约为150次/min。如果心房异位节律位点影响了处于易损期的周围心房组织，房扑可能会进展为房颤。当患者首次发生房颤时，持续时间通常很短，并且能自行转复。不定期发生和终止的房颤类型称为阵发性房颤，而如果房颤事件发生的越来越密集、随后房颤的持续时间延长，就进展为持续性房颤。持续性房颤时房颤一直持续到经电转复或药物转复后心脏节律恢复。随着时间的推移，持续性房颤进展为永久性房颤，此时不能转复或维持正常的窦性心律。在下一章节中举例说明持续性房颤。

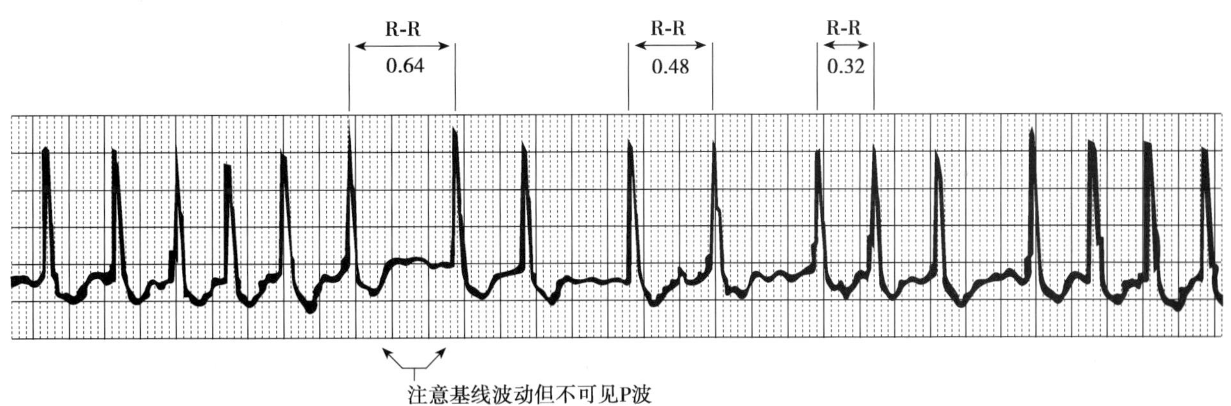


图15-3 房颤。注意无规律且不规则的RR间期，基线波动但无明确的P波，QRS宽度正常，心率140次/min

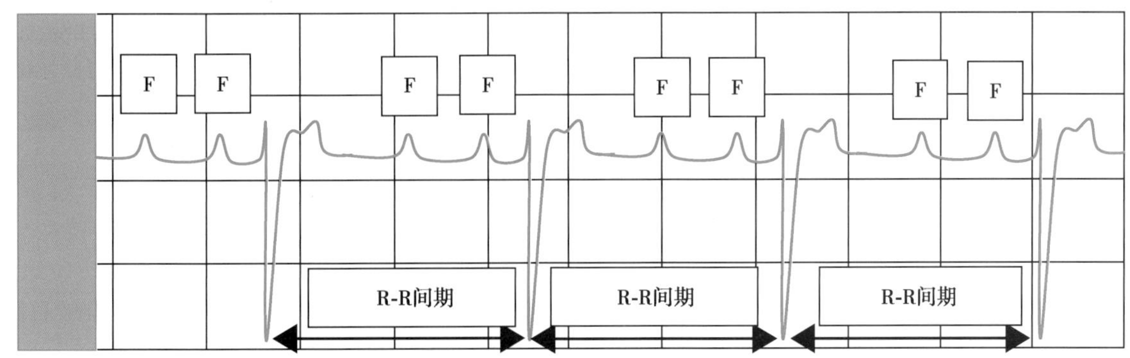


图15-4 房扑。注意心电图纸上锯齿样的波形。F表示房扑波形具有一致的RR间期

## 临床表现和基本病因

### 案例 15-1

问题 1：J. K. 是一名 66 岁的男性，常规来门诊复诊。病史包括 2 型糖尿病史和收缩性心力衰竭史至少 5 年，高血压史、痛风史。没有风湿性心脏病史、心肌梗死史、肺栓塞史、甲状腺疾病史。用药史包括二甲双胍一次 1g，每日 2 次，赖诺普利每日 40mg，呋塞米 40mg，每日 2 次，琥珀酸美托洛尔 50mg，每日 2 次和别嘌醇每日 300mg。没有吸烟和饮酒史。体格检查血压 136/84mmHg，脉搏 70 次/min，窦性心律，呼吸 12 次/min，体温 98.2℉（36.8℃）。他的体重指数（BMI）为 32kg/m$^2$。J. K. 的哪些病史是使其发展为房颤的因素？他 10 年内房颤发生风险是多少？

房颤通常与其他疾病或异常相关，或这些其他疾病和异常是其临床表现（表 15-4）[3,3a]。如果存在可治疗的致病因素，应当进行纠正，因为这可能根治房颤。已有房颤风险预测工具。应用这一工具，对年龄、性别（男性）、BMI、收缩压、PR 间期和是否合并高血压、心力衰竭或瓣膜疾病进行评分。评分总和与 10 年内房颤发生风险相关。这一评分系统强调与房颤发生相关的常见因素，尤其是高龄、高血压、心力衰竭和瓣膜病。还有证据表明肥胖人群更易患房颤[4,5]。一小部分患者没有心脏的基础疾病，这类房颤称为孤立性房颤，临床过程一般较好。

表 15-4
房颤和房扑的诱因

| 酒精 | 非风湿性心脏病 |
|---|---|
| 房间隔缺损 | 心内膜炎 |
| 心外科手术 | 肺炎 |
| 心肌病 | 肺栓塞 |
| 脑血管意外 | 病窦综合征 |
| 慢性阻塞性肺病 | 甲状腺毒症 |
| 发热 | 创伤 |
| 低热 | 肿瘤 |
| 缺血性心脏病 | 预激综合征 |
| 二尖瓣疾病 | |

J. K. 具有 10 年内进展为房颤的危险因素，包括同时患有经治疗的高血压、心力衰竭、他的年龄和性别。基于这些已知的信息，他 10 年内进展为房颤的风险可能大于 30%[4]。

## 房颤的预后

案例 15-1，问题 2：2 年后，J. K. 因劳力性呼吸困难（DOE）、心悸 2 周入院。过去 1 年中，有 3 次短暂的心悸，但是没有合并劳力性呼吸困难。体检发现他双肺底均具有水泡音。心脏检查见无规律的不规则心律不伴杂音、奔马律或摩擦音。颈静脉怒张 4cm，但是无器官肿大，四肢 1$^+$凹陷性水肿。心电图示房颤（见图 15-3），且胸部放射照片示轻度心力衰竭。心脏超声示心房大小正常（小于 5cm）且左心室射血分数为 30%。J. K. 已经证实临床表现哪些与房颤相关？患者房颤的可能预后如何？

像 J. K. 一样，心悸（胸部感到心跳加快或异常）是房颤患者最常见的主诉。这是因为心室率加快，一般可达 100~160 次/min。RR 间期（两个相邻的 QRS 波的 R 波间的时间）表现为无规律的不规则。在房颤过程中，心房驱血功能丧失，或者说心房失去了对每搏输出量的贡献（通过 Frank-starling 机制）。因为心房驱血可能占总每搏输出量的 20%~30%，这一点与房颤时快速心室率和异常的 RR 间期一起，诱发血供不足所带来的症状，例如头晕目眩、眩晕或运动耐量降低。但是，许多患者除了心悸外没有其他症状。患者是否出现如 J. K. 一样心力衰竭的体征，例如劳力型呼吸困难、外周水肿，取决于基础的心室功能。相对来说，心力衰竭的基础疾病也参与房颤的发病过程。

房颤患者具有血栓性卒中的风险（见随后的卒中预防部分）[6]。因为心房的无序运动、正常的血流中断，可能形成附壁血栓（常见于心房称为左心耳的袋状结构内）。恢复窦性心律后，心脏收缩功能变强，更易排出血栓，增加卒中的风险。非瓣膜房颤的患者卒中风险增加 5 倍；随着合并相关风险因素增加，卒中风险也增加。其他增加卒中风险的合并疾病包括心力衰竭、心肌病、甲亢、先天性心脏病和瓣膜心脏病。因为卒中的高风险及卒中对患者结局的显著影响，进而有了应用药物治疗预防卒中发生的适应证。另外根据患者的基础卒中和出血风险选择合适的抗凝方案。房颤的风险评分使用 $CHA_2DS_2$-VASc 评分系统。$CHA_2DS_2$-VASc 评分如果存在充血性心力衰竭、高血压、糖尿病、血管疾病、年龄 65~74 岁或女性，一项得 1 分，如果年龄大于等于 75 岁或有卒中史，一项得 2 分。得分总和既为评分与卒中风险相关[7]。

## 房颤的治疗

### 治疗目标

案例 15-1，问题 3：像 J. K. 这样的房颤患者治疗目标和一般治疗方法是什么？

有 2 个基本治疗目标，包括控制心室率和减少卒中的风险。在有些病例中，第 3 个治疗目标是转复为窦性心律。

## 控制心室率

### 地高辛

案例 15-1，问题 4：医嘱给予 J. K. 1mg 负荷剂量的地高辛，继以每日 0.25mg 的维持剂量。给予地高辛的目的是什么？与其他控制心室率的药物相比，地高辛的优点和缺点是什么？

房颤首要的治疗目标是减慢心室率，这样可使心室血液灌注更充分。表 15-5 列出了一般用于控制心室率的药物及负荷剂量和维持剂量。因为其对房室结的直接阻滞作用和类迷走神经的作用，地高辛延长房室结的有效不应期，减少房室结传导的兴奋冲动的数量（负性频率）[6]。

因为地高辛（digoxin）使用的许多限制，作为室律控制药物对房颤患者的作用有限。因为其作用起效慢，限制了地高辛的应用。给予静脉剂量后，它起效需要超过 2 个小时，需要 6~8 小时才能达到最大疗效[8]，这明显慢于其他的负性频率药物。交感神经兴奋（如运动和情绪压力）是阵发性房颤的诱发因素，此时地高辛比 β 受体阻滞剂和非二氢吡啶类钙通道阻滞剂的疗效差[7-11]。2014 年 American Heart Association/American College of Cardiology/Heart Rhythm Society 的房颤治疗指南推荐地高辛仍保留用于左心室功能损害或心力衰竭时控制房颤时的心室率，或当室率控制不佳时作为 β 受体阻滞剂和非二氢吡啶类钙通道阻滞剂的填加治疗[12]。对于需要控制房颤时室率且血压较低的患者，也可能从地高辛对心室率的控制中获益。应当注意的是，如果地高辛与 P 糖蛋白抑制剂如维拉帕米、普罗帕酮、奎尼丁、氟卡尼和胺碘酮合用，地高辛血清浓度会升高[13-15]。正常情况下，P 糖蛋白存在于小肠上皮细胞的刷状缘细胞膜中，将地高辛泵入肠腔中从而减少其生物利用度；P 糖蛋白也存在于肾小管，可将地高辛泵出体外（进一步讨论地高辛和地高辛相互作用药物的内容见第 14 章）。

**表 15-5**
**用于控制室上性心动过速室律的药物[a]**

| 药物 | 负荷剂量 | 常用维持剂量 | 备注 |
|---|---|---|---|
| 地高辛 | 10~15μg/kg，低体重患者可达 1~1.5mg IV 或 PO 24h（如起始 0.5mg，然后 0.25mg/6h） | PO：0.125~0.5mg/d；根据肾衰调整剂量（见第 14 章） | 需要数小时达到最大效应；肾功能损害患者慎用 |
| 艾司洛尔 | 0.5mg/kg IV 1 分钟 | 50~300μg/（kg·min）持续静脉输注并增加剂量间采用静脉推注 | 常见低血压；联合地高辛和钙通道阻滞剂药效协同 |
| 普萘洛尔 | 0.5~1.0mg IV 2min 重复（可达 0.1~0.15mg/kg） | IV：0.04mg/（kg·min）<br>PO：10~120mg TID | 心力衰竭或哮喘的患者慎用；联合地高辛和钙通道阻滞剂药效协同 |
| 美托洛尔 | 5mg IV，速率 1mg/min | PO：25~100mg BID | 心力衰竭或哮喘的患者慎用；联合地高辛和钙通道阻滞剂药效协同 |
| 维拉帕米 | 5~10mg（0.075~0.15mg/kg）IV 2min；如果患者对药物反应不佳 15~30min 后，重复注射 10mg（可达 0.15mg/kg） | IV：5~10mg/h<br>PO：40~120mg TID 或缓释片每日 120~480mg | 静脉应用会引起低血压；联合地高辛和 β 受体阻滞剂房室阻滞协同；可能增加地高辛浓度 |
| 地尔硫䓬 | 0.25mg/kg IV 2min；如果患者对药物反应不佳，15min 后重复注射 0.35mg/kg，2min | IV：5~15mg/h<br>PO：60~90mg TID 或 QID 或缓释片每日 180~360mg | 在静脉注射 4~5 分钟后起效；低血压；联合地高辛和 β 受体阻滞剂房室药效协同 |

[a] 房室结消融是控制心室反应的非药物治疗的替代选择；但是作用是永久性的，并此后需要长期心室起搏。
AV，房室；BID；每日 2 次；PO，口服；IV，静脉注射；QID，每日 4 次；TID，每日 3 次

案例 15-1，问题 5：J. K. 患有糖尿病，其患糖尿病肾病的风险增加。如果 J. K. 有肾功能不全，剂量怎样调整？

J. K. 的肾功能正常。如果他具有明显的肾功能不全，应当减少地高辛的负荷和维持剂量。负荷剂量的目的是为了在分布容积大时迅速达到治疗药物浓度，清除率对这一作用影响小。在肾功能不全的患者中地高辛的分布容积减小。地高辛 50%~75%经尿以原型排泄，因此地高辛的维持剂量与肾脏清除率高度相关。（对地高辛在肾功能正常和异常的患者中的应用的更多讨论内容见 14 章）。虽然地高辛在心力衰竭患者的治疗中目标治疗浓度通常为 0.5~1ng/ml[16]，对于 J. K. 的室率控制可能有必要应用更高的目标治疗浓度。

### β 肾上腺素阻滞剂

案例 15-1，问题 6：其他用于心室率控制的药物有哪些，与地高辛相比它们有何优缺点？

β 肾上腺素阻滞剂是另一类用于房颤的负性频率药物。普萘洛尔、美托洛尔和艾司洛尔可静脉应用。每种药物都可以在静息和运动时迅速控制心室率。β 受体阻滞剂是高儿茶酚胺状态下的首选药物，例如甲亢和心脏手术后。

但是，因为它们具有负性肌力的作用，β受体阻滞剂不应用于对急性收缩性心力衰竭患者的心室反应的控制。虽然β受体阻滞剂用于治疗收缩性心力衰竭（如比索洛尔、卡维地络和美托洛尔），它们需要从低剂量开始并用几周的时间谨慎地缓慢增加剂量[2]（见第14章）。在需要快速控制心室率时，可能需要更积极的给药剂量。β受体阻滞剂由于$\beta_2$受体阻滞的作用，应当避免用于哮喘的患者，并且β受体阻滞剂可以掩盖低血糖的体征和症状（除了出汗），因此对于糖尿病患者应更密切地检测血糖。

**钙通道阻滞剂**

非二氢吡啶类钙通道阻滞剂也可以在静息和运动时有效减慢心室率。它们通过抑制房室结的慢钙通道来发挥作用。维拉帕米和地尔硫䓬可以静脉注射以快速降低心室率（4~5分钟）[12]。非二氢吡啶类钙通道阻滞剂不应用于失代偿心衰的患者[7]。他们通过作用于房室结的慢钙通道发挥作用。虽两药皆可持续静滴和口服给药，但静脉注射产生的作用持续时间较短。钙通道阻滞剂可以引起动脉扩张，因此可能会引起血压的瞬时降低。预防性给予静脉钙剂可用来降低其对低血压患者、临界低血压患者或左室功能不全患者的降压作用。钙剂预防不能消除非二氢吡啶类钙通道阻滞剂负性肌力作用[17-20]。射血分数小于35%的患者应禁用维拉帕米，且维拉帕米能增加其他心血管药物如地高辛、多非利特、辛伐他汀和洛伐他汀的浓度[21]。对于哮喘的患者，维拉帕米和地尔硫䓬是很好的替代药物[7]。

长期治疗中推荐使用口服负性肌力药物（通常β受体阻滞剂或非二氢吡啶类钙通道阻滞剂）。如果使用这些药物中的一种进行单药治疗，控制症状需要使用更高的剂量，如果患者出现不能耐受的不良反应，推荐在β受体阻滞剂或钙通道阻滞剂基础上加用小剂量地高辛[7,11,22-24]。

虽然这类患者也常短期静脉注射地尔硫䓬，但J.K.有心力衰竭的体征，静脉维拉帕米和β受体阻滞剂可能加重心力衰竭的体征和症状，而且β受体阻滞剂可能掩盖J.K.低血糖的体征，所以地高辛是合理的选择。室率控制的目标应当是使静息心率在60~80次/min之间，使运动时心率在90~115次/min之间[7]。最近的研究发现更宽松的静息心室率控制目标（<110次/min）与严格的心室率控制目标（静息心率<80次/min）对患者具有相似的预后[25]。这项研究提示在难以达到心室率控制目标时，患者心室率>80次/min也是可以接受的[7,26]。

**室率控制与节律控制**

案例15-1，问题7：在给予负荷剂量地高辛后，J.K.的心率仍为120次/min，且一直感到心悸。他的血压是100/60mmHg，并且他心力衰竭的症状正在改善，但仍诉有轻度的气短。医师决定对J.K.进行转复窦性心律的治疗。J.K.适于进行节律控制治疗吗？如果适合，为什么？J.K.成功转复为窦性心律的可能性有多大？

节律控制策略在最近几年中应用有所减少。这是因为已经完成的至少6项对室率或节律控制对患者预后的影响进行比较的研究[27-32]。为了标准化这些研究，只有除心悸外无症状的患者进行室率控制。AFFIRM研究（Atrial Fibrillation Follow-up Investigation of Rhythm Management），是一项随机多中心的研究，是最大的比较房颤治疗室率控制和节律控制的研究之一。AFFIRM入选4 060名房颤合并卒中风险的患者[27]。主要终点是全因死亡率。根据主治医师的判断选择抗心律失常药物，而超过60%的患者接受胺碘酮或索他洛尔作为初始抗心律失常药物。室率控制药物包括地高辛、β受体阻滞剂和非二氢吡啶类钙通道阻滞剂。在平均随访3.5年后，室率控制组的全因死亡率有降低的趋势（$P=0.08$），而住院率（降低10%，$P=0.001$）和TdP（降低300%，$P=0.007$）有明显的降低。因此与室率控制相比，房颤患者节律控制不能改善预后且增加住院和TdP的风险。

对于大多数患者常规长期治疗应采取室率控制策略，包括控制心率并如有适应证，给予抗凝。但是，当患者即使采用现今可采取的治疗充分控制室率后仍有症状，或如果患者不能耐受室率控制药物的不良反应，有必要进行节律控制。地高辛未充分控制J.K.的心率。口服β受体阻滞剂和非二氢吡啶类钙通道阻滞剂也可用来控制他的心率；但是很可能他的血压太低以致不能增加β受体阻滞剂剂量或加用非二氢吡啶类钙通道阻滞剂。因此有必要进行节律控制治疗。

成功转复和维持窦性心律的可能性由心律失常的持续时间、基础疾病情况和左心房大小决定[33]。房颤持续时间超过1年显著降低维持窦性心律的机会[34]。当心房大小超过5cm，会减少10%在6个月内维持窦性心律的机会。J.K.维持窦性心律的机会很大，因为他房颤的持续时间短，且心脏超声证实他的左心房仅有轻度的扩大。

**转复为正常窦性心律**

案例15-1，问题8：J.K.开始服用华法林治疗，并且J.K.的凝血时间目标值为国际标准比值（INR）2~3。J.K.计划进行经食管超声心动图（transesophageal echocardiogram，TEE）来决定是否在这次住院期间能够进行转复。TEE怎样帮助医师决定是否进行转复，为什么需要进行华法林治疗？

若房颤持续时间<48小时，心房血栓形成的可能性非常小。但是，如果患者具有卒中的高危风险，他们应当尽快在围转复期接受抗凝药物治疗（普通肝素、低分子肝素、Xa因子或直接凝血酶抑制剂），既以长期的抗凝治疗[7]。但是当房颤持续时间>48小时或持续时间不确定，应在转复前至少给予华法林3周，并且给予剂量应使INR保持在2~3之间[7]。对于房颤患者的研究提示在转复前进行抗凝治疗的患者与未抗凝的患者相比血栓栓塞事件降低（抗凝患者0.8%，未抗凝患者5.3%）[35]。TEE可以替代用来决定是否心房中有血凝块形成[7,36]。心房血栓形成更常见发生在称为心耳的心房小侧袋内[37]。因为房颤患者右心耳的血栓发生率是左心耳的一半，因此增加卒中的风险远远高于肺栓塞[37]。

如果TEE未见血凝块，可以认为房颤转复引起卒中的风险较低[36]。但是如果TEE证实心房中有血凝块，J. K. 将需要在转复前充分抗凝三周以预防血凝块引起的血栓栓塞和卒中。如果转复成功，由于心房肌收缩功能完全恢复可能需要长达3周的时间，患者可能有迟发血栓栓塞的风险，因此患者转复后需要继续服用华法林至少4周[38]。是否需要进行长期抗凝治疗取决于患者的基础血栓风险和出血风险。在下文会进一步讨论。

**药物转复——依布利特、普罗帕酮、氟卡尼**

> 案例15-1，问题9：J. K. 无心房血凝块，计划明日使用依布利特进行药物转复。如果J. K. 使用依布利特药物转复失败，他将于明日晚些时候进行电转复。请比较依布利特与其他药物转复治疗选择。

直流电转复是最有效的转复方法（见下文电转复）。但是如果患者不适合进行麻醉或患者不愿意进行直流电转复，此时不宜应用直流电转复。在这些情况下，可以试着进行药物转复。在安慰剂对照研究中评估了许多Ⅰ类和Ⅲ类抗心律失常药物对房颤或房扑转复窦性心律的作用。其中研究发现作用最有效的药物转复方法包括静脉注射依布利特、口服普罗帕酮、口服氟卡尼和静脉注射胺碘酮及口服多非利特。本章将主要讨论依布利特、普罗帕酮和氟卡尼。

依布利特（ibutilide）是Ⅲ类抗心律失常药物，具有钾通道阻滞和慢钠通道激活的作用，依布利特静脉注射剂是第一个经美国食品药品监督管理局批准可用于终止新发房颤和房扑的药物[39]。给药方法为1mg依布利特注射液静脉注射10分钟，如果10分钟后未成功转复，再给予另一剂1mg依布利特注射液静脉注射10分钟。对新发房颤的转复率为35%～50%，对房扑转复率为65%～80%。最近1项对住院房颤或房扑患者的回顾性研究中，最初转复成功有50%的患者（41%从房颤转复，65%从房扑转复），但只有33%留院患者保持窦性心律。如果在转复前房颤或房扑的持续时间小于15日患者，明显比转复前房颤或房扑持续时间大于15日的患者出院时维持窦性心律的要多[40]。与大多数Ⅲ类抗心律失常药物一样，本药主要的不良反应是TdP，患者发生率约4%。依布利特应当在合并低钾、低镁、QT延长和射血分数减低（<30%）的患者中避免使用除了尖端扭转的风险外，患者对治疗的耐受性一般较好[41-43]。

普罗帕酮（propafenone）是Ⅰc类抗心律失常药物并有β受体阻滞的作用，口服给予450～750mg剂量（最常用600mg的剂量），房颤患者初始转复成功率为41%～57%。与依布利特比，患者无室性心律失常（包括TdP）的风险，但是有低血压、窦性心动过缓和QRS间期延长的风险[44-46]。

口服氟卡尼（flecainide）是另一类Ⅰc类抗心律失常药物。在一项研究中，口服300mg氟卡尼可以在3小时内将68%的患者转复窦性心律，8小时内将91%的患者转复窦性心律。本药对房扑也有确切疗效。已报道的不良反应包括窦房结功能障碍、室内传导延长、眩晕、虚弱和胃肠道不适[47,48]。

在房扑时存在1:1的房室传导，在给予Ⅰc类抗心律失常药物至少30分钟前，应给予β受体拮抗剂或非二氢吡啶类钙拮剂[7]。J. K. 因为结构性心脏病不适于使用这些药物。

**电转复**

> 案例15-1，问题10：J. K. 应用2次静脉注射依布利特，在给予第2剂之后，他转复窦性心律仅维持5分钟，然后又复发房颤。J. K. 计划6小时后行电转复，什么是电转复？它的有效性和安全性如何？

直流电转复迅速且有效，可使85%～90%的患者从房颤转为正常窦性心律[38]。如果单用直流电转复无效，可再次联用抗心律失常药物重复[7,49]。在一项研究中，电转复联合依布利特（1mg）预先治疗的房颤患者（平均房颤持续时间119日）成功转复率比未预先治疗的房颤患者明显升高（100% vs 72%，$P=0.001$）[49]。这可能是因为依布利特预治疗降低了27%心房除颤所需要的能量（$P=0.001$）。3%应用依布利特患者出现TdP，这些患者的射血分数均小于20%。为了提高直流电转复率也可考虑氟卡尼、普罗帕酮、胺碘酮和索他洛尔[7]。

血流动力学不稳定是患者进行直流电转复的明显适应证。不希望进行直流电转复的原因是这一操作需要麻醉（短效类苯二氮䓬类、巴比妥类或丙泊酚）。

**维持窦性心律**

> 案例15-1，问题11：J. K. 在成功电转复后出院，但是，当他在2周后复诊时，再次复发房颤，并再次主诉经常有心悸，医师希望开始使用一种抗心律失常药物来维持窦性心律。对于这位患者选择哪种药物最好？

为J. K. 选择最好的抗心律失常药物，应当评估每种药物的有效性和不良反应资料。Ⅰa类、Ⅰc类和Ⅲ类抗心律失常药物（见表15-2及表15-3）预防房颤复发。FDA批准氟卡尼、索他洛尔和多非利特和决奈达隆用于维持窦性心律。虽然FDA未批准，普罗帕酮和胺碘酮也很常用于房颤。

**氟卡尼和普罗帕酮**

Ⅰc类氟卡尼和普罗帕酮在抑制房颤方面很有效[50-54]。氟卡尼有效率可高达61%～92%[55,56]。氟卡尼和其他的可能的Ⅰc类抗心律失常药物都能引起心律失常，尤期是器质性心脏病的患者应避免使用。普罗帕酮，是Ⅰc类抗心律失常药物并有β受体阻滞的作用，疗效与氟卡尼相似，在非缺血性心脏病和射血分数高于35%的患者中相对安全；更适用于需要进行额外的房室阻断以控制心室反应的患者。一项对氟卡尼（每日200～300mg）和普罗帕酮（每日450～900mg）进行直接比较的研究证明两者具有相等的安全性和有效性。在12个月的全部观察过程中，未有效控制心律失常的患者比例相似（每组均为约12%）。不良事件也相似，氟卡尼组发生率为10.3%，普罗帕酮为7.7%。在所有的不良事件中，只有一名应用普罗帕酮的患者出现室性心律失常。在另一项为期1年的普罗帕酮和氟卡尼的对比研究中，也证实两者疗效相似，但是这项研究结果倾向于氟卡尼组的耐受性更好[57,58]。

案例15-1,问题12: J. K. 今日要开始给予多非利特。作为预防措施,他因开始使用多非利特入院。为什么J. K. 需要住院才能使用多非利特?所有抗心律失常药物均需要住院才能开始使用吗?

Ⅲ类抗心律失常药物(索他洛尔、多非利特、胺碘酮、决奈达隆)延长心房、心室、房室结和旁路组织的不应期并且能预防房颤的复发。所有这些药物通过阻滞钾通道发挥作用;但是,索他洛尔还具有额外的β受体阻滞的作用[59-61]。胺碘酮和决奈达隆都可阻滞钠通道和钙通道,除了钾通道阻滞的作用外还有抗肾上腺素的作用[59,61]。

**索他洛尔、胺碘酮、多非利特和决奈达隆**

在一项双盲、安慰剂对照、多中心、随机的研究中入选了253名房颤或房扑的患者评估索他洛尔(sotalol)在抑制房颤复发方面的作用[62]。安慰剂、索他洛尔每日160mg(分2次服用)、索他洛尔每日240mg(分2次服用)和索他洛尔每日320mg(分2次服用)的中位复发时间分别为27日、106日、229日和175日。肌酐清除率<40ml/min的患者禁用索他洛尔,高浓度会引起TdP。在一项与普罗帕酮的比较研究中,索他洛尔在减少75%的患者房颤复发的有效性(79%患者使用普罗帕酮 vs 76%患者使用索他洛尔)与普罗帕酮相似。心动过缓、晕眩和胃肠道不适是最常见不能耐受的不良反应[63]。因为本药负性肌力的作用,索他洛尔不应用于收缩性心力衰竭的患者。可作为一线药物用于房颤合并基础冠状动脉疾病的患者或未合并心血管疾病的患者[7]。

胺碘酮(amiodarone)在维持窦性心律方面比索他洛尔和普罗帕酮更有效[64]。CTAF(Candian Trial of Atrial Fibrillation)研究比较了低剂量胺碘酮(每日200mg)、普罗帕酮(每日450~600mg)和索他洛尔(每日160~320mg)预防房颤复发的作用[64]。在平均随访16个月后,35%胺碘酮治疗的患者复发房颤,而索他洛尔和普罗帕酮两组共有63%的患者复发($P=0.001$)。考虑到它特别的药物代谢动力学和潜在的严重不良反应(见表15-3和案例15-7,问题2),胺碘酮只推荐用于心力衰竭的患者或严重左心室肥厚的患者一线治疗,有很多专门研究心力衰竭的患者使用胺碘酮的安全性的资料[7]。胺碘酮也能用于索他洛尔、普罗帕酮或多非利特治疗失败的患者[7,65]。

已证明多非利特(dofetilide)是一类对转复和维持窦性心律均有效的药物。2项临床研究,EMERALD(European and Australian Multicenter Evaluative Research on Atrial Fibrillation Dofetilide)和SAFIRE-D(Symptomatic Atrial Fibrillation Investigation and Randomized Evaluation of Dofetilide)提示更高剂量的多非利特使30%的房颤或房扑患者转复[67]。药物转复失败的患者接受电转复,如果电转复成功,患者继续使用多非利特1年。1年后60%转复成功的患者服用500μg仍维持窦性心律。多非利特对于心力衰竭和心肌梗死后患者的致死率表现出中性的作用[68,69]。

根据患者的肌酐清除率(CrCl)调整多非利特的剂量;对于CrCl>60ml/min、40~60ml/min和20~39ml/min的患者,剂量分别为500μg、250μg和125μg。西米替丁、酮康唑、奋乃静、甲地孕酮和甲氧苄啶(包括与磺胺甲噁唑的复方)抑制多非利特在肾小管的主动分泌,并升高多非利特的血浆浓度[60]。因为TdP的发生率直接与多非利特的血浆浓度相关,禁止联用这些药物[70]。维拉帕米或氢氯噻嗪与多非利特联用增加TdP的发生率,但机制不明,因此也禁止联用[60]。不推荐多非利特与可延长QTc间期的药物共同使用。多非利特也经P450 CYP3A4同工酶代谢一小部分。因此同工酶的抑制剂(如唑类抗真菌药物、蛋白酶抑制剂、5-羟色胺再摄取抑制剂、胺碘酮、地尔硫䓬、奈法唑酮和扎鲁司特)与多非利特联用应谨慎。其他药物可能也会潜在增加多非利特的血药浓度(通过抑制肾小管分泌)包括二甲双胍、氨苯蝶啶、阿米洛利。因此这些药物与多非利特联用应当谨慎[70]。

多非利特作为心力衰竭或冠状动脉疾病患者的一线药物是因为这些人群使用多非利特对死亡率的影响为中性[7]。多非利特对于不合并心血管疾病的患者也可作为一线用药,但在严重左心室肥厚的患者应避免使用[7]。

决奈达隆(dronedarone)是美国批准的最新的抗心律失常药物。决奈达隆从结构和药理活性上都与胺碘酮相似;但是此药不含碘,因此与胺碘酮相比分布容积小得多。不含碘也使服用决奈达隆的患者发生与甲状腺相关的或其他不良反应的可能性小[61]。在维持窦性心律方面决奈达隆与安慰剂相比稍有疗效。服用决奈达隆的患者1年房颤复发率约为40%,复发的时间延长几乎1倍[71]。评估决奈达隆的主要临床研究是ATHENA研究。ATHENA的主要终点是死亡、因心血管事件住院的复合终点,患者服用决奈达隆400mg每日2次或安慰剂至少1年[72]。决奈达隆主要的复合终点(31.9%)与安慰剂(39.4%)相比显著降低。对复合终点的减少主要是由于因心血管事件(主要为房颤复发)入院减少。在这项研究中胃肠道事件是最常见的不良反应。应注意在这项研究中排除了最近失代偿心力衰竭或纽约心脏学会(NYHA)分级Ⅳ级心力衰竭的患者。对严重或不稳定心力衰竭患者的排除与ANDROMEDA研究导致提前中止试验的负面发现有关[73]。ANDROMEDA是1项安全性研究,用来评价决奈达隆对心力衰竭患者死亡率影响的研究。在这项研究中,纳入了NYHA分级Ⅲ级或Ⅳ级收缩性心力衰竭的患者。这项研究提前中止是因为与安慰剂相比,决奈达隆的死亡风险几乎增加了1倍。因此,严重或最近失代偿的心力衰竭是决奈达隆的禁忌证。根据PALLAS研究的发现,决奈达隆也应在永久性房颤患者中避免使用[74]。这项研究发现在这类患者群中使用该药卒中、心衰和心血管死亡事件增加。决奈达隆也与胺碘酮进行了直接比较[75]。在这项研究中,决奈达隆比胺碘酮的疗效低,但是导致甲状腺、神经、皮肤和眼不良反应的发生率与胺碘酮相比更小。胃肠道不良反应相比胺碘酮更常见[75]。决奈达隆更适于房颤合并冠心病、可能有左室肥厚或无心血管疾病的患者作为一线治疗药物。决奈达隆不应用于心力衰竭症状严重或最近因心力衰竭住院的患者,但是轻度、控制良好的心力衰竭患者可能可以应用[7,73]。

考虑到J. K. 为新发心力衰竭,无索他洛尔、普罗帕酮和氟卡尼的适应证。虽然决奈达隆可能比胺碘酮的耐受性更好,但是因为J. K. 最近因失代偿心力衰竭入院,存在使用禁忌。因此，对于 J. K. 来说最合适的选择是多非利特或胺碘酮。这两种药物均证明心力衰竭患者使用是安全的。根据肾功能、是否存在重要的药物相互作用或是否有需要避免胺碘酮不良反应来在两者之间进行选择。

多非利特因为 TdP 相对的高风险，仅批准入院后才能开始使用。应用多非利特的患者必须应用合适的配备设施进行 ECG 监测至少 3 日。通过计算患者的肌酐清除率来决定初始给药方案。在患者住院期间，患者应用首剂和其后每剂后必须监测 QTc 间期（使用 12 导联 ECG）2～3 小时。如果首剂后 QTc 间期延长 15%或如果超过 500 毫秒（心脏传导异常患者中 550 毫秒），多非利特给药方案应减少 50%。如果在随后的第 2 剂使用后，任何时候 QTc 间期超过上述参数，多非利特应当停用[76]。

高剂量索他洛尔可能也会引起心律失常，诱导 TdP 的风险使其制药商也要求开始使用索他洛尔的患者必须应用合适的配备设施进行 ECG 监测至少 3 日[76]。此外，在开始和缓慢加量期间，应在每个剂量后监测 QTc 间期 2～4 小时。事实上，除胺碘酮（本药致心律失常的可能性很低）之外，对于大多数治疗房颤的抗心律失常药物，患者都应在住院时开始使用[7]。

## 预防卒中

### 抗栓治疗

案例 15-1，问题 13：J. K. 在住院时使用 500μg 多非利特，每日 2 次（其肌酐清除率为 92ml/min，因此剂量是合适的），然后出院。出院后 2 周情况良好。J. K. 还需要继续华法林治疗吗？还可考虑其他哪些抗栓方案？

非瓣膜和瓣膜性房颤患者与无房颤患者相比，卒中风险分别升高了 5 和 17 倍[4,5]。卒中可能导致 71%的患者死亡或严重的神经瘫痪，且每年的复发率高达 10%[77]。

在 3 项大型的随机的研究中，非瓣膜房颤患者均从抗栓治疗中获益[78-81]。在 SPAF（Stroke Prevention in Arial Fibrillation）研究中，阿司匹林每日 325mg 和华法林（warfarin）（缓慢加量至 INR2.0～4.5）均显著降低卒中风险，同时出血相关并发症可以接受[80]。SPAF Ⅱ的结果直接比较了华法林和阿司匹林的作用，并提示华法林与阿司匹林相比在预防卒中方面更有效[81]。这些结果在 AFASAK 研究中得到证实。此项研究发现华法林在预防脑栓塞和整体血管性死亡（脑血管和心血管）明显优于阿司匹林和安慰剂[78]。一种口服直接凝血酶拮抗剂（达比加群）和口服Ⅹa 因子拮抗剂（利伐沙班，阿哌沙班，依度沙班）已上市。这些新型的抗凝药物已表现出与华法林相比相似或更好的药效和安全性[82-84]。

达比加群（dabigatran）FDA 批准其用于非瓣膜房颤患者减少卒中和全身血栓栓塞性疾病[85]。在 Re-Ly 研究中，达比加群 110mg 每日 2 次和 150mg 每日 2 次与华法林在 $CHADS_2$ 评分≥1 的患者（$CHADS_2$ 评分平均为 2.1）中进行比较。$CHADS_2$ 评分系统是一种用于房颤的危险分层的工具。低剂量达比加群预防卒中的效果不亚于华法林，但是出血更少。高剂量达比加群对卒中的预防优于华法林但出血发生率相似[86]。除出血外，最常见的不良反应是胃肠道不适。需要注意的是达比加群胶囊不能嚼服或打开。

三种口服Ⅹa 因子抑制剂包括利伐沙班、阿哌沙班、依度沙班现在已批准用于房颤患者卒中和系统性栓塞的预防。这些药物每一种均采用相似的试验设计与华法林进行了直接的比较[82-84]。已发现利伐沙班和依度沙班在卒中/系统性栓塞预防方面不亚于华法林，而阿哌沙班的药效优于华法林。与华法林相比，依度沙班、阿哌沙班更少发生主要出血事件，而利伐沙班发生率相似。虽然所有这些新药物的有效性和安全性与华法林比较均有不同，但在这些新药物的抗凝选择之间没有直接的比较。因此尚无确定的结论哪种药物更具有优势。但是如果患者具有高出血风险，选择阿哌沙班或依度沙班是合理的，因为这两种药物相对于华法林在出血风险方面更具有优势[83,84]。

对某一患者选择抗凝药物是需要考虑这些新型药物之间的差异。例如，肾功能不全的患者使用每种药物的推荐均有不同。CrCl 低于 15ml/min 的患者不应当使用任何一种新型口服药物。利伐沙班（CrCl 15～49ml/min，每日 15mg）和依度沙班（CrCl 15～50ml/min，每日 30mg）根据肾功能调整的剂量在 ROCKET AF 和 ENGAGE AF TIMI48 研究中进行了评估，而达比加群根据肾功能调整的剂量（CrCl 15～30ml/min，每次 75mg，每日 2 次）是根据药代动力学数据外推的结果[82,84,87]。阿哌沙班不需要根据 CrCl 进行剂量调整，但是如果患者存在两种或更多的高危因素（体重<60kg，血肌酐>1.5 或年龄>80 岁）。有趣的是，依度沙班在 CrCl 大于 95ml/min 的患者的药效降低，不应使用。因此，依度沙班、阿哌沙班或利伐沙班可能比达比加群应用于肾功能减低的患者的循证证据更强，而依度沙班对于肾功能很好的患者并不是一个合适的选择[82-85]。

与华法林相比，口服直接凝血酶抑制剂或口服Ⅹa 因子抑制剂的药物相互作用更少。所有的新型口服抗凝药物均与利福平有相互作用，利伐沙班和阿哌沙班也与其他的强 P 糖蛋白和 CYP3A4 系统的抑制剂和诱导剂均有相互作用。达比加群与 P 糖蛋白抑制剂（酮康唑、决奈达隆）有相互作用；但是除非使用有相互作用药物的患者 CrCl 小于 50ml/min，不需对治疗进行调整。现在除了利福平，尚未发现与依度沙班存在相互作用的其他药物。虽然与新型口服抗凝药物有相互作用的药物数目少于华法林，但是在治疗开始或治疗调整时，进行药物相互作用评估仍然很重要。达比加群和口服Ⅹa 因子抑制剂的一项优势是不需要为确定抗凝的强度是否合适而进行常规监测和剂量调整。但潜在的缺点是对于出血或需要紧急行操作或手术的患者，常常无法监测抗凝的强度。此外，尚未有确定的逆转这些药物作用的方法，相反，逆转华法林的作用有很明确的处理流程。现有的质量最好的证据表明浓缩血液因子产品（浓缩 4-因子凝血酶原复合物和 FEIBA）可能逆转这些药物的作用；但是特异的逆转药物可能在不远的将来上市[88]。如果出现危及生命的出血，血液透析也可用来清除达比加群。

总得来说，$CHA_2DS_2$-VASc 评分≥2 的患者应当接受抗凝治疗预防卒中[7]。华法林（INR 目标 2～3），达比加群、利伐沙班、阿哌沙班作为抗凝药物均推荐用于卒中的预防[7]。

2014 年关于房颤的指南发布时尚未批准依度沙班用于房颤，因此现在指南尚未包括该药但 FDA 已批准依度沙班用于房颤。如果患者 $CHA_2DS_2$-VASc 评分 1 分可以选择不进行治疗，也可使用一种抗凝药物或单用阿司匹林，如果患者 $CHA_2DS_2$-VASc 评分 0 分不需进行卒中的预防[7]。需要注意的是合并房颤和瓣膜疾病的患者只能使用华法林，因为这一类患者使用新型药物尚未发现使用和获益的证据[89]。

虽然 J. K. 现在处于窦性心律，在 AFFIRM 研究中，随机筛选的进行节律控制的患者只有 73%和 63%的患者分别在 3 和 5 年后仍维持窦性心律[26]。使用抗心律失常药物并不降低卒中的风险，而事实上，患者可能复发房颤，并且不能发觉他们不再维持窦性心律。J. K. 的 $CHA_2DS_2$-VASc 评分是 4 分，不合并任何出血的高危因素（最近没有胃肠道出血史等）。因此，他应当继续服用抗凝药物以预防卒中[7]。虽然 J. K. 现在正在服用华法林，他也可以使用其他任何一种抗凝药物。

**案例 15-2**

问题 1：M. P. 是一名 38 岁的女性，过去 2 年患有慢性房扑。她没有其他的病史，服用美托洛尔 50mg，每日 2 次。但她不想再服用这个药物了，因为使她的运动耐量降低。房扑与房颤的治疗有区别吗？M. P. 可以应用导管射频术吗？

房扑是一种不稳定的节律，经常转为窦性心律或进展为房颤。如果房扑是阵发的，应当鉴别基本病因，如果可能应对病因予以治疗。如果患者为持续房扑，治疗目的（控制心室率，转复窦性心律）与房颤一致。控制心室率可应用与房颤同样的药物和剂量。药物转复，低能量（<50J）直流电转复或快速心房起搏可用于紧急将房扑转为窦性心律，但是房扑复发率很高。

导管射频消融术治疗可用来作为治疗房扑的非药物治疗措施，并且在某些病例中可用于房颤。对于房扑和房颤患者均应进行电生理检查，从而证明是否可以进行消融。采用可进行心脏起搏的导管标测心房和肺静脉（肺静脉与心房交界处）的各个部位。如果某一区域能被电刺激起搏则认为此处存在心房异搏点或折返，从而消融这一区域。通过导管上的电极传导的电能量来消融破坏启动或维持心律失常的组织。如果心律失常的病灶是在心房组织（通常是房扑），病灶本身会被消融。这个操作的成功率约为 75%～90%，推荐药物抵抗或不耐受或不想长期治疗的房扑患者应用。对于房颤患者，异位病灶通常来自肺静脉，常能启动心律失常。对这种情况，在肺静脉周围一圈组织进行环状消融。环状消融不能抑制来自肺静脉的异搏产生，但是它能抑制这些兴奋冲动传播入心房，并且能减少房颤的复发。最近的研究比较了消融术和抗心律失常药物对阵发性房颤患者的疗效，发现与药物相比在预防房颤复发方面消融术更为有效[90]。

M. P. 可能适合进行射频消融术。但是如果她主诉是运动耐量降低，可能 M. P. 换用维拉帕米会缓解这一不良反应[91,92]。

## 阵发性室上性心动过速

### 临床表现

**案例 15-3**

问题 1：B. J. 是一名 32 岁的女性，因主诉虚弱和心悸就诊于急诊科。过去 2 年内，她 1 年发生 2 次相似的症状，但是没有因此来就诊。她没有明显的疼痛，体温 98℉（36.7℃），心率 185 次/min，血压 95/60mmHg，呼吸频率 12 次/min。她的心电图（图 15-5）表现出正常的窦性心律，但心率达 185 次/min。未见 P 波，QRS 波 110 毫秒（正常，<120 毫秒）。患者诊断为阵发性室上性心动过速。

阵发性室上性心动过速的临床表现是什么，这种心律失常的预后怎样？

阵发性室上性心动过速（paroxysmal supraventricular tachycardia，PSVT）常常突发突止。发生阵发性室上性心动过速时，心率通常为 180～200 次/min。像 B. J. 表现的一样，患者通常有心悸感、紧张和焦虑。患者心室率快，发生眩晕和晕厥（几乎昏迷），这种心室率能导致其他更严重的心律失常。根据患者的冠状动脉硬化基础病变程度和左室功能异常情况，也能诱发心绞痛、心力衰竭或卒中。没有阵发性室上性心动过速增加卒中风险的证据。

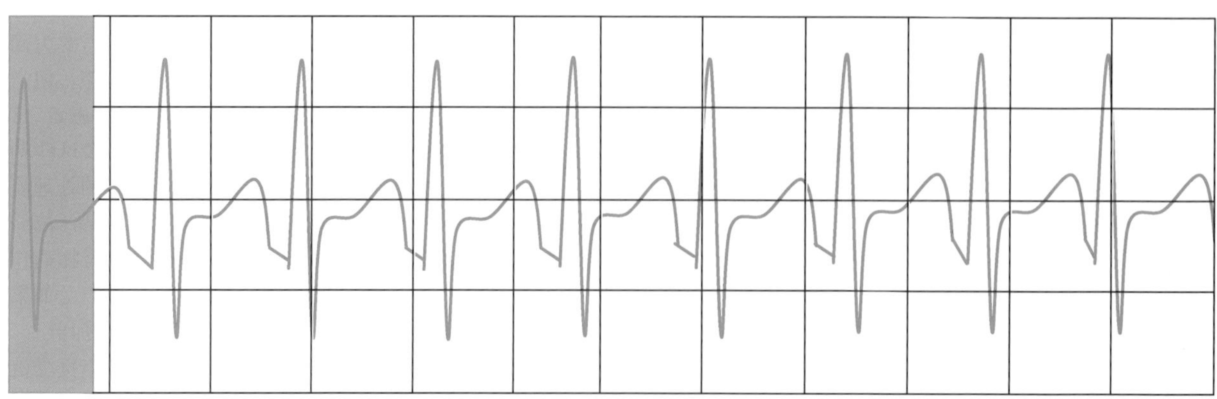

图 15-5 室上性心动过速。注意没有 P 波，QRS 峰性窄，快速的室率

## 心律失常的发生和折返

**案例 15-3,问题 2:** 阵发性室上性心动过速的发生机制是什么?

房室结折返是最常见的阵发性室上性心律失常的机制(见图 15-2)。如果心房的冲动在两条房室结途径中的一条被单向阻滞(房室阻滞),在兴奋冲动抵达一条传导途径的终端,它会通过另一条途径逆向传导,形成一个环形通路反复激动。在心房和心室之间存在旁路传导时会发生折返性心动过速,像预激综合征引起阵发性室上性心动过速(图 15-6)。

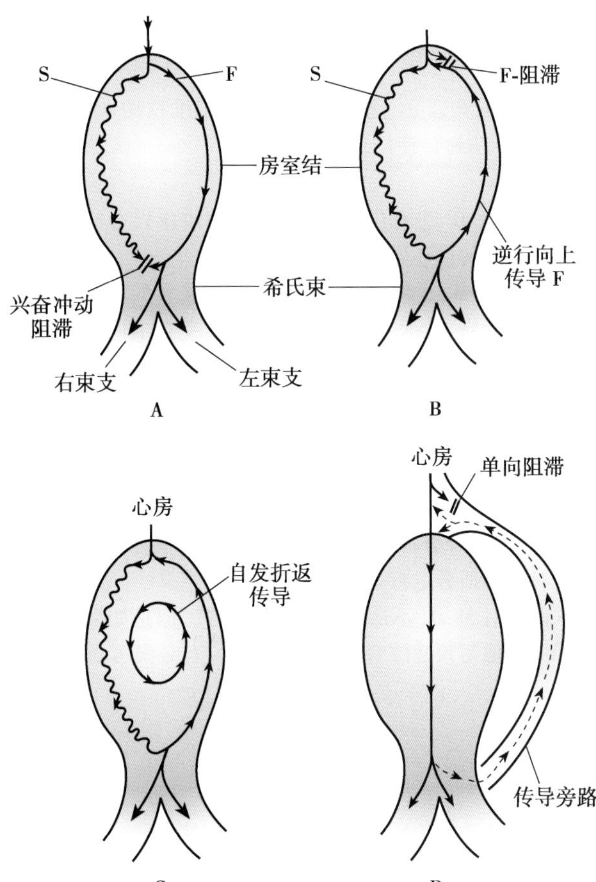


图 15-6 阵发性室上性心动过速和预激综合征时的房室结。A. 兴奋冲动分为两支,一支传播快,另一支传播慢。B. 在 A 中传播较慢的兴奋冲动以逆行的形式传播兴奋冲动。C. 来自 A 和 B 的折返能自我维持。D. 通过房室结传导的正常兴奋冲动,但是通过传导旁路逆行异常传导,可见于预激综合征的患者

## 治疗

**案例 15-3,问题 3:** B. J. 尝试进行 Valsalva 动作,心室率降至 150 次/min;其他的指标没有发生改变。静脉注射腺苷 6mg,给药 1 分钟,对阵发性室上性心动过速的心室率没有作用。又给予腺苷 12mg 仍未起效。治疗未见不良反应。如果 B. J. 血流动力学不稳定,还可以选择什么治疗方式?什么是 Valsalva 动作?B. J. 对腺苷反应不佳的可能原因是什么?存在药物相互作用可以减弱腺苷的作用吗?

### 非药物治疗

#### Valsalva 动作

虽然她的血压低至 95/60mmHg,但 B. J. 仍保持了充足的灌注压,所以应当首先尝试进行迷走神经刺激法。两种常用的迷走神经刺激方式是按压颈内动脉和颈外动脉分叉处或者是 Valsalva 动作(深吸气后屏息,再用力作呼吸运动)。压力感受器感知到这些方法引起的压力增加,反射性引起交感神经张力减低和迷走神经张力增高。迷走神经张力增高会延长不应期并减慢房室结传导,因此减慢心率;在 10%~30%的病例中会终止心律失常[92]。如果 B. J. 血流动力学不稳定,她应当接受同步直流电复律治疗。

### 药物治疗

#### 腺苷

因为阵发性室上性心动过速大多由房室结的折返引起,因此可通过药物阻滞房室结治疗阵发性室上性心动过速。腺苷(adenosine)是一种对心脏起搏组织有短暂负性频率和负性传导作用的嘌呤腺苷[93],作用迅速而短暂,因此被认为是阵发性室上性心动过速紧急治疗的可选药物。通常给予 6mg 静脉推注的起始剂量,如果在 2 分钟未成功起效,可再次静脉推注 1~2 次,每次 12mg,最大总剂量为 30mg。因为本药半衰期很短(9 秒),腺苷应当快速静推(1~3 秒),其后立即给予盐水冲洗。腺苷在进入血流后迅速开始代谢;因此,B. J. 使用腺苷无效很可能是因为她注射时间太长(1 分钟)。

理论上使用茶碱治疗的患者应用腺苷可能无效或需要加大剂量,因为茶碱可有效的阻断腺苷受体。其他的甲基嘌呤类衍生物(咖啡因、瓜拉那)更高剂量可能理论上会像茶碱一样与腺苷有相互作用。相反,同时应用双嘧达莫可能增加腺苷作用,因为双嘧达莫阻断腺苷的再摄取(因此也减少其清除)。

**案例 15-3,问题 4:** B. J. 在 2 秒内给予 12mg 腺苷,继以 20ml 生理盐水冲洗,30 秒后,她主诉胸闷和压迫感。怎样解释这些症状?

B. J. 的表现与腺苷常见的不良反应表现一致。应当告知应用腺苷的患者可能会短暂感到胸闷、潮红或焦虑。哮喘的患者可能还会感到气短和喘憋。进行心脏移植的患者因为心脏缺少神经支配对腺苷特别敏感;因此这类患者应当使用低剂量腺苷。

#### 钙通道阻滞剂

**案例 15-3,问题 5:** B. J. 仍然发作阵发性室上性心动过速。此时还应当考虑哪些其他紧急治疗的方案呢?

非二氢吡啶类钙通道阻滞剂,维拉帕米和地尔硫䓬可用于阵发性室上性心动过速的患者。维拉帕米(5~10mg 或 0.075~0.15mg/kg 静脉注射超过 2 分钟)在给药后 5 分钟可达到最大治疗作用,如果需要可以每 10~15 分钟给药

1 次直至达到最大剂量 20mg。为减少不良事件的发生风险,老年人维拉帕米注射时间应为超过 3 分钟。地尔硫䓬可以给予静脉注射 0.25mg/kg 给药超过 2 分钟,如果未完全起效可在 15 分钟后再次给予静脉注射 0.35mg/kg。这两种钙通道阻滞剂都有 85%的转复率[94]。但是维拉帕米不应用于不明原因的宽 QRS 波心动快速的患者,因为可能会引起血流动力学的损害和室颤。如果钙通道阻滞剂和腺苷都治疗失败还可应用 β 受体阻滞剂和地高辛。

案例 15-3,问题 6:B.J. 静脉注射 5mg 维拉帕米,给药 1 分钟,然后在 10 分钟后又再次给予另外 5mg。她在第 2 次给药 3 分钟后转为窦性心律。因为她继往的症状很可能是因为阵发性室上性心动过速引起的,她可能需要长期进行抑制房室结传导和延长不应期的治疗。对这一适应证可以选用哪种药物?可以对阵发性室上性心动过速的患者进行射频导管消融术吗?

射频导管消融术常用来作为阵发性室上性心动过速患者长期治疗选择。电生理检查用来确定折返通道的位置,并对其进行消融,从而中断传导旁路和折返环路。这种治疗方式具有治愈患者的潜在可能性,并且可由专业的电生理学家进行。患者如不能行消融术,或不希望进行这一操作,可以长期接受药物治疗。阵发性室上性心动过速可以应用减慢房室结传导和延长房室结不应期的药物治疗。这些药物包括口服维拉帕米、地尔硫䓬、β 受体阻滞剂或地高辛。偶可使用Ⅰc 类和Ⅲ类药物来使快旁路的传导减慢和不应期延长以预防心房和心室期前收缩引起的触发刺激。

B.J. 继往阵发性室上性心动过速的发作史较少,并且很可能适合进行消融。此外,由于静脉注射维拉帕米对她有效,可以口服维拉帕米缓释片每日 240mg。

## 预激综合征

### 案例 15-4

问题 1:M.B. 是一名 35 岁的男性,主诉心悸 4 小时就诊于急诊室并间断感觉到几乎昏迷(先兆晕厥)。M.B. 的主要体征包括血压 96/68mmHg;脉博 226 次/min,不规则;呼吸频率 15 次/min;体温 37.0℃。心电图示房颤,QRS 波宽从 0.08~0.14 秒不等。为了控制心室率,静脉注射 10mg 维拉帕米给药 2 分钟。在 2 分钟之内完成静脉注射,在心电监护时发现室颤。对 M.B. 进行除颤,M.B. 重新恢复了窦性心律。随后心电图证明 PR 间期为 100 毫秒(正常 120~200 毫秒)和 δ 波,与预激综合征的表现一致。他自青少年起就有许多次相似病史,每次能自行终止,但他没有冠粥动脉硬化性心脏病和心衰。5 年前曾服用过一种未知药物,心悸发生率减少,但是他因不良反应停用了这一药物。什么是预激综合征?

Wolff-Parkinson-White 综合征,即预激综合征,发生于连接心房和心室的传导旁路(图 15-6)。兴奋冲动能沿这个旁路向下传导并在来自房室结的兴奋冲动抵达前激活心室运动(因此称为预激)。如果患者处于窦性心律而兴奋冲动通过旁路向下传导,心电图可表现为 PR 间期缩短(<100 毫秒),由预激引起的融合波 δ 波,在房室传导后出现的正常 QRS 波。没有明显心脏疾病的儿童和成人也能发生预激综合征(尤其是房室折返性心动过速)且这些患者与同龄人群相比房颤的发生率更高[95]。与 M.B. 相似,心动过速时的快速心率可能导致心悸、头晕目眩和虚弱。当预激综合征患者进展为房颤时,来自心房的快速的兴奋冲动可能直接通过旁路传导途径传导至心室,导致室率加快,因此有发生室颤的危险。维拉帕米(如地尔硫䓬、β 受体阻滞剂、腺苷和胺碘酮)可能延长房室结有效不应期,间接缩短旁路的有效不应期,从而增加这一风险[96]。

案例 15-4,问题 2:为什么 M.B. 应用维拉帕米可能引起室颤?应避免使用什么药物?

因为 M.B. 患有房颤,来自心房的快速兴奋冲动会直接通过旁路传向心室,引起室颤。[97,98]。

治疗 M.B. 这样房颤伴旁路下传的患者的抗心律失常药物,包括普鲁卡因胺、氟卡尼、普罗帕酮和多非利特[99,100]。对更常转为房颤和血流动力学不稳定的预激综合征患者也可选择直流电转复。对旁路行射频消融术可以治愈很多预激综合征患者,在运动负荷实验中持续预激,预激时最短的 RR 间期<250 毫秒,有心悸引起的晕厥症状或存在器质性心脏病史的患者有进行这一手术的适应证。M.B. 有预激综合征引起的房颤,应当由心脏专家评估并决定此时是否适合进行射频消融术[101]。

此时对 M.B. 不适于进行远期治疗。但是如果他复发房颤或其他与预激综合征有关的症状,有必要考虑导管射频消融术。

## 传导阻滞

兴奋冲动的传导阻滞可导致多种心律失常。这可能发生在心室上如Ⅰ、Ⅱ和Ⅲ度(完全)房室传导阻滞。其他病变位于希氏束分叉之下,例如右或左束支阻滞(RBBB 或 LBBB)和三束支传导阻滞。虽然传导阻滞可分为室上性或室性心律失常,但因其心律失常的发生机制相似,与其他心律失常的治疗不同,两者可以作为一个单独的部分进行讨论。

### 案例 15-5

问题 1:H.T. 是一名 63 岁的男性,因 12 小时前急性前壁心肌梗死,收入到心脏重症监护病房(coronary care unit,CCU)。患者病情已稳定。入院时,心电图表现如图 15-7 所示(左束支传导阻滞)。12 小时后,心电图出现变化如图 15-8 所示(文氏型或二度Ⅰ型房室传导阻滞)。

对 H.T. 来说,这些心律失常有什么潜在的危害?二度房室传导阻滞与一或三度房室传导阻滞有何区别?

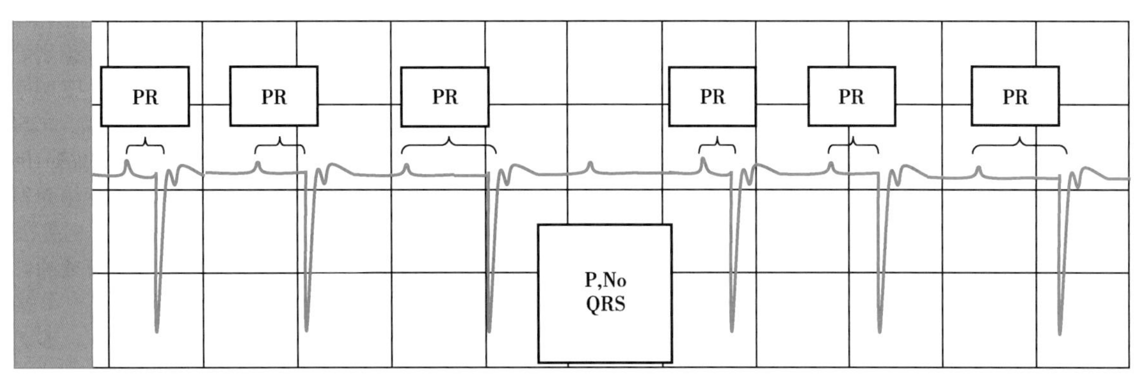


图 15-7 二度Ⅰ型房室传导阻滞(文氏型)。PR 间期进行性延长至到 QRS 波不能传导(第 3 个波后)

H. T. 心电图符合 LBBB 的诊断。兴奋冲动不能沿着希氏-浦肯野系统的左右束支传导时就发生了束支传导阻滞(见图 15-1)。H. T. 左束支阻滞,兴奋冲动沿着右束支正常向下传导,右心室可以在正常的时间收缩。由于左束支阻滞,需要右心室传导的刺激使左心室去极化。这些兴奋冲动必须沿着非典型的传导组织(传导更慢),因此左心室去极化更晚。在心电图上表现为 QRS 波更宽。束支阻滞,特别是左束支阻滞,与冠心病、高血压、主动脉瓣硬化和心肌病有关[102]。一般来说,它们自身不会引起临床心功能降低。但是 H. T. 存在 LBBB,如果右束支损伤,他能进展为完全心脏传导阻滞(三度阻滞)。

一度房室传导阻滞通常是无症状的。心电图显示 PR 间期延长的 P 波(正常,<200 毫秒),但是每个 P 波之后都有正常的 QRS 波。一度房室阻滞常见于服用地高辛、维拉帕米或其他减慢房室传导药物的患者。

二度房室传导阻滞包括两种。莫氏Ⅰ型(文氏型)以每次心跳 PR 间期渐进延长,而 RR 间期相应缩短直到一个兴奋冲动无法传导为特征;这一过程开始后循环重复。莫氏Ⅱ型(见图 15-8)兴奋冲动传导按照一种固定的、规律的形式阻断(如 3∶1阻滞,即每三个 P 波,只有一个传导)。与莫氏Ⅱ型最主要的区别是药物可诱导或负性肌力药物可加重莫氏Ⅰ型。

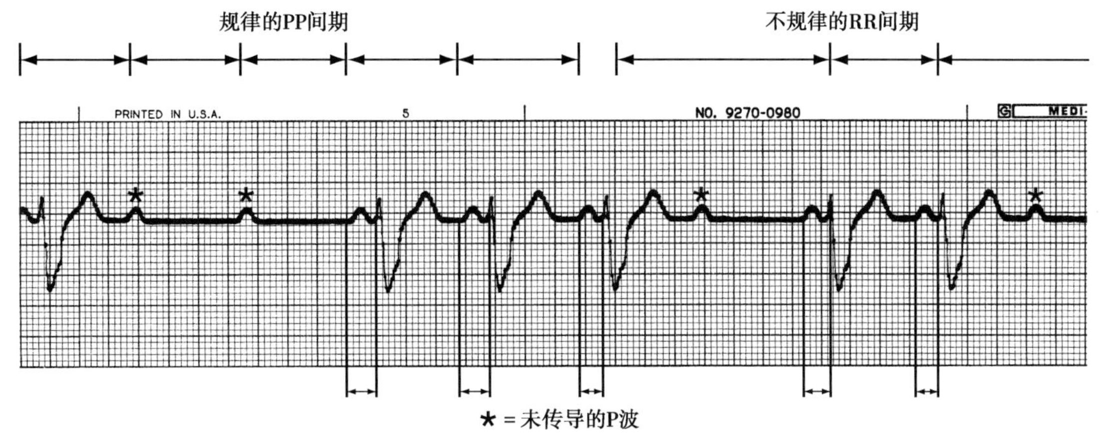


图 15-8 窦性心律合并二度Ⅱ型房室传导阻滞;注意 PR 间期不变。(来源:Smeltzer SC, Bare BG, *Textbook of Medical-Surgical Nursing*, 9th Ed, Philadelphia: Lippincott Williams & Wilkins, 2000)

当来自窦房结的兴奋冲动完全不能传导至心室时,就发生了三度房室传导阻滞(完全房室传导阻滞)。在三度阻滞时,心室必须产生自己的起搏点(逸搏),这一起搏点可能频率太慢,由于不能保证足够的心输出量,因此患者可能有症状。需要使用机械性起搏器来治疗三度房室阻滞。房室阻滞可能因药物(β 受体阻滞剂、钙通道阻滞剂、地高辛)、急性心肌梗死、淀粉样变和先天性异常引起[102]。

## 阿托品

**案例 15-5,问题 2:怎么治疗 H. T. 的心脏传导阻滞?**

H. T. 现在是文氏型节律,这种心脏传导阻滞常在前壁心肌梗死后短暂发生。因为他血流动力学稳定,应当密切监测他。如果他的心率和血压下降,静脉推注阿托品(atropine)0.5mg(最大剂量 2mg)能提高心率。这只是一种短期治疗方案;如果血流动力学异常持续存在,必须安装起搏器控制心率。

# 室性心律失常

## 诊断和定义

室性心律失常(ventricular arrhythmias)由于心室肌内的易兴奋的异搏病灶引起。来自这些异位病灶的兴奋冲动,形成宽的、形状畸形的 QRS 波,定义为室性期前收缩(图 15-9)。3 次连续的室性期前收缩通常被定义为室性心动过速(ventricular tachycardia,VT),这可能是非持续的或持续的。室扑、室颤和 TdP 可能是室性心律失常的更严重的形式。与 TdP 有关的表现、病因、治疗和离子通道单独讨论。

非持续性室性心动过速(nonsustained ventricular tachycardia,NSVT)(图 15-10)通常定义为持续时间少于 30 秒的 3 次或以上连续的室性期前收缩且可自行终止。持续性室性心动过速(sustained ventricular tachycardia,SuVT)定义为持续时间超过 30 秒的连续的室性期前收缩,心率通常在 150~200 次/min。P 波被 QRS 波掩盖并且不能识别。进展为持续性室性心动过速(图 15-11)非常严重,因其可以引起室颤。室扑以持续、快速、规律的室律(正常,>250 次/min)为特征和常能恶化为室颤。室颤(ventricular fibrillation)(图 15-12)以不规则的、紊乱的、快速的室律并不伴可识别的 P 波或 QRS 波为特征。出现室颤的原因是因为心室中多个折返波同时存在。室颤的患者没有有效的心输出量[103,104]。

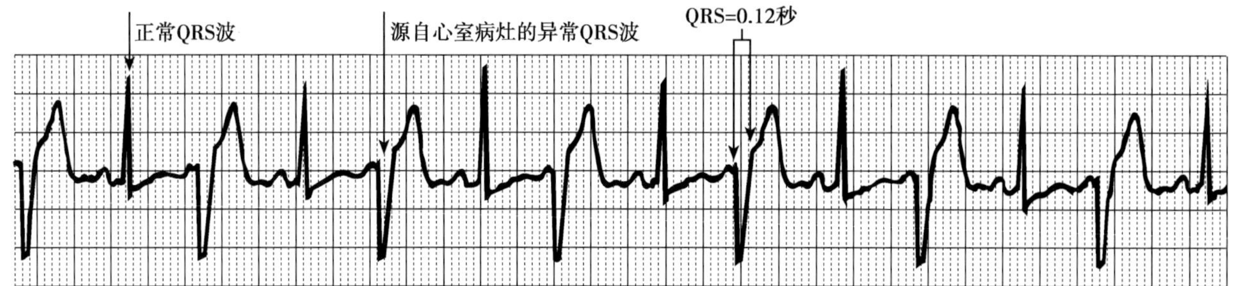


图 15-9 室性期前收缩,每隔 1 次心跳有 1 次室性期前收缩(异搏)

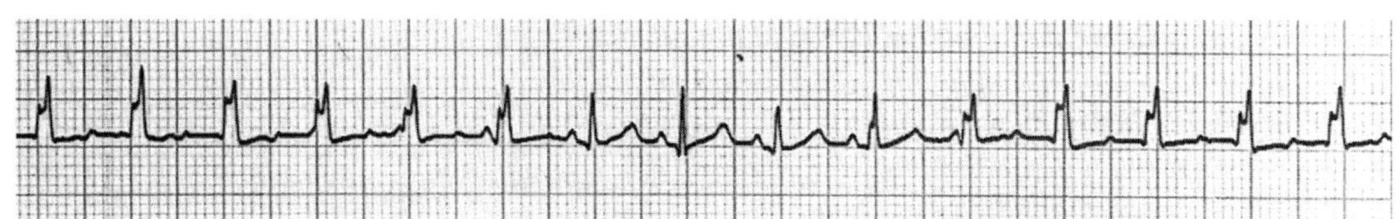

图 15-10 非持续性室性心动过速。(来源:Mhairi G et al,*Avery' sNeonatology Pathophysiology & Management of the Newborn*,6th ed,Philadelphia:Lippincott Williams & Wilkins;2005)

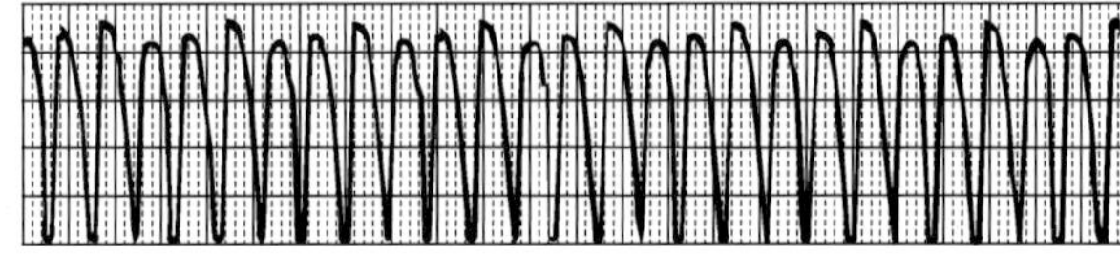

图 15-11 持续性室性心动过速

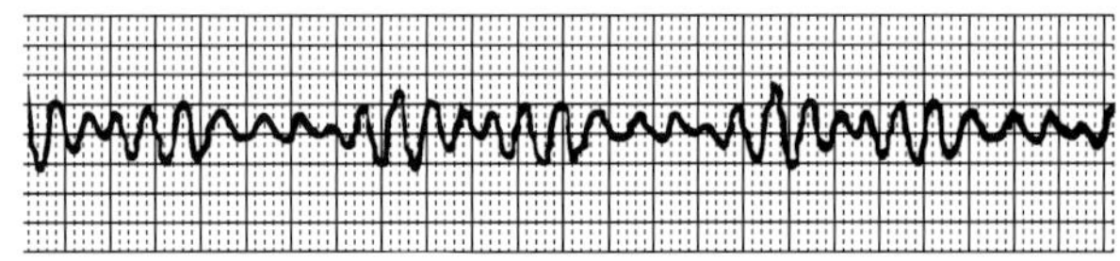

图 15-12 室颤

## 病因

最常见的引起室性心律失常的原因是缺血、存在器质性心脏病、运动、代谢或电解质失衡(如,酸中毒,低钾血症或高钾血症,低镁血症),或药物(洋地黄类、拟交感药物、抗心律失常药物)。在开始抗心律失常药物治疗之前,诊断并去除任何可治疗的诱因十分重要(如,代谢或电解质失衡和曾用的抗心律失常药物)。

## 对危及生命的室性心律失常的评估

危及生命的室性心律失常(如持续性室性心动过速、TdP、室颤)的发生会引起显著的并发症和死亡风险。有必要对心律失常和选择药物或医疗器械治疗的过程进行详细的记录。患者怀疑患有或曾记录有危及生命的心律失常的症状(如晕厥、院外心脏骤停)应入院进行评估。现在 European Heart Rhythm Association(EHRA)/Heart Rhythm Society(HRS)AHA/Asia Pacifc Heart Rhythm Society(APHRS)指南给予了所有室性心律失常的患者进行标准 12 导联心电图和心脏超声(检查是否有器质性心脏病)检查来评估Ⅱa 类推荐。对比剂增加的核磁成像可以对某些器质性心脏病例如扩张性心肌病、肥厚性心肌病、结节病、淀粉样病、右室心肌病引起的心律失常的管理提供额外的指导[103]。另有两个可以评估心律失常和治疗有效性的方法:动态心电图和电生理研究[103-105]。

### 动态心电图

根据患者发生可疑室性心律失常的频率,决定是否采用动态心电图监测。对更频繁发生的心律失常(每日 1 次),Holter 监测 24~48 小时是首选的动态心电图监测方案。患者携带手袋大小的便携式心电图监测设施,电极片一端连接在监测设施上,另一端贴附于患者的胸部。心电图的数据传回实验室中,患者记录运动与症状发作情况并与心律失常的发生进行对照。与之相比,30 日事件记录仪用于心律失常的发作频率更少的患者[104,105]。事件记录仪

(或循环记录仪)可一直携带长达30日,根据患者的指令保存并储存资料。无论何时患者出现症状,按压记录仪的开关可以记录患者发生事件时的心电图。通过电话将事件记录仪的资料传送用于分析。心脏专家偶尔会要求门诊患者使用移动设备进行心电遥测,这是与住院患者心电遥测同类的门诊患者使用的设备[104]。这种可穿戴的移动设备可以观察长达6周,便于实时的自动监测。但是因为价格昂贵,许多第三方保险机构拒绝为这些患者支付,因此限制了更广泛的使用。

### 电生理试验

电生理试验是另一种评估室性心律失常的方法,特别是在短期监测时难以捕捉到的不定时发作的室性心律失常[103]。电生理试验作为一种诊断工具用于评估药物作用,评估诱发室性心动过速的难易,测定室性心动过速复发或心源性猝死的风险,指导消融和评估安装可植入心脏复律-除颤器(Implantable Cardioverter-Defibrillator,ICD)的必要性。

## 室性期前收缩

### 案例 15-6

问题 1: A. S. 是一名56岁的女性,诊断为急性前壁心肌梗死,在心脏监护室(CCU)入院治疗。她主要的体征包括血压115/75mmHg;脉搏 85 次/min;呼吸频率 15 次/min。心脏听诊可闻及 $S_3$ 奔马律。电解质包括血钾 3.8mmol/L,和镁(Mg)0.7mmol/L。此外,她的体格检查均在正常限之内。2 日之后,超声心动图示射血分数为 35%(正常大于 50%)。在 CCU 和普通病房住院期间,在床旁心电监护多次观察到室性期前收缩(15 次/min)。医嘱未使用抗心律失常药物。应给予Ⅰ类抗心律失常药物治疗 A. S. 发生的频发室性期前收缩吗?

偶发的室性期前收缩(premature ventricular contractions)是在健康人中也会出现的良性的自然现象,并无药物治疗的适应证。同样的,单纯无症状的室性期前收缩,即使患者存在其他心脏疾病,通常也不需治疗。但是与缺血有关的频发室性期前收缩可与缺血引起的左心室功能降低有关[103]。需要注意的是,室性期前收缩可能是基础心肌病的结果,因此很难前瞻性的决定某一患者应当给予何种治疗方案。

### Ⅰc 类抗心律失常药物

因为室性期前收缩是心源性猝死的风险因素,CAST(National Institutes of Health Launched the Cardiac Arrhythmia Suppression Trial)试验评估心肌梗死后的患者抑制室性期前收缩的获益[106,107]。CAST 是一项对三种抗心律失常药物前瞻性的、随机的、安慰剂对照的研究:氟卡尼、恩卡尼和莫雷西嗪(均为Ⅰc 类药物)。选择这三种药物是根据一项 1 498 名患者的初步研究,在这项研究中这三种药物对目标人群显示出充分的抗心律失常作用。在研究开始后的 10 个月,CAST 因使用氟卡尼和恩卡尼的总死亡率和心脏骤停增加而研究中止。755 名应用氟卡尼和恩卡尼的患者 43 名因心律失常或心脏骤停死亡而安慰剂组的 743 名患者仅有 16 名。此外,氟卡尼和恩卡尼两组的总死亡率为 8.3%(63/755 名患者),而安慰剂组为 3.5%(26/743 名患者)[106]。在 CAST Ⅱ 研究中对莫雷西嗪组进行了单独报告,在给药 2 周后 660 名患者中有 16 名死亡,而安慰剂组 668 名患者仅有 3 名死亡。之后的长期随访未发现莫雷西嗪组和安慰剂组的患者有差异[107]。普遍认为药物治疗组引起的死亡率升高与药物的致心律失常作用有关。因为入选 CAST 的患者为无症状且进展为心律失常的可能性较低,他们对药物毒性的风险更高(相对于获益)。虽然关于 CAST 研究有许多争议,但关于近期心肌梗死并且存在无症状室性期前收缩的患者,有定论认为不应使用氟卡尼、恩卡尼和莫雷西嗪治疗。尚不清楚其他Ⅰ类抗心律失常药物是否产生相似的后果。因此,最安全的措施是不使用Ⅰ类抗心律失常药物治疗 A. S. 室性期前收缩。与室性期前收缩相比,此时应更注意药物的致心律失常作用。

案例 15-6,问题 2: A. S. 可以考虑使用什么药物替代Ⅰ类抗心律失常药物?

### β 受体阻滞剂

在 EHRA/HRS/APHRS 专家共识中建议对于合并器质性心脏病的患者如果室性期前收缩的发生过多(>10 000/24 小时)或无器质性心脏病的患者持续出现室性期前收缩的症状使用 β 受体阻滞剂[103]。这类药物虽然对减少 PVC 的作用有限(10%~15%消除了 90%以上的 PVC),但 β 受体阻滞剂是抑制 PVCs 的主要药物。$\beta_1$ 受体阻滞剂的阻断作用减少了细胞内环磷腺苷降低带来的自发反应[104]。此外 β 受体阻滞剂具有负性频率的作用,降低静息期的窦律,并减慢房室结的传导。

在心肌梗死的患者中,心源性猝死占所有死亡事件的 50%[108]。一项合并分析评估了 31 个临床试验中心肌梗死患者 β 受体阻滞剂的使用,这些患者在有记录开始使用 β 受体阻滞剂治疗后,死亡和再梗死风险平均 2 年内降低了 20%~25%[109]。β 受体阻滞剂在死亡率方面的有益作用主要归功于心源性猝死的减少,而心源性猝死主要是室颤等心律失常引起[110]。同样,对 28 个随机研究的荟萃分析证明,急性心肌梗死的患者在静脉使用后继以口服 β 受体阻滞剂治疗可以使住院首周的再梗死和心脏骤停的相对风险降低 15%~20%[111]。

COMMIT/CCS2(Clopidogrel and Metoprolol in Myocardial Infarction Trial/second Chinese Cardiac Study)协作组评估了静脉注射美托洛尔的作用(在第 1 个 15 分钟内最高可以给予 3 次 5mg 剂量)继以口服美托洛尔(每日 200mg 分剂量服用,然后每日给予 200mg 1 次)和安慰剂对于 45 852 名急性心肌梗死患者的心血管预后[112]。预先设定的终点包括死亡、再梗死或心源性死亡包括全因死亡率的复合终点。药物治疗的平均疗程是 15 日。β 受体阻滞剂治疗不会引起达到研究复合终点的患者比率显著降低，而在美托洛尔治疗期间，每 1 000 名患者室颤发作少于 5 次(相对危险度 0.83;95%置信区间[CI],0.75~0.93;$P=0.001$)。但是，每 1 000 名美托洛尔治疗患者在治疗期间心源性休克发作超过 11 次(相对危险度 1.30;95% CI,1.19~1.41;$P<0.00001$)。

American College of Cardiology Foundation/American Heart Association 工作组推荐无禁忌证的患者在首个 24 小时内就应开始 β 受体阻滞剂口服治疗(见第 13 章)以预防室颤的早期发作。此外，工作组对射血分数降低、心力衰竭或心肌梗死后休克的患者长期应用 β 受体阻滞剂进行二级预防作为指南的Ⅰ级推荐[113]。因此，对于 A.S. 来说，β 受体阻滞剂是应当尝试使用的重要的一线药物。

### 胺碘酮

在不适于应用 β 受体阻滞剂的心肌梗死的高危患者，可以选择胺碘酮抗心律失常治疗[104,105]。胺碘酮是一Ⅲ类抗心律失常药物，但是也有抗交感、Ⅰ类和Ⅳ类抗心律失常药物的活性。但是这种药物累积暴露可能导致多种器官的损害，因此在使用本药进行 PVC 治疗时应当谨慎[103,105]。CAMIAT(Canadian Amiodarone Myocardial Infarction Arrhythmia Trial)试验评估了胺碘酮在心肌梗死后合并频发室性期前收缩(1 小时约 10 次)或至少室颤发作 1 次的患者中的应用[114]。在这项研究中，胺碘酮与安慰剂相比明显减少室颤的发生率或因心律失常的死亡减少 48.5%。单独因心律失常的死亡减少 32.6%，全因死亡率减少 21.2%，但是这些终点尚未达到统计学显著差异。

与其相似的研究，EMIAT(European Myocardial Infarct Amiodarone Trial)对心肌梗死后存活合并射血分数降低(<40%)的患者进行评估[115]。在本研究的结果基础上，胺碘酮与安慰剂相比因心律失常的死亡显著降低 35%。但是，这一研究不能证明胺碘酮有降低死亡率的趋势(死亡率胺腆酮组为 13.86%，安慰剂组 13.72%)。这提示胺碘酮不应用于所有心肌梗死后射血分数降低的患者，但是本药可能对有抗心律失常治疗适应证的患者有益。但是如果 A.S. 有室性期前收缩相关可疑症状或有使用一线治疗药物 β 受体阻滞剂的额外风险，可以使用胺碘酮抗心律失常治疗而不增加全因死亡率的风险[116,117]。

如果 A.S. 如果有非持续性室速而不只是室性期前收缩，β 受体阻滞剂应当作为一线治疗选择，在这种情况下，如果 β 受体阻滞剂不成功时也可以考虑胺碘酮。A.S. 也需要由心脏病学家评估，以判断是否达到了使用 ICD 的标准[112-114]。

#### 导管消融

EHRA/HRS/APHRS 工作组推荐患有可逆转的左心室功能不全相关的高 PVC 负担的患者，如果药物治疗失败、不能耐受或拒绝药物治疗，可以进行射频消融术(>10 000/24 小时)[103]。最常使用的技术包括激动标测，电生理专家操作导管对心脏的 PVC 病灶进行靶向消融[104,105]。导管消融并非没有风险，但是在大量研究中可以消除 74%~100% 患者的 PVC[103-105]。

## 持续性室性心动过速

### 治疗

**案例 15-7**

问题 1：S.L. 是一名 64 岁的女性，因心悸收入到急诊室，她曾有高血压的病史，服用一种利尿剂控制血压，在 6 个月前出现前壁心肌梗死。患者脸色苍白、出汗，但是对指令有反映。她主要的体征是血压 95/70mmHg；脉搏 145 次/min；呼吸频率 10 次/min。对其进行心电遥测发现 S.L. 存在持续性室性心动过速(图 15-11)。S.L. 超声心动图(6 个月之前)示 LVEF 35%，她该怎样治疗？

大部分持续性室速的患者具有器质性心脏病，因此需要植入优化编程的 ICD。除了 ICD 植入外，合并持续性室速和缺血性器质性心脏病常需使用抗心律失常药物联合治疗或如果连续发生持续性室速进行导管消融术。合并非缺血的器质性心脏病的患者可能接受抗心律失常药物的联合治疗，但除非在服用药物时仍反复发作室速，进行导管消融术的可能较低[103]。

持续性室性心动过速的紧急治疗应根据患者的血液动力学稳定性和意识清醒的水平[103]。如果不稳定，患者应当接受与体表心电图的 QRS 波同步直流电转复。如果患者意识清醒，但是有明显的低血压或持续有 SuVT 的症状，应当在操作前给予短效的苯二氮䓬类药物(如咪达唑仑)。

#### 抗心律失常药物

目前单独使用抗心律失常药物治疗对合并非急性持续性室速和器质性心脏病的患者并未显示出可以改善死亡率[117-119]。

在 OPTIC 研究中，在减少复发的正确的 ICD 治疗(电击)方面，接受二级预防随访一年中，胺碘酮优于 β 受体阻剂[120]。OPTIC(Optimal Pharmacological Therapy in Cardiocerter Defibrillator Patients)研究入选了安装 St. Jude 医用双腔 ICD 的 412 名患者其中包括：LVEF<40%并在程序控制的心室刺激下可以诱导室颤或室性心动过速的出现的患者；或曾有持续性室性心动过速、室颤或心脏骤停的 LVEF<40%的患者；或曾因未知原因引起室颤或室性心动过速导致晕厥的患者。胺碘酮(平均剂量每日 235~275mg)联合 β 受体阻滞剂(美托洛尔、卡维地洛或比索洛尔)与索他洛尔(平均剂量每日 183~190mg)或单用 β 受体阻滞剂(美托洛尔、卡维地洛或比索洛尔)对此三组患者的主要终点事件、发生第 1 次 ICD 电击进行比较，平均观察 359 日。1 年中电击率分别为胺碘酮联合 β 受体阻滞剂组 10.3%、索他洛尔组 24.3%和单用 β 受体阻滞剂组 38.5%。胺碘酮联合 β 受体阻滞剂组与单用 β 受体阻滞剂组和索他洛尔组相比，电击风险明显降低。需要注意的是，肺毒性、甲状腺作用和有症状的心动过缓等不良反应导致 1 年后胺碘酮停药率达 18.2%。但是评估胺碘酮进行二级预防的有效性和安全性的长期研究，发现与安慰剂相比，胺碘酮的室速复发率和主

要不良反应更高[121,122]。在其他研究中多非利特[123]（超说明书）和美西律与胺碘酮联用有降低持续性室速复发的作用[124]。

2010年AHA关于心肺复苏（CPR）和心脏急症监护的指南对稳定性室速患者使用静脉抗心律失常药物的潜在效果进行了阐述。AHA指南对宽波的规律心动过速的抗心律失常治疗Ⅱa类推荐使用普鲁卡因胺，而胺碘酮（Ⅱb推荐）和索他洛尔（Ⅱb推荐）为替代选择[125]。静脉胺碘酮应给予150mg，10分钟，继以滴速1mg/min，6小时静脉输注，最后0.5mg/min静脉滴注18小时。对于复发或难治性心律失常，每10分钟重复给予补充剂量150mg，静脉用日剂量最高可达2.25g。常见与静脉注射胺碘酮相关的不良反应包括低血压和心动过缓，这些不良反应可以通过减慢滴速来预防[125]。按照AHA2010年的推荐，单形室性心动过速的患者使用索他洛尔应给予100mg（1.5mg/kg）静脉输注5分钟[125]。静脉注射索他洛尔与口服剂型的剂量具有等效性，静脉注射75mg与口服85mg相似[126]。生产厂家建议索他洛尔可用100~250ml的5%右旋葡萄糖、正常生理盐水或乳酸林格溶液稀释，应用容量输液泵给药5小时。索他洛尔常见的不良的反应包括心动过缓和低血压。本章随后将对本药致TdP的作用进行讨论。索他洛尔的平均消除半衰期是12小时。因为本药经肾清除，肾功能不全的患者清除率降低并且半衰期延长。因此索他洛尔治疗的患者需要持续性血压、心率和心电图监测。患者如果应用索他洛尔期间，出现QT间期过度延长应当降低剂量或停药。

## 植入性心脏除颤器

**案例15-7，问题2：在入院第2日，S.L.出现长达2分钟的室性心动过速，推荐其接受心内科ICD植入咨询服务。什么是ICD，它是如何发挥作用的？**

植入性心脏除颤器（implantable cardiac defibrillator，ICD）是皮下植入设备，具有能够延伸或贴附的电线或电极片，可直接接触心室肌。ICD由刺激生成器、感知器和起搏电极及除颤线圈组成。刺激生成器由微处理器、存储心电图的内存元件、高电压电容和电池构成。微处理器对心脏的节律和是否进行治疗进行分析和控制。通常在右心室心尖的心内膜置入一电极，但是在有些罕见病例，因外科手术的限制放在心外膜上。置入双腔ICD的患者会在右心耳处放入第二电极。双心室ICD另有一个电极因外科手术的限制放入左心室的心外膜上或更常放入冠状窦的分支末端。除颤线圈放置在右心室电极处与左心室和上腔静脉同位。在大多数ICD系统中，双相除颤电流从除颤电流传递至刺激生成器和近端除颤线圈[127]。

自2012年来，出现了大量ICD技术的进步。（a）续航时间延长（Boston Scientificmodels长达12年的电池开发；（b）四端子导联的出现，改进设备编程优化了治疗效果；（c）皮下ICD的开发（s-ICD）；（d）可用于MRI的ICD的开发（只用于欧洲）[128]。S-ICD系统（model SQ-RX 1010，Cameron Health，Inc. San Clemente，California）包含皮下的刺激生成器和单独的皮下电极，由传感和除颤组件构成[129]。刺激生成器常放置于皮下的囊袋，放置在第五肋间在腋中线和腋前线中间。放置的囊袋平行于胸骨的左侧，上极与上横骨同一水平，下电极位于剑突水平之下。应用这种s-ICD系统的好处包括减少静脉通道带来的潜在的不良反应，使与心脏运动有关的对电极的物理张力最小，并且设备更易于取出。但是不像经静脉的ICD，现在上市的s-ICD的刺激生成器更大，同时缺乏长期运行表现的资料。此外，现在的s-ICD对室速无法进行抗室性心动过速的起搏[129]。多项临床试验证实了在抗心律失常方面，ICD治疗预防心源性猝死的优越性。在大量一级和二级预防心源性猝死的临床试验证据基础上，2012年American College of Cardiology/American Heart Association/Heart Rhythm Society指南在基于器械治疗心脏节律异常方面，对7类人群植入ICD进行了Ⅰa类推荐。ICD治疗的适应证如下：（a）室颤或血流动力学不稳定的持续室速引起心脏骤停幸存者（证据级别A）；（b）因为心梗致LVEF小于等于35%的患者，事件发生至少40天，且NYHA Ⅱ~Ⅲ级（证据级别A）；（c）因为心梗致LVEF小于等于30%的患者，事件发生至少40天，且NYHA Ⅰ级（证据级别A）；（d）患者正在发生自发性持续性室速同时合并器质性心脏病，不论血流动力学是否稳定（证据级别B）；（e）血流动力学受损的患者，且电生理研究可诱导出持续的室速或室颤并伴有不明原因的晕厥（证据级别B）；（f）因为非缺血性扩张性心肌病致LVEF小于等于35%的患者，且NYHA Ⅱ~Ⅲ级（证据级别B）；（f）因为心梗致LVEF小于等于35%的患者，事件发生至少40天，且NYHA Ⅱ~Ⅲ级（证据级别B）；（g）LVEF小于或等于40%合并心梗后继发非持续性室速，且在电生理检查中出现持续性室速或可诱导的室颤（证据级别B）[130]。

虽然ICD可以改善某些患者群体的存活率，但是电击带来的疼痛导致生活质量下降可能使获益减少，并且与不需电击的ICD患者相比死亡率增加；另外也不能完全预防心源性猝死的发生（5%的患者没有达到预防目的）[120,131,132]。最近几年，研究者采用两种不同的方式达到减少ICD电击频率的目的。抗心律失常药物和预防性导管消融术已证明可以减少ICD治疗的事件）[120,131,132]。EHRA/HRS/APHRS工作组Ⅱa类推荐对需要一级预防的患者，在ICD进行程序设定时使室速的检测间隔延迟而室颤的探及率提高

除颤的阈值定义为成功使心脏除颤且恢复窦律所需的最小能量。需要强调的是医师应当意识到抗心律失常药物可以使室颤阈值增加（胺碘酮）或减少（多非利特）[133-135]。

很显然，S.L.应当进行机械植入：这是延长其生存期的最佳机会。根据设备每月放电次数和患者的反应来决定是否需要联合抗心律失常药物或行预防性消融术，同时应当优化ICD的程控。

## 胺碘酮

**案例15-7，问题3：因为S.L.表达了其对ICD植入后，ICD放电次数的担心，他的心内科医生想要开始胺碘酮联合治疗。如果S.L.将要开始使用胺碘酮，怎样开始治疗及监测？**

胺碘酮具有Ⅰ、Ⅱ、Ⅲ和Ⅳ类抗心律失常药物特点，虽然其对心脏有Ⅱ类心律失常药物抗交感的作用，胺碘酮在心脏外几乎没有抗交感的作用，因此哮喘患者不存在用药禁忌。本药抗交感的作用，源于对腺苷酸环化酶的抑制。腺苷酸环化酶可以通过产生环腺苷酸催化第二信使的产生。胺碘酮也能引起 $\beta_1$ 受体密度减少[136,137]。

因为胺碘酮的半衰期非常长，使用负荷剂量可加快起效时间。OPTIC 研究应用口服胺碘酮 400mg 的负荷剂量，每日 2 次服用 2 周，继以每日 400mg 再服用 4 周，此后每日维持量为 200mg。虽然胺碘酮的量效关系很难确定，血药浓度超过 2.5mg/L 与不良反应增加有关[138]。

胺碘酮有很多严重的不良反应，涉及多个器官，其中最严重并可危及生命的是肺毒性。胺碘酮诱导的肺毒性(AIPT)占所有报道的与该药物相关不良事件的 11%[139]。AIPT 可能急性起病，也可能在开始胺碘酮治疗后数月慢性发病。发生率为 4%~6%，其机制尚不十分清除，但可能与如下有关：(a)增加 β 己糖胺酶的胞外表达；(b)使辅助性 T 细胞-1 和-2 不平衡导致不适应的免疫反应；(c)增加肿瘤坏死因子 α 的活性；(d)胺碘酮由血管紧张素介导的肺泡上皮细胞的凋亡作用。研究显示高剂量胺碘酮、高龄和既往存在肺部疾病的患者更可能出现 AIPT。但是使用低剂量胺碘酮的患者(200mg/d)也可出现 AIPT。慢性 AIPT 的表现包括咳嗽、呼吸困难、一氧化碳的弥散功能降低，胸透浸润影、体重减轻和发热。与之相比，急性 AIPT 可以出现急性的呼吸功能下降，肺泡混浊最终致急性窘迫综合征(ARDS)。因为胺碘酮的半衰期非常长，因此 AIPT 症状的缓解需要很长的时间。影像学显示混浊或低氧血症的患者可能需要使用泼尼松 40mg~60mg/d，疗程数月。AIPT 的死亡率可以达到 10%，需要住院(20%~30%)或进展为 ARDS(50%)的患者死亡率更高[139]。

生产厂家推荐在给药前进行胸片和肺功能检测(特别是扩散功能)作为基线[140]。因为早期发现可以减少肺部损伤程度，患者应每 3~6 个月进行 1 次胸片检查，并且应当特别询问有无肺部症状[140]。

肝毒性可以出现从无症状转氨酶升高(2~4 倍于正常)到暴发性肝炎的表现。从开始服用胺碘酮到肝损伤出现平均需要 10 个月潜伏期。一种类似 Reye 暴发性肝炎可能在服药几日内出现，这更可能是因为静脉应用药物溶剂聚山梨酯 80 的作用。尚未有胺碘酮致肝损伤的详细解释。但是大剂量长时间应用本药会增加胺碘酮肝损伤的风险。因此，应在给药前、给药后 1 个月、3 个月、6 个月和之后每半年进行肝酶检查[140,141]。最常见的胃肠道不良反应包括恶心、厌食和便秘，可发生在 25%的患者中[140]。

胺碘酮可诱发甲亢和甲减，虽然甲减更常见。胺碘酮含有大量的碘，并且具有阻止外周甲状腺素($T_4$)转化为三碘甲状腺素($T_3$)的作用，因此会引起甲状腺疾病。此外，胺碘酮和其代谢物去乙基胺碘酮，对甲状腺具有直接的细胞毒作用[142]。

最近的报告显示，使用胺碘酮的患者中 7%会出现光敏性皮疹。胺碘酮光敏典型的症状包括皮肤暴露于阳光下有烧伤或刺痛感，同时伴有红斑[143]。大约 1%~2%长期使用胺碘酮的患者会出现阳光暴露处皮肤蓝-灰色斑。胺碘酮相关的光诱导的皮肤变色可能需要 2 年才能通过皮肤逐渐褪色而缓解[143]。近几年在多份病例报告中强调了胺碘酮相关视神经病变，在 FDA 的不良反应报告系统中共有 214 例报告(1993 年 5 月—2011 年 5 月)。患者在视力下降前平均使用胺碘酮 9 个月(范围 1~84 个月)。其中 20%的病例至少单眼进展至法律定义致盲标准。其他扰人的不良反应，包括角膜色素沉着(常没有症状)、心力衰竭加重及中枢神经系统问题，包括共济失调、震颤、眩晕和外周神经疾病。视力检查和肺功能外的检查应当在患者有症状的时候再复查，其他检查应当每 6 个月复查(甲状腺和肝功能)或每年(胸部 X 射线检查)进行常规监测[140,144]。胺碘酮也可以抑制多种细胞色素 P450 酶系统和 P 糖蛋白泵，导致临床上显著的药物相互作用。

## 尖端扭转性室性心动过速

### 抗心律失常药物的致心律失常作用药物和临床表现

**案例 15-8**

问题 1：L. G. 是一名 69 岁的女性，因曾有过持续性室性心动过速服用索他洛尔每日 2 次。在 3 日前 L. G. 因精神状态异常入院，她同时每日服用西酞普兰每日 40mg，主要治疗抑郁。在用药前，她 QTc 间期为 400 毫秒，其肌酐清除率为 50ml/min，其他的临床实验室指标如下：

钠：139mmol/L
氯：108mmol/L
钾：4.0mmol/L
$CO_2$：22mmol/L
血尿氮(BUN)：32mg/dl
血肌酐：1.5mg/dl
随机血糖：102mg/dl
钙：8.5mg/dl
白蛋白：2.9g/dl
磷：3.3mg/dl

今日，她的心电图 QTc 间期为 502 毫秒并出现 TdP，室率达 110 次/min。什么是 QTc 间期延长？为什么 QTc 间期延长会增加 TdP 的风险？抗心律失常药物如索他洛尔会引起这种心律失常吗？肌酐清除率对此有何影响？

QT 间期代表心室除极(心脏电循环中的 QRS 波)和复极(从 QRS 波末端至 T 波结束)。在动作电位 2 和 3 相的某些重要的离子通道决定 QT 间期(见图 15-1)。心室复极的异常延长增加了尖端扭转室性心动过速(torsades de pointes，TdP)的风险。TdP 定义为 QTc 间期延长后的快速多形性室性心动过速。尖端扭转能恶化为室颤，因此是危及生命的(图 15-13)[145]。

因为心率一直不断变化，QT 间期具有多变性，QT 常需要通过心率来校正(QTc 间期)。有多种 QT 间期的校正公

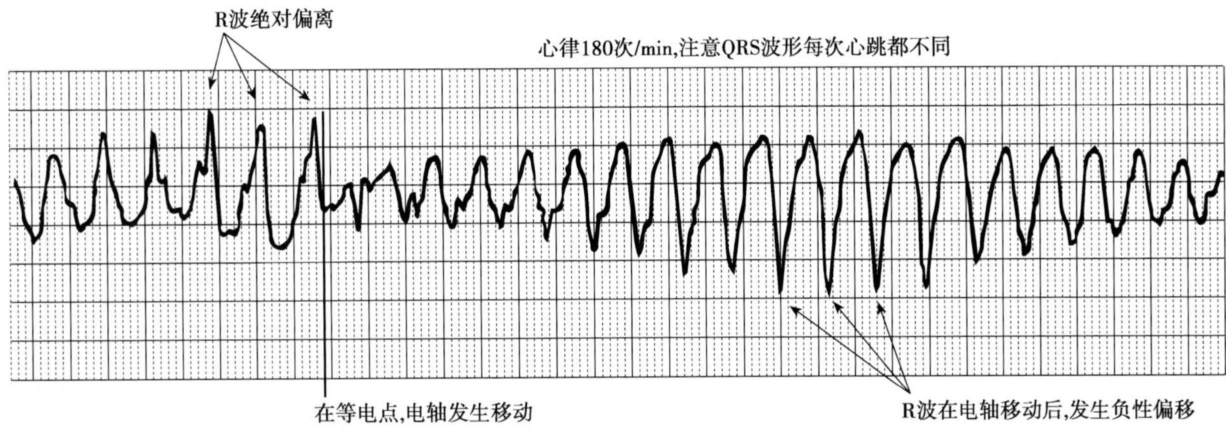
R波绝对偏离
心律180次/min,注意QRS波形每次心跳都不同
在等电点,电轴发生移动
R波在电轴移动后,发生负性偏移

图 15-13 尖端扭转性室速

式,在通常的心率情况下校正结果相近。最常用的校正公式使用 QT 和 RR 间期按秒计算的测量值如下:QTc = QT/(R-R$^{0.5}$)。但是当心率加快(>85 次/min)时 QT 间期可能存在过度校正[146,147],对于心率超过 85 次/min 的患者可替代使用 Fridericia 公式[QTc=QT/(R-R$^{1/3}$)]校正。

ACC 和 AHA 最近特别强调在住院过程中预防 TdP。他们指出,QTc 每增加 10 毫秒,会增加先天长 QT 综合征的患者 5%~7% 的 TdP 风险[147]。ICH(International Conference on Harmonization)指出如果 QTc 间期延长超过 30 毫秒和超过 60 毫秒时应分别认为是潜在的不良反应和确定的不良反应[148]。

大量的学术论文已证明Ⅰa 类和Ⅲ类抗心律失常药物可诱导 TdP[149]。需指出的是,Ⅰa 类抗心律失常药物致 TdP 的作用无剂量依赖性,而Ⅲ类抗心律失常药物致 TdP 性作用有剂量依赖性。QT 延长与Ⅰa 类抗心律失常药物的使用有关,很可能是抑制外向钾通道的结果,但是在药物浓度升高时这一作用被其同时存在的内向钠电流的抑制作用所抵消[150]。Ⅲ类抗心律失常药物诱导 TdP 的作用是因为其延长复极和心脏的有效不应期。所有的Ⅲ类抗心律失常药物均会引起 TdP。一项最近对美国 FDA 不良反应报告系统(AERS)数据库的回顾显示在 2 年期间 TdP 的发生数如下:决奈达隆(37 例),胺碘酮(39 例),多非利特(12 例),索他洛尔(4 例)。因为无法获得真实的分母大小,无法计算发生率,并且这些均为自发报告。但是考虑到胺碘酮的处方量更大,这种药物可能诱导 TdP 的作用可能相对较小。

Ⅰc 类抗心律失常药物对复极没有明显的作用,因此极少诱发 TdP。至今,仅有两例氟卡尼引起 TdP(不合并相关促发因素)的报道,而普罗帕酮引起 TdP 仅有 1 篇报道[151-153]。

已知索他洛尔剂量依赖地引起 QTc 间期延长。总日剂量 160、320、480 和>640mg 使患者 QTc 间期分别稳定的延长至 463、467、483 和 512 毫秒,而 TdP 的发生率分别为 0.5%、1.6%、4.4%和 5.8%[154]。

肾功能损伤很可能是 L.G. 使用索他洛尔引起 TdP 的高危因素并加速了 QTc 间期延长的出现。对于 CrCl>60ml/min 的患者,给予索他洛尔 80mg,每日 2 次是合适的,但是像 L.G. 的患者,肌酐清除率在 40~60ml/min,因为索他洛尔主要经肾排泄,起始剂量应为每日 1 次,一次 80mg 或一次 40mg,每日 2 次。

案例 15-8,问题 2:有哪些增加了使用Ⅰa 或Ⅲ类抗心律失常药物的患者 TdP 风险的促发因素或其他疾病?

低钾血症、低镁血症、低钙血症(罕见 TdP)、合并使用多于一种的延长 QT 药物、高龄、女性、心脏病(心力衰竭或心肌梗死)、使用利尿剂、肝脏药物代谢受抑制和心动过缓是住院患者 TdP 的重要风险因素[147]。低钾血症可能通过改变内向整流钾通道来延长 QT 间期,导致复极不同步和离散。延长心室周期的长度可能表现为完全房室阻滞、窦性心动过缓或在去极化早期能产生心律失常的长循环心脏节律。

每 2 500 人中有一个患者可能有先天长 QT 综合征(LQTS),这是一种因编码电压门控钠通道和钾通道的基因突变引起的一种离子通道疾病[147]。自 1995 年开始,已在 12 个不同长 QT 综合征高危基因上的发现约 1 000 个单独引起长 QT 综合征的基因突变。长 QT 综合征高危基因 *KCNQ1*(编码 IKs α-亚单位)、*KCNH2*(编码 IKr α-亚单位)和 *SCN5A*(编码 Nav1.5 α-亚单位)在所有长 QT 综合征病例中约占 75%。

因为 L.G. 没有长 QT 综合征的遗传史,但是正服用索他洛尔治疗(已知与 TdP 有关),合并肾功能不全,推测索他洛尔是她出现心律失常的原因。

案例 15-8,问题 3:哪种非抗心律失常药物可引起 TdP?在这种情况下,TdP 出现的机制是什么?

## 非抗心律失常药物的致心律失常作用

非抗心律失常药物也能出现钾通道阻滞的作用,并且能延长 QTc 间期。大多数这类药物包括红霉素、克拉霉素和氟喹诺酮类、唑类抗真菌药物、美沙酮、三环类抗抑郁剂和抗静神病药物,能像奎尼丁和索他洛尔一样,通过抑制内向整流钾通道引起 QTc 间期延长[155]。此外可能因大剂量、肾功能或肝功能受损或使用干扰非抗心律失常药物代谢的其他药物而引起抗心律失常药物达到毒性血药浓度从而引起 TdP。

2011 年 8 月 24 日，美国 FDA 因为考虑高剂量的西酞普兰具有延长 QTc 和致 TdP 的作用，向医疗从业人员和患者发送新的关于推荐剂量的警示[156]。主要推荐如下：①年龄大于 60 岁的患者西酞普兰每日剂量小于 20mg（包括小于 60 岁的合并肝功能损伤或联用西咪替丁的患者）；②年轻患者使用西酞普兰日剂量应小于等于 40mg。Hasnain 和合作者对抗抑郁药和第二代抗精神病药（SGAP）的 QTc 间期延长和/或 TdP 风险进行了系统的回顾[157]。作者指出抗抑郁药中西酞普兰报告的病例数量最多（16 例），其他的抗抑郁药包括氟西汀（9 例）、艾司西酞普兰（6 例）、文拉法辛（5 例）和舍曲林（2 例）。建议某些抗精神病药物如硫利达嗪、氯氮平和利培酮引起 QTc 延长的风险较高。在 SGAP 中，喹硫平 QTc 间期延长和/或 TdP 的病例报告数量最多（16 例），其他依次为齐拉西酮（13 例）、利培酮（13 例）、阿米舒必利、奥氮平（6 例）、氯氮平（5 例）。作者指出 92%的病例至少有一项 QTc 延长的额外风险。此外他们指出这些信息出自病例报告，并不能用于药物间的比较并用于临床实践。

在过去 20 年，多有美沙酮致 TdP 的报道。指南推荐进行 QTc 监测，但许多专家质疑筛查患者的必要性[158]。Kao 等对 FDA 不良反应报告系统中（FAERS）美沙酮相关的 QTc 延长或 TdP 事件进行回顾并与其他药物包括抗心律失常药物和其他阿片类进行比较[158]。在 2000～2011 年间最常涉及的药物包括多非利特（359 例）、美沙酮（211 例）和索他洛尔（119 例）。作者指出他们分析的局限性（自愿和选择性上报至 FAERS，同时无法计算发生率），但这也提示了对美沙酮应当给予专门的 REMS，以降低 TdP 的发生率。因为大部分报道的病例应用了超高剂量的美沙酮，患者出现本药相关的 TdP 可能与最近几年用药剂量增加有关[159]。

现在对抗感染药物已发表的心脏风险数据的分析有限，这与很多事件没有报道、无法去除同时存在的其他影响因素（心脏病、电解质异常、使用 QT 延长药物）、上市后研究多为回顾性有关[148]。但是对于某些大环内酯类药物（红霉素、克拉霉素）特别注意其具有诱导 QT 延长的倾向。所有的市售抗真菌药物（酮康唑、伊曲康唑、氟康唑、伏立康唑及泊沙康唑）可诱导 TdP 和 QT 延长[160]。在喹诺酮类药物中，环丙沙星引起 TdP 的潜在可能最低[161]。

在表 15-6 中列有可诱导 QTc 间期延长的非抗心律失常药物以及已知可增加这些药物血药浓度的药物代谢动力学相互作用。

**表 15-6**

已知具有 TdP 风险的非抗心律失常药物[a]

| 药物分类 | 药物 | 增加 QTc 间期延长药物血药浓度的药物 |
|---|---|---|
| 麻醉药，一般 | 丙泊酚，七氟烷 | |
| 抗生素：大环内酯 | 阿奇霉素，克拉霉素，红霉素（乳糖酸酯和盐） | |
| 抗生素：氟喹诺酮 | 加替沙星，左氧氟沙星，莫西沙星 | |
| 抗生素：其他 | 依西酸喷他脒 | |
| 抗肿瘤 | 三氧化二砷，vandetanib | |
| 抗抑郁 | 西酞普兰，艾司西酞普兰 | CYP3A4 或 2C19 抑制剂 |
| 止吐药 | 氯丙嗪，氟哌利多，昂丹司琼 | CYP3A4（主要与昂丹司琼），1A2（主要与氯丙嗪），或 2D6 抑制剂 |
| 抗真菌药物 | 氟康唑 | |
| 抗疟药 | 氯喹，halofantrine | 西咪替丁（氯喹），CYP3A4 抑制剂（halofantrine） |
| 抗精神病药 | 氟哌啶醇，pimozide，硫咪嗪 | CYP2D6（硫咪嗪）、3A4 抑制剂（pimozide） |
| 胆碱酯酶抑制剂 | 多奈哌齐 | CYP3A4、2D6 抑制剂 |
| 镇痛药 | 美沙酮 | CYP3A4，2B6，和 2C19 抑制剂 |
| 磷酸二酯酶-3 抑制剂 | 阿那格雷、西洛他唑 | CYP1A2（阿那格雷），3A4（主要是西洛他唑）或 2C19 抑制剂 |

[a] 最新更新的列表见 http://www.crediblemeds.org/everyone/

因为 L. G. 在服用索他洛尔的同时服用西酞普兰，两药联用引起 QTc 延长很可能与 TdP 的发生有关。

## 治疗

**案例 15-8，问题 4：** TdP 应如何治疗？应如何对 L. G. 进行治疗？

如果患者出现 TdP 时具有显著的血流动力学受损（常出现在心室率>150 次/min 和意识丧失的患者中），应当立即给予电转复。如果早期电击未成功转复可尝试从 100～200、300 和 360J（单向能量）阶梯式增加电击能量。

### 镁

在血流动力学稳定的患者中，镁常考虑作为恢复正常窦性心律的治疗药物。无论是否存在低镁血症，患者均可以受益。但是镁对多形室性心动过速不伴 TdP，QT 间期正常的患者无效。在给予镁离子之前，钾离子水平应当补充至正常高限 4.5～5.0mmol/L[155]。通常镁的给药方案是 2g，静脉注射 60 秒，继以 2～4mg/min 的静脉输注[155]。镁离子对 TdP 的作用机制未知，但是它可以减少在除极早期的触发作用的发生。因为镁阻滞细胞膜上 L 型钙通道，可能通过激活钠-钾 ATP 酶来稳定细胞膜的浓度梯度[161]。

### 对 TdP 的其他治疗选择

有大量的其他方法用于标准治疗方法治疗失败的患者，包括钙通道阻滞剂、α 受体阻滞剂、钾通道开放剂、利多卡因和美西律[162]。但是支持这些替代药物使用的临床证据并不足以使它们成为治疗 TdP 的一线选择。

异丙肾上腺素（1～4μg/min）加速心率或心脏起搏器治疗也被证明是有益的[163-165]。如先前所述，心跳加快消除索他洛尔、奎尼丁和 N-乙酰普鲁卡因胺延长动作电位的时程的作用（逆向使用依赖性）[166]。内向整流钾通道激活越多，钾通道阻滞剂对通道的阻滞作用越少。

在治疗难治性 TdP 时应用经静脉起搏可能有用[163]。在调整心室率来抑制心室异搏前，有必要保证正确置入导管和心脏捕获。总得来说，90～110 次/min 的心室率通常可消除心室异搏。但是许多患者可能需要心室率达到 140 次/min。一旦达到控制 TdP 的目的，起搏心律可以缓慢降低至可抑制异位搏动和节律异常的最低起搏心律。

因为 L.G. 血流动力学稳定，应当静脉注射 2g 镁，给药时间超过 1 分钟，继以 2～4mg/min 的静脉输注。此外，她应当补充钾离子（静脉输注）达到钾离子水平 4.5～5.0mmol/L。如果心律失常再次发生，应当应用心脏起搏。

## 心肺骤停

### 心肺复苏

因室颤、无脉搏性室性心动过速、无脉搏电活动（pulseless electrical activity，PEA）和心搏停止引起的心脏骤停是危及生命的紧急事件。表 15-7 回顾了这些适应证的常用药物[167-173]，图 15-14 强调了 2010 年 AHA 指南（2015 年 10 月将更新指南发布）对无脉搏骤停的治疗重点。本章将回顾治疗的重要方面，并给出临床注意事项，但是读者也应当复习这些疾病相关的国家共识文件，其内容比此处讲的更为详细[167]。

**表 15-7**

心脏骤停的常用药物

| 药物 | 处方 | 剂量和给药 | 机制/适应证 | 备注 |
|---|---|---|---|---|
| 胺碘酮 | 50mg/ml<br>容量：3，9，18ml | 300mg 稀释至 20～30ml，D5W 或生理盐水；对于复发或难治性室性心动过速或室颤可以再给予 150mg（稀释液） | 抗交感活性和钠、钾、钙通道阻滞的作用。是无脉搏室性心动过速和室颤的一线抗心律失常药物 | 辅料（聚山梨酯 80 和苯乙醇）可能诱导低血压。未稀释会引起静脉炎 |
| 肾上腺素 | 0.1mg/ml（1：10 000）或 1mg/ml（1：1 000） | 10ml 的肾上腺素 1：10 000 溶液（1mg；按 1：1 000 稀释至 0.9%氯化钠溶液），每 3～5 分钟给药 1 次 | 通过激动 $\alpha_1$ 受体增加冠状窦的灌注<br>适应证为无脉搏室性心动过速、室颤、心脏停搏和 PEA | 如果通过外周导管给药，需要冲洗管道使药物分布入中央室 |
| 血管升压素 | 20U/ml<br>容量：0.5，1ml，10ml | 40 单位剂量可用于替代首剂或第二剂肾上腺素 | 通过激动血管加压素受体增加冠状窦的灌注<br>适应证为无脉搏室性心动过速、室颤、心脏停搏和 PEA | 血管加压素是肾上腺素的替代药物，可能对心脏骤停后未及时行 ACLS 的患者更有效 |

ACLS，高级心脏生命支持；D5W，5%右旋葡萄糖溶液；PEA，无脉搏电活动

### 治疗

**案例 15-9**

问题 1：M.N. 是一名 52 岁的男性，探视因肺炎住院的妻子，既往病史包括高血压和糖尿病，他进入洗手间 2 分钟后，他的妻子听到一个倒地的声音，呼之无应答。又用了 2 分钟，医护人员打开洗手间的门，找到昏迷和无脉搏的 M.N.。开始进行 CPR 并呼叫急救电话。心电图示室颤（见图 15-12）并且没有血压，除 CPR 外，可以进行什么治疗？

诊断基本的心律失常类型非常重要，因为可以指导医护人员按照 Advanced Cardiac Life Support（ACLS）流程图用于治疗无脉搏的室性心动过速或室颤（图 15-14）。这一流程图需要首先进行电除颤，但是其他的医师应当建立静脉通路以防除颤失败[167]。

#### 体外除颤

虽然市售有人工心脏除颤器提供单相或双相波形的电击，但双相除颤器已成为首选设备因为其首次电击的高有效性（>90%在电击后 5 秒中止室颤）[167]。大多数市售双相除颤器不同设备能量调节的范围不同。但是如果医护人

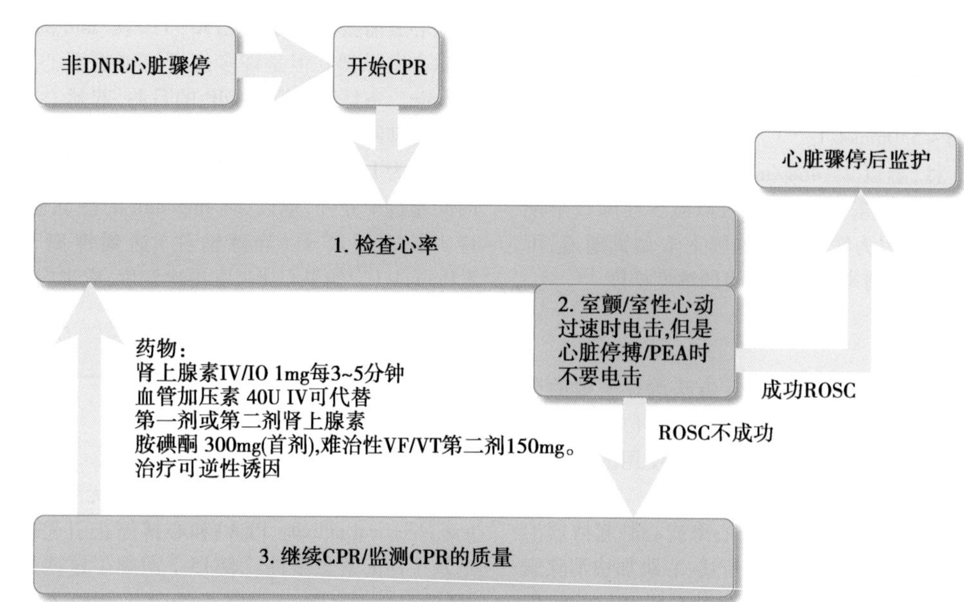


图 15-14 心脏骤停治疗流程。CPR,心肺复苏;DNR,不需救治;IO,骨内注射;IV,静脉注射;PEA,无脉搏电活动;ROSC,自发血液循环恢复;VF,室颤;VT,室性心动过速

员操作人工双相除颤时不确定终止室颤的有效能量,首选使用设定可用的最大电击能量。第 2 次和接下来的使用人工双相除颤仪电击,应使用相同或更高的能量。单向除颤仪应使用 360J 进行第 1 次和接下来的电击来终止室颤。

案例 15-9,问题 2:首次电击未成功恢复 M. N. 的自主循环,静脉通路已通过外周手臂血管建立。根据流程现在需要使用肾上腺素或血管升压素,应当应用哪种药物?

## 肾上腺素和血管升压素

虽然肾上腺素刺激 $\beta_1$、$\beta_2$ 和 $\alpha_1$ 肾上腺素受体,$\alpha_1$ 肾上腺素受体的作用与室颤或无脉搏室性心动过速的关系最为密切[167]。应用 $\alpha_1$ 肾上腺素受体激动剂增加全身血管抵抗(通过收缩血管),可以增加冠状动脉灌注压。冠状动脉灌注压的增加是在电除颤之后促进自发血运循环恢复的关键。肾上腺素能够使细小的室颤波转为更粗糙的多种波形,后者更容易除颤。

肾上腺素的推荐剂量为 1mg(10ml 按照 1∶10 000 的比例稀释;根据表 15-7),静脉推注。在复苏过程中按照 3~5 分钟的间隔重复给药。如果药物通过外周置管给药,包括经外周中央置管,推注之后给予 20ml 的正常生理盐水冲洗以保证药物进入中央室。如果室颤或无脉搏室性心动过速时只有胸部按压的血液循环,药物从外周至心脏(药效作用的部位)的分布被严重损害。

血管升压素是一种可外源性给予的抗利尿激素。超过生理剂量的加压素可以兴奋 V1 受体并且引起外周血管收缩。CPR 时应用血管加压素引起皮肤、骨骼肌、肠道和脂肪血管收缩,而冠状血管床收缩少得多,脑血管和肾脏血管同时发生扩张。

一项前瞻性、随机、对照、多中心的研究(n = 1 186)入选了院外因室颤、PEA 或心脏停搏而心脏骤停的患者,发现给予血管加压素联合治疗与肾上腺素联合治疗具有相似的存活入院率[168]。在这项研究中,患者随机分为应用两个安瓿 40 国际单位的血管加压素和两个安瓿 1mg 肾上腺素两组。如果在首次注射血管加压素 3 分钟内未恢复自发血液循环,再次注射血管加压素。如果仍未恢复自主血液循环,医师进行 CPR 并选择注射肾上腺素。这个研究的主要预后终点是全部存活入院率。对于 PEA 和室颤的患者在这两组的报道的存活率均相似。

1 项对 200 名心脏骤停患者的住院研究(初始节律:16%~20%为室颤,3%为室性心动过速,41%~54%为 PEA,27%~34%为心脏停搏)发现血管加压素 40U 与肾上腺素 1mg 相比 1 小时存活率或出院存活率没有差别[169]。同样对 5 个随机试验的荟萃分析表明血管加压素与肾上腺素相比在患者出院时或治疗 24 小时后的存活率没有优势[170]。

因为 2010 年 ACLS 指南的发布,许多研究的研究者已经关注评估心脏骤停患者出院后的长期预后[174,175]。Hagihara 和合作者发现与未使用肾上腺素的患者相比,在到达医院前使用肾上腺素的院外心脏骤停患者比没有应用肾上腺素的患者 1 个月存活率及 1 个月伴有良好神经功能的恢复率显著更低($P<0.001$)[174]。类似的,Goto 等[175]发现在到达医院前使用肾上腺素的院外心脏骤停经电击复律的患者 1 个月存活率及 1 个月伴有良好的神经功能的恢复率与未使用肾上腺素的患者相比显著更低($P<0.001$)。

在这些试验基础上,有理由应用血管加压素 40U 作为首剂或第 2 剂肾上腺素 1mg 治疗室颤(或无脉搏室性心动过速)的替代药物。

案例 15-9,问题 3:一名医师为 M. N. 拿来 ACLS,以启动皮质醇治疗。支持心脏骤停患者皮质醇治疗有哪些临床证据?

由 Mentzelopoulos 等进行的一项随机、双盲、安慰剂对照的平行实验组试验，在如下方面对院内心脏骤停患者应用两种不同治疗策略进行管理的效果进行了评价：(a)出院时存活且有较好的神经功能；(b)恢复 20 分钟或更长的自发血运的概率。一组患者接受肾上腺素(1mg/CPR 循环)、血管升压素(20IU/CPR 循环)和皮质醇治疗(甲泼尼龙 40mg 首个 CPR 循环，然后氢化可的松 300mg/d，使用 7 天，逐渐减量)。对照组使用肾上腺素合并生理盐水安慰剂。与对照组相比，接受肾上腺素-血管升压素-皮质醇治疗的患者恢复 20 分钟或更长的自发血运的比率(83.9% vs 65.9%；OR，2.98；95% CI，1.39～6.40；$P=0.005$)和出院时存活且有较好的神经功能的比率更高(13.9% vs 5.1%；OR，3.28；95% CI，1.17～9.20；$P=0.02$)。

案例 15-9，问题 4：因为 M. N. 从心脏骤停至 ACLS 间的时间很短，建立静脉注射通路后选择肾上腺素并静脉推注 1mg，继以 20ml 正常生理盐水冲洗。手臂抬高 20 秒以保证充分分布。在给药 30 秒后，给予 200J 电击(通过双相人工除颤器)，但是仍然未能转复室颤，此时如何去做？

最新更新的 ACLS 指南要求对 CPR、电击和血管加压素无反应的室颤或无脉搏室性心动过速应当使用胺碘酮[167]。

### 静脉注射胺碘酮和利多卡因

在 ARRSVT 研究中(Amiodarone for Resuscitation of Refractory Sustained Ventricular Tachyarrhythmias)对胺碘酮在室颤或无脉搏室性心动过速的作用进行了研究[171]。这项研究在院外心脏骤停并接受当地医护人员的治疗的患者中进行。患者在 3 次充分电击和给予 1 次肾上腺素合并电击复律后随机分为胺碘酮 300mg 静脉推注组或安慰剂。如果医师认为有需要，可以再给予其他在过去的 ACLS 指南中使用的抗心律失常药物(2000 年指南：利多卡因、普鲁卡因胺或溴苄胺)。胺碘酮显著增加了存活入院率(44% vs 安慰剂组 34%；$P=0.03$)，但是出院存活率没有改变。需要注意的是，66%患者在给予胺碘酮后接受了抗心律失常药物来治疗无脉搏室性心动过速或室颤。

在 ALIVE(Amiodarone Versus Lidocaine in Ventricular Ectopy，n=347)试验对静脉注射胺碘酮 300mg 与利多卡因静脉推注 1～1.5mg/kg 进行了直接比较[173]。在这项研究中，在 3 次充分电击之后并给予肾上腺素联合电击仍未恢复自发血液循环的患者，随机分为胺碘酮组和利多卡因组。胺碘酮组给予 5mg/kg 的初始剂量继以电击，如果仍未成功，再给予 2.5mg/kg 随后再次电击。利多卡因组给予静脉推注 1.5mg/kg 静脉推注继以电击，如果仍未成功，再给予第 2 次静脉推注 1.5mg/kg 随后再次电击。如果第一种抗心律失常药物失败，可以试用其他常规用于心脏骤停的抗心律失常药物(参照 2000 年 ACLS 指南：如普鲁卡因胺、溴苄胺)。给予胺碘酮的患者与利多卡因组相比 90%更可能出现主要预后终点，存活并入院治疗($P=0.009$)。遗憾的是两组出院存活率没有明显差异(5% vs 3%)。

在这些发现基础上，与其他抗心律失常治疗相比，胺碘酮是唯一被证明可以改善自发血液循环恢复和改善短期生存率的抗心律失常药物。但是尚未证明其可以改善出院存活率。

M. N. 发生室颤具有严重的死亡风险，但是只要 M. N. 仍保持室颤，就应继续积极治疗。如果在长期室颤后，M. N. 恶化为心脏停搏，此时才应停止复苏。但是如果患者在心脏停搏前仅有短暂的室颤，谨慎起见仍应采取积极治疗。

## 无脉搏的电活动

### 案例 15-10

问题 1：J. D. 是一名 80 岁的女性，在住院期间发生心脏骤停。在急诊室入院时 J. D. 出现呼吸衰竭，在那里立即对她实施了气管插管，有外周静脉置管，在转运至 MICU 后，进行了辅助/控制的机械通气，$FiO_2$ 达 100%。对其进行了心电监护并可见心律，但是没有股动脉搏动。J. D. 处于无脉搏的电活动，她应怎样治疗？

在临床上当心电监护仪上可见规律的电活动，但患者没明显的脉搏时称为无脉搏的电活动(pulseless electrical activity，PEA)。虽然电活动一直存在，但没有刺激有效的收缩过程。几乎所有患者在真正 PEA 时死亡。但是并不是所有存在心律但无脉搏的患者都是真正的 PEA。因此，找出患者在 PEA 时可治疗的诱因非常重要。最主要的可治疗的诱因是低血容量、低氧、酸中毒、高血钾、低体温、心包填塞、低血钾、肺栓塞、急性冠脉综合征、创伤和药物过量。在无可识别的诱因时，复苏应注意进行高质量的 CPR，在首轮 CPR 循环完成后，在建立静脉和骨内血管注射通路期间再次 CPR[167]。

一旦静脉注射或骨内注射通路建立，每 3～5 分钟给予肾上腺素 1mg，因为已报道的研究未证明血管升压素对 PEA 患者的存活具有优势，因此也可给予血管升压素 40U 代替首次或第 2 次肾上腺素[167,169,170]。

## 心脏停搏

### 案例 15-11

问题 1：K. K. 是一名 73 岁的女性，既往有高血压和憩室炎史，至急诊室通过外科手段解决心包和胸膜积炎，并给予依托咪酯、芬太尼、利多卡因和琥珀胆碱，在双腔气管导管置管过程中，出现心脏停搏。心电图显示直线，患者被诊断为心脏停搏(图 15-15)。这种心脏节律可以治疗吗？

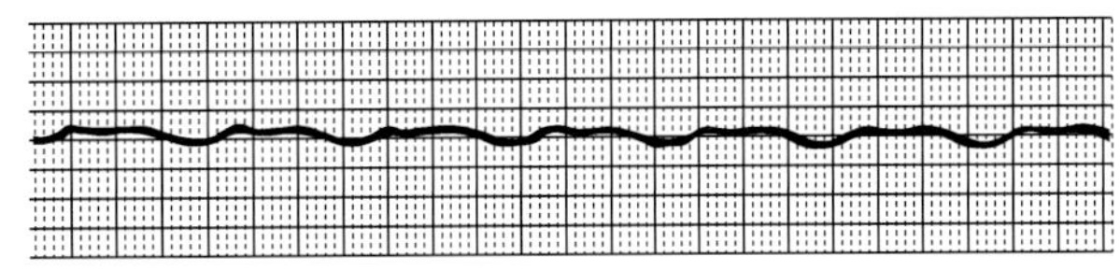

图 15-15 心脏停搏。心脏无法探及到电活动，导致波形没有明显的起伏

心脏停搏缺乏电活动,如 PEA 一样,预后极差。它常进展为更长的心跳停止,这也可以解释为何其对治疗的反应很差,但是有少数患者在心脏停搏后能直接恢复窦性心律并可能被复苏。通过迷走神经反射,行气管插管、经口腔吸痰或插管或胸腔按压来提高副交感神经兴奋性,可能对抑制室上性和室性异位搏动有作用[168]。

Wenzel 等在 1 项事后分析中证明像 K. K. 这样的患者如果入院时应用血管加压素治疗与肾上腺素治疗的患者相比生存率更好[168]。但是在两组间神经功能存活没有差异。因此医护人员可以选择给予血管加压素 40 单位静脉注射(代替首剂或第 2 剂肾上腺素)或每 3~5 分钟给予肾上腺素 1mg。

**案例 15-11,问题 2:肾上腺素的给药时机会影响无电击外节律的患者(心脏停搏或 PEA)出院时的存活率吗?**

一项对 Get With the Guidline-Resuscitation 研究的资料事后分析发现每延迟 3 分钟给予肾上腺素阶梯式降低出院时存活率(主要研究终点):(a)1~3 分钟(OR 1.0 参考组);(b)4~6 分钟(OR,0.91;95% CI,0.82~1.00;$P=0.055$);(c)7~9 分钟(OR,0.74;95% CI,0.63~0.88;$P<0.001$);(d)>9 分钟(OR,0.63;95%CI,0.52~0.76;$P<0.001$)[177]。

**案例 15-11,问题 3:无电击外节律的患者长期预后如何?**

Goto 等对院前心脏骤停无电击外节律给予肾上腺素的患者长期预后的作用进行了评估。肾上腺素治疗的患者与未接受肾上腺素治疗的患者相比表现出更好的 1 个月生存率(3.9 %vs 2.2%;$P<0.001$)。然而,院前给予肾上腺素并不会改善 1 个月时良好神经功能预后($P=0.62$)。

**(韩毅 译,牟燕 校,周聊生 审)**

## 参考文献


1. Anon. Arrhythmias and conduction disorders (Chapter 213). In: Porter RS, Kaplan JL, eds. *The Merck Manual of Diagnosis & Therapy*. 19th ed. Whitehouse Station, NJ: Merck & Co, Inc.; 2011:(E-book).
2. Sampson KJ, Kass RS. Antiarrhythmic drugs. In: Brunton LL, ed. *Goodman & Gilman's: The Pharmacologic Basis of Therapeutics*. New York, NY: McGraw Hill; 2011:815–848.
3. Menezes AR et al. Atrial fibrillation in the 21st Century: a current understanding of risk factors and primary prevention strategies. *Mayo Clin Proc*. 2013;88:394–409.

3a. Schnabel RB et al. Development of a risk score for atrial fibrillation (Framingham Heart Study): a community-based cohort study. *Lancet*. 2009;373:739.

4. Wang TJ et al. Obesity and the risk of new-onset atrial fibrillation. *JAMA*. 2004;292:2471.
5. Albers GW et al. Stroke prevention in nonvalvular atrial fibrillation. *Ann Intern Med*. 1991;115:727.
6. Falk RH et al. Digoxin for converting recent-onset atrial fibrillation to sinus rhythm. A randomized, double-blinded trial. *Ann Intern Med*. 1987;106:503.
7. January CT et al. 2014 AHA/ACC/HRS guideline for the management of patients with atrial fibrillation: a report of the American College of Cardiology/American Heart Association Task Force on Practice Guidelines and the Heart Rhythm Society. *Circulation*. 2014;130:e199–e267.
8. Rawles JM et al. Time of occurrence, duration, and ventricular rate of paroxysmal atrial fibrillation: the effect of digoxin. *Br Heart J*. 1990;63:225.
9. Roberts SA et al. Effectiveness and costs of digoxin treatment for atrial fibrillation and flutter. *Am J Cardiol*. 1993;72:567.
10. Beasley R et al. Exercise heart rates at different serum digoxin concentrations in patients with atrial fibrillation. *Br Med J (Clin Res Ed)*. 1985;290:9.
11. Farshi R et al. Ventricular rate control in chronic atrial fibrillation during daily activity and programmed exercise: a crossover open-label study of five drug regimens. *J Am Coll Cardiol*. 1999;33:304.
12. Woodland C et al. The digoxin-propafenone interaction: characterization of a mechanism using renal tubular cell monolayers. *J Pharmacol Exp Ther*. 1997;283:39.
13. Freitag D et al. Digoxin-quinidine and digoxin-amiodarone interactions: frequency of occurrence and monitoring in Australian repatriation hospitals. *J Clin Pharm Ther*. 1995;20:179.
14. Weiner P et al. Clinical course of acute atrial fibrillation treated with rapid digitalization. *Am Heart J*. 1983;105:223.
15. Yancy CW et al. 2013 ACCF/AHA Guideline for the management of heart failure: executive summary. *Circulation*. 2013;128:1810–1852.
16. White CM. Catecholamines and their blockade in congestive heart failure. *Am J Health Syst Pharm*. 1998;55:676.
17. Hariman RJ et al. Reversal of the cardiovascular effects of verapamil by calcium and sodium: differences between electrophysiologic and hemodynamic responses. *Circulation*. 1979;59:797.
18. Lang J et al. Effect of gradual rise in plasma calcium concentration on the impairment of atrioventricular nodal conduction due to verapamil. *J Cardiovasc Pharmacol*. 1986;8:6.
19. Salerno DM et al. Intravenous verapamil for treatment of multifocal atrial tachycardia with and without calcium pretreatment. *Ann Intern Med*. 1987;107:623.
20. Pauli-Magnus C et al. Characterization of the major metabolites of verapamil as substrates and inhibitors of P-glycoprotein. *J Pharmacol Exp Ther*. 2000;293:376.
21. Falk RH, Leavitt JI. Digoxin for atrial fibrillation: a drug whose time has gone? *Ann Intern Med*. 1991;114:573.
22. Zarowitz BJ, Gheorghiade M. Optimal heart rate control for patients with chronic atrial fibrillation: are pharmacologic choices truly changing? *Am Heart J*. 1992;123:1401.
23. Rawles JM. What is meant by a "controlled" ventricular rate in atrial fibrillation? *Br Heart J*. 1990;63:157.
24. Van Gelder IC et al. Lenient versus strict rate control in patients with atrial fibrillation. *N Engl J Med*. 2010;362:1363.
25. Wann LS et al. 2011 ACCF/AHA/HRS focused update on the management of patients with atrial fibrillation (updating the 2006 guideline): a report of the American College of Cardiology Foundation/American Heart Association Task Force on Practice Guidelines. *Heart Rhythm*. 2011;8:157.
26. Wyse DG et al. A comparison of rate control and rhythm control in patients with atrial fibrillation. *N Engl J Med*. 2002;347:1825.
27. Van Gelder IC et al. A comparison of rate control and rhythm control in patients with recurrent persistent atrial fibrillation. *N Engl J Med*. 2002;347:1834.
28. Gronefeld GC et al. Impact of rate versus rhythm control on quality of life in patients with persistent atrial fibrillation. Results from a prospective randomized study. *Eur Heart J*. 2003;24:1430.
29. Opolski G et al. Rate control vs rhythm control in patients with nonvalvular persistent atrial fibrillation. The results of the Polish How to Treat Chronic Atrial Fibrillation (HOT CAFÉ) Study. *Chest*. 2004;126:476.
30. Carlsson J et al. Randomized trial of rate-control versus rhythm-control inpersistent atrial fibrillation: the Strategies of Treatment of Atrial Fibrillation (STAF) study. *J Am Coll Cardiol*. 2003;41:1690.
31. Roy D et al. Rhythm control versus rate control for atrial fibrillation and heart failure. *N Engl J Med*. 2008;358:2667.
32. Keefe DL et al. Supraventricular tachyarrhythmias: their evaluation and therapy. *Am Heart J*. 1986;111:1150.
33. Morris JJ et al. Electrical conversion of atrial fibrillation: immediate and long-term results and selection of patients. *Ann Intern Med*. 1966;65:216.
34. Bjerkelund CJ, Orning OM. The efficacy of anticoagulant therapy in preventing embolism related to DC electrical conversion of atrial fibrillation. *Am J Cardiol*. 1969;23:208.
35. Klein AL et al. Role of transesophageal echocardiography- guided cardioversion of patients with atrial fibrillation. *J Am Coll Cardiol*. 2001;37:691.
36. de Divitiis M et al. Right atrial appendage thrombosis in atrial fi brillation: its frequency and its clinical predictors. *J Am Coll Cardiol*. 1999;34:1867.
37. Falk RH, Podrid PJ. Electrical cardioversion of atrial fibrillation. In: Falk RH, Podrid PJ, eds. *Atrial Fibrillation: Mechanisms and Management*. New York, NY: Raven Press; 1992:181.
38. Kowey PR et al. Acute treatment of atrial fibrillation. *Am J Cardiol*. 1998;81(5A):16C.
39. Dunn AB et al. Efficacy and cost-analysis of ibutilide. *Ann Pharmacother*. 2000;34:1233.
40. Stambler BS et al. Efficacy and safety of repeated doses of ibutilide for

rapid conversion of atrial flutter or fi brillation. Ibutilide Repeat Dose Study Investigators. *Circulation*. 1996;94:1613.

41. Ellenbogen KA et al. Efficacy of ibutilide for termination of atrial fibrillation and flutter. *Am J Cardiol*. 1996;78(8A):42.
42. Naccarelli GV et al. Electrophysiology and pharmacology of ibutilide. *Am J Cardiol*. 1996;78(8A):12.
43. Kowey PR et al. Safety and risk/benefit analysis of ibutilide for acute conversion of atrial fibrillation/flutter. *Am J Cardiol*. 1996;78(8A):46.
44. Boriani G et al. Oral propafenone to convert recent-onset atrial fibrillation in patients with and without underlying heart disease. A randomized, controlled trial. *Ann Intern Med*. 1997;126:621.
45. Azpitarte J et al. Value of single oral loading dose of propafenone in converting recent-onset atrial fibrillation. Results of a randomized, double-blind, controlled study. *Eur Heart J*. 1997;18:1649.
46. Botto GL et al. Conversion of recent onset atrial fibrillation with single loading oral dose of propafenone: is in-hospital admission absolutely necessary? *Pacing Clin Electrophysiol*. 1996;19(11 Pt 2):1939.
47. Capucci A et al. Effectiveness of loading oral flecainide for converting recent-onset atrial fibrillation to sinus rhythm in patients without organic heart disease or with only systemic hypertension. *Am J Cardiol*. 1992;70:69.
48. Goy JJ et al. Restoration of sinus rhythm with flecainide in patients with atrial fibrillation. *Am J Cardiol*. 1988;62:38D.
49. Oral H et al. Facilitating transthoracic cardioversion of atrial fibrillation with ibutilide pretreatment. *N Engl J Med*. 1999;340:1849.
50. Hammill SC et al. Propafenone for atrial fibrillation. *Am J Cardiol*. 1988; 61:473.
51. Porterfield JG, Porterfield LM. Therapeutic efficacy and safety of oral propafenone for atrial fibrillation. *Am J Cardiol*. 1989;63:114.
52. Pritchett EL et al. Propafenone treatment of symptomatic paroxysmal supraventricular arrhythmias. A randomized, placebo-controlled, crossover trial inpatients tolerating oral therapy. *Ann Intern Med*. 1991;114:539.
53. Pietersen AH, Hellemann H. Usefulness of flecainide for prevention of paroxysmal atrial fibrillation and flutter. Danish-Norwegian Flecainide Multicenter Study Group. *Am J Cardiol*. 1991;67:713.
54. Anderson JL et al. Prevention of symptomatic recurrences of paroxysmal atrial fibrillation in patients initially tolerating antiarrhythmic therapy. A multicenter, double-blind, crossover study of flecainide and placebo with transtelephonic monitoring. Flecainide Supraventricular Tachycardia Study Group. *Circulation*. 1989;80:1557.
55. Bolognesi R. The pharmacologic treatment of atrial fibrillation. *Cardiovasc Drugs Ther*. 1991;5:617.
56. Lafuente-Lafuente C et al. Antiarrhythmics for maintaining sinus rhythm after cardioversion of atrial fibrillation. *Cochrane Database Syst Rev*. 2007;(4):CD005049.
57. Chimienti M et al. Safety of long-term flecainide and propafenone in the management of patients with symptomatic paroxysmal atrial fibrillation: report from the Flecainide and Propafenone Italian Study Investigators. *Am J Cardiol*. 1996;77:60A.
58. Aliot E, Denjoy I. Comparison of the safety and efficacy of flecainide versus propafenone in hospital out-patients with symptomatic paroxysmal atrial fibrillation/flutter. The Flecainide AF French Study Group. *Am J Cardiol*. 1996;77:66A.
59. Singh BN. Current antiarrhythmic drugs: an overview of mechanisms of action and potential clinical utility. *J Cardiovasc Electrophysiol*. 1999;10:283.
60. Kalus JS, Mauro VF. Dofetilide: a class III-specific antiarrhythmic agent. *Ann Pharmacother*. 2000;34:44.
61. Laughlin JC, Kowey PR. Dronedarone: a new treatment for atrial fibrillation. *J Cardiovasc Electrophysiol*. 2008;19:1220.
62. Benditt DG et al. Maintenance of sinus rhythm with oral D,L-sotalol therapy in patients with symptomatic atrial fibrillation and/or atrial flutter. D,L-Sotalol Atrial Fibrillation/Flutter Study Group. *Am J Cardiol*. 1999;84:270.
63. Lee SH et al. Comparisons of oral propafenone and sotalol as an initial treatment in patients with symptomatic paroxysmal atrial fibrillation. *Am J Cardiol*. 1997;79:905.
64. Roy D et al. Amiodarone to prevent recurrence of atrial fibrillation. Canadian Trial of Atrial Fibrillation Investigators. *N Engl J Med*. 2000;342:913.
65. Gosselink AT et al. Low-dose amiodarone for maintenance of sinus rhythm after cardioversion of atrial fibrillation or flutter. *JAMA*. 1992;267:3289.
66. Greenbaum RA et al. Conversion of atrial fibrillation and maintenance of sinus rhythm by dofetilide. The EMERALD (European and Australian Multicenter Evaluative Research on Atrial Fibrillation Dofetilide) Study [abstract]. *Circulation*. 1998;98(Suppl):I–633.
67. Singh S et al. Efficacy and safety of oral dofetilide in converting to and maintaining sinus rhythm in patients with chronic atrial fibrillation or atrial flutter. The Symptomatic Atrial Fibrillation Investigative Research on Dofetilide (SAFIRE-D) Study. *Circulation*. 2000;102:2385.
68. Torp-Pedersen C et al. Dofetilide in patients with congestive heart failure and left ventricular dysfunction. Danish Investigations of Arrhythmia and Mortality on Dofetilide Study Group. *N Engl J Med*. 1999;341:857.
69. Køber L et al. Effect of dofetilide in patients with recent myocardial infarction and left ventricular dysfunction: a randomised trial. *Lancet*. 2000;356:2052.
70. Song JC, White CM. Dofetilide (Tikosyn). *Conn Med*. 2000;64:601.
71. Singh BN et al. Dronedarone for maintenance of sinus rhythm in atrial fibrillation or flutter. *N Engl J Med*. 2007;357:987.
72. Hohnloser SH et al. Effect of dronedarone on cardiovascular events in atrial fibrillation. *N Engl J Med*. 2009;360:668.
73. Køber L et al. Increased mortality after dronedarone therapy for severe heart failure [published correction appears in N Engl J Med. 2010;363:1384]. *N Engl J Med*. 2008;358:2678.
74. Connolly SJ et al. Dronedarone in high risk permanent atrial fibrillation. *N Engl J Med*. 2011;365:2268–2276.
75. Le Heuzey JY et al. A short-term, randomized, double-blind, parallel-group study to evaluate the efficacy and safety of dronedarone versus amiodarone in patients with persistent atrial fi brillation: the DIONYSOS study. *J Cardiovasc Electrophysiol*. 2010;21:597.
76. Betapace AF [product information]. Wayne, NJ: Berlex Laboratories; 2010.
77. Brass LM et al. Warfarin use among patients with atrial fibrillation. *Stroke*. 1997;28:2382.
78. Petersen P et al. Placebo-controlled, randomised trial of warfarin and aspirin for prevention of thromboembolic complications in chronic atrial fibrillation. The Copenhagen AFASAK study. *Lancet*. 1989;1:175.
79. [No authors listed]. The effect of low-dose warfarin on the risk of stroke in patients with nonrheumatic atrial fibrillation. The Boston Area Anticoagulation Trial for Atrial Fibrillation Investigators. *N Engl J Med*. 1990; 323:1505.
80. [No authors listed]. Stroke Prevention in Atrial Fibrillation Investigators Study. Final results. *Circulation*. 1991;84:527.
81. [No authors listed]. Warfarin versus aspirin for prevention of thromboembolism in atrial fibrillation: Stroke Prevention in Atrial Fibrillation II Study. *Lancet*. 1994;343:687.
82. Patel MR et al. Rivaroxaban versus warfarin in nonvalvular atrial fibrillation. *N Engl J Med*. 2011;365:883–891.
83. Granger CB et al. Apixaban versus warfarin in patients with atrial fibrillation. *N Engl J Med*. 2011;365:981–992.
84. Giugliano RP et al. Edoxaban versus warfarin in patients with atrial fibrillation. *N Engl J Med*. 2013;369:2093–2104.
85. Talati R, White CM. Dabigitran: a new orally available anticoagulant for prevention of strokes and thrombosis in patients with atrial fibrillation. *Formulary*. 2011;46:44.
86. Connolly SJ et al. Dabigatran versus warfarin in patients with atrial fibrillation [published correction appears in N Engl J Med. 2010;363:1877]. *N Engl J Med*. 2009;361:1139.
87. Stangier J et al. Influence of renal impairment on the pharmacokinetics and pharmacodynamics of oral dabigatran etexilate: an open-label, parallel-group, single-centre study. *Clin Pharmacokinet*. 2010;49:259–268.
88. Kalus JS. Pharmacologic interventions for reversing the effects of oral anticoagulants. *Am J Health Syst Pharm*. 2013;70(Suppl 1):S12–S21.
89. Eikelboom JW et al. Dabigatran versus warfarin in patients with mechanical heart valves. *N Engl J Med*. 2013;369:1206–1214.
90. Morillo CA et al. Radiofrequency ablation vs. antiarrhythmic drugs as first line treatment of paroxysmal atrial fibrillation (RAAFT-2). A randomized trial. *JAMA*. 2014;311:692–699.
91. Zipes DP. Specific arrhythmias: diagnosis and treatment. In: Braunwald E, ed. *Braunwald's Heart Disease: A Textbook of Cardiovascular Medicine*. Vol 1. 5th ed. Philadelphia, PA: WB Saunders; 1997:640.
92. Sager PT, Bhandari AK. Narrow complex tachycardias. Differential diagnosis and management. *Cardiol Clin*. 1991;9:619.
93. Faulds D et al. Adenosine. An evaluation of its use in cardiac diagnostic procedures, and in the treatment of paroxysmal supraventricular tachycardia. *Drugs*. 1991;41:596.
94. Garratt C et al. Comparison of adenosine and verapamil for termination of paroxysmal junctional tachycardia. *Am J Cardiol*. 1989;64:1310.
95. Sung RJ et al. Mechanisms of spontaneous alternation between reciprocating tachycardia and atrial flutter/fi brillation in the Wolff-Parkinson-White syndrome. *Circulation*. 1977;56:409.
96. Tijunelis MA et al. Myth: intravenous amiodarone is safe in patients with atrial fibrillation and Wolff-Parkinson-White syndrome in the emergency department. *CJEM*. 2005;7:262–265.

97. Gulamhusein S et al. Acceleration of the ventricular response during atrial fibrillation in the Wolff-Parkinson-White syndrome after verapamil. *Circulation*. 1982;65:348.
98. Falk RH. Proarrhythmia in patients treated for atrial fibrillation or flutter [published correction appears in Ann Intern Med. 1992;117:446]. *Ann Intern Med*. 1992;117:141.
99. Aliot E et al. Twenty-five years in the making: flecainide is safe and effective for the management of atrial fibrillation. *Europace*. 2010;13:161–173.
100. Krahn AD et al. A randomized, double-blind, placebo controlled evaluation of the efficacy and safety of intravenously administered dofetilide in patients with Wolff-Parkinson-White syndrome. *Pacing Clin Electrophysiol*. 2008;24:1258–1260.
101. Cohen MI et al. PACES/HRS expert consensus statement on the management of the asymptomatic young patient with a Wolff-Parkinson-White (WPW, Ventricular Preexcitation) Electrocardiographic pattern. *Heart Rhythm*. 2012;9:1006–1024
102. Barra SN et al. A review on advanced atrioventricular block in young or middle-aged adults. *Pacing Clin Electrophysiol*. 2012;35:1395–1405.
103. Pedersen CT et al. EHRA/HRS/APHRS expert consensus on ventricular arrhythmias. *Heart Rhythm*. 2014;11:e166–e196.
104. Majorowicz K. *Clinical Management of Ventricular Arrhythmias*. Sacramento, CA: CME Resource; 2008.
105. Cantillon DJ et al. Evaluation and management of premature ventricular complexes. *Cleve Clin J Med*. 2013;80:377–387.
106. Echt DS et al. Mortality and morbidity in patients receiving encainide, flecainide, or placebo. The Cardiac Arrhythmia Suppression Trial. *N Engl J Med*. 1991;324:781.
107. [No authors listed]. Effect of the antiarrhythmic agent moricizine on survival after myocardial infarction. The Cardiac Arrhythmia Suppression Trial II Investigators. *N Engl J Med*. 1992;327:227.
108. Hjalmarson A. Effects of beta blockade on sudden cardiac death during acute myocardial infarction and the postinfarction period. *Am J Cardiol*. 1997;80(9B):35J.
109. Freemantle N et al. Beta-blockade after myocardial infarction: systematic review and meta regression analysis. *BMJ*. 1999;318:1730.
110. Kendall MJ et al. Beta-blockers and sudden cardiac death. *Ann Intern Med*. 1995;123:358.
111. [No authors listed]. Randomised trial of intravenous atenolol among 16, 027 cases of suspected acute myocardial infarction: ISIS-1. First International Study of Infarct Survival Collaborative Group. *Lancet*. 1986;2:57.
112. Chen ZM et al. Early intravenous then oral metoprolol in 45,852 patients with acute myocardial infarction: randomised placebo-controlled trial. *Lancet*. 2005;366:1622.
113. O'Gara PT et al. 2013 ACCF/AHA Guideline for the management of ST-elevation myocardial infarction: a report of the American College of Cardiology Foundation/American Heart Association Task Force on Practice Guidelines. *J Am Coll Cardiol*. 2013;61:e79–e140.
114. Caims JA et al. Randomised trial of outcome after myocardial infarction in patients with frequent or repetitive ventricular premature depolarisations: CAMIAT. Canadian Amiodarone Myocardial Infarction Arrhythmia Trial Investigators [published correction appears in Lancet. 1997;349: 1776]. *Lancet*. 1997;349:675.
115. Julian DG et al. Randomised trial of effect of amiodarone on mortality in patients with left-ventricular dysfunction after recent myocardial infarction: EMIAT. European Myocardial Infarction Amiodarone Trial Investigators [published corrections appear in Lancet. 1997;349:1776; Lancet. 1997;349:1180]. *Lancet*. 1997;349:667.
116. Buxton AE et al. Nonsustained ventricular tachycardia in coronary artery disease: relation to inducible sustained ventricular tachycardia. MUSTT Investigators. *Ann Intern Med*. 1996;125:35.
117. Connolly SJ. Meta-analysis of antiarrhythmic drug trials. *Am J Cardiol*. 1999;84:90R–93RR.
118. Farre J et al. Amiodarone and "primary" prevention of sudden death: critical review of a decade of clinical trials. *Am J Cardiol*. 1999;83:55D–63D.
119. Steinberg JS et al. Antiarrhythmic drug use in the implantable defibrillator arm of the Antiarrhythmic Versus Implantable Defi brillators (AVID) study. *Am Heart J*. 2001;142:520–529.
120. Connolly SJ et al. Comparison of β-blockers, amiodarone plus β-blockers, or sotalol for prevention of shocks from implantable cardioverter defibrillators: the OPTIC Study: a randomized trial. *JAMA*. 2006;295:165.
121. Kowey PR et al. Efficacy and safety of celivarone, with amiodarone as calibrator, in patients with an implantable cardioverter – defibrillator for prevention of implantable cardioverter-defi brillator interventions or death: the alphee study. *Circulation*. 2011;124:2649–2660.
122. Bokhari F et al. Long-term comparison of the implantable cardioverter-defibrillator versus amiodarone eleven-year follow-up of a subset of patients in the Canadian Implantable Cardioverter Defibrillator Study (CIDS). *Circulation*. 2004;110:112–116.
123. Pinter A et al. Efficacy and safety of dofetilide in the treatment of frequent ventricular tachyarrhythmias after amiodarone intolerance or failure. *J Am Coll Cardiol*. 2011;57:380–381.
124. Gao D et al. Electrical storm: definitions, clinical importance, and treatment. *Curr Opin Cardiol*. 2013;28:72–79.
125. Neumar RW et al. Part 8: adult advanced cardiovascular life support. 2010 American Heart Association Guidelines for Cardiopulmonary Resuscitation and Emergency Cardiovascular Care. *Circulation*. 2010;122(Suppl 3):S729.
126. Sotalol injection [prescribing information]. Lake Bluff, IL: Academic Pharmaceutical, Inc; August 2014.
127. Gehi AK et al. Evaluation and management of patients after implantable cardioverter-defibrillator shock. *JAMA*. 2006;296:2839.
128. Fornell D. Advances in Implantable Cardioverter Defibrillator (ICD) Technology. http://www.dicardiology.com/article/advances-implantable-cardioverter-defi brillator-icd-technology. Accessed June 14, 2015.
129. Aziz S et al. The subcutaneous defi brillator. *J Am Coll Cardiol*. 2014;63:1473–1479.
130. Epstein AE et al. 2012 ACCF/AHA/HRS focused update incorporated into the ACCF/AHA/HRS 2008 guidelines for device-based therapy of cardiac rhythm abnormalities: a report of the American College of Cardiology Foundation/American Heart Association Task Force on Practice Guidelines and the Heart Rhythm Society. *J Am Coll Cardiol*. 2013;61:e6–e75.
131. Reddy VY et al. Prophylactic catheter ablation for the prevention of defibrillator therapy. *N Engl J Med*. 2007;357:2657.
132. Kuck KH et al. Catheter ablation of stable ventricular tachycardia before defibrillator implantation in patients withcoronary heart disease (VTACH): a multicentre randomised controlled trial. *Lancet*. 2010;375:31.
133. Moss AJ et al. Reduction in inappropriate therapy and mortality through ICD programming. *N Engl J Med*. 2012;367:2275–2283.
134. Gasparini M et al. Effect of long-detection interval vs. standard-detection interval for implantable cardioverter-defibrillators on antitachycardia pacing and shock delivery: the ADVANCE III randomized clinical trial. *JAMA*. 2013;309:1903–1911. [Erratum in JAMA 2013;309:2552].
135. Kloppe A et al. Efficacy of long detection interval implantable cardioverter-defibrillator settings in secondary prevention population. Data from the Avoid Delivering Therapies for Nonsustained Arrhythmias in ICD Patients III (ADVANCE III) Trial. *Circulation*. 2014;130:308–314.
136. Caron MF et al. Amiodarone in the new AHA guidelines for ventricular tachyarrhythmias. *Ann Pharmacother*. 2001;35:1248.
137. Gagnol JP et al. Amiodarone. Biochemical aspects and haemodynamic effects. *Drugs*. 1985;29(Suppl 3):1.
138. Babatin M et al. Amiodarone hepatotoxicity. *Curr Vasc Pharmacol*. 2008;6:228.
139. Van Cott TE et al. Amiodarone-induced pulmonary toxicity: case study with syndrome analysis. *Heart Lung*. 2013;42:262–266.
140. Amiodarone HCl (Cordarone) [prescribing information]. Philadelphia, PA: Wyeth Pharmaceuticals; March 2015.
141. Chan AL et al. Fatal amiodarone-induced hepatotoxicity: a case report and literature review. *Int J Clin Pharmacol Ther*. 2008;46:96–101.
142. Padmanabhan H. Amiodarone and thyroid dysfunction. *South Med J*. 2010;103:922.
143. Drucker AM et al. Drug-induced photosensitivity. Culprit drugs, management, and prevention. *Drug Saf*. 2011;34:821–837.
144. Passman RS et al. Amiodarone-associated optic neuropathy: a critical review. *Am J Med*. 2012;125:447–453.
145. Bednar MM et al. The QT interval. *Prog Cardiovasc Dis*. 2001;43(5 Suppl 1):1.
146. Darpo B et al. Clinical evaluation of QT/QTc prolongation and proarrhythmic potential for nonantiarrhythmic drugs: the International Conference on Harmonization of Technical Requirements for Registration of Pharmaceuticals for Human Use E14 guideline. *J Clin Pharmacol*. 2006;46:498.
147. Drew B et al. Prevention of torsade de pointes in hospital settings: a scientific statement from the American Heart Association and the American College of Cardiology Foundation. *J Am Coll Cardiol*. 2010;55:934.
148. Owens RC Jr, Nolin TD. Antimicrobial-associated QT interval prolongation: pointes of interest. *Clin Infect Dis*. 2006;43:1603.
149. Camm JA. Safety considerations in the pharmacological management of atrial fibrillation. *Int J Cardiol*. 2008;127:299.
150. Kao DP et al. Proarrhythmic potential of dronedarone: emerging evidence from Spontaneous Adverse Event Reporting. *Pharmacotherapy*. 2012;32:767–771.
151. Oguayo KN et al. An unusual case of flecainide-induced QT prolongation leading to cardiac arrest. *Pharmacotherapy*. 2014;34:e30–e33.
152. Hii JT et al. Propafenone-induced torsade de pointes: cross-reactivity with

quinidine. *Pacing Clin Electrophysiol*. 1991;14(11 Pt 1):1568.
153. Thevenin J et al. Flecainide induced ventricular tachycardia (torsades de pointes). *Pacing Clin Electrophysiol*. 2003;26:1907–1908.
154. Sotalol (Betapace AF) [prescribing information]. Wayne, NJ: Bayer Healthcare Pharmaceuticals Inc; October 2010 April 2007.
155. Letsas KP et al. Drug-induced proarrhythmia: QT interval prolongation and torsades de pointes. *Hosp Chron*. 2011;6:118–122.
156. Vieweg WV et al. Citalopram, $QT_c$ interval prolongation, and torsade de pointes. How should we apply the recent FDA ruling? *Am J Med*. 2012;125:859–868.
157. Hasnain M et al. $QT_c$ interval prolongation and torsade de pointes associated with second-generation antipsychotics and antidepressants: a comprehensive review. *CNS Drugs*. 2014;28:887–920.
158. Kao D et al. Trends in reporting methadone-associated cardiac arrhythmia, 1997–2011: an analysis of registry data. *Ann Intern Med*. 2013;158:735–740.
159. Pimentel L, Mayo D. Chronic methadone therapy complicated by torsades de pointes: a case report. *J Emerg Med*. 2008;34:287.
160. Poluzzi E et al. Antimicrobials and the risk of torsades de pointes. The contribution from data mining of the US FDA adverse event reporting system. *Drug Saf*. 2010;33:303–314.
161. Goodman JS, Peter CT. Proarrhythmia: primum non nocere. In: Mandel WJ, ed. *Cardiac Arrhythmias: Their Mechanisms, Diagnosis, and Management*. 3rd ed. Philadelphia, PA: JB Lippincott; 1995:173.
162. Roden DM. A practical approach to torsade de pointes. *Clin Cardiol*. 1997;20:285–290.
163. Charlton NP et al. Termination of drug-induced torsade de pointes with overdrive pacing. *Am J Emerg Med*. 2010;28:95.
164. Schwartz PJ et al. Long QT syndrome patients with mutations of the SCN5A and HERG genes have differential responses to $Na^+$ channel blockade and to increases in heart rate: implications for gene-specific therapy. *Circulation*. 1995;92:3381.
165. Miwa S et al. Monophasic action potentials in patients with torsades de pointes. *Jpn Circ J*. 1994;58:248.
166. Whalley DW et al. Basic concepts in cellular cardiac electro-physiology: part II: block of ion channels by antiarrhythmic drugs. *Pacing Clin Electrophysiol*. 1995;18(9 Pt 1):1686.
167. Hazinski MF, ed. *Highlights of the 2010 American Heart Association Guidelines for CPR and ECC*. Dallas, TX: American Heart Association; 2010.
168. Wenzel V et al. A comparison of vasopressin and epinephrine for out-of-hospital cardiopulmonary resuscitation. *N Engl J Med*. 2004;350:105.
169. Stiell IG et al. Vasopressin versus epinephrine for inhospital cardiac arrest: a randomised controlled trial. *Lancet*. 2001;358:105.
170. Aung K, Htay T. Vasopressin for cardiac arrest: a systematic review and meta-analysis. *Arch Intern Med*. 2005;165:17.
171. Kudenchuk PJ et al. Amiodarone for resuscitation in out-of-hospital cardiac arrest due to ventricular fi brillation. *N Engl J Med*. 1999;341:871.
172. Somberg JC et al. Lack of a hypotensive effect with rapid administration of a new aqueous formulation of intravenous amiodarone. *Am J Cardiol*. 2004;93:576.
173. Dorian P et al. Amiodarone as compared with lidocaine for shock-resistant ventricular fibrillation [published correction appears in N Engl J Med. 2002;347:955]. *N Engl J Med*. 2002;346:884.
174. Hagihara A et al. Prehospital epinephrine use and survival among patients with out-of-hospital cardiac arrest. *JAMA*. 2012;307:1161–1168.
175. Goto Y et al. Effects of prehospital epinephrine during out-of-hospital cardiac arrest with initial non-shockable rhythm: an observational cohort study. *Crit Care*. 2013;17:R188.
176. Mentzelopoulos SD et al. Vasopressin, steroids, and epinephrine and neurologically favorable survival after in-hospital cardiac arrest: a randomized clinical trial. *JAMA*. 2013;310:270–279.
177. Donnino MW et al. Time to administration of epinephrine and outcome after in-hospital cardiac arrest with non-shockable rhythms: retrospective analysis of large in-hospital data registry. *BMJ*. 2014;348:g3028.

# 第 16 章 高血压危象

Kristin Watson, Brian Watson, and Sandeep Devabhakthuni

## 核心原则

| | 核心原则 | 章节案例 |
|---|---|---|
| 1 | 高血压危象被定义为舒张压超过 120mmHg。该疾病按照有无急性靶器官损害,进一步分为高血压急症和高血压亚急症。 | 案例 16-1(问题 1)<br>表 16-1 |
| 2 | 高血压危象的危险因素包括药物依从性差、使用可卡因、药物间相互作用以及药物与食物间相互作用,但不局限于上述危险因素。 | 案例 16-1(问题 1) |
| 3 | 高血压亚急症可用口服抗高血压药物治疗,包括可乐定、柳胺苄心定、卡托普利。应注意避免血压快速降低。 | 案例 16-1(问题 2~6)<br>表 16-3 |
| 4 | 高血压急症影响的器官是中枢神经系统、眼、心脏和肾脏。 | 案例 16-2(问题 1) |
| 5 | 高血压急症应该使用注射用药物治疗。治疗选择取决于影响的器官及患者的合并症。最初平均动脉压降低不超过 25%,对大多数病人,在接下来 2~6 小时,血压逐渐降低到 160/100mmHg,在下一个 8~24 小时,逐渐将血压降至正常。 | 案例 16-2(问题 2、3、4、5、9 和 10)<br>案例 16-3(问题 1~6)<br>案例 16-4(问题 1 和 2)<br>表 16-4,图 16-1,表 16-2 |
| 6 | 硝普钠是高血压急症的治疗选择,但与氰化物和硫氰酸盐中毒相关,应监测以减少其中毒风险,尤其对肾脏损害的病人。 | 案例 16-2(问题 6~8) |
| 7 | 手术后高血压病人最常应用的降压药物为尼卡地平、硝酸甘油、硝普钠和拉贝洛尔。 | 案例 16-5(问题 1~3) |
| 8 | 主动脉夹层的处理需要在不增加心脏收缩和心率的前提下迅速控制血压。 | 案例 16-6(问题 1) |

高血压危象的定义为舒张压>120mmHg[1]。该类疾病一般分为两类:高血压急症和高血压亚急症(表 16-1)。如果没有及时处理会增加发病率和死亡率[2-5]。高血压急症临床表现为升高的血压突然威胁生命且需要在几分钟到几

表 16-1

高血压急症 vs 高血压亚急症

| | 高血压急症 | 高血压亚急症 |
|---|---|---|
| 血压标准 | 舒张压>120mmHg[a] | 舒张压>120mmHg[a] |
| 生命威胁 | 有潜在性 | 非急性 |
| 终末器官损害 | 急性或进展性 | 慢性、非进展性 |
| 临床症状 | 中枢神经系统(头晕、N/V、脑病、意识混乱、乏力、颅内或蛛网膜下出血、中风)<br>眼睛(眼底出血或眼底镜检查改变、视力模糊、失明)<br>心脏(左心衰竭、肺水肿、心梗、心绞痛、主动脉夹层)<br>肾衰竭或肾功能不全 | 视神经盘水肿 |
| 治疗策略 | 需要即刻降压;静脉治疗(表 16-2) | 数小时或数天的降压治疗;口服药物治疗(表 16-3) |

[a] 血压升高的速率和合并症的出现或终末器官的损伤比血压升高的程度更有诊断价值。见第 9 章。
N/V,恶心和呕吐

小时内将血压降到安全水平(不必降到正常水平)[1,3]。高血压急症伴随急性进展性的器官的损害(例如中风或心梗)。高血压亚急症不会立即威胁生命,且可以在24~48小时内将血压降到安全水平[1,6]。

急性的有潜在生命威胁的血压升高可发生在血压正常的患者,但这些患者常伴有急性肾小球肾炎、脑损伤、严重的烧伤、围产期(子痫)、服用毒品例如可卡因时。其他的病因包括突然停药或药物依从性差、药物之间相互作用(包括中草药)、促红细胞生成素的应用、药物与食物间相互作用(例如在服用单胺氧化酶抑制剂的同时摄入富含酪胺的食物)[7,9]。此外,心脏收缩压控制不佳已被认为是高血压危象进展中的独立危险因素[10]。除了提高对高血压的认识和治疗,从2000年到2007年,在美国高血压急症患者的住院治疗数量有显著增加(每100 000个住院患者中有101~111例高血压危象患者)。幸运的是,高血压危象患者的住院死亡率从2.8%降到2.6%[11]。

## 高血压亚急症的临床表现

目前,关于描述高血压亚急症临床表现及特点的数据很有限。症状包括头疼、头晕、视觉改变、胸闷、恶心、鼻出血、疲乏及精神运动障碍[12]。值得注意的是,不是所有高血压亚急症患者都有典型的临床症状。

## 高血压急症的临床表现

同高血压亚急症相似,高血压急症通常发生在有高血压病史的患者[13,14]。高血压急症常常发生于可释放儿茶酚胺的肾上腺素瘤(嗜铬细胞瘤)或肾血管疾病的患者。此外,美国黑人比白种人的高血压急症发病率高,这类患者没有初级保健医师而且不遵从其治疗方案[13,15]。

高血压急症的临床表现变化很大,反映在某些特定的器官损害的程度上。快速地、严重的血压升高并不总是高血压急症的标志。伴随发生主要的损伤部位表现在中枢神经系统、心脏、肾脏以及眼睛。尽管高血压急症不如高血压亚急症更常见,但是如果对患者病史不是十分了解,很难判断终末器官功能障碍是新发生的还是原发病演变而来。

### 中枢神经系统

中枢神经系统异常是高血压急症最常见的并发症。症状包括严重的头疼伴或不伴头晕、恶心、呕吐及食欲缺乏。意识模糊伴随恐惧往往预示着更严重的疾病,如眼球震颤,局部症状或Babinski征阳性(当一温和的压力沿足底外侧缘,由后向前划至小趾根部时,大拇趾背伸,其余四趾扇形展开)。中枢神经系统损伤的进展会很迅速,可以导致昏迷或死亡。如果有脑血管意外的发生,会出现口齿不清或运动麻痹[13]。

### 其他并发症

心脏方面疾病是目前所报道的关于高血压急症的第二常见并发症。表现为心力衰竭、急性肺水肿及急性冠脉综合征。心肌梗死也可以被发现。高血压急症眼部的症状一般与视觉敏锐度的改变相关。视力模糊或视觉丧失一般与眼底镜下眼底出血、眼底渗出物(眼底毛细血管或微血管瘤流出的液体在视网膜区域形成黄色沉淀)或视乳头水肿(视神经水肿)有关。急性肾损伤也可能发生。肾损伤的标记物包括血尿、蛋白尿、尿素氮和血肌酐水平。

## 治疗概述

### 口服与胃肠外给药

高血压亚急症不是胃肠外给药的指征。口服抗高血压药物的治疗策略更适合这类疾病。临床医生在治疗中应谨慎对待没有靶器官损害的血压升高的患者。大剂量的口服药快速的降低血压并不是没有风险,可能会引起低血压及其并发症。有学者认为高血压亚急症这个名称会引起激进性治疗,建议不采用如无法控制的血压此类的名称[6]。相反,高血压急症需要立即住院治疗,一般应在重症监护病房,胃肠外给降压药降低动脉血压[16]。有效的治疗可以很好的改善预后、逆转症状以及控制终末器官损害的进展[17-19]。能否完全逆转终末器官的损害与两个因素有关:①治疗是否迅速;②在治疗之初器官的损害程度。

高血压急症的治疗有两个基本概念。第一,需要立即且强化的治疗比耗时的诊断更重要。第二,药物的选择取决于用药的时间进程、血流动力学和代谢作用能否控制高血压急症的情况。如果出现脑病、急性左心衰竭、夹层主动脉瘤、子痫或者其他终末器官的损害出现,应该迅速的静脉给予速效药降低血压,例如氯维地平、艾司洛尔、依那普利拉、非诺多泮、肼屈嗪、拉贝洛尔、尼卡地平、硝酸甘油和硝普钠(表16-2)[1,3,4,20-24]。如果情况允许在数小时或数天内缓慢降低血压,例如高血压亚急症,可以给予速效口服药物如卡托普利、可乐定、拉贝洛尔及米诺地尔(表16-3)[3,4,24-26]。图16-1是高血压危象治疗的原则。快速降低血压的推荐治疗方案的摘要总结见表16-4。

### 治疗目标

血压降低的速率必须个体化,根据高血压急症或高血压亚急症来决定。同时,快速降低血压可以引起心脏或脑的缺血性损伤[26-30]。在治疗起初,临床医生应该意识到年老者或者有严重的自身调节机制不足的患者出现低血压并发症的风险较高。后者包括自主神经功能障碍、大脑或颈动脉粥样硬化[31]。此外,有慢性高血压病史的患者无法忍受血压的突然降低,这类患者血压的适当降低比急性升高有益。

对于高血压急症,建议平均动脉压一开始下降不超过25%(在数分钟到1小时);当血压平稳后,要在2~6小时内进一步将血压降到160/100mmHg,在下一个8~24小时内将血压平稳的降到正常水平[4]。舒张压在100~110mmHg是合适的最初治疗目标[1]。血压较低通常表示患者有主动脉夹层(案例16-6)。

对于这个规则的另一个例外是有急性脑血管意外的患者。在这种状态下大脑自动调节能力丧失,应用降压药会引起大脑血液灌注降低以及发病率升高的风险[32]。目前

表 16-2
胃肠外给药治疗高血压急症的一般治疗措施

| 药物(商品名)/种类 | 剂量/方式 | 给药时间 | 持续时间 |
|---|---|---|---|
| 氨维地平/钙离子通道阻滞剂 | 最初:1~2mg/h;滴定剂量直到理想血压或最大浓度到达 16mg/h | 2~4min | 注射后 10~15min |
| 依那普利拉[a](IV)/血管紧张素转化酶抑制剂 | 0.625~1.25mg IV/6h | 15min(最大,1~4h) | 6~12h |
| 艾司洛尔[b]/β 受体阻滞剂 | 第 1 分钟 250~500μg/kg,随后 50~300μg/(kg·min) | 1~2min | 10~20min |
| 非诺多泮/多巴胺-1 激动剂 | 0.1~0.3μg/(kg·min) | <5min | 30min |
| 肼屈嗪[c](20mg/ml)/动脉血管扩张剂 | 10~20mg IV | 5~20min | 2~6h |
| 拉贝洛尔[d]/α 和 β 受体阻滞剂 | 2mg/min IV 或 20~80mg/10min,最大负荷剂量 300mg | 2~5min | 3~6h |
| 尼卡地平[e](IV)/钙离子阻滞剂 | 静脉负荷剂量 5mg/h,每 5min 增肌 2.5mg/h 直到理想血压,最大负荷剂量每 15min 15mg/h,随后维持输注 3mg/h | 2~10min(最大 8~12h) | 注射后 40~60min |
| 硝酸甘油[f](IV)/动脉静脉血管扩张剂 | 静脉泵入 5~100μg/min | 2~5min | 注射后 5~10min |
| 硝普钠[g]/动脉静脉血管扩张剂 | 静脉输注[a]<br>起初:0.5μg/(kg·min);平常:2~5μg/(kg·min);最大:8μg/(kg·min) | 数秒 | 注射后 3~5min |

| 药物 | 主要不良反应(均可引起低血压) | 有以下情况者避免或需谨慎给药 |
|---|---|---|
| 氨维地平 | 房颤、恶心、呕吐、头疼、急性肾损伤、反射性心动过速、心肌梗死 | 对大豆黄素、豆制品、鸡蛋、鸡蛋食物过敏,严重的主动脉瓣狭窄,脂类代谢缺陷,心脏衰竭 |
| 依那普利拉 | 高钾血症、急性肾损伤需要容量依赖者 | 高血钾,肾衰伴脱水或双侧肾动脉狭窄患者,孕妇(致畸) |
| 艾司洛尔 | 恶心、血栓性静脉炎、疼痛溢出 | 哮喘、心动过缓、失代偿的心脏衰竭、严重的心脏传导阻滞 |
| 非诺多泮 | 心动过速、头疼、恶心、面部潮红 | 青光眼 |
| 肼屈嗪 | 心动过速、头疼、心绞痛 | 心绞痛、心梗、主动脉夹层 |
| 拉贝洛尔 | 腹痛、恶心、呕吐、腹泻 | 哮喘、心动过缓、失代偿性心脏衰竭 |
| 尼卡地平 | 头疼、面部潮红、恶心、呕吐、头晕、心动过速;静脉输液 12h 后引起的局部静脉炎 | 心绞痛、失代偿性心力衰竭、颅内压增高 |

表 16-2

胃肠外给药治疗高血压急症的一般治疗措施(续)

| 药物 | 主要不良反应(均可引起低血压) | 有以下情况者避免或需谨慎给药 |
|---|---|---|
| 硝酸甘油 | 高铁血红蛋白血症、头疼、心动过速、恶心、呕吐、面部潮红、长时间用药的耐药性 | 心包填塞、缩窄性心包炎或颅内压增高 |
| 硝普钠 | 恶心、呕吐、发汗、虚弱、硫氰酸盐中毒[h]、氰化物中毒(很少)[i]、胸痛、眩晕、头痛、鼻塞、心律不齐 | 肾损伤(硫氰酸盐累积)、肝损伤(氰化物)、孕妇、颅内压增高、急性冠脉综合征 |

[a] 未被美国食品药品监督管理局批准用于治疗急性高血压。

[b]批准用于术中和术后治疗高血压。

[c]胃肠外给予肼屈嗪是位于口服和其他更激进药物例如硝普钠之间的中级治疗策略。可以静脉给药或肌内注射,但是两种给药途径没有可以感知的差别(20~40分钟)。缓慢的降低血压。

[d]拉贝洛尔在失代偿性心力衰竭患者中是禁忌,因为它的β受体阻滞剂的特质。两个100mg安瓿的药物加入160ml盐水中持续静脉给药,最终浓度为1mg/ml。静脉输注一开始为2mg/min,滴定直到获得满意的效果或最终浓度到达300mg。

[e]在口服药物不可行或理想时可以短期给药。

[f]需要特殊的运输系统将药物放于塑料管内。见第12章和第13章,关于硝酸甘油的进一步说明。

[g]硝普钠药瓶应用金属箔包裹以防光引起其代谢。在这种条件下,药物作用可以稳定4~24小时。升高的血压失去效力。当液体颜色变为黄色时代表其失效。棕色、绿色或蓝色表明其失去效力。当床头稍微升高时药物会更有效。当换到新的包装中,监管需要调节。

[h]硫氰酸盐水平在给药过程中不断累积。肾功能正常时其半衰期为2.7天,肾衰患者的其半衰期为9天。肾功能正常的患者毒性发作会在7~14天,肾衰患者发病时间为3~6天。硫氰酸盐血压浓度水平在治疗3~4天后需要检测,当浓度达到10~12mg/dl是需要中断给药。硫氰酸盐毒性引起神经中毒的症状如神经错乱、反射亢进、困惑、虚弱、耳鸣、癫痫以及昏迷。

[i]氰化物毒性包括乳酸中毒、血氧不足、心动过速、意识改变、癫痫和呼吸中有苦杏仁的气味。硫代硫酸钠或维生素$B_{12}$可以缓解高危患者氰化物中毒症状

表 16-3

治疗高血压亚急症常用的口服药物

| 药物[a](商品名) | 剂量/途径 | 给药时间 | 维持时间 | 主要不良反应[a] | 有以下情况者避免或需谨慎给药 |
|---|---|---|---|---|---|
| 卡托普利[b]12.5、25、50、100mg片剂<br>ACE抑制剂 | 6.5~50mg口服 | 15min | 4~6h | 高血钾,神经性水肿,BUN增高,皮疹,瘙痒,蛋白尿,味觉丧失 | 肾动脉狭窄,高血钾,脱水,肾损伤,孕妇 |
| 可乐定0.1、0.2、0.3mg片剂<br>中枢α2-激动剂 | 最初0.1~0.2mg口服,随后0.1mg/h最终累积0.8mg | 0.5~2h | 6~8h | 镇静,口干,心动过缓,便秘 | 精神改变,严重的颈动脉狭窄 |
| 拉贝洛尔100、200、300mg片剂<br>α和β受体阻滞剂 | 每2~3h重复200~400mg | 30min~2h | 4h | 直立性低血压,恶心,呕吐 | 心力衰竭,哮喘,心动过缓 |
| 米诺地尔2.5、10mg片剂<br>动静脉血管扩张剂 | 5~20mg口服 | 30~60min,2~4h达到最大效力 | 12~16h | 心动过速,液体潴留 | 心绞痛,心力衰竭 |

[a] 所有都会引起低血压、头晕和面部潮红。

[b]其他的口服的ACE阻滞剂在使用起初起效慢,但应该维持剂量,例如卡托普利需要重复每日坚持服用

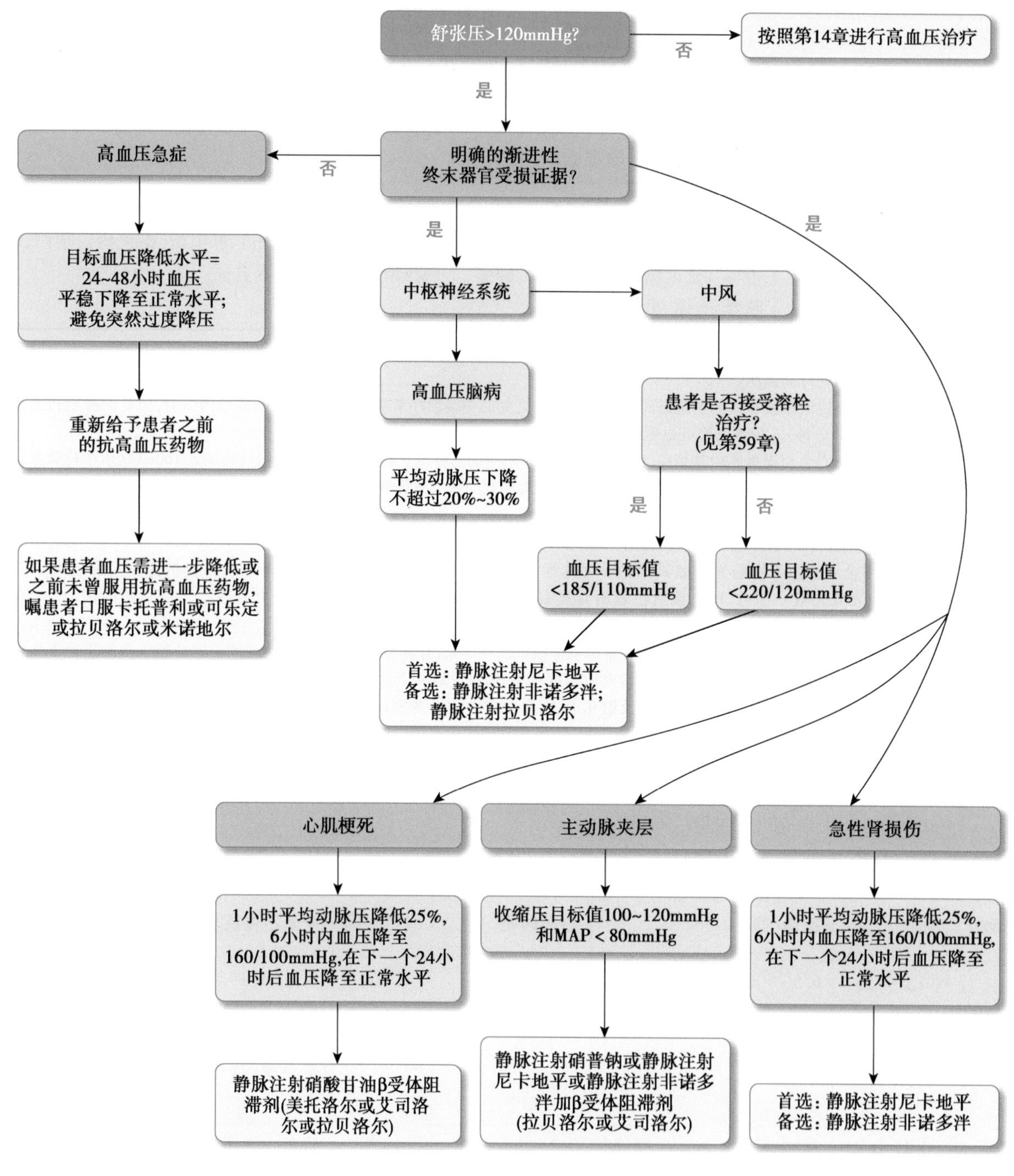


图 16-1 高血压危象的治疗概览

表 16-4

高血压急症的治疗推荐

| 临床症状 | 治疗推荐 | 基本原理 |
|---|---|---|
| 主动脉夹层 | 硝普钠、尼卡地平或者非诺多泮联合艾司洛尔或者静脉注射美托洛尔;拉贝洛尔;避免收缩血管 | 扩张血管或降低动脉压阻止进一步的夹层撕裂。β 受体阻滞剂会防止血管扩张剂引起的反射性心动过速 |
| 心绞痛、心肌梗死 | 硝酸甘油联合艾司洛尔或美托洛尔;拉贝洛尔。禁用硝普钠 | 扩张冠状血管,降低心输出量,减少心脏负荷及心肌耗氧量。硝普钠会引起冠脉缺血 |

表 16-4
高血压急症的治疗推荐(续)

| 临床症状 | 治疗推荐 | 基本原理 |
|---|---|---|
| 急性肺水肿、左心室衰竭 | 硝普钠或硝酸甘油联合泮利尿剂。可供替代的选择:依那普利。禁用非二氢吡啶类和β受体阻滞剂 | 利尿剂及扩张静脉来降低前负荷。硝普钠、依那普利降低后负荷,尼卡地平可以增加每搏输出量 |
| 急性肾损伤 | 尼卡地平或非诺多泮。禁用硝普钠、依那普利 | 外周血管扩张不会影响肾脏清除率 |
| 可卡因过量 | 尼卡地平、非诺多泮、维拉帕米或硝酸甘油。可供替代的选择:拉贝洛尔。禁用β受体阻滞剂 | 扩张血管,没有潜在的α肾上腺素受体激动。钙离子拮抗剂控制药物过量引起的血管痉挛 |
| 嗜铬细胞瘤 | 尼卡地平、非诺多泮或维拉帕米。可供替代的选择:酚妥拉明、拉贝洛尔。禁用β受体阻滞剂 | 扩张血管并无潜在的α肾上腺素受体激动 |
| 高血压脑病、颅内出血、蛛网膜下腔出血、血栓栓塞 | 尼卡地平、非诺多泮或拉贝洛尔。禁用硝普钠、硝酸甘油、依那普利、肼屈嗪 | 硝普钠和硝酸甘油的扩血管效应不降低脑血容量。依那普利和肼屈嗪会引起无法预测的血压改变,因此要十分谨慎的控制血压 |

指南建议,急性缺血脑卒中的患者如果收缩压高于220mmHg或舒张压高于120mmHg,不推荐溶栓治疗;如果病情需要,可通过获得较低血压目标来控制病情,如心肌梗死或主动脉夹层。当收缩压低于185mmHg,舒张压低于110mmHg可以选择溶栓治疗[33]。溶栓治疗后的第一个24小时内,收缩压应保持在185mmHg以下,舒张压保持在105mmHg以下。较低血压的患者给予溶栓疗法会减少大脑出血的风险[33]。此外,有高血压脑病的患者如果平均动脉压下降超过40%有大脑供血不足的风险[34]。因此,有高血压脑病的患者在治疗的第1个小时内,无论血压多高,平均血压降低不要超过20%或者将舒张压降到100mmHg[34,35]。

## 高血压亚急症

### 患者评估

**案例 16-1**

问题 1:M. M. 是一名60岁的美国黑人,男性患者,患有长期的慢性心衰,因依从性差导致血压控制不良,有心肌梗死病史。今早,他到社区卫生中心对他的高血压进行彻底的评估。过去7天内,他没有服用卡托普利、卡维地洛和氢氯噻嗪。M. M. 没有任何症状。体格检查结果,血压180/120mmHg,心率92次/min。眼底镜检查显示小动脉轻微狭窄,没有出血或渗出,视神经盘良好。双肺正常,心脏检查未见明显异常。心电图提示窦性心律,心率90次/min,一度房室传导阻滞。胸片显示心脏扩大。血电解质、BUN、血清肌酐在正常范围内。尿常规结果尿蛋白2+。M. M. 的治疗目标是什么?应以多大速率降低血压,选择何种治疗方法?

血压升高的绝对值就自身而言没有构成临床上的急症状态不需要快速降低血压。没有证据表明患有脑病、心脏功能障碍、胸痛或肾功能的急性改变。因此,没有迹象表明会有靶器官功能的急性损伤。M. M. 的病例属于高血压亚急症。

情况常常如此,M. M. 因为依从性差对血压控制不良。根据M. M. 的临床表现,需要在接下来的12-24-48小时内将血压降低,但注意避免出现低血压。短效的口服降压药可以满足此目的,没有必要使用胃肠外给药。许多不同类型的口服药物,例如可乐定、卡托普利、拉贝洛尔及米诺地尔都可行。对于M. M. 重新合理规范地服用降压药,不至于使血压降得太快是一个很合理的选择。随后,他可以调整依从性较好的每日1次剂量的药物治疗方案。例如,赖诺普利或其他的长效的血管紧张素转化酶抑制剂类药物来替代之前服用的卡托普利控制血压。克服患者依从性差的障碍,包括药物的成本、治疗效果的理解、药物不良反应的错误认识等。每周随访高血压亚急症患者的治疗情况对于此类患者来说是非常重要的。

### 口服药物疗法

#### 短效的钙离子通道阻滞剂

案例 16-1,问题 2:M. M. 的医生已经下医嘱立即给予硝苯地平10mg舌下含服,这种治疗高血压亚急症的治疗措施合理吗?

可乐定、拉贝洛尔、米诺地尔及卡托普利降压效果很快。这类口服降压药在数小时内可以将血压充分降低,因此在治疗高血压亚急症中非常有效。口服ACE抑制剂类药物除了卡托普利,因其起效时间较慢不能很快的有效的降低血压。

钙离子通道阻滞剂可以快速释放能有效的快速地降低血压,这类药物包括地尔硫草、维拉帕米及尼卡地平;然而,根据经验最常用的为硝苯地平。硝苯地平可以口服或“嚼服”，就像之前推荐胃肠外给药快速降低血压。然而，服用硝苯地平被认为与威胁生命的不良事件的发生有关，如局部心肌缺血、心肌梗死及中风[26-30]。随意应用短效的硝苯地平迅速的降低血压有潜在的危险，不推荐使用[36,37]。卡托普利、拉贝洛尔或可乐定均可用来降低血压，他可以重新服用其他的口服药物并适时随访。

## 可乐定

案例 16-1，问题 3：给予 M. M. 口服可乐定以代替硝苯地平，可乐定的合适起始和维持剂量是多少？

可乐定是治疗高血压急症的安全、有效的一线用药，可刺激中枢神经的 $\alpha_2$ 肾上腺素受体兴奋，抑制交感神经从中枢神经系统的传出。口服可乐定后的几个小时过程中血压逐渐下降。传统的给药方案包括初始口服负荷量（0.1~0.2mg）和 0.1mg/小时的重复剂量，直到血压下降效果理想或者达到 0.8mg 的累积剂量[38]。如果应用负荷量的话，尤其重要的是对那些使用了降压药物的患者以及老年人，这些人存在容量不足，应该降低剂量[39]。口服可乐定的每日负荷量的急性反应不可预知，因此不能确定维持血压的剂量。可乐定的口服维持剂量在一定程度上凭借医生的经验，然而，由于药物的半衰期短，每日总剂量应分每日 2 次或 3 次服用[1,23,40]。

维持每日血压所需的口服可乐定的剂量所带来的急性反应是难以预测的。口服剂量一般是根据临床医师的经验来判断；然而，每日总剂量应该分散服用，根据药物的半衰期分为每日 2 次或 3 次给药。

### 不良反应及预防措施

案例 16-1，问题 4：推荐应用可乐定前需考虑的不良反应和预防措施有哪些？

口服可乐定一般耐受性良好，但不良反应包括直立性低血压、心动过缓、镇静、口干、头晕。可乐定可降低高达 28%的脑血流量，因此不推荐用于严重的脑血管病患者[41]。可乐定也不推荐用于合并心力衰竭、心动过缓、病态窦房结综合征和心脏传导阻滞的患者[23]。药物治疗依从性差的患者也应避免服用可乐定以防反跳性高血压的出现[42,43]。

## 其他口服药物

### 卡托普利

案例 16-1，问题 5：M. M. 肾功能正常，但有心力衰竭病史。依据病史，卡托普利是否为初始治疗的合理选择？应当如何给药？如果患者尿素氮或血肌酐升高应当如何处理？

卡托普利可通过口服和舌下含服的方式迅速降低血压[44,45]，能够同时降低后负荷和前负荷，并减低总外周血管阻力[23]。因此，卡托普利和其他血管紧张素转换酶抑制剂通常被认为是心力衰竭患者的首选药物，且已被证实可减少这类病患的死亡率（见第 14 章）。M. M 是射血分数保留的心衰患者，在这类人群中应用 ACE 抑制剂类药物提高心血管预后的证据不充分。然而，鉴于患者停药前应用依那普利血压控制良好，有必要重新应用一种短效的 ACE 抑制剂药物并加强患者的药物依从性。

卡托普利在口服后几分钟内开始发挥作用，药物浓度峰值出现在摄入后 30~90 分钟。临床上，卡托普利可在 10~15 分钟内降低血压，效果持续 2~6 个小时[46]。舌下含服卡托普利效果等同于硝苯地平，但不会出现因迅速的降低平均动脉压而致的反射性心动过速等突发状况[45-48]。

尽管卡托普利以及所有其他长效的血管紧张素转换酶抑制剂的临床获益良多，在肾功能不全和血容量不足患者中应用须十分谨慎。在大多数情况下，尿素氮或血清肌酐水平升高将提供能否应用的线索；然而，卡托普利也可诱发合并双侧肾动脉狭窄或单侧肾动脉狭窄的患者发生严重的肾衰竭。但这些禁忌证在高血压急症中不易被识别，因此，在排除这些病症的患者后，可推荐使用卡托普利。首剂低血压是卡托普利使用的一种常见限制因素，最有可能发生在老年患者和高血浆肾素水平的患者（如容量衰竭或接受利尿剂治疗）。在这种情况下，初始剂量不应超过 12.5mg，必要时 1 小时后重复给药。虽未服用利尿剂，M. M. 因有心力衰竭病史仍可能存在高血浆肾素水平。因此，卡托普利可作为 M. M. 初始治疗的合理用药，并可稍后更换为长效的 ACE 抑制剂类药物。

### 米诺地尔和拉贝洛尔

案例 16-1，问题 6：用于治疗高血压急症的其他口服制剂有哪些？

米诺地尔是一种有效的口服血管舒张药，已被成功地用于治疗高血压急症[49,50]。口服 10~20mg 的负荷量可在 2~4 小时内产生最大降压效果，必要的话可每 4 小时追加 5~20mg。不过米诺地尔的起效速度要比可乐定和卡托普利慢。米诺地尔需与 β 受体阻滞剂和袢利尿剂联用以拮抗其诱发的反射性心跳过速和液体潴留[50]。因此，米诺地尔的处方只应由具有用药经验的医师开具，并加强不良反应的管理。结合 M. M. 的心力衰竭病史和药物不良反应，不推荐其应用米诺地尔。米诺地尔只可应用于那些对其他抗高血压药物效果不好或之前应用过此药的高血压患者。

拉贝洛尔是一种 α 和 β 肾上腺素受体阻滞剂，可替代口服氯压定或卡托普利治疗严重的高血压，但合适的给药方案还有待确定[51-54]。100~300mg 的初始剂量降压效果可持续长达 4 小时[52]。每小时给药 20mg 直至 1 200mg 的最大剂量，拉贝洛尔降平均动脉压的效果等同于口服氯压定[54]。另一种方案是给予初始剂量 300mg，后每隔 2 小时给予 100mg 直至 500mg 的最大剂量，也可有效的快速降低血压[53]。然而，其他文献报道 200~400mg 的单一负荷剂量没有取得满意的降压效果[55]。因为拉贝洛尔可引起显著的直立性低血压，患者服药后应保持仰卧位并在行动前检查是否存在低血容量。另外，拉贝洛尔禁用于合并哮喘、心动过缓、高度心脏传导阻滞的患者。

## 高血压急症

### 患者评估

案例 16-2

问题 1：M. R. 是一名 55 岁的非洲裔美国人，因气短渐进性加剧 3 天来急诊科就医。在过去的 2 天里，患者自觉剧烈头痛，服用布洛芬不能缓解，同时伴随胸骨下疼痛、厌食、恶心等症状。既往有哮喘病史，心绞痛病史 5 年，2 月前曾因急性下壁心肌梗死入院治疗。院外遵医嘱吸入沙丁胺醇，服用呋塞米、硝酸异山梨酯、非洛地平和赖诺普利，但于 3 周前自行停药。

体格检查示焦虑面容，强迫体位，轻度呼吸窘迫。生命体征示脉搏 125 次/min，呼吸频率 36 次/min，血压 220/145mmHg，体温正常。眼底检查示小动脉狭窄和动静脉压迹，无出血、渗出和视神经乳头水肿。未见颈静脉扩张，但双侧颈动脉可闻及杂音。胸部检查示呼吸音减弱，双肺满布湿啰音。心尖部移位至第五肋间锁骨中线左侧 2cm 处，无震颤及隆起、凹陷。心律规整，听诊可闻及第三和第四心音奔马律，未闻及杂音。M. R. 的其他体格检查未见明显异常。

重要的生化检验指标如下：

血钠：142mmol/L

血钾：4. 9mmol/L

血氯：101mmol/L

碳酸氢盐：23mmol/L

尿素氮：30mg/dl

血肌酐：1. 2mg/dl

红细胞压积：38%

血红蛋白：13g/dl

白细胞计数及分类均在正常范围内。

尿常规分析示血红蛋白 1+及尿蛋白 1+。尿液镜检示每高倍镜视野下可见 5～10 个红细胞，无管型。脉搏血氧测定示血氧饱和度 88%。心电图示窦性心动过速和左心室肥大。胸部 X 线示中度的心脏肥大和双肺绒毛状浸润性阴影。M. R. 的哪些病史及体征提示需要紧急迅速降压?

高血压危象常常发生在 40～60 岁的非裔美国男性患者。此外，许多病人出现高血压危象是由于突然停用降压药[13,15]，如案例 16-2 中的 M. R. 和 16-1 中 M. M.。

新近发作的严重头痛、恶心和呕吐是重症高血压的中枢神经系统征象，正如胸骨下疼痛是急性心绞痛发作的表现，急性心力衰竭发作的临床表现有气短、心率和呼吸频率加快、心脏扩大、闻及 $S_3$ 心音及胸部影像学示肺水肿。相对于逐渐加剧的慢性心力衰竭，急性心力衰竭发作时无颈静脉怒张、肝大等右心衰体征，提示心力衰竭发作是由高血压诱发。结合 M. R. 的病史，患者的尿沉渣分析结果易被忽视，眼部受累较轻。M. R. 高血压急症的表现是因为其心力衰竭的存在，应及时入院治疗给予静脉注射降压药物。

### 注射用药物治疗

#### 硝普钠

案例 16-2，问题 2：M. R. 初始使用硝普钠治疗是否合适？硝普钠是否有替代药物?

M. R. 应使用起效迅速的肠外药物以降低血压。硝普钠、非诺多泮和静脉用硝酸甘油可迅速降低总外周阻力，对心肌耗氧量和心率影响较小。硝普钠和非诺多泮首选用于高血压合并失代偿性心力衰竭但不合并心肌梗死的患者。注射用硝酸甘油与硝普钠作用类似，但硝酸甘油对静脉循环影响较大，对小动脉影响小。硝酸甘油对冠状动脉狭窄、缺血性心脏病、心肌梗死、冠状动脉搭桥术后高血压的患者效果显著(见案例 16-3，问题 6)。另外，硝普钠和注射用硝酸甘油都可降低高血压急症患者的左心室舒张期压力。尽管硝酸甘油可以缓解心梗患者胸痛症状，这类患者并没有急性冠脉综合征，肌钙蛋白阴性及心电图可以佐证。在应用硝普钠之前，充分了解胸痛的病因是非常重要的。正如上述所说，胸痛可能是由于严重的高血压导致的急性心衰。此类症状和体征不是缺血性心脏病导致的。冠状动脉缺血引起的胸痛应用硝酸甘油比硝普钠更能获益；然而，此类患者没有活动性的冠脉缺血症状。若临床表现与急性心衰的症状符合，重点要放在降低外周血管阻力及减少左心室舒张压。而硝普钠有舒张静脉和动脉血管的优势，可以进一步降低外周血管阻力及左室舒张压。硝酸甘油对静脉循环影响更大，特别是在小剂量时。因此，对于此类患者，硝普钠是首选。

非诺多泮和硝普钠快速降压的作用是一样的[56-59]。这两种药物均起效迅速，易于计算注射用剂量，作用时间短，有相对良好的耐受性。非诺多泮也可增加肾血流量，从而降低肾功能恶化的风险[60-63]。相比于硝普钠，非诺多泮不会导致氰化物和硫氰酸盐的毒性。然而非诺多泮会引起剂量依赖性的心动过速，在急性冠脉综合征患者要避免使用。

因此，在不合并明显的肾脏或肝脏疾病的情况下，硝普钠是 M. R. 治疗的首选用药。

##### 血流动力学效应

硝普钠的许多药物效应可改善 M. R. 的身体状况。硝普钠同时扩张静脉和动脉血管，从而增加静脉血容量，减少静脉回心血量和心脏前负荷(见第 14 章)。也可降低肺毛细血管楔压、心室充盈压，以缓解 M. R. 的肺水肿。动脉扩张所致后负荷也会降低，可增加心输出量，降低动脉压，增加组织灌注。

##### 利尿剂的联合使用

案例 16-2，问题 3：在硝普钠治疗前 M. R. 是否需要给予利尿剂?

在高血压危象患者的紧急处理中，静脉注射利尿剂是相对无效的，除非患者合并容量负荷过重或心力衰竭。高血压急症患者往往血管收缩，血容量正常或减少。因此，利尿剂效果不显著，还会加重肾功能损害或造成其他不利影响[22,64]。此外，紧急给予患者利尿剂联用其他降压药，可发生严重的低血压。

在急性心力衰竭患者，利尿剂的即刻效应是血流动力学变化（静脉扩张），而不是利尿作用。静脉注射利尿剂后的静脉扩张作用可在利尿发生之前降低右心充盈压和肺动脉楔压，增加心输出量[65]。因此 M.R. 的心力衰竭合并重度高血压需要静脉应用利尿剂（呋塞米 40mg，托拉塞米 10~20mg，或布美他尼 1mg）。

### 用药剂量

案例 16-2，问题 4：硝普钠的用药的初始剂量是多少？

硝普钠的有效输注速度是 0.25 ~ 10μg/（kg · min）[66,67]。对于 M.R.，硝普钠的起始输注速度应该为 0.25μg/（kg · min）。药物输注剂量应每 5 分钟缓慢增加 0.25μg/（kg · min），直到预期输注速度。推荐的最大输注速度是 10μg/（kg · min）。如果以最大输注速度维持 10 分钟后血压没有降到预期水平，应停用硝普钠[4]。药物剂量必须根据病人动脉内血压记录的个性化反应连续使用，并密切观察药物毒性的迹象或症状。

硝普钠在光照下可分解，因此需要用不透明的袋子包裹避免光照，无需将输液管避光。配置后溶液可在室温下稳定 24 小时。溶液的颜色从浅棕色变成深棕色，绿色，橙色，或蓝色表示药物活性丧失，应将配制液丢弃。

### 治疗终点

案例 16-2，问题 5：硝普钠开始输注。治疗的目标值是什么？

对于大多数患者在第 1 个小时血压降低不应超过 25%，如果病情稳定，接下来的 2~6 小时可调整输注剂量将血压控制在 160/100mmHg。在 8~24 小时内使血压降低到接近正常水平。然而，考虑到 M.R. 有脑血管闭塞性疾病病史（颈动脉杂音），应避免将血压降至更低水平。在患者合并脑部主要血管狭窄的情况下，过度的降低血压可能减少脑血流量，引发中风或其他神经系统并发症。

在机体血压大范围变化的情况下，脑血流量可通过自动调节机制保持恒定[40,68]。自动调节效应可在机体动脉压力缓慢或快速变化的情况下防止脑血流量大幅度变化。此外，相对于血压正常的患者，高血压患者应将动脉血压保持在较高水平以维持脑灌注。如果 M.R. 的血压降低过度，脑血流量可能会大幅减少。因此，合理的初始治疗目标是在 6 小时内舒张压维持在 100~105mmHg。如果出现低血压，应立即停用硝普钠，M.R. 应保持头低于躯干的仰卧位。

### 氰化物毒性

案例 16-2，问题 6：M.R. 使用硝普钠控制血压。然而，在过去的 36 个小时，是否有必要使硝普钠的输注速度达到 7μg/（kg · min）来控制血压。他的心动过速心绞痛症状已缓解。他是否有氰化物中毒的风险？药物的毒性应该观察什么指标？有哪些药物可以预防中毒？

当使用硝普钠时最需注意的是继发于代谢副产物积累的氰化物和硫氰酸中毒。硝普钠在静脉输注几分钟后分解。游离的氰化物（占硝普钠 44%的分子量）释放到血液中，产生的氢氰酸（氰化氢）可引发急性中毒[69]。氰化氢的释放量与输注剂量成正比[70]。线粒体的硫氰酸酶系统可对氰化物进行内源性解毒，借助于硫代硫酸盐等硫离子载体将氰化物转化成硫氰酸[69]。从理论上讲，硝普钠输注的速度长时间超过 2μg/（kg · min）时氰化物可体内积累。患者的肝或肾功能损害也会加剧氰化物毒性[71,72]。

通常说，尽管报告已有数人使用硝普钠后死亡，但氰化物中毒很少发生[73]。氰化物中毒最常见于需要维持较低血压的手术患者迅速接受大剂量的硝普钠（总剂量为 1.5μg/kg）输注。然而，根据两方数据，使用硝普钠后的氰化物中毒和死亡每年分别超过 3 000 例和 1 000 例[73,74]。

尽管现阶段硫代硫酸钠被推荐应用在硝普钠中毒的高危患者，但没有临床数据表明它可降低总体死亡率[75]。此外，这种干预可能导致硫氰酸盐的积累，特别是硫代硫酸钠的输注速率过快或应用在肾功能不全的患者。维生素 $B_{12}$ 也被用于降低硝普钠输注后的氰化物中毒的风险，但考虑到它的性价比，维生素 $B_{12}$ 的应用价值有限[72]。高危患者可应用更安全的替代方案（如非诺多泮、静脉用拉贝洛尔、静脉用尼卡地平），维生素 $B_{12}$ 和硫代硫酸盐的应用很局限。

氰化物中毒可通过监测 M.R. 的代谢状态及早发现。氰化物可使细胞色素氧化酶逐步失活导致无氧糖酵解增加，因此乳酸酸中毒是氰化物中毒的早期征兆[76,77]。血浆碳酸氢根离子浓度和 pH 值较低，伴随着血液乳酸或乳酸/丙酮酸比值的增加，以及混合静脉血氧张力增高可预示氰化物中毒[77]。氰化物中毒的征象还包括：心动过速、意识改变、昏迷、抽搐、呼气中含杏仁的特殊气味[70,77]。为发现氰化物中毒的发作，检测血清硫氰酸水平是没有意义的。一旦发现氰化物中毒，应立即停止硝普钠输注并应用适当药物治疗。为维持血压所需的高剂量硝普钠输注可增加 M.R. 氰化物中毒的风险，需要密切监测他的酸碱平衡。

### 硫氰酸盐中毒

案例 16-2，问题 7：解释氰化物毒性和硫氰酸毒性之间的区别。如果 M.R. 继续以 7μg/（kg · min）的速率输注硝普钠，患者硫氰酸盐中毒的风险是什么？监测患者血清的硫氰酸浓度是必要的吗？

硝普钠更可能引发硫氰酸盐中毒。虽然这个并发症很罕见,但肾功能损害的患者接受超过72小时的硝普钠治疗更易发生。氰化物通过在肝脏的硫化作用转化为这一过程很缓慢,肾脏功能正常时硫氰酸的半衰期是2.7天,而在肾衰竭患者半衰期是9天[78]。当硝普钠以中等剂量[2~5μg/(kg·min)]输注,在肾功能正常的患者硫氰酸中毒可能发生在7~14天,而合并严重肾脏疾病的患者可能发生在3~6天[69]。

硫氰酸可引起神经毒性综合征,表现为精神错乱、反射亢进、困惑、虚弱、耳鸣、癫痫、昏迷[71,78]。硫氰酸盐长时间浓度过高可以通过妨碍甲状腺碘的摄入和结合而抑制甲状腺功能[78]。不推荐常规检测血清中硫氰酸的含量,只建议在合并肾脏疾病的患者或持续输注硝普钠超过3或4天的患者监测硫氰酸。如果血清硫氰酸含量超过10~12mg/dl应停用硝普钠[79,80]。当血液中硫氰酸含量超过20mg/dl时就会威胁生命。在紧急情况下,血液透析可快速清除硫氰酸盐[78]。

M.R.的肾功能正常,预期输注的持续时间相对较短,潜在的硫氰酸中毒几率很低。因此,此时不推荐检测血液中的硫氰酸含量。

硝普钠治疗的其他相关不良反应还包括恶心、呕吐、出汗、鼻塞、肌肉抽搐、头晕、无力。这些反应通常是急性的,且在硝普钠输注过快时发生,减慢输注速率就可缓解。

案例16-2,问题8:M.R.的血生化和动脉血气值提示代谢性酸中毒。硝普钠的输注是否应继续维持在7μg/(kg·min)?替代治疗有哪些?

虽然M.R.应用硝普钠治疗的持续时间较短,但对降压效果的耐受需要使用大剂量输注来控制血压。因此,酸中毒可能提示累积的氰化物中毒。此时应立即停用硝普钠,另外开始静脉输注非诺多泮或尼卡地平等肠外降压药物替代治疗。

## 非诺多泮

案例16-2,问题9:相比于硝普钠,非诺多泮的优点和缺点有哪些?

非诺多泮是起效迅速的肠外用周围多巴胺-1受体激动剂,用于高血压危象时迅速降低血压[81-84]。非诺多泮可刺激多巴胺-1受体舒张冠状动脉,肾、肠系膜,及周围动脉[85,86]。在心脏搭桥手术中非诺多泮被用于控制患者外周动脉压[87]。低剂量的非诺多泮可用于心脏手术后急性肾损伤患者;但不会降低肾替代疗法的风险及30天的死亡率[88]。但是,没有研究数据显示这种效应可降低高血压急症患者的发病率和死亡率[62,68]。

非诺多泮在治疗高血压急症方面同硝普钠一样有效,且不会导致氰化物或硫氰酸盐中毒[57-59]。对氰化物或硫氰酸盐会中毒的高危患者,非诺多泮被认为是硝普钠的替代药物。近几年非诺多泮治疗高血压的量在减少[20]。

肾脏或肝脏疾病不会影响非诺多泮的清除率。同硝普钠一样,非诺多泮的半衰期也很短,大约5分钟,从而容易调节剂量[83,89]。血压和心率应避免高血压和与剂量有关的心动过速。会发生面部潮红及头痛。需要监测血钾,必要时补钾。由于非诺多泮会引起剂量依赖性眼压增高,青光眼和高眼压患者需要慎用本品[90,91]。

案例16-2,问题10:M.R.应避免使用哪种抗高血压药物?原因是什么?

拉贝洛尔是一种强效、快速抗高血压药物,同时具有α受体和β受体阻断效应,对于治疗高血压急症非常有效,但是M.R.不应使用此药物[91-98]。在血流动力学上,拉贝洛尔可以降低外周血管阻力(后负荷)、血压和心率,而几乎不改变静息心排出量或每搏输出量[99]。

M.R.目前存在胸痛和可承受的心动过速,这些体征和症状极有可能是由于严重升高的血压和急性左心室衰竭引起的。虽然拉贝洛尔可能会减轻M.R.的心绞痛,但是它的负性肌力作用会急剧危及患者的左室功能,这种效应远远大于后负荷减轻的潜在益处。此外,虽然拉贝洛尔对于哮喘患者是最安全的肾上腺素受体阻断药之一[100],但任何β受体阻滞剂都不应当作为哮喘患者的首选药物。只有在其他方法不能降低M.R.血压时才应该使用拉贝洛尔。

## 拉贝洛尔

### 案例16-3

问题1:C.M.是一名52岁的高加索男性,因进行性胸骨下胸痛(不伴气短)、出汗、恶心和呕吐3天入院。既往有控制不良的高血压病史、青光眼和心绞痛病史。入院前用药为多佐胺滴眼液、阿替洛尔、氢氯噻嗪和口服硝酸盐类。体格检查示患者焦躁不安,神志清晰,有定向能力。血压210/146mmHg,无立位晕厥,脉搏115次/min,搏动规则。眼底镜检查示双侧出血和渗出。肺部清晰,心脏扩大,无杂音或奔马律。腹部检查无明显异常,且无外周性水肿。神经病学检查正常。

主要实验室指标如下:

BUN:49mg/dl

SCr:2.8mg/dl

先前监测的血肌酐为1.2mg/dl。尿液分析示蛋白尿和血尿。心电图示窦性心动过速伴电轴左偏、左心室肥大和非特异性ST-T改变。胸片示心脏轻度扩大。

C.M.的药物治疗为硝酸甘油舌下含服及2.54cm硝酸甘油软膏局部外用。并开始使用Ⅳ拉贝洛尔治疗。综合考虑C.M.的心绞痛和急性肾损伤,这种治疗方法是否合理?

根据胸痛、视网膜病变、新发肾脏病变的发生以及血压升高程度可以诊断 C. M. 的表现为高血压急症，需要立即降低血压。在进行更多确定性治疗前，舌下和局部联合使用硝酸甘油有助于迅速降压和缓解胸痛。

拉贝洛尔曾成功应用于高血压急症的治疗[92-98]。拉贝洛尔可以同时阻断 α 和 β 肾上腺素能受体，而且能产生直接血管舒张效应。拉贝洛尔的 β 受体阻断作用是非选择性的，β 受体和 α 受体阻断效能之比在口服时为 3∶1，静脉注射时为 7∶1。拉贝洛尔的使用对于 C. M. 是极为有益的，因为此药可降低外周血管阻力而不引起反射性心动过速，继而心肌需氧量将会减少，冠状动脉血流动力学将得到改善，对于和 C. M. 类似有心绞痛症状或心肌梗死的患者拉贝洛尔是一种极好的选择。另外，静脉注射拉贝洛尔不会明显减少脑血流量，因此，此药对脑血管疾病患者可能也有益[1,23]。

非诺多泮或硝普钠也可以用来治疗 C. M.。因为 C. M. 的青光眼病史不能选用非诺多泮。另外，不选用非诺多泮还因其有致心动过速及心脏缺血的风险。如果使用硝普钠，由于 C. M. 新发的肾衰竭，可能会有产生氰化物和硫氰酸盐毒性的潜在风险。相反，拉贝洛尔曾被成功用于有肾脏疾病的患者且无毒不良反应发生[101,102]。拉贝洛尔在肝脏中经葡萄糖醛酸化清除，不足 5% 的剂量以原形从尿液中排出。

### 禁忌和注意事项

**案例 16-3，问题 2：** C. M. 使用拉贝洛尔时需注意哪些方面？

拉贝洛尔的缺点主要与它的 β 受体阻断效应有关。因此，拉贝洛尔不能用于有哮喘、一度以上房室传导阻滞或窦性心动过缓的患者，失代偿性患者心力衰竭亦需慎用本品（参照案例 16-2，问题 10）[93,97,103]。C. M. 不存在以上任一情况。和其他 β 受体阻滞剂一样，此药用于服用 β 阻滞剂患者应谨慎[104]。拉贝洛尔对于与嗜铬细胞瘤、儿茶酚胺增多相关的高血压以及 β 受体阻断药停药引起的反跳性高血压的治疗有效[105]。然而，由于拉贝洛尔主要为 β 受体阻断药，治疗嗜铬细胞瘤患者时可能会发生反常性高血压。这类有肾上腺肿瘤的患者会分泌大量去甲肾上腺素，导致相对无对抗地激动 α 受体。在拉贝洛尔成为嗜铬细胞瘤患者的推荐用药之前，需要有更多的临床经验来证实[6,92]。

**案例 16-3，问题 3：** 对于 C. M.，静脉注射拉贝洛尔应如何给药？

小增量静脉推注给药应从 20mg 开始缓慢推注不少于 2 分钟，之后每隔 10~15 分钟静脉推注 40~80mg，直至达到理想的降压效果或累积药量达到 300mg。约 90% 的患者在药物平均剂量为 200mg 时达到理想降压效果[93]。静脉注射拉贝洛尔后 5~10 分钟内达到最大效应[95]，抗高血压作用可持续 6 小时以上[107]。由于血压下降速度随注射速度增加而加快[95]，可控的持续静滴给药方式可以使动脉血压下降更平稳，不良反应相对较少[97,108]。然后以 2mg/min 的速度开始静脉滴注，并逐步增加剂量直至达到满意的效果或累积剂量达到 300mg。

### 非口服转为口服给药

**案例 16-3，问题 4：** 给予 C. M. 拉贝洛尔输液治疗，为使舒张压降至 100mmHg，需要药物累积剂量达到 180mg。C. M. 的胸痛症状几乎在治疗开始时即消失，但输液 3 小时后 C. M. 在走动时发生晕厥。是否应该停止给予 C. M. 口服拉贝洛尔？

体位性低血压和眩晕与拉贝洛尔用药剂量有关，且经静脉途径给药时更常发生[99,103]。C. M. 在经静脉给予拉贝洛尔后应保持仰卧位，在允许离床活动前需要确认他是否能耐受直立体位。眩晕症状缓解后可以给予 C. M. 拉贝洛尔口服。口服维持剂量和总静脉给药量无关。C. M. 应从每次 100~200mg，每日 2 次的剂量开始口服拉贝洛尔，需要时可加量。

**案例 16-3，问题 5：** 使用拉贝洛尔时还可出现什么不良反应？

拉贝洛尔的常见不良反应有恶心、呕吐、腹痛和腹泻，约 15% 的患者在用药时出现[103]。少数患者静脉给药后出现头皮发麻，持续给药后此症状常消失。其他不良反应包括疲倦、乏力、肌肉痉挛、头痛和皮疹。

## 硝酸甘油

**案例 16-3，问题 6：** 对于 C. M.，静脉注射硝酸甘油能否作为拉贝洛尔的替代药物？

高血压急症发生于不稳定性心绞痛或心肌梗死患者时需要立即降低血压。硝普钠曾被成功应用，但静脉注射硝酸甘油能更好地改善缺血性心脏病患者的侧支冠状动脉血流[109]。硝酸甘油可通过逐渐减小前负荷，减少左心室舒张期容积、降低舒张压和室壁张力，从而减少心肌耗氧量[110]。这些改变有利于冠脉血流再分布到更易受缺血影响的心内膜下层。大剂量的硝酸甘油可舒张小动脉平滑肌，从而减小后负荷，降低室壁张力和心肌耗氧量[111]。

静脉注射硝酸甘油起效迅速，持续时间短，且易调整剂量。此药起始用量通常为 5~10μg/分，按需增加药量以控制血压和症状，常用剂量为 40~100μg/分。静脉注射硝酸甘油的主要不良反应为头痛和出现耐药性。总体来说，静脉注射硝酸甘油适用于和 C. M. 类似有心绞痛的患者，或者有心肌梗死或冠脉搭桥术的高血压急症患者。

## 肼屈嗪

**案例 16-4**

问题 1：T. M. 是一名 30 岁的高加索男性，既往有慢性肾小球肾炎和控制不良的高血压病史。主诉清晨枕部头痛 1 周，至急诊科就诊，无其他主诉。1 个月内未服用降压药物。体格检查：无发热，无急性痛苦，BP 160/120mmHg，无立位晕厥，脉搏 90 次/min，搏动规则。眼底镜检查示双侧渗出，无出血，无视乳头水肿。双肺清晰。心脏检查示心脏扩大和第四心音奔马律。其他体格检查无明显异常。

主要实验室指标如下：

血细胞比容：32%

BUN：40mg/dl

Scr：2. 5mg/dl（双基线血清肌酐 1. 9mg/dl）

$HCO_3^-$：18mmol/L

尿液分析示蛋白质++，血红蛋白++，每高倍镜视野的红细胞数为 4～10 个。心电图示正常窦性心律，左室肥大。胸片无显著异常。

T. M. 的表现符合高血压急症的诊断标准（舒张压>120mmHg，肾功能恶化）。需要静脉注射抗高血压药物治疗。给予 T. M. 肼屈嗪 20mg 静脉注射，1 小时后测血压 150/100mmHg。非口服肼屈嗪的优点和缺点是什么？什么时候可使用肼屈嗪紧急降压？

肼屈嗪是直接血管舒张剂，通过松弛动脉平滑肌降低总外周阻力。由于肼屈嗪的抗高血压效果与其他非口服降压药相比更加难以预测，因此较少用于高血压急症的治疗。而且，肼屈嗪半衰期较长，血压降低过快或发生低血压时将会出现问题[22]。控制与原发性高血压有关的急症时此药将不再有效。

### 禁忌证

肼屈嗪不适用于冠心病患者，因为药物作用引起的反射性心动过速将增加心肌需氧量，可能加重缺血症状。另外，由于肼屈嗪有反射性心脏刺激效应，主动脉夹层患者应避免使用此药。相反，肼屈嗪对于和 T. M. 类似的慢性肾衰患者是有益的，心输出量反射性增加的同时器官灌注量也会增加[21]。

### 用量和用法

非口服肼屈嗪应作为口服药物和强效药物如非诺多泮和硝普钠治疗的中间疗法。可经静脉注射或肌内注射给药。用药 20～40 分钟内药效缓慢，因而可以尽量降低发生急性低血压的风险。由于生物利用度增加，非口服比口服肼屈嗪的用药剂量低。

## 其他非口服药物

案例 16-4，问题 2：有没有其他非口服药物可以替代肼屈嗪治疗高血压急症？

### 静脉注射型依那普利拉？

依那普利拉是口服前体药物依那普利的活性代谢物，由美国食品药品监督管理局批准在口服治疗不可行时可用于治疗高血压。但是，依那普利拉常用于治疗严重高血压[112-117]。此药的初始剂量为 0. 625～1. 25mg 静脉注射，需要时可每 6 小时重复注射 1 次。为使发生低血压的风险降至最低，对于使用利尿药的患者或有血容量不足的临床证据的患者，依那普利拉的起始剂量不应超过 0. 625mg。用药后 15 分钟内开始起效，但需数小时方能达到最大效应。由于只有 60%的患者在用药后 30 分钟内血压降低，依那普利拉不能用于高血压急症的紧急降压[115]。尽管高起始剂量曾成功用于控制血压[116]，但有证据表明，高于 0. 625mg 的起始剂量并不能显著改变依那普利拉的抗高血压强度[114]。依那普利拉对心力衰竭患者的治疗也有益。使用依那普利拉需注意的事项和卡托普利类似（见案例 16-1，问题 5）。由于起效时间长，临床经验有限，反应率易变（尤其是非洲裔美国人），因此不建议将依那普利拉作为高血压急症患者的常规用药[115,117]。

### 静脉注射型钙拮抗剂

**案例 16-5**

问题 1：H. C. 是一名 71 岁的高加索男性，心梗后行紧急冠状动脉旁路移植术。既往有脑血管意外和慢性肾脏疾病（血清肌酸酐保持在 1. 6mg/dl）病史。术后 2 小时，H. C. 的血压从 142/90mmHg 升高至 170/132mmHg。给予 H. C. 静脉注射尼卡地平。尼卡地平是否适用于 H. C.？

#### 尼卡地平

术后高血压持续时间一般较短，最常见于神经外科、头颈部、血管和心胸手术（与 H. C. 的案例一样）。多数仅需在术后 6 小时内进行治疗，部分顽固性高血压患者需持续至 24～48 小时[118]。适当的术后血压控制可以使发生心血管、神经或手术部位并发症（比如出血）的风险最小化。治疗时应选择起效迅速、作用时间短以及术后使用有效、安全的药物。

尼卡地平是一种强效的脑血管和体血管舒张剂，也可用于处理严重高血压。用药后 1～2 分钟内起效，清除半衰期为 40 分钟[119]。血流动力学评估表明静脉注射尼卡地平可显著降低平均动脉压和全身血管阻力，可明显增加心脏指数而几乎不改变心率[120]。尼卡地平是二氢吡啶类钙拮抗剂，与非二氢吡啶类药物相比，尼卡地平负性肌力作用较小。剂量可调的静脉注射尼卡地平被广泛用于术后高血压[120-123]和高血压急症[124-127]。

在治疗术后高血压时[120]，静脉注射尼卡地平按以下方式逐渐增加剂量：先以 10mg/h 的滴速滴注 5 分钟，再以 12. 5mg/h 滴注 5 分钟，然后以 15mg/h 滴注 15 分钟，之后以 3mg/h 的维持剂量持续静滴。平均药物反应时间和滴率分别为 11. 5 分钟和 12. 8mg/h。报道中最常见的不良反应包括低血压、心动过速(2.7%)、恶心和呕吐。

关于心脏动脉内膜切除及冠状动脉搭桥术后高血压患者接受尼卡地平或硝普钠降压的研究表明,尼卡地平降压速度更快。此外,尼卡地平的耐受性较高,而且不会增加并发症[128,129]。

尼卡地平起效迅速,输液期间可持续控制血压,对手术后的H.C.来说是合理的药物选择。尼卡地平的药物反应可预知,因此易于调整剂量,且严重不良反应相对较少,对于术后患者是一种理想的药物。治疗过程中需要逐渐增加剂量以使患者血压达到比基准血压高约10%的水平。除了尼卡地平,硝普钠、硝酸甘油和拉贝洛尔也是治疗术后高血压的常用药物。尼卡地平对伴脑供血不足或外周血管疾病的患者可能也有益[118]。由于尼卡地平可能引起发射性心动过速,冠脉缺血患者需慎用本品。

多项关于高血压急症患者的研究证实尼卡地平是有效的,作为二氢吡啶类钙离子拮抗剂,与非二氢吡啶类药物相比,对负性肌力的影响最小。

相反,静脉应用的非二氢吡啶类药物维拉帕米和地尔硫䓬,尽管临床上迅速降压是有效的,但没有更多的报道关于高血压急症患者的应用。第三代二氢吡啶类氯维地平,已经被证实有助于控制高血压急症及围术期患者血压。

案例16-5,问题2:还有哪些静脉注射的钙拮抗剂?是否适用于H.C.?

### 非二氢吡啶类

静脉注射维拉帕米(5~10mg)可在15分钟内显著降低血压,降压作用可持续6~8小时。作为心血管药物,维拉帕米主要用作治疗室上性心动过速时的控制心率药物。

静脉注射地尔硫䓬已被证实可用于暂时控制房颤或房扑时的心室率以及迅速转复阵发性室上性心动过速[130-132]。非口服地尔硫䓬也常用于治疗术中和术后发生的高血压以及急性冠脉疾病患者的高血压[133,134]。然而,使用静脉注射地尔硫䓬治疗严重高血压的已公布案例很少[137,138]。

静脉注射维拉帕米及地尔硫䓬时会发生房室结传导异常。

给予静脉注射地尔硫䓬的患者需要持续心电监测和频繁血压测量。这种治疗方式应避免用于有病窦综合征或高度心脏传导阻滞的患者。在紧急降压时也应尽量避免使用静脉注射地尔硫䓬,除非已有附加信息依据。另外,由于非二氢吡啶类药物具有负性肌力作用,应避免用于紧急治疗伴收缩性心力衰竭的高血压急症患者。

案例16-5,问题3:在推荐使用氯维地平前,临床医生应注意什么?

### 氯维地平

氯维地平是另一种静脉用药的二氢吡啶类钙拮抗剂,具有选择性动脉血管舒张特性[139]。氯维地平在血管外组织和血液中可迅速被酯酶类分解,因此清除半衰期很短仅为1分钟[140],而且24小时持续静滴后,药物的血流动力学效应可在停药后10分钟内完全消失[141]。氯维地平可在1~2分钟内迅速起效[142]。这些药代学和药效学特性使氯维地平成为一种在治疗高血压急症方面极具吸引力的药物。研究表明氯维地平对治疗心脏外科手术患者的术前和术后高血压均有效[143,144]。在这种情况中,氯维地平的起始滴速为0.4μg/(kg·min),目标血压为比基线血压至少降低15%。之后每隔90秒将滴速加倍至3.2μg/(kg·min),然后每隔90秒将滴速增加1.5μg/(kg·min),最大滴速为8μg/(kg·min)。在90%以上使用研究药物的患者中氯维地平有效性的中值时间为6分钟以内。

有研究曾对氯维地平与硝酸甘油、硝普钠、尼卡地平用于治疗心脏外科手术患者围术期高血压的疗效分别进行对比[139]。与单独使用硝酸甘油和硝普钠相比,氯维地平能更好地将患者血压维持在目标范围内,但这不意味着在临床结果也会有这种差别。对于控制患者血压水平,氯维地平等价于尼卡地平。氯维地平和其他对照药物的不良反应发生率和严重程度相近。

基于有限的研究数据,H.C.不适合使用非二氢吡啶类药物。另外,静脉注射维拉帕米作用时间较长,不适于治疗术后高血压。氯维地平起效迅速,作用时间短,研究表明此药可以用于围术期患者的血压控制。

有限的几项研究表明输注氯维地平可将心率增加达20次/min[141]。氯维地平需用20%脂肪乳配制,因此,血清甘油三酯高于400mg/dl的患者避免使用此药,使用4小时后的所有剩余药物要丢弃。氯维地平禁用于对黄豆、豆制品、蛋类或蛋制品过敏的患者。对有脂类代谢功能缺陷或急性胰腺炎(伴高脂血症时)以及重度主动脉狭窄的患者同样禁用[142]。

## 主动脉夹层

### 治疗

#### 案例16-6

问题1:B.S.是一名68岁的高加索男性,既往有长期高血压病史,且依从性差。在当地急诊科就诊,主诉突然发作剧烈、刀割样、弥漫性胸痛,疼痛放射至背部两肩胛骨间。主要体格检查包括:脉搏100次/min,血压200/120mmHg,肺部清晰,心脏听诊闻及$S_4$,无杂音。实验室指标无明显异常。心电图示窦性心动过速及左心室肥大,无急性改变。胸片示纵隔明显增宽。急诊心脏计算机断层成像示主动脉弓夹层。对于B.S.,哪种抗高血压药物最合适?为什么?

主动脉夹层是主动脉最内层(血管内膜)被撕裂后血液从破口进入将内层分离形成的。此类型高血压急症的最终疗法取决于夹层的位置和严重程度。但是,治疗的首要原则是药物控制当前的高血压,避免增加心脏收缩力或心率。这样可以减轻心脏搏动传递到夹层动脉瘤的压力。

主动脉夹层时抗高血压治疗的目的是通过降低血压减

少搏动负荷或主动脉压力[145,146]。通过降低左室收缩力从而减慢主动脉压力的上升速度，延缓夹层发展和主动脉破裂。主动脉夹层的典型治疗方法是硝普钠、非诺多泮、尼卡地平等血管舒张剂和β受体阻断药联合用药，逐渐加量至心率为55~65次/min之间[145,147]。拉贝洛尔单一用药可作为替代治疗[148]。这些药物可以通过降低血压，减少静脉回心血量，减小心肌收缩力来减少对主动脉的压力。

静脉注射硝普钠[0.5~2μg/(kg·min)]和静脉注射艾司洛尔联合用药是常用的治疗方法[20,146]，这种疗法可作为B.S.的起始治疗。β受体阻断药和血管舒张剂联合应用是可取的，因为后者的扩血管作用会引起反射性心动过速。

艾司洛尔是一种非口服类心脏选择性$\beta_1$受体阻断药，此药起效迅速，作用持续时间较短。艾司洛尔用于治疗高血压时，需在1分钟内给予250~500μg/kg的负荷量，然后以50~300μg/(kg·min)的维持剂量静滴。5%~10%的患者注射部位出现烧灼感、炎症和硬结。

低血压是使用艾司洛尔时最常见的不良事件，与用药持续时间有直接关系[149]。但是，由于艾司洛尔半衰期较短，停止注射后30分钟内低血压即可消失。应避免使用直接血管舒张剂，如肼屈嗪，它们会增加心脏每搏输出量和左室射血分数。这些效应会增加搏动性血流和脉搏波的锐度，进而加大主动脉壁的物理应力，导致夹层加重[20]。根据夹层发生的部位，可能需要外科手术的介入[147,150]。但是，在最终诊断明确前，首要目标是将血压和心肌收缩力降至可以维持肾、脑和心脏灌注的最低水平[20]。必须要进行积极的血压管理以尽量减少靶器官损伤及预防夹层加重或发生出血[146]。对于主动脉夹层，有人提议将收缩压降至100~120mmHg或在5~10分钟内将平均动脉压降至80mmHg以下[20]。

**（王曦敏、李展 译，李宏建、高梅 校，周聊生 审）**

## 参考文献


1. Calhoun DA, Oparil S. Treatment of hypertensive crisis. *N Engl J Med*. 1990;323:1177.
2. Ault MJ, Ellrodt AG. Pathophysiological events leading to the end-organ effects of acute hypertension. *Am J Emerg Med*. 1985;3(6, Suppl):10–15.
3. Rodriguez M et al. Hypertensive crisis. *Cardiol Rev*. 2010;18:102.
4. Chobanian AV et al. The seventh report of the joint national committee on prevention, detection, evaluation and treatment of high blood pressure: the JNC 7 report [published correction appears in JAMA. 2003;290(2):197]. *JAMA*. 2003;28:2560.
5. Bales A. Hypertensive crisis: how to tell if it's an emergency or an urgency. *Postgrad Med*. 1999;105:119.
6. Vidt DG. Hypertensive crises: emergencies and urgencies. *J Clin Hypertens (Greenwich)*. 2004;6:520.
7. Abo-Zena RA et al. Hypertensive urgency induced by an interaction of mirtazapine and clonidine. *Pharmacotherapy*. 2000;20:476.
8. Patel S et al. Hypertensive crisis associated with St. John's wort. *Am J Med*. 2002;112:507.
9. Novak BL et al. Erythropoietin-induced hypertensive urgency in a patient with chronic renal insufficiency: case report and review of the literature. *Pharmacotherapy*. 2003;23:265.
10. Tisdale JE et al. Risk factors for hypertensive crisis: importance of out-patient blood pressure control. *Fam Pract*. 2004;21:420.
11. Mozaffarian D et al; on behalf of the American Heart Association Statistics Committee and Stroke Statistics Subcommittee. Heart disease and stroke statistics—2015 update: a report from the American Heart Association. *Circulation*. 2015;131:e29–e322.
12. Bender SR et al. Characteristics and management of patients presenting to the emergency department with hypertensive urgency. *J Clin Hypertens (Greenwich)*. 2006;8:12.
13. Zampaglione B et al. Hypertensive urgencies and emergencies: prevalence and clinical presentation. *Hypertension*. 1996;27:144.
14. Bennett NM, Shea S. Hypertensive emergency: case criteria, sociodemographic profile, and previous care of 100 cases. *Am J Public Health*. 1988;78:636.
15. Shea S et al. Predisposing factors for severe uncontrolled hypertension in an inner-city minority population. *N Engl J Med*. 1992;327:776.
16. McRae RP Jr, Liebson PR. Hypertensive crisis. *Med Clin North Am*. 1986;70:749.
17. Bakir A, Dunea G. Accelerated and malignant hypertension: experience from a large American inner city hospital. *Int J Artif Organs*. 1989;12:675.
18. McNair A et al. Reversibility of cerebral symptoms in severe hypertension in relation to acute antihypertensive therapy. *Acta Med Scand Suppl*. 1985;693:107.
19. Winer N. Hypertensive crisis. *Crit Care Nurs Q*. 1990;13:23.
20. Marik PE, Rivera R. Hypertensive emergencies: an update. *Curr Opin Crit Care*. 2011;17:569–580.
21. Varon J. Treatment of acute severe hypertension. *Drugs*. 2008;68:283.
22. Norlander M et al. Pharmacodynamic, pharmacokinetic and clinical effects of clevidipine, an ultrashort-acting calcium antagonist for rapid blood pressure control. *Cardiovasc Drug Rev*. 2004;22:227.
23. Murphy C. Hypertensive emergencies. *Emerg Med Clin North Am*. 1995;13:973.
24. McKindley DS, Boucher BA. Advances in pharmacotherapy: treatment of hypertensive crisis. *J Clin Pharm Ther*. 1994;19:163.
25. Gales MA. Oral antihypertensives for hypertensive urgencies. *Ann Pharmacother*. 1994;28:352.
26. Psaty BM et al. The risk of myocardial infarction associated with antihypertensive drug therapies. *JAMA*. 1995;274:620.
27. Leavitt AD, Zweifler AJ. Nifedipine, hypotension, and myocardial injury. *Ann Intern Med*. 1988;108:305.
28. O'Mailia JJ et al. Nifedipine-associated myocardial ischemia or infarction in the treatment of hypertensive urgencies. *Ann Intern Med*. 1987;107:185.
29. Schwartz M et al. Oral nifedipine in the treatment of hypertensive urgency: cerebrovascular accident following a single dose. *Arch Intern Med*. 1990;150:686.
30. Fami MJ et al. Another report of adverse reactions to immediate-release nifedipine. *Pharmacotherapy*. 1998;18:1133.
31. Bertel O et al. Effects of antihypertensive treatment on cerebral perfusion. *Am J Med*. 1987;82(3B):29.
32. Talbert RL. The challenge of blood management in neurologic emergencies. *Pharmacotherapy*. 2006;26(8 Pt 2):123S.
33. Jauch EC et al; on behalf of the American Heart Association Stroke Council, Council on Cardiovascular Nursing, Council on Peripheral Vascular Disease, and Council on Clinical Cardiology. Guidelines for the early management of patients with acute ischemic stroke: a guideline for healthcare professionals from the American Heart Association/American Stroke Association. *Stroke*. 2013;44:870–947.
34. Dinsdale HB. Hypertensive encephalopathy. *Neurol Clin*. 1983;1:3.
35. Vaughan CJ, Delanty N. Hypertensive emergencies. *Lancet*. 2000;356:411.
36. Grossman E et al. Should a moratorium be placed on sublingual nifedipine capsules given for hypertensive emergencies and pseudoemergencies? *JAMA*. 1996;276:1328.
37. Gemici K et al. Evaluation of the effect of sublingually administered nifedipine and captopril via transcranial Doppler ultrasonography during hypertensive crisis. *Blood Press*. 2003;12:46.
38. Anderson RJ et al. Oral clonidine loading in hypertensive urgencies. *JAMA*. 1981;246:848.
39. Handler J. Hypertensive urgency. *J Clin Hypertens*. 2006;8:61.
40. Varon J, Marik PE. Clinical review: the management of hypertensive crises. *Crit Care*. 2003;7:374.
41. Reed WG, Anderson RJ. Effects of rapid blood pressure reduction on cerebral blood flow. *Am Heart J*. 1986;111:226.
42. Stewart M, Burris JF. Rebound hypertension during initiation of transdermal clonidine. *Drug Intell Clin Pharm*. 1988;22:573.
43. Vernon C, Sakula A. Fatal rebound hypertension after abrupt withdrawal of clonidine and propranolol. *Br J Clin Pract*. 1979;33:112.
44. Damasceno A et al. Efficacy of captopril and nifedipine in black and white patients with hypertensive crisis. *J Hum Hypertens*. 1997;11:471.
45. Misra A et al. Sublingual captopril in hypertensive urgencies. *Postgrad Med J*. 1993;69:498.
46. Komsuolu B et al. Treatment of hypertensive urgencies with oral nifedipine, nicardipine, and captopril. *Angiology*. 1991;42:447.
47. van Onzenoort HA et al. The effect of sublingual captopril versus intravenous enalaprilat on angiotensin II plasma levels. *Pharm World Sci*. 2006;28:131.
48. Angeli P et al. Comparison of sublingual captopril and nifedipine in imme-

diate treatment of hypertensive emergencies. *Arch Intern Med*. 1991;151:678.
49. Wood BC et al. Oral minoxidil in the treatment of hypertensive crisis. *JAMA*. 1979;241:163.
50. Alpert MA, Bauer JH. Rapid control of severe hypertension with minoxidil. *Arch Intern Med*. 1982;142:2099.
51. McDonald AJ et al. Oral labetalol versus oral nifedipine in hypertensive urgencies. *Ann Emerg Med*. 1989;18:460.
52. Gonzalez ER et al. Dose-response evaluation of oral labetalol in patients presenting to the emergency department with accelerated hypertension. *Ann Emerg Med*. 1991;20:333.
53. Zell-Kanter M, Leikin JB. Oral labetalol in hypertensive urgencies. *Am J Emerg Med*. 1991;9:136.
54. Atkin S et al. Oral labetalol versus oral clonidine in the emergency treatment of severe hypertension. *Am J Med Sci*. 1992;303:9.
55. Wright SW et al. Ineffectiveness of oral labetalol for hypertensive urgency. *Am J Emerg Med*. 1990;8:472.
56. Devlin JW et al. Fenoldopam versus nitroprusside for the treatment of hypertensive emergency. *Ann Pharmacother*. 2004;38:755.
57. Panacek E et al. Randomized, prospective trial of fenoldopam vs sodium nitroprusside in the treatment of acute severe hypertension. Fenoldopam Study Group. *Acad Emerg Med*. 1995;2:959.
58. Pilmer B et al. Fenoldopam mesylate versus sodium nitroprusside in the acute management of severe systemic hypertension. *J Clin Pharmacol*. 1993;33:549.
59. Reisin E et al. Intravenous fenoldopam versus sodium nitroprusside in patients with severe hypertension. *Hypertension*. 1990;15(2, Suppl):159.
60. Garwood S, Hines R. Perioperative renal preservation: dopexamine and fenoldopam: new agents to augment renal performance. *Sem Anesth Periop Med Pain*. 1998;17:308.
61. Murphy MB et al. Augmentation of renal blood flow and sodium excretion in hypertensive patients during blood pressure reduction by intravenous administration of the dopamine1 agonist fenoldopam. *Circulation*. 1987;76:1312.
62. Shusterman NH et al. Fenoldopam but not nitroprusside improves renal function in severely hypertensive patients with impaired renal function. *Am J Med*. 1993;95:161.
63. Elliott W et al. Renal and hemodynamic effects of intravenous fenoldopam versus nitroprusside in severe hypertension. *Circulation*. 1990;81:970.
64. McKinney TD. Management of hypertensive crisis. *Hosp Pract (Off Ed)*. 1992;27:133.
65. Brater DC et al. Prolonged hemodynamic effect of furosemide in congestive heart failure. *Am Heart J*. 1984;4:1031.
66. Nitropress (sodium nitroprusside) [package insert]. Lake Forest, IL: Hospira, Inc; 2008.
67. Hirschl M. Guidelines for the drug treatment of hypertensive crises. *Drugs*. 1995;50:991.
68. Lavin P. Management of hypertension in patients with acute stroke. *Arch Intern Med*. 1986;146:66.
69. Schultz V. Clinical pharmacokinetics of nitroprusside, cyanide, thiosulphate and thiocyanate. *Clin Pharmacokinet*. 1984;9:239.
70. Rindone JP, Sloane EP. Cyanide toxicity from sodium nitroprusside: risks and management [published correction appears in Ann Pharmacother. 1992;26:1160]. *Ann Pharmacother*. 1992;26:515.
71. Friederich JA, Butterworth JF 4th. Sodium nitroprusside: twenty years and counting. *Anesth Analg*. 1995;81:152.
72. Zerbe NF, Wagner BK. Use of vitamin $B_{12}$ in the treatment and prevention of nitroprusside-induced cyanide toxicity. *Crit Care Med*. 1993;21:465.
73. Robin ED, McCauley R. Nitroprusside-related cyanide poisoning: time (long past due) for urgent, effective interventions. *Chest*. 1992;102:1842.
74. Sarvotham S. Nitroprusside therapy in post-open heart hypertensives: a ritual tryst with cyanide death. *Chest*. 1987;91:796.
75. Hall VA, Guest JM. Sodium nitroprusside-induced cyanide intoxication and prevention with sodium thiosulfate prophylaxis. *Am J Crit Care*. 1992;1:19–25.
76. Cottrell JE et al. Prevention of nitroprusside-induced cyanide toxicity with hydroxocobalamin. *N Engl J Med*. 1978;298:809.
77. Kayser SR, Kurisu S. Hydroxocobalamin in nitroprusside-induced cyanide toxicity. *Drug Intell Clin Pharm*. 1986;20:365.
78. Curry SC, Arnold-Capell P. Toxic effects of drugs used in the ICU: nitroprusside, nitroglycerin, and angiotensin converting enzyme inhibitors. *Crit Care Clin*. 1991;7:555.
79. Stumpf JL. Drug therapy in hypertensive crises. *Clin Pharm*. 1988;7:582.
80. Dwyer MM, Morris CL. Toxicity of sodium nitroprusside. *Conn Med*. 1993;57:489.
81. [No authors listed]. Fenoldopam—a new drug for parenteral treatment of severe hypertension. *Med Lett Drugs Ther*. 1998;40:57.
82. Ellis D et al. Treatment of hypertensive emergencies with fenoldopam, a peripherally acting dopamine ($DA_1$) receptor agonist [abstract]. *Crit Care Med*. 1998;26(1, Suppl):A23.
83. Brogden RN, Markham A. Fenoldopam: a review of its pharmacodynamic and pharmacokinetic properties and intravenous clinical potential in the management of hypertensive urgencies and emergencies. *Drugs*. 1997;54:634.
84. Murphy MB et al. Fenoldopam—a selective peripheral dopamine-receptor agonist for the treatment of severe hypertension. *N Engl J Med*. 2001;345:1548.
85. Nichols AJ et al. The pharmacology of fenoldopam. *Am J Hypertens*. 1990;3:116S.
86. White WB, Halley SE. Comparative renal effects of intravenous administration of fenoldopam mesylate and sodium nitroprusside in patients with severe hypertension. *Arch Intern Med*. 1989;149:870.
87. Oparil S et al. A new parenteral antihypertensive: consensus roundtable on the management of perioperative hypertension and hypertensive crises. *Am J Hypertens*. 1999;12:653.
88. Bovet T et al. Effect of fenoldopam on use of renal replacement therapy among patients with acute kidney injury after cardiac surgery: a randomized clinical trial. *JAMA*. 2014;312:2244–2253.
89. Yakazu Y et al. Hemodynamic and sympathetic effects of fenoldopam and sodium nitroprusside. *Acta Anaesthesiol Scand*. 2001;45:1176.
90. Everitt DE et al. Effect of intravenous fenoldopam on intraocular pressure in ocular hypertension. *J Clin Pharmacol*. 1997;37:312.
91. Piltz JR et al. Fenoldopam, a selective dopamine-1 receptor agonist, raises intraocular pressure in males with normal intraocular pressure. *J Ocul Pharmacol Ther*. 1998;14:203.
92. Cressman MD et al. Intravenous labetalol in the management of severe hypertension and hypertensive emergencies. *Am Heart J*. 1984;107:980.
93. Wilson DJ et al. Intravenous labetalol in the treatment of severe hypertension and hypertensive emergencies. *Am J Med*. 1983;75(4A):95.
94. Smith WB et al. Antihypertensive effectiveness of intravenous labetalol in accelerated hypertension. *Hypertension*. 1983;5:579.
95. Dal Palu C et al. Intravenous labetalol in severe hypertension. *Br J Clin Pharmacol*. 1982;13(1, Suppl):97S.
96. Lebel M et al. Labetalol infusion in hypertensive emergencies. *Clin Pharmacol Ther*. 1985;37:615.
97. Vidt DG. Intravenous labetalol in the emergency treatment of hypertension. *J Clin Hypertens*. 1985;1:179.
98. Patel RV et al. Labetalol: response and safety in critically ill hemorrhagic stroke patients. *Ann Pharmacother*. 1993;27:180.
99. Kanto JH. Current status of labetalol, the first alpha-and beta-blocking agent. *Int J Clin Pharmacol Ther Toxicol*. 1985;23:617.
100. George RB et al. Comparison of the effects of labetalol and hydrochlorothiazide on the ventilatory function of hypertensive patients with asthma and propranolol sensitivity. *Chest*. 1985;88:815.
101. Walstad RA et al. Labetalol in the treatment of hypertension in patients with normal and impaired renal function. *Acta Med Scand Suppl*. 1982;665:135.
102. Wood AJ et al. Elimination kinetics of labetalol in severe renal failure. *Br J Clin Pharmacol*. 1982;13(1, Suppl):81S.
103. MacCarthy EP, Bloomfield SS. Labetalol: a review of its pharmacology pharmacokinetics, clinical uses and adverse effects. *Pharmacotherapy*. 1983;3:193.
104. Eisalo A, Virta P. Treatment of hypertension in the elderly with labetalol. *Acta Med Scand Suppl*. 1982;665:129.
105. Abrams JH et al. Successful treatment of a monoamine oxidase inhibitor-tyramine hypertensive emergency with intravenous labetalol. *N Engl J Med*. 1985;313:52.
106. Navaratnarajah M, White DC. Labetalol and phaeochromocytoma. *Br J Anaesth*. 1984;56:1179.
107. Pearson RM, Havard CW. Intravenous labetalol in hypertensive patients treated with beta-adrenoceptor blocking drugs. *Br J Clin Pharmacol*. 1976;3(4, Suppl 3):795.
108. Cumming AM et al. Intravenous labetalol in the treatment of severe hypertension. *Br J Clin Pharmacol*. 1982;13(1, Suppl):93S.
109. Flaherty JT et al. Comparison of intravenous nitroglycerin and sodium nitroprusside for treatment of acute hypertension developing after coronary artery bypass surgery. *Circulation*. 1982;65:1072.
110. Chun G, Frishman WH. Rapid-acting parenteral antihypertensive agents. *J Clin Pharmacol*. 1990;30:195.
111. Francis GS. Vasodilators in the intensive care unit. *Am Heart J*. 1991;121:1875.
112. Rutledge J et al. Effect of intravenous enalaprilat in moderate and severe hypertension. *Am J Cardiol*. 1988;62:1062.
113. Evans RR et al. The effect of intravenous enalaprilat (MK-422) administration in patients with mild to moderate essential hypertension. *J Clin Pharmacol*. 1987;27:415.
114. Hirschl MM et al. Clinical evaluation of different doses of intravenous enalaprilat in patients with hypertensive crises. *Arch Intern Med*. 1995;155:2217.
115. White CM. Pharmacologic, pharmacokinetic, and therapeutic differences among ACE inhibitors. *Pharmacotherapy*. 1998;18:588.
116. Misra M et al. Evaluation of the efficacy, safety, and tolerability of intravenous

enalaprilat in the treatment of grade III essential hypertension in Indian patients. *Indian Heart J*. 2004;56:67.

117. DiPette DJ et al. Enalaprilat, an intravenous angiotensin-converting enzyme inhibitor, in hypertensive crises. *Clin Pharmacol Ther*. 1985;38:199.
118. Haas CE, LeBlanc JM. Acute postoperative hypertension: a review of therapeutic options. *Am J Health Syst Pharm*. 2004;61:1661.
119. Cheung DG et al. Acute pharmacokinetic and hemodynamic effects of intravenous bolus dosing of nicardipine. *Am Heart J*. 1990;119:438.
120. [No authors listed]. Efficacy and safety of intravenous nicardipine in the control of postoperative hypertension. IV Nicardipine Study Group. *Chest*. 1991;99:393.
121. Halpern NA et al. Nicardipine infusion for postoperative hypertension after surgery of the head and neck. *Crit Care Med*. 1990;18:950.
122. Halpern NA et al. Postoperative hypertension: a prospective placebo controlled, randomized, double-blind trial with intravenous nicardipine hydrochloride. *Angiology*. 1990;41:992.
123. Kaplan JA. Clinical considerations for the use of intravenous nicardipine in the treatment of postoperative hypertension. *Am Heart J*. 1990;119:443.
124. Wallin JD et al. Intravenous nicardipine for treatment of severe hypertension. A double-blind, placebo-controlled multicenter trial. *Arch Intern Med*. 1989;149:2662.
125. Neutel JM et al. A comparison of intravenous nicardipine and sodium nitroprusside in the immediate treatment of severe hypertension. *Am J Hypertens*. 1994;7:623.
126. Qureshi AI et al. Treatment of acute hypertension in patients with intracerebral hemorrhage using American Heart Association guidelines. *Crit Care Med*. 2006;34:1975.
127. Curran MP et al. Intravenous nicardipine: its use in the short-term treatment of hypertension and various other indications. *Drugs*. 2006;66:1755.
128. Kwak YL et al. Comparison of the effects of nicardipine and sodium nitroprusside for control of increased blood pressure after coronary artery bypass graft surgery. *J Int Med Res*. 2004;32:342.
129. Dorman T et al. Nicardipine versus nitroprusside for breakthrough hypertension following carotid endarterectomy. *J Clin Anesth*. 2001;13:16.
130. Salerno DM et al. Efficacy and safety of intravenous diltiazem for treatment of atrial fibrillation and atrial flutter. *Am J Cardiol*. 1989;63:1046.
131. Ellenbogen KA et al. A placebo-controlled trial of continuous intravenous diltiazem infusion for 24-hour heart rate control during atrial fibrillation and atrial flutter: a multicenter study. *J Am Coll Cardiol*. 1991;18:891.
132. Dougherty AH et al. Acute conversion of paroxysmal supraventricular tachycardia with intravenous diltiazem. IV Diltiazem Study Group. *Am J Cardiol*. 1992;70:587.
133. Koh H et al. Clinical study of total intravenous anesthesia with droperidol, fentanyl, and ketamine: control of intraoperative hypertension with diltiazem [article in Japanese]. *Masui*. 1991;40:1376.
134. Boylan JF et al. A comparison of diltiazem, esmolol, nifedipine, and nitroprusside therapy of post-CABG hypertension. *Can J Anaesth*. 1990;37:S156.
135. Jaffe AS. Use of intravenous diltiazem in patients with acute coronary artery disease. *Am J Cardiol*. 1992;69:25B.
136. Fang ZY et al. Intravenous diltiazem versus nitroglycerin for silent and symptomatic myocardial ischemia in unstable angina pectoris. *Am J Cardiol*. 1991;68:42C.
137. Onoyama K et al. Effect of drug infusion or a bolus injection of intravenous diltiazem on hypertensive crisis. *Curr Ther Res*. 1987;42:1223.
138. Onoyama K et al. Effect of a drip infusion of diltiazem on severe systemic hypertension. *Curr Ther Res*. 1988;43:361.
139. Aronson S et al. The ECLIPSE trials: comparative studies of clevidipine to nitroglycerin, sodium nitroprusside, and nicardipine for acute hypertension treatment for cardiac surgery patients. *Anesth Analag*. 2008;107:1110.
140. Vuysteke A et al. Pharmacokinetics and pulmonary extraction of clevidipine, a new vasodilating ultra-short-acting dihydropyridine, during cardiopulmonary bypass. *Br J Anaesth*. 2008;85:683.
141. Ericsson H et al. Pharmacokinetics and arteriovenous differences in clevidipine concentration following a short- and a long-term infusion in healthy volunteers. *Anesthesiology*. 2000;92:993.
142. Cleviprex (clevidipine butyrate) [package insert]. Parsippany, NJ: The Medicines Company; 2008.
143. Levy JH et al. Clevidipine effectively and rapidly controls blood pressure preoperatively in cardiac surgery patients: the results of the randomized, placebo-controlled efficacy study of clevidipine assessing its preoperative antihypertensive effect in cardiac surgery-1. *Anesth Analg*. 2007;105:918.
144. Singla N et al. Treatment of acute postoperative hypertension in cardiac surgery patients: an efficacy study of clevidipine assessing its postoperative antihypertensive effect in cardiac surgery-2 (ESCAPE-2), a randomized, double-blind, placebo-controlled trial. *Anesth Analg*. 2008;107:59.
145. Chen K et al. Acute thoracic aortic dissection: the basics. *J Emerg Med*. 1997;15:859.
146. Khoynezhad A, Plestis KA. Managing emergency hypertension in aortic dissection and aortic aneurysm surgery. *J Card Surg*. 2006;21(Suppl 1):S3.
147. DeSanctis RW et al. Aortic dissection. *N Engl J Med*. 1987;317:1060.
148. Lindsay J. Aortic dissection. *Heart Dis Stroke*. 1992;1:69.
149. Gray RJ. Managing critically ill patients with esmolol. An ultra short-acting beta-adrenergic blocker. *Chest*. 1988;93:398.
150. Gupta R, Kaufman S. Cardiovascular emergencies in the elderly. *Emerg Med Clin North Am*. 2006;24:339.

# 第 17 章　休克

Jason S. Haney

## 核心原则

| | 核心原则 | 章节案例 |
|---|---|---|
| 1 | 休克是多种原因引起的组织灌注损伤的一种综合征。 | |
| 2 | 无论何种原因引起的组织灌注损伤可导致细胞功能失调、器官功能失调或衰竭及死亡。 | |
| 3 | 诊断休克一般包括组织灌注损伤时体格检查发现和与之对应的血流动力学化验改变。血压可正常或降低。血流动力学检测对于判断休克类型及评价干预治疗效果至关重要。 | 案例 17-1(问题 1 和 6)<br>案例 17-2(问题 1、4 和 6)<br>案例 17-3(问题 1 和 2)<br>表 17-2,表 17-3,图 17-1 |
| 4 | 低血容量休克由血容量减少引起,可导致血流动力学特殊改变,如降低血压、中心静脉压、肺毛细血管楔压、心输出量,以及代偿性增加心率、外周血管阻力及心肌收缩力。 | 案例 17-1(问题 1)<br>案例 17-2(问题 1 和 2) |
| 5 | 复苏处理低血容量休克以维持足够的组织灌注量及氧含量,可通过静脉输入晶体、胶体及血液扩容。 | 案例 17-1(问题 2~7)<br>案例 17-2(问题 3~6) |
| 6 | 利用 Frank-Starling 曲线描述体液丢失或补给的生理反应。 | 案例 17-2(问题 3 和 4)<br>图 17-3 |
| 7 | 心源性休克由心脏功能不能维持心输出量等疾病引起,而不是血容量不足导致的休克。 | 案例 17-3(问题 1 和 2) |
| 8 | 心源性休克治疗包括优化心脏前负荷、增加心肌收缩力以及维持血压情况下减低心脏后负荷。 | 案例 17-3(问题 3~8)<br>图 17-4 |
| 9 | 感染性休克是一种血流再分配性休克,表现为严重的血管舒张反应及因而发生的血压降低。 | 案例 17-4(问题 1) |
| 10 | 感染性休克的治疗包括补液、血管收缩剂和正性肌力药维持有效血容量以及处理基础疾病。其他治疗针对机体对感染的反应作出相应的调整。 | 案例 17-4(问题 2~7) |
| 11 | 脓毒症患者可引起播散性血管内凝血,导致出血及栓塞并发症。 | 案例 17-4(问题 8~11)<br>图 17-5 |

## 引言

简而言之,休克是一种组织灌注损伤及缺氧引起的综合征,通常但不总是伴有低血压。该组织灌注受损最终引起细胞功能异常,继之器官损害,不及时治疗可导致死亡。休克最常见病因为引起有效血容量减少(低血容量性休克)、心肌泵功能衰竭(心源性休克)及血管容量增加(血流分布性休克)的各种疾病。针对每一类型休克的原因采取相应的治疗。

近年来基于血流动力学检测技术的改善、对有效血液替代品价值的再认识、心肌收缩及血管收缩药物的合理应用及更好处理休克病因的措施的发展,休克患者的治疗效果明显提高。掌握休克处理原则有助于迅速认识疾病的危险性,快速实施正确处理措施及完善新颖的治疗方案。

## 病因

休克较常见于重症监护室(intensive care unit,ICU)患者,三分之一入住 ICU 的患者为休克患者[1]。休克分类及诱因见表 17-1[2]。对休克原因及其各种类型休克的病理改变的认识对于处理休克尤其重要。然而只在休克相对早期阶段才能明确区分其亚型。随着疾病进展和机体失代偿,由于晚期休克的临床表现及病理生理特征基本相似,区分休克亚型将十分困难。而且不同亚型休克可同时发生(如患者合并感染性休克及低血容量休克)。休克患者的死亡率依然很高,尽管近几年在早期识别及治疗休克上不断改进,但重症患者死亡率仍达到60%或80%[1]。

表 17-1

休克分类及诱因[1]

| 低血容量休克 |
|---|
| **出血性** |
| 胃肠道出血 |
| 创伤 |
| 内出血:大动脉瘤破裂,腹膜后出血,术后出血,出血性胰腺炎,产后出血 |
| **非出血性** |
| 胃肠道丢失:呕吐,腹泻,体外引流 |
| 经肾丢失:糖尿病,尿崩症,过量使用利尿剂 |
| 体液滞留:腹水,第三间隙液体聚集 |
| 影响皮肤:烧伤,不可置换的出汗及无感觉性出汗 |
| **心源性休克** |
| **心脏原因** |
| 急性心肌梗死(左室或右室心梗) |
| 低心排出量综合征 |
| 心肌炎 |
| 心肌病终末期或心衰急性加重期 |
| **心律失常原因** |
| 快速性心律失常(房颤、房扑,折返性心动过速,室速、室颤) |
| 缓慢性心律失常(莫氏二度Ⅱ型房室传导阻滞,完全性心脏传导阻滞) |
| **机械性原因** |
| 心间膈或游离壁破裂 |
| 二尖瓣或主动脉瓣闭锁不全 |
| 乳头肌破裂或功能不全 |
| 主动脉瓣狭窄 |
| 心包填塞 |
| **血流分布性休克** |
| **脓毒性休克(细菌、真菌、病毒、寄生虫、分支杆菌)** |
| **非脓毒性休克** |
| 过敏 |
| 神经源性(脊柱损伤、脑外伤、大脑损伤,严重的家族性自主神经功能异常) |
| 炎症性(烧伤、外伤、胰腺炎、气体或脂肪栓塞、体外循环) |
| 药物或毒素导致(麻醉,神经节及肾上腺阻滞剂,巴比妥钠及麻醉剂过量使用,氰化物) |
| 内分泌性(肾上腺危象,黏液水肿昏迷) |

## 病理生理学

组织灌注是氧和营养物质运输及废弃物清除的复杂过程。灌注受损时可引起一连串组织反应,最终导致死亡。尽管休克的病因多样各异,如果没有及时治疗,最终都将因缺血、内源性炎症因子释放及氧自由基的产生而导致细胞死亡,随之器官功能失调。细胞长时间缺血时开始无氧代谢,该低效代谢导致三磷酸腺苷储存减少、乳酸及其他毒性物质产生,从而改变线粒体功能并最终导致细胞死亡。休克晚期不可逆的细胞损害将导致多器官衰竭,也叫多器官功能失调综合征。

炎症因子的产生是机体对缺血、损伤及感染的反应。全身炎性反应综合征(systemic inflammatory response syndrome,SIRS)是描述各种原因引起的急性、重症炎症反应的统称[3]。该综合征最常见于脓毒症文献中,但也可发生在出血性休克、感染性(脓毒性)休克、胰腺炎、缺血、多重创伤、组织损伤及免疫介导的器官损伤等各种形式的机体损伤。SIRS通常为低血容量休克的晚期表现,心源性休克中少见,但它是发生脓毒性休克的标志。SIRS的临床特征是严重血管扩张导致组织灌注减少和毛细血管通透性增加,从而引起血容量减少。

## 临床表现与诊断

各种病理生理原因引起的休克,其临床进展过程包括几个阶段。在每一个阶段机体启动及消耗多种代偿机制来平衡氧输送量(balance oxygen delivery,$\dot{D}O_2$)和氧耗量(oxygen consumption,$\dot{V}O_2$),从而维持重要器官的灌注。氧输量取决于动脉氧含量与血流(心输出量cardiac output,CO)的乘积(图17-1和表17-2)。通常氧耗量与血供应无关,但在低氧输量的情况下与血供应相关。在一些病重患者中,对于其新陈代谢的需求这种灌注是不足的,而氧耗量仅能依靠所谓"正常"的氧输出。尽管低血压往往被视为休克的标志,但它不是必须出现在每一个休克患者中。

基于检查组织灌注损伤的结果来诊断休克[1]。这些表现如下:

- 收缩压(systolic blood pressure,SBP)<90mmHg,或平均动脉压(mean arterial pressure,MAP)<65mmHg,或基线血压下降40mmHg以上
- 心动过速:心率heart rate (HR)>90次/min
- 呼吸急促:呼吸频率respiratory rate (RR)>20次/min
- 皮肤血管收缩:寒冷,潮湿,花斑(尽管不是再分配性休克的典型表现)
- 精神状态异常:烦躁、意识淡漠、昏睡或昏迷
- 少尿:尿量<0.5ml/(kg·h)
- 代谢性酸中毒:因为血乳酸水平升高引起
- 静脉血氧饱和度下降:混合 $SvO_2$ 和中央 $ScvO_2$(提示氧耗增加和氧供受损)

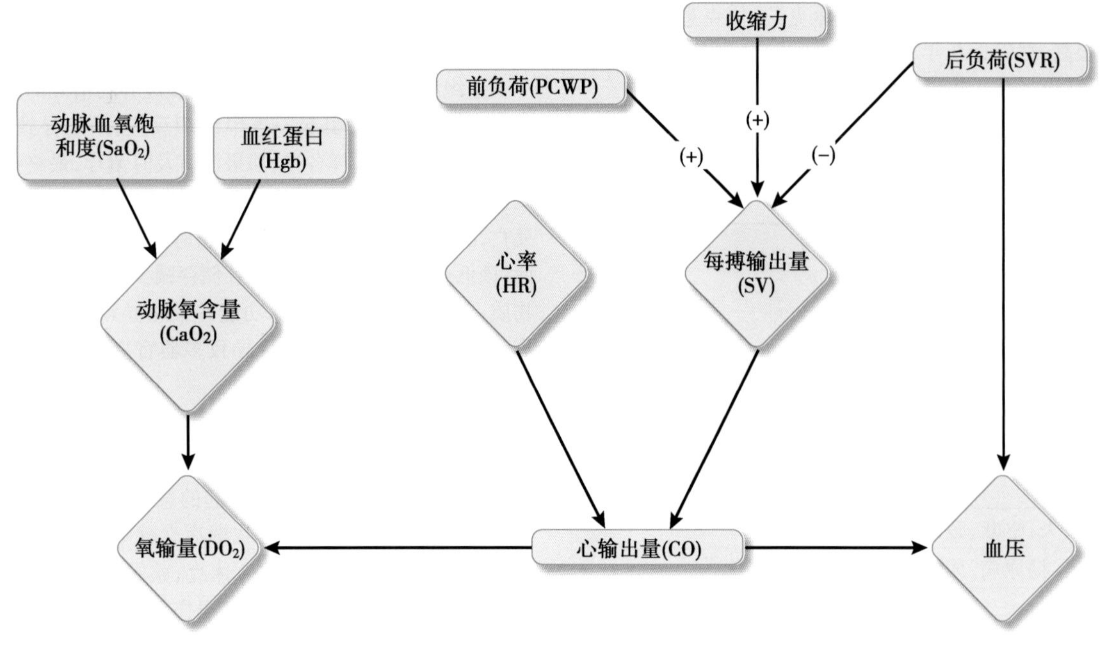


图 17-1 血压、心输出量及氧输量的决定因素

表 17-2
血流动力学正常值及衍生值

| | 定义/公式 | 正常值 | 单位 |
|---|---|---|---|
| **直接测量** | | | |
| 血压(BP)(收缩压/舒张压) | 中心动脉床压，取决于心输出量和外周血管阻力 | 120~140/80~90 | mmHg |
| 心输出量(CO) | 左心室每分钟射出的血液总量，取决于每搏输出量和心率<br>CO=SV×HR | 4~7 | L/min |
| 中心静脉压(CVP)[a] | 测量右心房压，反映右心室充盈压及容量。主要取决于静脉回心血量。大多数重症患者的目标值是 8~12mmHg | 2~6 | mmHg[b] |
| 心率(HR)(脉搏) | 心肌每分钟收缩次数 | 60~100 | 次/min |
| 肺动脉压(PAP) | 收缩压(SPAP)：测量收缩期肺动脉压，反映右心室收缩产生的压力<br>舒张压(DPAP)：测量舒张期肺动脉压，反映左心室舒张期充盈压力。可能接近肺毛细血管楔压(PCWP)，DPAP 与 PCWP 正常压差<5mmHg<br>平均肺动脉压(MPAP)：整个心动周期中的肺动脉压的平均测量值；安静状态下 mPAP≥25mmHg 被认为是肺动脉高压 | 20~30/8~12(10~22) | mmHg |
| 肺毛细血管楔压(PCWP) | 测量肺动脉远端压，反映左心室充盈压(前负荷)。一般比 DPAP 低 5mmHg | 5~12[c] | mmHg |
| 中心静脉氧饱和度($ScvO_2$) | 回心血氧饱和度；反应上半身的氧耗量 | >70 | % |
| 混合静脉氧饱和度($SvO_2$) | 肺动脉血氧饱和度，反映心输出量和全身氧耗量的关系 | >65 | % |

表 17-2
血流动力学正常值及衍生值(续)

| | 定义/公式 | 正常值 | 单位 |
|---|---|---|---|
| **衍生值** | | | |
| 心脏指数(CI) | 每平方米体表面积(BSA[d])的心输出量<br>CI=CO/BSA | 2.5~4.2 | $L/(min \cdot m^2)$ |
| 左室每搏作功指数(LVSWI) | 左室收缩时输出量,以体表面积计算。测量心肌收缩力即心肌收缩状态<br>LVSWI=(MAP-PCWP)×SVI×0.0136 | 35~85 | $g/(m^2 \cdot beat)$ |
| 平均动脉压(MAP) | MAP=(2DBP+SBP)/3 | 80~100 | mmHg |
| 氧输送($\dot{D}O_2$) | 每单位时间机体携传送氧气总量<br>$\dot{D}O_2=CO \times CaO_2$, $CaO_2=Hgb \times SaO_2 \times 13.9$ | 700~1 200 | ml/min |
| 耗氧量($\dot{V}O_2$) | 每单位时间机体消耗氧气总量,心输出量和动静脉氧浓度的之差的乘积 | 200~400 | ml/min |
| 冠状动脉灌注压(CPP) | 压力梯度,心脏舒张时,冠状动脉与右心房或左心室之间的差值。冠脉血流量与供给心脏耗氧量的主要决定因子<br>CPP=DBP-PCWP | 60~80 | mmHg |
| 肺血管阻力(PVR) | 右心室后负荷的主要决定因素<br>PVR=[(MPAP-PCWP)/CO]×74 | 20~120 | $dynes \cdot s \cdot cm^{-5}$ |
| 每搏输出量(SV) | 心脏收缩期从心室射出的血流量<br>SV=CO/HR | 60~130 | ml/beat |
| 每搏输出量指数(SVI) | 每搏输出量调节体表面积(BSA[d])<br>SVI=SV/BSA | 30~75 | $ml/(m^2 \cdot beat)$ |
| 体循环血管阻力(SVR) | 左心室收缩时作用于血管系统的阻抗,由自主神经系统及血管状态决定。左心室后负荷的决定因素<br>SVR=[(MAP-CVP)/CO]×74 | 800~1 440 | $dynes \cdot s \cdot cm^{-5}$ |
| 体循环血管阻力指标(SVRI) | SVR 调节体表面积(BSA[d])<br>SVRI=SVR×BSA | 1 680~2 580 | $dynes \cdot s \cdot cm^{-5} \cdot m^2$ |

[a]CVP 与 RAP 同类别。
[b]$1mmHg=1.34cmH_2O$。
[c]危重病患者最佳 PCWP 是 16~18mmHg。
[d]BSA,体表面积=$1.7m^2$(男性)

并非每一个休克患者都会出现以上表现,疾病发展速度和进程存在多样性。它取决于起始诱因的严重性、基础病因及患者的状况,包括可能影响临床表现的用药情况。因此,在密切监测临床表现可能提示病情恶化而需积极干预的微小变化时考虑患者的病史和用药情况至关重要。

## 治疗概论

休克的治疗包括针对病因治疗及维持重要器官的血流灌注的早期积极治疗。一般措施有充分补充低血容量患者的血容量,应用升压药及正性肌力药物使得血容量不足时能维持适当的灌注状态。感染性休克中已制定特殊的血流动力学目标,尽管在其他类型休克中尚未制定特殊目标,但保证足够的组织灌注的基本原则是一致的。

## 血流动力学监测

给予重症患者血流动力学监测至关重要,可帮助合理评估及积极处理各种休克状态。应用无创性和有创性监测措施评估患者心血管功能及鉴别引起低血容量和器官功能障碍的病因。血流动力学监测指标应与临床判断相结合。

## 无创性监测

无创性监测是重症患者血流动力学监测的一项重要组成部分。临床查体及主要生命体征（体温、心率、血压及呼吸）可提供心血管系统及器官灌注的重要信息。其他成熟的无创性技术包括脉搏血氧饱和度（评估动脉血氧饱和 $SaO_2$）和超声心动图，后者可评价心脏及心瓣膜的功能情况。心脏遥测仪或动态心电图可以帮助识别出引起休克的原因（如心律失常、心梗、心包炎）。尽管无创性检查十分重要，但存在其局限性，因而目前对于诊断及评估疾病严重性和患者对治疗的反应情况有价值的一些血流动力学指标必须通过有创性措施完成。

## 有创性监测

### 动脉压力曲线

动脉压力曲线检查是ICU常用的监测手段。它由一根置入动脉（一般是桡动脉或股动脉）的小导管和与之连接的压力感受器组成。它可持续监测血压且对于休克、心律失常、动脉钙化或全身血管阻力增加的患者，比血压计测量更精确。它同时更便于获得血气标本，并提供便捷的血气分析方法。但动脉压力曲线不能用于药物治疗。

### 中心静脉导管

ICU中常见的中心静脉导管是置入锁骨下静脉或颈静脉的大口径导管，可用于输液、药物治疗或频繁的实验室检查。连上压力感受器时，可监测反映患者右心房压和血容量状态的中心静脉压（central venous pressure，CVP）。对于败血症患者，指南建议动态监测而不是固定间隔时间监测来指导液体复苏[4]。对于休克患者而言，中心静脉导管优于外周静脉导管来输注大量液体、血液制品或血管升压药，但如果有外周静脉导管时上述复苏治疗也不要被耽搁。应用中心静脉导管持续不断的监测中心静脉血氧饱和度（$ScvO_2$）被越来越多的医生采纳。它可以评估和监测组织灌注情况及对其治疗的反应。研究证实 $ScvO_2$ 低与预后差相关[5-7]。

### 肺动脉导管

Swan及其同事于70年代研制的血流引导的顶端漂浮球囊肺动脉（pulmonary artery，PA）导管（Swan-Ganz导管）是有创性床边血流动力学监测技术的里程碑[8]。PA导管通过中心静脉途径进入到肺动脉，帮助临床评估左右侧心腔内压力、测量CO以及获取混合静脉血样标本，进而评价患者血容量状态、心室功能、获取血流动力学值及测量全身氧输量和氧耗量。PA导管有多种类型，有些导管里附带有利于静脉注射、经静脉起搏及连续监测 $SvO_2$ 的管腔[9]。导管还能够连续监测CO。血流动力学监测的最重要部分包含在四腔导管内，如图17-2所示。这种导管有多个管腔组成，每个管腔位于导管的不同部位。导管正确放置时其近端部分（C）位于右心房，用于测量右心房压、注入液体测量CO及静脉补液。导管末端（E）的远端部分（B）被放置在越过肺动脉瓣的肺动脉，用于测量肺动脉压及肺毛细血管楔压（pulmonary capillary wedge pressure，PCWP）并能获得混合静脉血样本。通过往球囊充气阀注入1.5ml空气给球囊间断充气。热敏电阻（A）含有温度探针及电极导线，后者连接计算机，通过热稀释技术计算CO。

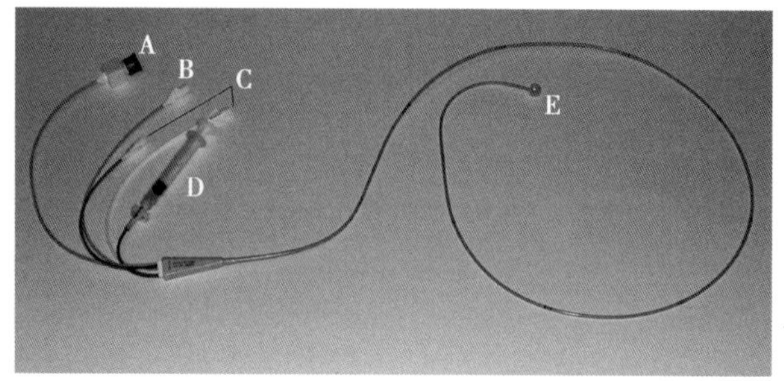


图17-2 肺动脉导管。A、B、C、D及E的定义见正文

尽管肺动脉导管只位于肺动脉内，但可通过PCWP测定左心室（left ventricular，LV）压力。当球囊充气时，PA导管可到达相同口径的肺动脉分支并植入或“楔入”在该部位。由于从右心室过来的前方血流在此楔入部位停滞，因而在二尖瓣开放的舒张期内，血液在左心室和PA导管末端之间形成相对静止液体柱，如果球囊两侧无压力差，而且二尖瓣功能正常，则PCWP与导管远端压力平衡，间接反映了左室舒张末压（left ventricularend-diastolic pressure，LVEDP）。基于压力与容积的关系，LVEDP与左室舒张末容积（leftventricular end-diastolic volume，LVEDV）或左室前负荷相当。由于PCWP测量方法不容易获得，在没有肺动脉高压和心包填塞时，心室舒张末肺动脉压（DPAP）可以估算左室前负荷。

肺动脉导管也存在潜在的并发症。文献已报道其并发症有心律失常，血栓事件，感染以及罕见的肺动脉破裂[9]。近来几个临床试验对常规使用肺动脉导管提出质疑。一项涉及13个随机对照试验的meta分析发现使用肺动脉导管对死亡率、住院天数及花费没有显著效果[9]。1项国际会议共识不建议对休克患者常规置入肺动脉导管[1]。尽管如此，PA导管可以为医生提供重要的诊断、血流动力学方面情况来评估患者真实病情。期待未来更多关于肺动脉导管应用价值的研究以规范其应用。因为单独低血压不是判断休克的必需条件，查体发现组织灌注不足比有创性监测所获得的数据更重要[1]。随着更新更微创的监测技术的出现，ICU里使用肺动脉导管正在减少。大多数情况下肺动脉导管只在肺动脉高压、顽固性休克、右心室功能障碍或心脏手术后特别需要监测肺动脉压才予以保留[1,4]。

### 其他监测工具

目前监测患者灌注情况的新技术正在研发。呼气末二氧化碳检测仪用于测量 $\dot{V}O_2$ 并指导改善 $\dot{D}O_2$ 和 $\dot{V}O_2$。已研制出新的无创或微创测量CO和组织灌注情况的设备，如胃张力检测仪、经食管超声仪、经胸生物阻抗等[10-12]。作为肺动脉导管的替代方法，通过脉冲波分析测量CO的设备(脉冲式 CO、PiCCO 及 LiDCO)在 ICU 里作为标准方法已应用多年并将越来越多的应用[10-12]。一项世界会议的共识不推荐使用目前这种新型、侵入创伤更小的技术,因其在休克患者中的使用缺乏证据[1]。

全面认识影响 CO 和动脉压的生理性决定因素才能合理解释和有效处理血流动力学参数。假定血氧含量充足,CO 和外周血管阻力(systemic vascularresistance,SVR)是保证 $\dot{D}O_2$、足够动脉压和整体组织灌注的决定性因素。如图 17-1,CO 可量化为每搏输出量(stroke volume,SV)和心率(heart rate,HR)的产物。SV 由前负荷、后负荷及心肌收缩力三者决定。前负荷是心室舒张末期在心室收缩之前的心肌纤维的长度,可用左心室舒张末期容积来反映(LVEDV)。近似于左室舒张末压力(LVEDP)和肺毛细血管楔压(PCWP)。右心室前负荷可用中心静脉压(CVP)或右房压力来反映(RAP)。后负荷被认为是收缩期心室壁的压力,被认为是心室收缩末期射血时所需要克服的抵抗或阻力。左室或右室后负荷分别取决于全身血管阻力(SVR)和肺血管抵抗(PVR)。收缩性代表心肌正性肌力,影响代表前负荷的每搏输出量(SV)及后负荷的心输出量(CO)。这些因素对血流动力学参数的作用相互影响而且十分复杂,因而必须仔细评估后选择治疗措施以取得良好的治疗效果。第 14 章对心功能的影响因素进行了综述。表 17-2 提供了这些术语的解释和正常血流动力学值。

## 休克的病因学分类及一般机制

表 17-1 详细概括了大多数类型休克的临床最常见病因,随后的章节中将予以综述。表 17-3 描述了各类休克的常见的血流动力学结果。

**表 17-3**

不同休克状态的血动力学的结果

| | 血容量减少 | 心源性 | 分布性(败血症) |
|---|---|---|---|
| 心率 | ↑ | ↑ | ↑ |
| 血压[a] | ↓ | ↓ | ↓ |
| 心排出量 | ↓ | ↓ | ↑/↓[b] |
| 前负荷(PCWP) | ↓ | ↑ | ↔/↓ |
| 后负荷(SVR) | ↑ | ↑ | ↓ |

[a] 患者也许处于代偿性休克的状态,血压正常但是低灌注的临床表现很明显。

[b] 败血症的早期心输出量增加但在晚期或严重的败血症时会降低。

PCWP,肺毛细血管楔压;SVR,全身血管阻力

## 低血容量性休克

低血容量性休克是由于血容量减少引起的休克。无论是液体体外丢失(如血液、血浆和水分)还是这些液体进入体内组织间隙(第三间隙),均导致静脉回流减少(CVP 和 PCWP 下降)和 CO 降低(表 17-3)。低血容量性休克的严重程度取决于血容量丢失的量和速度以及机体的代偿能力。尽管有个体差异,但一个健康人最多能够耐受其血容量丢失 30%而没有明显的临床症状和体征[13]。代偿机制包括心率加快、心肌收缩力加强和增加 SVR 能有效弥补血容量的减少而不发生 SBP 下降。血容量减少 40%,一般而言超过了机体的代偿能力,静脉回心血量减少及患者的状态会使低血容量性休克状态恶化,出现低灌注表现。如不能马上采取补救措施可能导致不可逆转的休克和死亡。低血容量性休克最常见的原因是失血性休克,即出血导致血容量减少。创伤是急性失血性休克的最常见原因;其他重要原因列举在表 17-1。

### 急性失血性休克

**案例 17-1**

问题 1:N. G. 是一名 64 岁老年女性,有消化性溃疡病史,因在过去的两天出现弥漫性腹痛和大便带血来到急诊室。患者意识模糊且定位不清,皮肤苍白、湿冷,心率 120 次/min,收缩压 80mmHg,呼吸频率为 28 次/min。患者目前生理性改变考虑与消化道出血有关。救治失血性休克患者的目标是什么?

N. G. 的血容量明显减少由其消化道导致。低血压引起代偿的心率及呼吸频率加快。皮肤苍白、湿冷表明血液从外周流向重要器官保证其供血。根据 B. A. 的临床表现,目前正处于失代偿的休克。

低血容量休克引起的主要血流动力学异常改变使静脉回心血量降低,携氧血红蛋白丢失导致组织供氧减少。一系列机体反应是血容量突然减少兴奋下丘脑-垂体-肾上腺轴及自主神经系统释放儿茶酚胺(肾上腺素、去甲肾上腺素)。随后引起的心率增快收缩力增强有助于维持 CO。交感神经兴奋引起的外周血管收缩有助于维持动脉血压。此外,体液从组织间隙转移入血管增加了前负荷。在总血容量丢失不超过 30%时,这一系列生理反应有效地维持了患者血压。N. G. 的心率增快、外周血管收缩是代偿改变引起的。她的血压仍然很低,然而,她意识模糊、定位欠清表明出现了脑的低灌注。鉴于她目前状态的严重程度,如果低血容量不能快速补充的话,随之而来的是心脏功能紊乱,将会导致不可逆的休克。

低血容量休克患者复苏的目的是改变组织灌注不足、维持氧合及限制二次损伤。心率、血压以及尿量一直被用来衡量复苏的重要标志,但是只有在失血性休克治疗初期时依靠这几类标志物。值得注意的是在这几类参数恢复正常水平后,患者也许一直处于代偿状态的休克[14]。生命器官 $\dot{D}O_2$ 的持续不足会进一步恶化,如果不进行治疗,将会发生多器官功能紊乱及死亡。监测碱的缺失(碳酸氢盐)和乳酸水平可以用来评估全身灌注是否充足。除了生命体征外代谢性酸中毒表示休克纠正是不完全的。

### 低血容量休克补液的选择

案例 17-1,问题 2:静脉输注盐溶液对于补充 B. A. 目前的出血是否充足?是否还有其他种类的液体可以更好的复苏该患者?

一旦建立充足的气道以及获得最初的生命体征,最重要的干预低血容量休克的治疗措施是静脉输液。因血液制品比较紧俏、花费高及输注血制品会产生风险[15],最初先用晶体液和胶体液来维持血容量。且在轻微休克(10%~20%的血容量丢失)时不必多次频繁的输注。

### 晶体液与胶体液

晶体液是等渗含盐溶液(0.9%氯化钠;生理盐水)或类似盐溶液(乳酸林格式盐溶液,lactated ringer's solution,LR溶液)。胶体液包含分离自有机体的生物活性大分子,如蛋白(白蛋白)、碳水化合物(葡聚糖、淀粉)、动物胶原蛋白(明胶)及大量可以保存在血管内液体,可以维持胶体渗透压(COP)(表 17-5)。正常的半透性毛细血管膜对这些大分子是相对不通透的。

选择晶体还是胶体维持血容量是有争议的。争议主要是围绕这类液体在细胞外间隙的最终分布,因此还是取决于各自的组成成分。等渗液在细胞外间隙自由分布(正常盐溶液或乳酸盐溶液),细胞间隙和血管内的分布为 3∶1。分布的比例取决于存在与毛细血管内外的胶体渗透压(colloid oncotic pressure,COP)和液体静压力。因此,在输液过程中胶体扩充血管内腔。相反,毛细管血管膜对胶体是相对不通透的,因此,胶体没有外渗而有效的扩充了血管内腔。扩充血容量时所需的胶体体积少于晶体体积,由于胶体分子量大,会一直存在于血管内且作用时间更久。通常认为提供相同程度的扩张,所需的晶体容积等同于胶体容积的 3~4 倍。选择晶体支持者认为低血容量休克患者由于细胞外间隙液体交换很迅速,无论是血管内还是组织间隙的液体都有损失。晶体可以更好的扩充 2 种液体间隙。此外,休克患者毛细血管完整性破坏后更容易引起大分子泄露入小间隙(例如胶体蛋白)。小间隙内胶体渗透压的增加会利于液体从血管进入组织,引起水肿。晶体不会像胶体一样产生过敏或超敏反应。胶体会引起凝血功能障碍,急性肾损伤的发生率也较高,相比于晶体,胶体的花费更多。

选择胶体支持者认为在急性出血后胶体补液可以更快速且更有效地恢复血管内容积。给相同剂量的液体输入,胶体方案(例如白蛋白)是晶体溶液扩大血管内容积的 2~4 倍,且血管内维持时间更久。以往存在争议的观点认为,大量的晶体会补充血管内压力,但进一步稀释血浆蛋白,导致 COP 下降进一步加重肺损伤的恶化。然而,临床研究发现补充胶体类和晶体类液体对肺水肿的发生率没有差别。有可能是因为肺泡毛细血管对白蛋白的通透性较大减少了经毛细血管 COP 的梯度。研究表明,亚组存在致肺水肿的高风险,但相当大的差异仍然是因为在生理终点,评估肺水肿标准和休克的程度的不同。

为了在不同临床试验中达成一致结果,大量的 meta 分析比较了晶体和胶体在恢复血管内压力的作用。近年来,两篇针对败血症、外伤、烧伤及手术后患者的 meta 分析并没有发现复苏中使用晶体类和胶体类液态对死亡率有影响[16,17]。输注羟乙基淀粉的患者死亡率及急性肾损伤的发生率增加。值得注意的是这些 meta 分析的选择标准(异质性)、液态管理方法及药量上都存在局限性。相反,最近的一项随机对照试验发现,晶体和胶体复苏对低血容量休克患者的 28 天死亡率及是否需要肾替代疗法没有影响[18]。任何关于使用晶体还是胶体 90 天后会对死亡率有影响的研究仍然存在争议[18-21]。一项询证医学数据的 meta 分析发现对重症低血容量的患者,使用白蛋白液体复苏与晶体溶液相比,并没有减少死亡率,而且有可能增加烧伤患者或低蛋白血症患者的死亡风险[22]。这篇 meta 分析受 SAFE 实验的影响,SAFE 试验是最大型的随机试验,前瞻性的试验评估白蛋白与正常的盐溶液在复苏重症患者的作用[23]。主要终点是 28 天死亡率,晶体和胶体溶液没有较明显的统计学差异。而且,在预定的亚组中(外伤、呼吸窘迫综合征、严重的败血症)也没有统计学差异,虽然在外伤患者中输注白蛋白有增加死亡率的趋势,尤其是有头外伤的患者[24]。严重的颅脑外伤患者输注白蛋白比盐溶液复苏的死亡率更高。

越来越多的确切的关于晶体及胶体溶液复苏的不同是存在的。晶体溶液相比胶体溶液更易获得且花费比胶体溶液低 20 至 100 倍,因此,治疗花费的显著不同在选择不同治疗方法却有相同预后的策略时要慎重考虑[25]。由于晶体和胶体治疗缺乏明显的临床差异,以及白蛋白的花费较高,由美国医院协会关于复苏液使用的指南仍然没有改变[26]。因此,无论使用正常的盐溶液还是 LR 液体对 N. G. 都是合适的。此时不需要输注白蛋白,直到出现持续低血压时[26]。当 N. G. 发生严重的出血性休克时才有输血指征,应尽快的输注血液制品[15]。

### 晶体液

案例 17-1,问题 3:在 N. G. 的胳膊上置入大口径的静脉输液器,采集 STAT 血液标本检测血型及交叉配血、全血细胞计数、凝血酶原时间、部分凝血活酶时间以及血生化指标(血尿素氮 BUN、血肌酐 SCr、钠、钾、氯及碳酸氢盐)。加热的 LR 溶液(2L)快速输入并预定手术室。N. G. 的收缩压增加到 94mmHg,但出血并未停止。Foley 导管置入监测尿排出量。LR 溶液继续输入,同时 500~1 000ml 的药物维持血流动力学的稳定等待交叉配血的血液。给予 N. G. 的 LR 溶液体积合适吗?需要监测什么临床和客观指标来决定液体替代的成功率?

### 液体量的需求

等渗晶体溶液在细胞间隙和血管内腔之间以 3∶1的速率快速平衡交换。每输入 1L 的液体,大约 750ml 进入组织间隙，但是仍有250ml保留在血浆中。根据对出血量的评估，"3∶1原则"作为一般的指导：1ml的血液丢失，3ml晶体溶液补充。由于测定血液丢失仅仅依靠临床评估而不是定量测定，治疗最好依靠对最初治疗的反应而不是初次分级。密切观察血流动力学的状态综合考虑患者的年龄，尤其是损伤及院前液体输入量，是避免输液不足或过量的最主要的依据。

安全有效地利用晶体溶液复苏失血性休克患者的途径是给予1~2L的液体作为最初的药剂，成人输注遵循越快越好的的原则，小儿患者以20ml/kg输注。同时根据患者的状态也需要输注其他的液体药物[13]。在输液期间，需要控制输液速度（成人150~200ml/h，儿童按体重可达到100ml/h[27]），持续评估患者是否有失血的状态或输液不足，这意味着需要更换其他药物溶液。对N.G.输入液体是合适的首选方式，然后评估输液后的水平评估是否还需要额外的补充。

循环改善的标志有血压、脉压差（收缩压与舒张压之差）及心率恢复正常。器官灌注的指标恢复正常，液体输入充足包括精神状态、皮肤温度、皮肤颜色改善，酸碱平衡提高，尿排出量增加。可接受的最低尿量成人为0.5ml/(kg·h)，儿童1ml/(kg·h)，不到1岁的婴儿为2ml/(kg·h)[13]。体温正常的休克患者持续的代谢性酸中毒通常表明需要更多的液体复苏；除非pH低于7.2，否则不推荐使用碳酸氢钠[14]。血浆乳酸和碱缺失是监测患者是否补充足够液体修复的重要指标。当灌注不断改善之后，乳酸和碱缺失也会增加。因此，实际数值并不重要。非常值得关注的是休克的纠正并不是定义为一个容量或数量的液体输入，而是全部灌注量的总的指标。

### 乳酸林格式盐溶液 VS. 正常盐溶液

案例17-1，问题4：用乳酸林格盐溶液比用盐溶液更有优势吗？

复苏液体的选择在临床上变化很大。正常的盐溶液含有较高的氯化物，而LR含有更平衡的化学成分（表17-4）。大量的盐溶液会引起高氯性酸中毒，因此会加重低血容量患者组织酸中毒的发生率，可能会导致免疫和肾功能障碍，但尚未有相关生存差异的报道且其临床意义仍不清楚[28,29]。相反，LR溶液，是一种缓冲溶液，可以更好的模拟血管内血浆电解质含量。LR溶液包含28mmol/L的乳酸盐，在患者体内正常循环和肝功条件下，可以新陈代谢为碳酸氢盐。在肝脏灌流减少（正常的20%）或出现肝细胞受损的状态下，乳酸盐会明显地减少，特别在低氧条件下（正常的50% $SaO_2$）[30]。休克及在术中有心肺转流术的患者，乳酸盐的半衰期正常为20分钟，分别增加到4、6和8小时。因为没有新陈代谢的乳酸盐会转化为乳酸，长期输注LR溶液会引起易感患者的酸中毒。考虑到盐溶液中的高钠高氯，某些酸中毒高风险的患者应首选更加平衡的复苏液体（如LR），比如外伤、烧伤、糖尿病酮症酸中毒的患者[28]。但是，对于代谢性碱中毒、乳酸酸中毒及高钾血症患者应避免使用LR溶液。实际上，正常盐溶液和LR溶液可交替使用，因为没有哪一种方案更优于另一种方案。

表17-4

晶体的组成和性质

| 溶液 | 钠(mmol/L) | 氯(mmol/L) | 钾(mmol/L) | 钙(mmol/L) | 镁(mmol/L) | 乳酸(mmol/L) | 血浆张力 | 浓度(mOsm/L) |
|---|---|---|---|---|---|---|---|---|
| 5%右旋糖酐 | 0 | 0 | 0 | 0 | 0 | 0 | 低渗 | 253 |
| 0.9%氯化钠 | 154 | 154 | 0 | 0 | 0 | 0 | 等渗 | 308 |
| 复方电解质(Baxter) | 140 | 103 | 10 | 2.5 | 1.5 | 8 | 等渗 | 312 |
| 林格液 | 130 | 109 | 4 | 1.5 | 0 | 28 | 等渗 | 273 |
| 7.5%氯化钠 | 1 283 | 1 283 | 0 | 0 | 0 | 0 | 高渗 | 2 567 |

### 高渗盐水

案例17-1，问题5：在治疗出血性休克患者高渗盐水(hypertonicsaline solution，HS)的作用是什么？

与等渗液相比，HS液（3%~7.5%的NaCl）作为复苏液的优点是扩张血管所需的容量更小。这对于持续失血患者院前急救需要大量补液是很有有利的（如急救医疗人员进行现场援救时）。

高渗盐水含有高浓度的钠离子，发挥了渗透的作用，将液态从组织和细胞间隙转移到血管内。因此，对比相同体积的晶体溶液，高渗溶液更大量的扩大血浆的体积，同时，血压、CO、$\dot{D}O_2$会稳定的增加。高渗盐溶液同时增加了心肌收缩力，引起周围血管扩张，优先分配血流流入内脏或肾循环。此外，HS可降低颅内压，但迄今为止还没有研究显示HS会改善合并脑外伤患者的预后[31]。其他的近期研究发现，HS对循环、炎症及内皮细胞功能是有益的，这对于败血症休克及急性肺损伤者是有益的[31,32]。还需要更多的大型临床试验来证实是否前期的发现可以提高临床预后。

由于研究及溶液的异质性，很难判断出 HS 液体用于液体复苏是有效的。大多数的研究数据是关于 HS 用于外伤患者的低血容量休克的研究。没有关于消化道出血患者的高质量试验。HS 对增加低血容量休克患者的血压是有效的，但因为是等渗盐溶液这种有效性是短暂的，而且也没有发现可以改善死亡率[33]。

这一系列临床试验表明，HS 溶液在出血性休克的最初的复苏过程中是安全有效的。尽管有阳性结果的发现，但 HS 液体并未被广泛应用。这可能是因为它作为高风险药物的安全性。HS 容易使用也容易出现监管错误，尤其是对于不熟悉的临床医生。HS 的渗透压在 1 026~2 567mOsm/L 之间变化（3%~7.5%NaCl），因此通过中心静脉输注可以减少静脉炎的发生。HS 会导致高钠血症及高氯性代谢性酸中毒，导致细胞腔隙之间的快速的液体流动及潜在的破坏性影响，如渗透性脱髓鞘综合征。然而，许多研究并没有关于此类事件的报道，可能与用于复苏的 HS 液体用量相对小有关。

### 输血

**案例 17-1，问题 6：** N. G. 输注了 4L 的溶液维持血流动力学的稳定。目前，生命体征显示，血压 98/54mmHg；心率 108 次/min；呼吸频率 30 次/min。仍然意识不清且更加烦躁躁动。在过去的 30 分钟内，尿排出量仅有 30ml。实验室结果如下：

血细胞压积：21%（从 26%下降）

血红蛋白：7.1g/dl（从 8.9g/dl 下降）

pH：7.14

$PCO_2$：34mmHg

$PO_2$：106mmHg

$HCO_3^-$：16mmol/L

两单位的浓缩红细胞（packed red blood cells，PRBCs）已准备好，N. G. 正准备推入手术室。评估 N. G. 复苏后目前的状态，以及所需的血液制品。

N. G. 仍然表现存在低组织灌注的症状。尽管血压已经升高，且心率降低，她的精神状态却更差，少尿，血气分析提示代谢性酸中毒状态。N. G. 失血后并没有获得充足的液体补充，仍然有活动性出血，此时应该接受充足的血液输注。

之前对于危急重患者传统的输液治疗方案为维持血红蛋白量>10g/dl 或者红细胞压积>30%。对于急性重症患者，输血是可以接受的，尤其是合并心血管疾病患者，因为补偿机制可以维持组织的 $\dot{D}O_2$。然而，随机对照试验表明，限制性输血策略（目标血红蛋白 7~8g/dl 或有症状需要输血）对血流动力学稳定的重症监护、手术及药物治疗患者有相同或更好的结果[34]。

急性出血时，实际的血液丢失量并没有准确地反应在血红蛋白及血细胞比容的丢失程度，而且没有充分考虑机体对于携氧能力丢失的补偿能力。因为这至少要花费 24 小时补充所有液体间隙的平衡，出现血性休克的情况下，正常的红细胞比容没有排除明显的失血也没有达到足够的液体灌注量。仅仅当各间隙平衡，这类措施可用来测量血液丢失量。另一方面，如果心肺功能是正常的，且能维持容量状态，在某种程度上 CO 增加可以补偿血红蛋白（$O_2$ 含量）的减少（图 17-1）。

由于组织灌注量不足，而 $\dot{D}O_2$ 在休克起初最先表现出异常，输血治疗的需要主要由患者症状及需氧量来决定而不是血红蛋白或血细胞容积[15]。$\dot{D}O_2$ 和 $\dot{V}O_2$ 的含量被用来检测输注量是否充足。尽管这一指标可通过置入 PA 导管获得动脉血或静脉血来检测，但实际应根据患者对最初液体输入量及组织灌注是否充分的临床体征来决定是否输入血液制品。没有急性出血的患者或对初始体积的液体复苏没有改善的患者或持续心率增快、呼吸急促及少尿的患者无疑需要输注血液。外伤患者有急性出血点或对输入液体没有改善的患者应该尽早考虑输血；因此，N. G. 应该接受输血。

### 输血的副作用

**案例 17-1，问题 7：** 输血后，N. G. 的血清钾浓度为 4.7mmol/L，输血前的浓度为 4.2mmol/L。这是输血后带来的后果吗？输注红细胞后其他的潜在急性输血并发症会有哪些？

输血后潜在的风险包括：发热、过敏、电解质异常、溶血反应、获得输血型感染、凝血障碍及免疫抑制[35]。库存血保存时需要添加柠檬酸盐抗凝。非溶血性发热及过敏反应是最常见的副作用。输血由于中性粒细胞活化，引起肺毛细血管内皮损伤导致急性肺损伤。输血相关的循环过超载导致心脏储备能力有限（老年人、婴幼儿、肾功能障、心力衰竭）或大量输血的患者肺水肿。识别供体-受体 ABO 不相容性和输血反应的症状和体征（例如焦虑、输注部位疼痛、寒战、高烧、发热、低血压性心动过速、溶血、血红蛋白尿）阻止进一步的输注并提供支持治疗，可以防止不必要的发生率和死亡率。输血后溶血反应是输血后引起急性死亡的最常见的原因。然而，N. G. 临床表现不是真正的输血反应。库存血的保存需要添加柠檬酸盐抗凝剂。大量输血后，大量的柠檬酸盐会引起低钙血症及酸中毒，输入库存血后红细胞溶血（破裂）会释放钾离子引起高钾血症。N. G. 血清钾增加可能来源于输的血，但其细胞外血钾平均水平含量波动在每单位血液 0.5~7mEq，所以并不是输血引起的。血钾增加可能是抽血后试管内发生的血细胞溶血。无论哪种状况，血清钾浓度 4.7mmol/L 并不需要采取即刻的措施，但需要监测。

血液制品及献血者均进行过疾病筛选，因此，通过输血传播病毒性疾病很罕见。据估计，C 型肝炎被传染的几率为 1∶1 149 000，获得艾滋病病毒的几率为 1∶1 467 000[36]。原生动物感染和朊病毒病也可通过输血传播，但风险更低。止血异常尤其是凝血障碍和血小板减少症，也许与暂时输入大量的晶体、胶体或库存血有关，但更有可能由于损伤程度或弥散性血管内凝血（disseminated intravascular coagulopathy，DIC）引起的。全血包含足够凝血因子（包括凝血因子

Ⅴ和Ⅷ)在全血生存期内用于止血。然而,全血不包括血小板,因为在红细胞保存的适宜温度下血小板不会存活。

与输血有关的免疫抑制可由肾移植者促进移植物存活,结肠直肠癌患者肿瘤复发,术后感染证实。输血引起的免疫抑制是多因素的,但更有可能是输注白细胞(white blood cells,WBCs)后引起的,会导致受体与供体之间的白细胞竞争。输血前可以限制输血相关的免疫调节。美国大部分输的血白细胞很低,但这并不是一种普遍的做法,主要是因为成本。有免疫抑制的患者,在接受心脏手术或需长期输血时应给与低白细胞的血液。机制不明确,然而,可能引起的原因是由于自体输血免疫反应以及单独输注血浆。

由于血制品的限制以及潜在的不良反应,许多研究正在寻找新的血液替代品。理想的血液替代品有更长久的保质期,传播疾病的风险更低,输液不良反应更少。血液替代品在临床研究的不同阶段包括血红蛋白及过氟化碳的改进[37]。血液替代品更实际的作用还不是很清楚,但不良反应已经出现,迄今为止发现的例如半衰期短,许多产物引起的血管收缩。目前没有替代品被批准应用于临床,但研究还在继续。

## 术后低血容量

### 血容量减少与泵衰竭

**案例 17-2**

问题 1:P. T. 58 岁中年男性患者,机动车事故后被抢救车送入急诊室。事故发生意识清醒,但他的精神状态在嗜睡及烦躁之间波动,格拉斯哥昏迷评分 10 分(中度)。胸部 CT 提示Ⅱ型近端胸主动脉下端损伤。P. T. 接受了急症手术修复主动脉。手术后入住 ICU,给予气管插管和 60%氧气吸入。动脉血氧饱和度充足,给予 150 毫升/小时的 LR 液静脉注射。他术后及术后 2 小时血流动力学指标如下(初始参数在圆括号内):

血压(收缩压/舒张压/平均动脉压),86/44/58mmHg(100/53/68mmHg)

心率:96 次/min(88 次/min)

心搏量:3. 2L/min(4. 8L/min)

心脏指数:1. 9L/(min・m$^2$)[3. 3L/(min・m$^2$)]

中心静脉压:6mmHg(12mmHg)

肺动脉压力(S/D):18/8mmHg(24/14mmHg)

肺毛细血管楔压:13mmHg(18mmHg)

体循环阻力:1 080 dyne・s・cm$^{-5}$(1 560 dyne・s・cm$^{-5}$)

尿量:0. 4ml/(kg・h)[1. 2ml/(kg・h)]

体温:37. 4℃(34. 8℃)

血细胞比容:32%(31%)

从血流动力学判断 B. A. 是术后低血容量还是泵衰竭。

P. T. 的大部分血流动力学变化符合血容量不足,包括 BP、CVP、PAP、PCWP、CO 和尿量的下降。中心静脉压和肺毛细血管楔压的减少表明前负荷降低,导致心搏量降低。脉压较小表明血流动力或心室收缩力减低(脉压减低与 SV 或左室心搏做功指数降低有关)。P. T. 的心率没有明显增快,但不清楚他术前是否服用药物,比如 β 受体阻滞剂。术后体温上升,血管舒张可降低 SVR 并增加血管内空间。如果血容量不足和增加交感张力不能产生足够的心搏量,则意味着血压下降。尿量减少反映了代偿性的肾灌注减低。脉压降低,也表明血流量减少(脉压的变化与个体的静脉血量变化成正比。也就是说,静脉血量减少,脉压降低)。B. A. 的血流动力学变化最可能的解释是血容量减少。如果 P. T. 是心源性休克,他的肺毛细血管楔压是增加的;他也应该已经评估围术期心脏事件(心肌梗死)的发生。观察他的动脉血气来评估氧气需求。

### 起因

案例 17-2,问题 2:P. T. 的血容量减少最可能的原因是什么?

外科患者血容量减少的常见原因包括术后出血、第三间隙和与温度有关的血管舒张。术后出血可以产生血容量减少;然而,P. T. 的初始和术后 2 小时红细胞容积分别是 31%和 32%,不支持出血原因。

大血管或肠道手术后以及烧伤和腹膜炎患者,患者体内液体重新分布被称为第三间隙,可能导致血管内容量减少。患者第三次间隙数量增多很常见。细胞间隙和肠道壁可隐藏大量液体,导致 P. T. 的血容量相对减少。这种现象在外科手术后的首个 12~24 小时内尤为明显。P. T. 正在接受 150ml/h 的 LR 液静脉输注,但这显然不足以维持他的血管内容量。

术后出现轻度血容量减少很常见。患者术后体温恢复,血管舒张,血管内容量增加。如果大量静脉输液不足以弥补静脉容量的增加,血压和心搏量将在复温的 1~6 个小时内下降。P. T. 术后体温在 2 小时内从 34. 8℃恢复到 37. 4℃,这在大手术后很常见。在手术后首个 12~24 小时内他的体温可能上升到高达 38~38. 5℃。

其他因素包括术中液体补充不足,术中或术后即刻所用药物(如吗啡等麻醉药)有扩张血管作用。

### 容量治疗和心功能

案例 17-2,问题 3:容量治疗将如何改善 B. A. 的心搏量和灌注压力?

Frank-Starling 机制表明,心脏的回心血量主要取决于心脏的搏出量。因此,静脉回心血量增加,心搏量也将在生理范围内增加到最佳前负荷,直到液体量增加对 SV 的影响非常小(图 17-1)。PCWP 是评估左心室前负荷的最佳指标,CVP 是评估右室前负荷及评估全身血容量的最佳指标,P. T. 因静脉回心血量下降其 CVP 值是低的。

心室功能曲线由心脏泵血功能指标(心搏量、每搏输出量或每搏指数)与前负荷对比而绘制(图 17-3)。术后 2 小时,P.T. 的中心静脉压从 12mmHg 降到 6mmHg,心搏量从 4.8L/min 降到 3.2L/min。因此,补液治疗是十分必要的。

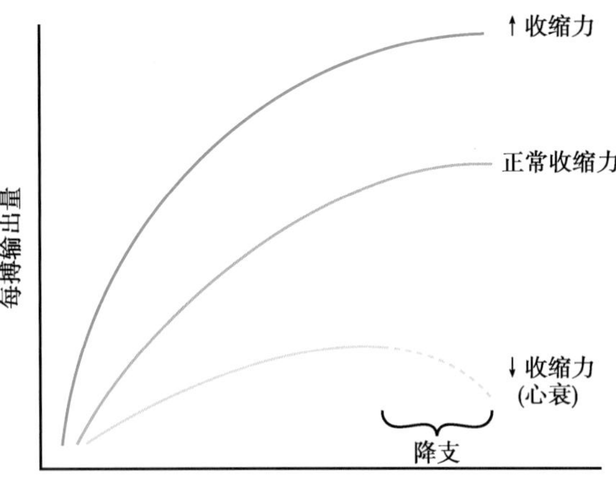


图 17-3 心室功能(Frank-Starling)曲线。在正常心脏,如前负荷(左室舒张末容积 LVEDP),临床上通过肺毛细血管锲压测量(PCWP)增加,每搏心输出量(心输出量,搏出功)增加直到收缩纤维达到他们的能力,正如图中所示的曲线平坦。收缩压的改变引起心脏表现为不同的曲线。如果收缩纤维超过他们最大的限度,如严重的心衰,心脏会对曲线的降支起作用

案例 17-2,问题 4:10 分钟内给予 P.T. 500ml 生理盐水,血流动力学改变如下:

血压(收缩压/舒张压/平均动脉压),96/54/68mmHg

心率:88 次/min

心搏量:3.9L/min

心脏指数(CI):2.4L/(min·m$^2$)

中心静脉压:10mmHg

肺毛细血管楔压:15mHg

评估 P.T. 对液体治疗的反应(正常值见表 17-2)。

根据 Frank-Starling 曲线,反应容量变化的前负荷的一个小的变化对应的心搏量变化也轻微,反映在心室功能曲线的平坦部分(图 17-3)。额外的液体疗法可增加患者肺水肿的风险但不提高心搏量。相反,反应容量变化的前负荷的明显变化影响心搏量显著增加,反映在心室功能曲线的陡峭部分。P.T. 的肺毛细血管楔压表明他没有肺水肿,而中心静脉压从 6mmHg 上升到 10mmHg 以及心搏量增加,表明他对液体治疗是敏感的。因此,应合理的输注液体以增加心搏量和肾灌注。

## 溶液冲击

案例 17-2,问题 5:输注 500ml 生理盐水 1 个小时后,P.T. 的血流动力学恢复到他术后的状态。动脉血气分析在可接受范围,LR 液以 200ml/h 输注,继续增加血管内容量。基于这些信息,为 P.T. 的液体治疗制定新的方案。

血容量减少的患者接受液体治疗的原则是基于反应容量负荷的血流动力学参数的变化方向和程度,而不是绝对值。其中包括中心静脉压(或肺毛细血管楔压)、心搏量和血压。CVP 不能反映右心室舒张末容积,因为 CVP 会受胸腔压力、静脉张力及心室顺应性的影响(心室舒张性及心肌壁的僵硬性)[38]。PCWP 及脉压的变化可以更好地评估液体分布状态。呼吸时左心室 SV(脉压)与胸腔压力呈负相关性;当心室处在 Frank-Starling 曲线的最陡上升支时,SV 在较低压力下受到的影响最大。在一个呼吸周期(在吸气结束和呼气结束之间)中,SV 的变化大于 12%能高度预测对液体输入有良好的反应性[38]。

许多医师认为与其他参数(包括 CO,BP,尿量和组织灌注)结合使用时,CVP 仍然是反应液体容积的理想参数。使用中心静脉压作为指导,在 10 分钟快速输注 250~500ml 液体,中心静脉压增加 5mmHg 意味着左心室功能仍在容量-压力曲线的陡峭部分。如果液体治疗后中心静脉压突然上升,但心搏量变化小,意味着已经达到心室功能曲线的平坦部分,静脉输液速率应该减缓。如果组织灌注不足的迹象和症状未能改善或恶化,并且中心静脉压仍>10~14mmHg,液体治疗应该停止并开始强心治疗

一般来说,大多数危重患者需要超过 2.5L/(min·m$^2$)的心脏指数(cardiac index,CI)和 12~18mmHg 的肺毛细血管楔压,或 8~14mmHg 的中心静脉压来保持可接受的 65~75mmHg 的平均动脉压。乳酸水平下降、碱缺失、血流动力学参数的变化以及生命体征和尿量应作为适当的指标来评估是否需要额外的液体治疗。

## 胶体类

案例 17-2,问题 6:P.T. 在过去的 6 小时内已接受共计 3.5L 的生理盐水输注,但血流动力学仍然未改善。他过去 4 个小时的平均尿量为 0.3ml/(kg·h),表明容量补充不足。鉴于他的年龄及对初始晶体管理的反应不足,决定输注胶体溶液。作为容量补充剂,哪一个更适合 P.T.?

白蛋白是血浆中最主要的蛋白质,约占胶体渗透压的 80%,胶体渗透压是维持血管内容量的主要压力[39]。相对于所有其他容量补充剂,人血清白蛋白是胶体代理溶液。人血清白蛋白从供体血浆制备而来,经过热处理来消除潜在的疾病传播。在初始的 16 小时内,输注 5%的白蛋白可以增加 80%~100%的容量体积[39]。在稳定状态(3~5 天),大约 40%的白蛋白仍在血管内,其余的在组织间隙。副作用主要包括瞬时凝血异常和过敏性反应(0.5%),两者都是罕见的[40]。过敏反应主要是由巴氏灭菌过程中引起白蛋白聚合产生的抗原高分子所致。白蛋白溶液也含有柠檬酸,可以降低血清钙浓度,在理论上可能降低左心室收缩功能。对凝血和血清钙浓度的影响与输注液体量相关,而与白蛋白无关[39]。5%的白蛋白与血浆等渗,而 25%的白蛋白是高渗液。5%的白蛋白溶液是首选的常规容量补充剂,而 25%的白蛋白溶液最常用于低蛋白血症患者或纠正间质液体过多患者的血管内容量不

足。白蛋白需受供应情况而定，大约1L混合供体血浆产生20~25g白蛋白。

羟乙基淀粉（hetastarch或hydroxyethyl starch，HES）是一个由支链淀粉组成的合成胶体，近似人类血清白蛋白，但价格便宜。含有6%羟乙基淀粉的生理盐水，可补充的血浆容量大于输注量，因为高胶体渗透压可将水从细胞间隙移到血管内。HES溶液在葡萄糖分子上具有不同的位置和饱和度，这减缓了酶促降解并赋予更大的抗水解作用（表17-5）。羟乙基淀粉溶液的组成分子量范围大，1 000~3 000 000Da，平均分子量为69 000Da，这解释了它复杂的药物动力学作用。大量临床试验对比了休克及未发生休克患者，输注白蛋白及羟乙基淀粉行液体复苏的不同。然而，许多试验证据不足或死亡率上没有观察到明显的不同[41,42]。尽管HES溶液比白蛋白更有效，但因为HES溶液使用中的副作用，在其临床应用上还存在争议。这些副作用包括严重瘙痒、凝血功能障碍、肾脏功能障碍以及与分类相关的效应，因其较低分子量和取代产物是相似的[20,21,43]。

**表17-5**

胶体溶液的组成和性质

| 溶液 | 胶体类型 | MWw (KDaltons) | DS | 钠 (mmol/L) | 氯化物 (mmol/L) | 钾 (mmol/L) | 钙 (mmol/L) | 葡萄糖 (mg/L) | 渗透压 (mOsm/L) |
|---|---|---|---|---|---|---|---|---|---|
| 白蛋白 | 血液来源 | 67 | | 130~160 | | ≤2 | | | 300 |
| 6% Hespan | 羟乙基淀粉 | 450 | 0.7 | 154 | 154 | | | | 309 |
| 6% Hextend[a] | 羟乙基淀粉 | 450 | 0.7 | 143 | 124 | 3 | 2.5 | 90 | 307 |
| 万汶 | | 130 | 0.4 | 154 | 154 | | | | 308 |
| 葡聚糖40 | 右旋糖酐40 | 40 | | 154 | 154 | | | 50 | 308 |
| 葡聚糖70 | 右旋糖酐70 | 70 | | 154 | 154 | | | 50 | 308 |

[a]Hextend也含有0.45mmol/L的镁及28mmol/L的乳酸盐。

MWw，重量平均分子量（每单位重量的分子数乘以粒子量除以总分子重量）；MWn，所有颗粒分子量的算术平均值

有报道，每日中等剂量输注羟乙基淀粉溶液（<1 500ml）与剂量相关的血小板减少和瞬时PT和PTT延长，大剂量更加明显[21,42]。羟乙基淀粉使凝血因子Ⅷ水平降低，除此之外，也可归因于血液稀释和增加纤维蛋白溶解[42]。地方血管性血友病患者出血的风险更大。重症患者，尤其是败血症患者，HES还与剂量相关的急性肾损伤风险增加及需要肾脏替代治疗可能性增加相关[20,21,44-46]。大量失血患者行体外循环及重症患者应禁止使用HES溶液。专家建议HES因其潜在的副作用及在有其他可选择治疗方案时应禁止使用。右旋糖酐是来自蔗糖的细菌合成的胶体溶液，平均分子量为40 000~70 000Da。这类液体缺乏足够充足的随机试验来验证其有效性及安全性[42]。类似于HES，右旋糖酐会引起肾损伤、出血及过敏反应。右旋糖酐会引起肾小管上分子积聚而导致急性肾损伤。右旋糖酐会导致剂量依赖血小板黏附作用减低、纤维蛋白溶解增加及Ⅷ因子水平减低而引发出血。在所有溶液中，右旋糖酐引发过敏反应的风险最高。

由于缺乏上述重要的临床研究的成果支持，与白蛋白相比HES溶液及右旋糖酐危险性更大，决定给P.T.输注白蛋白行进一步的扩容治疗。

## 心源性休克

主要由心脏功能异常引起的休克状态称为心源性休克。心源性休克的原因可大致分为机械性和非机械性（见表17-1），虽然偶尔患者合并这两个诱因。心源性休克的根本问题是循环血容量减少造成的心搏量下降。心搏量下降可导致休克综合征：动脉血压下降，组织低灌注。如果恢复灌注不成功，最终会导致器官功能障碍和死亡。

心源性休克的最常见原因是左心室功能障碍和急性心肌梗死（acute myocardial infarction，AMI）（见第13章，急性冠脉综合征）。单一大范围的心肌梗死会导致左心室坏死，伴随一系列事件或整个心脏严重缺血。如交感神经张力增加，临床上见心率加快和末端血管收缩，最初可增加心搏量和维持中心动脉压。当左心室坏死面积超过大约40%的收缩心肌，代偿反应再也无法维持正常的心搏量，导致低血压和低灌注。除了减少重要组织和器官的灌注，心搏量降低还可导致冠状动脉血流量减少，从而造成梗死扩展和心脏功能的进一步恶化。

住院患者心源性休克是心肌梗死后患者最主要的死因。心肌梗死患者中心源性休克的发生率为5%~10%，主要是ST段抬高型心肌梗死患者中[47]。1项纳入从2003—2010年美国ST段抬高型心肌梗死的注册研究表明心梗后心源性休克的发生率为7.9%[48]。75岁亚洲/太平洋岛民女性患者发病率小于75岁其他种族/人群的男性患者。终末期肾病患者心源性休克发生风险更高，2003—2011年间在这类患者中ST段抬高型心肌梗死的发生率增加了3倍[49]。由于冠脉再灌注治疗，2003—2010年间休克的住院患者死亡率减少了29%[48]。然而，大多数系列研究报道总体死亡率高达60%~80%。

心肌梗死累及右心室可引起心源性休克，即使左心室收缩功能正常。在这种情况下，血液到达左心室(前负荷)的容量减少，因为右心室无力将血液移动到左心。在大多数心源性休克和右心室梗死患者，也伴随存在明显的左心室功能障碍。心律失常也与严重的灌注不足有关，引起或加重心源性休克，预后很差。

慢性心力衰竭(heart failure, HF)患者(见第 14 章)通常对差的心功能有了代偿，但心衰急性发作可引起心源性休克，导致低血压、低灌注和器官功能障碍。心脏功能障碍偶尔可见于严重脓毒症患者，是由于炎性细胞因子的增加可抑制心肌的功能。然而，细胞因子介导的血管舒张及后负荷的减低而忽视了对心功能不全的发现。类似的情况也可见于心脏手术时应用心肺转流术后，可激活炎症瀑布样反应。

机械故障引起的心源性休克发生相对较少。在这种情况下，心脏的收缩功能(收缩能力)可能是正常的，但其他缺陷使心脏无法排出正常容积的血液。心包填塞(出血到心包腔)和张力性气胸(从肺部空气泄漏到胸部)通过压缩心脏和降低呼吸舒张压引起心源性休克。急性瓣膜关闭不全或狭窄影响心脏的正常射血。室间隔或游离壁通常在急性心肌梗死后可能发生破裂，导致左心室在收缩期不能排出正常体积的血液而引起心搏量下降。

**表 17-6**

**心源性休克的早期典型表现**

- 动脉血气(arterial blood gas, ABG)
  - 继发于肺充血通气-灌注异常的低氧血症
  - 阴离子间隙代谢性酸中毒合并代偿性呼吸性碱中毒
- 血乳酸水平升高(利于酸中毒)
- 全血球计数(complete blood count, CBC)
  - 白细胞增多
  - 血小板减少(如果存在弥散性血管内凝血)
- 心肌酶升高(如果存在心肌梗死)
- 心电图-符合下列 1 项或多项
  - T 波改变提示心肌梗死
  - 左束支传导阻滞
  - 窦性心动过速
  - 心律失常
- 胸片
  - 肺水肿或成人呼吸窘迫综合征(ARDS)的证据
- 超声心动图
  - 存在瓣膜或机械运动问题
  - 射血分数正常或降低
- 血流动力学监测-符合下列 1 项或多项：
  - 心输出量减少
  - 低血压
  - 肺毛细血管楔压(PCWP)和中心静脉压(CVP)升高
  - 肺动脉压升高(PAP)
  - 体循环血管阻力(SVR)升高

心源性休克的症状与其他休克类似。多数患者可出现低血压和组织灌注不足的征兆，如意识混乱、少尿、心动过速、皮肤血管收缩。区分心源性休克与分布性休克或低血容量性休克需要进一步检查。冠状动脉疾病或急性心梗病史需要重视。多达 20% 的心源性休克患者存在低血容量，但患者因射血功能下降经常有容量超负荷的征象。四肢可见水肿，肺的呼吸音减弱，当发展为肺水肿时可闻及啰音。

心源性休克与其他休克很难根据体格检查区分，因此可能需要进一步的有创性血流动力学监测指导诊断和治疗。表 17-6 列出了常见的实验室检查、心电图(ECG)和胸部 X 线发现，表 17-3 列出了心源性休克常见的血流动力学参数。CVP 很容易检测到，尤其是已经有中心静脉导管的患者，其他的血流动力学指标的获得需要进一步的监测工具(如肺动脉导管、心脏超声)。

## 急性心肌梗死

### 最初治疗目标和一般处理

**案例 17-3**

**问题 1：** J. S.，43 岁中年男性患者，因主诉胸痛来到急诊室，胸痛放射到左上肢，伴大汗、恶心、呕吐及呼吸急促。胸痛持续 3 小时且休息后未缓解。无心脏病病史在家中也未服用任何药物。袖带血压 80/40mmHg，脉搏 110 次/min。呼吸 24 次/min，呼吸变浅。听诊心音可闻及 $S_3/S_4$ 级奔马律，未闻及奔马律。颈静脉搏动正常，肺底段可闻及啰音及中度哮鸣音。J. S. 全身湿冷，然而体温正常。面对人和周围环境感到烦躁、焦虑。12 导联心电图示 Ⅰ 和 AVL 导联 ST 段抬高 3mm。心脏生物标记物结果仍未出。鼻导管吸氧 4L/min，血气结果如下：

pH：7.28

$PaCO_2$：32mmHg

$PaO_2$：94mmHg

$HCO_3^-$：15mmol/L

Hct：31%

目前需要采取什么治疗目标是稳定和治疗 J. S. 的必要条件？

J. S. 目前出现全身系统灌注减少而引起的心源性休克的征兆。他的血压减低、心率增快、呼吸跟着增加。J. S. 是烦躁、焦虑及困惑的，表明他的脑灌注不足。他的血气结果表明目前因全身系统低灌注而导致代谢性酸中毒。心电图 ST 段改变提示急性心肌梗死。

在第 13 章中所讨论的，ST 段抬高型心肌梗死按常规给予阿司匹林、β 受体阻滞剂以及条件允许下即刻的经皮冠状动脉介入治疗(PCI)。如果没有介入治疗条件，应行溶栓术(排除禁忌)[50]。然而心源性休克的出现改变了治疗策略。心梗后心源性休克会进展到不可逆的器官损伤，因代偿机制无法维持组织灌注。此类重症患者的治疗由稳定病情和针对病因两部分组成。在进一步评估及治疗心源性休克病因之前，需先行患者最初的稳定治疗。治疗目标

是维持足够的组织 $\dot{D}O_2$ 阻止进一步的血流动力学危害。稳定治疗包括(a)保证通气和氧合(动脉血样分压 $PO_2$ 大于 70mmHg);(b)恢复动脉血压及 CO,必要时应用正性肌力药及血管升压药;(c)血容量减少时液体灌注;(d)处理疼痛、心律失常及酸碱失调。

当患者出现严重的呼吸困难的低氧血症、持续或不断恶化的酸中毒(pH<7.3)时给予氧气支持治疗(氧饱和度低于 90%)[50,51]。增加氧合可以增加心室功能,然而,补充给氧可能会潜在的增加冠状血管阻力及心梗面积,尤其是氧合正常患者[50,52]。当面罩给氧,动脉血氧饱和度不能维持在 90%~100%时,需给予有创机械通气。一旦给予气管插管,应立即给予镇静以缓解焦虑及不适感,且应密切监测镇静药对血流动力学的不利影响。

提高动脉血压提供足够的冠脉及系统灌注以满足需氧量。梗塞区心肌的局部缺血可能会被抑制,但仍可存活,提供了所需的心肌氧气供应。若心肌需氧量没有满足,心肌组织坏死区域会演变为梗死区。这些结果会进一步加重血流动力学损伤启动恶性循环导致心衰级不可逆性休克。有效的治疗心源性休克梗死区需氧及供氧平衡。

最优化的前负荷增加 CO 及系统灌注是非常重要的,尤其是右心室梗塞的患者。严重的左心室损伤,血管内容量增加会进一步恶化肺充血。J. S. 目前出现肺充血症状而右心室梗死不明显,因此在植入血流动力学监测装置之前,应谨慎或禁止液体冲击疗法。

心源性休克及低血压患者,正性肌力药或血管加压药以增加系统血压并恢复冠脉灌注。然而血管活性药物因增加心室心律失常以及增加梗死心肌 $\dot{V}O_2$ 而有风险。因此,应从最小剂量应用保证足够的灌注压。治疗的最初目标是 MAP 达到 65~70mmHg,但应该根据足够的灌注压来调整(例如四肢温暖、尿量、精神状态改善)[51]。把 MAP 增加到 80mmHg 是没有必要的,因为此时冠状动脉血流改变不明显,但能量消耗增加。

纠正代谢性酸中毒是按照了解的病因治疗。增加血氧含量及增加 CO 提高组织灌注可以最终恢复有氧新陈代谢及消除酸中毒代谢产物。碳酸氢钠可以纠正心源性休克的乳酸酸中毒但对于其他重症患者的应用存在争议。碳酸氢钠有许多的副作用,例如高钠血症、矛盾的血管内酸中毒及高碳酸血症;但仍缺乏明确的数据。碳酸氢盐的治疗仅在严重酸血症时推荐使用(pH 小于 7.2 或 $HCO_3^-$ 小于 10~12mmol/L)。

正性肌力药和血管活性药可以增加心肌 $\dot{V}O_2$ 及潜在的增加心肌梗死诱发心源性休克的心肌坏死区。在维持全身动脉压和组织灌注的同时,仔细选择和滴定能最好地保存心肌的药物是必不可少的。尽管纠正了容量缺乏及早期药理学支持会阻止心肌损伤的进展,需要强调的,单独使用上述治疗措施并不能提高生存率。因此,药物治疗仅是为了保护心肌和系统完整性的临时策略,同时应考虑进一步的干预治疗。

心梗后心源性休克仅是一小部分患者,但死亡率高。心肌梗死患者闭塞血管的再灌注是最首要的治疗。有两种选择可用于恢复动脉溶栓治疗和血运重建(PCI 或冠状动脉搭桥术 CABG)(见第 13 章)。

心梗后溶栓治疗可以减少心源性休克的发生率,但已发生心源性休克患者禁用溶栓治疗[53]。在这种情况下,溶栓的有效性降低,可能是由于低血压导致药物向冠状动脉血栓的递送减少[54]。主动脉内球囊反搏术(IABP)增加冠状动脉血流可以增加溶栓治疗的有效性但对于降低死亡率无效[55,56]。

对于心梗合并心源性休克患者早期的 PCI 或 CABG 建立血运重建是首选的[50]。在休克试验、急症血管再通与其他药物稳定治疗相比,在 ST 段抬高的急性心肌梗死或心源性休克患者降低了其 1~6 年的死亡率[53]。远期死亡率与 0~8 小时血运重建有关,血运重建越早开通患者获益越多。而且,即使在心肌梗死后 54 小时和休克发作后 18 小时,血运重建的生存获益仍然存在[53]。操作技巧也非常重要,大中心有经验的临床医生比小中心的预后更好。在不容易获得经皮腔内冠状动脉成形术或支架术等介入性心脏手术的环境中,IABP 介入和溶栓治疗在有指证时应尽快实行。

## 术后心力衰竭

### 血流动力学评估

案例 17-3,问题 2: J. S. 行心脏冠脉造影术,术中显示冠状动脉左回旋支近端急性闭塞,但无法行冠脉导管介入治疗。J. S. 行急诊冠脉搭桥术,术后入住 ICU 病房,并充分镇静、经口气管插管术及呼吸机辅助呼吸,吸入氧气 50%。几个小时后 J. S. 的血压及尿量不断下降,皮肤湿冷出现花斑。随后几小时尿量从最初 0.8ml/(kg·h)降至 0.2ml/(kg·h)。胸导管输出量稳定在 50ml/h。他目前的血流动力学指标如下:

血压(S/D/M),86/44/58mmHg
心率:105 次/min
CO:3.0L/min
CI:1.7L/(min·$m^2$)
$SvO_2$:48%
CVP:14mmHg
PA(S/D):41/24mmHg
PCWP:1 570dyne·s·$cm^{-5}$
怎样评估 R. G. 的临床状态和血流动力学?

临床上,J. S 已有低灌注表现:少尿、花斑、皮温减低、代谢性酸中毒。$SvO_2$ 的减少表明由于 $\dot{D}O_2$ 减低导致灌注损伤。心肌缺血的评估可以确定低灌注的原因帮助选择合适治疗方案进一步减少对组织器官功能损伤的加重及死亡。

可能导致心脏手术患者休克的原因包括有效血容量减少、术后出血、过度使用血管扩张药物、心肺旁路炎症级联反应、再灌注损伤、心包填塞或围术期心肌梗死。另一个需要关注的是心肌的手术创伤,需要几小时到几天的恢复。

血容量减少应先评估血流动力学资料。在有效血容量减少的前提下使用血管加压药物或心肌变力药物效果不明显,还可导致严重的低血压或不良反应(如心律失常)。同时,纠正血容量减少相对简单,可以迅速完成。许多患者术后需要超过2~3L的晶体液体,尤其在复温完成初始。J.S. 的心动过速,尿量少,低血压和心搏量降低显示出容量损耗。然而,他的血细胞压积是足够的,PA导管数据显示他的中心静脉压和PCWP升高,表明没有出现血容量减少。

对于J.S.过度的血管舒张也不太可能,因为他计算后的体循环血管阻力(后负荷)在正常范围内。心脏填塞在心脏手术后也应考虑,但通常表现为中心静脉压、PCWP、PA导管压力升高,血压和心搏量明显下降。心音减低、低沉或血压随着呼吸异常的波动(奇脉)提示心脏填塞。J.S. 的中心静脉压和PCWP没有高达心包填塞时的预期值,胸腔导管出量稳定,表明没有血液累积。

基于这种血流动力学资料,J.S. 应处于休克状态,最可能的原因是术后心肌功能障碍引起的急性心力衰竭,虽然他也应评估心肌缺血或梗死并排除早期心包填塞。但病情评估不应延迟治疗开始。

伴随急性事件后(例如心肌梗死)出现的心源性休克患者通常比慢性心衰患者急性加重更危险。心衰患者对前负荷增加CO降低有一定的代偿能力,但像J.S. 这类患者没有时间去启动代偿机制。CO的迅速下降需要立即处理以阻止进一步的失代偿。

## 治疗措施

案例17-3,问题3:胸片显示轻微的肺水肿,肺部听诊闻及啰音。呼吸机辅助呼吸吸入50%氧前提下,他的血气分析:pH 7.3, $PaCO_2$ 38mmHg, $PAO_2$ 90mmHg, $HCO_3^-$ 18mmol/L。X线片显示心包填塞不明显。心电图显示ST-T段变化,但没有急性心肌梗死的迹象。心肌酶检查未回。血压和心搏量需要改善以提高重要器官的有效灌注。3项治疗干预措施需应用:液体治疗,血管舒张剂和强心药。这些措施将如何影响J.S. 的心室功能?

### 液体治疗(增加前负荷)

液体治疗提高心搏量以增加前负荷为最佳选择。此外,J.S的胸片显示肺水肿的迹象,在50%氧含量的通气下PCWP为24mmHg,氧分压为90mmHg。增加PCWP达18mmHg以上通常不会有更多的获益[57,58]。因此增加血管内容量可能会增加肺部血管静水压力,使肺水肿恶化。如果液体治疗是为了增加前负荷,应该在不小于20~30分钟时间内输注250~500ml生理盐水,需要持续监测血流动力学指标以防容量过度负荷。如果PCWP增加而CO没有提高,应终止液体冲击治疗。提高前负荷,没有明显改善心搏量也可以增加左心室壁张力,这是心肌耗氧量的主要决定因素。因此,心肌缺血可能发展。尽管J.S. 有肺水肿的征兆,应用利尿剂减少容量负荷会影响他的心搏量和血压,并且在血流动力学和低灌注没有改善之前不应使用利尿剂。

### 血管舒张药(降低前负荷和后负荷)

外周血管扩张药可以通过减少前负荷(CVP及PCWP)、肺血管静水压而减轻肺静脉充血。心肌缺血可降低左室充盈压力,增加心内膜下血流量,降低心室壁张力和左心室半径。这样可使心肌耗氧量下降,将有助于防止心脏功能的进一步恶化。

对于左心室衰竭的患者,体循环动脉压下降会引起交感张力反射性增加,动脉阻力也会因此升高。在左心室衰竭的患者,心搏量与左心室流出量的压力成反比。降低过高的体循环血管阻力将心室功能曲线向上向左移动,这取决于动脉、静脉、或混合血管扩张剂的应用,从而使心室充盈压下降(图17-4)。

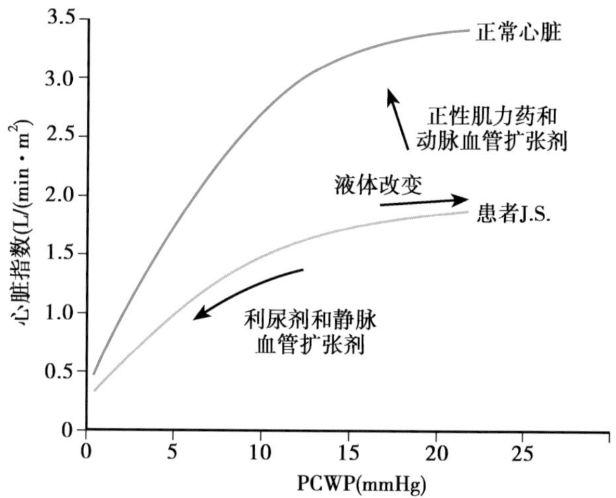


图17-4 J.S. 的心室功能曲线。PCWP,肺毛细血管锲压

伴随PCWP和SVR的升高,J.S. 可能存在左心室衰竭。血管扩张药治疗在此前提下可能会提高心搏量,因此可增加组织的供氧量,防止器官功能障碍。对于J.S.,血管扩张剂治疗的主要风险在于进一步降低平均动脉压。虽然降低血压可补偿性增加心搏量,但动脉血压发生大幅下降可能会降低冠状动脉灌注压,从而加重或诱发心肌缺血,另外也可降低其他重要器官系统的灌注压。血管扩张剂应在血流动力学监测显示患者存在左心衰,PCWP和SVR升高,并且收缩压>90mmHg的情况下使用。

### 强心治疗

在CO持续降低或者最优化容量负荷后仍存在组织低灌注情况下[1],快速强心药也可以用来增加心肌收缩性和心搏量。这项干预措施使心室功能曲线向上、向左移动(见图17-4)。但改善心搏量的同时缺点是伴随着心肌需氧量的增加。根据药物的选择,心肌耗氧量增加的3个决定因素分别是:心率、收缩性和心室壁张力。因此强心药物治疗是针对建立或维持合理的动脉压,确保足够的组织灌注来提高心搏量。

总之,此时对于J.S. 最适当的治疗措施是强心治疗。PCWP升高,这表明预前负荷已经最大化。因此,液体治疗可能会加重 J. S. 的肺水肿。尽管 J. S. 的 SVR 略有升高($1\ 570dyne \cdot s \cdot cm^{-5}$),但他的血压偏低;因此,最初使用外围血管扩张剂可能会危及组织灌注,可接受的改善心搏量和组织灌注的初始治疗是强心治疗。在血压稳定后,除了可考虑外围血管扩张剂进一步提高心搏量,也可应用利尿剂来减轻肺水肿。

## 强心药物

案例 17-3,问题 4:哪种强心药物最适合 J. S.?

### 多巴胺

多巴胺,是去甲肾上腺素的前体,具有变力、变时和血管活性的作用,均存在剂量依赖性(表 17-7)。多巴胺活性的范围是普遍化的;临床中患者的反应是特异性的。以小于 5μg/(kg·min)静注,多巴胺主要刺激内脏器官、肾、冠状血管的多巴胺能受体。这种效应不能被 β 受体阻滞剂所阻滞,但能被多巴胺能阻滞剂如丁酰苯、吩噻嗪等所拮抗。根据患者的临床状态,低剂量的多巴胺略有增加心肌收缩性的作用,但通常不会显著改变心率或 SVR。

表 17-7

正性肌力药和血管加压药

| 药物 | 常用剂量 | 受体敏感性 | | | 药理学作用 | | | |
|---|---|---|---|---|---|---|---|---|
| | | α1 | $β_1$ | $β_2$ | VD | VC | INT | CHT |
| 多巴酚丁胺 | 2~10μg/(kg·min) | + | ++++ | ++ | + | + | +++[a] | + |
| | >10μg/(kg·min) | ++ | ++++ | +++ | ++ | + | ++++[a] | ++ |
| 多巴胺 | <5μg/(kg·min)[b] | 0 | + | 0 | + | 0 | ++ | + |
| | 5~10μg/(kg·min)[b] | 0/+ | ++++ | ++ | + | + | +++ | ++ |
| | 10~20μg/(kg·min)[b] | +++ | ++++ | + | 0 | +++ | +++ | +++ |
| 肾上腺素[c] | <0.1μg/(kg·min) | + | ++++ | +++ | + | + | ++++[a] | ++ |
| | 0.1~2μg/(kg·min) | +++ | ++++ | +++ | 0 | +++ | +++[a] | +++ |
| | >2μg/(kg·min) | ++++ | ++ | + | 0 | ++++ | ++[a] | +++ |
| 异丙肾上腺素 | 0.01~0.1μg/(kg·min) | 0 | ++++ | ++++ | +++ | 0 | ++++ | ++++ |
| 米力农 | 50μg/kg 推注,后 0.125~0.75μg/(kg·min) | 0 | 0 | 0 | +++[d] | 0 | +++ | 0 |
| 去甲肾上腺素[c] | 0.02~3μg/(kg·min)[f] | ++++ | +++ | + | 0 | ++++ | +[e] | ++ |
| 去氧肾上腺素 | 0.5~5μg/(kg·min)[f] | ++++ | 0 | 0 | 0 | ++++ | 0 | 0 |
| 血管加压素[g] | 0.03~0.04U/min[h] | 0 | 0 | 0 | 0 | ++++ | 0 | 0 |

[a] 多巴酚丁胺和米力农比多巴胺的收缩力更强。

[b] 0.5~2μg/(kg·min)的多巴胺刺激多巴胺受体,引起内脏和肾的血管舒张。

[c] 肾上腺素有显著的正性肌力作用;去甲肾上腺素有显著的血管收缩作用。肾上腺素在低剂量可以引起血管扩张,在高浓度引起血管收缩。

[d] 米力农抑制磷酸二酯酶-3 引起心肌收缩力增加、血管平滑肌舒张。

[e] 由于迷走反射减慢心率,心脏输出没有改变或降低。

[f] 根据需要的 MAP 调节滴定。

[g] 血管加压素刺激 $V_{1a}$ 受体引起外周血管收缩。

[h] 败血症的剂量;在其他血管舒张的状态下,可以滴定从 0.01~0.1U/分。

CHT,变时性;INT,变力性;MAP,平均动脉压;VC,外周血管收缩;VD,外周血管舒张

以 5~10μg/(kg·min)静注,多巴胺改善心脏功能是通过直接刺激 $β_1$ 肾上腺素受体和间接刺激神经末端释放去甲肾上腺素。增加对 $β_1$ 肾上腺素受体的刺激可增强心肌收缩性(变力作用),加快心率(变时作用),因此心搏量增加。这种效应可被 β 受体阻滞剂所阻断。滴速大于 5μg/(kg·min)时多巴胺主要刺激周围 α 肾上腺素受体。在该剂量下,多巴胺对外周血管的血管活性作用是无法预测的,取决于对 $β_1$-肾上腺素能刺激、α-肾上腺素能刺激和反射机制的相互作用结果。MAP 及 PCWP 也会增加。J.S 心率的增快与的 PCWP 的增加相一致,可能会对心肌氧供产生不利影响。然而,希望冠状动脉血流的增加(动脉压增加导致的)及左心室腔的减少(与收缩性增加有关)可以抵消心肌需氧量的增加。

当多巴胺剂量大于 10μg/(kg·min)时主要刺激外周

α-肾上腺素受，引起 SVR 的增加，内脏及肾血流的减少及左室充盈压的增加。心脏应激性是一种潜在的并发症，整个心肌的 $\dot{V}O_2$ 也增加。SVR 的增加限制了 CO，因此心衰患者多巴胺的滴速应限制在不超过 15μg/(kg·min)[59]。

最近的一项研究中，1679 例休克患者随机给予多巴胺或去甲肾上腺素维持血压，初期研究结果提示 28 天的死亡率没有明显差异[60]。然而，给予多巴胺的患者心律失常发生率略高，进一步的亚组分析发现 280 例心源性休克患者的死亡率增加。尽管上述研究可能因为随机化没有分层，但在 J.S. 选择多巴胺前需要考虑上述结果，还需要更多的研究比较儿茶酚胺在心源性休克中的作用。

### 多巴酚丁胺

多巴酚丁胺，是一种合成的儿茶酚胺，具有剂量依赖的正性肌力作用，可直接强有力的兴奋 $\beta_1$ 受体，对 $\beta_2$ 和 $\alpha_1$ 肾上腺素受体兴奋效果较弱。由于 $\beta_2$ 受体的舒张血管作用强于 $\alpha_1$ 受体的收缩血管作用，多巴酚丁胺可有效减少体循环阻力和肺血管阻力。SVR 的减少也可能是由于继发于心搏量增加的血管收缩反射降低。与多巴胺不同的是，多巴酚丁胺不释放内源性去甲肾上腺素或刺激肾多巴胺受体[61]。

研究表明多巴酚丁胺在心力衰竭患者可增加心搏量和 SV，降低 PCWP 和 SVR。心室充盈压和 PCWP 降低可致左心室壁张力和心肌心肌需氧量下降。因此，冠状动脉灌注压（冠状动脉血流的主要决定因素）改善，可提高对心脏的氧供应。

相比于多巴胺，多巴酚丁胺有等同或更大的强心作用。随着多巴酚丁胺剂量的增加，PCWP 和 SVR 会随之降低；而多巴胺剂量的增加，PCWP 和 SVR 会随之升高[62]。多巴酚丁胺对心率的影响是可变的。然而，有证据表明，在滴速较低的情况下多巴酚丁胺的变时性不如多巴胺。在临床上，心搏量降低、PCWP 升高、SVR 增加伴随轻度低血压不伴休克症状体征时（收缩压高于 70mmHg）的患者可首选多巴酚丁胺。对于中等至严重低血压或有休克的症状体征时（收缩压小于 70mmHg）的患者心搏量的增加可能不足以提高血压。轻度低血压伴休克症状时推荐多巴胺，而血压低于 70mmHg 患者推荐去甲肾上腺素[63,64]。鉴于最新研究结果，心源性休克患者单用多巴胺有增加死亡率的风险，对于 CO 下降、正常或轻度升高的 PCWP 及中度或严重的低血压患者推荐多巴胺或去甲肾上腺素联合多巴酚丁胺治疗策略[59,60,64]。

### 肾上腺素

类似于多巴胺，肾上腺素存在剂量依赖性的血流动力学特性（表 17-7）。以较低速率<0.1μg/(kg·min)）输注，肾上腺素可刺激 $\beta_1$ 肾上腺素能受体，导致心率增加和心肌收缩性增强。随着剂量的增加，刺激更多的 $\alpha_1$ 肾上腺素能受体，导致血管收缩和体循环血管阻力相应增加。

肾上腺素的良好血流动力学效果（增加心搏量和血压）使其更适用于 R.G.；然而，与其他血管升压药及正性肌力药相比，肾上腺素可以通过糖异生诱导高血糖增加乳酸水平[65]。R.G. 已经有酸中毒的迹象（pH，7.32；$HCO_3^-$，15mmol/L），并且肾上腺素诱导了乳酸的生成，可能不利于他的器官功能。肾上腺素应在低心搏量合并严重低血压的患者保留应用。

总之，很少有关于强心药的对比性研究。因此，强心药物的选择往往是基于预期的临床效益以及个人用药经验[66]。选择任何药物都会有风险，可能会加重心肌氧供，并可能进一步扩大缺血或坏死区域。J.S. 将从心搏量增加和平均动脉压升高中受益。临床医生倾向给予 J.S. 多巴酚丁胺和多巴胺输注。

## 治疗的选择和启动

案例 17-3，问题 5：对于 J，S，输注多巴酚丁胺及多巴胺初始剂量是多少？应用这个剂量有什么预期结果以及多长时间发挥作用？这个剂量的多巴胺会发生什么副作用？

J.S. 的平均动脉压为 58mmHg，心脏指数为 1.7L/(min·$m^2$)，PCWP 为 24mmHg，心率为 105 次/min。治疗的目标是提高心脏指数至少达到 2.5L/(min·$m^2$)，维护平均动脉压到至少 70mmHg（最好是接近 80mmHg，取决于低灌注的临床症状），降低 PCWP 到 12~18mmHg，维持心率不高于 125 次/min。预期尿量至少为 0.5μg/(kg·min)。合理的初始输注速率为多巴胺 5μg/(kg·min)，多巴酚丁胺 2μg/(kg·min)。这个剂量可增强心脏收缩，增加心搏量和肾血流量。这两种药物起效很快，切半衰期段（约 2 分钟）通常在开始治疗的 10 分钟内达到稳态条件。可根据患者反应每 10 分钟调整一次剂量。

起效几分钟后，应重新评估 J.S. 的血流动力学，根据患者的血流动力学每 10min 将输注速率上调 1~2μg/(kg·min)。患者对于多巴胺效应的血流动力学表现是高度可变的，因此，建议以最低有效输注速率治疗。

这两种药物的副作用包括心率增快、心绞痛、心律失常、头痛、颤抖、恶心及呕吐。多巴酚丁胺及多巴胺引起的心肌收缩力及心率的增加有潜在快速心律失常风险及增加心肌 $\dot{V}O_2$，导致有冠脉疾病的患者新发心梗。

多巴酚丁胺可以降低 MAP，对冠脉灌注压产生不利影响。多巴酚丁胺的另一个限制因素是长期连续使用影响血流动力学耐受性。长期输注可以导致 CO 和心率的下降，与其下调 $\beta_1$ 受体有关。值得关注的是，有证据表明尽管症状和血流动力学指标有所改善，但正性肌力药物可能与 HF 患者的死亡风险增加有关[67]。

多巴胺可能会升高 PCWP，从而降低冠状动脉灌注压。输注过程中多巴胺的外渗可以导致局部缺血性坏死及腐烂。大剂量时，主要激动 $\alpha_1$-肾上腺素受体引起外周动脉收缩增加后负荷、前负荷、增加心肌需氧量和心肌缺血。

案例 17-3，问题 6：在接下来的 2 小内，多巴酚丁胺从 2~4μg/(kg·min)，多巴胺从 5~6μg/(kg·min)滴定。复查胸片示肺水肿的轻度加重。复查的血流动力学资料以下(括号内是前期结果)：

血压(收缩压/舒张压/平均动脉压)：105/60/75mmHg(86/44/58mmHg)

脉搏：140 次/min(105 次/min)

心搏量：5.3L/min(3L/min)

心脏指数：$3L/(min \cdot m^2)$[$1.4L/(min \cdot m^2)$]

中心静脉压：11mmHg(14mmHg)

肺毛细血管楔压：22mmHg(24mmHg)

体循环血管阻力：1 493dyne·s·$cm^{-5}$(1 570dyne·s·$cm^{-5}$)

尿量：0.4ml/(kg·h)[0.2ml/(kg·h)]

血细胞比容：33%(31%)

这些数据是否显示出多巴酚丁胺和多巴胺对于 J.S，是有利还是不利的血流动力学效应？

多巴酚丁胺以 4μg/(kg·min)、多巴胺以 6μg/(kg·min)输注达到心脏指数的预期效果，然而，心率已经显著增加。SVR 和 PCWP 没有明显改变，尿量增加。进一步分析表明，每搏输出量(心搏量/心率)只从 28ml/次增加到 38ml/次。因此，心搏量的增加主要源于多巴胺的变时性作用而不是变力作用。作为反应，多巴胺最有可能对心肌的供氧需求比例有不利影响。然而，这不能完全成立。应当密切监测 J.S. 的心肌缺血征兆。

## 更换疗法

案例 17-3，问题 7：临床医生考虑到 J.S. 的急性心肌梗死病史，140 次/min 的心率是不合适的。随后在不影响心脏指数和灌注压力的前提下试图逐渐减少多巴胺剂量以期不诱发心动过速，但未能成功。米力农被建议作为多巴胺的替代品。J.S. 应用米力农后血流动力学会出现什么变化？与多巴酚丁胺相比，米力农会有哪些优势？

米力农通过抑制心肌细胞及血管平滑肌细胞肌浆网内磷酸二酯酶活性而增加细胞内 AMP 水平，而使心肌收缩力增加、血管平滑肌舒张。CO 增加及 SVR 的降低同时伴随松弛性的增加。相比儿茶酚胺类，米力农有很轻的变时性及致心律失常作用，类似于多巴酚丁胺减低 SVR 引起低血压。此外，米力农比多巴酚丁胺的半衰期长，对于心源性休克患者很难单用。多巴胺联合米力农可以抵消米力农降血压的副作用。尽管没有关于米力农用于急性心肌梗后及心源性休克患者的相关研究，但对于血压尚可、β 受体下调(慢性心衰或应用 β 受体激动剂)、近期应用过 β 受体阻滞剂或儿茶酚胺剂量限制性心律失常的患者是有益的。

正如上面提到的，多巴酚丁胺的强心作用与多巴胺等效或效应更强，但较少引起心动过速，因此对于这位患者停用多巴胺也许是更好的。每隔 10~15 分钟减少目前多巴胺输注速率的 20%[1~2μg/(kg·min)]是合理的。如按上述滴定方法治疗，会在 10 分钟内达到稳定状态。然而，当血管活性药物逐渐减量时，需谨慎的让患者血药浓度以新的输注速率稳定一段时间，直到达到新的稳态的血药浓度。每一次滴注速度的减少，需重新评估血流动力学数据。两种药物之间主要的区别在于多巴胺作用于 $\alpha_1$ 受体。多巴酚丁胺对 $\beta_2$ 受体的作用强于 $\alpha_1$ 受体，对于 J.S. 而言，他的 SVR 会减低。J.S. 的 SVR 降低引起 CI 增加，必须严密监测 J.S. 的 MAP，SVR 的大幅降低可能导致血压的进一步下降。

案例 17-3，问题 8：J.S. 的多巴胺逐渐减少并且多巴酚丁胺增加至 5μg/(kg·min)。接下来的 1 小时内心率降至 105~110 次/min。除了上述改变，在治疗之初就实施了气管插管进行机械通气，J.S. 的病情不断恶化，反应更迟钝且肠鸣音消失。他的动脉压不断下降。尝试用硝酸甘油降低前负荷，然而，血压的不断降低无法耐受。再一次检测血流动力学指标显示如下(括号中是前一次的数值)：

血压(收缩压、舒张压、平均动脉压)：86/40/55mmHg(105/60/75mmHg)；

心率：132 次/min(105~110 次/min)

心输出量：3.2L/min(5.3L/min)

CI：$1.8L/(min \cdot m^2)$[$3L/(min \cdot m^2)$]

$SvO_2$：42%(48%)

CVP：16mmHg(11mmHg)

PCWP：28mmHg(22mmHg)

SVR：992dyne·s·$cm^{-5}$(1 493dyne·s·$cm^{-5}$)

尿排出量：0.1ml/(kg·h)[0.4ml/(kg·h)]

$PaO_2$：75mmHg(90mmHg)

$PaCO_2$：42mmHg(38mmHg)

pH：7.24(7.3)

$HCO_3^-$：17mmol/L(19mmol/L)

心电图显示房性心动过速伴偶发室性期前收缩。目前有什么可替换的药物吗？

J.S. 目前仍处于严重的心源性休克的状态，尿排出量不断降低、肠鸣音消失、持续酸中毒以及中枢神经系统谵妄，表明此时的组织灌注仍然处于极低的水平。因为 J.S. 的平均动脉血压及组织灌注仍持续下降，因此需要额外应用血管加压药以及置入 IABP 或者经皮左室辅助装置。多巴胺和多巴酚丁胺的联合应用导致心率增快无法耐受，此时需考虑其他治疗方法。

### 去甲肾上腺素

去甲肾上腺素是一种有效的 α 肾上腺素能受体激动剂，在任何滴速都可以收缩微动脉，因此可以增加 SVR。因此，全身动脉压及冠状动脉灌注压都会增加。去甲肾上腺素在很小的程度上可以刺激 $\beta_1$ 肾上腺素能受体，会导致心肌收缩力及心搏出量增加。然而，心率和心输出量经常保持稳定，又会再次降低增加的后负荷和压力感受器介导的反射增加迷走神经张力。尽管心舒张压引起冠状动脉灌注压增加，心肌的耗氧量也会增加。因此，会加重心肌梗死或心律失常进一步累及左心室功能。

去甲肾上腺素的起始量从 0.01～0.05μg/(kg·min)，调整滴速直到 MAP 达到 65～70mmHg。去甲肾上腺素的不良反应主要与过度的血管收缩和器官灌注有关。需要通过中心静脉置管监测用量，因为外周静脉渗出会导致局部皮下坏死。大剂量长时间的应用会瞬时发挥有利作用，通过将血流从外周流入内脏血管，增加心脏及脑灌注；然而，最终会因为毛细血管低灌注引起终末器官衰竭尤其是随之发生的肾损伤而被迫终止。

此外，需要强调的是 J. S. 的药物治疗，尤其是应用去甲肾上腺素，只是暂时来维持血流动力学稳定的策略。需要持续监测 J. S. 的心肌缺血的迹象以及进一步血运重建程序的必要性。患者通过药物病情无法平稳时，将进一步发生全身或心脏的低灌注，需要通过置入循环辅助装置进一步维持。

#### 机械辅助循环

当药物治疗不能有效稳定心源性休克患者的病情时，应考虑机械辅助治疗。机械辅助治疗可以迅速稳定心源性休克患者的病情，特别是有大面积心肌缺血或梗死并发乳头肌断裂、室间隔缺损等器质性损害的患者的病情。有时需要联合应用强心剂和 IABP 以使患者血压 BP(MAP>65mmHg)和心脏指数[>2.2L/(min·m$^2$)]维持在合适范围内。

IABP 应用至今已超过 40 余年，并始终为最常用的机械辅助装置。它是通过改善冠脉灌注和减小后负荷，从而为缺血心肌提供短期再灌注[68]。将 20～50ml 的球囊导管通过动脉血管(通常为股动脉)插入至主动脉弓下。通过心电监测在心脏舒张期(主动脉瓣关闭后)扩张球囊，在收缩期开始的瞬间收缩球囊。舒张期扩张的球囊通过提高平均主动脉压增加冠脉灌注。在心脏开始收缩时球囊迅速排空，减小后负荷，适度改善心输出量[68]。通过 IABP 增加的心肌灌注可以减少血管降压药的用量，从而进一步减少心肌耗氧量。有时，IABP 形成的心肌灌注的增加足够允许使用血管扩张剂(如硝普钠)或变力扩血管药(如米力农)。一旦患者病情稳定或进一步恶化，IABP 需要尽快终止。长期应用 IABP 的并发症包括由于血小板机械损伤导致的血小板减少和 IABP 导管经过的动脉血流减少可能引起的四肢缺血。由于 IABP 装置可能引起血栓形成，常使用肝素抗凝。应用 IABP 小于 7 天感染不易发生。临床研究的综述表明应用 IABP 的心源性休克患者 30 天死亡率无显著差异，出血的并发症和中风的风险增加[68,69]。尽管缺少证据，这种装置仍广泛应用于心源性休克患者的支持治疗[50]。

目前已有可以直接增加心输出量和减少左室负荷的新型装置(经皮左室辅助装置，Impella)[68]。这些小装置通过心脏导管室内经皮植入，不需行较大的心脏手术。它们最好是用作暂时的循环支持直至有更明确的治疗方法。同时需要进行系统抗凝，不良反应包括出血和血栓形成。TandemHeart 的并发症并发症包括血管损伤，肢体缺血，心脏压塞，血栓或空气栓塞和溶血。更先进的循环支持装置已经问世，在有条件行心脏外科手术的诊疗中心可以使用。有较高的存活率和较低的不良事件发生率，许多患者目前接受二代或三代持续血流装置(Heart MateII，Jarvik 2000，HeartWare)[70]。这些机械支持装置可用于等待确切治疗方案时需要支持的患者或者作为心脏移植前的过渡治疗[63]。新一代装置因其提高存活率已使许多严重心力衰竭患者长期应用。

这些装置的高费用无疑会限制它们只能用于病情很严重的患者。

总而言之，从进入 ICU 开始，J. S. 的病情在持续恶化。使用多巴胺、多巴酚丁胺和去甲肾上腺素不能有效稳定其血流动学参数。这可以通过持续乳酸中毒、尿量减少、肠鸣音减弱、神经反射迟钝的临床表现反映的组织灌注不足表明。此时应考虑去甲肾上腺素和肾上腺素以恢复动脉压和组织灌注。主动脉内反搏术可以同时提供临时支持。

## 感染性休克

### 分布性休克

分布性休克的特征是血管张力明显下降，导致急性组织灌注不足。尽管过敏反应或神经性原因等很多方面可以引起分布性休克，大多数可以由保障措施和针对基础病因的治疗逆转。

#### 感染性休克

继发于感染的分布性休克，或感染性休克具有高死亡率，此时可选择的治疗很有限。在美国每年超过 1 500 000 例脓毒综合征发生，死亡率高达 50%[71]。器官功能障碍程度和衰竭器官数量是最强的预测死亡的指标。流行病学研究表明，大约 25%的脓毒综合征患者最终发展为感染性休克。有人预测由于老年人口的不协调增长、慢性健康状况的负担不断增加、免疫功能低下患者及多重耐药感染患者的不断增加，美国脓毒症的发病率每年将会增加 1.5%[3,4,71-73]。

拯救脓毒症指导委员会——一个由危重病人医疗、传染病学科、急诊医学专业人士组成的国际学会——将脓毒症定义为宿主对感染的反应失调引起的威胁生命的器官功能障碍(见表 17-8 的定义)[4]。器官功能障碍的定义为序贯器官衰竭评分标准中(SOFA)的 2 项发生急性改变。对于没有器官功能障碍的患者 SOFA 的评分为 0。SOFA 评分超过 2 分的患者较低于 2 分的患者相比，死亡率增加 25 倍。一项名为 quickSOFA(qSOFA)的新床旁临床评分可以轻松识别出更有可能导致预后不良的患者。怀疑感染的成年患者，如果有以下三个临床标准中的两个预后会更差：呼吸大于 22 次/min，心理状态改变(格拉斯哥昏迷量表<15)，收缩压小于 100mmHg。当给予足够的液体复苏，低血压持续存在，且需要血管升压药维持平均压不低于 65mmHg，同时血清乳酸水平高于 2mmol/L，被称为感染性休克。感染性休克的死亡率很高。免疫受损或有使患者易受血流侵袭影响的基础疾病者多有发生感染性休克的风

险。高危人群包括新生儿、老人、获得性免疫缺陷综合征患者、酗酒者、分娩妇女和正在手术的患者或外伤患者，其他易感因素包括糖尿病、恶性肿瘤、慢性肝或肾衰竭以及脾功能减退等并存疾病，以及使用免疫抑制剂和癌症化疗，导尿管、气管导管、静脉输液管的植入等过程。

感染性休克的早期特征是正常或偏高的心输出量和较低的SVR（见表17-3）。低血压是由低SVR和可导致血流速率和血容量分布不均的大血管、微血管张力改变引起的。微脉管系统的改变会使微血管的正常自控机制丧失，导致毛细血管收缩、细胞流变学改变、纤维素沉积和中性粒细胞黏附。由此产生血管"淤滞"，而且在一些案例中绕过毛细血管床形成动静脉短路。血管通透性增加引起的血管内液丢失和液体的第三间隙进一步增加导致血容量不足[74]。在试图代偿容量和SVR的变化时，机体进入高动力状态。多数患者存在心肌功能紊乱，表现为心肌顺应性下降，心肌收缩力和心室舒张功能降低，但由于心动过速和心脏舒张可增加或维持前负荷，心输出量仍可维持正常。尽管这种异常的原因和机制仍不明确，但不认为其由心肌缺血导致[75]。而且，通常认为这种异常是由1种或多种循环炎症介质，如细胞因子类（白介素-1）、细胞坏死因子-α（tumor necrosis factor-α，TNF-α）、血小板活化因子、花生四烯酸、一氧化氮（NO）、活性氧等引起的。在感染性休克晚期，由于炎症介质的心脏效应和由此引起的心肌水肿，机体无法继续代偿，因此心输出量下降。这种复杂途径的最终结果是细胞缺血、功能不全，最后造成细胞死亡，除非这条反应链被中断。

脓毒症的发病机制目前已有更全面的了解，但其确切机制仍不完全清楚。目前广泛认为，脓毒症中发生的改变是由免疫宿主对感染的反应引起的，包括炎症和免疫抑制（抗炎）两个阶段[76]。

脓毒症的炎症阶段是由微生物感染引起的，最常见的为细菌感染。这些微生物可以直接进入血流（形成血培养阳性）或者通过在感染部位局部释放毒素或结构部件间接引发系统性炎症反应。革兰氏阴性菌的脂多糖内毒素是最强的可以引起反应的可溶细菌产物，也是目前研究最多的，但包括革兰氏阳性菌产生的外毒素、肠毒素、肽聚糖、脂磷壁酸的其他细菌产物也可引起这种反应。这些毒素与细胞受体结合促进促炎细胞因子的产生，主要是TNF-α和白细胞介素-1（interleukin-1，IL-1）。还可刺激引起脓毒症炎症反应的内源性介质的大量产生和释放。细胞因子协同作用直接影响器官的功能，并且刺激其他促炎细胞因子，如IL-6、IL-8、血小板激活因子、补体、血栓烷、白三烯、前列腺素、NO等的释放[75]。

这些细胞因子的存在促进炎症反应发生和血管内皮损伤，但也激活了凝血功能。凝血酶具有强大的促炎和促凝活性，而且脓毒症时它的产生增加。人体通常通过增加纤维蛋白溶解抵消这些效应，但脓毒症患者的稳态机制失调。蛋白质C、纤溶酶原、抗凝血酶Ⅲ减少，纤溶酶原激活物抑制物-1、凝血酶可激活的纤维蛋白溶解抑制物、抑制纤维蛋白溶解的内源性因子的活性增加[76]。患者处于凝血障碍的状态，促进微血管血栓的形成导致血流灌注不足、缺血，最终导致器官衰竭。多器官衰竭造成的死亡约占感染性休克导致的死亡的一半[77]。

感染性休克的临床特征变化很大，取决于多种因素：炎症部位、病原微生物、器官功能障碍的程度、患者健康状况的基线以及对最初治疗的延误[78]。败血症的定义为感染和器官功能障碍的全身表现，可能是微妙的变化（表17-8）。血清生物标志物是研究的主题，因为它们可以帮助早期诊断败血症，指导治疗和预测结果。许多生物标记物还没有被深入的研究，而且仅有少量的被应用于临床（例如C反应蛋白、降钙素原、sTREM-1、CD64、胰蛋白）[79]。许多生物标记物有较高的阴性预测价值，但缺乏特异性及阳性预测价值。

**表17-8**

国际脓毒血症定义

| | |
|---|---|
| 感染 | 由病原或潜在致病微生物侵入正常无菌组织或体液或体腔引起的病理过程（例外：难辨梭菌结肠炎不会在无菌结肠中发生） |
| 菌血症 | 血液中出现活细菌 |
| 脓毒血症 | 由宿主对感染的反应失调引起的危及生命的器官功能障碍 |
| 器官功能障碍 | 感染后SOFA评分不低于2分的急性改变 |
| 感染性休克 | 脓毒症的一种，其中循环和细胞/代谢异常足以显著增加死亡率。给予足够的液体复苏后，仍有持续的感染导致的低血压，需要血管升压药维持平均压MAP≥65mmHg，血乳酸水平>2mmol/L |
| 多器官功能障碍综合征 | 急症患者中存在进行性器官功能障碍，使得在没有干预的情况下不能维持体内平衡 |

来源：Singer M et al. The third international consensus definitions for sepsis and septic shock (Sepsis-3). *JAMA*. 2016;315(8):801-810.

实验室检查的主要特征包括白细胞增多或减少、血小板减少伴或不伴凝血功能异常和高胆红素血症。这些特征一般较易发现，而且在菌血症发生24小时内即可发生，尤其是由革兰氏阴性菌引起的菌血症。年幼、年老患者或者疲劳过度的患者常存在低体温，但是阳性结果可能仅限于无法解释的低血压、精神错乱和换气过度。

因感染性休克死亡的患者心输出量通常增加或正常。脓毒症发生1周内死亡的患者死因多为继发于显著降低的SVR引起的顽固低动脉压。这可引起微脉管系统广泛的血流分布不均，继之发生组织缺氧和乳酸中毒。起病1周后发生的死亡多是由在急性循环衰竭时发生的多器官衰竭导致。更严重的是感染性休克患者的一个亚群发生由低心输出量引起的顽固性低血压，这样心源性休克合并脓毒症引起的分布性休克，但这不是引起死亡的最常见原因[80]。

表 17-9

序贯器官衰竭评估分数

| 系统 | 评分 | | | | |
|---|---|---|---|---|---|
| | 0 | 1 | 2 | 3 | 4 |
| $PaO_2/FiO_2$,mmHg | ≥400 | <400 | <300 | <200 有呼吸支持 | <100 有呼吸支持 |
| 血小板,$\times10^3/\mu l$ | ≥150 | <150 | <100 | <50 | <20 |
| 胆红素,mg/dl | <1.2 | 1.2~1.9 | 2~5.9 | 6~11.9 | >12 |
| 心血管 | MAP ≥ 70mmHg | MAP < 70mmHg | DA<5[a] 或 DOB(任意剂量) | DA 5.1~1.5 或 EPi ≤0.1 或 NE≤0.1[a] | DA>15 或 EPi>0.1 或 NE>0.1[a] |
| GCS 评分[b] | 15 | 13~14 | 10~12 | 6~9 | <6 |
| 肌酐,mg/dl | <1.2 | 1.2~1.9 | 2~3.4 | 3.5~4.9 | >5 |
| 尿量 ml/d | | | | <500 | <200 |

DA,多巴胺;DOB,多巴酚丁胺;EPi,肾上腺素;$FiO_2$,吸入氧浓度;GCS,格拉斯哥昏迷评分;MAP,平均动脉压;NE,去甲肾上腺素;$PaO_2$,动脉血氧分压。

[a]去甲肾上腺素剂量为每小时 μg/(kg·min)。

[b]GCS 评分范围 3~15;评分越高代表神经功能越好。

来源:Singer M et al. The third international consensus definitions for sepsis and septic shock (Sepsis-3). *JAMA*. 2016;315(8):801-810.

## 临床和血流动力学特征

### 案例 17-4

问题 1:

E. B. 是一名 71 岁老年女性,因持续几天的低烧、寒战、害冷,从高级护理机构转入急诊室。没有恶心、呕吐的病史,但入院前几天摄入量极少。

E. B. 有 2 型糖尿病、高血压、慢性肾脏病Ⅱ期、血脂异常、冠心病、肥胖及外周动脉疾病病史。她有过短暂性脑缺血发作及右下肢膝关节以下截肢。

生命体征包括体温 38.7℃,血压 95/60mmHg,脉搏 120 次/min,呼吸频率 28 次/min,鼻导管吸氧 2L/min,脉氧饱和度 95%。E. B. 体重为 102kg,身高 165cm。持续导尿,尿量为 0.4ml/(kg·h)。胸片示心脏扩大,双肺容量减低,肺气肿,胃内大量气体,但没有局灶肺大泡、气胸及胸腔积液。她的左下肢有恶臭味,臀部流脓,周围皮肤可见浸润红斑,足跟触诊较软。E. B. 下肢 3 度水肿,足跟部没有其他的阳性体征。患者骶尾部有一片Ⅲ度溃疡、几处开放性伤口见血水流出。

患者实验室检查:

WBC:19 500/ul

BUN:58mg/dl

SCr:2.2mg/dl

Na:131mmol/L

葡萄糖:58mg/dl

白蛋白:1.6g/dl

鼻导管吸氧($FiO_2$ 27%)血气分析:

$PaO_2$:98mmHg

$PaCO_2$:32mmHg

$HCO_3^-$:16mmol/L

pH:7.31

尿液、痰液、血液及深部组织创面分泌物送细菌培养及鉴定。已给予 1 000ml 盐溶液。置入动脉和肺动脉导管行血流动力学检测:

BP(S/D/M):90/48/62mmHg

HR:122 次/min

CO:7.1L/min

CI:3.4L/(min·$m^2$)

PCWP:10mmHg

SVR:720 dyne. s. $cm^{-5}$

M. K. 的哪些血流动力学和临床特征符合感染性休克?

E. B. 目前不应该被归为感染性休克,因为还没给予足够的液体复苏。根据感染及气管功能障碍认为她目前患有脓毒血症。

与感染性相关的血流动力学体征包括低血压、心动过速、高 CO、低 SVR 和低 PCWP。尽管 CO 的绝对值增高或在正常范围的上限,但其在感染性休克中 SVR 降低时不足以使 BP 维持在能保证重要器官的灌注的范围,可由偏低的 $\dot{D}O_2$ 和 $\dot{V}O_2$ 证明。E. B. 有代谢性酸中毒(pH 7.31,$PaCO_2$ 32mmHg,$HCO_3^-$ 16mmol/L),表明由灌注减少引起的无氧代谢造成乳酸酸中毒,心输出量不能满足组织的氧需求。

E. B. 的其他符合脓毒血症的特征包括尿量减少表明肾灌注减低、低血糖、白细胞计数升高及峰形热。

## 治疗方法

感染性休克的治疗有 3 个主要方面：①消除感染源；②血流动力学支持和控制组织缺氧；③抑制或减少脓毒症的起始因子和介质。

### 消除感染源

**案例 17-4，问题 2：** 决定感染性休克的抗菌治疗方案需考虑哪些因素？E. B. 的潜在感染源有哪些？

由需氧菌或厌氧菌引起的全身性感染是发生感染性休克的首要原因。真菌、分枝杆菌、立克次体、原虫或病毒感染也可引起感染性休克。需氧菌和革兰氏阴性菌(如假单胞菌、肠杆菌、不动杆菌，依次递减)引起的脓毒综合征比革兰氏阳性细菌(如金黄色葡萄球菌、肠球菌、表皮葡萄球菌、链球菌，依次递减)引起的更多见。这些趋势根据感染的部位发生变化。例如，对于可以在血液中培养的微生物，革兰氏阳性菌感染(35%~40%)比革兰氏阴性菌感染(30%~35%)更多见。对于非血液感染(如呼吸道、泌尿生殖系统、腹部，发生概率依次递减)，40%~45%可归因于革兰氏阴性菌，20%~25%是由革兰氏阳性菌引起[71]。其次最多见的为多重感染，之后依次是真菌、厌氧菌和其他。在高达 33% 的脓毒综合征案例中没有分离出微生物。仔细参考患者的病史和临床表现常可以发现最可能的病因。

消除感染源包括早期使用抗菌治疗和有指征时行外科引流。恰当使用抗生素可以明显提高患者的生存率。在开始抗生素治疗之前应该留取培养物，除非这会导致治疗延迟(大于 45 分钟)[4]。选择抗生素时需要考虑到可能的感染部位，是否是社区或医院获得性感染，近期的侵入性操作、推拿或手术，所有可致病的情况，药物不耐受及药物抵抗。理想状况下，感染的来源可以确定，治疗应特异性的针对最可能的致病微生物。如果感染源尚未明确，通常建议在等待培养结果时早期应用广谱抗生素。由于多种微生物感染和抗微生物药物耐药性的增加，经验性广谱治疗通常需要联合多种抗生素。尽管如此，没有数据表明联合治疗比单一疗法更好，除了严重的疾病，脓毒症患者的死亡风险高[4,78]。经验性治疗方案必须根据患者疾病状态决定，并且足够广泛以涵盖所有可能的病原体。如果经验型治疗不足以覆盖所有致病菌，感染性休克患者的死亡率可高达 5 倍[4]。因为在选择经验方案时必须考虑广泛的变量(例如感染的解剖部位，病原体的传播，耐药模式)，对于败血症或感染性休克的治疗，不推荐特定的治疗方案(见第 62 章)。通常地，经验方案针对革兰氏阳性球菌，有氧革兰阴性杆菌，以及厌氧菌的治疗。包括：①抗假单胞菌青霉素，第三代或第四代头孢菌素，或碳青霉烯类；②万古霉素可以覆盖耐甲氧西林金黄色葡萄球菌。对于有难治性、多重耐药的病原体(如假单胞菌和不动杆菌)感染风险的重症患者，建议联合抗革兰氏阴性菌的抗生素。应根据其他风险因素的存在考虑额外的覆盖范围。

由于多种宿主因素，包括高血糖诱导的免疫抑制，血管功能不全的外周神经病变，以及金黄色葡萄球菌和念珠菌的定植，推测有糖尿病的患者感染风险增加。E. B. 脓毒症感染的来源主要是皮肤和软组织的感染。E. B. 有严重的糖尿病足感染，左脚跟有炎症，脓包和全身感染表现。她同时合并骶尾部Ⅲ期溃疡。由于她有糖尿病病史，目前考虑合并尿路感染和外阴阴道念珠菌感染。目前根据 E. B. 的临床表现不考虑其他部位的感染。

感染的压力性溃疡和糖尿病足感染通常是多微生物伤口。这些感染应该用肠外广谱抗生素治疗，以覆盖甲氧西林敏感和耐甲氧西林金黄色葡萄球菌，链球菌，肠杆菌科，铜绿假单胞菌及专性厌氧菌(例如消化链球菌属、消化球菌属、脆弱拟杆菌、产气荚膜梭菌)。因此，经验性治疗应包括万古霉素与以下之一联合：哌拉西林，头孢他啶，头孢吡肟，氨曲南，碳青霉烯。如果选择氨曲南或头孢菌素，则应考虑使用甲硝唑或克林霉素来覆盖厌氧菌，特别是对于缺血性或坏死性伤口[81,82]。排毒、清创和伤口敷料应伴随抗生素的治疗。一旦培养最终确定，应调整抗菌治疗。

### 早期稳定

**案例 17-4，问题 3：** E. B. 治疗的早期目标是什么？如何达到和评价？

治疗感染性休克的目标除了清除基础感染外，还有优化各组织的 $\dot{D}O_2$ 以及减少组织需氧量控制氧气的异常利用和无氧代谢。脓毒症时发生广泛的组织损伤，原因是血管内皮损伤、液体渗出和小血栓形成，使组织的氧气和底物利用减少。主要治疗方案是扩容以增加血管内容量，提高心输出量，最终延缓组织缺氧的再发。

通过补液增加 CO 维持足够的血管内容量，将改善毛细血管循环和组织氧合。在复苏的前 3 小时内应给予至少 30ml/kg 的静脉晶体液[4]。如果液体不能纠正缺氧或者充盈压增加时，需要相继给予血管升压药和正性肌力药。若血红蛋白低于 7g/dl 时应给予输血治疗，除非存在活动性出血、严重的低氧血症或心脏疾病等可以使血红蛋白水平维持在较高的范围[4]。为使心脏指数维持在目标值和平均动脉压为 65mmHg，应开始补充晶体液(含电解质类以纠正失衡)。尽管平均动脉压不是衡量所有重要脏器血流关注的绝对指标，但这些压力可以反映心肌和脑灌注，因此被作为治疗终点。较高的 MAP 可认为脓毒血症患者既往有高血压病史或者临床症状已改善[1]。如果液体疗法已经达到最优，但患者仍存在伴低心脏指数的低血压和组织灌注不足的体征，需给予血管升压药和正性肌力药。

血流动力学复苏的治疗目标仍存在争议，争议是治疗应针对组织灌注的生理学终点还是临床终点。临床终点包括 BP、尿量等，生理学终点包括血乳酸清除率、碱不足、$SvO_2$ 和提高的心输出量。血清乳酸盐水平可能通过各种机制升高(如组织缺氧，过度的 β-肾上腺素受体激动，肝功能衰竭)，但无论来源如何都预示着预后较差。建议对感染性休克患者行乳酸引导复苏，与常规治疗相比，其死亡率显著降低[4]。

很多机构提出“集束化治疗”，即在治疗脓毒症时尽可能早地将类似的变化和治疗终点组合。集束化治疗通常包括脓毒症救助指南(Surviving Sepsis Campaign Guidelines)中强调的一些附加内容，比如通气支持、抗生素的初始选择、血糖控制和预防应激性溃疡[4]。

Rivers 等的一项研究在脓毒血症早期联合了生理和临床复苏的终点[83]。在治疗室 6 小时期间，给予了持续优化的 CVP、MAP、Hct 和 $ScvO_2$ 的治疗。与常规仅针对 CVP、MAP 及尿量的治疗进行比较。早期目标导向治疗(EGDT)组院内死亡率显著降低(30.5% vs 46.5%，$P=0.009$)。EGDT 被用作治疗脓毒血症和感染性休克的护理标准。然而 EGDT 方法有几个局限性。如上所述，CVP 是液体复苏的不可预测的指标，EGDT 复苏后常见液体超负荷。此外，达到 30% Hct 的目标值没必要的，因为输入 PRBCs 以达到高于 7g/dl 的血红蛋白浓度是不会增加 $ScvO_2$。最后，多巴酚丁胺增加未评估心室功能患者的 $ScvO_2$ 是有害的[84]。

许多大型多中心研究表明严重的感染及感染性休克患者应用 EGDT 不能改善患者预后。在 ProCESS 研究中，针对 1 341 例患者，按照协议复苏没有改善住院患者的死亡率[85]。在 ARISE 及 ProMISe 的研究中，与传统治疗相比 EGDT 治疗不能降低全因死亡率[86,87]。这些试验的常规护理组的死亡率与 River 等的研究中的 EGDT 组相似(18.9%[85]，18.8%[86]，29.2%[87])。上述发现可能与我们近几年护理标准的提高有关，主要是早期识别和治疗。但是，最近的脓毒症指南[4]已经偏离了 River 的 EGDT 的研究复苏策略。

应给予 E. B. 液体冲击疗法以维持灌注使 MAP 达到 65mmHg 以上。重新评估 E. B. 血流动力学状态应包括全面的临床检查以及通过 PA 导管可获得的生理变量(例如心率、血压、$SaO_2$、呼吸、体温、尿量)。在复苏的前 3 个小时内，建议至少输注 30ml/kg 的晶体液体。如果需要大量的晶体液体，可以取代白蛋白，但应避免使用羟乙基淀粉，因其可以引起严重的急性肾损伤及死亡率的增加[4]。随后，过多的液体会增加 E. B. 的前负荷，因为她的胸片显示心脏扩大，合并冠心病，及多种增加心衰的风险，因此必须谨慎使用。另外，感染性休克患者易发生非心源性肺水肿或 ARDS，这会使肺功能严重受损。因此，在进行液体冲击治疗时需进行实时 CVP 和 PCWP 监测，并保证 CO 最大。这种方法可以避免 CO 不再增加时 CVP 和 PCWP 过度升高，从而降低发生肺水肿的可能性。

总之，治疗的直接目标是使组织的 $\dot{D}O_2$ 达到最大。液体复苏是主要的治疗方法，并通过增加 CO 改善 $\dot{D}O_2$；然而，经常需要正性肌力药物和血管加压药提供额外的心血管支持。液体复苏有效的表现为代谢性酸中毒的逆转或停止、神志改善和尿量增加。对 E. B. 而言，在保持血流动力学支持的同时进行手术评估、清创及选择合适的抗生素是治疗的临床目标。

## 血流动力学管理

### 输液疗法 vs 正性肌力药物支持

**案例 17-4，问题 4：** 给予 E. B. 3 次 1 000ml 液体静脉输注，同时去甲肾上腺素 0.05μg/(kg · min)。接下来的 2 小时内，给予 4L 液体，去甲肾上腺素滴速增加至 0.3μg/(kg · min)以维持 BP。目前没有肺水肿的体征。E. B，的血流动力学测量结果如下(括号内为先前测量结果)：

BP(S/D/M)：95/48/64mmHg(90/48/62mmHg)
脉搏：124 次/min(122 次/min)
心输出量：8L/min(7.1L/min)
心脏指数：3.8L/(min · $m^2$)[3.4L/(min · $m^2$)]
CVP：12mmHg(7mmHg)
PCWP：16mmHg(10mmHg)
SVR：550 dyne · s · $cm^{-5}$(720dyne · s · $cm^{-5}$)
尿量：0.25ml/(kg · h)[0.4ml/(kg · h)]
$PaO_2$：85mmHg(98mmHg)
$PaCO_2$：36mmHg(32mmHg)
$HCO_3^-$：17mmol/L(16mmol/L)
pH：7.30(7.31)
$\dot{D}O_2$：534ml/min(508ml/min)
$\dot{V}O_2$：198ml/min(324ml/min)

下面哪种治疗方法适用于 E. B. 目前的状况：追加液体量，增加去甲肾上腺素的滴速，加用其他的血管活性药?

尽管 PCWP 已达到 16mmHg，去甲肾上腺素的滴速为 0.3μg/(kg · min)，但 E. B. 仍持续存在低血压。治疗的目标仍不变(如使动脉氧含量和 $\dot{D}O_2$ 达到最大以逆转细胞的无氧代谢)。

E. B. 的 $PaO_2$ 为 85mmHg，氧合血红蛋白饱和度约为 96%，这本可提供足够的动脉氧含量。然而，由于 CI 低于 3.5L/(min · $m^2$)，$\dot{D}O_2$ 可能仍不足，因为 $\dot{D}O_2$ 和 $\dot{V}O_2$ 未达到正常水平。需要检测 E. B 的血红蛋白和红细胞压积以确保血液中有足够的携氧能力。另外，组织氧利用率减少可导致持续酸中毒。因此，需要进一步提高 CI，随之 $\dot{D}O_2$ 可达到适当水平。然而，E. B. 的心脏扩张、心血管疾病及慢性肾脏病的病史会影响治疗方法的选择。

尽管液体治疗是感染性休克的主要治疗方法，E. B. 的 PCWP 升高至 16mmHg 而 CO 没有明显的增加，表明 PCWP 已达到最佳水平。因此，继续补充液体以维持血压会导致肺水肿和进一步损害肺换气功能。关于 CO 和 PCWP 的绘制图(左室功能曲线图)更精确的评估 CO 达到最大时的 PCWP。此时追加的液体补充应仅用于使血管内容量维持在目前的水平。

## 血管加压药和正性肌力药

输液疗法使心输出量升高但平均动脉压不能维持在满意的水平时，需要考虑使用血管升压药。维持目标 MAP 与降低死亡率无关,但它有助于维持心肌和脑灌注。如果需要增加CO,则应使用正性肌力药。尽管已确定使用正性肌力药,但对照研究尚未明确哪种药物或哪几种药物联合应用对治疗感染性休克最有帮助。因为正性肌力药之间的差异很大,所以应根据患者血流动力学状态来指导选择合适的药物。

### 去甲肾上腺素和多巴胺

去甲肾上腺素主要激动α肾上腺素受体(见表17-7),是推荐用于脓毒血症的一线血管加压药[4]。目前去甲肾上腺素的剂量为0.3μg/(kg·min),但E.B.的心率可能会限制剂量的进一步增加。

多巴胺是另一种用于治疗感染性休克的一线用药。一项针对1 679例感染性休克患者的随机试验发现,应用多巴胺或去甲肾上腺素28天死亡率没有显著差异,但多巴胺致心律失常事件的风险显著增加[60]。一个关于感染性休克患者的荟萃分析发现,与去甲肾上腺素相比,多巴胺的死亡率和心律失常发生风险增加[88]。同样的,另一项包含6项随机试验的荟萃分析发现与多巴胺相比,使用去甲肾上腺素的28天死亡率及心律失常发生风险更低[89]。

鉴于这些发现,感染性休克研究将多巴胺从一线用药降级为二线血管加压药。多巴胺现在用于绝对或相对心动过缓及快速性心律失常发生风险较低的患者,虽然这很难预测[4]。因此,对于E.B.多巴胺不是最合适的选择用药。

低剂量的多巴胺不应为了保护肾脏灌注而被应用[4]。尽管肾血流灌注有所改善,尿量可能会增加,但多巴胺不会缩短肾功能恢复时间或肾脏替代治疗的需要。

### 肾上腺素

肾上腺素可激动α、$\beta_1$和$\beta_2$肾上腺素能受体(见表17-7)。随着收缩力和心率不同程度的增加,CO可不同程度的增高。肾脏、皮肤和黏膜的血管由于α肾上腺素能受体的激活而收缩,相反,骨骼肌血管因$\beta_2$肾上腺素能受体激活发生扩张。由于$\beta_2$肾上腺素能受体在药物较低剂量时即可激活,α受体需在较高剂量激活,体循环阻力表现出二相反应。因此,以较高剂量用药时由于后负荷增加,心输出量的改善可能会消失。

以往的研究表明,肾上腺素对内脏和肾血管的不利影响及乳酸水平的增高,使其被作为治疗的最后选择。尽管有上述不良反应,但没有临床研究报道肾上腺素会加重感染性休克患者的预后。事实上,两相前瞻性、双盲随机对照试验比较感染性休克患者的肾上腺素和去甲肾上腺素,发现死亡率、血流动力学恢复时间及血管加压药使用时间均没有差异[90,91]。两相研究均显示,肾上腺素治疗组血清乳酸清除率的降低与动脉pH值相关。因此,在使用肾上腺素时,不推荐乳酸清除率来指导液体复苏。

建议肾上腺素作为去甲肾上腺素的辅助治疗用药,以维持足够的MAP[4]。然而,如果因为快速性心律失常限制应用去甲肾上腺素,因为肾上腺素也可以激动$\beta_1$受体,因此也会产生类似效果。因此,对于E.B.来说,目前应用肾上腺素取代去甲肾上腺素是不合适的。

### 血管加压素

儿茶酚胺类药物是脓毒症患者接受足量液体复苏治疗后用以维持BP的主要治疗方法。但是,脓毒症可以降低患者对儿茶酚胺的反应性导致发生顽固低血压,这可能是由肾上腺素能受体的下调或缺氧、酸中毒条件下受体亲和性相对改变引起的[59]。血管加压素是一种内源性激素,正常情况下对BP的影响很小,但是当压力感受性反射受损时对于维持BP十分重要。与儿茶酚胺相反,血管加压素作用在缺氧和酸性状态下相对稳定。

血管加压素的直接缩血管作用是由血管$V_{1a}$受体和磷脂酶C介导的[59,92]。当这些受体激活时,平滑肌细胞的肌质网释放钙离子引起血管收缩。血管加压素水平在休克早期达到峰值,大多数患者在48小时内将至正常水平。这种现象是血管加压素相对缺乏造成的,因为在低血压状态下可以预期血管加压素的水平是高的。

VASST研究将去甲肾上腺素和血管加压素治疗对液体复苏无反应的感染性休克患者的疗效进行了对比研究,并对血管加压药疗法进行了研究,以治疗28天以死亡率为主要终点研究[93]。去甲肾上腺素与0.01~0.03U/min血管加压素联合应用,与单独应用去甲肾上腺素相比。血管加压素可明显减少去甲肾上腺素的需要量,但除非根据脓毒症的严重程度进行分层,各治疗组的死亡率无统计学差异。感染性休克较轻的患者可从血管加压素治疗中获益。这项研究认为血管加压素为儿茶酚胺不足时的补充药物,而非对儿茶酚胺无反应的休克的救援疗法,在先前的试验中对血管加压素正是这样进行研究的。

小规模研究表明,血管加压素升高血压与儿茶酚胺类药物效果相似,且死亡率无显著差异,但由于生理反应延迟,不推荐血管加压素作为一线用药[4,92]。相反,建议使用低剂量血管加压素(不高于0.03U/min)联合去甲肾上腺素维持MAP,或联合小剂量去甲肾上腺素[4]。大于0.03~0.04U/min的剂量应用仅建议作为补救治疗[4]。

尽管已增加去甲肾上腺素的剂量,E.B.的MAP仍降低。鉴于去甲肾上腺素其他的替代治疗最佳时间尚不清楚。由于感染性休克的患者内源性血管加压素水平降低,在去甲肾上腺素应用时加用0.03U/min的血管加压素以提高MAP和肾灌注是合理的。

### 去氧肾上腺素(苯肾上腺素)

去氧肾上腺素是一种单纯α肾上腺素能激动药(见表17-7),可通过血管收缩增加收缩压、舒张压和平均动脉压。反射性心动过缓可继发于β肾上腺素能效应的缺失。心肌$\dot{V}O_2$增加的同时升高的后负荷可使冠脉血流由于灌注压增高和自身调节而相对增加。因此,由于去氧肾上腺素对心脏的直接作用很小,对于有心肌缺氧或房性、室性心律失常的患者有益。然而,CO下降时去氧肾上腺素是有害的。由于毛细血管静水压增加,促使血管内的水和溶质进入细胞间隙,血浆液体丢失,前负荷减小。这种效应和反射性心动过速可使CO明显降低(见表17-7)。因此,去氧肾上腺素可用于治疗以下感染性休克患者:(a)应用去甲肾上腺素会发生心律失常的患者;(b)高 CO 但持续低血压的患者;(c)联合应用强心药/血管升压药和低剂量垂体后叶素而 MAP 仍未达标的患者。如果联合应用血管加压素后 E. B. 的低血压及心动过速仍难以纠正,可以给予去氧肾上腺素。

### 多巴酚丁胺

CO 的下降或携氧能力的降低会影响组织 $\dot{D}O_2$。如果优化液体,实现目标 MAP 并确保了足够的血红蛋白浓度后组织灌注不足仍然存在,则应评估 CO。肾上腺素和多巴胺是具有血管收缩特征的正性肌力药,但多巴酚丁胺是治疗感染性休克的一线正性肌力药[4]。多巴酚丁胺增加 CO 优于多巴胺,但会降低 SVR。与多巴胺相反,多巴酚丁胺降低 PCWP,引起的肺分流较少。由于多巴酚丁胺可以降低心室充盈压,因此必须密切监测容量状态以避免低血压的发生和 MAP 的降低。应按需给予液体补充使 PCWP 维持在 15~18mmHg 的最大耐受范围。补充更多的液体后,CO、$\dot{D}O_2$ 和系统性 $\dot{V}O_2$ 明显增加。容量复苏时或之后给予多巴酚丁胺可增加 $\dot{D}O_2$ 和 CI,且无论全身系统灌注如何,它都可以独立地增加毛细血管灌注[51]。大剂量[>6μg/(kg·min)]使用多巴酚丁胺时 $PaO_2$ 下降、静脉 $PO_2$ 和心肌不良反应会比较明显[94]。

联合使用血管加压药和正性肌力药也可以用来达到理想的血流动力学参数。因为儿茶酚胺的血管收缩作用可以减少胃肠灌注,胃肠灌注减少与多器官功能障碍有关[65]。目前尚未明确使用特定的儿茶酚胺药物治疗是否比其他治疗方案更有益。哪种血管加压药可以增加胃灌注,这种增加是否可以改变器官功能障碍,这两方面的数据尚存在争议。

**案例 17-4,问题 5:** 考虑到 E. B. 的心血管疾病病史,在使用血管加压药前需注意哪些方面?简述维持足够的血流动力学状态的总体治疗方案。

E. B. 既往有冠脉疾病,容易发生心肌缺血。因此,心肌 $\dot{V}O_2$ 和冠脉灌注压必须达到平衡。单独使用去甲肾上腺素进一步优化 MAP 和 CI 会增加心肌 $\dot{V}O_2$ 并加快缺血的发生。有证据表明,治疗感染性休克或其他任何类型休克患者时,治疗目标不单是使 BP 正常,还需使 $\dot{D}O_2$ 和 $\dot{V}O_2$ 达到最优。当贫血和缺氧得到改善后,CO 成为增加氧供的调节参数,但是在恢复充足的血容量前使用正性肌力药或血管加压药提高动脉血压会使组织灌注恶化。因此,在选择正性肌力药物时必须考虑到患者当前的血流动力学状态和这些药物维持或增加 MAP 和 CO 的个体特异性。在许多案例中,由于个体化变异和反应,需要使用 1 种以上的正性肌力药或加用血管加压药以达到治疗终点。在进行这些治疗时,必须严格监测患者对治疗的反应,防止发生不良反应,特别是对于和 E. B. 类似易诱发不良事件的患者。

必须清楚感染性休克患者对于外源性儿茶酚胺的反应高度可变,对于 1 个患者有效的治疗方案对于其他患者不一定有效。另外,感染性休克患者输液速度常需要在中高范围。因此,治疗目标是使用 1 种或多种药物的必需剂量达到理想终点而不使患者状态过度受损。但是,儿茶酚胺的使用仅仅是一种稳定病情的方法。必须严格监测其他所有的生理指标以及营养支持、抗生素修饰和正在进行的外科干预。

## 其他治疗

直接对抗脓毒症的起始因子和介质的治疗方法是目前的研究重点。许多外源性和内源性物质参与到脓毒血症细胞因子和凝血级联反应的发病机制中。处于开发阶段的治疗方法有抗氧化剂和自由基清除剂,抗内毒素治疗,抑制白细胞、第二介质(如 TNF-α、IL-1、细胞因子)、凝血功能、花生四烯酸代谢物、补体和 NO。在过去的二十年中,新治疗策略的缺乏可能与多种因素相关,如临床试验设计不合理,设计的动物病理模型太简单以及纳入研究的患者变异较大[79]。虽然一些试验性疗法有很好的发展前景,但仍缺乏人体对照数据。

### 皮质类固醇

**案例 17-4,问题 6:** 糖皮质激素治疗感染性休克的原理是什么? E. B. 是否有支持使用糖皮质激素的指征?

使用皮质类固醇治疗脓毒症和感染性休克多年来一直存在争议。皮质类固醇最初是由于其抗炎作用有可能减弱机体对感染的反应而作为一种可选择的治疗方法。研究发现危重患者由于肾上腺皮质功能相对减退使皮质醇的分泌减少,且这些患者可能表现出受多种药物影响的糖皮质激素抵抗综合征[95]。来自美国重症监护医学院的共识将下丘脑垂体肾上腺轴的这种功能障碍定义为与皮质类固醇功能不全相关的危重疾病[96]。

这类疾病的诊断收到激烈的争议。一些临床医师建议在生理应激状态下(如休克)随机皮质醇水平低于某一阈值以诊断肾上腺皮质功能不全;然而,这仅可用于诊断绝对肾上腺皮质功能不全的病例[4]。传统的评估方法是肾上腺促肾上腺皮质激素刺激试验(ACTH),给予 1μg 或 250μg 的促皮质素。但是,ACTH 实验仅仅评估肾上腺功能,不能评估整个下丘脑-垂体-肾上腺轴,针对危重病人敏感性和特异性较差[95]。随机皮质醇水平可用于评估绝对肾上腺皮质功能不全,但尚未证实脓毒性休克患者有益。拯救脓毒症运动不推荐 ACTH 刺激试验或随机皮质醇水平来确定哪些患者需要接受糖皮质激素的治疗[4]。

关于类固醇治疗感染性休克的临床试验取得了不同的结果。Annane 等[97]的试验发现,肾上腺皮质功能相对减退的(ACTH 实验中,血清皮质醇增加小于 9μg/dl)严重感染性休克患者使用低剂量氢化可的松和氟氢可的松治疗可以缩短休克逆转时间而降低死亡率。另一方面,CORTICUS[98]试验发现使用氢化可的松治疗的患者可以更快停用血管加压药,表明休克可以更快得到缓解,但是,这些患者重复感染、新发脓毒症或感染性休克的发病率更高。使用皮质类固醇治疗也未发现死亡率降低。CORTICUS 研究对象包括所有感染性休克的患者,但是 Annane 等的实验对象仅包括对血管加压药治疗无反应的严重感染性休克患者。最近的一项针对感染性休克患者的回顾性研究发现皮质醇激素的临床作用是中立的，但其亚组分析发现疾病最重的患者的30天死亡率是获益的[99]。此外，已经进展为需要加压素维持血压的难治性休克患者的获益会更大。在VAAST试验的后续分析中，与皮质类固醇和去甲肾上腺素相比，皮质类固醇联合血管加压素治疗与器官功能障碍和死亡率降低相关[100]。这些试验结果表明，皮质类固醇对于治疗感染性休克的一般患病人群无明显效果，但对使用血管加压药治疗无效的患者早期可能有益。合适的剂量、维持时间以及给药途径仍然是未知的。拯救脓毒症运动推荐氢化可的松200mg/d[4]。持续静脉输注氢化可的松可避免葡萄糖和钠的显著波动。由于E. B. 对于已加量的去甲肾上腺素效果不佳且已发展成重度脓毒症，因此开始每6小时静脉给予氢化可的松50mg进行治疗。

### 他汀类

案例17-4，问题7：E. B. 需要应用他汀治疗吗？在发生脓毒症之前服用他汀类药物治疗，预后是否有统计学差异？

除了已被充分研究过的降脂作用外，他汀还具有免疫抑制和抗炎作用。他汀可以减少C-反应蛋白、抑制内皮细胞功能障碍、上调内皮的NO合成酶、阻断免疫细胞受体[101]。最近对包括1 720名脓毒症患者的7项随机试验进行的meta分析显示，与安慰剂相比，无论何种类型、剂量的他汀药物，死亡率没有显著下降[102]。由于不良反应和进一步加重的器官功能障碍，脓毒症患者的他汀用药通常不连续。目前对服用他汀类药物治疗的脓毒症患者的研究结果显示，在停止治疗前，死亡率和抑制炎症方面没有任何差异[103,104]。需要通过前瞻性、随机试验获得更多的证据来进一步明确他汀在脓毒症治疗中的作用。

## 弥散性血管内凝血

### 病理生理学

案例17-4，问题8：E. B. 突然发生直肠和鼻胃管出血，因此进行了凝血障碍筛查。直至此时，所有的凝血指标均在正常范围内。结果如下：

血小板：43 000/μl

凝血酶原时间：24秒

活化部分凝血活酶时间：76秒

凝血酶时间：48秒(正常值，16~27秒)

纤维蛋白原：60mg/dl

纤维蛋白降解产物：580ng/ml(正常值，<250ng/ml)

诊断为弥散性血管内凝血(DIC)。DIC的病理生理学变化如何解释这些血液学异常？

与血液成分相关的内皮损伤或表面改变引起的血栓形成是一种局部现象。血栓形成发生在促凝和抗凝机制以及纤溶和抗纤溶机制改变的损伤或异常部位。局限性血管外凝血是指动静脉血栓形成的位置特异性。

相反，DIC是针对凝血系统全身性激活发生的弥漫性反应(图17-5)[105]。循环凝血酶使纤维蛋白原转化成纤维蛋白，导致微循环内纤维素沉积。微血管血栓形成的临床表现是由于血栓形成堵塞小血管和中血管导致的组织缺血形成的。

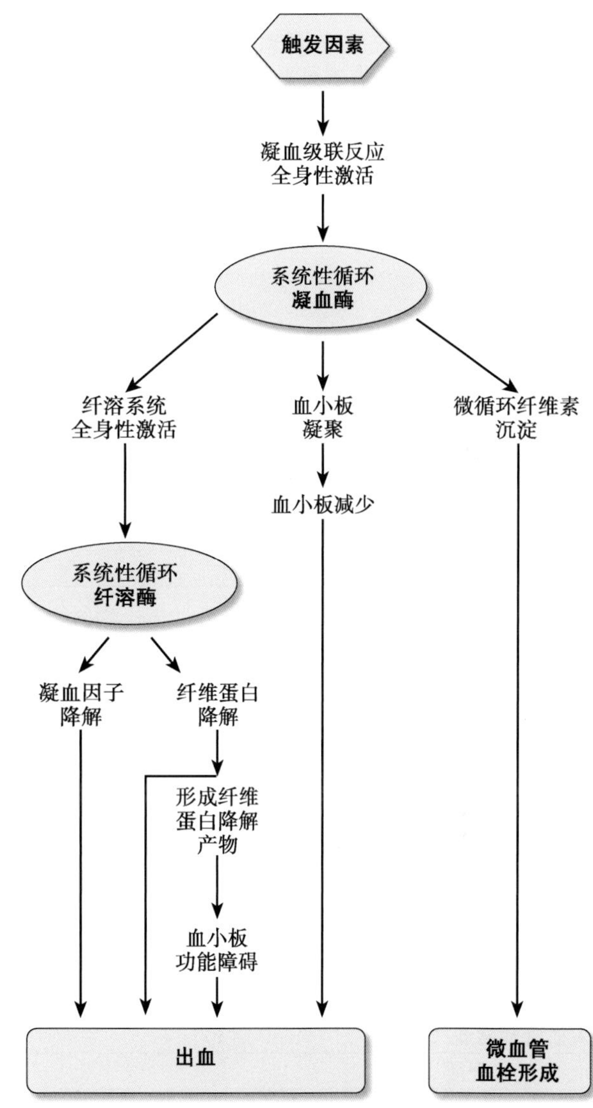


图17-5 弥散性血管内凝血的病理生理学

系统性循环凝血酶的出现使纤维蛋白溶解系统同时发生系统性激活，导致系统循环中出现循环纤溶酶。纤溶酶使纤维素降解成纤维蛋白降解产物，导致发生出血并发症。

DIC的出血表现并非只是由于全身性纤维蛋白溶解，也是继发于血小板减少、凝血因子缺乏和血小板功能障碍的结果。循环中的凝血酶促使血小板发生聚集，由于血小板的聚集物在微循环中沉积导致血小板减少。循环中的纤溶酶使凝血因子和纤维蛋白减少，纤维蛋白溶解产生的纤维蛋白降解产物也可以抑制血小板的功能。正常的血小板和凝血因子形成机制不足以补偿其损耗。实质上，患者表现出继发于凝血因子和血小板过度激活，最终耗竭的反常出血。

## 诱发因素

案例 17-4,问题 9: 哪些事件可以促进 E. B. 的 DIC 的发展?

DIC 是由全身疾病状态或病症而非局部性的激活凝血系统引发的病理综合征[105]。全身组织的内皮损伤(如细菌内毒素),对瀑布样凝血系统的激活(如心肺转流术)或者是促凝物质进入系统循环(如恶性肿瘤)触发了体循环中的凝血酶。表 17-10 简要列举了与 DIC 进展有关的疾病。DIC 使约 35%的严重败血症病例复杂化[105]。虽然促使 E. B. 发生 DIC 最可能的原因是脓毒症,但呼吸功能损害引起的缺氧和酸中毒也可能与此相关。重要的是,脓毒症患者 DIC 的发展已被证明是死亡率的独立预测因子[76]。

**表 17-10**
与 DIC 相关的临床疾病

| 脓毒症/严重感染(任何微生物) |
|---|
| **恶性肿瘤** |
| 骨髓增生/淋巴细胞增生性疾病 |
| 实体瘤 |
| **产科相关** |
| 胎盘早剥 |
| 羊水栓塞 |
| 子痫 |
| 死胎稽留宫内 |
| 化脓性流产 |
| **组织损伤** |
| 烧伤 |
| 挤压伤 |
| 复杂外科手术 |
| 脂肪栓塞 |
| 多发创伤 |
| **血管疾病** |
| 巨大血管瘤 |
| 大血管动脉瘤 |
| 卡-梅氏综合征 |
| **严重的中毒或免疫反应** |
| 血管内溶血(比如溶血性输血反应) |
| 严重的过敏或过敏性反应 |
| 蛇咬伤 |
| 移植排斥 |
| **多发** |
| 酸中毒 |
| 急性呼吸窘迫综合征 |
| 体外循环 |
| 中暑 |
| 血容量不足 |
| 严重的肝功能衰竭 |
| 重度胰腺炎 |

## 临床表现

案例 17-4,问题 10: E. B. 的哪些主观和客观证据符合急性 DIC 的诊断?

### 实验室检查结果

DIC 会发生很多凝血指标的化验结果异常[105,106]。由于凝血因子、抗凝血酶和蛋白 C、蛋白 S 的消耗比肝脏合成更快,凝血酶原时间国际标准化比值、活化部分凝血活酶时间、凝血酶时间会升高。血小板计数由于凝血酶介导的血小板聚集降低。由于纤溶酶介导的纤维蛋白降解,纤维蛋白原减少,纤维蛋白原降解产物 D-二聚体增多,表明机体处于纤溶状态。外周血涂片常可出现血小板减少和因暴露于微循环纤维素产生的红细胞碎片(裂红细胞)。

依据 DIC 患者实验室化验结果参照 ISTH(International Society of Thrombosis and Haemostasis)的 DIC 评分,常用于诊断 DIC(表 17-11)[107]。DIC 评分的敏感性和特异性分别是 93%和 98%[108,109]。DIC 评分增高和 28 天死亡率密切相关[108]。

**表 17-11**
国际止血血栓协会血管内凝血评分标准(ISTH DIC 评分标准)

| 患者是否有已知与 DIC 相关的基础疾病?(如果有,继续评分) | | |
|---|---|---|
| **实验室检查** | **结果** | **分数** |
| 血小板计数 | >100 000 | 0 |
| | <100 000 | 1 |
| | <50 000 | 2 |
| 纤维蛋白相关指标 | 无增加 | 0 |
| | 中度增加[a] | 2 |
| | 高度增加 | 3 |
| PT 延长(vs. 基线值) | <3s | 0 |
| | 3~6s | 1 |
| | >6s | 2 |
| 纤维蛋白原 | >1g/L | 0 |
| | <1g/L | 1 |
| 总分 | ≥5 | 符合 DIC(每日重复检查) |
| | <5 | 提示但并不肯定为 DIC(1~2 天重复检查) |

[a] 许多研究采取 D 二聚体测定;中度增加被定义为高于正常上限值(0.4μg/L);强增加定义为正常上限的 10 倍以上(4μg/L)。

DIC,弥散性血管内凝血;PT,凝血酶原时间

来源:Taylor FB Jr et al. Towards definition, clinical and laboratory criteria, and a scoring system for disseminated intravascular coagulation. *Thromb Haemost* 2001;86:1327.

### 出血表现

和E.B.所表现的一样，出血是DIC的主要临床表现[105]。出血可发生在损伤部位，包括外科切口、静脉穿刺部位、鼻胃管、胃溃疡。但是，未受损部位和器官也可发生自发出血。常见的有自发性淤血、瘀斑、鼻衄、咯血、血尿和胃肠道出血。颅内、腹膜内和心包出血也可发生。血小板计数低于50 000/μl的严重重症患者出血风险高出四至五倍，但大出血发生在少数患者[105]。

### 血栓形成表现

DIC的血栓形成会造成多器官系统血流堵塞。皮肤、肾脏、脑、肺、肝脏、眼和胃肠道等终末器官发生的缺血损伤可造成多系统功能衰竭。除了严重的出血并发症，微血管内血栓形成可明显增加急性DIC患者的发病率和死亡率。

## 治疗

**案例17-4，问题11：** E.B.的胃肠道出血在数小时内更加严重。血细胞比容从43%降至35%。此时应给予何种治疗？是否应给予肝素进行治疗？

治疗DIC时最重要的是缓解基础病因以消除持续血栓形成和出血的刺激物[106]。对于E.B.来说，需要进行适当的感染源消除、给予抗生素疗法和支持治疗以纠正或避免出现休克的血流动力学、呼吸系统和代谢相关的表现。液体补充、维持血压和心输出量，以及充分的氧合对于治疗DIC患者至关重要。

其他针对纠正DIC出血或血栓形成治疗的选择尚有争议，某种程度上取决于出血表现或血栓形成的并发症是否为主要的临床表现。对于伴有出血患者的初步治疗为在凝血指标数据的指导下补充DIC消耗的凝血成分[106]。密切监测血小板计数和纤维蛋白原水平的同时输注血小板、新鲜冰冻血浆（含所有凝血因子）、冷沉淀物（含Ⅷ因子和纤维蛋白原）或凝血酶原复合体浓缩物（包含Ⅱ、Ⅸ、Ⅹ因子及4因子产物Ⅶ因子）有很大的必要性。

有多种可以恢复DIC中断的固有凝血途径的方法。输注浓缩抗凝血酶可以改善与脓毒症相关的DIC患者的生存率[106,110]。重组人血栓调节蛋白是一种有前景的新辅助疗法，其靶向DIC发病机制中的蛋白C途径。随机临床试验中发现重组血栓调节因子比肝素可以更大程度的缓解DIC，但它未上市销售。正在进行更多的临床试验以确认其作用[111]。

DIC患者使用肝素进行抗凝治疗目前存在争议。由于DIC的病理学原理为凝血系统激活形成血管内血栓，肝素的抗凝血酶活性理论上可以阻止进一步的纤维蛋白沉积和随后纤维蛋白溶解系统的激活。然而，没有可以确认这种潜在益处的随机对比临床试验，肝素的作用也仍存在争议。国际血栓止血学会DIC科学和标准化委员会建议在主要血栓形成的DIC病例中考虑治疗剂量的低分子肝素[106]。该委员会还建议危重症非出血性DIC患者中使用低分子量或普通肝素预防静脉血栓栓塞。

最后，使用抗纤维蛋白溶解药氨甲环酸和氨基己酸控制出血是相对禁忌的。这两种药物会加剧DIC的血栓并发症，尤其是未同时使用肝素时。但是，抗纤维蛋白溶解药或重组活化因子Ⅶ（NovoSeven，诺其）可以用于有危及生命的出血且对补充凝血成分或肝素化治疗无效的患者。

**（王曦敏 译，李宏建、高梅 校，周聊生 审）**

## 参考文献


1. Cecconi M et al. Consensus on circulatory shock and hemodynamic monitoring. Task force of the European Society of Intensive Care Medicine. *Intensive Care Med*. 2014;40:1795.
2. Gaieski D. Evaluation of and initial approach to the adult patient with undifferentiated hypotension and shock. In: Post TW, ed. *UpToDate*, Waltham, MA: UpToDate. Accessed July 1, 2015.
3. Levy MM et al. 2001 SCCM/ESICM/ACCP/ATS/SIS international sepsis definitions conference. *Crit Care Med*. 2003;31:1250.
4. Rhodes A et al. Surviving sepsis campaign: International guidelines for management of sepsis and septic shock: 2016. *Crit Care Med*. 2017;45:486–552.
5. Collaborative Study Group on Perioperative $Scvo_2$ Monitoring. Multicentre study on peri- and postoperative central venous oxygen saturation in high-risk surgical patients. *Crit Care*. 2006;10:R158.
6. Lima A et al. Low tissue oxygen saturation at the end of early goal-directed therapy is associated with worse outcome in critically ill patients. *Crit Care*. 2009;13(Suppl 5):S13.
7. Boulain T et al. Prevalence of low central venous oxygen saturation in the first hours of intensive care unit admission and associated mortality in septic shock patients: a prospective multicentre study. *Crit Care*. 2014;18:609.
8. Swan HJC et al. Catheterization of the heart in man with the use of a flow-directed balloon-tipped catheter. *N Engl J Med*. 1970;283:447.
9. Rajaram SS et al. Pulmonary artery catheters for adult patients in intensive care. *Cochrane Database Syst Rev*. 2013;(2):CD003408.
10. Hamzaoui O et al. Evolving concepts of hemodynamic monitoring for critically ill patients. *Indian J Crit Care Med*. 2015;19:220.
11. Thiele RH et al. Cardiac output monitoring: a contemporary assessment and review. *Crit Care Med*. 2015;43:177.
12. Kenaan M et al. Hemodynamic assessment in the contemporary intensive care unit: a review of circulatory monitoring devices. *Crit Care Clin*. 2014;30:413.
13. Burlew C et al. Trauma. In: Brunicardi FC et al, eds. *Schwartz's Principles of Surgery*. 10th ed. United States: McGraw-Hill Education; 2015. http://accessmedicine.mhmedical.com. Accessed July 1, 2015.
14. Bonanno FG. Clinical pathology of the shock syndromes. *J Emerg Trauma Shock*. 2011;4:233.
15. Napolitano LM et al. Clinical practice guideline: red blood cell transfusion in adult trauma and critical care. *Crit Care Med*. 2009;37:3124.
16. Perel P et al. Colloids versus crystalloids for fluid resuscitation in critically ill patients. *Cochrane Database Syst Rev*. 2013;(2):CD000567.
17. Zarychanski R et al. Association of hydroxyethyl starch administration with mortality and acute kidney injury in critically ill patients requiring volume resuscitation: a systematic review and meta-analysis. *JAMA*. 2013;309:678.
18. Annane D et al. Effects of fluid resuscitation with colloids vs crystalloids on mortality in critically ill patients presenting with hypovolemic shock: The CRISTAL randomized trial. *JAMA*. 2013;310:1809.
19. Brunkhorst FM et al. Intensive insulin therapy and pentastarch resuscitation in severe sepsis. *N Engl J Med*. 2008;358:125.
20. Myburgh JA et al. Hydroxyethyl starch or saline for fluid resuscitation in intensive care. *N Engl J Med*. 2012;367:1901.
21. Perner A et al. Hydroxyethyl starch 130/0.42 versus Ringer's acetate in severe sepsis. *N Engl J Med*. 2012;367:124.
22. Roberts I et al. Human albumin solution for resuscitation and volume expansion in critically ill patients. *Cochrane Database Syst Rev*. 2011;(11):CD001208.
23. Finfer S et al. A comparison of albumin and saline for fluid resuscitation in the intensive care unit. *N Engl J Med*. 2004;350:2247.
24. Myburgh J et al. Saline or albumin for fluid resuscitation in patients with traumatic brain injury. *N Engl J Med*. 2007;357:874.
25. Lyu PF et al. Economics of fluid therapy in critically ill patients. *Curr Opin*

*Crit Care*. 2014;20:402.
26. Fox DL et al. *Technology Assessment: Albumin, Nonprotein Colloid, and Crystalloid Solutions*. Oak Brook, IL: University HealthSystem Consortium; 2000.
27. Holliday MA, Segar WE. The maintenance need for water in parenteral fluid therapy. *Pediatrics*. 1957;19:853.
28. Myburgh JA, Mythen MG. Resuscitation fluids. *N Engl J Med*. 2013;369:1243.
29. Krajewski ML et al. Meta-analysis of high- versus low-chloride content in perioperative and critical care fluid resuscitation. *Br J Surg*. 2015;102:24.
30. Almenoff PL et al. Prolongation of the half-life of lactate after maximal exercise in patients with hepatic dysfunction. *Crit Care Med*. 1989;17:870.
31. van Haren FMP et al. Hypertonic fluid administration in patients with septic shock: a prospective randomized controlled pilot study. *Shock*. 2012;37:268.
32. van Haren FMP et al. The effects of hypertonic fluid administration on the gene expression of inflammatory mediators in circulating leucocytes in patients with septic shock: a preliminary study. *Ann Intensive Care*. 2011;1:44.
33. Strandvik GF. Hypertonic saline in critical care: a review of the literature and guidelines for use in hypotensive states and raised intracranial pressure. *Anaesthesia*. 2009;64:990.
34. Carson JL et al. Red blood cell transfusion: a clinical practice guideline from the AABB. *Ann Intern Med*. 2012;157:49.
35. Osterman JL, Arora S. Blood product transfusions and reactions. *Emerg Med Clin N Am*. 2014;32:727.
36. Zou S et al. Prevalence, incidence, and residual risk of human immunodeficiency virus and hepatitis C virus infections among United States blood donors since the introduction of nucleic acid testing. *Transfusion*. 2010;50:1495.
37. Fridey JL. Oxygen carriers as alternatives to red cell transfusion. In: Post TW ed. *UpToDate*. Waltham, MA: UpToDate. Accessed July 13, 2015.
38. Marik PE et al. Hemodynamic parameters to guide fluid therapy. *Ann Intensive Care*. 2011;1:1.
39. Griffel MI, Kaufman BS. Pharmacology of colloids and crystalloids. *Crit Care Clin*. 1992;8:235.
40. Imm A, Carlson RW. Fluid resuscitation in circulatory shock. *Crit Care Clin*. 1993;9:313.
41. Bunn F, Trivedi D. Colloid solutions for fluid resuscitation. *Cochrane Database Syst Rev*. 2012;7:CD001319.
42. Groeneveld ABJ et al. Update on the comparative safety of colloids: a systematic review of clinical studies. *Ann Surg*. 2011;253:470.
43. Navickis RJ et al. Effect of hydroxyethyl starch on bleeding after cardiopulmonary bypass: a meta-analysis of randomized trials. *J Thorac Cardiovasc Surg*. 2012;144:223.
44. Dart AB et al. Hydroxyethyl starch (HES) versus other fluid therapies: effects on kidney function. *Cochrane Database Syst Rev*. 2010;1:CD007594.
45. Bayer O et al. Effects of fluid resuscitation with synthetic colloids or crystalloids alone on shock reversal, fluid balance, and patient outcomes in patients with severe sepsis: a prospective sequential analysis. *Crit Care Med*. 2012;40:2543.
46. Bayer O et al. Perioperative fluid therapy with tetrastarch and gelatin in cardiac surgery—A prospective sequential analysis. *Crit Care Med*. 2013;41:2532.
47. Anderson ML et al. Differences in the profile, treatment, and prognosis of patients with cardiogenic shock by myocardial infarction classification: a report from NCDR. *Circ Cadiovasc Qual Outcomes*. 2013;6:708.
48. Kolte D et al. Trends in incidence, management, and outcomes of cardiogenic shock complicating ST-elevation myocardial infarction in the United States. *J Am Heart Assoc*. 2014;3:e000590.
49. Gupta T et al. Trends in management and outcomes of ST-elevation myocardial infarction in patients with end-stage renal disease in the United States. *Am J Cardiol*. 2015;115:1033.
50. O'Gara PT et al. 2013 ACCF/AHA guideline for the management of ST-elevation myocardial infarction: a report of the American College of Cardiology Foundation/American Heart Association Task Force on Practice Guidelines. *Circulation*. 2013;127:e362.
51. Vincent JL, De Backer D. Circulatory shock. *N Engl J Med*. 2013;369:1726.
52. Stub D et al. Air versus oxygen in ST-segment-elevation myocardial infarction. *Circulation*. 2015;131:2143.
53. Van Herck JL et al. Management of cardiogenic shock complicating acute myocardial infarction. *Eur Heart J Acute Cardiovasc Care*. 2015;4:278.
54. Becker RC. Hemodynamic, mechanical, and metabolic determinants of thrombolytic efficacy: a theoretical framework for assessing the limitations of thrombolysis inpatients with cardiogenic shock. *Am Heart J*. 1993;125:919.
55. Prewitt RM et al. Intraaortic balloon counterpulsation enhances coronary thrombolysis induced by intravenous administration of a thrombolytic agent. *J Am Coll Cardiol*. 1994;23:794.
56. Unverzagt S et al. Intra-aortic balloon pump counterpulsation (IABP) for myocardial infarction complicated by cardiogenic shock. *Cochrane Database Syst Rev*. 2015;3:CD007398.
57. Forrester JS et al. Medical therapy of acute, myocardial infarction by application of hemodynamic subsets (first of two parts). *N Engl J Med*. 1976;295:1356.
58. Forrester JS et al. Medical therapy of acute, myocardial infarction by application of hemodynamic subsets (second of two parts). *N Engl J Med*. 1976;295:1404.
59. Overgaard CB, Džavík V. Inotropes and vasopressors: review of physiology and clinical use in cardiovascular disease. *Circulation*. 2008;118:1047.
60. De Backer D et al. Comparison of dopamine and norepinephrine in the treatment of shock. *N Engl J Med*. 2010;362:779.
61. McGhie AI, Golstein RA. Pathogenesis and management of acute heart failure and cardiogenic shock: role of inotropic therapy. *Chest*. 1992;102(5 Suppl 2):626S.
62. Loeb HS et al. Superiority of dobutamine over dopamine for augmentation of cardiac output in patients with chronic low output cardiac failure. *Circulation*. 1977;55:375.
63. Antman EM et al. ACC/AHA guidelines for the management of patients with ST-elevation myocardial infarction: a report of the American College of Cardiology/American Heart Association Task Force on practice guidelines (Committee to revise the 1999 guidelines for the management of patients with acute myocardial infarction). *J Am Coll Cardiol*. 2004;44:E1.
64. Thiele H et al. Management of cardiogenic shock. *Eur Heart J*. 2015;36:1223.
65. Levy B et al. Comparison of norepinephrine and dobutamine to epinephrine for hemodynamics, lactate metabolism, and gastric tonometric variables in septic shock: a prospective, randomized study. *Intensive Care Med*. 1997;23:282.
66. Unverzagt S et al. Inotropic agents and vasodilator strategies for acute myocardial infarction complicated by cardiogenic shock or low cardiac output syndrome. *Cochrane Database Syst Rev*. 2014;1:CD009669.
67. Thackray S et al. The effectiveness and relative effectiveness of intravenous inotropic drugs acting through the adrenergic pathway in patients with heart failure—a meta-regression analysis. *Eur J Heart Fail*. 2002;4:515.
68. Rihal CS et al. 2015 SCAI/ACC/HFSA/STS clinical expert consensus statement on the use of percutaneous mechanical circulatory support devices in cardiovascular care: endorsed by the American Heart Association, the Cardiological Society of India, and Sociedad Latino Americana de Cardiologia Intervencion; Affirmation of Value by the Canadian Association of Interventional Cardiology-Association Canadienne de Cardiologie d'intervention. *J Am Coll Cardiol*. 2015;65:e7.
69. Ahmad Y et al. Intra-aortic balloon pump therapy for acute myocardial infarction: a meta-analysis. *JAMA Intern Med*. 2015;175:931.
70. Kirklin JK et al. Sixth INTERMACS annual report: a 10,000-patient database. *J Heart Lung Transplant*. 2014;33:555.
71. Mayr FB et al. Epidemiology of severe sepsis. *Virulence*. 2014;1:4.
72. Elixhauser A et al. *Septicemia in U.S. Hospitals, 2009*. Rockville, MD: Agency for Healthcare Research and Quality. http://www.hcup-us.ahrq.gov/reports/statbriefs/sb122.pdf. Accessed June 10, 2015.
73. Sutton JP, Friedman B. *Trends in Septicemia Hospitalizations and Readmissions in Selected HCUP States, 2005 and 2010*. Rockville, MD: Agency for Healthcare Research and Quality http://www.hcup-us.ahrq.gov/reports/statbriefs/sb161.pdf. Accessed June 10, 2015.
74. Lundy DJ, Trzeciak S. Microcirculatory dysfunction in sepsis. *Crit Care Clin*. 2009;25:721.
75. Nduka OO, Parrillo JE. The pathophysiology of septic shock. *Crit Care Clin*. 2009;25:677.
76. King EG et al. Pathophysiologic mechanisms in septic shock. *Lab Invest*. 2014;94:4.
77. Hollenberg SM et al. Practice parameters for hemodynamic support of sepsis in adult patients: 2004 update. *Crit Care Med*. 2004;32:1928.
78. Angus DC, van der Poll T. Severe sepsis and septic shock. *N Engl J Med*. 2013;369:840.
79. Cohen J et al. Sepsis: a roadmap for future research. *Lancet Infect Dis*. 2015;15:581.
80. Antonucci E et al. Myocardial depression in sepsis: from pathogenesis to clinical manifestations and treatment. *J Crit Care*. 2014;29:500.
81. Lipsky BA et al. 2012 Infectious Diseases Society of America clinical practice guideline for the diagnosis and treatment of diabetic foot infections. *Clin Infect Dis*. 2012;54:132.
82. Livesley NJ, Chow AW. Infected pressure ulcers in elderly individuals. *Clin Infect Dis*. 2002;35:1390.
83. Rivers E et al. Early goal-directed therapy in the treatment of severe sepsis and septic shock. *N Engl J Med*. 2001;345:1368.
84. Marik PE. The demise of early goal-directed therapy for severe sepsis and septic shock. *Acta Anaesthesiol Scand*. 2015;59:561.
85. ProCESS Investigators; Yealy DM et al. A randomized trial of protocol-based care for early septic shock. *N Engl J Med*. 2014;370:1683.
86. ARISE Investigators, ANZICS Clinical Trials Group; Peake SL et al. Goal-directed

resuscitation for patients with early septic shock. *N Engl J Med*. 2014;371:1496.

87. Mouncey PR et al. Trial of early, goal-directed resuscitation for septic shock. *N Engl J Med*. 2015;372:1301.
88. De Backer D et al. Dopamine versus norepinephrine in the treatment of septic shock: a meta-analysis. *Crit Care Med*. 2012;40:725.
89. Vasu TS et al. Norepinephrine or dopamine for septic shock: a systematic review of randomized clinical trials. *J Intensive Care Med*. 2012;27:172.
90. Annane D et al. Norepinephrine plus dobutamine versus epinephrine alone for management of septic shock: a randomised trial. *Lancet*. 2007;370:676.
91. Myburgh JA et al. A comparison of epinephrine and norepinephrine in critically ill patients. *Intensive Care Med*. 2008;34:2226.
92. Russell JA. Bench-to-bedside review: vasopressin in the management of septic shock. *Crit Care*. 2011;15:226.
93. Russell JA et al. Vasopressin versus norepinephrine infusion in patients with septic shock. *N Engl J Med*. 2008;358:877.
94. Rudis MI et al. Is it time to reposition vasopressors and inotropes in sepsis? *Crit Care Med*. 1996;24:525.
95. Patel GP, Balk RA. Systemic steroids in severe sepsis and septic shock. *Am J Respir Crit Care Med*. 2012;185:133.
96. Marik PE et al. Recommendations for the diagnosis and management of corticosteroid insufficiency in critically ill adult patients: consensus statements from an international task force by the American College of Critical Care Medicine. *Crit Care Med*. 2008;36:1937.
97. Annane D et al. Effect of treatment with low doses of hydrocortisone and fludrocortisone on mortality in patients with septic shock. *JAMA*. 2002;288:862.
98. Sprung C et al. Hydrocortisone therapy for patients with septic shock. *N Engl J Med*. 2008;358:111.
99. Funk D et al. Low-dose corticosteroid treatment in septic shock: a propensity-matching study. *Crit Care Med*. 2014;42:2333.
100. Russell JA et al. Interaction of vasopressin infusion, corticosteroid treatment, and mortality of septic shock. *Crit Care Med*. 2009;37:811.
101. Thomsen RW et al. Statin use and mortality within 180 days after bacteremia: a population-based cohort study. *Crit Care Med*. 2006;34:1080.
102. Deshpande A et al. Statin therapy and mortality from sepsis: a meta-analysis of randomized trials. *Am J Med*. 2015;128:410.
103. Kruger PS et al. Continuation of statin therapy in patients with presumed infection: a randomized controlled trial. *Am J Respir Crit Care Med*. 2011;183:774.
104. Yende S et al. Understanding the potential role of statins in pneumonia and sepsis. *Crit Care Med*. 2011;39:1871.
105. Levi M. Disseminated intravascular coagulation. *Crit Care Med*. 2007;35:2191.
106. Wada H et al. Guidance for diagnosis and treatment of disseminated intravascular coagulation from harmonization of the recommendations from three guidelines. *J Thromb Haemost*. 2013;11:761.
107. Taylor FB Jr et al. Towards definition, clinical and laboratory criteria, and a scoring system for disseminated intravascular coagulation. *Thromb Haemost*. 2001;86:1327.
108. Bakhtiari K et al. Prospective validation of the International Society of Thrombosis and Haemostasis scoring system for disseminated intravascular coagulation. *Crit Care Med*. 2004;32:2416.
109. Toh CH, Hoots WK; on behalf of the SSC on Disseminated Intravascular Coagulation of the ISTH. The scoring system of the Scientific and Standardisation Committee on Disseminated Intravascular Coagulation of the International Society on Thrombosis and Haemostasis: a 5-year overview. *J Thromb Haemost*. 2007;5:604.
110. Wiedermann CJ, Kaneider NC. A systematic review of antithrombin concentrate use in patients with disseminated intravascular coagulation of severe sepsis. *Blood Coagul Fibrinolysis*. 2006;17:521.
111. Saito H et al. Efficacy and safety of recombinant human soluble thrombomodulin (ART-123) in disseminated intravascular coagulation: results of aphase III, randomized, double-blind clinical trial. *J Thromb Haemost*. 2007;5:31.

# 药物索引

W



X



Y



Z

# 主题索引

H



J



K



L



M



N



P



Q



R



S



T



W

X



Y



Z